수기치료에 대한 새로운 관점

바디워크

A Handbook For Bodywork. Third Edition

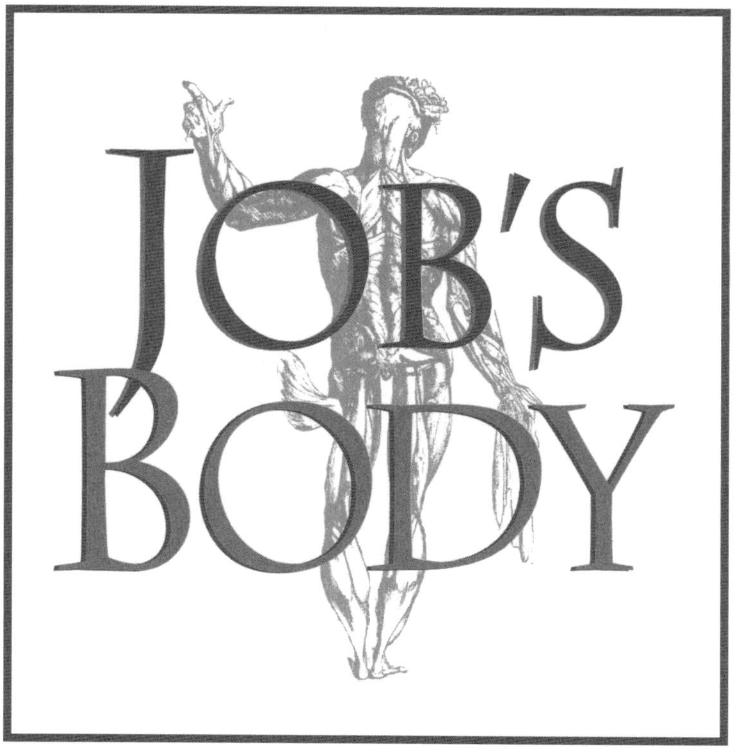

바디워크
JOB'S BODY : A HANDBOOK FOR BODYWORK

첫째판 1쇄 인쇄 | 2010년 6월 20일
첫째판 1쇄 발행 | 2010년 6월 30일

지 은 이 Deane Juhan
옮 긴 이 송미연 외
발 행 인 장주연
편집디자인 김미주
표지디자인 박미나
발 행 처 군자출판사
등 록 제 4-139호(1991. 6. 24)

본 사 (110-717) 서울특별시 종로구 인의동 112-1 동원회관 BD 6층
Tel. (02) 762-9194/5 Fax. (02) 764-0209
대 구 지 점 Tel. (053) 428-2748 Fax. (053) 428-2749
광 주 지 점 Tel. (062) 228-0252 Fax. (062) 228-0251
부 산 지 점 Tel. (051) 893-8989 Fax. (051) 893-8986

The original English language work
Has been published by:

Barrytown/Station Hill Press
120 Station Hill Road, Barrytown, NY 12507, USA

www.koonja.co.kr

* 파본은 교환하여 드립니다.
* 검인은 저자와의 합의로 생략합니다.

ISBN 978-89-6278-307-0

정가 30,000원

약 력

대표역자

송미연은 1971년 경기도 수원에서 태어나 경희대학교 한의과대학을 졸업하고 같은 대학에서 박사학위를 받았다. 미국 존스홉킨스대학교 보완통합의학센터 교환교수를 거쳐 현재 경희대학교 한방재활의학과 교수이자 경희대학교 동서신의학병원 한방재활의학과 과장으로 재직하고 있다. 저서로 〈한방재활의학〉, 〈약선학〉, 〈조화와 균형의 과학 우리 한의학〉 등이 있다.

역 자

이준환은 1974년 서울에서 태어나 경희대학교 한의과대학을 졸업하고 같은 대학에서 박사학위를 받았다. 현재 경희대학교 동서신의학병원 척추센터 한방재활의학과 임상교수이자 대한민국 배구 국가대표팀 의무의원으로 있다. 저서로는 〈스포츠 손상치료-배구 편〉이 있다.

정원석은 1974년 서울에서 태어나 경희대학교 한의과대학을 졸업하고 같은 대학에서 박사학위를 받았다. 현재 경희대학교 한의과대학 겸임교수이자 경희대학교 부속한방병원 한방재활의학과 임상교수로 재직하고 있다.

조재흥은 1976년 서울에서 태어나 경희대학교 한의과대학을 졸업하고 같은 대학에서 박사과정 중에 있다. 현재 경희대학교 동서신의학병원 한방재활의학과 임상교수로 재직하고 있다.

이아라, 조유정, 정재영은 현재 경희대학교 동서신의학병원 및 경희대학교 부속한방병원에서 한방재활의학과 전문수련의로 재직하고 있다.

역자서문

[Job' s body]라는 바디워크 지침서가 '바디워크 - 수기치료에 대한 새로운 관점' 이라는 제목으로 한방재활의학을 전공한 한의사들에 의해 번역된 것을 기쁘게 생각합니다. 한의학에서는 예로부터 心身一如라 하여 몸과 마음은 떼어놓을 수 없는 부분이라 생각해왔습니다. 즉, 각각의 오장육부에 마음이 깃들고 마음의 치우침은 몸의 병을 일으키고, 몸의 잘못됨은 또한 마음의 병을 일으킨다고 하였습니다. 이 책은 이러한 측면에서 한의학적인 사고와 상당부분 유사합니다. 우리의 몸을 치유함은 단순한 몸의 치유가 아닌 마음의 치유가 되어야 합니다. 몸의 치유는 우리의 사고와 마음을 자유롭게 하고 건강한 마음은 우리의 몸을 자유롭게 합니다. 몸을 접촉하고 어루만진다는 것은 우리의 인체뿐 아니라 마음도 어루만진다는 것을 의미합니다.

본 책에는 철학적인 내용, 종교적인 내용들이 많이 포함되어 있어 번역하는 작업이 생각보다 오래 걸렸고 여전히 번역 내용에 미비한 점이 많으나, 초판 발행 후 지속적인 교정작업을 거쳐 보다 완성도 높은 2판, 3판 번역본을 내 놓으려 합니다.

열심히 같이 작업을 해 준 우리 동료와 수련의 선생님들, 그리고 늦어지는 작업을 꾸준히 격려해주신 군자출판사 분들께도 진심으로 감사 드립니다.

2010년 1월 진료실에서,

대표역자 **송미연**

더 진보된 욥(Job)의 구현

딘 후안의 [Job' s body]는 바디워크의 역사, 언제나 복잡하고 규정지을 수 없는 영역인 실제 치료상의 접촉, 접촉에 대해 신체가 나타내는 모든 주요한 반응에 대한 연구에서 독특하면서도 매혹적인 위치를 차지하고 있다. 영어 및 타 언어로 읽은 독자들이 수백만에 이르며, 바디워크를 시술하면서 그것을 이용하지 않는 개업의는 거의 없다. 많은 경우에 있어 [Job' s body]라는 그 이름은 노련한 바디워크 치료자라면 그 손길을 통해서 알 수 있는 인식 작용을 통해, 적절한 접촉이 치유와 동시에 인간이 가진 가능성을 바꾸어 준다는 것을 확실하게 이야기해 줄 수 있다는 가능성을 나타낸다. 물론 놀라울 만큼의 수많은 건강 전문가들이 이러한 방식으로 사고하고 있지만, 아직까지도 이것은 현대 의학에서 확립된 관점은 아니다.

[Job' s body]는 새로운 사고가 가능하다는 의미를 담고 있는 흔하지 않은 책 중의 하나이다. 그것은 아직 확립되지 않은 임상과 연구에 대하여 중요한 근거를 제공한다. 딘 후안의 기본적인 접근을 나는 축복의 과학이라고 부르고 싶다. 그리고 그 자체로 그것은 그가 자신의 모델로 가장 칭찬하는 예 중 하나가 되는데, 왜냐하면 그는 시인이자 화가인 윌리엄 블레이크의 달콤한 과학에서 한 구절을 빌려왔기 때문이다. 인식적인 접촉인 바디워크가 실제로 하는 것이 무엇인지 알고 설명하는 데에는 순수한 기쁨이 있다. 딘 후안은 방대한 양의 의학적, 과학적 문헌을 통해 멋들어지게 도달하면서 내부의 경험에서 우리에게 말을 걸고, 가르침을 준다. 이것은 강력한 조합이다. 직접적인 경험에 의해 유도되고, 어떻게든지 그렇게 될 것이라는 예지적인 직관에 의해 확신에 찬 정확한 연구, 간단히 말해 의사들은 어떤 실제적인 결과를 얻고 그 후에 왜 그런지를 지지할 수 있는 지식을 추구한다. 치료상의 접촉이 가지고 있는 효과에 대해 오랜 시간 동안의 개인적인 경험이 없으면서도, 분명한 토론과 증명을 원하는 사람들을 위해 딘 후안은 바로 이러한 새로운 발걸음을 시작했다. 이 책에 쏟아 부은 심오함, 선명함, 순수한 생명력으로 인해 저자가 제공해 준 다양한 정보와 추론들은 실제로 임상의 및 이 분야에 관심을 가지고 있는 비전문가들에게 가치가 있다.

15년만의 세 번째 판인 이번 개정판에서 그는 다시 한 번 진일보 하였다. 2판에서 그는 세포생물학자인 제임스 오쉬만(압전효과와 "에너지의학")과 신경수용체생물학자인 캔디스 퍼트(신경펩티드 시스템과 "감정의 분자")의 업적을 통해서 접촉에 대한 연구를 완전히 새로운 단계로 올려놓았다. 이번 세 번째 판에서는 제이슨 브라운(미세발생 - "뇌, 마음, 의식")과 매완 호("양자 의식"의 매개체로서의 액체결정 콜라겐)의 연구를 통해 그의 여행의 범위를 더욱 넓혔다.

바디워크는 치료방법이며, 그 이상이다. 그것은 접촉으로 이루어진 시집으로 이를 통해 인간의 가능성이라는 기초에 기여한다. 시집이 우리에게 들으면서 말하는 것을 가르친다면, 바디워크는 들으면서 만지는 것을 가르친다. 손가락들은 귀를 가지고 있고, 전체적인 몸과 마음은 우리가 그것에 대해 배우는 만큼 들을 수 있다. [Job' s body]는 그러한 듣기에 대하여 사고하는 과학이다.

2003년 뉴욕 베리타운에서,

조지 콰샤

이 책을 밀턴 트래거 M.D.에게 바친다. 그의 일생 동안의 업적은 한 쌍의 섬세하며 영리한 손이 인류의 정서적, 신체적인 고통을 얼마나 경감시키는가에 대한 뚜렷한 증거이다.

개정판 서문

접촉의 힘과 그것이 가진 치료적 중요성에 대한 나의 억지스런 호기심으로 인해 [Job' s body]를 출간하기까지 나는 쉬지 않고 부지런히 작업하였다. 사실 이 책을 위한 연구들이 진행되는 동안 직면한 수많은 의학적 증거들과 글을 쓰는 동안 내가 발견한 수많은 논제들은 끊임없이 나의 흥미를 유발하는 것들이었다.

접촉 및 동작치료의 효과가 어떻게 일어나는지 설명하기 위해 시작된 시도는 자연과 인체 유기체의 발달에 대하여 내가 예상해왔던 것과는 다른 관점으로 나를 이끌었다. 나는 바디워크를 포함한 우리에게 생명을 불어넣는 모든 과정들이 수많은 고통스럽고 병리적인 상태로부터의 실질적인 탈출구를 보여줄 수 있을 거라고 생각했다. 그리고 접촉이 우리에게 해줄 수 있는 것과 우리가 그것으로부터 배워야 하는 것들에 대해 이제 겨우 시작했다고 확신한다.

다정하고 애정어린 접촉은 우리의 현대적인 생활 대부분에 있어서 놀라우리만치 드물어지고 있다. 접촉을 어떻게 발달시키고 사용할지에 대해 우리에게 알려주는 교육적인 연구보다 오히려 신체적 접촉을 제약하는 규칙들이 훨씬 많다. 이러한 문화적 상황의 결과로 우리는 다른 사람과의 '접촉 외' 에 있는 것뿐만 아니라, 우리 자신을 형상화하거나 혹은 기형적으로 만들 수 있는 다양한 힘을 가진 접촉으로부터 분리되고 있다. 그리고 이러한 결핍이 우리 각각의 개인을 다양한 방법으로 서서히 손상시킬수록, 그것은 또한 매일의 만족감과 우리의 사회적 상호작용에 기능적인 일관성을 줄 수 있는 신체적이고 정신적인 기초를 위태롭게 한다. 친구, 애인, 가족, 모임, 학교, 기업, 교회, 심지어 의회마저도 셀 수 없을 만큼 다양한 방법으로 진실하고 실제적인 접촉만이 만들어낼 수 있는 기초, 유대, 신뢰를 통해 이익을 얻을 수 있다. 악수는 간단하고 짧지만 오래 전부터 내가 당신에게 해를 끼치려는 것이 아니다는 뜻을 전달해 왔다. 만일 우리가 그 이상으로 악수를 한다면, 우리의 접촉은 또한 나는 당신에게 매우 좋은 뜻을 가지고 있다는 의미를 전달할 것이다.

그래서 효과적인 접촉은 단순히 신체적 혹은 정서적인 고통으로부터의 탈출구가 아니다. 그것은 또한 우리의 문화 특유의 고립으로부터의 출구이며, 고립이 만들어 낸 상호적이며, 사회적이고 철학적인 막다른 골목으로부터의 출구이다. 결국에는 접촉은 치료 이상의 것이다. 그것은 소통적이며, 다른 방법으로는 간단히 전해질 수 없는 우리 자신의 특성과 우리의 의도들을 소통할 수 있는 힘을 가지고 있다. 이 접촉이란 언어와 접촉이 우리에게 가르쳐 주어야 하는 모든 것은 그것이 사라져 유기체인 우리를 붕괴시키기 전에 우리 사회의 흐름에 더해져야만 한다. 유아론의 미로로부터의 유일한 진정한 탈출은 직접적인 접촉이며, 이러한 접촉을 통한 탈출은 인류의 가장 주요한 기쁨 중의 하나이다.

제2판에 추가된 새로운 장은 이러한 큰 주제를 추구하고 있다. 그것은 접촉의 결핍으로 인해 고통 받는 것은 우리의 몸뿐만이 아니라 우리의 일상생활 자체이다. 그리고 접촉은 단지 가능성 있는 치료 수단이 아닌, 셀 수 없을 만큼의 가치와 기쁨의 생득권이다.

1998년 9월 1일 밀 벨리에서,

딘 후안

6,000년의 끝에서 세상의 오래된 전통이 결국 불에 타 없어지리란 것은 사실이다,
내가 지옥에서부터 들었듯이.
이로써 불타는 칼을 가진 천사가 생명의 나무에서 떠날 것을 명받고,
천사가 떠나자 모든 창조물들은 소멸되고 사라질 것이다.
그리고 무한하고 성스러운 것이 드러날 것이다.
비록 지금은 유한하고 타락해 보일지라도.
세속의 즐거움이 커진 탓에 결국 이것은 찾아오리라.
하지만 먼저 인간이 영혼과는 별개의 육신을 가지고 있다는 생각을 지워버릴 것이다.
그렇게 내가 하리라…

윌리엄 블레이크, 천국과 지옥의 결혼

감사의 글

이 책을 쓰기 위해 조사하고 정리하는 기나긴 과정 동안 아래의 여러 분들이 베풀어 주신 귀중한 조력과 지도에 감사드리고 싶습니다.

에살렌 연구소의 리차드 프라이스, 마이클 머피의 우정과 그들이 나에게 보내준 격려에 감사의 마음을 전합니다.

켄 르블랑, 저에게 바디워크를 처음으로 경험하도록 해주신 분입니다. 그리고 빌 라일스와 조지 킹, 저로 하여금 다른 사람들에게 이러한 경험을 어떻게 전하는지를 처음으로 알려주신 분들입니다.

밀턴 트래거 박사, 그 분의 가르침은 저로 하여금 그 동안 통합하고자 노력해왔던 여러 가지 아이디어들을 자각할 수 있도록 해주었습니다. 베티 풀러, 저를 트래거 박사께 소개시켜 주셨고 저로 하여금 박사님의 연구소에서 한 역할을 담당할 수 있도록 도와주셨습니다.

에일리드 스콰이어 신부님, 그분은 영적이고 학술적인 통찰로써 제가 욥기를 이해할 수 있도록 도와주셨습니다.

리처드 타나스에게는 그의 꼼꼼한 교정과 수없이 많은 유용한 제안, 그의 지치지 않는 도덕적인 지지에 감사드립니다.

조지와 수잔 콰샤, 그들의 정력적인 편집, 미술 작업, 조언은 책을 완성할 수 있도록 했을 뿐만 아니라 우리의 우정이 시작되게끔 했습니다.

나의 부모님 워릭과 셜리, 저로 하여금 훌륭한 교육을 받고 제가 원하는 방법으로 교육받은 것을 이용할 수 있는 자유로운 사람이 되게끔 해주셨습니다.

존과 이사벨 머피, 나에게 정말 즐겁게 아이디어를 수행하는 법을 가르쳐 주었습니다.

그리고 마지막으로(최고를 위해 남겨둔) 나의 부인 안드레아, 그녀의 사랑과 믿음과 지지로 인해 나의 작업은 가능할 수 있었습니다.

서 문

[Job' s body]는 우리가 모두 기다려온 책이다. 당신이 건강 관리 전문가이거나, 인간 잠재력에 관하여 공부하는 학생이거나 단순히 당신 스스로의 정신적, 육체적인 건강을 높은 수준으로 만드는데 관심이 있던지 간에 당신은 생생하게 기록된 이 책에서 정보와 아이디어 그리고 실제적인 치료 전략에 대해서 풍요의 뿔(cornucopia, 어린 제우스 신에게 젖을 먹였다고 전해지는 염소의 뿔)을 찾을 수 있을 것이다. 딘 후안은 우리에게 자연의 가장 특별한 걸작인 인간의 몸의 내적, 외적 작용에 대해 소개한다.

첫 페이지부터 우리는 이 책이 인간의 해부학에 관한 그저 또 하나의 맥빠진 글은 아니라는 것을 깨닫게 된다. 대신, 우리는 지난 15년간 캘리포니아의 유명한 에살렌 연구소에서 수많은 바디워크 치료의 직접적인 "실제적" 체험에 몰두해있었던 한 개인의 경험을 통해 정신과 육체를 이해할 수 있게 된다. 저자는 이 책 [Job' s body]에서 지난 10년간의 해부학적이고 생리학적인 연구로부터 얻은 실질적인 경험의 자원을 아우르면서, 지속적으로 유용하게 사용되는 효율적인 바디워크의 토대에 대한 가장 포괄적인 고찰을 제시한다. 그리고 그에 덧붙여서 철학자이며 문학가인 후안의 학문적인 배경으로 인해, 이 책은 마음과 몸의 발달을 탐색하고 숙고하는 학생들에게 아이디어의 실제적인 향연을 선사한다.

독특하고 도전적인 방법으로, 딘 후안은 바디워크가 어떻게 작용하는지 우리의 구조와 생리학적인 과정, 정신적인 발달이 어떤 방법으로 접촉과 수기법에 의해 긍정적으로 영향을 받았는지 - 를 정확하게 설명하고 묘사하고자 노력하였다. 몸과 접촉에 대한 몸의 반응에 대하여 그의 논의는 바디워크에 대한 많은 다른 시도에서 공유되는 공통된 배경을 드러내고, 이러한 가장 오래된 치유 예술에 관한 과학적인 이해의 기초를 확립한다.

해부학이나 생리학에 대한 다른 대부분의 교과서와는 달리, [Job' s body]에서 우리는 인체 내부 장기의 지적이고 감성적인 내용, 순환계의 역사, 근육의 미학, 골격의 철학에 대하여 탐구하게 된다. 인간 유기체에 대한 이 연구는 삶과 움직임으로 고취되고, 우리의 불가사의한 인체의 복잡한 기전뿐만 아니라 우리의 완전무결함 내에서의 정신과 영혼의 기적적인 작용에 매료되게 한다.

깊으면서도 넓은 세부 사항에도 불구하고, 후안의 마음과 몸의 통일체에 대한 철학은 너무나 직접적이다. 그의 기초적인 주제는 통렬하고 간단하다.

· 충분한 촉각적 입력이 없으면, 인간 유기체는 죽게 된다. 접촉은 중추신경계의 성공적인 발달과 기능적인 구조화를 위해서 필수적인 주요한 요소들 중의 하나이며, 음식, 물, 호흡처럼 우리의 생존을 위해 반드시 필요하다.
· 우리의 유전적인 청사진은 단지 우리의 개인적인 발달의 시작 지점일 뿐이다. 우리가 받아들이는 조건화의 종류와 우리가 만드는 의식적인 선택의 종류는 우리가 육체적인 성장을 하고, 기술을 습득하고, 건강해지고 성숙하며, 나이가 들어가는 데에 결정적인 역할을 한다.
· 인체의 모든 조직은 우리가 일반적으로 생각하는 것보다 더 많이 "유연하며" 일생 동안 변화와 개선

에 대해 반응한다. 우리의 생물학적인 유산에 의해 "고정되고", "결정적인" 것과는 거리가 먼, 우리는 모두 여전히 "진보하는 중이다."

· 어떤 종류의 근육 반응으로 옮겨지지 않는 감각이나 감정은 없다. 이러한 감정 상태는 우리의 습관적인 자세와 개인적인 행동 패턴의 주된 기초이다.

· 바디워크는 촉각적인 입력을 사용함으로써, 실제적으로 유기체가 더욱 더 조화롭고, 유연하며 적절하게 반응할 수 있게- 말 그대로 더욱 "총명하게"- 되도록 재교육하고 다시 프로그램화할 수 있다. 이런 방법으로 통합되는 몸과 마음의 체계는 우울증이나 질병에 더 잘 저항할 수 있고, 스트레스나 상해 시 자신을 더 잘 돌보고 회복할 수 있도록 할 것이다.

· 다양한 고대와 동시대의 바디워크의 형태는 일시적인 즐거움이나 완화를 넘어서는 성과를 거두었으며, 실제로 조건 반사적인 반응과 화학적인 균형, 구조적인 관계를 변화시킨다. 즉, 바디워크는 한 개인에게 주어진 상태를 심도 있게 변화시키고 개선시킬 수 있는 잠재력을 가지고 있는 것이다.

· 자기 - 인식보다 지속적으로 긍정적인 변화에 있어 더욱 중요한 것은 없다. 그것은 자기 - 조절에 필수불가결한 것이다. 바디워크는 한 개인 안에서 이런 인식을 높이는 직접적이고 효율적인 방법이다.

이 매혹적인 책은 건강관련 치료사, 마사지 테라피스트, 운동 치료사, 인간 잠재력을 공부하는 학생들이 바래왔던 모든 것을 제공한다. 그것은 몸과 마음의 작용에 대한 정보로 가득 찬 책이다. 그리고 그것은 긴장을 완화시키고, 에너지를 방출하고, "실제적인" 바디워크를 통해서 건강을 증진시키는 광범위한 전략을 제공한다. [Job' s body]는 모든 인간의 상호 작용 중 가장 신비롭고 강력한 것인 접촉에 대한 감동적인 탐구이다.

1986년 12월 캘리포니아 버클리에서,

켄 다이치왈드 박사

목차

들어가며

1. 욥의 딜레마

2. 피부

3. 결합조직

4. 골

5. 근육

6. 신경

7. 감각 기관인 근육

8. 노력감

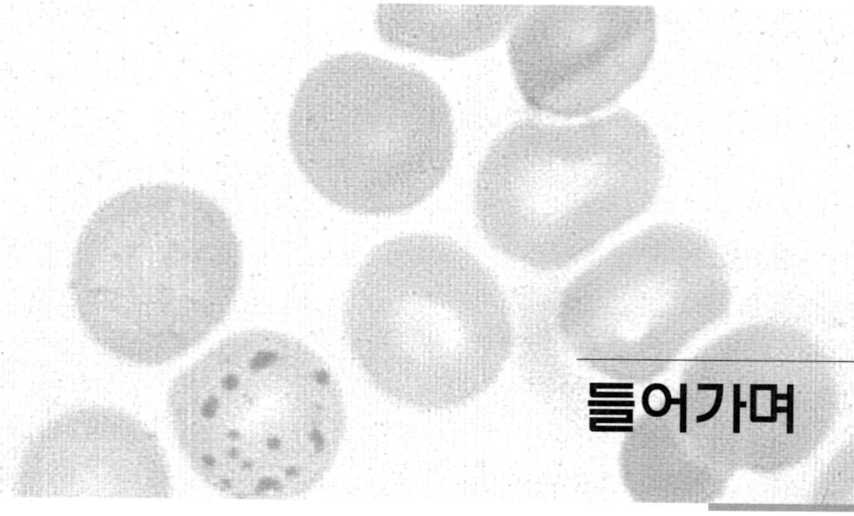

들어가며

현실 세계에서 살아가는 우리는 감각의 영역에서 일어나는 일은 무시하는 경향이 있다.

- 폴 쉴더, *인체의 이미지와 외관*

설명을 필요로 하는 현상

이 책을 쓰게 된 발단은 내가 캘리포니아 빅서(Big Sur)의 에살렌(Esalen) 연구소에서 전문 바디워커로 12년 동안 일해오던 중 반복적으로 관찰되던 현상에 대해 스스로 설명해보고자 시도했던 것에서 시작된다.

나는 에살렌에서 많은 사람들이 여러 가지 유형의 정신적이거나 신체적인 고통으로 인해 괴로워하면서 왔다가 짧은 기간 머무는 동안 통증이 유의할 만큼 감소되어 집으로 돌아가는 것을 볼 수 있었다. 내가 본 것과 그들이 말하는 것 둘 다에 의하면 그들이 머무는 동안 시술받은 바디워크는 대체로 - 때로는 전적으로 - 그들의 행복한 변화를 만든 요인이었다. 그리고 이러한 호전은 많은 경우에 단순히 일시적인 것이 아니어서, 많은 사람들이 더 많은 것들을 얻기 위해서 다시 오곤 했지만 그들이 다시 방문할 때 처음의 상태로 오는 일은 거의 없었다. 무엇인가가 그들로 하여금 새롭고 더욱 긍정적인 방향으로 향하게 하는 것이 확실했다. 그리고 그들은 자신들을 더 멀리 나아가게 하고 더 빠르고 완벽해지기 위하여 이러한 변화에 대해 더 많이 배우고자 열정에 가득차서 다시 방문한 것도 분명했다.

이런 사람들이 경험한 것은 일시적인 진통 효과나 플라시보 효과가 아니라, 새로운 관점에서 그들 자신의 신체와 감각들에 대해 알아가는 누적되는 과정이며, 이 과정은 그들이 누구이고 무엇인지를 발견하도록 하고, 그들의 육체적이고 감정적인 증상이 예측 불가능하고 다양하게 변화하는 것을 스스로 조절할 수 있는 대처방안들을 연습하고 배우도록 지속적으로 돕는다. 나는 굽은 등이 펴지고, 비뚤어진 변형이 더 편해지고 기능을 할 수 있게 되는 것이나, 다친 곳이 더 빠르고 완벽하게 낫는 것을 보았다. 나는 여러 경우에서 촉박한 수술을 피하게 되고 약물복용을 줄이거나 멈추게 되고, 안경 도수가 낮아지거나 심지어는 이따금 안경이 필요 없게 되고, 만성적인 통증이 감소되거나 소실되며, 다양한 퇴행성 병변의 속도가 저하되어 정지 상태에 이르고 더 좋아지기도 하는 것을 보았다. 그리고 나는 그들이 에살렌에 다시 와서 이전에 집에 돌아갔을 때 그들의 동료나 상사, 친구, 연인, 배우자, 자녀, 부모들과의 관계와 스스로에게서 경험한 긍정적인 변화에 대해 열정적으로 말하는 것을 들었다.

왜 종종 최소한의 대화만이 동반되는 몇 번에 지나지 않는 바디워크가 이러한 사람들의 증상과 그들 스스로나 다른 사람들과의 관계에 그런 극적인 영향을 줄 수 있는 것일까? 내가 관찰해왔고 수행해왔던 바디워크 기법들의 대부분은 엄밀히 조직적이지 않았고, 강압적이지도 않았다. 바디워크에 대한 보통의 느낌은 고객의 병이 "고쳐지고(fixed)", "치료받는 것(cured)"이라기 보다는, 부드러워지고 즐거워지는 것이었다. 증상을 진정시키기 위해 손을 대는 것과 같이 매우 단순한 행위가 도대체 어떠한 가능한 기전으로 통증과 수 년간 지속된 신체의 상태를 경감시키고 불안을 가라앉히며 더욱 생산적인 태도를 가질 수 있도록 촉진할 수 있는가? 그리고 만약 단순한 접촉이 정녕 어떤 종류의 열쇠를 제공하였다면, 왜 몇몇 임상의들은 이런 종류의 결과를 얻는 데 다른 개업의보다 더 나았던 것일까? 이러한 질문들과 같은 연속선상의 다른 많은 질문들이 나로 하여금 이 책의 주제에 대해 연구하도록 이끌었다.

종종 이런 종류의 결과들을 얻어내는 몇몇의 임상의들은 그들의 기술을 발전시키기 위하여 많은 다양한 종류의 형식적인 훈련을 해왔다. 몇몇은 더 적게, 몇몇은 거의 하지 않거나 전혀 하지 않기도 했다. 그들이 추구하는 어떤 특별한 기술과 무관하게, 형식적인 훈련을 받은 임상의의 거의 대부분이 실제적인 손의 조작이나 위치의 정확한 부분은 대개 일종의 직관적인 과정에 의해 이루어지며, 그렇지 않으면 아무리 많은 훈련도 불충분하고 종종 환자에게서 극적인 변화를 이끌어낼 수 있는 움직임이나 압력은 정확하게 집어낼 수 없다고 말한다.

만약 어떤 일이 반복적으로 발생한다면 그것은 어떤 방법으로든 설명이 가능해야 한다. 그리고 만약 그것이 현재 수용 가능한 용어로 설명이 가능하지 않더라도 차후에는 어떠한 것이든지 그것을 설명할 수 있는 용어가 반드시 발견될 것이고 현재 받아들여지는 분류는 그것에 맞게 적절하게 조정되어야 할 것이다. 숙련된 수기법이 구조와 화학적 상태, 감정, 환자의 행동을 변화시킬 때 어떤 일이 일어나는 지 정확하게 이해할 수 있도록 설명해 줄 수 있는 자료를 찾기 위해 몸과 마음 사이에서 확인할 수 있는 관계를 찾는 것이 이 책의 목표이다. 나는 다분히 직관적인 과정의 명백한 성공들에 대한 구체적인 원인들을 찾고 싶은데, 이 과정은 불편함, 기능장애, 불안을 해소하는 동일한 결과에 도달하기 위해 매우 다양한 특정 기법들을 사용할 수 있을 것으로 여겨진다.

나는 이리저리 둘러보면서 기쁘게도 이러한 현상들의 기저에 있는 것에 대한 어떤 구체적인 의견을 뒷받침하는 확실한 경험적인 자료가 이미 실제로 풍부하게 제공되고 있다는 것을 발견할 수 있었다. 사실, 그 자료의 몇몇은 매우 널리 사용할 수 있고, 매우 명백하여 왜 의학에서 이런 종류의 기법들의 적용과 발전을 열정적으로 추진하지 않았는지 의문스러울 정도이다. 치료 상 바디워크는 현재 대부분 오직 물리치료로만 분류되고, 대다수가 특별한 바디워크 훈련을 전혀 받지 않은 관리사나 의사들에 떠맡겨져서 절차상의 규정에 의해 종종 속박되어, 기법의 성공에 중요한 직관적인 요소들을 거의 사용할 수 없게된다. 손을 직관적으로 사용하여 실질적으로 성공적인 치료를 수행해 온 바디워커의 관점에서 본 활용가능한 자료의 조사는 특히 나를 흥미롭게 하였다.

나는 물론 바디워커들이 스스로 이 책에서 그들에게 흥미로운 것을 찾고, 직업적인 허용과 적법성에 대한 과학적인 관점을 이해하도록 도움을 받으며, 과학이 이미 몸과 마음에 대하여 그들의 노력을 효과적으로 지지하고 조언할 수 있는 풍부한 정보를 축적해 놓은 것에 대해서 올바로 인식하게 되기를 바란다. 또한 의학 전문가들도 여기에서 그들에게 흥미로운 것을 찾게 될 것이라고 생각한다. 왜냐하면 일반적으로 건강과 관련된 직업에 참여하는 사람들은 진심으로 고통받는 사람들을 돕는 것이 동기부여가 되기 때문이다. 또한 나는 바디워크가 현재 사용되는 많은 의학적 처치들만큼 성공적 사례가 많이 있다는 것과, 매우 다양한 상황에서 확실한 이점을 제공하고 향후 연구에 있어서 굉장히 흥미로운 가능성을 제안하는 치료 방법이라는 것에 대해 설득력 있게 논의하기를 희망한다.

이 책은 또한 스스로 건강관리에 적극적인 관심을 가지고 있는 사람들을 위한 것이기도 하다. 나는 이 책을 읽는 것이 적어도 그런 사람들이 자신의 몸과 더 친숙한 관계를 맺고 잘 알게 되도록 도울 수 있는 경험으로 나아가기를 바란다. 가장 좋은 것은 우리를 위협하는 삶을 지치게 하고 괴롭히는 많은 함정들을 어떻게 피할 수 있을 지를 배우는 것이다. 또는 만약 누군가 특별한 문제를 이미 가지고 있다면 바디워크가 그들의 병을 관리하는데 어떻게 기여할 것인지 알게 되는 것으로 도울 수 있을 것이다. 만약 고통을 겪는 어떤 사람이라도 그 문제를 피하거나 제거할 수 있게 할 수 있는 한명의 임상의를 만날 수 있다면 그것만으로도 가치 있는 일일 것이다.

바디워크라는 용어

이 책의 전반에서 사용할 "바디워크" 라는 단어는 일반적으로 매우 다양한 수기적인 치료법을 일컫는 말이다. 각각 다르게 접근할 수 있는 시술 기법들에 대해 기술하고, 그들과 비교하거나 각각이 어떻게 자세, 기능, 행동에 영향을 주는지 평가하는 것은 현재 프로젝트의 범위에 있는 것이 아니다. 내 목적은 치료 전반에 걸쳐 숙련된 촉지에 대한 어떤 개념을 설립하는 것이다. 각각 특정한 규칙을 가진 임상의들은 더 큰 그림에 어울리는 그들 자신만의 작업의 종류에 대하여 어떻게 생각하는지에 대해 당연히 말할 것이 많겠지만 여기에서는 다루지 않을 것이다.

어떠한 면에서는 "바디워크" 라는 용어는 마음에 들지 않는다. 그것은 특정한 결과를 위한 의도된 방식으로 몸에 접촉한다는 생각을 충분히 잘 전달한다. 하지만 그것은 이런 물리적 수기법에 종종 동반되는 강력한 감정적 반응과 정신적 태도에서의 변화를 일깨워주지는 못한다. 게다가 그것은 찌그러진 차를 수리하는 것처럼 들리는 결점을 가지고 있다. 그러나 나는 전체적으로 더 나은 단어를 찾는 것이 어려웠다는 것을 고백해야 할 것 같다.

"마사지(massage)" 라는 단어는 많은 스타일 - 스웨디시(swedish), 에살렌(esalen), 스포츠 마사지(sport massge), 기타 등등을 포함한다. 그러나 트래거(Trager), 롤핑(Rolfing), 펠덴크라이스(Feldenkrais), 알렉산

더 테크닉(Alexander technique), 두개천골 수기법(Craniosacral Manipulation), 제로 밸런싱(Zero balancing), 라이히안 요법과 네오 라이히안 요법(Reichean and Neo-Reichean work)과 같은 많은 접근법을 포함하지는 않는다. 그것들은 겉모양은 어떠하던 간에 마사지와 많이 다르다. 그리고 마사지라는 용어는 아직도 안마시술소와 심지어는 변장한 매춘부와 일반적으로 연관되어 있어 많은 부분이 오염된 것처럼 보인다. 이것은 불행한 현실이며 수많은 합법적인 임상의에게 부당한 일이다. 그러나 이것은 아마도 사실상 지워질 수 없는 언어 사용의 현주소이다.

내가 안마시술소를 엄하게 비난하는 것은 아니다. 나는 우리처럼 접촉이 부족한 문화에서는 어떠한 형태이든 유쾌한 접촉 자극이 건강에 도움이 되는 어떤 이점들이 있을 것이라고 생각한다. 그러나 내가 의미하는 "바디워크"에 대해서 이야기하기 위해서는 나는 어떤 식으로든 성적이거나 관능적인 의미를 전혀 내포하지 않는 단어가 필요하다고 생각한다.

"물리치료(physical therapy)"라는 용어는 이러한 연상을 피하지만 또한 일반적인 사용의 범위를 너무 좁힌다. 이는 오직 장기간의 매우 특수한 연수 후에 자격이 주어지며, 의사에 의해서 처방되고, 일정한 과정을 통해 적용되는 공식적인 의료 처치를 말한다. 그러한 학문적인 엄격함은 확실히 책임있는 치료 방법으로써 불리한 것은 아니지만 "물리치료"를 다른 많은 유용한 종류의 수기치료로부터 차별화시킨다. 특히 그것은 다른 접근법들의 중요한 부분으로 여겨지고, 사실 많은 물리치료사들이 나에게 임상에서 더 많이 자유롭게 이용하고 싶다고 고백한 많은 *직관적인(intuitive)* 요소들을 대체로 배제하고 있다. 따라서 나는 "바디워크"라는 용어를 만들었다. 왜냐하면 그것이 내가 피하고자 하는 요소를 더 적게 내포하고 내가 고려하고자 하는 요소들을 더욱 적게 배제하였기 때문이다.

간략한 역사

충분한 지식을 바탕으로 수행된 접촉에 주목할 만한 치료적 가치가 있다는 생각은 새로운 것이라 하기는 어렵다. 그것의 가장 오래된 현존 문헌기록은 기원전 2598년에 죽은, 황제(Huang Ti, the yellow Emperor)에 의한 황제내경일 것이다. 바디워크는 또한 이 고대의 중국 문헌 외에 수많은 산스크리트 문헌에도 언급되었다. 그리고 서기 800년경 세워진 인도의 보로부두르(Borobudur) 사원에는 한 부처가 바디워크 치료를 받는 양각세공 작품이 있다. 호머의 오디세이에서는 지친 영웅에게 안식을 제공하는 수단으로 언급되었다. 통상 물리요법의학의 창시자로 여겨지는 그리스의 두 의사인 히포크라테스(Hippocrates)와 아스클레피아데스(Asclepiades)는 그것을 그들의 으뜸가는 치료방식 중 하나로 언급했다. 몇몇 학자에 의하면, 중세까지 권위가 높았던 로마의 의사 갈렌(Galen)은 그 주제에 관하여 적어도 16권의 책을 집필하였다고 한다. 키케로(Cicero)와 카이사르(Caesar) 둘 다 바디워크를 자주 이용했고, 크게 칭찬했다고 한다.

기 드 숄리악(Guy de Chauliac)(1300~1368)은 그가 살던 시절에 가장 탁월한 의사였다. 1363년 그는 이후 200년간 규범집이 되었던 수술에 관해 책을 출판했는데, 그 책에서 바디워크의 방법을 수술의 부가적인 조치로 기술했다. 파라셀수스(Paracelsus)(1493~1541)는 그것이 필수적인 치료법이라는 것을 발견했다. 17세기 중반 아일랜드에서 크롬웰의 병사였던 발렌타인 그레이트레이크스(Valentine Greatrakes)는 손을 이용하여 질병을 치료하는데 성공하여 이름을 알렸다. 왕립협회의 창립자 중 하나였던 프란시스 글리슨(Francis Glisson)은 구루병에 대한 책을 썼는데, 거기에서 그는 바디워크를 규정된 치유법 중 하나로 포함시켰다.

19세기에는 바디워크를 포함한 의학 이론의 발전에 커다란 진보가 있었다. 펄 헨릭 링(Per Henrik Ling)은 1813년 스톡홀름의 왕립중앙체육학회의 창립 책임자였는데, 거기에서 그는 유럽과 미국 전역에 퍼진 스웨디시 마사지(Swedish Massage)를 시행하고 가르쳤다. 커다란 성공을 거둔 네덜란드 의사 존 조지 메저(Johan Georg Mezger)는 그의 엄지손가락을 이용하여 19세기 후반 수백 명의 환자를 구원했다. 그리고 1884년, 널리 알려진 프랑스 의사이자, 젊은 프로이트에게 가장 큰 영향을 미친 스승 중 하나인 샤르코(Charot) 교수는 프랑스 의사들이 바디워크에 대해 그가 그들에게 바랐던 만큼의 흥미를 가지지 않는다는 사실에 슬퍼했다.

20세기에는 바디워크의 기법과 시술자의 수가 놀랄 만하게 증가하였다. 이 르네상스는 부분적으로 다양한 치료 기계와 도구의 기술적 발전에 기인했지만, 그것의 주된 원인은 사람이 손으로 생리기능에 영향을 미칠 수 있는 방법이 증가된 것이었다. 우리가 우리 몸의 구조에 대해 실로 알게 되면 알게 될수록, 바디워크의 사용을 중단하기는 커녕 그것을 적용할 수 있는 더 새롭고 더 효과적인 방법을 발견하게 된다.

그러한 기술이 발전해 온 역사를 통해, 바디워커들은 다양한 상태에 대한 해결책을 제공하는 방법을 배워왔다. 그런 다양한 상태들 중 특별히 언급할만한 것으로는 너무 이완된 근육, 너무 경직된 근육, 변비, 고혈압, 치료 중인 골절 혹은 인대염좌, 우울, 불안, 천식, 근육염좌 혹은 피로, 림프 순환 저하, 불충분한 정맥 환류, 간질, 자궁내 태아 촉진, 두통 외에도 수많은 것이 있다. 그리고 과학적 사고가 진보함에 따라 대상은 줄어드는 것이 아니라 계속 늘어나고 있다.

이러한 사실에도 불구하고, 근래 미국에서 합법적 치료법으로서의 바디워크 이용은 다양한 기술의 급증에도 불구하고 꾸준히 감소해왔다. 확실히 이러한 감소의 이유는 바디워크가 이제 더 이상 쓸모없기 때문은 아니다. 현재 미국 의사인 헤르만 C. 키메네츠(Herman L. Kamenetz)는 그 주제에 대해 다음과 같이 추측한다.

> 제약산업의 발전은 의심할 여지없는 요인이었다. 새로운 발명(고주파투열, 극초단파, 초음파 등)과 더불어 많은 기계의 다양화는 마사지를 포함하는 물리치료의 과거 방식을 대신했다. 세 번째 요인은 환자와 치료자 간의 관계의 비인간화이다. 무관심은 의사와 환자, 스승과 제자간의 친밀함과 대립된다. 의사는 시간을 요하는 기술인 몸을 이용하는 치료법을 배우거나 가르치는데 노력을 기울이지 않는다. 그러므로 치료사는 그것의 잠재가능성을 배우지 않는다. 그러나 기계화에 대한 대응으로써, 더 건강해지길 원하는 사람과 그것을 도와주는 사람 사이의, 어머니와 자식 사이의, 스승과 제자 사이의, 환자와 치료자 사이의 친밀한 "접촉"이 하나의 경향으로 자리 잡은 듯하다. 이것은 아직 대단한 일이 아니지만 진자가 반대쪽으로 방향을 바꾸는 것, 즉 마사지의 부흥을 가리키는 것인지도 모른다.

바디워크는 무엇을 할 수 있을까?

바디워크의 역사를 통해 바디워크를 따라다닌 논쟁 중 하나는 다양한 촉진을 통해 실제로 달성하는 것은 구체적으로 무엇이며, 그리고 어떤 상태일 때 성공을 기대하며 적용할 수 있느냐는 것이다. 거의 모든 의사와 시술자는 단지 하나 또는 두 가지 기본적인 요인에 동의한다고 진술한다. 하나는 인체의 대부분의 과정은 체액의 적절한 이동에 의존하는데, 바디워크는 이러한 순환의 증진에 효과적인 수단이 될 수 있다는 것이다. 그것이 동맥이나 모세혈관, 정맥의 혈액이나, 소화관의 내용물이건, 림프관의 림프 또는 분비선의 분비액이거나 세포 사이 모든 공간을 채우는 체액인가에는 상관없이, 마치 고무튜브의 물을 밀어서 앞뒤로 보낼 수 있는 것처럼 접촉하는 것으로 이동시킬 수 있다. 그리고 체액의 통로에 대한 정확한 지식과 실습을 통해 꽤 정교하게 흐름을 자극하게 된다.

이러한 흐름 또는 흐름의 부족은 많은 조직과 기능에 광범위한 결과를 유발할 수 있다. 영양분, 산소, 호르몬, 항체, 면역강화제, 물은, 세포가 생존하고 본래대로 반응하기 위해 반드시 각각의 세포에 지속적으로 공급되어야 하며, 모든 종류의 독성 노폐물은 반드시 배출되어야 한다. 인체의 모든 조직은 이러한 다양한 순환의 만성적인 장애로 인해 약화되거나 궁극적으로는 파괴될 수 있다.

바디워크의 효능에 대한 또 하나의 주장은, 인체를 지지하는 두 가지 요소인 근육조직과 결합조직이 때때로 경직되거나 단축되거나 두꺼워져서, 우리의 자세를 비틀리게 하고 동작을 제한한다는 것이다. 이러한 조직들은 수술이나 손상 부위를 지지하기 위해 근육이 경직되거나 회피반사로 인한 근수축이 있을 때, 그리고 상처 부위의 결합조직에 흉터가 생길 때와 같은 외상 이후에 특히 장애를 겪을 수 있다.

이러한 지지와 치유의 기전은 종종 그 정도가 심해서, 심각한 부상이나 수술 후에 일반적으로 편안한 수준에서의 동작이 완전한 가동범위를 회복하지 못하는 경우가 흔하다. 그리고 이러한 경직, 단축, 비대는 과사용, 비사용, 경련, 부상, 질병, 피로, 노화, 잘못된 습관, 또는 다양한 직업에서 요구되는 신체적 과긴장의 결과로 일어날 수 있다. 바디워크는 수천 년 동안 근육을 이완시키고, 경련을 제거하고, 피로를 경감시키고, 결합조직을 부드럽게 하여 더 유연하게 만들어서, 관절을 자유롭게 하고 동작 시 고통 없는 완전한 가동범위를 회복시켜 왔다.

바디워크의 역사를 통해 우리의 체액과 고형기관에 대한 이와 같은 작용이 바디워크에 대한 수많은 접근법의 장점으로 올바르게 언급되어 왔다. 그것은 분명 바디워크의 치료적 가치를 확립하는데 충분할 것이다. 그러나 내 느낌으로는 그것이 숙련된 촉지의 결과로 일어날 수 있는 긍정적 변화의 절반도 설명하지 못할 만큼 충분하지 않다. 비록 그것이 정확히 증명된 장점일지라도, 그것은 거의 바디워크의 기계적인 측면과 인체의 반응 - 유체, 탄성, 조직의 장력 등에 대한 원리 - 만을 반영할 뿐이다.

물론 우리는 신체의 여러면에서 기계적이기 때문에 계속 그렇게 되는 한, 이런 종류의 효과와 해석에 집중하는 것은 당연하다. 그러나 우리는 기계적인 것 그 이상이다. 우리는 물리, 화학, 의식, 그리고 대단히 복잡한 방법으로 서로 상호 침투하는 에너지의 양과 흐름의 복합체이며, 이것들은 매 순간 순간마다 겹겹의 효과들을 만들어내고, 그 안에서 미세한 것들과 총체적인 것들이 항상 풀리지 않게 서로 얽힌다.

> 이들 화학적 물질들은 단지 유동적 매개물에 떠다니는 삼차원적 물질의 입자가 아니다. 이것은 함축적인 개념으로 다른 면을 감춘 것이다. 근본적인 실제 패턴은 에너지의 흐름과 에너지의 상호작용이 반복되는 것이다. 하나의 물질이나 영양분이 대사적 이동에서 다른 것에 붙거나, 또는 이화 단계에서 떨어져 나갈 때, 우리는 그 교환을 "화학적"이라 부른다. 동일한 명분으로 우리는 그것을 에너지 현상으로 이해한다. 근육의 팽창과 수축을 통한 압력(에너지)의 활용은 이러한 전이를 촉진한다. 더 경제적인 흐름을 얻기위해 근육과 근막조직의 거시수준에서 시작해야만 세포 대사작용의 미시수준에 영향을 줄 수 있다.

내 경험으로는, 신체의 유연성은 체액의 순환, 국소 근수축, 다양한 결합조직의 경화 등과 같은 기계적 문제를 넘어선다. 더 흥미로운 것은, 인체의 모든 다양한 조직 사이에서 능동적으로 구성된 관계에는 무언가 특별한 것이 있다는 것이며, 이는 그들 안에 있는, 그리고 그들 자신의 국소 조직의 변화보다 더 우리의 전반적인 건강과 밀접하게 연관되어 있다는 것이다. 결합조직인 피부와 근육은 생명유지에 없어서는 안될 기관인데, 그것들은 서로에게 뿐만 아니라 인체의 모든 다른 기관에 깊이 영향을 주고 또한 영향을 받는다. 우리 인체의 모든 부분은 성장, 이동, 학습, 노화의 과정에서 유동적 액체 상태와 고형의 젤 상태 간의 동적인 변화를 끊임없이 겪는데 신체의 어떤 부분도 다른 부분에 영향을 주지 않으면서 상태가 변하는 것은 없다. 우리의 유기체적인 삶은 체액, 튜브, 지레, 케이블, 스프링 간의 기계적 관계를 넘어서는 하나의 상호연결이다. 만약 우리가 순수하게 이러한 상호작용 중의 어떤 하나의 수준에 영향을 줄 수 있다면, 그것을 통해 우리는 다른 많은 수준들에 도달할 수 있고, 이것들을 해석하는 우리의 감각이 정교해질수록, 보다 다양하고 정확한 수기촉진법들이 바디워크에서 사용될 수 있을 것이다.

그리고 많은 관점에서 우리가 아무리 유체적(hydraulic)이고 기계적이거나 화학적일지라도, 우리의 구성 요소들 사이에서 다양한 관계를 지배하는 신체적 법칙은 단지 인간을 형성하고 유지하는 유기적 조직체의 한 부분일 뿐이다. 우리의 또다른 유기적 조직체의 중요한 요소는 신경계의, 정신이다. 그리고 아무리 철저한 기계론적 이론가가 기초적인 물리 법칙으로 우리의 정신적 삶의 기본적 기능과 미묘한 뉘앙스를 설명하려고 하더라도, 적어도 아직까지는 그러한 용어로는 결코 충분히 설명되지 못하는 수많은 마음의 상태와, 결과로서 일어나는 조직의 상태, 경험과 결과로서 일어나는 행동이 존재한다. 언젠가 모든 세부사항을 찾아내고 정량화하여 기계론적 설명이 합당한 것으로 증명되리라는 믿음은 철학적인 자세이지, 과학적인 것이 아니다. 현재 우리 앞에 증거를 나열해 보면, 우리의 정신적 삶의 많은 부분에서 선천적으로 기계적인 설명을 계속해서 거부해 온 것을 정당화할 수 있을 것이다. 사실, 때때로 유기화학적 복합물의 작용은 "느낌"을 생산하기 위해서 어떤 복잡한 방법으로 결합한다기 보다는, 서로에 대한 어떤 종류의 "느낌"을 가지는 것을 암시한다.

신경의 활동은 인체에서 가장 넓게 퍼지도록 만들어진 구조이다. 신경조직의 활동에 의해 세포 환경이 직접적으로 유지되거나 조절되지 않는 세포는 없다. 그것은 궁극적으로 다른 모든 조직과 구조의 가소성(plasticity)을 결정하고, 그것 스스로는 유기체 전체에서 가장 철저하게 가소적이다. 근육의 활동이 없으면 자유롭건 제한되건 간에 어떤 움직임도 있을 수 없는데 신경적 자극이 없으면 어떤 근육활동도 없다. 모든 근육 활동의 독특한 성질 - 시기, 지속 시간, 양상, 효율성 - 은 그 순간 중추 및 말초 신경계 둘 다의 모든 활동의 합이다. 이들 근육 활동은 우리의 정신과 육체의 발전에 절대적으로 필요한 요소이다. 아이다 롤프

(Ida Rolf) 는 다음과 같이 말했다.

> 인간의 육체를 다루는 치료사뿐 아니라 정신을 다루는 치료사에게 있어서도 치료의 목표는 적절한 *움직임(movement)*이다. 심리치료사는 공간적이기보다는 시간적 차원에서의 부동성을 감지한다. 수렁에 빠져 꼼짝 못 하고, 시간 안에서 움직이지 않고, 유아기 혹은 청소년기의 거만함이나 정신적 충격에서 벗어날 수 없는 사람은 정신적으로 뿐만 아니라 육체적으로도 이것을 명백히 보여준다. 움직임이 부족하거나, 전신 혹은 국소적 감각이 나타나는 것은 이러한 상태에서 당연한 것이다.

밀턴 트라거(Milton Trager) 박사는 그것을 다음과 같이 다르게 표현했다.

> 마음은 전체적인 것이다. 그것이 내가 흥미를 느끼는 점이다. 나는 육체적으로 완고한 모든 상태에는 육체적 발현의 정도와 정확히 부합하는 심리적인 대응물이 무의식의 영역에 반드시 있다고 확신한다. 이러한 양상은 종종 사고, 수술, 질병, 바르지 않은 자세, 정서적 외상, 일상의 스트레스, 또는 바르지 못한 동작 습관과 같은 해로운 환경에 대한 반응으로 발전된다. 나의 작업의 목적은 자유로운 움직임을 제한하고 통증을 야기하며 정상 기능을 무너뜨리는 감각적이고, 정신적인 패턴을 종식시키는 것이다.

마음을 조직하기

우리의 건강과 우리의 힘, 협응과 반응, 우리의 생각, 우리의 조직(tissues)을 구성하는 것은 마음이다. 물리학과 화학의 법칙은 있는 그대로 상황을 설명하면 되지만, 아직까지 아무도 의식과 행동의 발생뒤에 존재하는 유발요인으로써 이러한 법칙들의 조합을 조금도 규정하지 못했다. 그렇다면 우리는 어떻게 생명유지를 위해 분명히 의지하고 있는 물리화학적 균형을 깨뜨리지 않고 이 생명체에 성공적으로 영향을 줄 수 있을까? 무엇으로 우리는 조리법을 수정해 가면서 수프를 망치지 않도록 개입할 수 있을까?

신경 조직이 스스로의 구조에 영향을 미치는데 사용하는, 화학적인 것도 아니고 구조적인 것도 아닌, 촉각적 자극을 해보면 어떨까? 외부 물체에 대하여 인체 표면을 만지고 신체 부위를 서로 비비는 동작을 통해 우리 몸의 올바른 이미지를 구성하고 움직임을 조절하기위해 이용되는 대다수의 감각 정보를 만들어 낸다. "오직 외부 세계와 접촉하는 것 만이 충분한 조절 감각을 제공한다." 폴 쉴더(Paul Schilder) 박사가 말한다.

> 우리는 쉬는 동안에 우리의 몸을 그다지 많이 느끼지 못한다. 그러나 몸이 움직일 때나 현실, 즉 외부 물질과 접촉할 때 새로운 감각이 획득되면 우리는 몸에 대한 더 명확한 지각을 얻게 된다.

신경 조직은 특별한 감각의 결과로서 몸을 특정한 방법으로 움직이도록 자극하는 것 뿐만 아니라, 또한 몸의 모든 동작이 몸의 구조와 기능에 관련된 감각과 함께 신경계에 가득차게 된다. 움직임은 마음과 몸을 하나로 만드는 접착제이고 감각은 그 접착제의 실체이다.

피부상의 마찰, 심부 조직 압박, 관절 주변 조직 비틀기와 같은 것은 유기체가 스스로를 자각하고, 외부적이거나 내부적인 근육 반응을 구성하도록 하는 매개체이다. 우리가 발전하고 성숙할수록, 우리들 대부분은 특정한 일련의 감각들을 만들어내는 특정한 동작으로 이루어진 습관들을 조심스럽게 선택하고 유지하며, 우리 자신의 주위에 서로 영양을 미치게 될 안정된 환경을 조성하여 신뢰할 수 있고 변함없는 감각기능을 만들고 강화한다. 이 신중한 선택 과정은 대부분 무의식적이며, 우리가 편안하다면 우리는 우리가 만들어 놓은 습관이 일으킬 수 있는 어떠한 제한이나 잠재적 위험을 거의 깨닫지 못한다. 그리고 문제가 될 만한 증상이 나타나더라도, 우리는 일반적으로 몸에 배고 유효성이 검증된 행동이 그것의 원인이라고 의심하지 않는다. 사실, 우리의 정상적인 패턴들의 바로 그 일관성이 종종 우리가 어떤 통찰력을 획득할 정도로 충분히 오랫동안 우리의 방식을 변화시키는 것을 방해한다.

숙련된 촉지가 유용하게 적용될 수 있는 것이 바로 이 습관적 행동과 조직의 만성적 상태 사이의 순환 관계이다. 새로운 마찰, 새로운 압박, 그리고 팔다리의 새로운 움직임은 필연적으로 새로운 감각, 마음이 새로운 습관에 대한 실마리를 찾기 위해 살펴볼 수 있는 대량의 새로운 정보, 새로운 조정, 더 생산적인 상태를 만들어낸다. 그리고 여기서 우리는 왜 촉지를 사용하는 치료사가 가끔 그렇게 빨리, 거의 "기적적으로" 긍정적인 결과를 만들어내는지에 대한 단서를 발견하는데 가까워지게 된다. 아무리 내가 움직여서 다녀도, 나는 깊이 자리 잡은 자세적인 습관이나 감각적 단서, 그리고 내 몸에 대한 정신적인 이미지에 의해 인도되어서 항상 다녔던 같은 길로 움직인다. 그러나 만약 내가 자신의 체계에 간섭하는 신호나 어떤 반응 없이 다른 사람이 내 몸에 부여한 움직임에 몸을 맡기는데 성공할 수 있다면, 여러 가지 중요한 면에서 나의 마음에 많은 새로운 감각정보들을 제공할 수 있을 것이다. 이러한 감각정보들은 내가 나의 정상적인 자의식을 강화시키는 동시에 나의 고통과 통증을 생산해 온 어떠한 일들을 해왔는지를 알려줄 수 있을 것이다.

그리고 더 중요한 것은, 나에게 강제된 습관은 지속적으로 수행하도록 영구적으로 강요된 것이 아니라는 사실을 이러한 양도와 새로운 감각의 순간이 증명할 수 있다는 것이다. 나는, 습관은 습관이고, 나는 습관이 아닌 다른 것이며, 어쨌든 지금 나는 그것을 되풀이 할지 하지 않을지를 선택할 수 있다는 것을 알 수 있다. 그리고 만약 내가 강요된 행동이나 태도를 특별한 위기상황을 유발하지 않고 잠시 동안 떨칠 수 있다면, 아마도 나는 그것을 완전히 배제할 수 있을 것이다. 모든 의사가 알듯이, 이런 종류의 통찰은 종종 만성적 상태의 반전을 위한 어떤 약이나 처치보다도 더 가치있는 것일 수 있다.

즉, 마음이 다른 신체 조직이 살아있는 과정을 겪도록 조직하듯이 감각은 마음의 많은 부분을 조직한다. 감각은 단순히 조직할 재료를 마음에게 주는 것이 아니다. 감각 자체가 조직화의 주요한 원리이다. 우리가 볼 수 있듯이, 심각한 접촉 결핍은 놀랄 만큼 짧은 기간 동안에도 피할 수 없는 정신착란과 죽음을 가져올 수 있다. 자극의 질뿐만 아니라 유기체가 받는 촉각 자극의 충분한 양은 유기체와 주위 세계간의 관계와 스스로의 생리적인 과정 두 가지의 면에 있어서 모두 직접적으로 관련이 있다. 밝혀진 것과 같이, 나는 다른 물체에 대해 배운 것과 똑같은 방법으로, 나는 감각을 이용하여 내 몸에 대해 배운다. 촉각을 이용한 활발하고 계속적인 탐험이 없다면, 유기체는 자신이 자신의 여러 부분 중 어디에 있는지에 대한 감각을 말 그대로 잃어버릴 것이고, 복잡하게 얽힌 자신의 수많은 조직을 적절하게 조절하는 일에 즉각 실패하게 될 것이다.

우리는 촉각으로 조사를 하는 과정에서 감각적인 감정과 정신적인 감정 사이에 존재하는 애매모호함과 마주치게 된다. 이것은 단지 두 가지를 구분하기 어려워서가 아니라 명확하게 분류되기 어려운 것이기 때문이다. 그것들은 지속적으로 상태를 조정하고 서로에게 영향을 미치는데, 다른 것을 배제하고 하나만의 본성을 생각하면 단순히 학술적이고 추상적인 개념이 된다. 나는 어떤 것을 "느낀다(feel)" 그리고 동시에 그것들에 대한 "느낌(feelings)"을 가진다. 그리고 매우 종종 한 가지가 다른 것의 특별한 상태에 영향을 미치는 것을 결정하고자 노력할 때, 우리 스스로 그것이 '닭이 먼저인지 달걀이 먼저인지'에 대한 질문으로 바뀌는 것을 발견하게 된다. 우리의 언어는 이러한 모호함으로 인해 수수께끼처럼 되어있고, 사실 우리가 어떤 것을 표현하기 위해서는 은유법을 사용하지 않을 수 없다. 어떤 대상이나 한번 만져보는 것 그리고 정신적인 감정들은 모두 "가벼운" 또는 "무거운", "딱딱한" 또는 "부드러운" 것으로 불릴 수 있다. 자세는 근육처럼 단지 긴장되어 딱딱하고 움직이지 않을 수 있다. 계속되는 증상은 "내 목 주위의 무거운 짐"으로, 정신적인 불안은 "무거운 심장"이나 "차가운 발"과 같은 표현으로 살을 붙여서 표현할 수 있으며 위(stomach)는 속이 불편하다(tied up in knots)"고 할 수 있다.

이것은 단순히 우리 스스로를 표현하는 시적인 방법이 아니라 우리 경험의 실제적인 상태에 대한 표현에 심미적으로 옷을 입히려는 시도와 가능한 정확하게 표현하고자 하는 노력으로 인해 종종 발생한다. 그것은 우리의 인식과 표현에 있어서의 모호함을 말하는 것이 아니라 실제 상황에서 "느낌(feeling)"과 "감정(feelings)"사이에서, 감각과 감응, 태도와 행동, 정신과 물질 간에 서로 스며드는 많은 단계에서 만들어지는 특정한 모호함을 말하는 것이다.

결국, 우리는 어떤 사람이 경험하는 것을 전기적인 차이와, 화학적인 이동, 근육의 반응과 같은 것으로 정확하게 말할 수 있지만, 이러한 객관적으로 정량할 수 있는 데이터 중에서 우리가 경험한 것의 실제적인 내용이 무엇이든지 알게 해주는 것은 없다. 그리고 물론 한 개인의 외부 세계에 대한 고유한 내면의 과정과 관계에 있어서 가장 중요한 것은 바로 어떤 경험의 내용 - 문맥, 질, 의미 - 이다. 이것이 바로 고식적인 유물론적 경험주의가 생리학과 심리학에서 우리를 이끄는 인식론의 막다른 골목이며 받아들일 수 없는 역설이다. 이것은 왜 신경학의 과학적인 이론이 우리에게 신경의 기능에 대해 잘 말해줄 수는 있으나 우리가 일반적으로 우리의 내부와 외부에서 목격하는 고통과 관련해서는 별로 해줄 것이 없는지를 설명해준다.

객관적으로 증명 가능하고 측정 가능한 관찰들은 물리학의 확실한 초석이다. 그것은 환상과 투사, 편견, 궤변에 대한 진지한 연구적 방어수단이다. 우리의 몸과 마음을 조사하는데 있어서 이러한 관찰에 의논하기 위한 유일한 문제는 단순히 "주관적"이라는 이유로 치부된 굉장히 많은 양의 데이터들을 반드시 체계적으로 무시해야 한다는 것이다. 그러므로 우리는 "인간적인" - 즉, 신뢰할 수 없는 - 요소에 대한 조사를 제거해야 한다. 그러나 우리가 연구하고자 하는 것이 바로 인간의 반응일 때는, 엄격한 경험주의로 인해 우리가 무시하도록 강요받은 바로 그것을 아는 것이 가장 도움이 된다는 사실은 어떠한 경험적인 궤변도 숨길 수 없다.

내가 느끼는 것과 내가 그것에 대해 어떻게 느끼는가는 나의 경험의 정수이고 또한 나의 발전과 나의 퇴화 둘 다에서의 본질이기도 하다. 객관적인 사건은 그것을 본 모든 사람에게 동일하나 그 사건에 대해 인지된 내용과 그것에 대한 개인적인 결론은 매우 다양하게 나타난다. 그것은 종종 우리의 안위와 건강과 관계된 개인적인 감정이다.

> 문화가 우리를 완전히 쇠약하게 만들어서 결국 우리 스스로 느끼는 것은 원초적이고 언급할 가치 조차 없다고 믿게 되었다는 것을 깨닫는 것이 우리 인간의 상태에 관한 중요한 폭로이다. 맹목적인 문화의 변용의 이면에 현대문화를 대표하는 불안, 질병과 발작들의 대부분에 대한 이유가 있다.

바디워크에서는 느껴지는 것이 가장 중요한 것이다. 이것은 과학과 반대되는 것이 아니라 오히려 바디워크를 질량 측정과 계측에 중요한 정보의 차원을 부가하는 위치에 놓이게 한다. 고통스러운 경련, 활동을 제한하는 만성적인 수축, 또는 파괴적인 행동은 단순히 특정한 신경근에서 일어나는 일이 아니다. 그것은 또한 그것에 우선하는 감정들, 동반되는 감정들, 뒤따라 나타나는 감정들과 미래에 나타날 수 있는 신경근 증상을 포함한다. 이러한 감정들은 생리학과 무관하지 않다. 반면에 그것은 많은 사례들에서 특별한 생리학적인 상태를 촉진하는 요소들로써 표현될 수 있다. 감정과 정신의 반응은 반대로 작용하는 것처럼 종종 우리의 화학적인 상태와 구조를 변환 시키고 종종 그 반대 경우도 발생한다.

게다가 상상과 속임수의 위험에도 불구하고 이런 감정에 대한 우리의 평가에 있어 정직하고 정확하게 지속적으로 치료적 목적으로 구조적으로 그것을 이용하는 것이 원래 불가능한 것은 아니다. 근육의 염좌를 일으킬 수 있도록 둘러싸는 감각과 감정적인 상태는 어떤 것인가? 그리고 필요에 따라 지속적으로 이완시킬 수 있는 감각과 감정의 상태는 어떤 것인가? 이러한 질문은 이러한 감각과 감정의 상태가 화학적으로 분석되거나 고찰되는 것과는 상관없이 어떤 염좌로 인해 고통받고 있는 개인에게 매우 중요할 수 있다. 이러한 것은 내가 바디워크의 연구와 실행을 하면서 제기하였던 질문들이었다.

감각운동 교육과 자기 인식

바디워크는 현대적인 의학의 일반적인 관점에서 볼 때 치료나 처치라기보다는 일종의 감각운동 교육이다. 아무런 물질도 추가되거나 제거되지 않고, 엄격히 고수해야 하는 용량도 없고, 특정한 수기법에 대한 통계적인 성공률도 없다. 만약 어떤 학생이 학교에서 배우는 것을 어려워한다면 나는 그의 눈과 귀에 단순히 시험에 나올 정보를 채워넣는 것 만으로 그를 효과적으로 지도할 수는 없다. 그의 문제의 본질은 그가 해야하는 것 만큼 이 내용과 동화되지 못한다는 것이다. 나는 우선 그가 아는 것이 무엇인지를 알아내야 하고 그 뒤에 어떤 것이 그가 습득하는 것을 방해하는 지를 알아내야만 한다. 나는 그와 적극적인 관계로 들어가서 그의 의향을 넌지시 떠보고 그가 성공적으로 그것을 흡수하고 분류해내고 적절하게 적용할 수 있기 전에 얻어야하는 정보가 어떤 유형의 것인지를 알아내야 한다. 이러한 과정은 정확한 것이 아니다. 그것은 부분적으로는 객관적이고 부분적으로는 주관적이다. 그리고 효율적인 학생은 두 명의 각각의 개인 사이에서의 균형을 어떻게 찾아내는지를 아는 사람이다. 현재 활동적으로 나타나는 반응의 반사적인 패턴을 우선 찾고 그 뒤에 패턴들을 개선하기 시작하도록 입력되는 감각의 특성을 찾아내는 것은 바디워크 과정이 이루어지는 방법이다.

여기에서 기억해야 할 요점은 이러한 교육적인 경험에서 바디워커는 환자를 "고쳐야 하는" 사람이 아니라는 것이다. 바디워커는 국소적인 문제에 대해 특별한 도구를 가지고 작업에 착수하는 것이 아니라 특정한 결과를 얻을 수 있는 것에 대해 확신하는 것이다. 대신, 바디워커는 주의 깊게 환자의 마음으로 보내는 감각 정보의 흐름을 만들어내는데, 이 정보는 환자 자신의 제한된 운동의 레퍼토리에 의해서는 생산되지 않지만, 마음과 몸의 조직들과 생리적인 과정들의 평가에서 그 차이와 잃어버린 연결고리를 채우는 것에 사용될 수 있는 새로운 정보이다. 그렇다면, 자세를 적절하게 적응시키고, 체액과 가스를 더 효율적이고 적절하게 분포되게 하며 신경과 근육의 반응 사이를 더 완전하고 더 유연한 관계로 "고치는" 것은 바로 환자의 마음이다.

바디워커는 중간에 간섭하는 사람이 아니다. 그는 적절한 기능과 목표의 경로를 잃어버린 병리적인 과정들 사이에서, 조화로운 조절을 하기 위해서는 무엇이 필요한지를 잊어버린 마음과 정부의 관심을 다시 얻기 위해 파괴적인 행동이나 테러리스트적 전술, 심지어는 내전을 일으킬거라는 협박까지 서슴치 않는 신체의 전략 사이에서 외교적인 중개를 하는 중재자이다. 촉지를 하는 손은 약물이나 외과적인 처치와는 무관하다. 그것은 어두운 방에 비춰지는 섬광과 같다. 그것이 관리하는 의학은 자기 인식이다. 그리고 이것은 우리의 많은 고통스러운 상황에서 가장 긴급하게 필요한 도움이다.

인생을 위협하는 많은 건강의 위기를 다루는 현대 의학의 효율성에 대해서는 조금도 의심치 않는다. 현대 의학이 없었다면 나의 어머니는 그렇게 오래 사시지는 못하셨을 것이고, 내 자신도 오늘 살아있지 않을 수도 있다. 나는 의학적인 연구와 실행의 대단함을 저평가할 생각은 없으며, 때때로 그것들이 극단적이고 갑작스럽고 매우 고통스러울 때조차도 그들의 중재에 감사할 때가 있다. 하지만 아직까지는 그러한 위기 상황시 사용되는 중재(crisis-intervention) 중재를 적용하기 힘든 건강과 질병의 광범위한 영역이 존재하고 있으며, 심지어 그것은 철저히 파괴적이기까지 하다. 현재 운영하는 많은 외과적인 수술과 약물 처방은 그러한 시도에서 비용이나 통증을 고려하지 않고, 그것을 받는 환자들에게는 쓸모가 없거나 더욱 좋지 않게 만든다.

게다가 그들은 너무 종종 진정으로 각 개인들의 상황을 도울 수 있을 것이라는 실제적인 희망조차 없이 처방되곤 한다. 다른 사람은 모르기 때문에 그러한 일은 간단하게 이루어진다. 이것은 수술과 약물치료가 그들 자체로 가치가 없다는 것을 의미하지는 않는다. 그러나 그것이 제안하는 것은 소비자와 의료인들 둘 다 이러한 형태의 치료가 단지 어떤 상황에서만 유용하다는 사실을 더 확고하게 인식하고 있어야 한다는 것이다.

우리의 삶을 위협하지는 않으나 우리의 안위와 생산성을 위협하는 수백가지의 상황이 있다. 점차 위기에 이르는 상황도 있고, 위기 뒤에 다루어야 할 상황도 있다. 결점이나 화학적인 결핍이 있어서가 아니라 습관과 태도에 의해 의심할 바 없이 형성되는 기능 장애도 있다. 전통적으로 진단되기에는 원인을 나타나지 않는 상황도 있다. 전통적인 과정으로 고치는 것이 거부되는 수많은 신체화 증상들도 있다. 요약하자면 우리의 정신과 몸은 평생 수술적이거나 화학적인 치료로는 해결되지 않고, 자기 인식을 더 많이 자극하고 자기 조절 능력을 더 많이 회복시키며 의지력을 조금 더 강화시키고 더욱 도움이 되는 감정과 더 긍정적인 태도와 더 생산적인 습관에 초점을 두어야만 해결되거나 혹은 전적으로 회피될 수 있는 많은 좋지 않은 상황들에 직면하고 있다. 이러한 것을 발전시키기 위해 우리는 물리치료가 아닌 감각교육을 필요로 한다.

자기 인식, 자기 조절 그리고 성장과 발전의 과정에 대한 의지의 적극적인 적용은 이 교육의 주된 주제이다. 바디워크는 우리가 자신의 현재 상황과 접촉하게 하여 가능한 대안을 느끼게 하고 우리를 형성하는 힘을 부여잡을 수 있도록 도와주고, 우리의 유기적인 힘과 지성에 다시금 새로워진 감각을 불어 넣어주는 역할을 할 수 있다. 그것은 우리가 되어온 것과 앞으로 될 수 있는 것 대부분에 대하여 자기 책임을 확신하는데 있어 엄청난 촉매가 될 수 있다. 우리가 살아가고 있고, 시스템을 키워가고 있으며, 달리기 시작하는 그 순간에 닳아 없어지기 시작하는 운명에 처해진 엔진을 위한 단순한 유전적 청사진이 아니라는 사실과, 우리가 과정들의 상호조화이고 단순한 부분의 집합이 아님과, 이러한 과정들이 궁극적으로는 제한이 없고 창조적이며, 기계론적으로 결정된 것이 아님을 상기할 수 있도록 도와줄 수 있다. 그것은 우리가 중력, 질병, 노쇠 앞에서 주저앉아야 하지도, 그것들에 대한 맹목적인 투쟁으로 우리 자신을 소진시켜야 할 필요도 없다는 사실과, 이러한 힘들과 능동적인 관계를 시작하고 우리 자신의 영리함으로 그것들의 음흉함과 맞서고 그것들의 위협적인 파도의 한 가운데서 매우 만족스러운 인생을 사는 것이 가능하다는 사실을 우리에게 증명할 수 있다. 그것은 우리의 부주의한 순응으로 인해 우리를 삼키려고 위협하는 확대되는 악순환의 고리로부터 우리 자신을 해방시켜줄 방법에 대한 실마리를 제공할 수 있다. 그것은 우리의 손으로 우리의 인생을 다시 돌릴 수 있는 방법을 찾을 수 있도록 도와 줄 수 있다.

이러한 것들은 약함이나 통증과 공존하는 강함과 즐거움을 통해 우리의 신체 이미지가 정화되고 발전되는 결과로 이어질 수 있다. 단순한 쾌락주의가 되는 것과는 다르게, "감각적인 즐거움의 발전"은 가장 광범위하고 가장 계몽적이며 책임감 있는 의미에서는 이기적이다. 그것은 인생에서 제공되는 육체적이거나 정신적인 면 둘 다에서 좋은 것을 친밀하게 받아들이는 것과 다른 사람들과 그런 좋은 것을 즐기려는 욕망을 의미한다.

물론 이러한 발전을 증진시키려는 목적에서, 중요한 것은 본질적으로 접촉이 아니고, 접촉의 질에 대하여 지식이 발전하는 것이다. 어떤 방식으로든 엄격한 과학적인 교육은 이러한 질적인 면을 확보해주지 않는다. 그리고 단순히 직관적으로 그것을 파악하는 것은 성공적으로 적용될 수 있는 기법들에서 매우 제한될 수 있지만 이러한 문제점들이 효율적인 촉지에 엄청난 잠재력이 존재한다는 것을 흐리게 하지는 않다. 그러나 이 잠재력은 구조적으로 건강 관리의 많은 경우에 있어서 무시된다. 뉴질랜드의 오타고 대학의 한 심리학자는 169개의 의대에서 전세계적인 조사를 진행하였는데 그것들 중 단지 12개 군데에서만이 촉지하는 것의 가치와 기법에 대해 가르치는 과정이 있었다.(그리고 이 중 5곳은 미국에 있다.)

이 책의 목적은 직관적이고 정보에 근거한 촉지가 다양한 증상에 넓게 긍정적인 영향을 미칠 수 있고 많은 사람들의 삶을 더 나은 방향으로 변화시키도록 도와주는 것을 통한 다양한 방법을 개발해 보고자 하는 것이다. 오늘날 전례 없는 비율로 늘어나고 있는 바디워커들은 많은 센터에서 잘 활용되고 있는 오래되고 유용한 기술의 수기요법자들이고, 새로운 접근법과 기법의 개량으로 모든 세대에서 성공을 이끌어 내고 있다. 만약 이러한 개개인들이 그들의 기술을 계속하고 사람들을 돕는 것을 계속한다면 그들의 문 앞에 넓은 길이 열릴 것이고 건강 관리하는 전문가들은 확실히 인간의 고통을 완화하는 것을 위해 도움이 되는 방법이 추가되는 것에 대해 열렬히 환영할 것이다. 특히 이런 것들이 이루어진 방법에 관한 것이 나의 주제이다.

캘리포니아, 빅서에서

딘 유한(D.J.)

CHAPTER

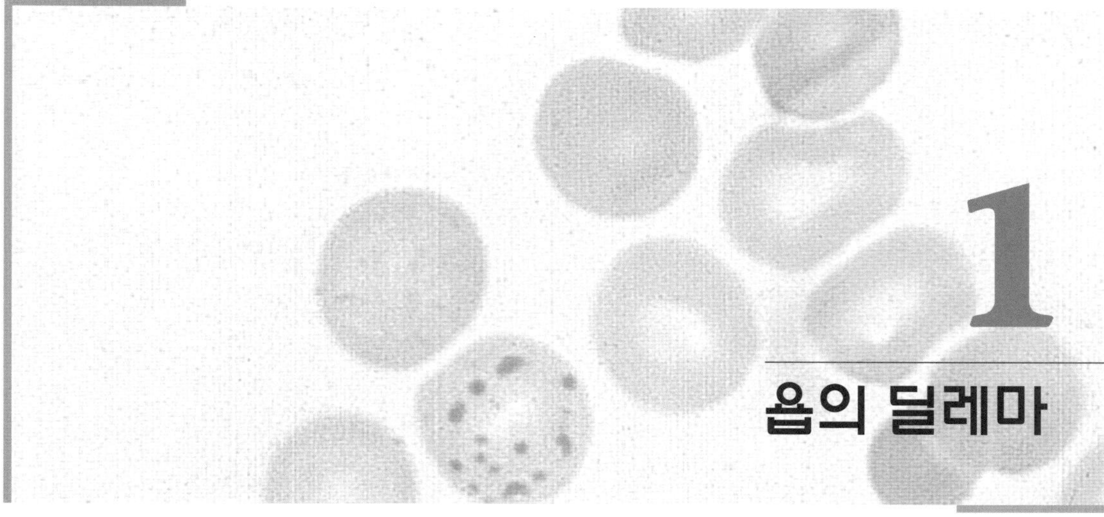

1 욥의 딜레마

무의식적인 창조물인 동물, 식물, 광물은 우리가 아는 한 만족스럽게 기능하고 있지만, 사람들은 계속적으로 잘못되어가고 있다.

- C.G. 융, *욥에 대한 대답*

오래된 이야기

우리는 어쩌다가 접촉이 육체적, 정신적 건강에 매우 중요하다는 것을 잊고 지내왔던 것일까? 우리는 우리 의식으로부터 오래된 치유력의 기쁨과 장점을 약화시키는 어떤 태도와 습관들을 내재화시켜 온 것일까?

이 질문에 대한 대답은 간단하지 않다. 우리는 단순히 몇 가지 중요한 사실을 잊었던 것이 아니라, 현실을 보는 완전히 새로운 관점과 현실로 인정될 수 있는 완전히 새로운 감각을 채택한 것이다. 우리가 망각하는 이유는 근대 철학, 과학, 기술의 발전에 뒤엉켜 있다. 그리고 우리를 위협해 올 이런 발전의 강압적인 현실로부터 후회하게 될 기억상실증의 원인을 명백하게 분리하는 것은 쉽지 않은 문제이다.

현재를 지배하는 힘을 우리가 어떻게 생각하는가는 항상 극단적이면서도 직접적인 중요성을 갖는 문제이다. 우리가 현재 일반적으로 지배하는 규칙이라고 생각하는 것은 스스로에게 적용하고자 하는 규칙이 될 것이다. 그리고 우리가 어떤 상황에서 이미 주어진 것으로 인식하는 것은 우리의 문제를 이해하고, 선택을 개념화하고, 해결책을 찾는 것을 어렵게 할 것이다. 대체로, 우리는 "불가능" 한 것을 시도하지 않고, "명백" 한 것은 보류하지 않는다. 그리고 이것은 특히 우리의 건강과 관련된 문제에 있어 정말 그렇다. 건강은 매우 중요해서 그것을 보존하기 위해 스스로 갖고 있는 지식에 대해 의문을 가지려 하지 않고, 대부분은 현재 통용되는 권위자를 찾아서 그들의 조언을 최대한 끊임없이 따르고자 한다. 따라서 우리는 스스로에 대한 강한 보수주의를 키우는데, 그 보수주의는 한편으로 과거의 많은 대참사와 무지를 피할 수 있게 도와주는 반면에 다른 한편으로는 과거로부터 영속하는 가치 있는 많은 것들을 잊게 만든다.

성서에 나온 욥은 타고난 지혜로 그와 그 가족들이 건강과 부를 누릴 수 있도록 스스로를 잘 관리하였다. 그는 그를 지배하는 힘은 전능하며 영속적이고 불변하며 안정적이고 예상 가능한 세계를 창조할 수 있는 것으로 여겼다. 욥이 상상했던 세상과 자신의 관계를 지배하는 규칙들은 단지 쉬운 것이 아니라 욥이 했던 것처럼 그것을 따르는 자는 누구나 그가 즐거이 하는 것을 보상받으리라고 보장해주는 것이었다. 그의 근면과 그의 헌신은 널리 칭송 받았고 그가 이해하는 대로의 권위를 고수하는 것은 모든 상세한 면에서 정확하고 완벽했다. 정의롭게 살고 그 대가를 즐기는 것은 그의 기쁨이었다.

그런데 규칙은 바뀌었다.

하나님은 선한 자의 정의로운 행동과 정당한 대가를 혹독하게 무너뜨리며 그가 보여주지 않던 전지전능한 면을 욥에게 드러냈다. 하나님이 소중히 여기는 아들이 있었으니, 루시퍼였다. 이 아들은 그동안 욥이 관대한 아량으로 쉽게 설득했던 것과 마찬가지로 무서운 재앙을 이용해 욥의 믿음을 깨뜨릴 수 있을 것이라는 데에 내기를 걸었다. 하나님은 그 예언을 택했고, 그에 따라 욥에게 고통스러운 운명을 지워주게 되었다.

욥의 힘과 건강은 무너졌고 그의 세상은 급속도로 파괴되었다. 그는 그의 안정성이 닥치는 대로 근거없이 정도를 벗어났으며 진단내릴 수 없는 회복 불가능한 것에 의해 고통받게 된 것을 알게 되었다. 그는 타고난 지혜와 그가 길러온 습관들이 이런 새로운 질병에는 아무런 쓸모가 없는 것을 알게 되었다. 그리고 그가 이전에 호소했었던 권능은 그의 고통에 침묵하고 무시하거나 상관하지 않는다는 것을 알게 되었다. 그와 마찬가지로 실망한 그의 아내는 그런 일들이 일어나게 한 창조주와 세상에서 문제점을 찾았다. 반면, 그의 친구들과 의사들은 욥에게 잘못이 있다고 주장했다. 그는 분명히 법을 어겼을 것이고 그의 인격과 행동 어딘가에 결점이 있었던 것이라고 했다. 그러나 그들 중 누구도 그의 괴로움을 이해하거나 괴로움으로부터 벗어날 수 있는 방법을 찾고자 도와서, 일말의 실제적인 가치를 주고자 하는 사람은 없었다.

욥은 그의 오래된 신념과 그것을 지지하는 세계관을 지키기 위해 고통과 혼돈에 직면하여 힘껏 투쟁했다. 그는 말 그대로 보수적이었고 그의 보수주의는 영웅적이었다. 그러나 그는 자신의 딜레마에 대한 투쟁을 하면서 오래된 세계관이 그의 현재의 경험과 단순히 일치하지 않는다는 것을 인정해야만 했다. 가장 보수적이었음에도 불구하고 모든 것은 권능의 소리의 진실성에 좌우되었고 욥은 그가 실제적인 "권력자(powers that be)"와 "권위(authority)"에 대해 혼동해왔다는 식견에서 벗어날 수 없었다. 그는 권위가 단순히 권력자에 대한 인간들의 평가라는 것을 발견하였다. 그리고 평가는 아무리 존경받을 만하다던가 특정 상황에서 유용하더라도 다른 면에서는 매우 그른 것일 수 있는데, 이런 다른 면에서는 평가를 벗어던지고 힘에 직면하는 것 외에는 다른 선택이 없다.

"참으로 나는 전능자에게 말씀하려 하며 하나님과 변론하려 하노라."(욥 13:3) 그는 울부짖었다. 권능의 목소리에 대한 이 도전은 불가능한 것이었고, 불경스러웠으나 욥에게 그것은 반항하고자 하여 생겨난 것이 아니라 반대로 절박하게 시도된 진실한 선의의 요구를 향한 충동이었다. 그의 건강과 부뿐만 아니라 전반적인 현실 감각이 위기에 처하여 욥은 불가피하게 모든 면에서 새로운 기반을 찾아야 했다. "그런즉 지혜는 어디서 오며 명철의 곳은 어디인고"(욥 28:20)

새로운 지혜는 일반적으로 용인된 관점에서는 찾을 수 없었고, 그들 스스로의 자기 반성과 직면을 통해 찾을 수 있었다. 그의 선천적인 재능 외에 아무 것도 남지 않은 욥은 그 재능들이 그 자체로 권능을 가지고 있다는 것을 발견했고, 그것은 그가 간청해왔던 오래된 입법자 대신 매우 다른 하나님을 알려주었다. "가슴 속의 지혜는 누가 준 것이냐 마음 속의 총명은 누가 준 것이냐" (욥 38:36) 그는 스스로의 내면을 들여다보며 물었다. 그는 자신의 실체와 감수성 안에서 이전에 알아왔던 어떤 것보다도 더 직접적이고 친밀하고 완벽한 힘과의 관계를 찾았다. "나의 이 가죽, 이것이 썩은 후에 내가 육체 밖에서 하나님을 보리라. 내가 친히 그를 보리니 내 눈으로 그를 보기를 외인처럼 하지 않을 것이라 내 마음이 촉급하구나" (욥 19:26-27)

욥은 하나님이 그의 살 속에 있고, 심장 두근거림 속에 있으며, 신경이 울리는 속에 있고 근육이 움직이는 속에 있어서 한 번 포옹하는 것보다 더 바로 느끼고 만질 수 있다는 계시를 받았다. 영원한 심판과 정의가 아니라 내재하는 사건의 결과였다. 완벽한 것이 아니라 성장하고 변화하는 것이고, 각각의 새로운 발전을 흡수하여 그때 그때 명백한 금기를 제시하는 것이었다. 실제적인 사실에서가 아니라 가능성에서 무한한 것이었다. 가장 중요한 것은 멀고 냉담한 것이 아니라 현재 신뢰할 수 있는 것이었다. 접근하기 어려운 것이 아니라 적극적인 협력자의 도움을 필요로 하는 것이었다.

욥의 친구들은 그에게 의심스러워하며 물었다. "네가 하나님의 오묘를 어찌 능히 측량하며 전능자를 어찌 능히 온전히 알겠느냐" (욥 11:7) 욥이 전능자를 온전히 아는 것은 불가능하다고 여겨질 때, 그는 친구들의 회의론이라는 장애물을 둘러보며, 그 하나님에 대해 직접적으로 말해줄 수 있게 되었다. "내가 주께 대하여 귀로 듣기만 하였삽더니 이제는 눈으로 주를 뵈옵나이다" (욥 42:5) 그리고 바로 앞에서 보게 되면서 그는 친구들은 그렇지 않다는 것을 알게 되었다. 신념을 지키는 것은 맹목적이거나 순종적인 것이 아니라 빈틈없이 주의 깊고 책임감 있는 것이었다. 그것은 경외심에 의해서 생기는 것이 아니라 기운을 돋우는 흥미에 의한 것이었다. 번창하는 것은 문제가 사라지는 것이 아니라 해결책을 찾는 과정과 지속적인 연계성을 가지는 것이었다. 지혜는 높은 곳으로부터 주어지는 것이 아니라 그의 내부에서 매듭을 고통스럽게 풀어내는 것이었다. 아무리 많은 기도와 종교적 의식도 그로부터 그 고대의 격언을 대신할 수 없었다. "너 자신을 알라".

이 계시를 받고 회복된 그는 자신의 걸음걸이로 초점을 옮겼다. 루시퍼는 여전히 그의 오래된 술수를 부리고 있었지만, 욥은 이제 더 이상 그에게 자신의 감각의 빛이 닿지 않아서 악이 머무를 수 있는 곳은 없다는 것을 알게 되었고 또한 그런 감각을 지속적으로 훈련하는 것만이 그에게 영구적인 구원이 될 것이라는 것도 알게 되었다. 그의 부는 10배로 늘어났고, 그의 여생 동안 지속되었다.

오늘날의 딜레마

욥은 아프다. 그는 그의 통증 때문에 혼란스럽고 상상할 수 있는 만큼 충분히 많이 노력해왔기 대문에 자신에게 주어진 몸에게 배신당한 느낌마저 들고 있다. 그가 이 문제를 이해하기에는 그는 건강을 지키기 위해 빠트린 것이 없고, 스스로에게 해가 될 만한 행동 또한 명백하게는 한 적이 없다. 그는 그의 가슴과 내장, 관절, 등, 발이 갑자기 망가지는 것을 느낄 만큼 천벌을 받을 만하지 않았다. 그는 능력이 닿는 한 성공하기 위해 힘닿는데까지 열심히 일했고 "완벽하고 올바르며, 그리고 하나님을 경외하고 악한 것을 멀리하는 사람" 이 되고자 노력하였다. 그러나 그가 가장 부유할 때 생산성은 삭감되고, 노력에 대한 보상은 통증이라는 세금으로 매겨져서 돌아왔다.

욥은 그의 컨디션에 대해 전문가에게 호소하였지만 대개 아무런 호전 반응도 나타나지 않았으며 어떻게 악화되고 있는지에 대한 만족할 만한 대답조차 듣기 어려웠다. 그들은 너무 빈번하게 그의 증상이 그의 병명이라고 선고하였다. 또한 그러면서 고통스러운 그 자체가 그의 어딘가에 어떤 병리적인 문제가 있다는 것을 반증하는 것이고, 이러한 견해를 의심하는 것은 불합리하다고 말하면서 현재의 권위자들의 의견을 확정짓는 말을 할 뿐이었다. "이런 말은 내가 많이 들었나니 너희는 다 번뇌케 하는 안위자로구나" (욥 16:2) 그는 그들이 제공할 수 있는 치료법에 대해 심사숙고하고, 그들이 시행하는 검사를 그만두기로 생각했다.

역설적으로 우리의 육체적인 존재는 지금껏 그렇게 비옥해져 본 적이 없었고, 우리의 권위자들은 그렇게 박식한 적이 없었다. 역설적으로 현대 과학에 의해 발굴된 육체적 법칙의 실제적인 적용은 우리에게 자연에 대한 지배권을 주어서 성서의 욥뿐만 아니라 조상들도 당황케 하였다. 우리는 이제 그의 수많은 통증과 고통에 대한 연고와 수술, 그리고 모든 경우마다 무엇을 사용할 것인지를 결정할 수 있는 전문가 집단도 가지고 있다.

하지만 아직 우리의 몸과 마음에 대한 우리의 이해는 여전히 형편없는 것으로 알려져 있고, 그들의 파괴적인 행사 앞에서 제대로 기능조차 하지 못하고 있다. 우리 대부분은 몸 안에서 이뤄지는 과정을 조절하는 능력이 고대 마법사가 날씨나 작물, 또는 달이 차고 기우는 것에 영향을 미쳤던 것보다 더 뛰어나지 않다. 아마 어쩌면 그보다 더 못한다. 우리의 과학적인 기술들은 실질적으로 수많은 외부적 위협- 기생충들, 세균들, 바이러스, 독소 -을 제거하는데 정말 많은 도움을 주었지만 단지 비극적인 기능 장애의 목록이 똑같이 증가하는 것으로 대체하였다. 심부전, 중풍, 궤양, 고혈압, 동맥 경화, 두통, 요통, 면역계의 약화, 암과 같은 질병들은 불결하거나 궁핍해서 발생하는 것이 아니라 분명히 부유함 그 자체로 인한 것이었다.

이러한 불행은 불가피하고 비처럼 변덕스럽게 우리를 찾아오는 것 같았고, 경험상 모든 것은 언젠가는 논리적으로 설명될 것이라는 믿음에도 불구하고 그것이 오고 가는 것은 마치 눈먼 운명이 변덕을 부리는 것처럼 보였다. 우리 대부분은 우리가 왜 아파야 하는지 모르고, 그것을 알아내려고 시도하자, 우리가 '아주 놀라울 정도로 복잡하고 깨지기 쉬운 조직의 결합과 서로 연동되는 분지를 가진 화학적 교환의 복합체' 라는 오직 전문가들만이 이해할 수 있는 설명을 들었다. 따라서 우리는 자신의 신체적인 상태에 대해서 인류가 일반적으로 수수께끼 같은 망상증, 맹목적인 희망, 예언자, 신의 계시, 불가피한 수용 등에 취했던 것과 같은 운명과도 같은 태도를 갖게 되었다. 또한, 전문가들을 운명과 우리 사이의 유일한 중재자로 숭배하게 되었다.

욥은 육체적으로만 고통 받은 것이 아니라 감정적으로도 고통스러워 하였다. 그는 그의 안녕이 대부분 그의 능력 밖에 의한 것이라는 것과 그가 그의 능력을 위축시키는 임의적인 힘에 둘러 쌓여있다는 것이 명확해지면서 통증과 함께 심한 불안감에 둘러싸였다. 그는 어려운 경험으로 인해 그가 믿도록 배웠거나 그를 희망으로 이끌어 준 방법대로 세상이 돌아가지 않는다는 것을 인정하게 되어 괴로웠다. 그가 노력하는 것을 가장 주가 되게 지지해 왔던 것 중의 하나인 '정의로운 행동에는 자연적으로 보상이 따른다' 는 생각은 심각한 문제에 봉착했다. 그리고 현대의 기계적 경험주의만이 그가 기댈 수 있도록 남겨졌다는 단 한 가지 진실은 놀라울 정도로 단조롭고 애매하고 냉혹했다. 있는 그대로의 본성과 그의 유전적인 계승에 따른 특별한 존재 그 차체에 있어서, 존재들은 그 자체 이상의 다른 것일 수 없었다.

그러나 욥에게는 기회가 없지 않았다. 사실, 현 상황에서 그의 기회는 고통과 분리되어 있지 않다. 완벽하게 건강한 몸은 많은 경우에서 다행스럽게도 우리가 인지하지 못하는 것 중의 하나이다. 우리가 건강할 때는 있는 모든 것이 잘 이루어져서, 물건을 배달하거나 돈을 지불한다든지 모든 보행자와 아무 문제없이 지내는 등, 원하는 대로 이루어지게 된다. 그리고 이것은 분명히 어떤 면에서 바라게 되는 이상이지 우리가 스스로에 대해 배우는 특정한 방법은 아니다.

우리의 통증은 유기적인 생명체라는 복합체 안에서의 균형의 결핍, 과다, 결손, 이동, 변화를 알려주며 우리는 종종 그러한 문제를 해결하기 위해 복잡한 내부 상황, 풍부한 상호 연결과 중대한 상호 의존성에 대해 배워야 한다. 제대로 작용이 안될 때는 다시 작용하게 하기 전에 어떻게 작용해야 하는지 알아내야 한다. 그리고 여기에 인간의 많은 발전과 문제에 대한 해결책을 찾아서 그 미로를 탈출하고 싶어 하며, 특히 강한 만족감을 원하는 자극이 있게 되는 것이다. 이러한 자기 반성과 뜻밖의 사실을 경험하기 위해서 우리는 전문가들은 해결할 수 없고 자신의 재능에 의지해야만 하는 상황에 처하게 된다. 이것이 우리가 스스로 능력을 가지고 있다는 것을 배우는 방법이다.

"참으로 나는 전능자에게 말씀하려 하며 하나님과 변론하려 하노라." 욥은 울부짖으면서 그의 로프 끝에 매달려 있었다. 나는 어떻게 결국 이렇게 불편한 상황에 처하게 되었는가? 그리고 어떻게 하면 거기에서 벗어날 수 있을까? 이것은 고통스러운 사람이라면 누구에게나 있는 초미의 관심사이다. 그리고 이 답을 스스로 찾도록 강요받을 때, 우리는 우리를 고쳐줄 수 있는 전문가에게 고마워하는 것이 아니라 자기인식과 의지력, 강력한 자기조절, 그리고 실제 힘과의 직접적인 접촉에 대한 고양감 같은 어떤 것을 느낄 수 있는 기회를 갖게 된다. 셰익스피어의 리어왕은 그의 삶과 공포를 폭풍 앞에서 드러내야 했다. 그러나 그렇게 함으로써 그는 어떤 조언자도 줄 수 없었던 지혜를 얻게 되었다.

고통, 걱정, 그리고 확신

우리는 대체로 관조적인 태도로 인해 이런 까다로운 자기 반성에 들지 않는다. 보통 우리는 우리를 고통스럽게 하는 우리 내부의 무엇인가에 의해 강요되고, 따라서 우리의 혼란으로 인해 방법을 선택하고자 하는 것처럼 강력한 이기심을 통해 강하게 동기를 부여받는다. 우리는 지성과 호기심이 있는 만큼 통증과 고통으로 탐구를 하게 되고, 조사로부터 현실을 정확하게 묘사할 뿐만 아니라 두려움을 완화시킬 수 있는 대답과 그 불안에 대한 보루가 되는 완벽한 해결책, 그리고 우리 인체의 충실한 검진과 인체를 다스리는 법칙을 찾기 원한다.

표면적으로 이 두 가지 관점은 완전히 양립할 수 있고 심지어는 서로에게 꼭 부수적으로 필요한 것처럼 보인다. 사실 오직 정확한 정보만이 개인적인 재앙을 피할 수 있는 믿을 만한 방법으로 납득할 수 있고, 내 인생과 안위에 대한 공포는 과학적인 실험이라는 힘든 과업을 위해서, 상상할 수 있는 확실히 가장 강제적인 동기 중의 하나이다. 그리고 우리가 현실을 파악하는 것이 더 믿을 만해질수록 걱정은 사라진다. 육체적인 편안함은 우리의 지식이 늘어나는 것에 비례하여 유지된다. 이러한 합리적인 절차는 과학의 가장 훌륭한 정신이다.

그러나 우리의 지성과 공포 사이의 협력에는 특별한 갈등이 존재할 가능성이 있는데, 그것은 특히 우리가 오직 객관적으로 증명할 수 있는 것과 시종일관 예측 가능한 사실 만을 결론으로 여길 수 있도록 훈련받아 왔기 때문이다. 문제는 다음과 같다. 걱정의 근원은 항상 존재하고 강제적인 것인 반면 명백한 사실의 조합에 의존하도록 확신을 세우는 것은 느리며 질서정연하고 괴로움을 주는 놀랄만한 일과 반전 등에 영향을 받기 쉽다. 나는 아마 현실의 자산을 평가하고 위험을 피할 수 있는 오직 믿을 만한 수단으로 객관적인 증거와 엄격한 논리를 고려할 것이다. 그러나 압도적으로 통증과 공포를 없애고자 하는 노력이 논리를 무용지물로 만들고 심지어는 나의 지각력 자체를 왜곡할 수도 있다.

걱정은 논증도 아니고 객관적인 데이터의 일부분도 아닌 감정 상태이다. 특히 단순한 논증이나 데이터는 절대 할 수 없는 방법으로 마음의 모든 작용에 영향을 줄 수 있는 설득력 있는 감정의 상태이다. 그것은 논리적인 설명으로 하는 약속이나 실제적인 미래에 대한 해결책으로 제거되지 않는다. 그것은 우리가 기다리게 하는 동안 무시되고 억압될 수는 있지만 여전히 멈추지 않고 왜곡을 창조하는 것이다. 결국 그것은 다른 감정 상태로 대체될 수 있는데, 만약 속임수를 쓸 만큼 강렬하다면, 이번에는 우리의 지각과 지성을 강력하게 설득할 수 있는 영향력을 가지게 될 것이다.

수 천년 동안 걱정을 한 번에 완전히 없애주겠다는 약속으로 우리를 애태워 왔던 특별한 감정이 있는데, 그것은 확신의 감정이다. 확신은 폭풍 속에서 따뜻하고 축축하지 않은 쉼터이다. 최악의 확신조차 일반적으로 걱정이라는 형태 없는 두려움을 완화시킨다. 나쁜 운명에 대한 두려움 자체를 초월하는 대답의 뒤에는 더 이상 의심을 가지거나 투쟁하려 하지 않는 데에서 찾을 수 있는 평화가 있다. 확신이 나에게, 그것이 얼마나 작거나 냉혹한 가와는 상관없이, 결정과 행동을 할 수 있는 기반과 운명에 대한 견고한 관계를 빌려주는 반면에, 걱정은 나의 생각을 흐리게 하거나 속수무책으로 무기력한 상태로 불안하게 만들 수 있다.

그러므로 우리는 확신을 세우고 지킬 수 있는 모든 능력에 마음을 기울이려고 하는 강한 경향이 있다. 그리고 확신을 일단 경험하기만 하면 우리는 이 감정에 모든 주의, 이론, 믿음을 투자하고 싶은 충동이 생겨서, 지적인 호기심을 만족시키는 것뿐만 아니라 걱정에 대해서도 강력해지게 될 것이다. 그리고 물론, "확신" 에 대해서 집단적으로 더 동의할수록 그들은 감정적으로 더 강해질 것이다. 오직 정당한 것으로 인식되는 수단인 객관적으로 증명할 수 있는 논증과 현재의 확신에 대한 집단적인 동의를 형성하는 것은 현대의 과학적인 교육의 맹목적인 목표들 중의 하나이다. 실질적으로 설명 가능한 기전으로 혼란스럽고 뒤죽박죽인 삶의 엄격한 구체성과 정확하고 철저한 적응이 우리의 현대적 신념의 토대가 되었다.

만약 인류나 심지어는 현대의 과학의 역사가 우리에게 어떤 지속적인 확신을 준다면, 전적으로 합리적인 개인들이 나중에 완전히 말도 안 되는 것으로 밝혀지는 개념에 대해 무조건적으로 확신을 가지는 것이 가능하다는 것은 불행하게도 사실이다. 세상이 변화할 것이라는 것과, 그것과 함께 우리의 주변과 우리 내부의 상황에 어떻게 대처해야 하는지에 대한 우리의 확신을 제외하고는 어떤 것도 확신할 수 없다. 이것은 우리가 희망도 없는 무지한 자들이어서가 아니라, 단지 관계된 모든 사실을 모아서 정리할 수 있는 필요한 충분한 시간이 허용되는 경우는 없으면서, 감정적으로 급박하게 필요를 느끼는 것이 우리로 하여금 확신을 강요하기 때문이다. 통증에서 벗어나야 하고, 공포를 잠재워야 하기 때문에, 우리는 오늘, 지금 해야만 한다. 우리는 이런 이유로 항상 믿음을 받아들이고 그것을 견고한 진실로 지켜나가려 한다. 왜냐하면 그것이 그들의 실상을 명백한 증거로 보여주고 지속적으로 현재의 문제들에 대한 가장 적절한 해결책을 제공해서가 아니라, 그것이 의미하는 가능성이 우리의 걱정을 완화시켜주고 실제적인 결과를 어느 정도 만들어내기 때문이다.

이것은 원시문명에서 기후나 작물, 달, 또는 계절의 순환에 입증할 만한 영향을 미치지는 못하지만 분명히 만족스러워 종종 반복하는 공들인 마법의식 같은 "과학"의 많은 부분에서 가장 명백한 것이다. 이러한 진지하고 마법 같은 노력을 거친 많은 자명하고 유서 깊은 진실들은 냉정히 말하면 많고, 현대 과학의 많은 가설은 "원시적인" 고대의 가설들과 마찬가지로 취약하다. 도량형, 공간과 시간, 1차적인 원인과 영향, 증명할 수 있는 관찰, 불변의 법칙, 예견 가능한 사건, 물질과 에너지의 보존과 같이 모든 이러한 파괴될 수 없는 현재 방법의 기본 원칙은 반박하기 쉬워보이면 보일수록 더 보기 어려워질 것이다. 그것은 우리를 능가할 것이 없는 기술로 이끌었으나, 기술 자체는 우리에게 상대성 이론, 장(場)의 이론, 핵물리학, 양자 역학, 빛의 속도, 그리고 우주의 블랙홀을 연구할 수 있는 도구를 주어 우리의 소중한 안정성과 객관적으로 증명 가능한 원칙의 많은 부분이 파멸될 것을 예측하게 하였다. 그리고 믿음을 저버리는 것은 그것이 후에 더 진실되어 보이는 어떤 것의 길을 막는 방해물로 드러나더라도 결코 그것을 지니고 그것으로 살고, 믿고, 그런 교의나 주의에 따라 행동하며 그리고 그것의 분기를 따라 살아가는 사람들에게는 결코 행복한 일일 수 없다.

형태 대(對) 형태화

확실성에 대한 동경에 의해서 우리는 진실에 대한 관점과 우리에게 요구되는 반응을 단순화하려는 경향이 있다. 무한한 대상과 사건의 흐름을 한정된 수의 고정된 개념으로 분류시킬 수 있다면 우리는 그것을 마음대로 할 수 있을 것이다. 우리는 이런 대상과 사건들을 묘사하고 개념적인 형태로 할당한다. 그러면 이러한 형태는 우리 현실의 노트와 책이 될 것이고 미래의 관찰과 반응의 기초가 될 것이다. 그리고 만약 어떤 데이터가 우리의 정의와 반대되거나 개념적인 형태에 적합하지 않다면, 훗날 설명되어질 모든 것까지 큰 쓰레기통에 넣어서 치워버림으로써 현재의 사고를 흐리게 하는 것을 피하려고 시도할 것이다.

따라서 우리는 배타적으로 고정된 법칙을 따르는 견고한 형태에 관심이 있고, 그러한 법칙을 통해 형태를 다루는 데 꽤 능숙하게 되었다. 우리는 건축물과 다리들, 자동차와 로켓들, 돈과 일용품, 사람들과 사회적 경향을 그렇게 다루고, 우리의 몸을 구성하는 조각과 일부분 그리고 화학물질도 그렇게 다룬다. 우리는 형태를 인식하고, 그것의 명확한 특성을 규정짓거나 충분히 예상가능한 방법으로 그것을 조절하는데 성공할 때마다, 이러한 명제가 이론 또는 어떤 한계 내에서만 적용할 수 있는 진실의 한 부분으로 간주되지 않고 대신 일반적으로 진실의 "명백한" 특성이 될 때 까지 우리는 점점 더 우리의 이론적 기초의 진실-세상은 전부 그렇게 고정된 형태로 이루어지는데 그 형태는 고정된 법칙이 규칙적으로 적용되는 특정한 방식으로 흔들리고 변화한다-을 확신하게 된다.

우리는 모든 창조물은 꽤 많은 동일한 성분과 연결로 이루어졌다고 보고 우리 자신도 그럴 것이라고 생각한다. 특정한 화학 반응은 시험관(변수를 엄격히 제한하는 상황)에서 반복적으로 일어나기 때문에 우리는 같은 화학물질들이 몸(변수를 대체로 예상할 수 없는 상황)에서 융합될 때 그와 같은 일이 일어난다고 가정한다. 그리고 몸에서 시험관에서와 유사한 반응을 얻으면 우리는 그것이 새로운 "치료(cure)"라고 선언한다. 너무 종종 잊혀지거나 심하면 간단하게 무시되는 사실은 시험관에서는 정확했던 것이 몸에서는 엽총을 발포(shotgun blast)한 것처럼 일어난다는 사실이다. 특정 과녁을 명중할 때 주위 조직과 화학적인 균형에 "수용 가능한" 정도의 손상을 입히는 것으로 성공적으로 변화시킨다. 만약 우선 일이 잘되면 우리는 이런 부작용을 현재는 별 상관없는 데이터들과 같이 쓰레기통에 버릴 수 있지만, 만약 결국 비극으로 끝난다면 그때가서 나중에 적용할 새로운 형태와 법칙을 찾을 것이다. 이 문제에서 놀라운 사실은 우리가 시험관이 된다는 것이다.

아무도 이런 과정으로 많은 놀라운 실제적인 결과들이 나올 수 있었다는 것을 부정할 수 없을 것이다. 진정으로 삶을 위협하는 위기에 봉착한 누군가를 어떤 방법으로든 도울 수 있는 작은 기회를 가지고 있어서 어떤 가능한 시도라도 할 수 있는 권리가 있다는 것을 나는 부정하고 싶지는 않다. 그리고 나는 의학적 조사가 고되고, 복잡하고, 노력과 오류 그리고 필요한 절충안으로 가득 차 있는 것을 알고 있다. 그러나 내가 정말 주장하고자 하는 바는 실제적인 결과를 생산하는 이러한 방법이 독단적인 세계관이 되고 그런 것이 우리의 유일한 진행 방법이 될 때 우리는 위험한 영역으로 표류하게 된다는 것이다. 만약 모든 발전적인 이례와 모든 작은 상해나 질병, 뒤섞여진 병리의 모든 악순환이 시험관에서 진행된 것과 같은 기전으로 다루어진다면 부작용의 축적이 우리가 치료하고자 했던 원래의 문제점들을 악화시킬 수 있는 내부적인 상황을 만들어낼 수 있는 위험성은 더욱 더 커져갈 것이다. 이것은 피해망상증적인 추측이 아니다. 그것은 심상치 않은 빈도로 일어난다. 문제는 다른 방법으로 작동하는 이러한 세계관에 어떻게 절차를 도입하느냐는 것이다.

정해진 법칙과 고정된 형태는 육체적 과정의 실상과 지나치게 가깝게 접촉하지 않는 한 확실성을 다시 보증할 것이다. 그렇게 된다면, 자연은 단순하거나 까다롭게 되풀이되는 것을 거부하기 때문에 특이하고 심란하게 만드는 일들이 일어난다. 예를 들어 만약 우리가 한편으로 육체적인 형태가 보편적이고 지속적인 원인과 결과의 네트워크로 되어있다고 인정한다면, 또한 다른 한편으로는 정확하게 같은 방법으로 두 번 되풀이 되는 단일한 사건은 없다는 것도 인정해야 한다. 왜냐하면 주위를 둘러싸는 환경들은 항상 변화하기 때문이다. 이것은 계속해서 신뢰할 수 있게 반복될 수 있는 실험 결과의 개념에 호기심을 끌만한 영향을 준다. 따라서 많은 실제의 변수들과 영향들은 일관성을 위해서 제외되어야만 한다. 아무리 분석적으로 유용한 엄격한 논리와 정확한 도구가 있어도, 그들은 왕성한 상호 교류와 섬세하고 역동적인 안정성이 거의 없다. 그리고 이러한 분류에 우리의 논거를 제한하는 것은 항상 우리의 이러한 상호 교류와 안정성에 대한 이해를 제한하게 될 것이다. 단순화와 환원주의는 단지 자연의 방법이 아니다. 또는 살바도르 달리(Salvador Dali)가 다음과 같이 표현한 원칙과 같다.

> 형태학(이 단어를 발명한 괴테에게 영광을! 그 단어는 레오나르도의 마음에 들었을 것이다)에서의 최근 연구를 통해 이제는 가장 복잡한 반대작용을 발생시키는 이질적이고 무정부주의적인 경향이 가장 엄격한 형태의 지배를 이끌어 낸다는 것이 알려졌다.

즉, 안정적인 형태는 절대 고정되거나 단순한 것이 아니다. 그들은 단지 타고난 기계적인 충동에 의한 소극적인 증가가 아니라, 주변 상황과 욕망에 치열하게 직면한 결과인데 상황은 결코 매순간 같지 않다. 이러한 충동과 상황은 지속적으로 종종 예측 불가능한 방법으로 서로 변환되고 각각 특정한 순간의 육체적 상태는 그 순간에 대한 특정한 힘에 대한 반대 작용에 대하여 신속한 창조적인 해결책을 표현하는 것이다.

우리는 오늘날 형태는 항상 문제 - 모든 면에서 숨막히게 하고, 누르고 쥐어짜며, 원래 생활에서부터 행

> 동의 독창성이라는 견고한 외형을 지닌 한계에까지 부풀었다 터지는 공간의 끔찍한 강압에 휘둘리는 문제의 특정한 반응 - 를 조사하는 과정에서의 결과물이라는 것을 안다. 얼마나 여러 번 너무나 절대적인 충동을 타고나는 문제들이 무시되었는가. 할 수 있는 것만 하려고 하고 우주의 압도적인 영향력 이전에 자신의 방식으로 타협함으로써 그 자신의 형태를 만드는 즐거움에 더 잘 적응하는 다른 문제들은 자신만의 독특한 삶의 형태로 만들어 낼 수 있었다. 마노(agate)의 나무모양의 개화보다 어떤 것이 더 빛나고 더 기발하며 외형에서 자유로울 수 있을까! 아교질 환경의 가장 잔인한 속박으로부터 그것들은 생겨나는데, 조사하는 듯한 구조에 갇혀서 압박과 도덕적인 가사 상태의 모든 고문에 놓이게 된다. 그래서 그들의 가장 섬세하고, 가벼운 장식모양의 가지는 그것의 죽음의 고통, 최후의 헐떡임으로부터의 탈출을 향한 희망이 없는 탐색의 흔적은 무기질의 꿈인 최후의 증식체에 도달하기 전에는 포기하지 않을 것처럼 보인다.

또는 더욱 간단한 경우를 말해보면 "힘은 힘에 의해 충족될 수 있고, 그 구조는 힘의 균형을 포함한다."는 것이다. 그리고 이것은 무기질로서의 인간에게도 사실이다.

우리의 견고한 확실성과 보편적으로 의지가 되는 해결책에 대한 갈망은 우리로 하여금 우리 주변과 내부에서 일어나는 끝없는 변화를 엄청나게 단순화하고 싶은 욕망이 생기도록 만든다. 우리는 정적이고 설명하기 쉬운 형식으로 고정되게 되어서, 동적이고 정의하기 어려운 형성의 과정을 잊어버리게 되었다. 우리는 생각과 결론을 공간의 관점으로 배열하였는데 이는 고정시키고 조절하려는 노력에도 불구하고 모든 사물들이 지속적으로 자동적인 변화를 경험하게 되는 시간을 망각할 것이다. 그러나 이러한 우리의 분야에 대한 단순화와 제거는 실제적으로 이렇게 진행되는 과정이나 단순히 우리가 지속적인 변형 중에 특정한 단계를 "형태"라고 정의하는 사실 둘 다 변화시키지 못한다. 우리의 감각과 현실은 지속적으로 변화하고, 그것은 어떤 고정된 개념에 밀착되어 가장 잘 이해된다기보다는, 우리의 결론에 지속적으로 적응하고, 진행되는 과정에 계속 집중하는 것에 의한다.

사물들은 한번에 완전하게 창조된 것이 아니고, 예측 가능한 방법으로 보내졌다. 우리는 활동적이고 급진적인 창조 중에 있는데 모든 데이터는 항상 허용되고 우리가 현재적으로 상상할 수 없는 것에는 이론적인 제한이 있다. 그리고 우리의 이러한 실제적 상황의 재조합은 일부분 비밀스러운 사이비과학의 원고에서 캐낸 것이나 몇몇의 신비로운 시야를 통해 흘끗 보는 것을 필요로 하는 것은 아니다. 최신의 현대 물리과학에 의해 드러난 어려운 데이터로 우리에게 강제된 재조합인 것이다. 동시대의 가장 으뜸가는 이론 물리학자 중의 하나인 데이비드 봄(David Bohm)은 최근의 인터뷰에서 다음과 같은 소견을 말하였다.

> **봄** : 창조성은 기본적인 것이라고 말할 수 있습니다. 그리고 우리가 정말로 설명해야 하는 것은 창조적이지 않은 이러한 과정들 입니다. 알다시피, 보통 우리는 살아가면서 규칙은 창조적이지 않고, 때때로 어떤 작은 창조적인 발생이 있으면 그 뒤에 설명을 요하게 된다고 믿습니다. 그러나... 창조성은 기본적인 것이고, 설명되어야 할 것이 반복되는 것이죠...
>
> **웨버** : 당신의 의견대로라면 마치 우주는 실험하는 것과 같은가요?
>
> **봄** : 맞습니다. 그런 식으로 볼 수 있습니다. 다양한 형식을 시도해 보세요. 당신은 자연적인 선택이 갑자

기 나타나거나 드러나는 때에 살아남는 방법을 설명할 수 있지만 왜 그렇게 많은 형태가 나타나는 지에 대해서는 설명하지 못합니다. 구조와 형식을 생산하는 데는 본질적으로 창조적인 경향성이 존재하는 것으로 보이고 살아남는 것과 자연적인 선택은 단순히 앞으로 남을 수 있는 형식을 선택하는 기전입니다. 어떤 그것 자체로, 또는 환경과 모순되는 형식은 결국 영원히 지속되지 않는거지요.

웨버 : 그럼 그런 관점에서 보면 우주는 배우고 있는 거군요.

봄 : 맞아요. 저도 그렇게 생각합니다.

주관적인 데이터

고정된 형식과 정확한 계측에 열중하는 것은 단순히 우리의 세계관을 세우는 것 이상이다. 그것은 우리 스스로와 우리의 발전과 기능, 그리고 마음에 대한 관점을 세우는 것이다. 논리적인 막힘, 이중구속, 불연속성 및 부작용이 가장 해롭고 교활한 것은 바로 우리 자신을 다루는 데 있어 그러한데 이 경우 이론상의 원칙에서 오류와 차이가 가장 많은 피해와 고통을 야기한다. 그러나 만약 우리가 우리의 방법을 잠시만 다시 고려해 본다면, 우리로 하여금 개인적인 상해를 피하거나 개인적인 질병을 관리하는 것을 도울 수 있을 뿐만 아니라 일반적으로 세상에 대한 우리의 이론적인 생각들을 확장해 나갈 수 있게 도와줄 수 있는 직접적인 경험을 더욱 주의 깊게 생각해 보는 것이 되지 않을까? 결국 우리 스스로는 형성과 재형성을 지속적으로 수행하는 형태라는 것이 사실이다. 우리는 어떤 대상이고, 우리에게 일어나는 과정이 다른 자연적인 과정들과 다른 점이 전혀 없다는 것을 깨닫게 될 만한 이유들도 있다. 세계관에 고착되어 우리의 몸에 해를 끼치게 만드는 것보다는 우리 자신의 몸에 대한 세련된 감수성이 부적절한 세계관에 신선한 통찰력을 제공하는 것이 확실히 낫지 않을까?

나는 몸을 가지고 있고, 나는 몸이기도 하다. 그리고 이 친밀한 연결은 내 몸을 내가 가능한 심사숙고할 수 있는 다른 대상보다 나의 즉각적인 인식과 더욱 가깝게 병치되게 한다. 실험장비 없이도 나는 어느 때보다 내 몸의 직접적인 인식보다도 형태와 그것의 형태화의 과정에 더 가까워질 수 있다. 나의 마음의 신경 촉수들은 이 형성과정에서 세포와 분자의 깊이에서 뿌리내리는데, 모든 움직임과 발전 단계, 화학적 균형에 있어서의 모든 이동과 자세, 구조 그리고 기능의 어감을 기록하는 곳이 된다.

그러나 아니다. 현재 받아들여진 방법은 수용할 수 있는 요구를 한정짓는다. 이러한 내부 인식 부분의 모든 것은 "주관적"이라고 한다. 나는 신체적 감각을 무게를 달고 측정하지 않으며, 누군가에게 내가 하거나 하지 않은 것을 증명조차 하지 않는다. 그것은 증명할 수 있는 정보같은 "객관적인" 것을 위한 조사에서는 엄격하게 회피되는 일종의 환각이다. 감정은 유해무익한데, 실제에 관한 우리의 감각에 대해 해로운 문제이거나 우리가 더욱 견고하고 예상 가능한 결과를 생산할 수 없는 문제이다. 그래서 우리는 구조적으로 그것을 우리가 심각한 주의를 기울일 만한 가치가 있는 "과학적인" 것으로부터 몰아내고 파괴하여 그것이 우리 존재와 밀접한 관계임에도 불구하고 형태와 형성이라는 주제에 한하여 이야기하여야 한다.

이러한 진행 방식은 용어의 어떤 제한된 의미에서 좋은 과학이 될 수 있지만, 이런 우리 자신과 세상과의 관계에 대한 많은 질문들에 대하여 답을 회피하는 방법이라는 것은 이미 공인된 사실이다. 솔직히 대부분 이러한 관계에 흥미가 없다. 왜냐하면 그것은 양을 정할 수 있는 사실이 아니기 때문이다. 그리고 단지 우리는 다른 형태를 엄격하게 객관적으로 보도록 교육 받았을 뿐만 아니라, 같은 방식으로 우리의 개인적인 형태를 보고, 내부의 "주관적인" 감각과 우리 스스로에 대한 정보에 접근하기 위한 가장 직접적인 수단은 부적절하다고 주장하도록 교육받았다.

이러한 엄격한 경험적인 방법에 배타적인 지성과 과학적인 상태를 부여하는 것과 "객관적인 사실들"에 대한 허용 가능한 데이터가 제한되는 것에 의해 우리는 자기 인식의 자연스러움이라는 중요한 사실을 잊어버렸다.

> 다른 사람의 몸이거나 내 몸에 관한 문제인지에 상관없이 몸으로 살아간다는 것을 제외하고는 인간의 몸을 이해할 수 없는데, 이는 바로 그것과 섞이고 그것을 통한 행동에 포함되는 것을 받아들이는 것이다. 그러므로 적어도 내가 그것을 획득하거나 반대로 내 몸을 나의 존재에 대한 잠정적인 묘사로 말하자면 본능적인 대상인 범위 안에서 나는 내 몸이다. 따라서 그 자신의 몸에 대한 경험은 나에게 몸의 경험이나 실제적인 몸이 아니라 몸 또는 관념으로써의 몸에 대한 생각을 주는 주관적인 것으로부터 객관적인 것을, 객관적인 것으로부터 주관적인 것을 풀어나가는 반응의 움직임이 대조를 이루는 것이다.

우리의 방법에서 우리는 정적 형태의 1차적인 영향의 그물에 걸리게 되었으며, 형태에 대해 일반적으로 생각하는 방법과 우리에 자신의 형태를 생각하는 것을 분리하는 것은 매우 어렵다. 우리는 형태에 대한 객관적인 묘사에 너무나 몰두한 나머지 그들이 어떠한 방식을 취하게 되었고, 어느 방향으로 변화하고 있는지에 대해서는 그다지 이야기하지 못한다. 진행되고 있는 어떤 종류의 과정이 있으나 우리는 단지 제한된 몇몇 측정가능한 증거에 의해서 그것을 추론할 뿐이고 이는 일부분에서 나온 일련의 스틸샷을 꼼꼼하게 검토함으로써 영화에서 스토리 라인을 추측하거나 연기의 훌륭함을 논하는 것과 같다는 것을 알아야 한다.

우리의 몸은 우리에게 형태와 형성에 대한 풍부한 정보를 매 순간 제공한다. 우리의 몸은 간단한 공식으로 나눌 수 없다. 그것은 매우 복잡하고 화학적이나, 아마 몸이 우리에게 현실에 대해 가르치고 싶은 것이 많은 상황이기 때문일지도 모른다. 우리는 몸이 우리에게 말해주는 것을 무시하거나 격하시키는 환경에 처해 있어서는 안된다. 우리는 적어도 우리가 "실제의 세상"에 의지하는 만큼 "감각의 영역"에 진지하게 주의를 기울여야 한다. 이런 방식으로써만 우리가 우리의 발전을 지시하고 상호 의존성을 구성하는 자발적인 감정과 심리학적인 반응 사이의 조합의 순간에 집중할 수 있고, 둘 사이에 커지는 상호의존성을 정확히 이해할 수 있다.

우리가 역동적인 조합에서의 화학적이고 주관적인 요소들을 무시함으로써 확립하고자 했던 확실성은 결코 안전한 것이 아닌데, 그것은 우리가 구조적으로 고려 대상에서 제거하는 부분은 모든 생물학적 과정에서 지속적으로 작용하며 중요한 역할을 하기 때문이다. 그러나 운좋게도 이 환원주의와 객관화에 대한 다른 접근 방법이 있는데 이 방법은 감정상태, 개인적 반응과 현재 설명이 불가능한 이례적인 일들을 무시할 필요가 없는 접근방법이다. 가장 간단한 말로, 이러한 접근법은 실제 동작과 관련된 우리의 감각 모두를 전달해주고, "진짜"와 그냥 "느낌"과의 차이를 어렵지 않게 구분하여 우리 주변의 돌고 도는 관계 속에서 이러한 범주들이 각각 다른 것에 비해 앞서는 것에 대한 감각을 얻게 될 때 까지 서두르지 않고 자극을 모두 모아주는 우리의 경험 한가운데 "거기 있던 것"이다. 이런 연관되고 수용 가능한 증거의 범위를 확장하는 것은 내가 "직관"이라고 부르는 재능에서의 중요한 요소인데, 그런 인식과 관계는 바디워크에 매우 중요하고, 모든 다양한 새로운 과학적인 관점에서도 너무나 중요하다.

어떤 이들은 과학적 실행이기 보다는 백일몽을 꿈꾸는 것에 더 가깝다면서 이것이 의미있는 연구이기 보다는 명상에 가깝다고 반대할 것이다. 하지만 만약 실제로 이러한 접근법이 우리의 시야각을 넓혀주고 어떤 방식으로든 생물할적 연구에서는 일반적인 인과관계를 통해 미묘하고 해석하기 어렵지만 직관을 해석하는데 도움이 된다면 나에게 이것은 심각한 반대의견은 아니다. 우리 삶에서 가장 중요한 성분들은 물질적인 부분들의 단순한 합이 아니며, 주된 성향은 때때로 한순간의 태도와 행동의 작은 변화에 의해서 만들어지고 전환될 수 있다.

우리의 가장 중요한 삶의 구성 요소 중 몇몇은 단순히 그들의 물질적인 부분의 합이 아니며, 인식의 질과 정확하게 시간을 맞추는 것이 항상 이러한 미묘한 것들에서 가장 중요한 것이고 이러한 것들은 종종 객관적일 것을 기대하는 것이 불가능하다. 그것에 대한 이해를 얻기 위해 그리고 심지어는 더욱 중요한, 그들의 긍정적인 이점을 얻기 위해서 우리는 정확하게 우리 내부의 사건들을 다양하고 넓히는데 주의를 기울어야 한다. 그리고 감각의 주관적인 영역은 그런 자료로써 유일한 믿을만한 자원이다. 이것이 바로 내면의 감각과 신체적 반응의 직접적 경험을 제공해 주는 신중한 자극인 바디워크가 때때로 우리 삶 속에서 매우 유용한 통찰력을 만들어 줄 수 있고 반면에 좀 더 구체적이고 실제적으로 보이는 의료적 중재가 종종 할 수 없는 것을 해내는 이유이다.

유전적 확실성

누군가는 심지어 불변의 법칙이라고 말하는 현대 생물학의 일차적이고 객관적인 토대 중의 하나는, 어떤 특성은 유전적으로 물려받는다는 원칙이다. 우리의 육체적인 형태는 염색체에 나타나 있는 대로 발전할 것이다. 그 이상도 아니고 그 이하도 아니다. 이 관점은 수 세기동안 그 후의 일상적 관점과 일반적 감각으로 지배력을 지녀왔고, 그 기본적인 원칙은 어떤 종에 특별한 복잡한 내용을 풀어줄 수 있는 방법을 찾기까지 오랫동안 농부와 가축을 사육하는 사람들에게 분명한 일이었다. 사실 새끼는 정말로 어미의 육체적인 특성을 매우 많이 닮는다.

19세기 중반에 그레고 멘델(Gregor Mendel)의 실험은 이러한 오래된 관찰을 과학적인 이론으로 만들어냈다. 멘델(Mendel)은 그 이론의 문을 열었고, 한 세기 뒤에 유전학적인 조사는 1953년 제임스 왓슨(James watson)과 프랜시스 크릭(Francis Crick)에 의한 이중 나선 구조로 되어있는 DNA의 발견에 의해 유종의 미를 거두었다. 그 발견은 명백하게 모든 유기체의 유전적 코드의 분자적인 기초를 상세하게 드러내었고, 그것의 형태와 만들어지는 시간표의 비밀을 밝혀내게 되었다.

그래서 정말로 현재의 유전학적인 이론과 실험적인 기술은 거의 삶의 모든 다양한 형태에 걸쳐서 신이 하는 것처럼 보이는 조절능력을 행사하게 되었다. 그러나 그것은 이 이론이 더욱 감정적이고, 이러한 최근의 극적으로 인상 깊은 실제적인 성취보다 더 뛰어나다는 또 다른 매력을 가지고 있다는 것을 인정해야 한다. 만약 생물학적이거나 진화론적인 발전이 성공적으로 분자 결정론으로 바뀔 수 있다면, 삶의 과학은 물리학과 화학이 오랫동안 즐겼던 객관적인 확실성이라는 견고한 기반을 공유하게 될 것이다. 생물체의 거대한 복합체는 그들 스스로를 무게, 계측, 수학적 표현, 그정확한 수기법에 몰두하게 하고, 우리는 우리의 방법으로 결국에는 우리 인생의 지식 사이의 빈틈을 채울 수 있을 관련된 모든 사실들을 모을 수 있을 것이라고 확신하며 쉴 수 있다. 모든 과학중에서 가장 덜 과학적인 심리학에서 조차도 영원한 객관적인 사실에서 기반을 찾는다. 생각과 감정은 그들 자체로 그들을 생산하는 물질적인 형태로서 설명될 수 있을 것이다.

이런 확신의 감정에 대한 흥미있는 경향은 일반적으로 객관적이고 측정 가능하고 신뢰할 만큼 반복적인 효과에 대해 가졌던 우리의 생각만큼 유전자에 대한 우리의 생각에 영향을 미친다. 그것은 우리가 명확히 말할 수 있는 질문을 구성하고 우리가 답할 수 있는 방법을 만든다. 그것은 감정적 호소이지, 엄격하고 객관적인 정밀한 조사가 아니다. 그것은 종종 어떤 관찰이 우리의 계산에 포함되어야 할 지, 어떤 것이 부적절한 변형으로서 배제되어야 할 지를 결정한다. 무엇보다도, 그것은 우리가 과거에 확실성을 부여했던 관념에 우리가 고착되게 만든다. 그리고 그것은 우리로 하여금 인상 깊은 실제적인 결과를 만들었던 이론에서 절대적인 진리가 짜내질 수 있다는 희망을 지속하도록 만든다.

그러므로 생물과학은 전형적으로 유전자 번호를 가진 유기체의 모든 특징들을 식별하는데 힘쓴다. 그리고 모든 "일반적인" 구조와 기능으로부터 편향되는 것은 염색체를 구성하는 분자 사슬 코드의 배열에 발생한 오류로 간주하기 마련이다. 게다가, 특정 세균이나 외상으로 기인할 수 없는 모든 종류의 질병 또는 변형은 "선천적인" 것으로 이름 붙이게 되며, 그것은 우리가 이야기하는 것에 대해 스스로 알고 있다는 느낌을 유지하면서 모든 예외를 쓸어 버릴 수 있는 또다른 커다란 쓰레기통이다. 확실히, 우리는 특히 "환경적 요인"으로 돌리는 것을 부각시키거나 남용할 때, 그것을 인식한 것으로 받아들이지만, 유전자가 문제이다. 그것의 분자적 배열은 개체의 중요한 요소를 담고 있어서 확정된 시간표에 따라 이미 결정된 방법으로 펼쳐질 것이다.

이 유전자의 법칙은 유기체의 거의 대부분의 내부 상태와 행동 양식을 설명하기 위해 널리 적용되어서, 결국 모든 생물학적 발전을 설명해 주는 유전자의 힘은 이제 우리의 현대적 신념이자, 또 다른 흔들리지 않는 항목이 되었다. 참고가 될만하고 가능성이 높다고 생각되는 객관적 사실은 별로 없기 때문에 우리는 모든 설명되지 않는 사실을 담기 위해 얼마나 큰 쓰레기통이 있어야 하는지를 잊는 경향이 있다. 우리는 "선천적인"이라는 딱지가 얼마나 종종 "우리는 이런 상태가 된 원인에 대해서 아직 정말로 모른다"라는 것을 의미하는지를 잊어버린다.

이 상대적으로 적은 수의 증명된 사실에 기반을 둔 광범위한 이론에 대한 완고한 확신은 순수한 연구의 진행에서 유용한 태도일 것이다. 거기에서 동기를 부여하고, 지휘하고, 건설적인 방법으로 노력을 유지할 것이다. 그러나 이 확신이 우리가 자신을 실제로 깨닫는 상태에서 너무 완고하게 적용될 때, 인간의 발전과 기능 장애에 포함된 극단적으로 뒤섞인 요소를 바라보는 유인한 불빛이 될 때, 그것은 자신의 감각과 우리를 둘러싼 세상과의 관계에 해로운 영향을 줄 수 있다. 그것은 나를 수동적이고 무력하게 만들고, 나의 상태에 의미있게 직면하거나 그것을 실질적인 방법으로 바꾸는 것을 불가능하게 한다. 그것은 나의 세포, 기관, 체계를 끝나지 않은 문장에서의 문법적인 요소라기보다는 고정된 수식에서의 정수로 만든다. 내가 고통을 겪을 때 나에게 허용된 단 하나의 방법은, 내가 이해할 수 없는 전문용어를 말하는 전문가와 상담하고, 그들이 나의 운명을 바꾸기 위해 시도하는 것은 무엇이든지 허용하는 것 뿐이다. 나는 내가 근본적으로 결점을 가졌기 때문에 아프고 병들었으며, 어떤 방법으로든 그 결점을 고치는 것은 절대적으로 내 힘을 벗어난 것이라는 견해를 받아들이도록 강요된다.

놀랄만한 형성 능력이 모든 세포의 염색체에 타래를 틀고 있다는 것, 그 힘이 우리의 일관성 있는 성장과 번식을 막대하게 조절한다는 것은 사실이다. 그리고 질병에 대한 많은 약점과 편중은 유전자 풀(gene pool)에서 직접적으로 물려받는 것으로 나타난다는 것도 사실이다.

> 유물론자들은 보통 유전자 프로그램을 DNA의 한 측면으로 합리적으로 간주할 수 있다고 가정한다. 내가 그럴 수 없다고 생각하는 이유는 우리가 기계론적인 연구의 결과로 DNA가 무엇을 하는지를 알기 때문이다. DNA는 단백질에 있는 아미노산의 배열 순서를 가리키는 유전 코드의 화학적 기호의 배열 순서를 제공한다. 어떤 DNA는 단백질 그 자체의 직접적인 암호를 담고 있기보다는 단백질 합성과 관련되어 있다. 그리고 이것은 실제 보여지는 것이고 모두 완전히 합리적이고 매우 흥미로운 것이다. DNA는 아미노산의 배열 순서의 기호를 제공함으로써 세포가 특정 단백질을 만드는 것을 가능하게 한다. 그리고 그것이 DNA가 할 수 있는 모든 것이다. DNA는 우리가 어떻게 그것이 제공하는 단백질을 얻는지 이해하는데 도움을 준다. 단백질은 유기체를 만든 벽돌과 회반죽인데, 이것으로 이들 벽돌과 회반죽이 어떻게 특정한 패턴과 형태로 조합되었는지를 설명할 수는 없다. DNA가 유기체를 형성하거나 그것의 행동을 설계한다는 생각은 DNA가 어떻게 작용하는지에 대한 우리의 지식에서 볼 때 매우 불합리한 추론이다. 무엇이 DNA가 RNA를 전사하는 방법과 어떻게 RNA가 단백질을 만들어내는지에 대한 엄격하고 잘 정의된 이론으로서 곧 초자연적인 종류의 이론으로 밝혀질 것이다. 그것은 결국 어떻게든 정확한 분자적 용어로 명확히 말할 수 없는 힘과 특성을 가지고 있다는 이론이다.

처음부터 끝까지, 우리는 우리의 유전자나, 성장하는 조직에서 발생하는 화학적인 변화의 총합으로 정확하게 설명되지 않는 힘에 의해 형성된다. 모든 사람의 인생은 길고 계속되는 활동적인 과정이다. 유전자 코드는 단지 시작점일 뿐이다. 유전자에서 DNA의 어떤 특정한 배열이 있다면, 수백만 중에서 한명의 잠재된 개인이 실제로 발달하게 될지도 모른다. 키, 체중, 윤곽, 피부결, 지방량, 근육량, 긴장도, 근력과 스태미너, 얼굴 표현, 시야의 예민함, 내장의 기능성, 신경 반응, 동작범위, 협응성의 정도, 지능, 자기 인식, 이러한 모든 요소는 비슷한 유전자와 환경에도 불구하고 개인차가 크다. 그리고 더 중요한 것은, 같은 사람에게조차 시간에 따라 차이가 매우 크게 나타날 수 있다는 것이다. 이것들은 외모와 태도와 개인의 행동에 중심적인 역할을 하는 요소이지, 결코 "이차적"이거나 "우연한" 것이 아니다. 그것은 삶의 형식적인 진행의 결과이다. 그리고 이것들은 유전자의 잠재적인 사슬만큼 삶의 형태와 질에서 중요한 역할을 한다.

우리의 육체에 관하여

현대 욥의 딜레마는 철저하게 기계론적 모형을 받아들이고 유전자 개념을 운명처럼 받아들인 것에서 시작한다. 그의 신체적 발달과 관련되서 이러한 관점들이 만들어 놓은 완전한 수동성이 정확하게 문제이며 이러한 인식론적이고 생리학적 마비상태에서 벗어나는 중요한 방법이 그가 필사적으로 찾는 바로 그것이다. 욥이 다양한 실제적인 결단에 대한 전문가들의 충고를 얼마나 많이 의지해 왔는지 상관없이, 대게 그들 인생 대부분을 이 기계론적인 모델을 만드는데 써온 "전문가들"은 그에게 벗어날 수 있는 방법을 제시해줄 수 있는 사람들이 결코 아니다. "내가 어찌하여 내 살을 내 이로 물고 내 생명을 내 손에 두겠느냐"(욥 13:14) 라는 것을 알아야만 그는 자신의 고통에 대한 수수께끼를 풀고, 그의 부를 다시 되찾을 수 있는 것이다. 욥에게 가장 원한 것은 그의 상황을 알려주는 감각 정보에 대한 실제적인 지식에 대한 것이었다. 이것을 얻기 위해, 그는 한동안 현실성과 과학적 권위를 가진 전문가들을 제쳐두고, 그의 주관적인 경험들을 체계적으로 탐험하고, 개인적인 책임의 기초를 발견하기 위해 그 자신을 움직이게 하는 힘을 느낄 수 있는 길을 발견해야만 했다.

이 개인적이고 감각적인, 스스로와의 약속은 과학의 권위에 대한 반란으로부터 나온 것이 아니라, 현실 개념에 대한 권위의 부적절함을 깨달은 것으로부터 나온 것이며, 이 깨달음은 토론의 목적으로 고안된 것이 아니라, 그 자신의 고통스런 환경에 의해 저절로 만들어진 것이다. 이러한 그의 풍부한 주관적인 정보에 직면하게 된 것은 깊은 신념에의 포기도 아니며, 논점에 대한 쾌락주의적 회피도 아니다. 그것은 최고의 과학적 탐구 정신이며, 필요성에 의해 자극받는다. 우리가 여태 가져온 현실 개념이 실제 우리가 경험하는 것과 다를 때, 그것은 우리가 잘못됐다거나 우리의 경험이 틀렸기 때문이 아니라, 우리가 지각하는 모든 사실에 대한 우리의 개념이 계속 유지될 수 없기 때문이다. 그리고 이런 재난에 대한 건설적인 타개책은 없고, 우리의 행동의 경험을 포함하는 현실에 대한 감각을 확대시켜야 한다.

이러한 당면과제에서 우리가 발견할 수 있는 것은 자신의 지각과 의지의 의식적인 연습이 자연의 법칙과 우리의 관계에 있어서 중대한 요소라는 것이다. 적당한 현실 감각을 수동적으로 받아들이는 것은 절대적으로 불가능하다. 우리 자신의 참여나 정밀한 조사와 같은 노력에 의해 지속적으로 재발견되거나 재증명되지 않는 한 어떠한 개념도 우리에게 영원히 진실일 수 없고, 적절한 행동과 보상이 될 수 없다. 이러한 수동성은 그 자체로 우리의 파괴의 씨앗이다. 힘과 건강은 그 자신의 수동성에만 의존하는 체계로는 만들어질 수 없다. 그들과의 관계를 굳이 이해하려 하지 않고, 그의 역량을 넓히는 것을 열심히 하지 않으며, 자신을 둘러싼 환경의 변화에 별로 관심을 두지 않는 개인에게는 우리를 변화시키는 힘은 훌륭하거나 적절할 수 없다. 그들이 지속적으로 우리에게 이런 관계와 적극적인 선택에 의한 지속적이고 성공적인 해결책을 보여줄 때만 훌륭하고 적절할 수 있을 것이다.

현실과의 성공적인 관계는 춤을 배우는 것처럼, 관조에 의해서가 아닌 참여와 노력하는 의지, 활동과 실행에 의해서 배워야 하는 것이다. 신과 천사로부터 힘을 빼앗기 위해, 그들과 직접적인 접촉을 하고, 그들을 우리의 근육으로 눌러, 우리의 감각을 느끼게 하는 것이 필요하다. 우리는 추상적인 법칙에 의해서가 아니라, 레슬링 게임에 의해 만들어지며, 우리의 개인적인 힘이 외부의 힘과의 싸움을 통해 자라는 것을 느끼게 된다. "힘을 힘으로 맞서면, 힘의 구조는 균형이 맞춰진다."

각각의 모양에 상관없이, 모든 기관과 조직에서 두드러지는 한 가지는 그들의 놀라운 유연성이다. 육체는 매우 융통성이 있어서, 내부와 외부 환경의 요구에 따라 저장층을 꾸준히 변화한다. 그리고 이 유연성은 좁게 정의된 제한 안에서 기능하는 것이 아니다. 유연성은 급진적이다. 그것은 기본 세포질로부터 수백만 개의 종을 만들어왔고, 하나의 유전자 코드에서 수백 개의 다른 것을 만들어 낼 수 있다.

우리는 측정할 만한 힘에 의해 예상되는 움직임으로 반응하는 기계적인 문제를 가진 당구공을 전혀 좋아하지 않는다. 삶이란 힘에 대해 측정 불가능하고, 예상 불가능한 방법으로 나타난다. 살아있는 것은 힘에 대해 예측 불가능하고, 측정 불가능한 방식으로 반응한다. 자연은 단순히 "삶"이 될 때까지 형태와 힘을 쌓아두는 것이 아니다. 삶은 형태를 받아 들이고, 대체를 찾고, 상태를 꾸준히 향상시킬 수 있는 해결책을 꾸준히 만들어 내는 것이다.

> 원시의 상태는 고체도 액체도 아닌, 두 가지 모두이다. 그것은 형태를 유지하기에 충분히 단단하고, 필요에 따라 형태를 바꿀 수 있을 만큼 충분히 유동적 상태이다.

행동하다, 반응, 행위; 응답하다, 대답, 책임. 이 단어들의 어감의 차이는 문제와 과정, 형식과 형태에 대하여 우리가 일반적으로 생각하는 법을 나타낸다. 그러나 생물학적 현상을 고정된 형태의 화학적 반응으로 바꾼 뒤에 주관적이고 반응적인 요소들을 추출해 내어서, 우리는 삶의 형태의 정보, 복잡성, 유연성을 이해하는 것과는 객관적으로 일체 관계가 없는 그 현상들에 대해 조사할 수 있다.

그러나 우리는 이 놀라운 유연성이 어떤 상황에서도 스스로를 치료하지 않는다는 사실을 기억해야 한다. 그 자체의 유기적 장치로, 감각과 의지의 노력 없이, 좋건 나쁘건, 세포질은 국소적인 힘에 반응할 것이다. 우리는 겔, 반액체이자 부드러운 결정이기에, 스스로를 기능적 구조로 단단히 만들지 않을 때 늘어지고 처지게 된다. 우리의 삶은 내버려두면 늘어지는 고무찰흙 인형 같다. 우리는 지속적으로 그것의 형성에 적극적인 참여를 해야만 하며, 그렇지 않으면 무게와 유연성을 잃게될 것이다.

우리는 이 끊임없는 형성을 멈출 수 없다. 우리는 유전자, 중력, 식욕, 습관, 우리 주변의 환경 등에 의해 일어나는 과정이 저절로 되도록 내버려두거나, 감각 인식이 그 과정을 관통하게 내버려두거나, 주관적이고 내부적인 관찰과 응답을 측정하는 과정 중간에 개인적으로 참여하거나, 그 형성의 과정을 직접 조종할 지에 대한 선택을 할 수 있다. 우리는 수동적으로 변하지 않은 채로 남아있을 선택권을 갖고 있지 않으며, 이러한 환상을 믿는 것은 왜곡과 기능 장애를 일으키는 것이다. 고무찰흙처럼 우리는 스스로의 형태를 세울 수도 있고, 뭉그러뜨릴 수도 있다. 진흙처럼, 우리는 촉촉하고 부드러워질 수도 건조하고 단단해질 수도 있는 것이다. 우리는 이러한 상황을 피해서는 안 된다. 욥과 같이, 우리는 우리의 육체가 우리 입에 달려 있고, 우리의 생명이 우리 손에 들어있음을 알고, 우리 존재의 망을 짤 수 있는 미묘하고 경이로운 힘을 갖는 것을 배워야만 한다.

내가 경험한 바에 의하면 바디워크는 자기-인식에 있어서 가장 크고 견고한 부분을 구성하는 풍부하고 정확한 감각의 정보를 일으키는데 있어서 가장 자비롭고도 효율적인 도구 중의 하나이다. 그리고 우리가 자신의 몸뿐만 아니라, 위험스럽게도 우리의 생명유지에 필요한 감각으로부터 우리를 멀어지게 만드는 객관화된 세계관과의 차이 또한 쉽게 바로잡게 할 수 있는 매우 귀중한 도구이다.

> *잘 훈련된 힘으로 서로 반대되는 두 개의 있는 기둥 사이에 잘 펼쳐라.*
> *왜냐하면 인간 내면은 신이 배우는 곳이기 때문이다.*
>
> \- 라이너 마리아 릴케(*로버트 블라이 역*)

> *그러나 그가 그 자신의 본성과 훨씬 더 친밀해지지 않는다면, 그는 어떠한 발전도 이룰 수 없다.*
>
> \- C.G.융, *욥에 대한 대답*

CHAPTER

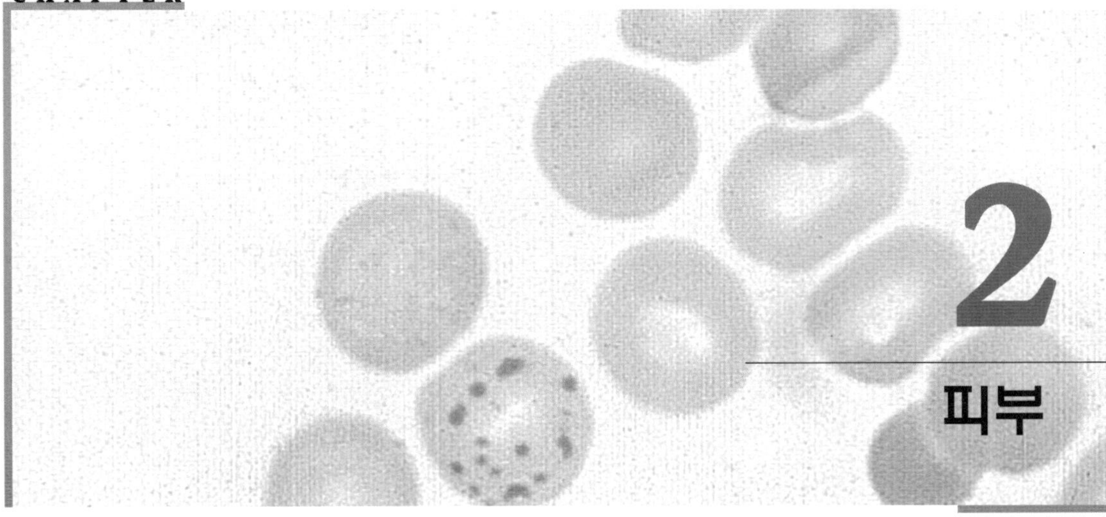

2 피부

몸과 몸이 서로 닿는다는 것에는 애인도 적도 잘 알고 있는, 그 까다롭기 짝이 없는 계급 서열 같은 것은 아무 소용없게 만드는 그런 요소가 있어. 중심적인 자아 정신이 아닌 영혼만 붙잡아 버리면, 변덕스럽고 주착없는 마음 같은 건 이쪽 생각대로 되는 것으로서, 어떤 곳에도 끌고 갈 수 있는 거야. 몸과 몸이 서로 닿으면, 신분의 고하라든가 피부색의 차이라든가 하는 유약한 인습 같은 것은 단번에 허물어져 버리는 거야.

- 윌리엄 포크너, *압살롬! 압살롬!*

열린 장벽

프랑스어에는 능력과 배경이 좋은 운 좋은 사람을 묘사할 때 쓰는 적합한 표현이 있다. '스스로의 피부에서 안락함을 느낀다(feels good in his own skin).' 이 문장에는 모든 유기체의 표면층이 가지고 있는 두 가지의 중요한 기능이 나와 있다. 피부는 그 안에 우리 자신의 모든 것을 효과적으로 포함하고 그 이외의 것은 막아주는 하나의 장벽이며, 또한 피부를 통해서 우리 주변의 세상에 대한 주요한 인상이 우리의 의식과 경험의 구조로 통해 들어가는 열린 창문이라는 것이다.

우리는 이 외피의 특성으로 인해 우리 자신의 피부에서 다양한 방법으로 안락한 느낌을 받게 된다.

모든 살아있는 원형질의 단위는 식물이건 동물이건, 단세포 생물이건 다세포 생물이건, 모두 내부의 것과 그것을 둘러싸고 있는 요소들의 집합과 힘 사이에 효과적인 장벽을 필요로 한다.

물리적 화학적 활성관계로 서로 젤리 상태로 묶여있는 원시적인 단백질과 다른 유기물 분자들의 콜로이드 작용은 스스로를 폐쇄할 수 있는 어떤 방법을 확립하기 전까지는 '생명' 이라 불릴 수 없다.

세포막이 만들어지기 전에는, 콜로이드 작용은 단지 더 큰 매질의 환경 속에서 발생하는 국소적인 반응

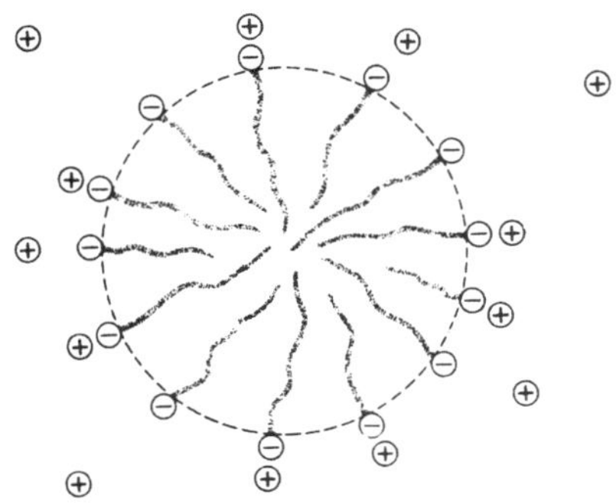

그림 2-1 교원질 - soap solution에서 파라핀 연결에 의해 형성된 아교질 방울. 둘러싸는 물에 대한 분자의 반응에 의해 방울이 형성된다. 음극은 친수성이며, 파라핀 연결은 소수성으로, 이 두 가지 힘은 그림처럼 물분자를 배열시킨다.

에 불과하다. 세포막의 형성이 일어날 때에 그것은 생명의 형태가 되어 그 주위의 매질들과 뚜렷한 방법으로 구분된다.

느슨하게 조합된 콜로이드성 젤리가 그것의 상호 응집반응을 잃었을 때, 우리는 그것을 분산됐다고 하며, 막이 깨져 그 내용물이 흩어져 버렸을 때는 죽었다고 한다.

이러한 폐쇄구조는 우리 내부의 모든 세포와 전체 유기체에 있어 필수적이다. 닫혀진 표면은 생명의 과정과 그것을 싸고 있는 생명 없는 물질 사이의 경계면이고, 원형질과 모든 다른 물질 사이의 구분선이며, 모든 살아있는 단위에 있어 나와 내가 아닌 것 사이의 절대적인 선이다.

이 전체적인 모양은 우리가 '남자' 나 '여자', '리차드' 나 '메리' 를 이야기 할 때 마음속에 떠올리는 시각적인 이미지이다. 우리의 표면은 우리가 즉시 관찰할 수 있는 모든 것들 즉, 크기나 모양, 색, 결, 냄새 등을 규정짓는다. 그것은 거울이 우리에게 보여주는 것이고, 많은 부분에 있어서 우리가 누구인지를 규정짓는 것이다. '미모는 결국 피부 한 꺼풀' 이라는 속담이 틀린 말이 아니다.

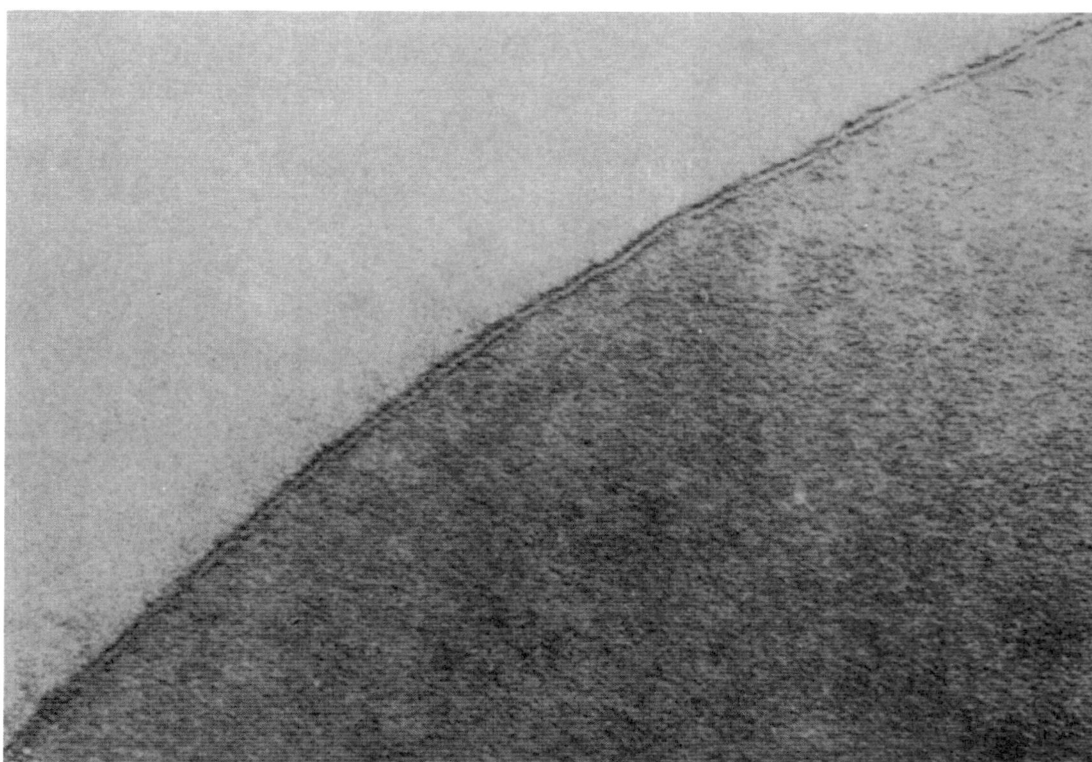

그림 2-2 세포벽을 확대하면, 분자를 형성하는 이중벽을 관찰 할 수 있다.

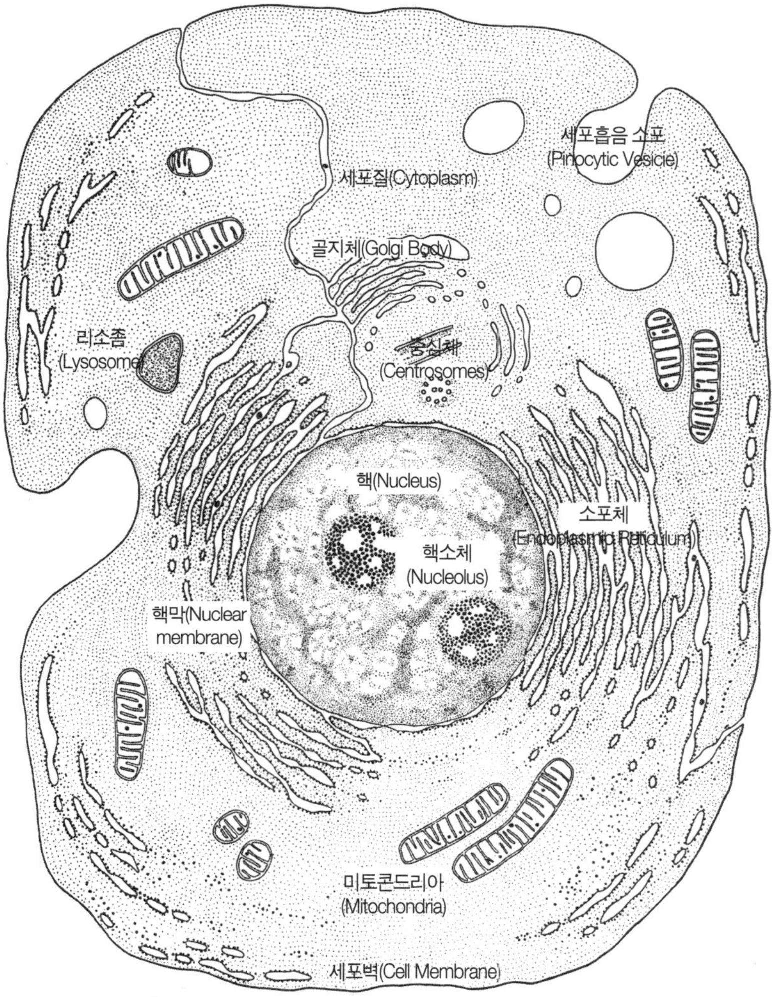

그림 2-3 전형적인 세포. 구조와 생명력을 유지하기 위해 세포는 세포막으로 둘러쌓여져 있다. 모든 내부 구조는 유사한 세포막에 의해 구분된다.

만약 이 외부 표면의 역할이 오직 나인 것은 항상 내부로, 내가 아닌 것은 항상 외부로 유지하는 것뿐이라면 그 구조와 기능은 지금보다 훨씬 단순해졌을 것이다. 그러나 유기적인 화학 과정들은 당연하게도 그들의 행동을 유지하는 새로운 물질을 끊임없이 필요로 한다. 따라서 장벽은 적절하게 선택적이어야 한다. 그것은 적절한 종류와 양의 영양소를 자유롭게 받아들여야 하며 독소는 내보내야 한다. 반면에 내부 환경에 필요한 모든 것을 유지하는 대사적 낭비는 막아야 한다.

생명체가 단지 장벽 뒤로 숨기만 하는 것은 불가능하다. 모든 세포와 모든 유기체들은 어떻게 해서든지 자신의 환경을 탐험하고, 적절한 패턴의 수용과 회피를 수행해야만 한다. 자신의 표면으로 다른 것과 접촉하는 것이 생명체에게 있어 자신을 뛰어넘어 세상을 맛보며, 매서운 위험과 활력의 필요, 그리고 달콤한 기쁨을 구별하는 유일한 수단이다.

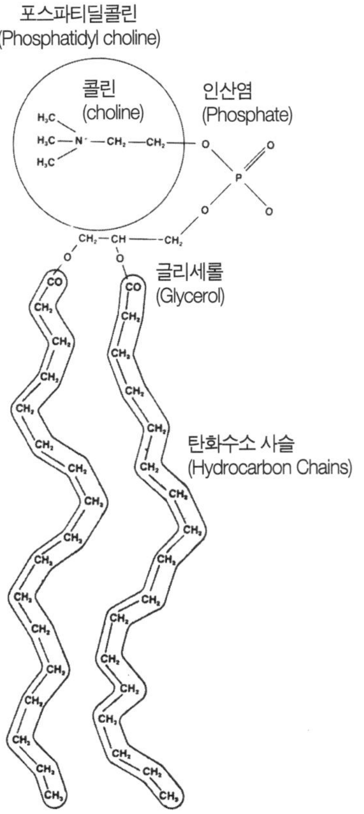

그림 2-4 세포벽을 형성하는 분자는 인지질이다. 교원질 분자에서와 같이, 인지질은 친수성(전기성 성질에 의해 물에 잘 접하는)의 머리와 소수성(지성의 성질에 의해 물을 밀어내는)의 긴 꼬리를 가졌다.

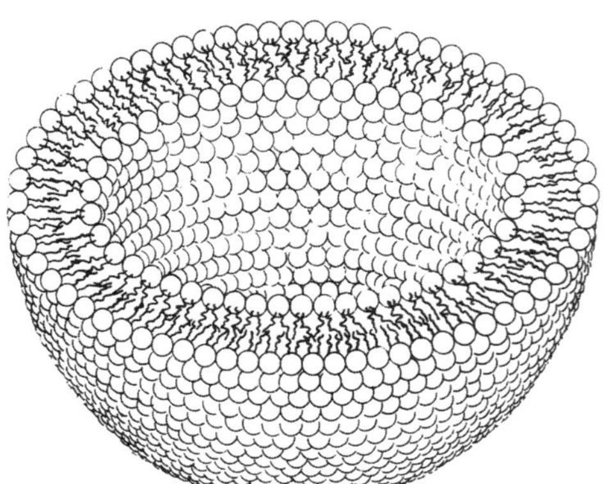

그림 2-5 물에서의 인지질의 상호작용. 친수성 머리가 양쪽에서 물을 향하고, 소수성 꼬리는 물을 피하기 때문에 이러한 이중층의 구조가 형성된다. 구조는 구모양으로 형성되기 때문에, 소수성의 꼬리는 어느 면에서도 물에 노출되지 않는다.

일반적인 구조와 기능

피부는 인체에서 가장 큰 단위 기관중의 하나이다. 보통 성인 남성에게 있어 피부는 1.67m²(18ft²) 넓이에, 약 3.6kg(8lb)의 무게가 나가며, 그것은 체중의 6에서 8퍼센트를 차지한다. 피부의 양과 복잡성은 놀랄만하다. 피부구역에서 한 쿼터는 3백만 개의 세포와, 100개의 땀샘, 50개의 신경말단, 91.5cm(3ft)의 혈관과 많은 림프관들을 포함한다. 전체 피부는 50만개가 넘는 신경섬유에 의해 척추신경과 접하는 약 64만개의 감각 수용체를 가지고 있다. 모낭은 밀도가 매우 다양하여 입술에는 전혀 없지만 두피에는 15만개 정도로 다양한 분포를 보인다. 피부는 눈꺼풀, 아랫배, 외부 생식기에서 0.01mm정도로 가장 얇고, 손바닥과 발바닥에서 3~4mm로 가장 두껍다.

이 피부의 요소들은 함께 생리적 기능의 중요한 정렬을 조정한다.

첫째, 모든 아래에 있는 구조를 물과 상처로부

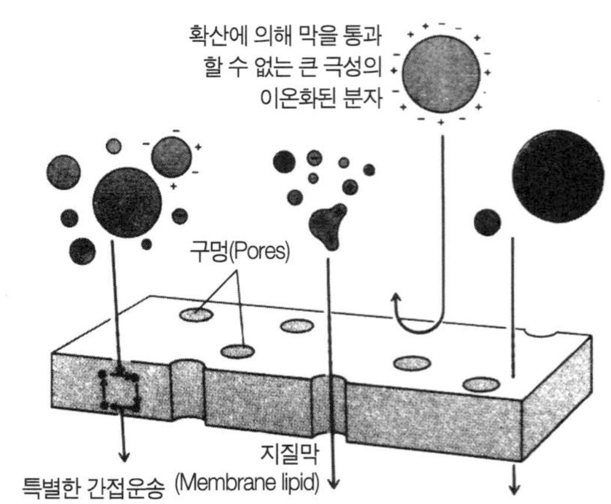

그림 2-6 독소는 통과되지 않고, 영양소는 통과되고, 분비물은 배출되기 위해 장벽은 선택적이어야 한다.

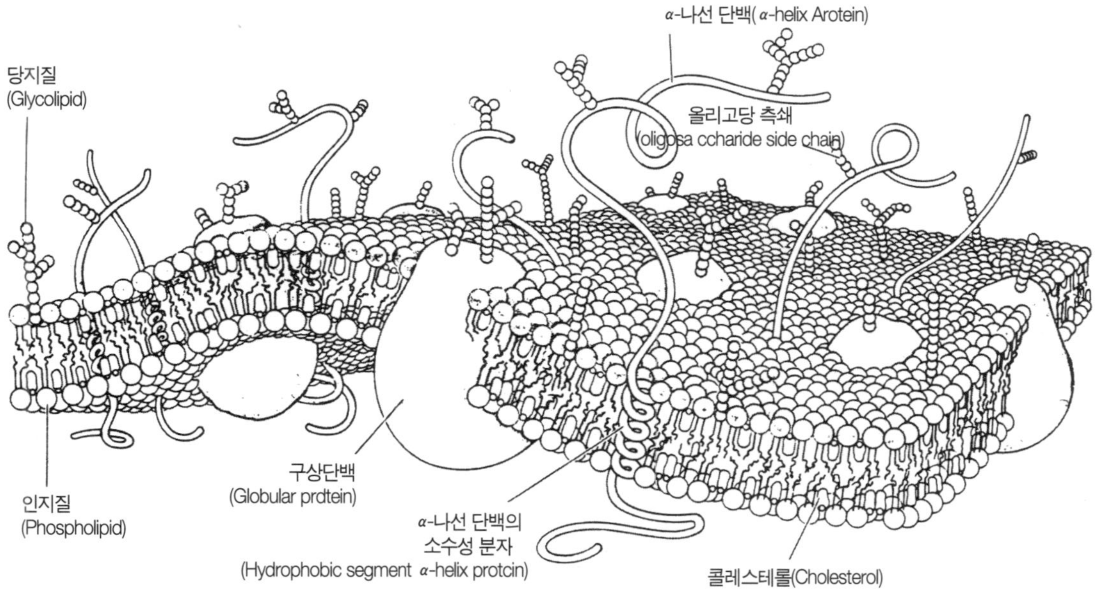

그림 2-7 인지질 이중층에서의 장벽의 선택성은 큰 분자들의 조합에 의해 만들어진다. 이 커다란 분자들은 두겹을 모두 통과한다. 그들의 모양과 화학적 친화성은 막을 통과하는 몇가지 물질들의 통과를 쉽게 하거나 또는 막는다.

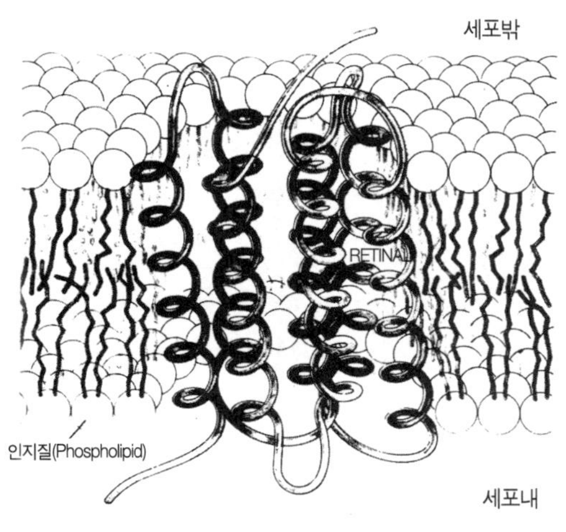

그림 2-8 막 '관문(gate)' 분자의 도식적인 상술의 예시. '관문'은 코일의 모양을 바꾸는 화학적 전달자에 의해 열리거나 닫히며, 또한 큰 조합된 분자들에 의해 만들어지는 인지질막의 구멍을 늘리거나 조이기도 한다.

터 막는 보호덮개로서, 외부의 침략과 과다한 체액의 손실을 막는 기능

둘째, 체온 조절기능(피부에는 실제 그것의 양육을 위해 필요한 것보다 더 많은 모세관이 있는데, 이것은 수축되어 피를 내부로 보내어 체온을 유지하거나, 내부로부터 지나친 열의 발산을 막기 위해 확장된다. 게다가, 땀샘은 증발을 통해 과열된 몸을 식힌다.)

셋째, 땀샘을 통한 분비기관의 기능.

넷째, 림프관의 풍부한 조직과 더불어 피부조직 자체의 화학성분에 의한 인체 면역체계의 기능.

다섯째, 대사, 저장, 지방의 이화작용과 발한을 통해 체내 전해질을 조절하는 것 등을 포함하는 대사기관의 기능.

여섯째, 영양과 수분을 저장하는 기능.

일곱째, 비타민 D를 합성하는 기능.

여덟째, 가스교환의 촉진기능.

아홉째, 모세관의 열림과 닫힘이 혈류흐름과 말초저항의 변동을 도움으로써 혈압을 조절하는 기능.

열째, 습윤기능. 특히 손, 발바닥에서 중요하다.

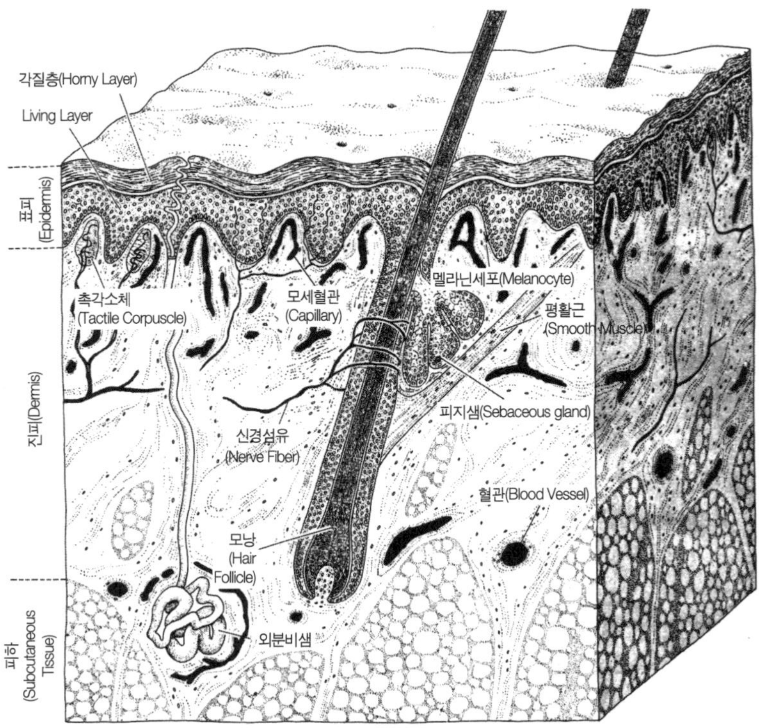

그림 2-9 피부의 단면. 표피, 진피, 피하의 큰 세 층으로 나뉘어진다. 진피는 많은 결합 섬유조직으로 얽혀져 있으며, 그것은 바깥층에서 지방과 근육의 깊은 피하층까지 접하고 있다.

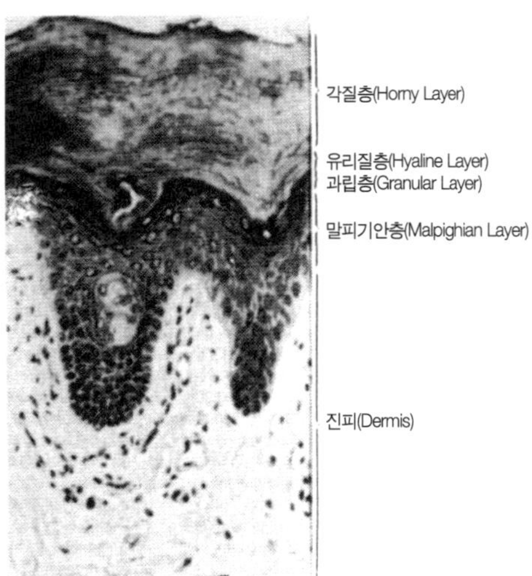

그림 2-10 표피의 상세모습으로 네 개의 부분을 보여준다. 새로운 피부세포는 말피기관층에서 만들어지며, 과립상과 유리질층을 통과하여 위로 이동되어 마침내 죽지만 표면에서 매우 강한 편평상피세포가 된다. 이 편평상피세포는 지속적으로 벗겨지며 밑에서부터 올라와 교체된다.

열한번째, 감각기관으로서의 기능

인체의 어떤 조직도 피부만큼 융통성이 있지 않다. 피부는 견고하고 벨벳같이 부드러운 아기의 것부터, 주름지고 건조한 노인의 것까지 크기, 모양, 질과 기능에 있어서 꾸준한 변화를 하고 있다. 그것을 구성하는 것들의 요구에 따라 피부는 점차 얇고 민감해지거나 혹은 굳어지고 둔해진다. 피부는 모든 방법의 외상을 치료하고, 외부 환경에 적응하는 자체의 매커니즘을 가지고 있다. 그것은 끊임없이 허물을 벗고, 표면세포를 교체한다. 70살까지 산 노인은 대략적으로 850장의 피부를 교체하였으며, 각각은 성장, 습관, 전반적인 건강을 반영하며 조금씩 달라진다. 피부를 보호하는 거친 털이 빠져 점차 민둥해질수록, 그 피부는 동시에 울퉁불퉁해지며, 그 역할과 조직은 다양해지고, 감각능력은 더 빨라지고 분화된다. 그것은 아마도 다른 동물로부터 나온 다른 부위의 피부처럼 그 특성이 매우 다양하기 때문이다.

마치 합판과 같이 점진적인 층들로 배열되기 때문에 사람의 피부는 강인함을 가지게 된다. 가장 바깥쪽인 표피는 네 개의 다른 층으로 구성되어 있다. 말피기안층은 전체적으로 살아있는 세포로 구성되어 있다. 과립층과 유리층에서는 살아있는 세포들이 죽은 세포로 변화되지만 매우 단단한 층으로, 이 죽은 세포들은 비늘세포(편평상피세포)로 불리는 최후의 방수층인 각질층을 구성한다. 전체에서 계속적으로 벗겨지고, 교체되는 곳이 바로 표피이다. 지속적인 세포분화가 말피기안층의 가장 깊은 부분에서 일어나며, 이 새로운 세포들은 점차 상부로 옮겨져 과립층과 유리층을 지나 마침내 각질층이 되어 떨어져 나간다. 전체적인 주기는 약 27일이다.

이 표피층에는 어떠한 혈관도 없으므로 그들의 영양은 밑에 있는 진피층에 의존한다. 이 피부의 최하층은 다른 어떤 층보다 두꺼우며, 진피를 보조하는 모든 혈관, 림프관을 포함하고 있으며, 또한 모낭, 피지선과 입모근, 땀샘과 피부의 신경말단의 대부분을 포함하고 있다. 진피는 촘촘하게 작은 틈으로 짜여져 있거나 느슨한 결합조직으로서, 이것은 피부에 장력과 탄력성, 유연성을 제공한다. 이러한 결합조직체계는 순차적으로 피하결합조직으로 짜집기되고, 이는 순차적으로 더 깊은 층들에 들러붙어 피부를 그 밑의 구조들에 단단히 고정시킨다.

진피의 이러한 결합조직체계는 피부에 탄력성과 점착성을 줄 뿐만 아니라, 모든 종류의 손상을 치료하는 주요한 메커니즘을 포함한다. 결합조직의 새로운 섬유조직들은 *섬유아세포*라 불리는 세포에 의해 만들어진다. 이 세포들은 진피층에 풍부하며, 피부에 상처가 났을 때 출혈과 면역반응에 의해 상처부위로 옮겨진다. 그곳에서 상처에 의해 생긴 틈을 연결하는 결합조직을 생산하고 상처를 채우기 시작한다. 이 결합조직 내부에서는 신경과 모세혈관의 정교한 회복이 느린 속도로 일어난다. 결과적으로 결합조직은 재생산된 조직에 의해 교체되며, 그것들 중의 일부는 남아서 조직을 보호하는 상처가 된다.

진피의 결합조직망은 또한 노화된 피부와 같은 외형적인 변화를 담당한다. 사람이 나이를 먹을수록 조직내의 수분함량은 감소되고, 이로 인해 문자 그대로 피부의 충만함이 빠져나가 더 얇아지고, 건조해져 더욱 쉽게 접히고 주름진다. 게다가 나이가 들수록 결합조직은 점차 촘촘해지고 더욱 더 스스로 오그라들어 탄력성은 점차 감소된다. 진피에서의 이러한 노화의 표시들은 그들의 생활 연령에도 불구하고 개인차가 있으며, 유전적 요인, 식이, 질병, 외상과 육체 및 정신적 스트레스에 영향을 받는다. 피부 결합조직의 건조와 수축은 생활 연령과는 다른 개인의 생물학적인 나이를 측정하는데 이용될 수 있을 것이다.

감각기관으로서의 피부

피부는 체내에서 가장 크고 다양하며, 가장 지속적으로 활발한 감각들의 근원이다. 피부의 생리학적인 역할 대부분은 분명히 우리 생존에 있어서 아주 중요하다. 피부의 외부 침략으로부터의 보호, 체액손실의 예방, 대사활동, 온도조절, 면역학적인 저항성, 자가 회복 메커니즘, 분비기능 등이 없다면 유기체는 빨리 죽게 될 것이다. 우리는 이러한 과정의 대부분을 인식하지 못한다. 그들은 국소적인 화학적 혹은 세포적 반응이나, 우리가 일상적으로 의식할 수 없는 단계에서 조정된다.

그러나 우린 우리 피부의 감각 활성을 실제 삶 속에서 거의 인식하지 못하고 있다. 태어나는 순간부터 죽을 때까지 그들은 계속적으로 바뀌는 정보를 우리 의식적인 마음에 전해주고, 우리가 깊은 잠에 빠져 있는 동안에도 파수꾼의 역할을 하면서, 가장 먼저 비정상적인 감각을 받게 되면 우리를 깨울 태세를 하고 있다. 피부의 다른 어떤 기능도 이러한 감각보다 더 우리의 생존에 결정적이지는 않다. 그들은 어떠한 다른 감각기관보다 우리가 볼 수 있는 우리의 환경에 대한 적절한 반응이나 성공적인 접근을 할 수 있도록 더 많은 정보를 제공해 준다. 그리고 보다시피 그들은 이런저런 감각들의 호소만큼 분명하지는 않지만, 확실한 방법으로 유기체의 신체와 정신의 건강을 전체적으로 결정할 수 있도록 돕는다.

시각, 후각, 청각, 미각, 촉각의 다섯 가지 특별한 감각에 대해 처음 언급한 것은 아리스토텔레스였다. 이 특수한 감각 중 오직 촉각만이 몸 전체에 속해 있고, 다른 감각들은 모두 머리에 있는 하나의 특정 기관에만 국한되어 있다. 다시 말해, 촉각은 우리 표면의 어디에서든 발견된다. 이 감각은 열감, 냉감, 가려움, 근질거림, 모든 정도의 압력, 진동과 엄청나게 다양한 고통과 기쁨을 포함한다.

이러한 촉각의 다양성은 매우 다양한 경험들을 낳을 수 있는 단일한 형태의 상대적인 강도와 빈도의 영향에 의해 더욱 복잡해진다. 예를 들어, 분리된 가벼운 압력과 자극은 이 감각들을 교묘하게 합성하고 조절하여 만들어 낼 수 있는 황홀감들과는 거의 관련이 없다. 이마 위에 작은 물방울 하나가 튀겨서 발생하는 감각은 결코 중국식 "물고문"의 길고 고통스러운 과정 속에서 수천 번 반복되는 단일한 물방울들에 의해 발생하는 감각과 같을 수 없다.

감각의 어머니

촉각은 연대학과 심리학적으로 감각의 어머니이다. 진화에 있어서 감각이 가장 처음 발생했다는 것은 의심할 여지가 없다. 예를 들어 고대 단세포 생물인 아메바에서는 촉각이 더욱 발달되어 있다. 고막에 대한 공기의 압력, 코 점막과 미뢰의 화학물질, 망막에의 광자와 같은 다른 특별한 감각들은 촉각에 비해 특정한 신경세포의 정교한 감각화로 발생 한다. 태아에게 촉각은 6주째에 발생되는데 우리가 1인치도 되지 않을 때이다. 이 때에는 윗입술을 가볍게 치기만 해도 회피 반응과 함께 전체 척추를 뒤로 구부린다.

촉각은 다른 어떠한 감각보다도 우리에게 가장 실제적인 감각으로 정의된다. 버틀런드 러셀(Bertrand Russel)은 "기하학과 물리학뿐만 아니라 이 세계에 존재하는 우리의 모든 인식은 촉각에 기초하고 있다" 라고 말했다.

"접촉(touch)" 이 수많은 언어들의 대사전에서 가장 긴 단일 표제어라는 사실은 실제적으로 감각이 차지하고 있는 중요한 위치에 대한 훌륭한 증거가 되며, 이는 인간의 표현에 있어서의 수많은 관련성들을 증명한다. 예를 들어, 옥스퍼드 영어사전에는 "접촉" 의 세부가지들이 14줄 가득히 채워져 있는데, 만약 우리가 바로 다음의 "touchable", "touching", "touch" 도 포함한다면 전체 단어들은 21줄로 늘어난다. "접촉" 이 가지고 있는 은유적인 의미는 "순수한(pure)" 부터 "부패한" 까지, "민감한" 부터 "혼란스런" 까지, "가볍게 접촉하다" 부터 "칼에 찔리다" 까지 다양하다. 심지어는 눈을 위한 예술인 그림이나, 귀를 위한 예술인 음악도 "우리를 깊이 감동(touch us deeply)시킬 수 있다."

어떤 다른 감각도 우리에게 이렇게 많은 것을 주지 않는다. 헬렌 켈러(Helen Keller)와 로라 브릿지먼(Laura Bridgeman)은 벙어리와 귀머거리로 평생을 살았다. 그들의 위대한 연구와 성취는 오직 촉각만을 통하여 이루어진 것이다. 우리는 눈가리개, 귀마개나 코막이개에는 상대적으로 쉽게 적응할 수 있지만, 모든 촉각의 차단은 급격히 정신이상에 이르게 할 정도의 심각하고 해결할 수 없는 혼미함을 야기한다.

감각의 종류

통각은 위험에 대해 보호하는 피부의 가장 중요한 역할을 하며 가장 많은 수가 분포 되어 있다. 가벼움이나 무거움, 일시적이거나 지속적인 압력을 감지하는 압각이 그 다음이고, 냉감과 열감을 파악하는 온각이 그 다음이다.

50만개 이상이 입술에 가장 집중되어 몰려있고 등에 가장 성기게 분포되어 있다. 한때는 모든 다양한 종류의 신경말단은 오직 한 가지 종류의 자극에만 반응한다고 생각되어졌다. 그러나 최근의 연구는 이러한 법칙이 유효하지 않을 수 있다고 말하고 있다. 열각과 한각은 둘다 분명히 다른 말단을 가지고 있으나, 어떠한 말단은 광범위한 자극에 반응하며, 어떠한 것은 동시에 두 가지나 세 가지에 반응하고, 모든 종류의 말단이 매우 가깝게 붙어 있기 때문에 다양한 자극에 있어서는 그들의 특정한 자극 요소를 찾는 것이 매우 어렵다는 것이다. 적어도 여덟 가지 종류의 촉각 신경 말단이 알려졌으나 아마도 아직 분화되지 않거나 정의되지 않은 더 다양한 종류가 있을 것이다.

피부 어디에서든 발견되는 한 가지는 *자유신경종말(free nerve ending)*로서 오직 몇개의 가지만 가질 수도 있고 혹은 많은 수의 가지를 가질 수도 있다. 그들은 가벼운 촉각과 압력을 감지할 수 있고, 손상된 세포로부터 흘러나온 특정한 화학성분들에게 강하게 반응하는, 통증에 민감한 가장 주요한 종류의 신경말단이라고 여겨진다.

두 번째로, 입술과 손가락에 풍부하며, 표피면 바로 아래 위치한 매우 예민한 *마이스너소체(Meissner' s corpuscle)*가 있다. 이 신경말단은 피부를 가로질러 움직이는 매우 가벼운 접촉에 특정하게 민감하다. 단일

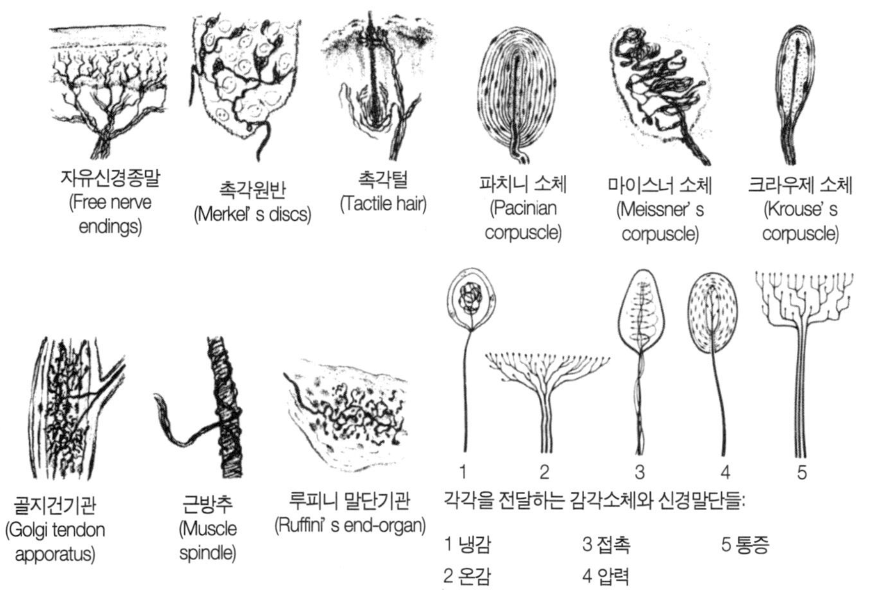

그림 2-11 다양한 신경말단

A

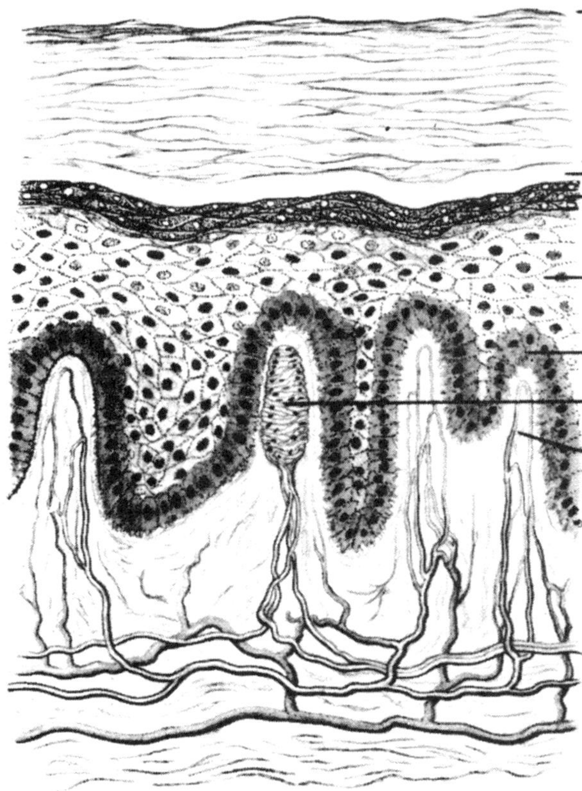

B

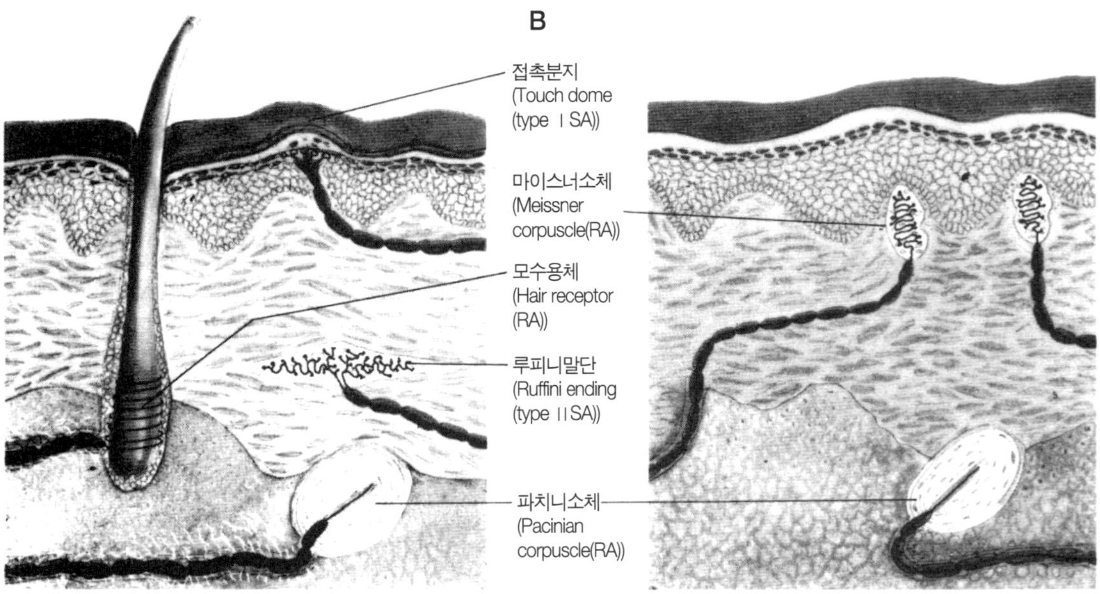

그림 2-12 다양한 신경말단은 피부의 세층으로 나뉘어 들어간다. 압통과 가벼운 촉각 말단은 피부 표면에 가까운 반면, 열감, 냉감, 다양한 압각의 말단은 깊은층까지 계속 이어진다.

C

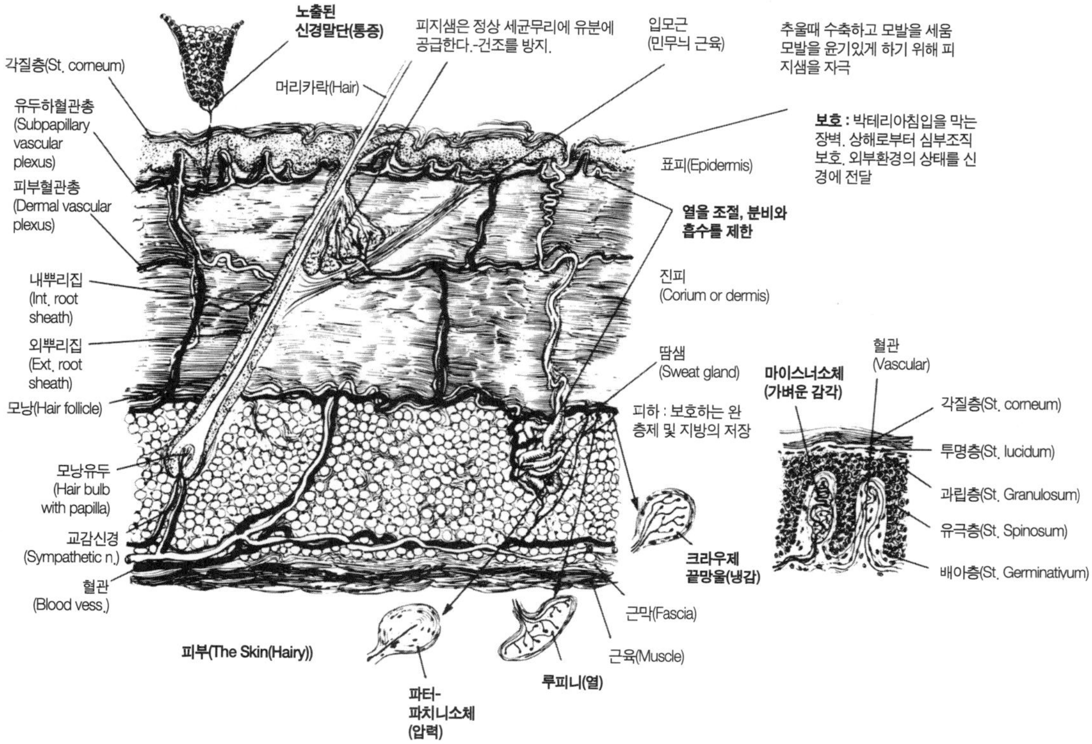
노출된
신경말단(통증)
피지샘은 정상 세균무리에 유분에
공급한다.-건조를 방지.
입모근
(민무늬 근육)
추울때 수축하고 모발을 세움
모발을 윤기있게 하기 위해 피
지샘을 자극
각질층(St. corneum)
머리카락(Hair)
유두하혈관총
(Subpapillary
vascular
plexus)
보호 : 박테리아침입을 막는
장벽. 상해로부터 심부조직
보호. 외부환경의 상태를 신
경에 전달
표피(Epidermis)
피부혈관총
(Dermal vascular
plexus)
열을 조절, 분비와
흡수를 제한
내뿌리집
(Int. root
sheath)
진피
(Corium or dermis)
외뿌리집
(Ext. root
sheath)
땀샘
(Sweat gland)
마이스너소체
(가벼운 감각)
혈관
(Vascular)
모낭(Hair follicle)
피하 : 보호하는 완
충제 및 지방의 저장
각질층(St. corneum)
투명층(St. lucidum)
모낭유두
(Hair bulb
with papilla)
과립층(St. Granulosum)
유극층(St. Spinosum)
교감신경
(Sympathetic n.)
크라우제
끝망울(냉감)
배아층(St. Germinativum)
혈관
(Blood vess.)
근막(Fascia)
피부(The Skin(Hairy))
근육(Muscle)
루피니(열)
파터-
파치니소체
(압력)

D

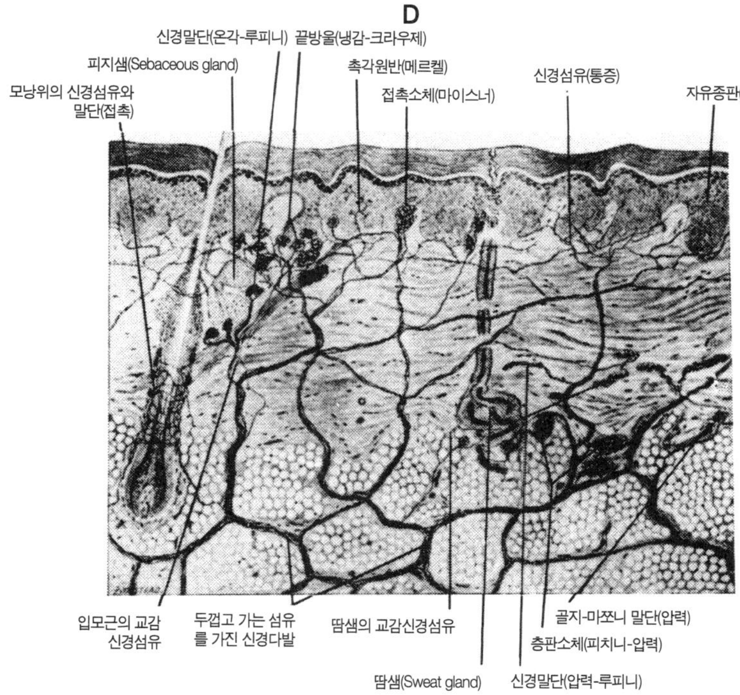
신경말단(온각-루피니)
끝방울(냉감-크라우제)
피지샘(Sebaceous gland)
촉각원반(메르켈)
신경섬유(통증)
모낭위의 신경섬유와
말단(접촉)
접촉소체(마이스너)
자유종판(통증)
입모근의 교감
신경섬유
두껍고 가는 섬유
를 가진 신경다발
땀샘의 교감신경섬유
골지-마쪼니 말단(압력)
층판소체(피치니-압력)
땀샘(Sweat gland)
신경말단(압력-루피니)

그림 2-12(계속)

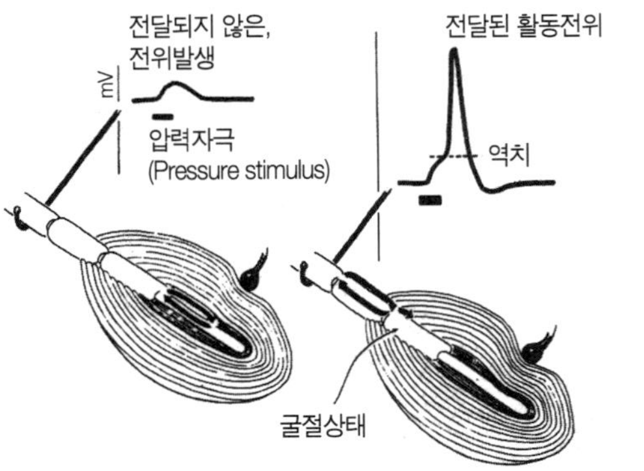

그림 2-13 압력에 반응하는 파치니 소체. 외부층이 변형될 때, 감각 축삭돌기의 묻혀진 tip은 자극되고 촉진된다. 변형이 심할수록, 활동전위의 돌발은 길어진다.

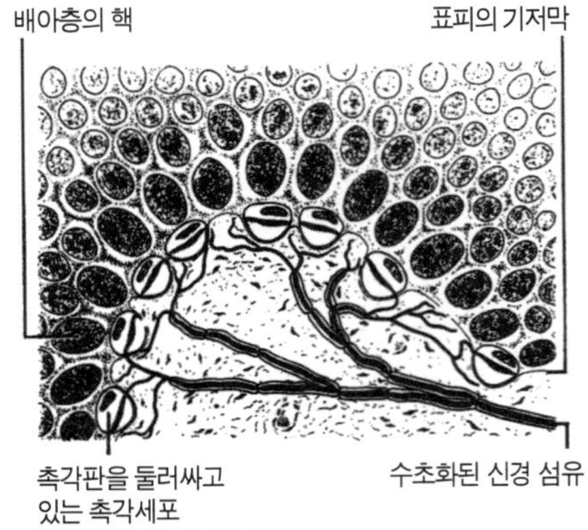

그림 2-14 Iggo dome 수용체- 한 개의 큰 신경섬유에 의해 자극된 몇몇의 메르켈 원반.
원반은 즉각적으로 강한 신호를 전달하나, 부분적으로 적응하여, 약한 신호를 지속적으로 보내게 된다. 이것들은 피부 위에 물체의 초기의 접촉을 분명히 알리게 하고, 물체의 지속적인 접촉을 우리가 인식하게 만들어준다.

한 지속적 자극에 꽤 빠르게 적응하기 때문에 이런 종류의 신경말단에서는 피부 위에서 움직이지 않는 가벼운 감각은 소실되는 경향이 있는 반면, 피부 위에서 움직이는 물체는 매우 정확하게 자취를 알 수 있다.

셋째로, 마이스너 소체와 결합하는 확장된 말단 촉각 수용체(expanded tip tactile receptor)라 불리는 변종이 있다. 그들은 급격히 적응되기 보다는 오래동안 지속되는 신호를 전달하기 때문에 피부에 정지한 물체의 위치를 나타낼 수 있다는 점을 제외하고는 마이스너 소체의 말단과 비슷하다.

넷째로, 몸에 있는 모든 모발은 모낭 주위에 각 모발의 가는 움직임도 감지하는 *모발말단기관(hair end organ)*이 둘러싸고 있다.

다섯째는 피부의 깊은 층에 위치한 압각, 그리고 역시 몸에 깊숙이 위치한 루피니말단기관(Ruffin' s end organ)이다. 이들은 빨리 반응하지 않기 때문에 깊은 조직에 지속적인 압력의 신호를 보내는 데 있어 중요하다. 그들은 뼈들의 각도가 변화함에 따라 압력의 이동이 발생하는 부위인 관절낭에 풍부하며, 루피니 기관은 우리 사지의 움직임과 위치를 알려준다.

여섯째는 피부와 더 깊은 조직에 동시에 존재하는 말단으로, *파치니소체(pacinian corpuscle)*이다. 루피니 기관과는 다르게, 이들 신경말단은 빠른 시간 안에 적응하므로 급속한 파괴, 잠깐 동안의 압력, 진동과 같은 것들을 감지하는데 특히 중요하다.

그들 분포의 밀집도가 위치마다 다양함에도 이 다양한 말단에 의해 공급받는 피부의 실질적인 부위는 없는 것으로 보인다. 그들의 활동적인 순환은 매우 철저하게 서로 스며들어 우리는 하나의 특정한 종류의 독립된 자극은 절대 경험할 수 없다. 실험실에서조차 그것은 힘들고 어려우며, 우리가 그들의 독립된 분배를 그릴 수 있다는 것은 확실한 억측이다. 그들은 우리 주변과 심지어 우리 내부 물질들의 구조와 형태에 대해 우리가 아는 것을 말해준다.

자각하기

물체에 대한 정보만이 피부가 우리에게 주는 전부는 아니다. 물건을 만질 때마다 나는 내가 만진 물건뿐만이 아니라 물건을 만지는 신체의 일부분을 인식하게 된다. 촉각의 경험은 내가 접촉하는 모든 것에 뿐만이 아니라 내 자신에 대해서도 많은 것을 알려준다. 나는 세상을 평가하기 위해 나의 반응을 이용하는 것처럼, 반응을 탐색하기 위해서 세상을 계속적으로 이용한다. 내 표면에 있는 감각들은 내가 접촉하기 전까지는 매우 막연하다. 접촉의 순간, 정보의 두 가지 흐름이 동시에 흐르기 시작한다. 내 감각에 의해 알려진 물체에 대한 정보와, 물체와의 상호작용에 의해 알려진 내 신체에 대한 정보이다. 그리하여 나는 내가 물보다 결합력이 있고, 철보다 부드럽고, 솜뭉치보다 단단하며, 얼음보다 따뜻하고, 나무껍질보다 매끄러우며, 실크보다는 거칠고, 가루보다는 촉촉하다는 것 등을 알게 된다.

자신에 대한 충분한 감각을 확립하는 것이 촉각의 가장 주요한 기능이라고 말할 수도 있다. 갓난아기들은 철저한 조사를 통해 처음의 생각이나 외부의 조작이 아닌 스스로의 자극으로 물체에 접근한다. 그리고 같은 방법으로 동시에 자신의 해부학적인 부분을 발견한다. 우리는 절대 한 가지 물질만 만질 수는 없다. 우리는 항상 물건과 나 자신, 두 가지를 동시에 만지게 되며, 신체 부분들의 집합이나 외부 물체의 집합과는 다른 내적인 자각을 만나게 되는 것은 바로 이러한 두 개의 접촉 간의 동시적인 상호작용에 의한 것이다.

> 신체와 세계에 대한 나의 생각이 확립되어야 하고, 이러한 관점에서 신체는 세상과 다르지 않기 때문에 세상도 몸도 아닌 중심적 기능을 가진 개성이 있어야 한다. 개성의 더 중심적인 부분이 반드시 존재할 것이며, 이러한 관점에서 개성의 핵심기능과 비교해 볼 때 신체는 말단에 해당된다.

말하자면 내가 만지는 표면은 내 신체와 세상 사이의 접점일 뿐만 아니라 내 생각의 과정과 육체적 존재 사이의 접점이기도 하다. 세상을 만지면서 나는 나 자신을 정의하게 된다.

이러한 변증법적인 논리는 일생 동안 지속되며 그 형성의 힘은 너무나 중요하다. 그것은 좋아함과 싫어함, 습관과 이탈을 확립하고, 태도는 몸에 배어 특성이 된다. 내 피부가 갖는 '느낌' 과 , 내 마음이 갖는 '감정' , 내가 무엇을 느끼냐와 어떻게 느끼냐는 매우 복잡하고 애매모호해서 특정한 감각이 나의 내부의 마음 상태를 움직이듯이, 내 내부의 느낌 또한 나의 피부가 느끼는 것을 바꿀 수 있다. 피부의 감각 활동은 기질과 행동의 발달에 있어 가장 중요한 요소이며, 경험과 관찰의 넓은 확대를 설명하는 복잡성과 유연성의 요소가 된다.

> 피부는 스스로 생각하지 못하나 그 민감도는 매우 커서 다양한 종류의 신호를 잡아내고 전달할 수 있는 능력과 결합되면 모든 다른 감각 기관을 뛰어넘는 광범위한 영역의 반응을 만들어 내므로, 다양성의 측면에서 볼 때 피부가 뇌 다음으로 복잡성과 유연성을 가지고 있다는 것은 너무나 중요하다.

뇌의 표면으로서의 역할을 하는 피부

실제로 피부와 뇌는 매우 밀접한 관계이다. 이 사실은 "거짓말 탐지기"의 이론이 된다. 특정한 정신상태는 직접적으로 피부의 전기 특성에 영향을 끼치고, 통상적인 방법으로 이를 측정하고 서로 관련시켜 생각할 수 있다. 붉어지는 것부터 두드러기가 생기는 것, 소름에서부터 대상포진까지 피부는 수많은 정신적 사건을 반사적으로 나타낸다.

외배엽

피부와 중추신경계 사이의 이 닫혀진 군집은 가장 구체적인 해부학적, 생리적 결합이다. 신체의 모든 조직과 기관은 세포의 3가지 층으로부터 발달하여, 나중에 초기 태아를 구성하게 된다. 내배엽은 내장기관을 형성하고, 중배엽은 결합조직, 뼈, 근육을 형성하며, 외배엽은 모든 피부와 신경계를 형성한다.

피부와 뇌는 같은 세포로부터 발달된다. 보는 관점에 따라, 피부는 뇌의 바깥쪽 표면이거나 혹은 뇌는 피부의 가장 깊은 층이다. 표면과 가장 깊은 곳에 있는 핵은 같은 모세포로부터 나왔고, 그들은 유기체의 전 생애를 통틀어 해부나 분석적인 추상적 개념에 의해서만 나누어 질 수 있는 독립된 단위로서 기능한다.

모든 접촉으로 다양한 정신 반응이 시작되며, 따라서 단순히 생각만 하는 중추신경계와 단순히 반응만 하는 말초 사이를 분명히 구별하는 선은 그을 수 없다. 촉각의 경험은 사고과정에 있어서 언어 기술이나 논리체계만큼이나 중요하다.

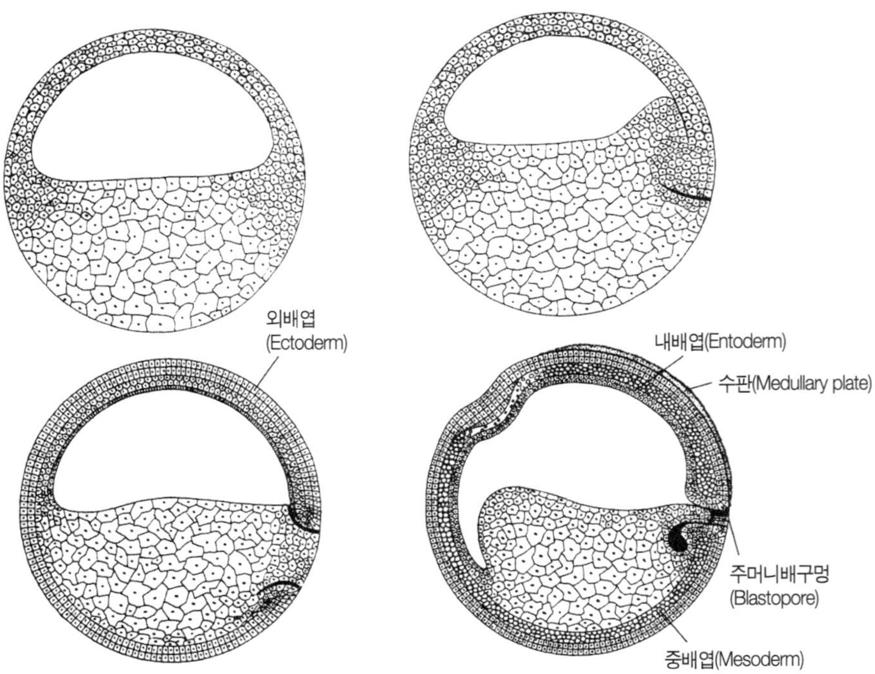

그림 2-15 원시세포의 세 가지 층의 발생- 외배엽, 중배엽, 내배엽. 외배엽은 신경계와 피부가 되고, 중배엽은 근육과 결합조직, 내배엽은 내부 장기가 된다.

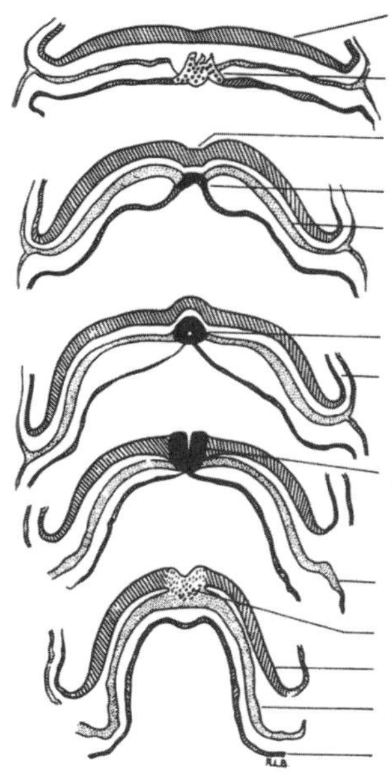

그림 2-16 18일된 태아에서의 세 개의 발아층

태아의 3, 4주 시기에 외배엽은 피부조직과 신경조직으로 분화하기 시작한다. 피부층은 중추신경기관으로부터 분리되고 밖으로 나오며, 근육, 뼈, 장기가 자랄수록 피부를 더욱 중심에서 멀리 밀게 된다. 그러나 이것이 피부와 뇌 사이의 화학적, 구조적, 기능적으로 밀접한 관계의 끝은 아니다. 그들 사이의 거리가 증가함에도 불구하고, 피부는 중추신경계의 발달과 조직화에 있어서 구체적인 역할을 계속한다.

신경 지도화

체표 위의 모든 자극을 정확하게 밝혀내기 위해 뇌는 그 회로의 정확한 공간 배열에 의존한다. 피부 위의 특정한 인접 신경말단은 감각피질의 특정한 인접 세포에서 종지하는 평행 뉴런을 통하여 신호를 전달한다. 내재된 원리는 현대의 광섬유에서

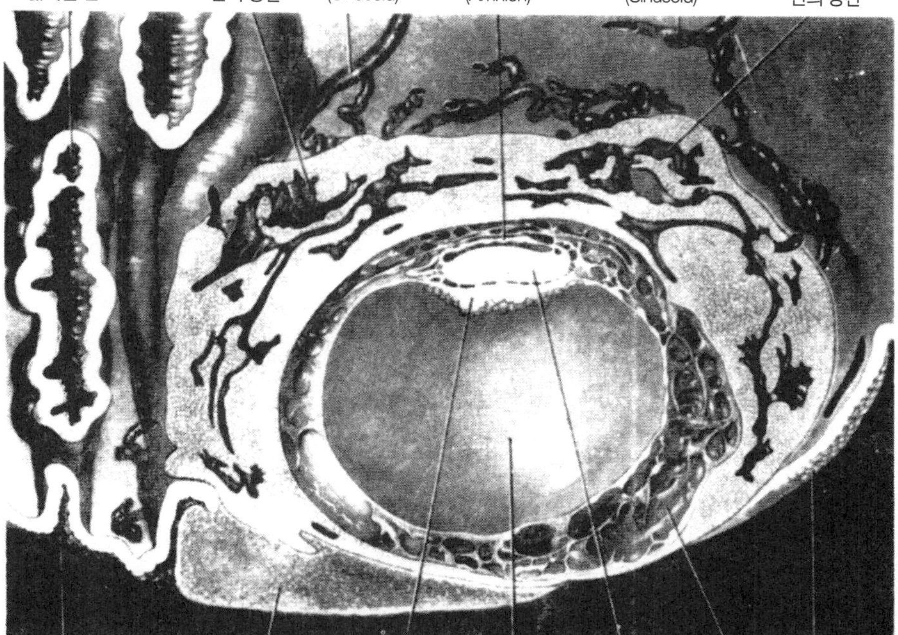

그림 2-17 12일된 태아의 그림으로, 세 개의 원시 발아층을 보여준다.

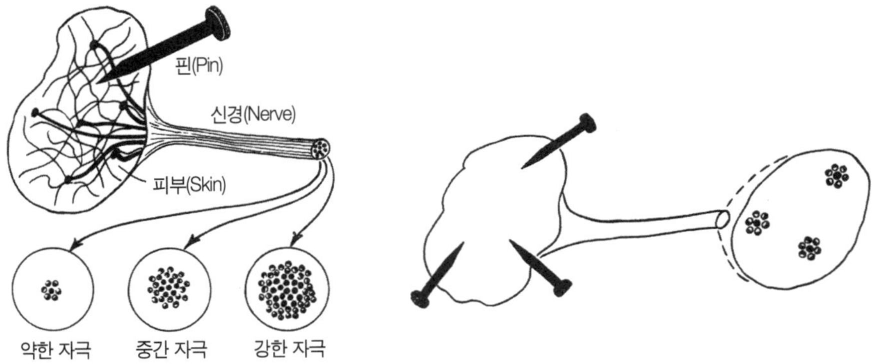

그림 2-18 몇몇 축삭으로부터의 말단에 의해 신경지배되는 피부의 구역. 축삭은 신경간 (nerve trunk)에서 모여지는데, 신경간은 그들의 전체 길이에 걸쳐 그들의 평행 배열을 유지하도록 보존하는 곳이다. 게다가 세 가지로 구분되는 지속적인 자극들(pin-pricks)이 피부에 닿을 때에, 신경간에 존재하는 자극 받은 축삭의 공간 관계는 피부 표면에 가해진 자극들의 배열에 반응한다. 원리는 광섬유(fiber optic)와 유사하다.

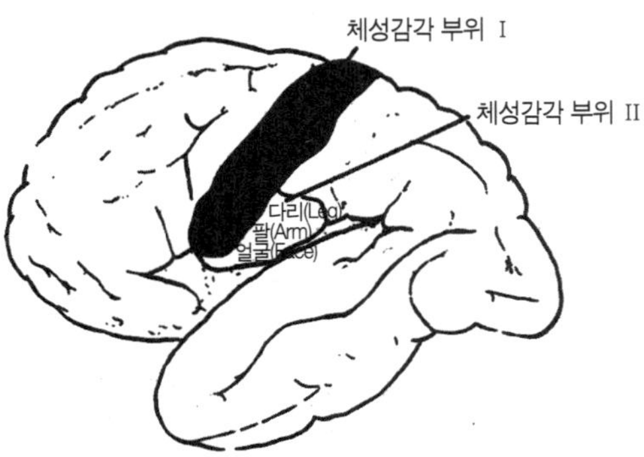

그림 2-19 감각피질은 뇌의 상위표면의 중간부위에 걸쳐 있다.

쓰이는 것과 비슷하다. 만일 묶음(bundle)의 관찰자 쪽 말단에서도 유리 섬유가 원위 말단처럼 배열된다면, 그는 원위 말단이 가리키는 모든 물체에 대해 깨끗하고, 정돈된 이미지를 받게 될 것이다.

여러 부위의 말초에서 보이는 공간적 관계는 평행 신경섬유에 의해 계획되며 잘 알려져 있는 감각지배영역(homunculus)을 따라 배열되는 피질의 대응 지역 위에 투사된다. 뇌가 몸 전체에 걸쳐, 기능을 분리하고, 위치를 파악하는 것은 이러한 방식으로 이루어진다.

예를 들어, (모든 감각경로가 묶여 있는) 척수의 후주에서 감각섬유는 발부터 중심선에 가깝게 위치하며, 우리가 몸을 들고 척추를 들게 되면 계속적으로 증가된 감각 신경간은 점차적으로 그 섬유를 후주의 측면 방향으로 향해 분포시킨다.

> 이러한 공간 구성은 체성감각 피질(somesthetic cortex)로 가는 모든 감각 경로를 전체에서 정밀하게 유지된다. 마찬가지로 뇌와 운동신경으로 가는 섬유들은 공간적으로 같은 기원을 하고 있다.

평행 섬유의 배열에 대한 동일한 원리는 운동 피질에 유사한 운동 지배영역을 형성하고 소뇌의 피질에도 다른 지배영역을 만든다. 이 인체의 축소 지도들은 말초의 배열뿐만 아니라, 서로간에도 부합하기 때문에, 평행회로는 실제 내 손을 감각피질의 '손' 에 이어지게 할 뿐만 아니라, 또한 이 감각의 '손' 을 내 운동피질의 '손' 과 소뇌의 '손' 에도 연결한다. 각각의 지도는 다른 것들과 각 지점마다 부합하며, 모든 것들은 평행회로에 의해 연결된다.

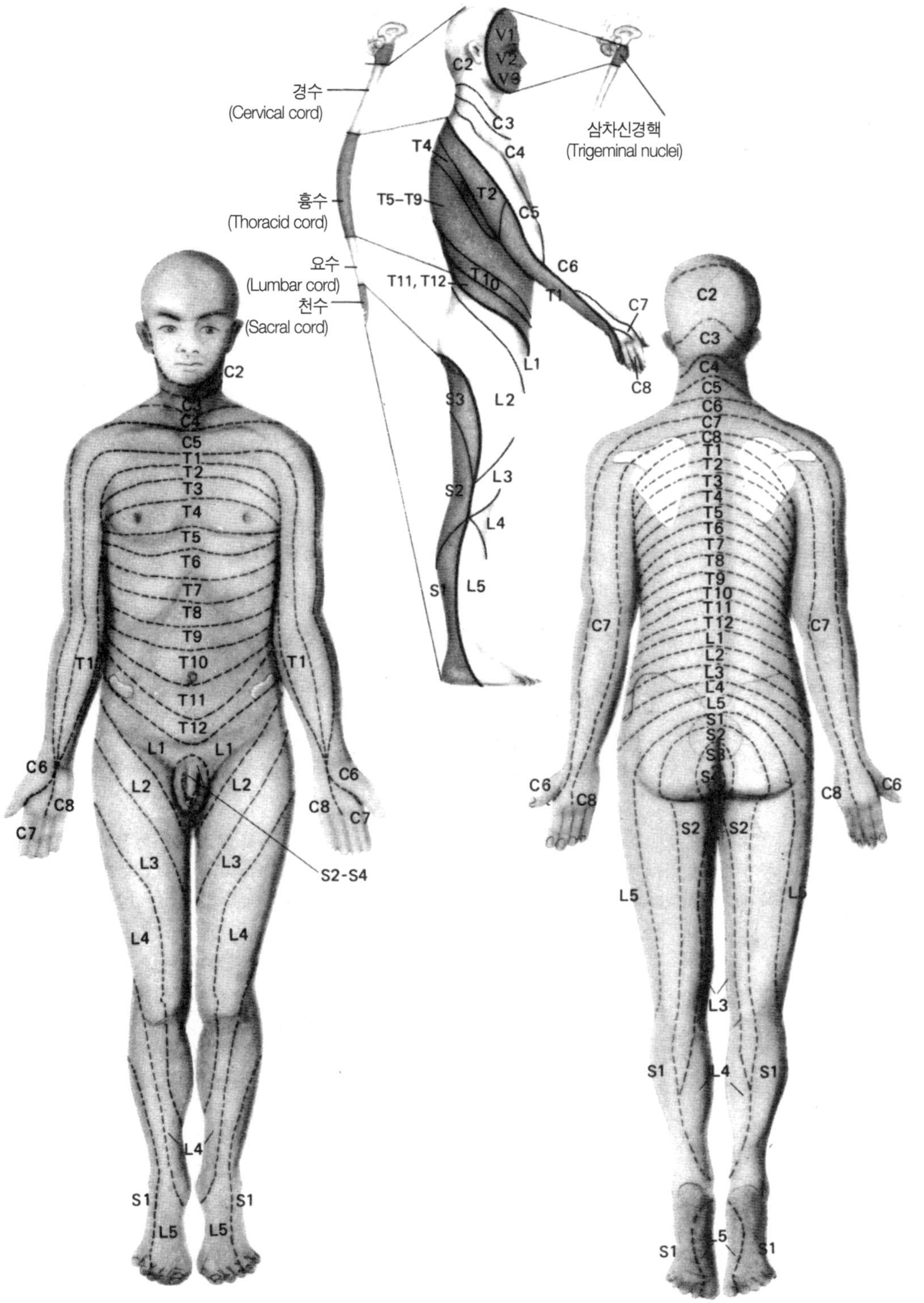

그림 2-20 피부분절. 각각의 피부 분절은 S-천수, L-요수, T-흉수로 표시된 특정 척수신경에 의해 신경지배되는 것이 도시되어 있다. 각각의 구역으로부터 나온 축삭돌기는 특정한 분절에서 척수의 감각 경로상에서 합쳐지는데 각각의 상위 분절은 상응하는 척수로를 아래에 있는 분절의 척수로 외측에 차례대로 분포한다.

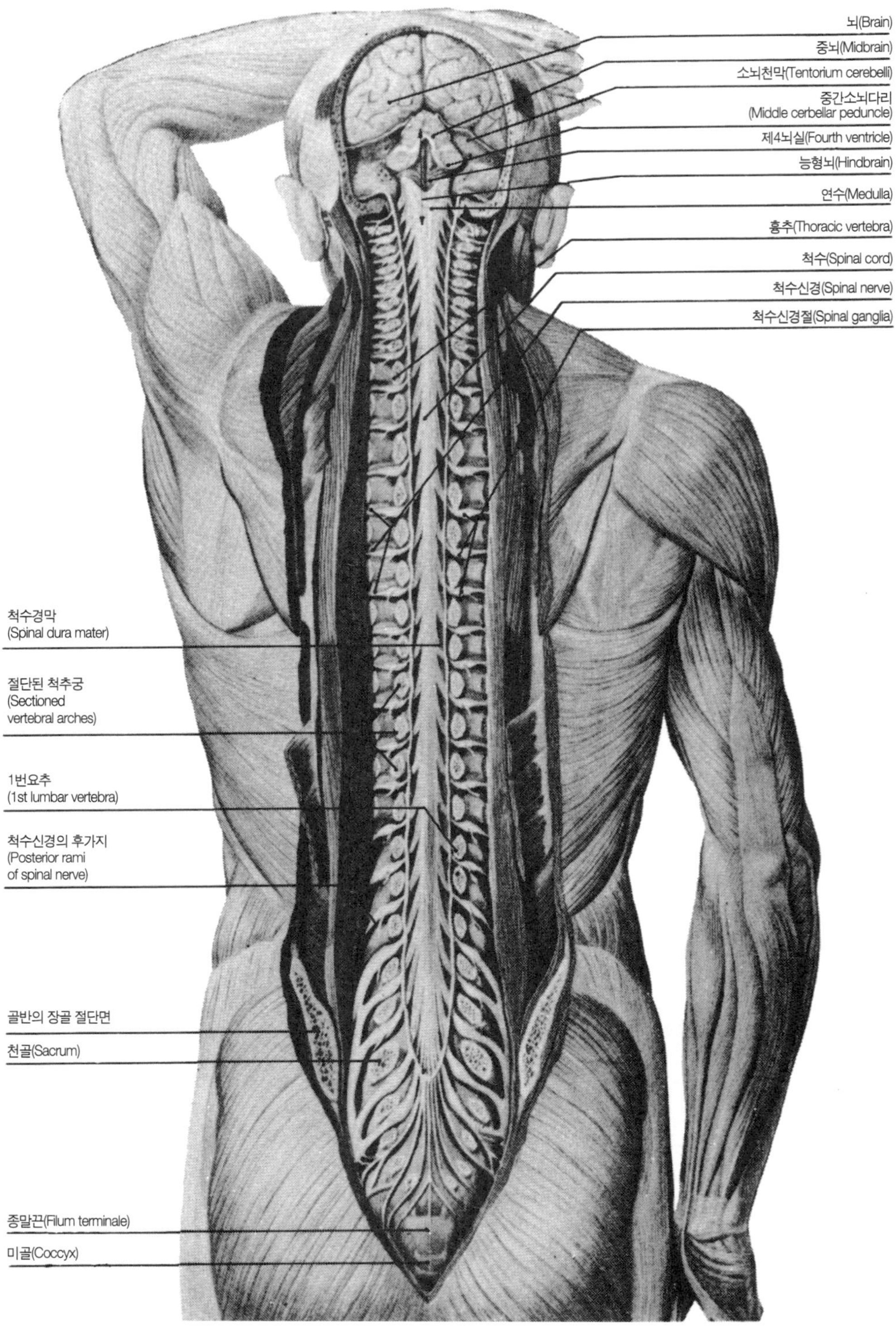

그림 2-21 신체의 각 분절에서 신경간은 척주에서 합쳐지면서 차례대로 쌓이게 된다.

한때는 태아에게 있어 다른 특별한 기능이 생기기 이전에 이러한 평행회로가 먼저 만들어지고 특별한 경로들은 마치 물이 흘러 강바닥에 수로를 이루듯이 습관적인 사용에 의해 나중에 만들어진다는 사실을 신경 해부학자들이 주장하였다. 상충되거나 이질적인 경로들은 위축에 의해 제거될 것이며, 손상을 받았을 경우 새로운 통로가 뚫린다는 것이다. 그 다음에는 이들 평행회로가, 발달중인 뇌와 척수에서 유전적으로 확립되고, 중심핵으로부터 축삭, 신경말단과 같이 뻗어 나와 말초에 부착된다고 주장되었다. 신경말단이 어디로 가야할지를 어떻게 정확하게 아는지는 명확하지 않으나 아마도 유기체가 시행착오에 의해 가려낸 무질서적인 반복이 있었을 것이라는 것이다.

더 최근에는 이러한 이전의 관점들 중 어느 것도 사실이 아닌 것이라고 여겨진다. 지금은 이러한 평행회로의 조직화가 실제로 말초에서 시작되는 것으로 생각된다. 피부, 관절, 심부 조직에서의 국소적 특성은 접해있는 신경말단에 미묘한 화학적 메시지를 붙이고, 이 화학적 표시는 내부로 자라고 있는 축삭 돌기가 척수와 뇌에서 적절한 연결이 일어나게 한다. 이 과정은 결코 무계획적이고 시행착오에 의한 것이 아니다. 이것은 고도로 특정화되어 있으며, 중추신경계에서 연결의 조직화를 돕는 것은 바로 말초이며, 조직화된 중추신경계가 말초까지 가서 신경지배를 하는 것이 아니다.

신경회로의 실제 발전을 조직화하고 지도화 과정을 이끄는 것이 말초의 상태라는 더욱 최근의 관점은 바디워크에 있어 핵심적인 중요성을 지닌다. 이것은 말초의 상태에 대한 우리의 경험을 조절하기 위해 접촉과 감각을 사용하는 것이 중추신경계 깊숙이에서 반사와 신체 이미지의 조직화에 실제적인 영향을 발휘한다는 것을 암시한다. 이러한 관점은 아래와 같은 실험에 의해 증명된다.

만약 개구리 태아의 배와 등에서 피부 조직을 떼내어 서로 위치를 바꾸어 다시 붙이고 신경 말단을 연결하면 놀라운 일이 발생한다. 개구리의 배꼽에 있는 조직을 간지럽히면 그는 등을 문지르고, 그의 등에 붙인 조직을 간지럽히면 그는 배를 문지른다. 피부 깊숙이 있는 주요 신경체는 그대로 유지됨에도 불구하고, 개구리는 그의 이식된 피부조각이 자극될 때 배와 등을 혼란스러워 한다. 배에서 떼어낸 피부 신경말단은 그 신호가 등에 있는 회로를 통하여 흘러감에도 불구하고 여전히 개구리의 감각과 운동 피질 내에 있는 '배' 영역을 흥분시킨다. 뇌에 있는 신경연결은 피부의 바뀐 지역을 조절하기 위해 어쨌든 바뀐다. 이러한 이식은 여러가지 변형된 형태로 반복될 수 있는데 다양한 근육군들을 비롯하여 사지와 눈에서 조차 그러하다. 모든 경우에 있어서 결과는 비슷하다. 이식된 조직의 자극은 새 부위가 아닌 원래 있던 부위의

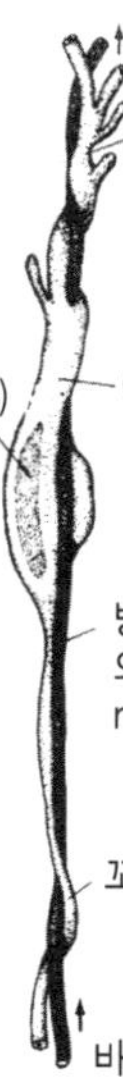

그림 2-22 태아에서의 감각신경 축삭의 성장은 신경교세포에 의해 유도되며, 신경교세포는 지지적이고 영양을 제공하는 파트너이다. 아마도 신경교세포는 척주와 뇌의 상위부로 올라가는 각각의 레벨에서 적절한 내부의 연결을 증명하는 화학적 표시에 부합되는 화학적인 전달자를 피부로부터 운반할 것이다. 모든 축삭돌기는 화학적으로 자신의 특정 신경교세포를 따라 암호화된다.

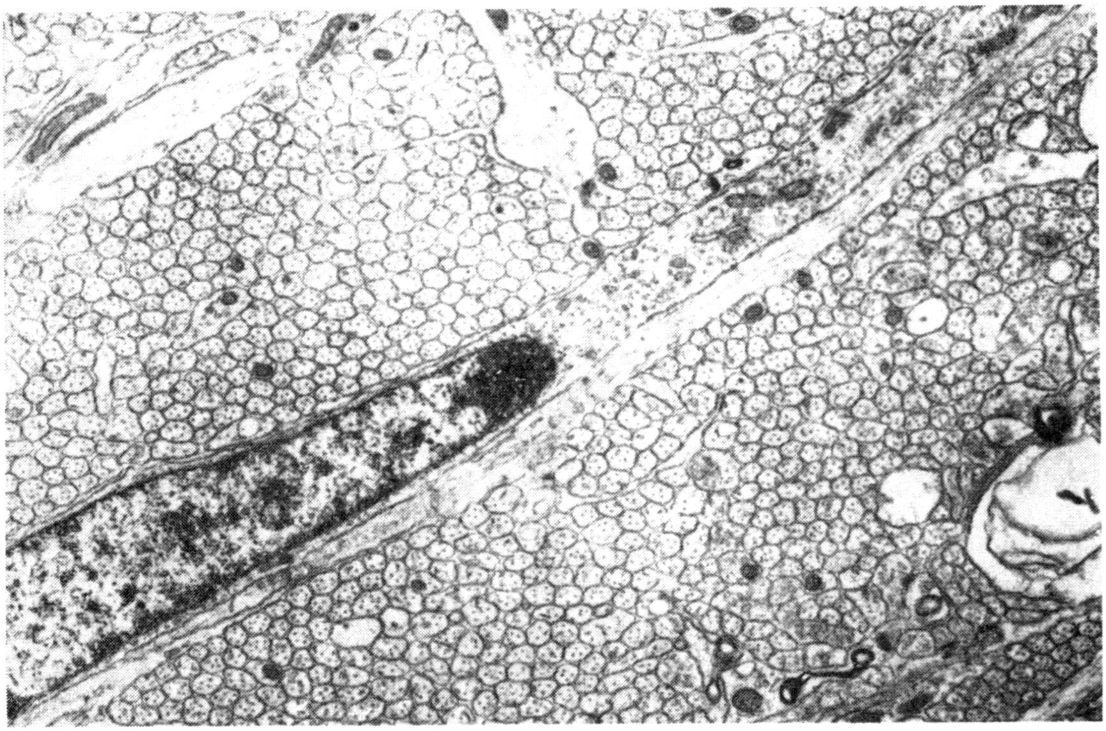

그림 2-23 파트너인 신경교세포를 쫓아 자라는 축삭돌기. 신경세포의 핵은 크고 어두운 타원형의 모양이다. 신경교세포는 회색의 무리로 사선으로 구석구석 움직이며, 자라나는 신경의 축삭돌기는 그 옆에 위치한다.

조직이었다면 적절했을 반응을 나타낸다. 일련의 이러한 실험을 했던 스페리(R. W. Sperry)는 "다음과 같은 결론을 내릴 필요가 있다" 라고 말했다.

> 이식된 조직과 연결되는 감각섬유는 그 조직의 성격에 의해 조절되었던 것이 틀림없다. 근처의 지역으로 자유롭게 자라는 것이 무작위적으로 그들의 말초 종말을 구성한 섬유들을 신경지배하지는 못하였다. 그 후에 그들은 부착된 특정한 종류의 피부에 적절한 중심성 연결을 형성해야만 한다. 중심에서 세워진 반사 연결의 유형을 결정하는 것은 회로의 외부 말단에 있는 피부에서 보이는 동일한 특성임이 분명해 보인다. 자라나는 섬유가 부착되어 신경자극을 전달하는 특화된 시냅스 말단을 형성하는 것은 오직 적절한 화학적 특성을 가진 중추신경 세포들과 접촉이 이루어질 때이다.

말초의 영역과 뇌의 영역을 부합시키는 특정한 유형의 화학적인 암호가 있고 이는 성장하는 신경 회로를 적절한 최종 위치로 이끌어준다. 그리고 이러한 특이성은 개구리와 다른 하등 동물들의 경우에서와 같이 이식된 말초조직을 재배치하기 위하여 중추성 연결을 변화시킬 정도로 강력하다. 피부의 국소적 특성은 뇌 깊숙한 곳에서의 신경성 연결의 형성을 포함하여 태아에게 있어 신경계의 구조화를 조절한다.

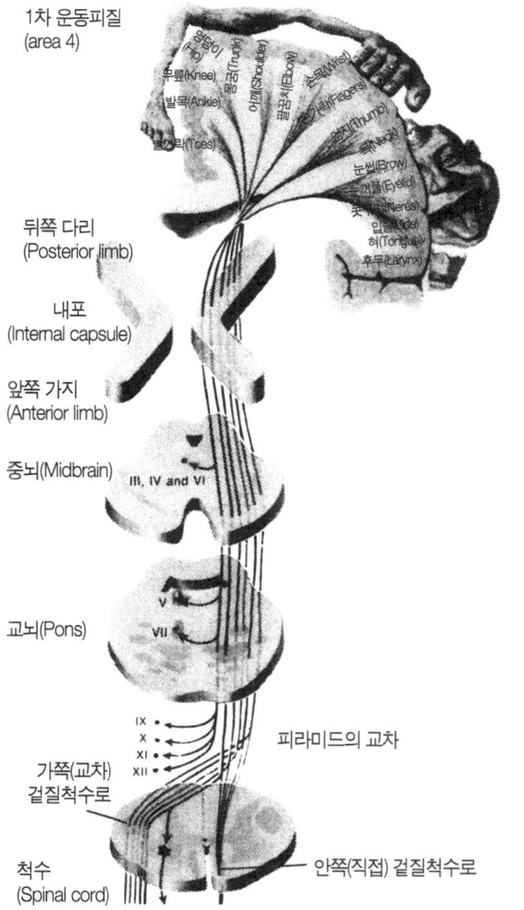

그림 2-24 평행회로는 연수와 중뇌의 다양한 부분을 통과하여 척수를 따라 올라가서 대뇌피질에서 순서대로 투사된다. 피질에서 분리된 조직의 세포는 각각 신체 표면의 분리된 영역에 반응하고 피질로의 투사는 뇌의 표면위에 호문클루스라고 불리우는 일관된 인체지도를 형성한다. 호문쿨루스는 왜곡되어 나타나는데 더 많은 감각신경의 축삭돌기에 의해 지배되는 영역은 피질 위에서 더 많은 지역을 차지하기 때문이다. 그러므로 혀는 발보다 더 많은 감각요소들을 가졌기 때문에 피질의 '혀'는 피질의 '발' 보다 크다. 도시된 경로는 추체운동계이나 지도화의 원리는 감각 경로에서도 같다.

이러한 방식으로, 피부의 국소-신호 특징은 이차적으로 피신경에 각인되어, 뇌와 척수의 감각중추로 전달된다. 이 논리에는 태아에게서 대뇌피질과 이와 연결된 하위의 중추들 또한 체표와 유사하게 분화가 진행된다는 가정이 내포되어 있다. 다른 말로 하면 피부에서부터 척수의 첫 번째 중추 연결 부위까지의 연결처럼 계속적으로 연결되어 결국은 대뇌피질에 이르기까지 중추성 연결은 선택적인 화학적 친화력이라는 기초에 근거하여 이루어진다. 각 상행 단계들에서 신경계는 지도처럼 체표에 대한 투영도를 형성한다.

그러므로 외배엽의 "피부" 부분은 실제로 신경관 부분으로부터 분리되어 외부로 이동한 것이 아니다. 신경관은 피부가 그 영역을 확장하는 것과 같이 신경간, 축삭, 신경 종말에 의해 팽창된다. 그리고 뇌의 반사패턴과 신경연결의 "템플릿"을 제공하는 것은 주위의 다른 방법들이 아니라 바로 피부의 화학적, 감각적인 구성 체계이다.

피부가 뇌로부터 떨어져 있지 않은 것은 호수의 표면과 바닥의 관계와 같다. 둘은 연속되는 매개물질 내에서 위치만 다르다. 만약 뇌가 피질로부터 손끝, 발끝에 이르기까지 단일한 기능적인 단위라는 사실을 잊어버리도록 유도한다면, "말초"나 "중추"라는 것은 단지 공간적인 구분에 불과하며, 이렇게 구분하여 뇌가 피질에서부터 손끝, 발끝까지 단일한 기능적인 단위라는 것을 망각하게 된다면 그 결과로 이로움보다는 해가 더 많다. 표면을 만지는 것은 바닥을 휘젓는 것과 같다.

음식과도 같은 접촉

피부는 내부의 과정에 영향을 미치는 훌륭한 수단을 제공한다. 그 감각성 경로는 유기체의 표면과 내부를 결합하고 피부 표면은 보여지는 것 이상으로 감추지 못한다.

물론 마음과 신체 건강의 내적 상태가 피부에 직접적으로 반영된다는 것은 분명하다. 일시적인 상태는 창백, 홍조, 닭살, 오한, 땀 등에 의해 표현된다. 만성적인 불안과 피로는 눈 밑의 피부를 검게 한다. 순환이 좋으면 피부 표면을 분홍빛이 돌면서 따뜻하게 하며, 간의 문제가 있으면 피부가 노랗게 되고 끈끈하게 된다. 잘못된 식이 상태에 의해 피부가 너무 건조하게 되거나, 너무 기름지게 된다. 신경질적인 상태는 한 쪽 끝에서는 감각을 둔하게 하고 다른 쪽 끝에서는 참기 어려울 정도로 민감하게 만든다.

그러나 다른 경우는 어떠한가? 피부의 상태와 감각이 실제로 우리의 기관, 혈액순환, 감정, 성격에 영향을 미칠 수 있을까? 달래는 듯한 손길이 놀란 동물이나 다친 아이를 진정시키고, 차가운 수건은 격렬한 두통을 감소시킨다. 이러한 경험들은 누구나 한 번쯤 해봤을 것이다. 그러나 피부와 중추 신경망 사이의 친밀한 연결이 이렇게 흔히 접할 수 있는 일시적인 완화 이상을 암시하는 것은 아닌가? 많은 분야들에서의 증거들이 실제로는 그 이상이라고 지적하고 있다.

고아원에서

> 1915년에 존스 홉킨스 병원의 제임스 녹스(James H.M. Knox)는 적절한 치료에도 불구하고, 볼티모어에 있는 고아원 아이들의 90%가 입원 일년 이내에 죽는다고 기록하고 있다.

같은 해에 헨리 드와이트 채핀(Henry Dwight Chapin)이라는 뉴욕의 소아과 의사는 다른 열 개의 도시에 사는 아이들의 상태에 관한 논문을 발표했다. 유사한 상황에서 입원 후 일년 이내 고아원 유아들의 사망률이 99%에 가깝다는 것이었다. 버려진 아이들에 대한 이러한 통계는 19세기와 20세기 초에는 실제로는 거의 일반적인 경향이었다.

이 병은 그리스 말로 소모되어 없어짐을 뜻하는 소모증(marasmus)이라고 불렸으며 적절한 식이와 전문적인 의학 치료에도 불구하고 모든 고아원에 있는 대부분의 유아들이 이환되는 것이 암묵적으로 인정되었다. 첫해에 생존하였다 하더라도 이 질환으로 인해 분명히 손상을 받았다.

> 17세기부터 20세기 사이는 가장 높은 사망률의 시기였다. 일년 이내에 살아남은 유아들도 심각한 지체 장애를 보였다.

이러한 충격적인 상황은 유럽과 미국의 고아원에 대한 조사와 개선에 박차를 가하게 했다. 이들 시설의 연구에서 가장 큰 요인은 간호 인력이 부족하기 때문인 것으로 밝혀졌다. 간호사는 단지 유아들을 씻기고, 밥을 주고 나서 외로움과 불충분한 감각 자극으로 인해 죽어간 그들을 쓸쓸한 침대에 방치할 수밖에 없었다. 충분한 도움의 손길이 있어서 각각의 유아들을 안아주고, 돌봐주고, 말을 걸어주고, 매일 충분한 시간 동안 함께 놀아줄 수 있게 되니 유아 사망률은 급감했다.

그리고 많은 유아들이 살아난 것뿐만이 아니라, 살아난 유아들에게는 "모성박탈 왜소증"의 발육부전이나 정신지체에 의한 손상도 없었다. 이전에 지체 현상을 보이던 아이들도 체중, 신장, 힘과 정신의 예민도에 있어서 놀랄만한 호전을 보였다. 이렇게 하여 소아 소모증의 비밀은 풀렸다. 관심과 사랑이 있는 촉각의 자극은 아기의 발달에 있어 절대적으로 중요했다. 그것 없이는, 어떠한 음식이나 약도 건강한 사람으로 만들 수 없다.

병원에서

계속적인 관찰에 의해 적절한 자극과 건강한 육체 발달 사이의 관계가 명료하다는 것이 확실해졌다. 1942년에 뉴욕대학의 해리 바킨(Harry Bakwin)은 집에서 병원으로 옮겨진 유아들을 관찰하기 시작했다. 그는 그들이 곧 멍해지고, 무관심해지고, 우울해진다는 사실을 알게 됐다. 유아들의 장 운동은 빈번해지고, 잘 먹고 있음에도 불구하고, 정상적인 속도로 체중이 늘지 않았다. 유아들은 호흡기 감염의 증가로 고통스러워 했고, 원인불명열에 지속적으로 시달렸다. "그러나 이러한 모든 문제들은 유아들이 그들의 집과 엄마 품으로 돌아가자 사라졌다."

마가렛트 리블(Margaret A. Ribble)에 의해 비슷한 연구가 뉴욕에 있는 세 개의 산부인과에서 8년에 걸쳐 이루어졌다. 그녀는 유아들이 엄마와 분리될 때, 설사가 더 많이 나타나고, 근육의 힘이 통상적으로 감소한다는 사실을 발견했다. 정상적인 모자 사이의 상호관계의 결핍은 단순히 정서적인 관련이 아니라, "유아에게 정신적인 상처는 물론 생물학적인 문제를 야기할 수 있는 실제적인 결핍"이라고 그녀는 결론지었다.

1965년 뉴욕 주에서 한 엄마가 불완전한 식도를 가진 딸을 낳았다. 식사를 위한 관이 아기의 장 속으로 삽입되고, 15개월 동안 엄마는 관을 통해 매일 정량의 영양분을 세심하게 아기에게 먹였다. 그러나 엄마는 식사관에 어떤 문제를 일으키지는 않을까하고 걱정되어 아기랑 함께 놀아주지도, 아기를 안아주지도 않았다. 15개월이 지났을 때, 아기는 매우 우울해했고, 운동장애 상태를 보였으며, 신체 발달은 8개월짜리의 상태였다. 이때부터 아이는 관찰을 위해 입원치료를 하게 됐다. 관찰 기간 동안 아이는 아이의 문제를 발견하려고 애쓰는 의사와 간호사로부터 많은 관심과 손길을 받았다. 아이는 이 늘어난 자극들에 의해 극적으로 좋아져 정상 체중을 얻고, 지연됐던 성장을 회복했다. 그녀의 정서상태 또한 현저하게 향상됐다.

> 게다가, 이러한 변화들은 영양섭취의 변화와는 어떠한 연관도 없었다. 아이가 병원에 있는 동안, 아이는 집에서 받았던 정량의 영양분을 똑같이 받았다. 식사가 아닌, 환경에 있어서의 보충이 아이의 성장이 정상화되도록 영향을 준 것이다.

이 경우에 있어 아이는 집에서보다 병원에서 더 대우를 잘 받았으므로, 바킨과 리블의 연구와는 반대의 결과라 할 수 있다. 이러한 사실은 건강한 신체발달을 위해 필요한 것은 엄마와의 신비한 유대관계도, 엄마로부터 받는 특이한 유전적 특성도 아닌 - 그 원천이 어디인지는 모르겠지만 - 충분한 촉각 자극이라는 것을 분명히 나타낸다.

감각상의 영양실조

뼈 성장의 지연, 저체중, 근육 불량, 면역학적 약화, 일반적인 무관심 등의 감각 결핍의 징후들은 영양실조의 증상들과 놀라울 정도로 비슷하지만 부적절한 식사는 이러한 경우들의 원인 요소에서 배제되어야 한다. 이 아이들은 배가 부르도록 잘 먹지만, 배가 부른 것으론 충분하지 않다. 영양실조와 감각 결핍 사이의 유사성은 아마도 동시발생하지는 않는다는 것이다. 한 종류의 결핍으로 고통 받는 것과 같은 정도로 다른 종류의 결핍으로 고통 받는다는 것이 아마도 사실에 가장 가까울 것이다.

실제로 코넬 영양대학원의 반즈(R.H. Barnes)와 데이비드 레비츠키(David Levitsky)와 같은 몇몇의 연구자들은 영양실조와 감각의 결핍은 원인과 영향에 있어서 매우 밀접하게 관련되어 있다고 여기고, 다음과 같이 말했다.

> 영양실조의 어떤 영향은 실제로는 환경적 빈곤의 이차적 결과가 될 수 있다. 영양실조로 인한 심각한 영향으로 사람이나 동물이 환경에 대해 둔감하고 무반응성이 되기 때문에 개개인은 자극의 결핍으로 고통받게 되고, 이것이 일반적으로 영양실조와 관련된 몇몇 증후들의 직접적인 원인이 되는 것이다. 최근의 연구들은 영양실조의 어떤 영향들은 환경적인 자극을 주는 프로그램에 의해 상쇄되거나, 환경적 빈곤으로 인해 증가할 수 있다고 제시한다.

촉각의 자극, 환경과의 신체적 접촉은 발달에 있어 어떠한 단백질보다도 생명에 필수적인 음식인 것으로 생각된다.

엄마의 손길

소아 소모증의 원인에 관한 이러한 발견으로 많은 관찰과 연구들이 일어났고, 증거가 계속 축적 될수록 모든 종류의 동물의 신체적, 정신적 건강에 있어 접촉이 가지고 있는 역할의 그 중요성이 커졌다. 예를 들어 예전에는 임신한 동물에게서 우리가 '모성본능' 이라고 말하는 신체적, 행동적인 변화를 일으키는 것은 바로 몇몇 종류의 호르몬 분비 때문이며, 이는 엄마가 그 어린 자식을 성공적으로 임신하고 출산하고 양육하고 교육하기 위해 필수적인 것으로 생각하였다.

그러나, 만일 임신한 쥐의 목에 큰 칼라를 끼워 주어, 자신을 핥을 수 없게 하면 그들이 가지고 있는 모성애에 놀랄만한 변화가 나타난다. 그들의 유선은 칼라를 하지 않은 임신한 쥐에 비해 50% 밖에 자라지 않으며, 그들은 보금자리를 만들 물질들을 축적하지만, 그것들을 엉성하게 흩어놓고, 필요한 아이 방은 만들지 않는다. 그들은 새끼들이 태어나도 주의를 기울이지 않으며, 핥지도 않고, 안지도 않으며, 출산 흔적을 치우지도 않는다. 그들은 조금도 새끼들을 돌보지 않고, 오히려 새끼들과의 접촉을 피하는 것처럼 보이기도 한다.

반면에, 단순히 새끼들로 가득 찬 작은 우리 안으로 처녀 생쥐들을 밀어 넣어 그 안에서 많은 친밀한 육체적 접촉을 공유하게 하기만 해도 전형적인 모성 행동이 유발될 수 있다. 적절한 촉각의 경험은 적어도 모성본능을 조절하는 호르몬 만큼 중요하다는 것은 확실하며, 사실 호르몬의 분비를 촉발하는 것은 아마 촉각 경험의 특정한 양과 질일 것이다.

자신을 핥는 것과 훌륭한 모성애의 관계는 다른 동물에게서도 나타나며, 자신의 아이를 핥는 것은 거의 대부분의 엄마에게서 공통적으로 유사하게 나타나는 것으로 보인다. 이러한 핥는 행위는 동물의 어미 중에서 거의 인간과 같은 정도의, 놀라울 정도의 세심함을 나타낸다고 암묵적으로 인정된다. 그러나 강아지, 새끼고양이, 아이들, 다른 새끼짐승들에게는 깨끗하게 하는 것보다 더 중요한 의미가 있다. 피부와 중추신경계의 밀접한 관계성에 의거하여, 이러한 피부 자극은 새로 태어난 내부의 장기의 기능을 활성화시키며 그것이 없다면 생존율은 분명히 감소하게 된다.

동물을 기르는 사람, 농부, 수의사, 동물원의 사육사는 새로 태어난 동물이 살려면 반드시 핥아져야 한다는 데에 동의한다. 특히 외음부와 항문 사이의 회음부와 하복부는 충분한 양의 피부 자극을 필요로 하는데, 자극이 없다면 이 어린 동물은 요생식기나 소화기계의 기능문제로 죽기 쉽다. 배뇨와 배변을 배우지 않는다면, 죽게 된다.

촉각 자극과 적절한 장기기능의 이러한 관계는 핥음과는 관계가 없는 일련의 실험들에서의 몇 가지 우연한 발견에 의해 강력하게 뒷받침된다. 노틀담대학의 제임스 레이니어(James A. Reyniers) 교수와 그의 세균학 연구실의 동료들은 무균환경에서 동물들을 키우는 것에 관심을 갖고 있었다. 실험 초기에, 그들은 실제로 동물을 모두 잃었는데, 동물들이 초기 비뇨생식기와 소화기계의 문제로 죽었기 때문이었다. 동물원 사육사의 경험에 의한 조언을 받고 나서, 그들은 동물에게 식사를 먹인 후 온 몸을 자극했고, 동물들은 살아나기 시작했다.

> 쥐, 생쥐, 토끼와 같이 어린 시기에 생계를 어미에게 의지하는 포유동물은 분명히 배변과 배뇨하는 법을 배워야만 한다. 이 실험의 초기에, 우리는 이 사실을 몰랐고 결과적으로 우리의 동물들을 모두 잃었다. 자극 받지 못한 어린 동물들은 요관의 폐쇄와 방광의 확장으로 인해 죽었다. 오랫동안 자기 새끼의 생식기를 핥는 어미를 보면서도, 나는 이것이 청결함의 문제라고 생각했다. 그러나 더 자세히 관찰한 결과, 그러한 자극이 있는 동안 새끼들은 배변하고 배뇨했다. 이러한 논리에 따라 12년 전부터 우리는 한 시간 동안의 식사를 마친 새끼들의 생식기를 면수건으로 만져 주었고, 결과적으로 배변을 유도해 낼 수 있었다. 이러한 관점에서 우리는 이 문제를 해결하였다.

핥아주는 것이 가지고 있는 훨씬 더 심오한 장점을 간과하도록 만드는 것이 청결에 대한 문명화된 개념이라는 사실은 흥미롭다. 까다로운 결벽증이 없었다면, 신체의 어떤 부분도 입만큼 세균이 득실거리지 않는다는 사실과, 혀로 핥는다는 것은 피부에 수천의 세균을 심는 것이기 때문에 혀는 적절한 소독제로 간주될 수 없다는 사실을 아마도 더 빨리 알 수 있었을 것이다. 내부기능의 자극은 표면의 더러움을 제거하는 것보다도 아기의 건강에 훨씬 더 중요하다. 그것은 유기체가 독소와 찌꺼기를 스스로 제거할 수 있는 능력을 주기 때문이다. 이러한 사실이 우리 아기가 오물 속에서 뒹굴도록 허락한다는 의미가 되서는 안되지만, 아기는 깨끗하고 잘 먹으면 된다라는 까탈스러운 생각으로부터 우리를 벗어나게 한다.

접촉과 성숙

피부자극의 중요성은 유아기에만 한정되는 것은 아니다. 이런 조기의 접촉을 받은 동물들은 생존 기간 전체에 걸쳐 지속되는 우수한 기능과 면역학적 저항력이 발달하며, 이러한 영향은 그들의 성숙기간 전체에 걸쳐 애무를 받을 때 더욱 뚜렷해진다.

1920년 초에 필라델피아에 있는 위스타 해부 연구소(Wistar Institute of Anatomy)의 프레데릭 하멧(Frederick S. hammett)은 유전적으로 동종의 쥐들에게서 갑상선과 부갑상선의 제거에 따른 영향을 발견하는 데에 관심을 갖고 있었다. 제거하면 이 쥐들은 죽게 된다는 것이 이전의 결과였다. 아마도 죽음의 특정 원인으로 두 선의 기능을 밝힐 수 있을 것이었다.

연구를 하면서, 하멧(Hammet)은 그의 쥐들이 다른 두 개의 그룹에서 길러진다는 사실을 발견했다. 하나는 귀여움과 관심을 받는 풍요로운 환경이고, 하나는 사람과의 접촉이 먹이를 주고 우리를 청소할 때만 이루어지는 분리된 환경이었다. 잘 보살핌을 받는 그룹은 만질 때 편안해하며 순종적이며 여간해서 놀라지 않는다. 그러나 후자는 대조적으로 매우 흥분하고, 긴장하고 두려움과 분노에 가득 차 연구자를 물기도 한다.

다음의 실험에서 하멧은 각각의 집단에서 대상물들을 끊임없이 관찰했다. 흥분을 잘하는 쥐의 갑상선과 부갑상선이 제거된 후 79%가 48시간 안에 죽은 반면, 수술 후 같은 기간 동안 보살핌을 받은 그룹은 13%만이 죽었다.

> 하멧(Hammet)은 쥐에게 있어서 귀여움과 관심을 받음으로써 만들어진 신경계의 안정이 부갑상선의 분비 감소에 대해 현저한 저항을 야기한다고 결론지었다.

비슷하게도 다른 연구자 그룹의 다른 일련의 실험에서도 보살핌을 받은 쥐들에 백혈구세포를 주입한 경우가 분리되어 자란 쥐들보다 유의성있게 오래 생존한다는 것이 발견되었다.

장기 기능에 있어서, 외상, 질병에 대한 저항력에 있어서 그리고 주요 성격 특성에 있어서의 이러한 큰 차이들은 보살핌을 받은 동물들이 촉각 자극에 의해 몇 가지 육체적인 방법으로 이득을 받았다는 것을 암시하는 듯하다. 1950년대 후반에 세이모어 레빈(Seymour Levine)은 유아기 동안의 자극이나 결핍으로 유발되는 구체적인 신체적 변화를 찾아내기 시작하여 놀랄만한 발견을 했다.

대부분 모든 면에서 보살핌을 받은 쥐들은 분리되어 자란 쥐보다 훨씬 빨리 성장했다. 보살핌을 받은 쥐들은 눈을 더 일찍 떴으며 더 일찍 운동 협응 능력을 가지게 되었다. 보살핌을 받은 쥐들의 털은 더 빨리 자랐다. 그들은 새끼일 때에 더 무거웠고, 3주가 되었을 때 연구가 끝난 이후 조차도 빠른 속도로 몸무게가 계속 증가했다. 그들은 질병에 강한 저항력을 가졌다. 음식 섭취는 두 군에서 똑같았기에 이러한 뛰어난 이점들과는 관련이 없었고, 오히려 활발하고 더 효율적인 대사과정, "음식소비의 높은 활용도와 아마도 뇌하수체로부터의 성장 호르몬의 배출이 높았던 것"과 관련이 있었다. 레빈은 이러한 강력함은 모두 보살핌을 받은 동물에서 보이는 중추신경계의 가속화된 성장의 결과라고 결론지었다. 특히 그는 보살핌을 받은 동물들의 뇌조직에서 콜레스테롤 수치가 현저하게 더 높다는 사실을 발견했다.

> 뇌의 콜레스테롤은 뇌의 백질과 관련이 있기 때문에, 구조의 성숙과 기능의 성숙은 공존한다는 증거가 된다.

"백질"은 신경 축삭 돌기를 둘러싸며, 이의 전기적 활성을 차단하여 더욱 효율적인 전도체로 만드는 지방성 미엘린 수초로 이루어져 있다. "회백질"은 반대로 세포와 축삭 돌기가 미엘린 수초로 이루어져 있지 않기 때문에, 더욱 고도로 진화된 신경 발달의 징후로 간주된다.

뇌의 콜레스테롤과 뇌하수체 활성의 증가는 그 내포하는 의미에 있어서 많은 단서가 된다. 1960년대 후반 버클리의 캘리포니아 대학 연구팀은 보살핌을 받은 쥐와 그렇지 못한 쥐의 신경학적 구조의 특이한 차이점을 찾기 시작했다. 그들은 충분한 촉각의 자극은 다음과 같은 결과들을 만들어낸다는 사실을 발견했다. 이 동물들의 뇌는 더 무거운데, 특히 더 무겁고 두꺼운 대뇌피질을 갖고 있었다. 이 무거움은 오직 콜레스테롤, 즉 미엘린 섬유가 더 많기 때문만이 아니라, 실제 신경 세포체와 핵 또한 더 크기 때문이었다. 이 큰 세포들은 콜린에스테라아제(cholinesterase)와 아세틸콜린에스테라아제(acetylcholinesterase)가 훨씬 풍부한데, 이 두 효소는 신경세포의 화학적 활성과 세포 내에서 RNA대 DNA의 비율을 높게 해준다. 이 특별한 화합물의 증가는 높은 대사 활성도를 나타낸다. 신경세포를 연결하는 시냅스 접합을 측정하자 보살핌을 받은 쥐에서 그렇지 못한 쥐보다 접합의 단면적이 50%가 큰 것으로 관찰되었다. 보살핌을 받은 쥐의 부신은 역시 유의성 있게 더 컸고, 이는 인체의 호르몬 분비 조절에 있어서 가장 중요한 모니터인 뇌하수체-부신 축이 실제로 더 활동적이라는 증거이다.

많은 다른 연구들이 이러한 결과에 동의하고 있다. 유아기에 많은 촉각의 경험을 가진 실험실 동물들이 분리되어 자란 동물보다 훨씬 빨리 자라며, 더 무거운 뇌와 더 발달된 메일린 수초, 더 큰 신경세포, 더 발달된 근골격계의 성장, 더 나은 협응 능력, 더 나은 면역력, 더 발달된 뇌하수체와 부신의 활동성, 더 빠른 사춘기와 더 활동적인 생식기능을 가지고 있다.

더 강하고 훨씬 더 성공적으로 적응하는 유기체임을 나타내는 감정적이며, 행위적인 반응의 주인은 이러한 생리적인 장점과 연관되어 있다. 보살핌을 받은 쥐는 더 침착하고 덜 흥분하며, 사회에서나 성적인 상황에서 더 우세한 경향이 있다. 그들은 더 활동적이고, 더 호기심이 많으며, 더욱 문제를 적극적으로 푸는 자세를 가졌다. 그들은 기꺼이 새로운 환경을 탐험하려 하고, 모든 형태의 조건 반사적 운동을 학습시 더 빠르게 배운다.

게다가 이런 행복한 변화는 유아기나 초기 성숙기에만 관찰되는 것이 아니다. 풍족한 환경은 다 자란 동물의 경우 최대한의 효과를 나타내기 위해 비록 더 긴 기간의 자극이 필요하다 하더라도, 분명히 동일한 뇌와 부신의 무게 증가와 행동의 변화를 일으킬 것이다.

기본적인 필요

만져주거나, 포옹, 핥음, 쓰다듬기 등의 촉각 자극이 이러한 동물들에 있어, 신경해부학적, 생리학적인 면과 장기의 기능, 행동 패턴에서 놀랄만한 변화를 만들어 내는 것이 어떻게 가능할까?

> 답은 굉장히 간단하다. 촉각 자극은 개체의 건강한 행위적 발달을 위해 본질적으로 필요한 것이기 때문이다. 자극에 대한 순순한 촉감은 유기체의 신체적 생존을 위해 반드시 필요하다. 이런 점에서 촉각 자극의 필요성이 모든 무척추동물까지는 아니지만 모든 척추동물에 있어서 기본 필요 항목에 추가가 될 것이라 생각된다. 유기체가 살아남기 위해 반드시 만족시켜야 하는 긴장으로 정의되는 기본적인 필요란 산소, 물, 음식, 휴식, 활동, 수면, 배뇨와 배변, 위험으로부터의 분리, 고통의 회피 등이다. 유기체의 생존은 만족과는 다르기 때문에 섹스는 기본적인 필요가 아니라는 사실은 주목해야 한다. 오직 몇 명의 유기체만이 종이 살아남기 위해 성적인 긴장을 필요로 한다. 그러나 이러한 증거들이 분명하게 말하고자 하는 사실은 어떠한 유기체도 외부로부터의 피부 자극 없이는 오래 살아남을 수 없다는 것이다.

접촉은 음식이다. 생명에 꼭 필요한 음식.

할로우의 원숭이들

사실 유아에겐 접촉은 엄마의 우유만큼이나 꼭 필요하다. 핥음의 자극적 중요성이 어미가 깔끔함을 원한다는 가정에 의해 가려졌던 것처럼 유아기 포유동물의 영양이 엄마의 젖에 의존하는 것은 양육에서의 몇 가지 핵심적인 특성을 가리는 결과를 낳았다.

유아와 엄마와의 애정 깊은 부착은 수유에 대한 만족에 의해 나온 것이라는 이론은 오랫 동안 분명한 사실로 여겨졌다. 그러나 1950년대 후반에 윈스콘신 대학 영장류 연구소의 학자인 해리 할로우(Harry Harlow)의 붉은털 원숭이에 관한 연구는 기댐, 포옹, 양육 등을 포함한 가까운 신체 접촉은 애정 깊은 관계를 형성하는 가장 주요한 요소이며, 유아의 신체적 정신적 발달에 있어 우유만큼이나 중요하다는 것을 증명하였다.

할로우는 아기원숭이에게 두 개의 가짜 엄마를 주었다. 하나는 차가운 철사로 만들어진 것이고, 하나는 부드러운 테리 천으로 만들어진 것이었다. 일부에게는 철사로 만들어진 엄마로 젖꼭지와 우유를 주었고, 나머지에게는 부드러운 테리 천으로 만든 엄마로 젖꼭지와 우유를 주었다. 그러나 그들이 어떤 엄마로부터 우유를 먹느냐와 상관없이, 모든 원숭이들은 그들 대부분의 시간인 18시간 정도를 테리 천으로 만들어진 엄마에 붙어 있고, 철사로 만들어진 엄마에겐 한 시간 이하만 함께 있는 놀라운 선호도를 보였다. 두 군의 아이들은 같은 양의 우유를 먹었으나, 철사로 만들어진 엄마로부터 받은 영양은 애정 깊은 관계를 만들어내지 못했다.

할로우는 이런 선호도는 원숭이가 스트레스를 받는 상황에서 더욱 드러나며 정신적으로 중요해진다는 사실을 발견했다. 소음발생기를 원숭이와 두 가짜 엄마가 있는 우리 안에 집어넣었을 때, 어떤 엄마가 우유를 주느냐에 상관없이 놀란 아기 원숭이들은 편안함과 보호를 위해 부드러운 엄마를 압도적으로 많이 골랐다. 심지어 그들이 처음에 무턱대고 철사로 만들어진 엄마에게 갔다가도 그들은 재빨리 그녀에게서 떠나 테리 천으로 만들어진 부드러운 엄마에게 꼭 붙어버렸다. 그리고 신체적 접촉에 의해 그들의 두려움이 진정된 후에, 두려움 없이 돌아다니며 소음발생기를 바라보았다.

원숭이를 그들의 우리보다 훨씬 큰 방 같은 낯선 환경에 두고,'익숙하지 않은 물건을 둘 때도 매우 유사한 결과를 볼 수 있다. 만일 부드러운 엄마가 나타난다면, 아기 원숭이는 그녀에게 빠르게 달려들어 바짝 붙어서 그녀를 계속 만져댈 것이다. 초기의 두려움이 사라지면 방을 탐험하기 시작하는데, 정기적으로 부드러운 엄마에게 돌아온다. 만약에 부드러운 엄마가 없다면 그들은 "방을 가로질러 뛰어다니며, 바닥에 얼굴을 박으면서, 머리와 몸을 움츠리고는, 불안해하며 소리를 지른다."

물론 이런 행동들은 엄마가 있건 없건 간에 낯선 환경에 처한 자신을 발견한 우리 아기들에게서도 매우 유사하게 나타난다. 그러나 낯선 방에서 철사로 만들어진 엄마가 주어진다면, 완전히 대조적인 행동이 나타난다. 벌거벗은 철사 엄마는 이 낯선 공간에서 엄마가 없는 것보다 더 나은 어떠한 안심도 제공해주지 못한다. 출생 때부터의 원숭이에 대한 대조군 연구에 의해, 철사로 만들어진 엄마에게 아기는 어떠한 애정도 보이지 않고, 그녀의 존재로부터 어떠한 편안함도 얻을 수 없다는 사실을 알게 되었다. 실제로, 이 동물 그룹은 가장 높은 불안성을 가지고 있었다. 으레 그들은 방의 벽이나 구석으로 달려가서, 그들의 얼굴이나 몸을 붙잡고 발작적으로 몸을 앞뒤로 흔들었다. 이러한 행동은 기관의 안팎에서 무시당하는 아이들 사이에 빈번하게 보여지는 자폐증적 행동과 유사하였다.

확실히 청결한 상태와 잘 먹는 것이 아기에게 필요한 것이라는 사실은 누구도 부정할 수 없지만, 이러한 연구에서 보여지듯이, 이러한 요소들이 스트레스가 되고 적당한 보호와 편안함이 부족해질 때 아기들은 영양실조나 질병과 같은 결과로 고통 받게 된다는 것은 분명하다. 적어도 정신적으로는, 청결함과 음식은 아기에겐 분명히 두 번째 문제이다. 단지 이것들만을 제공하는 것은 애정 깊은 관계를 만들어주지 못하며, 스트레스에 대한 보호도 제공해주지 못하기 때문이다. 할로우는 "이 자료들을 볼 때 다음과 같은 일이 분명하다." 면서

> 접촉의 편안함은 감정 반응의 발달에 있어서 수유에 비해 압도적으로 중요한 변수이다. 연령과 배울 기회가 많아지면서, 철사로 만들어진 어미에게 수유 받은 쥐는 어미와의 반응이 감소하고, 오히려 부드럽지만 젖을 주지 않는 어미와의 반응이 증가했다. 우리는 접촉의 편안함이 매우 중요하며, 기초적인 애정이나 사랑의 변수임을 발견하고 놀라지는 않았다. 그러나 우리는 그로 인해 양육에서의 변수가 완전하게 가려지는 것까지는 예상치 못했다. 실제로 그 불일치의 정도는 꽤 커서 애정이라는 변수로서의 양육이 가지고 있는 일차적인 기능이 자주 친밀한 접촉을 엄마와 유아 사이에 확보하는 것이라고 말할 정도였다. 확실히 사람은 우유만으로는 살수 없다.

라고 결론지었다.

프로이드의 혼란

병원에서 거의 모든 신생아를 일상적으로 다루는 방식을 생각하면 이러한 발견은 우리의 문화에 대해 놀라운 중요성을 갖는다. 그들에게는 깨끗하고, 충분한 우유가 공급되며, 독립된 침대에 따로 뉘어져 있고, 결핍의 가장 분명한 증상을 피할 만큼의 충분한 신체적인 주의가 주어지지만 신생아실에서는 옆 자리의 울음 소리를 제외하고 첫 며칠 동안 들을 것이 거의 없다. 아기방의 이름인 '신생아실(nursery)' 은 이름에 그 성격을 드러낸다. 우리는 아마도 "접촉실(touchery)" 이 어디냐고 묻게 될 것이다.

어린 붉은털 원숭이를 안정화시켰던 접촉의 유형은 종종 젊은 사람에겐 적용되지 않기도 한다. 어떤 동물도 인간만큼 성격의 형성이 초기의 경험에 의지하고 있지 않다는 사실을 생각하면 이 슬픈 상황은 더 암담해진다. 아이들이 관심을 필요로 할 때 아이들 응석을 받아주지 않는 것이 중요함을 강조하는 인기있는 어린이 양육 이론에도 불구하고 이러한 미덥지 않은 시작을 보상하기에는 충분치 못하다.

프로이드는 적어도 이러한 필요가 가진 생물학적인 강제성을 이해하고 있었다. 그러나 불행히도, 그의 이론 중의 주요한 특성인, 색정적인 오이디푸스 콤플렉스에 의거하여 그는 이러한 배고픔을 '유아 성욕(infant sexuality)' 이라는 무거운 용어로 정의하고 기본적인 인간의 필요와 동기를 이해하는 데에 있어 많은 혼란을 야기하였다..

몽테규는 '유아 촉각성(infant tactuality)' 이 자신의 몸을 탐색하고 경험하면서 찾게 되는 아이들의 끝없

는 즐거움을 묘사하는데 더 정확한 표현이며, 이는 처음의 의미가 없어질 정도로 그 범위를 확장해야만 우리가 '성적' 이라고 부를 수 있는 정도의 행위일 것이라고 제안하였다.

스스로에 대한 탐색과 외부의 접촉에 대한 반응은 아이들이 어른들에게 보이는 생식기적 표현을 준비하게 하는 것과는 조금의 관련도 없으며 단순한 생식적인 의미가 아니라 오히려 전체로서의 신경계를 구성하고 잠재적인 모든 접촉에 대비하도록 하는 것과 관련이 있다.

인간의 행위에 있어서 성적관심의 엄청난 중요성은 의문의 여지가 없다. 그러나 우리는 피부의 색정적인 특성을 동반한 성적 발달과, 신체적 접촉에 의해 야기된 일반적인 신경학적 성숙을 구별하는 것을 실패함으로써 모든 접촉 대상자를 위협의 그림자 아래에 두게 되었다. 이러한 혼란은 아주 심할 정도로 쾌락 및 생식행위의 의미를, 동등하게 느낄 수는 있지만 개개인의 생리학적 정신학적 중요성에 있어서는 너무나 다른 쾌락 및 그 의미와 혼동하게 한다. 이러한 문제에서 큰 차이가 없기 때문에 삶을 위한 준비로서 접촉을 인식하기보다는 성교를 위한 전희로서의 접촉으로 축소시켰다.

성적인 비유와 모든 종류의 접촉을 연관시키는 것은 바로 이 혼돈스런 관점에 의해서이다. 성인의 성욕은 이 희미해진 선에 의해 고통스럽게 장애로 남을 수도 있고 그렇지 않을 수도 있다. 그 나머지 접촉에서 오는 안락감은 대부분 확실히 존재한다.

접촉성과 성적관심에 대한 이러한 혼란은 프로이드가 치료로서 환자를 만지는 것을 금기시하는 정신분석학자 중 가장 약한 인물 중의 하나가 되도록 했다. 적어도 접촉이 환자의 감정 전이의 과정 문제를 엄청나게 복잡하게(정신분석가에게 성적인 욕망을 갖게 되는 것) 할 수도 있다는 것이 그의 두려움이었다. 게다가 그는 정신분석가 스스로가 환자를 다룰 때 신체적 접촉에 있어서 그 자신의 모호한 성적 동기를 굳건히 지켜내야만 하고, 암묵적이라 생각되는 유혹을 제공해서는 안 된다고 생각했다.

이런 두려움들이 일어나면(확실히 성적인 성격의 치료 시 사건이 벌어지는 것도 가능하다), 프로이드는 의심할 바 없이 자신과 환자를 도움이 된다고 증명된 많은 것으로부터 차단시켰다. 빌헬름 라이히(Wilhelm Reich)가 프로이드로부터의 분리와, 환자가 '신체 갑옷(body armor)' 에서 벗어나도록 하게 하는 기술을 추구한 것은 프로이드의 시각이 가진 한계의 인식이었다. 다양한 종류의 접촉성 치료들이 전통적인 분석에 의해 난치병이라고 밝혀진 정신과 환자들에게 많은 돌파구들을 만들어주는 것은 사실이다. 알렉산더 로벤(Alexander Lowen)은 모든 정신분열병에서 가장 중심적인 위기는 신체(body)와 자아(ego)의 일체감을 잃는 것이라고 지적하고 있다.

> 일체감은 신체와의 접촉의 느낌으로부터 발생한다. 누구인지 알기 위해, 사람은 그가 무엇을 느끼는지 인식해야만 한다. 이것이 바로 정신분열증에서 필요로하는 것이다. 그 정도로 신체 접촉의 완전한 손실이 있기 때문에 넓게 말해, 정신분열증 환자는 그가 누구인지 모른다.

그리고 정신분열증 환자의 접촉 회피는 이전에 언급됐던 영양실조에서의 경우와 같이, 우리가 그의 초기 장애와 혼동되는 넓은 범위의 이차적인 발달을 만들어낼 수 있다. 이러한 경험은 많은 치료사들에 의해 기록되었고, 프로이드의 금기에 대하여 정신분석가들이 지나치게 엄격하게 집착하는 것에 대해 다음과 같이 주장하는 사람들이 있다.

프로이드의 금기에 지나치게 엄격하게 집착하게 되면 오직 말은 좋은 것이고, 접촉은 항상 성적이거나 파괴적이고 나쁜 것이라는 환자 자신의 신념을 확고히 할 수 있다. 치료자와 대상자는 모두 그들 자신의 흥분에 대한 내성을 배우고, 환상이 행동으로 되지는 않는다는 것을 깨달을 필요가 있다. 게다가 치료자의 성적이지 않은 접촉은 대상자 방어를 깨고 그가 두 가지 경험을 분리하고 견딜 수 있도록 도와준다.

접촉과 기질

폭력과 분노는 촉각의 결핍과 역시 명백한 관계를 갖고 있다. 폭력 범죄가 어린 시절을 거칠고 외롭게 보낸 것과 밀접하게 관련되지 않았다는 연구는 거의 없다. 국립 소아건강 및 인간발달 연구소(National Institute of Child Health and human Development)의 신경생리학자인 제임스 프레스코(James Prescott) 박사는 "최근 연구는 신체적 즐거움의 결핍이 신체적 폭력의 표현에 있어 주요한 요소라는 관점을 지지한다"고 밝혔다.

신체적 즐거움의 존재가 절대적으로 폭력을 억제하고, 분노의 감정은 기쁨이 존재할 때는 불가능하다고 프레스코 박사는 실험을 통해 확신했다. 이것은 분노 상태에 있는 실험실의 동물의 뇌에 있는 쾌락 중추에 전기적 자극을 주어 급속하게 진정시킴으로써 증명되었다. 그는 다음과 같이 말했다.

> 나는 신체 손길, 접촉, 움직임의 결핍이 우울, 자폐행위, 과잉행동, 성적 이상행위, 약물 남용, 폭력과 공격을 포함하는 정신적 장애들의 기본적인 이유라고 믿는다.

확실히 다른 유발원인도 있다. 그러나 신체적 접촉이 가장 주요한 원인이다.

문화적 규범

유아기의 다른 정도의 촉각의 경험은 신경의 성숙과 성격 특성 및 행동 양식 차이의 발달에 있어 큰 역할을 하기 때문에, 어떤 집단에서 촉각의 경험의 유사성은 그들의 사회문화적 기준을 조절하는데 크게 기여한다고 생각하는 것은 당연하다. 다양한 국가적, 종족적 기질을 관찰하면 이것이 사실이라는 것이 증명된다.

19, 20세기의 독일 젊은이의 스파르타식 교육이나, 이전에 유럽의 식민지였던 타히티나 남양군도(폴리네시안)의 온화하고 조화로운 존재들처럼, 또는 영국 공립 학교에서 보이는 철저하게 조절되는 신중함과 또는 영국 하위 계층에서 통상적인 쾌활하고 떠들썩함처럼 널리 알려진 교육에서의 국가적 차이와 사회적 특성은 쉽게 느낄 수 있다.

마가레트 메드(Margaret Mead)는 현격하게 다른 문화적 환경에서의 접촉의 영향에 대해 단서를 제공하는 뉴기니 종족에 대한 연구를 실시하였다. 아라페시족은 유아시절을 매우 즐겁게 보내며, 자주 손길을 받는다. 유아는 누군가의 팔에서 거의 나올 일이 없다. 엄마는 그녀의 활동에 상관없이, 아기를 하루종일 포대기에 싸서 그녀의 몸에 붙여서 데리고 있고, 만일 그녀가 긴 시간 동안 부재하게 된다면 그녀는 돌아오자마자 그 동안 떨어져 있던 시간을 채우기 위해 아기에게 충분한 관심을 보낸다. 양육은 3세, 4세까지 지속되며, 식사시간은 엄마와 아이에게 모두 행복한 일이 되고 붙어있고, 간지럽히고, 흔들고, 빨고, 가볍게 두드리고, 웃는 것이 일상적인 일이 된다.

> 양육에서의 모든 일들은 풍부한 애정의 기회가 되며, 아이가 자신의 몸의 모든 부분에서 애무에 대한 민감도를 발달하고 유지하는 수단이 된다.

엄마만이 애정의 유일한 근원이 아니다. 실제적으로 모든 어른들은 같은 방식으로 모든 아이들을 다룬다.

> 결과적으로 쉽고, 부드럽고, 수용적이고, 공격적이지 않은 어른들의 특성이 나타나게 되고, 경쟁적이거나 공격적인 게임에 대해서 모르며, 약탈하거나, 정복하고, 죽이거나 명예를 얻기 위한 조직화된 원정대의 의미를 가지고 있는 전쟁이 없는 사회가 나타나게 된다.

아라페시족의 남쪽에는 문두구머족이 산다. 그들에게 아이들은 기쁨을 주는 존재가 아니고, 아이들이 태어나기 전에 종종 아이를 살릴지 죽일지에 대하여 많은 토론을 한다. 만약 태어나게 되면 아이는 바로 딱딱하고 거친 바구니에 담겨져 엄마 등에서 짐처럼 옮겨지거나, 엄마가 일하는 동안에는 벽에 걸려 있다. 유아들은 다른 방법들에 의해서 울음이 그치지 않을 때에만 젖을 먹게 된다. 엄마는 서서 아기에게 애무도 하지 않으면서 젖을 먹인다. 수유가 끝나자마자 아기는 벽에 걸려 있는 바구니에 다시 넣어진다. 그러므로 아기는 음식 때문에 싸워야만 하며, 젖을 공격적으로 꼭 쥐고 종종 숨이 막혀서 엄마를 화나게 한다. 양육의 경험은 “애정, 안심과 만족보다는 화남과 좌절, 싸움과 적의이다.”

아기가 걸을 수 있자마자 젖을 떼며, 이 과정은 아기가 젖에 가까이 가려 할 때마다 아이를 반복적으로 때리게 되는데 갑작스러우면서 거칠게 행해진다. 문두구머족은 “서로 불신과 불쾌한 상태에서 사는 공격적이고, 적의적인 사람들이다.” 그들은 식인자들이다.

결론

접촉의 결핍이나 과다를 겪는 모든 아이들이 긴장증에 걸리거나 폭력적인 사람이 되는 것은 아니다. 몇몇은 충분히 자극의 대체물을 생각해낼 정도로 똑똑하거나, 우연히 발견할 정도로 운이 좋기도 하다. 대부분에게 접촉의 결핍은 결정적일 정도로 대단하지 않아서, 그들은 자신들이 부여받는 감각상의 발달을 기초로 하는 세상과 타협할 수 있다.

단순히 부분적으로 감각손실이 있는 개인의 숫자를 파악하거나, 촉각의 발달에 의해 조절되는 그들의 정신, 태도, 행동 등의 정도를 정확히 계산하는 것은 불가능하다.

의사의 진찰실에서 환자들이 가장 많이 호소하는 것은 선천적인 장애도 외상이나 병도 아니다. 그것들은 두통, 다양한 신체통, 소화나 제한적 기능장애, 심장상태, 우울, 비만, 식욕저하, 정신적 긴장, 육체적 스트레스 등으로 별 특별한 원인이 없는 것들이다. 이런 많은 불건강한 상황에 대한 미생물적인 원인을 발견하는 것은 어렵기 때문에 그것들을 촉발하는 과다나 결핍상태를 찾기 위해 우리의 라이프 스타일을 조사하기 시작했다.

영양결핍은 물어 볼 필요도 없이 매우 중요한 요소이다. 우리가 이 책에서 계속 얘기하고 있는 피하자극인 바디워크는 좋은음식이다. 바디워크는 분명히 우리가 먹는 것의 대사 효율에 긍정적인 영향을 줄 수 있다. 우리가 얼마나 섭취했는지는 그것을 배출하고 활용할 내부의 능력이 없다면 중요하지 않다. 접촉은 이러한 대사 효율의 발달에 도움이 되고 필요하다고 증명되어 있다.

스트레스는 모호한 원인을 가진 이러한 일반적인 불만들에 엄청나게 기여하는 요소로서 현재 많은 관심을 받고 있다. 긴장한 고양이, 우는 아기나 놀란 아이에게 내미는 달래는 듯한 부드러운 손길은 일반적으로 불편함으로 인해 나타나는 징후들을 개선할 수 있는 힘을 가지고 있다고 알려져 있다. 우리는 어떻게 시끄러운 어른에게 이것이 유용하다는 것을 간과하고 있던 걸까? 스트레스를 받는 어른은 "약"이 필요하고, 스트레스를 받는 아이는 "편안함"을 필요로 한다고 우리가 생각한 이유는 무엇인가? 접촉이 주는 편안함에 관하여, 그것은 단순한 것이 아니며 "약"과 단순한 접촉 사이에 큰 차이가 없다는 것이 이 장에서 제시하는 내용이다.

물론 우리는 디프테리아, 백혈병, 보툴리누스 중독, 조류독감, 대증 치료로 생명을 구한 수많은 상황, 질병, 절단을 다 없앨 수는 없다. 내과의로서의 과학적 수련과, 응급실의 기구, 중환자실의 기기, 효과적인 약물의 범위는 계속 늘리도록 하자. 그러나 만일 "좋은 건강"이 생명을 위협할 정도의 응급상황이 없는 상태 이상을 의미하고, 개인의 지속적인 발달, 그의 신체에 대한 인식, 신경계의 최적의 성숙, 독소에 저항하고 상처를 회복시키는 세포의 회복력을 의미한다면, 역시 바디워크에 대해 잊지 않도록 하자.

이 세상엔 전통적인 의학 치료로는 분명히 낫지 않는 엄청난 스트레스와 불편함이 있다. 그것들은 자신과 다른 사람들에 관계되는 새로운 습관과 태도, 새로운 방법이 존재하도록 부추긴다.

> 실제로, 모든 실패한 개체의 내부에는, 밖으로 나가기 위해 발버둥치는 온화하고 사랑스러운 존재가 있다. 그 비결은 촉각적으로 실패한 개체와 상호작용을 하여 그가 유아 시절에 받았던 인간적인 경험들과 유사한 것에 대한 잠재성을 내보이는 것이다.

처음에 받지 못한 접촉을 제공함으로써 이러한 실패를 고치는 것 이상의 직접적인 방법을 생각해낼 수는 없다. 비탄에 빠진 환자들에게 감정적 안정과 촉각 정보, 완전한 경험을 빨리 제공해 줄 접촉의 특성을 발견하고 발전시키는 것은 바디워커들의 몫이다. 쉬운 일이 아니지만, 숙련된 바디워커가 그가 직접 자극하는 사람의 피부는 그 자체로 놀랄만한 정보를 가지고 있으며 치료받는 사람의 핵심에까지 자신의 노력을 도달하게 하는 수단이라는 것을 안다면 환자는 편안해할 수 있을 것이다.

CHAPTER

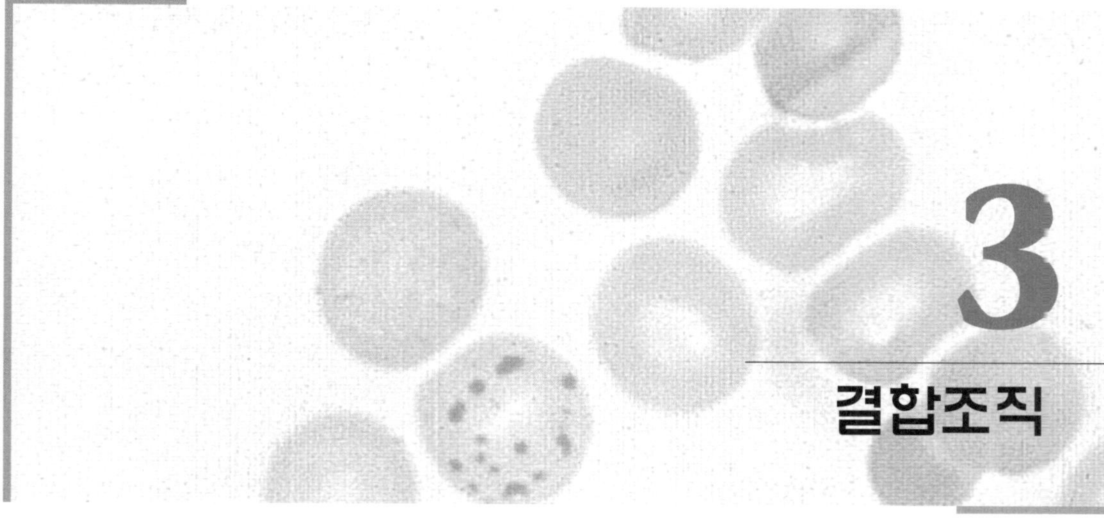

3 결합조직

우리가 팔이나 다리를 움직이라고 명령할 때마다 우리는 유기적인 동작 안에서 몇몇의 긴 지렛대의 움직임에 영향을 주는 조건을 만든다. 진실은 사람의 "명령"에 있는 것이 아니라 올바른 조건을 형성하는 신경근육적인 기전과 그에 협력하는 다양한 시스템에 존재한다.

- 메이블 일스워스 토드, *생각하는 몸*

물주머니

"인간이란 무엇인가?"

"인간은 걸어 다닐 수 있도록 물에서 창조된 주머니이다."

이 짧은 농담에는 많은 진실이 숨어있다. 최근의 이론에 의하면, 첫 번째 콜로이드 방울과 원시적인 세포는 아마도 바닷물에서 형성이 되었을 것이라고 말하고 있는데, 이 바닷물에는 유기화합물, 핵산, 그리고 마지막으로 아미노산 - 살아있는 세포의 기초가 되는 단백질 - 을 형성하기 위해 필수적으로 필요한 요소들과 화합물들이 녹아있었다.

이러한 복합적인 화합물들과 그 상호작용들이 우리가 "생명"이라고 부르는 형태를 유지하기 위

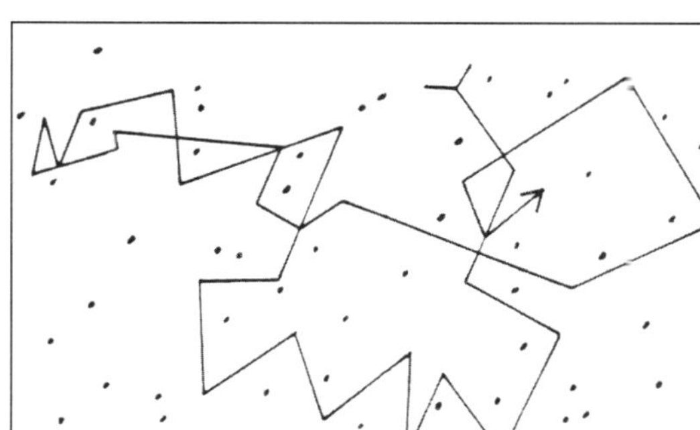

그림 3-1 수용액 내 분자들의 임의적인 움직임 경로. 바다에 서식하는 단세포 유기체는 먹이를 그들에게 가져오기 위하여 이러한 액체 내 분자들의 확산작용과 액체 자체 내부의 흐름에 의지한다.

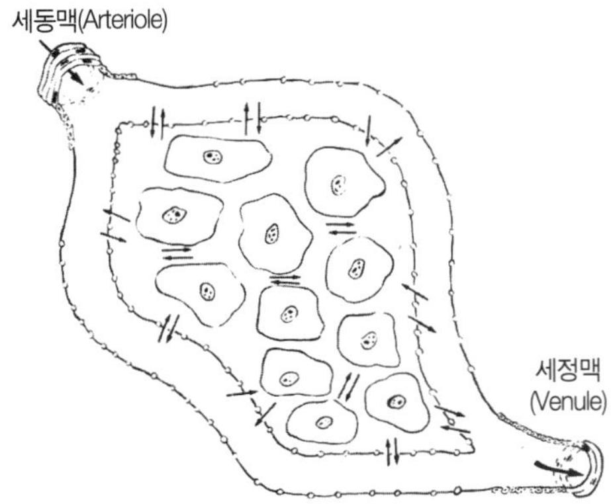

그림 3-2 세포들의 집합체가 그리 커지지 않는 한, 단순한 확산만으로 주위의 액체로부터 영양소를 운반하고 노폐물을 제거할 수 있다.

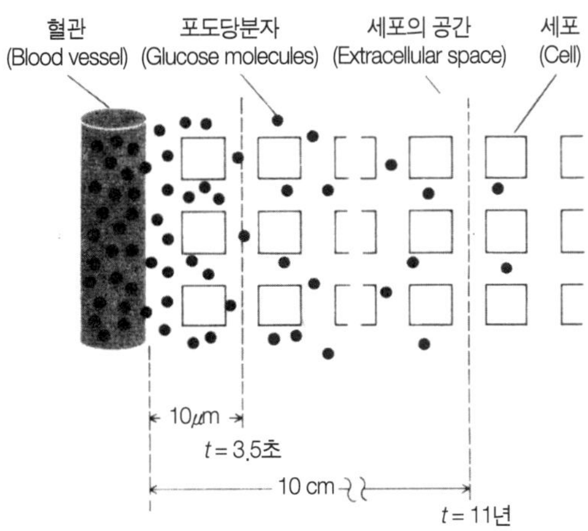

그림 3-3 세포들이 점점 더 크게 융합될수록 내외로 운반하는 확산이 더 길어지게 된다. 임의적으로 움직이는 분자들이 이동해야 하는 거리가 커질수록 소요 되는 시간은 빠른 속도로 증가하게 된다. 10㎛의 거리(일반적인 세포의 직경)를 확산으로 이동하는데 걸리는 시간은 약 3-5초이다. 하지만 한 분자를 단순확산으로 10cm(대략 4-5 inches) 운반하기 위해서는 11년이나 걸릴 것이다.

해서는, 이러한 요소들이 흐름이나 소용돌이에 휩쓸려 흩어지지 않도록 세포막을 발달시키는 것이 필수적이라는 사실이 오래 전부터 주목되어져 왔다. 이러한 원시적인 세포들의 집합체가 점점 커지면 커질수록, 그리고 성장하는 집합체 내의 개개의 세포들이 분화되기 시작하면서 더욱 특화된 기능을 갖추고 이웃 세포들과 연계성을 강화시켜 나갈수록 - 바꾸어 말하면, 일련의 세포들이 원시적인 유기체로 융합되기 시작하면 - 그와 동시에 주위를 둘러싸고 있는 액체 매질 내에서 발생하는 흐름의 흩어버리는 힘에 저항하기 위해 전체의 덩어리를 하나로 결합해주는 어떤 종류의 "종합적인 막(metamembrane)"이 필요하게 된다.

하지만 개개의, 그리고 모든 세포가 생명활동을 유지하기 위해서는 주위의 지지 용액에 녹아있는 기본적인 화학적 건축자재들이 여전히 필요하기 때문에, 세포의 집합체가 너무 많은 세포의 층으로 형성되어 단순 삼투와 물의 확산이 일어나기에는 두꺼워져 매질에 녹아있는 영양소들이 가장 깊숙이 자리잡은 동료들에게 도착하기 힘들어지면, 원시적인 유기체의 접착시키는 물질이 세포들의 덩어리 자체가 함입되고, 공동화되어, 순환을 위한 관을 만들도록 형태를 바꾸어, 바닷물의 흐름이 지속적이고 신선하게 안쪽까지 유지되도록 하여 가장 깊이 있는 세포들까지 이용할 수 있도록 돕는다. 복잡한 소화계와 순환계는 이러한 함입, 공동화, 관의 형성이 훨씬 정교하게 이루어진 것이다. 그리고 수생생물들이 땅 위와 허공으로 진출하는 결정적인 순간들을 달성할 수 있게 되기 전에, 유기체 내부에 반드시 이러한 모체가 되고 지지해주는 수분 매질의 충분한 공급을 지속적으로 유지할 방법이 발달되어서, 각각의 그리고 모든 세포들이 바다와 같이 생명을 형성해주는 용액 내에서 지속적으로 배양될 수 있어야 한다.

우리 인체의 모든 구석 깊숙한 곳의 세포들까지 배양하는 이 액체에는 여전히 바다에서 발견되는 기본적인 비율의 원소들과 염분, 탄소화합물들-유기체를 구성하는 토막들-이 녹아있다. 따라서 실제적으로 우리는 절대로 바다를 뒤로한 채 떠날 수 없다; 우리는 어쩔 수 없이 바다의 일부분을 우리 안에 담아 운반했고, 운반하고 있다. 사실, 우리는 대부분 물로 되어 있다. 지구상의 유기체들처럼 우리는 단단한 땅 위에서 살며 공기를 호흡하지만, 개개의 세포들의 집합체로써는 우리는 여전히 우리가 처음 등장했었던 곳과 동일한 액체 매질 안에서 살아가고 있는 것이다.

인체의 모든 기관과 기관계는 일정한 방법으로 인체 내부의 바다물의 봉쇄, 재생, 순환을 지원한다. 이러한 바닷물의 용기에 내재된 화학적, 기계적, 수력학적 문제들은 모든 우리의 신체적 구조와 기능의 논리 기저에 잠재해 있다.

이제 우리가 관심을 돌릴 부분은 우리 몸에서 결합하고, 수용하고, 형태를 유지해주는 기능을 하는 결합조직인 바로 이 "종합적인 막"에 대한 것이다. 우리는 이미 피부에 유연성과 신장 강도를 부여하며 피하의 구조물에 피부를 단단하게 고정시켜 주는 섬유성 망상조직에 대해 간략하게 살펴보았다. 이제 우리는 이 지지적인 연결망이 어떻게 신체의 각기 다른 조직들과 기관들을 구분된 구획으로 나누어 주는지, 어떻게 이들이 조직들과 기관들을 복합적인 기관계로 통합시켜 주고 더 나아가 결국에는 하나의 유기체로 결합시켜주는 결합인자들을 제공하는지, 그리고 어떻게 이들이 중력의 견인력을 변화시키고 우리 신체의 모든 부분에서 근육의 수축을 어떻게 통제된 조화로운 운동으로 바꾸어 주는지에 대해 더 깊이 추적해 볼 것이다.

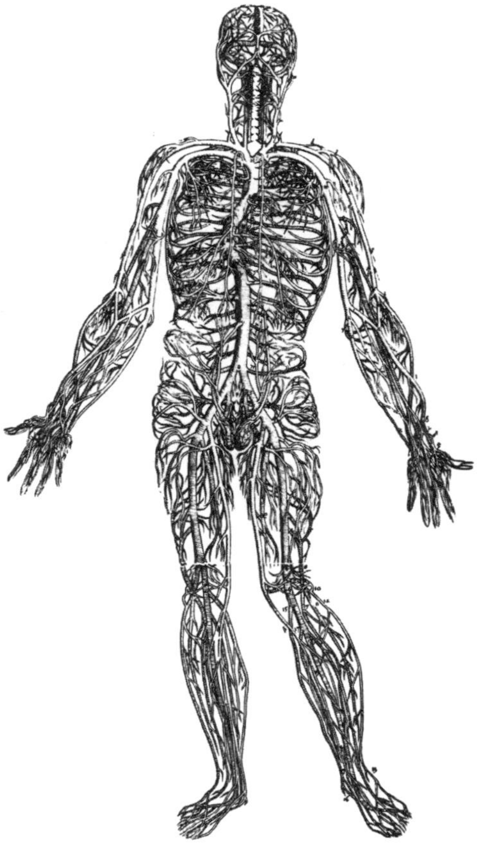

그림 3-4 큰 유기체들은 액체에 실려 이동하는 분자들이 그들의 안쪽까지 운반이 되어 세포들을 지속적으로 배양할 수 있도록 해 주는 운반체계를 반드시 발달시켜야 한다. 인체의 모든 세포들의 생명활동은 그 근처에 위치한 순환을 위한 관들의 적절한 기능에 의존한다. 이 순환이 만성적으로 차단되면, 우리 몸 내부 바다의 정체된 부위가 고통을 받거나 죽게 된다. 결합조직은 이 순환계 연결망의 주요 형성자이자 지지자중 하나이다.

결합조직에 대한 시각과 느낌은 어떤 종류의 요리들과 유사하다. 결합조직은 연골로 요리되는 몸통의 개개의 근육을 둘러싸고 있는 하얗고 윤이 나는 주머니이고, 생 뼈의 표면을 덮고 있는 부드럽고 미끈한 덮개이고, 내장을 덮어주고 체강을 둘러주는 막이고, 질긴 건과 인대이고, 점액낭이다.

이러한 익숙한 얇은 막과 끈을 구성하는 가늘고 흰 섬유인 콜라겐 단백질은 아마도 동물계에서 가장 풍부한 단백질일 것이다. 콜라겐은 인체의 모든 단백질의 40%정도나 차지한다. 동물에서의 콜라겐은 식물에 있어서의 셀룰로오즈의 관계와 같다 - 모든 다른 종류의 조직들이 함유되어 발달하는 질긴 격자무늬의 구조물로, 식물에 수분과 직립할 수 있는 장력을 제공해 주는 액체로 채워진 구획의 벽을 형성한다.

동물의 진화과정에서 콜라겐은 강장동물(해파리나 말미잘을 포함하는 원시적인 동물 門)과 해면동물이 발달하는 매우 이른 단계에 등장한다. 사람 배아의 발달과정에서는 콜라겐은 수정 후 12일째 정도의 시기에 나타난다.

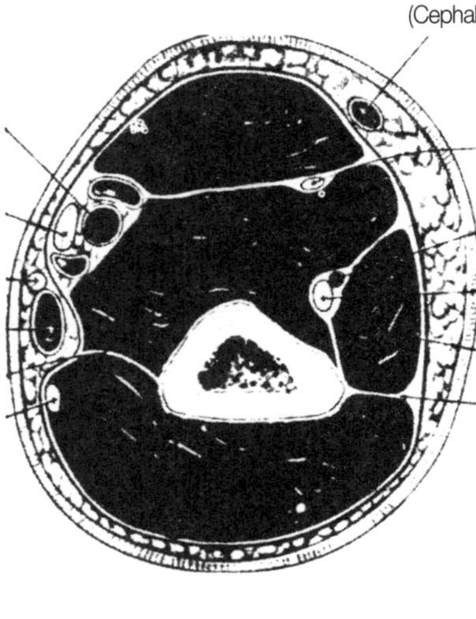

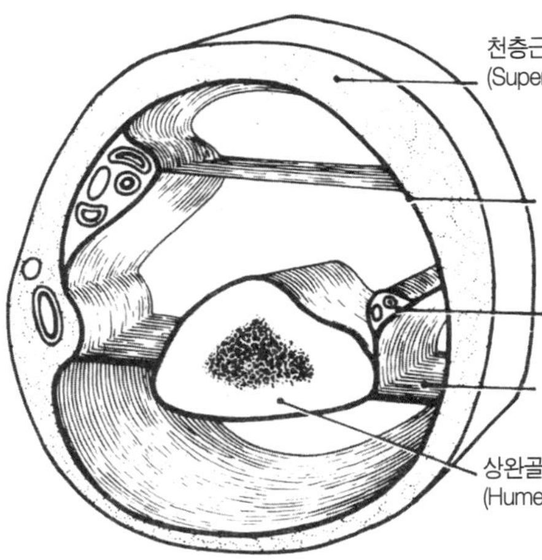

그림 3-5 상지의 횡단면. 결합조직 구획을 드러내기 위해 아래의 그림에서는 결합조직 내의 조직들을 비운 상태로 도식하였다.

결합조직은 중간엽(mesenchyme) - 배아 세포들의 원시적인 중배엽 층의 일부분인 - 에서 분화된다. 이 동일한 배아세포층은 그 후에 건과 인대, 연골, 골, 골수, 근육, 혈액, 림프, 혈관과 림프관, 그리고 체강과 관절낭, 신장, 요관, 생식선, 생식관, 부신 피질의 표면을 덮고 있는 세포층을 형성한다. 발생학적으로 이상의 모든 구조들은 서로간에 밀접하게 연관되어있을 뿐만이 아니라 피부와 신경계와도 연관되어 있다.

사람의 몸에 결합조직처럼 어디에나 존재하는 조직은 없다. 또한 결합조직이 어디든 이동하여 다양한 장소에서 다양한 형태로 발달하는 것과 함께 그 "결합하는" 성질도 아무리 과장하여도 지나치지 않다. 결합조직은 특정한 세포들을 결합하여 조직으로, 조직들을 결합하여 기관으로, 기관들을 결합하여 기관계로 통합하고, 근육들을 뼈에 부착시키고, 뼈들을 묶어 관절을 형성하며, 모든 신경들과 모든 관들을 감싸며, 모든 내장기관들을 특정한 장소에 확고히 고정시켜주며, 전체로서의 몸으로 포장해 준다. 이러한 모든 결합조직으로된 내층들과 외피들, 선들, 그리고 정박소(mooring)들은 모두 연속된 물질들이며, 그 망상조직에 의해서 인체의 모든 단일 부위들이 다른 부분들과 연결된다. 우리 몸의 모든 부분들은 결합조직이 포함하고 있다. 킥스빌 정골의학 및 수술 대학(Kirksville College of Osteopathy and Surgery)의 해부학 교수인 조지 E. 스나이더(George E. Snyder)교수는 "결합조직은 인체의 다양한 부분들을 결합할 뿐만이 아니라, 더 넓은 의미에서 의학의 수많은 분지들을 결합시키는 역할을 한다"는 점에 주목하였다.

주요 구성 요소

비록 이 결합조직이 전신적으로 연속되어 있다고 해도, 그것은 다양한 모양과 특성들을 가지며, 일반적으로 위치에 따라 차이가 나는 국소적인 특성을 나타낸다. 결합조직은 매우 분산되어 물과 같은 특성을 나타낼 수도 있으며, 또는 질기고 신축성 있는 그물을 형성할 수도 있다. 건과 인대들에서 그 신장강도는 강철 와이어(철사)보다 훨씬 강하며, 눈의 각막에서는 유리같이 투명하며, 가죽의 질김과 아교의 점착성, 젤라틴의 점성은 결합조직에서 기인하는 성질이다. 연골모세포(Chondroblast)에서 분비되는 나일론과 유사한 물질인 하이알린(Hyaline)과 다양한 정도로 섞이면 결합조직은 다양한 정도의 연골이 되고, 무기염(mineral salt)과 섞이면 뼈가 된다.

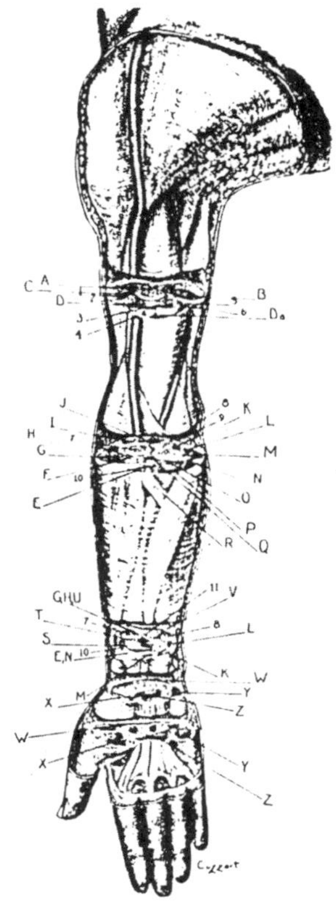

그림 3-6 결합조직은 사실상 우리 몸의 모든 다른 조직 구조물을 덮어 싸고 있다. 만약 다른 모든 것들이 제거된다고 해도 텅 빈 결합조직의 구획으로 형성된 망상조직은 우리의 신체적 형태를 세밀하게 보존할 것이다. 그림의 모든 화살표들은 팔의 각기 다른 결합조직 구조물들을 가리키고 있다 - 건, 인대, 신경과 혈관 초, 개개의 근육을 감싸고 모든 뼈들에 입혀진, 그리고 기타 다른 것들을 둘러싸고 있는 근막의 층들.

이러한 모든 결합조직의 종류들은 성장하는 개체에서 딱딱한 형태로부터 매우 유동적인 상태로 변화할 수 있는 활성상태에 있기 때문에, 그것이 구성하고 있는 모든 결합조직성 구조물들의 모양과 크기와 경도를 지속적으로 변화시킨다. 이 과정은 우리가 완전히 성장하게 된 후에는 느려지지만, 성인시기에도 중단되지 않고 지속된다. 이러한 놀랄만한 융통성과 성형성은 이 복합적인 조직이 수많은 액체, 세포, 섬유, 결정체로 이루어진 구성요소들로 이루어져 있고, 이것이 근본적으로 다양한 시간과 다양한 장소에서 그것들의 상대적인 농도를 변화시켜서 매우 다양한 종류의 건축 자재들을 만들어 낼 수 있는 능력이 있기 때문에 가능하다.

세포간질 - 콜라겐을 함유하고 있지 않은 세포외 간질

투명한 액체인 세포간질은 신체의 모든 결합조직들 내에서 일정 정도로 존재하는 것이 발견되었으며, 이는 모든 형태의 결합조직들이 생산하는 물질의 주성분이 되는 것으로 생각될 수 있다. 그 구성물이나 형태에서 볼 때 날계란의 흰자와 같아 보이는 이 점액성의 액체는 인체의 모든 세포들을 둘러싸고 있으며, 인체 내부의 바다를 이루는 구성물이 된다.

그러나 세포간질은 그 기원이나 기능에서 모세혈관이나 다른 조직 세포들에서 새어 나오는 다른 모든 종류의 간질액(intracellular fluid)들과는 확연히 구별된다. 이러한 간질액들은 대부분 혈관에서부터 세포들로 확산되어 나오는 혈장, 영양소, 호르몬들, 모세혈관과 림프관들로 확산되어 들어가는 세포활동의 산물인 대사성 노폐물들이다. 결합조직의 세포간질은 이러한 모든 종류의 액체들과는 다르다. 세포간질은 다른 용액들의 교환이 이루어지는 액체 매질이다. 이것은 모든 세포외 활동들이 일어나는 증류기이다. 이것은 모세혈관이나 다른 조직들에서 기원하지 않으며, 오직 배아의 중배엽성 조직에서 나타나 가장 초기에 분화되는 세포인 섬유모세포들 사이에 있는 세포들에 의해서 생산된다.

이 기초적인 액체의 구성은 장소마다 다양하기 때문에, 세포간질들을 이야기 할 때는 기술적으로 반드시 복수로 이야기해야 한다. 본질적으로 이러한 모든 변종들은 단백질 사슬과 결합된 탄수화물 - 점액다당류(mucopolysaccharide) - 로 구성되지만, 화학적인 이형들은 복합적이고, 이는 각기 다른 장소들에 존재하는 세포간질에서 발견되는 수많은 다양한 특성들을 설명한다. 어떤 점액다당류들은 크고 치밀하며, 좀 더 점착성의 젤(gel) 상태로 세포간질을 형성하는 반면에, 다른 것들은 더 작은 분자 단위들로 구성되어 좀 더 액체양상인 졸(sol) 상태로 세포간질을 형성한다. 그리고 이 화합물들은 그 자체로는 활성이 없지만, 건강하고 활동적인 조직에서 그 배열을 지속적으로 변화시킨다.

이 액상의 세포간질은 신체의 모든 세포들의 직접적인 환경이 되고, 이들은 의심할 여지없이 접촉하고 있는 모든 세포막에 대하여 광범위한 영향력을 가지고 있다. 그것들의 화학적인 활동들은 집단적이며(legion), 따라서 그것들은 또한 모든 종류의 기체(gas), 영양소들, 노폐물들, 호르몬들, 항체들, 그리고 백혈구들이 모세혈관과 모세혈관들이 영양하는 조직들의 사이에서 이동하는 것에 직접적인 영향을 준다.

우리는 이 세포간질들을 혈액과 모든 세포 표면 사이의 촉진자이자 방벽으로 생각할 수 있으며, 이는 많은 상호작용들을 조절하는 화학적인 거름망(chemical filter)이다. 영양실조, 외상, 피로, 스트레스 등으로 인한 세포간질 구성요소들의 손상은, 탈수를 일으키거나 외부의 미립자와 독소들을 축적시키거나, 또는 점액다당류들의 화학적 특성을 변화시켜 세포간질의 지지 기능을 손상시킬 수 있다. 이러한 세포간질의 혼란은 건강한 대사 활동의 가

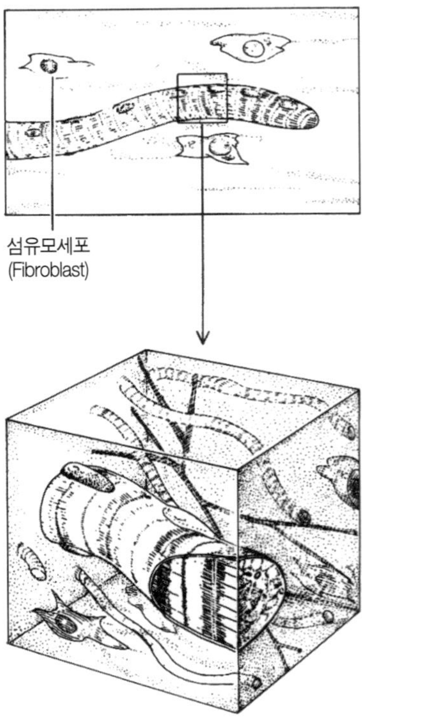

그림 3-7 세포간질에 둘러싸여있는 근세포. 이 액상 결합조직 성분은 신체의 모든 세포와 모든 결합조직 구조의 주위를 순환한다. 확대된 부분의 근세포 주위에 있는 더 작은 줄무늬 모양의 끈은 콜라겐 원섬유들(fibril)이다.

장 근본적인 부분에 장해를 일으킨다. 건강한 세포간질은 모든 신체 조직들 사이에서 지지 작용을 하며, 화학적이고 물리적인 평형을 유지하는 데 지속적으로 도움을 준다.

콜라겐 섬유들

비록 이 세포간질이 결합조직의 진행되는 활동을 위한 액체 매질을 형성하지만, 이 세포 사이를 지지하는 시스템의 가장 풍부한 구성물은 길고 하얀 섬유들인 콜라겐이다. 이미 살펴본 바와 같이, 이 섬유들은 모든 동물 단백질의 1/3 이상을 차지한다. 이들은 피부, 인대, 건, 연골, 뼈, 혈관, 그리고 모든 조직들의 주된 섬유성 구조물들이며, 그들의 질긴 가닥들은 이 조직들에 각각의 모양과 장력과 탄력성(resiliency)과 구조적인 완전성을 제공한다. 이 섬유들은 다양한 특성들을 만들어내기 위해 수많은 방법으로 정렬될 수 있다. 이것들은 무작위적으로 격자무늬로(criss-crossed) 교차되어 덩어리나 얇은 막을 형성하고, 조심스럽게 축적되어 합판과 같이 교차되는 판들이 되거나, 잡아 늘여져서 성긴 작은 구멍투성이의 그물을 형성하거나 치밀한 병렬 구조물(parallel formation)로 포장된다.

이 섬유들은 살아있는 조직은 아니지만, 액상의 세포간질을 분비하는 동일한 살아있는 세포들인 섬유모세포에 의해서 생산되는 단백질 사슬들로 구성된다. 배아에서는 이 섬유모세포는 중간엽(mesenchyme)으

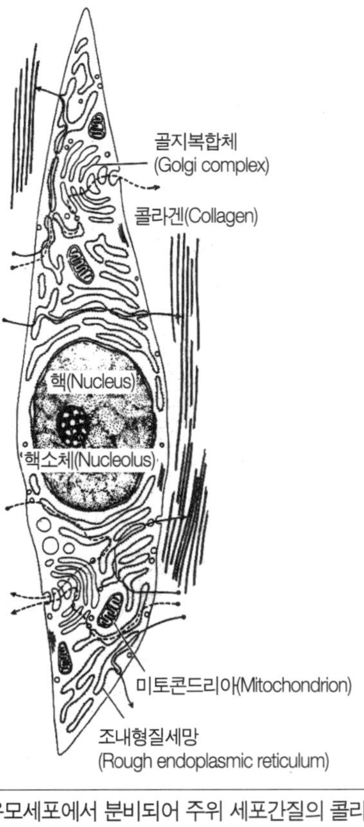

그림 3-8 섬유모세포에서 분비되어 주위 세포간질의 콜라겐 원섬유들을 형성하는 콜라겐 분자들(tropocollagen-모아교질)

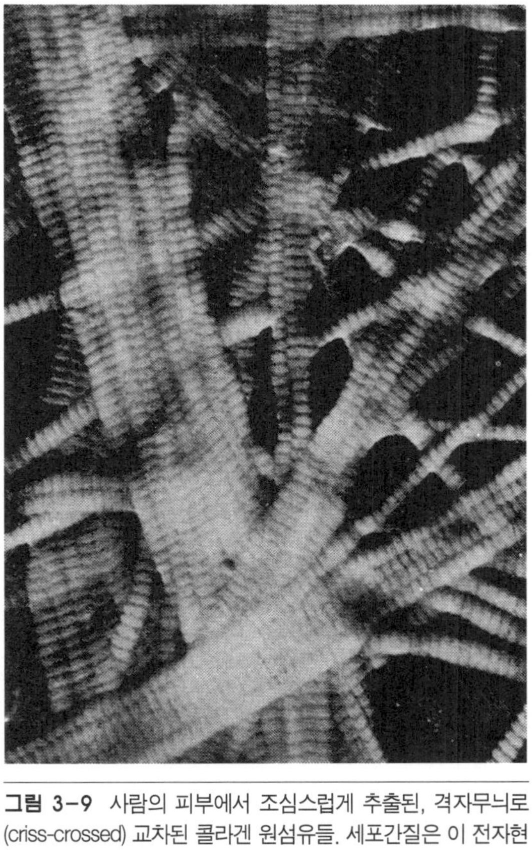

그림 3-9 사람의 피부에서 조심스럽게 추출된, 격자무늬로(criss-crossed) 교차된 콜라겐 원섬유들. 세포간질은 이 전자현미경 사진을 준비하는 과정에서 제거되었다.

로 분화되고, 이로부터 모든 성장하는 기관들로 퍼지게 된다. 이것들이 특정한 장소에 정착하면, 콜라겐 사슬들을 만들어 분비하기 시작하고, 국소적인 화학적 특성과 그 부위의 특별한 자극에 반응하여 적절한 종류의 섬유들을 만들고 정렬된다-근육 주위의 주머니, 관절을 가로지르는 인대, 혈관의 벽, 눈의 각막 등등.

신체의 모든 세포들 중에서 섬유모세포는, 신체의 어느 지점이건 이동할 수 있으며 국소의 상태에 반응하여 그들 내부의 화학적 성질을 적응시켜 그 장소에 적절한 구조적인 조직의 특화된 모양을 만들어내기 시작하는 독특한 특성을 우리의 일생 동안 계속 유지하는 유일한 세포이다. 다른 어떤 세포도 이러한 광범위한 재생작용을 나타내지는 않으며, 이는 섬유모세포가 모든 종류의 상처 회복에서 가장 중요한 요소로 여겨지게 한다. 상처조직은 손상부위로 이동한 섬유모세포에 의해 분비된 새로운 콜라겐이다.

액체 결정

세포간질이 물 같은 졸(sol) 상태에서 점성의 겔(gel) 상태에 이르기까지 상당히 다양한 상태로 변화할 수 있다는 것을 이미 살펴보았다. 이제 이 가변성의 액체 기질은 다양한 비율의 콜라겐 섬유들과 결합하여 다양한 종류의 결합조직들에서 관찰할 수 있는 놀라울 정도로 다양한 특성들과 구조적인 기능들을 만들어 낼 수 있다. 대부분이 액체이고 극소수의 섬유들을 찾아볼 수 있는 곳에서는 우리는 대사활동에 이상적인 수양성의 세포간 기질을 찾아볼 수 있고, 액체가 더 적고 섬유들이 더 많은 곳에서는 피부세포나 간세포나 신경세포를 공간에 붙잡아 둘 수 있는 부드럽고 신축성이 있는 격자들을 볼 수 있으며, 극소량의 액체와 많은 섬유들이 있는 곳에서는 근육을 싼 주머니와 건, 인대의 질긴 섬유질의 물질을 볼 수 있다. 만약 연골모세포들(연골을 생산하는 세포)과 그들이 분비하는 하이알린(hyaline)이 이 기질에 첨가되면 고형성(solidity)까지 얻을 수 있으며, 뼈에서 이 연골성 분비는 무기질 염류들로 치환되어 돌처럼 단단해진다.

전체적으로, 다양한 형태들로서의 결합조직은 액체 결정(fluid cristal)으로 볼 수 있고, 이는 대부분 살아있지 않은 물질로 졸(sol)에서 겔(gel)에 이르기까지 광범위하게 조절될 수 있어서 여기에서는 수양성으로,

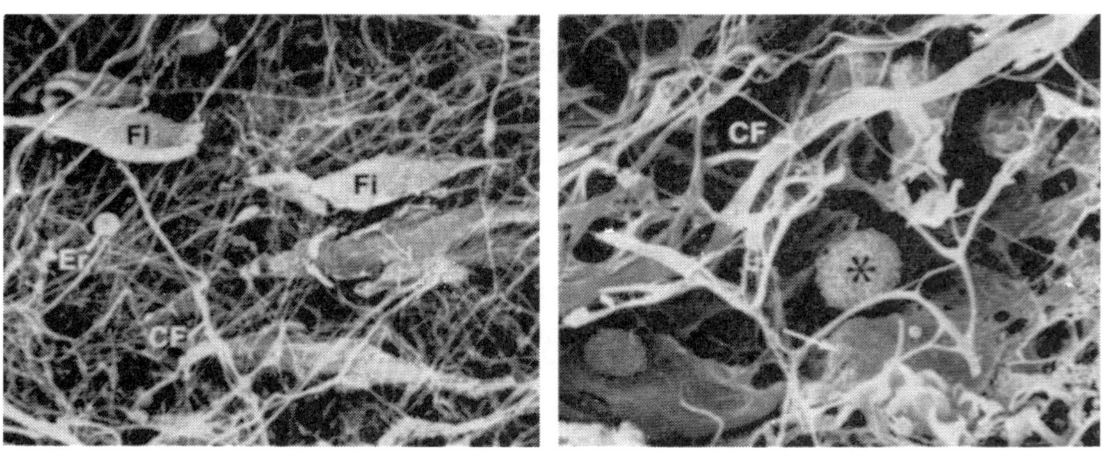

그림 3-10 일단 섬유모세포의 외부로 형성된 콜라겐 원섬유들은 여러 가능한 방법으로 다양하게 정렬된다. 여기에서 보여주는 사진에서는 내부 장기와 분비선들에서 발견되는 것과 같은 느슨한 다공성의 그물망들을 보여준다. Fi: 섬유모세포; CF: 콜라겐 원섬유들

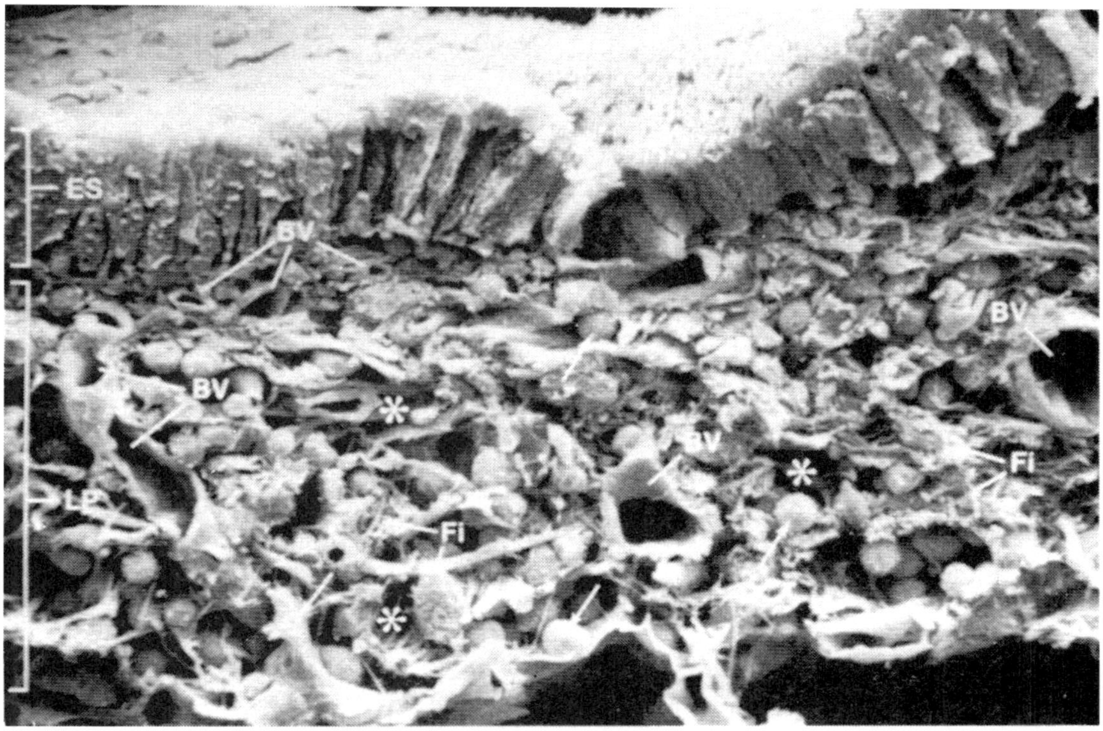

그림 3-11 콜라겐 원섬유들의 느슨한 다공성의 그물망들은 다른 세포들과 구조물들을 공간에 붙잡아 두는 틀을 구성한다. 이 사진은 폐 안에 있는 기관지(bronculus) 내면의 횡단면이지만, 피부의 층들을 함께 붙여서 피하 구조물들에 고정해 주는 결합조직도 이 모양과 매우 유사하다. ES : 상피 막(epithelial sheet), LP : 고유 판(Lamina propria), Fi : 콜라겐 원섬유(Collagen fibrils), BV : 혈관(blood vessels)

저기에서는 아교질로, 여기에서는 치밀하고 탄력적이며, 저기에서는 돌처럼 단단할 수 있다. 성장하는 동물에서 이 액체 결정은 최대로 활성화된 상태로 존재하여, 빠른 성장의 요구에 맞추어 매우 유연하게 졸(sol)에서 겔(gel)로, 다시 겔(gel)에서 졸(sol)로 변화한다.

장기의 모양들은 유전적인 정보에 의해 윤곽이 잡히고, 그 후 발달하는 유기체가 경험하는 특정 스트레스들과 긴장들에 의해 지속적으로 조절된다. 생체의 요구 조건에 맞추어 이완성(flaccidity), 유연성(flexibility), 경직성(rigidity)이 나타난다. 이 졸-겔(sol-gel)로 변화하는 활성은 비록 점점 더 느린 비율로 진행되지만 동물의 성년기 동안 지속된다. 이는 우리 신체 대사 효율의 많은 부분을 설명하고, 모든 손상들의 치유를 담당하며, 새로운 근육의 부피, 새로운 습관, 새로운 기능들에 필요한 육체적인 적응력을 제공한다.

그러나 이러한 변동을 제한하는 요소들이 있다. 이 요소들은 우리 조직의 수명과 우리의 다양한 생리적 활동의 감소 같은, 훨씬 더 많은 문제들을 야기하는 경향이 있다. 무엇보다도, 결합조직은 많은 다른 겔(gel)들과 요변성(thixotropy)이라고 하는 현상을 공유한다. 흔들어 주면 좀 더 액상이 되고, 방해하지 않고 가만히 두면 좀 더 경화된다. 이는 일반적인 젤라틴이 냉장고에 넣어두면 굳어버리고 격렬하게 휘젓거나 저열에 노출되면 녹아버리는 경우와 정확히 일치한다.

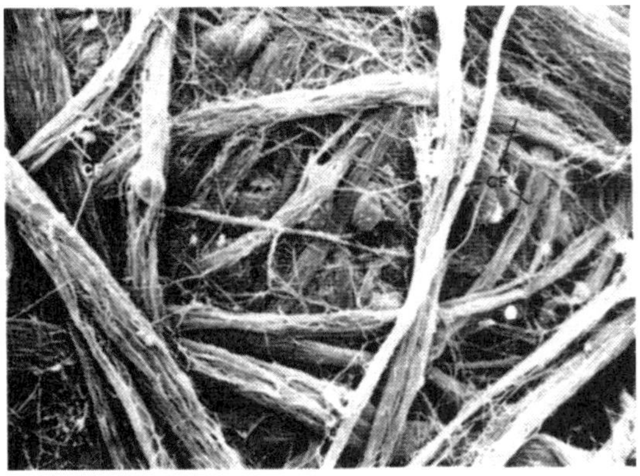

그림 3-12 치밀결합조직에는 더 많은 콜라겐 원섬유들이 있고, 세포간질이나 다른 종류의 세포들은 적게 함유되어 있다. 이 불규칙한 원섬유들의 격자구조(criss-crossings)들은 근육이나 뼈의 표면에서 발견되는 것과 같은 근막(fascia)의 층을 만든다.

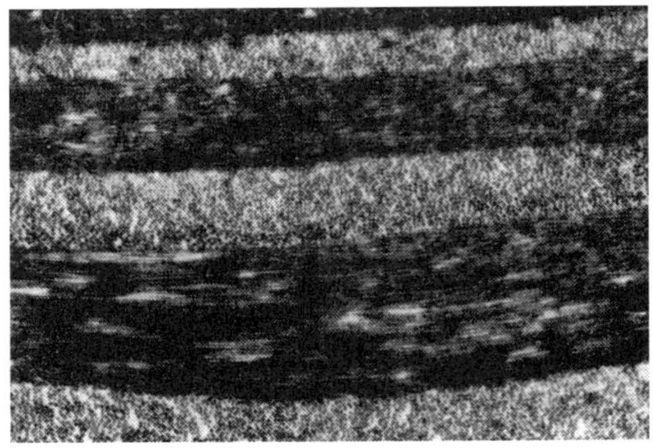

그림 3-14 고도의 특별한 정렬. 이들 교차되는 합판과 유사한 콜라겐 원섬유들의 층들은 물고기 눈의 각막을 구성한다.

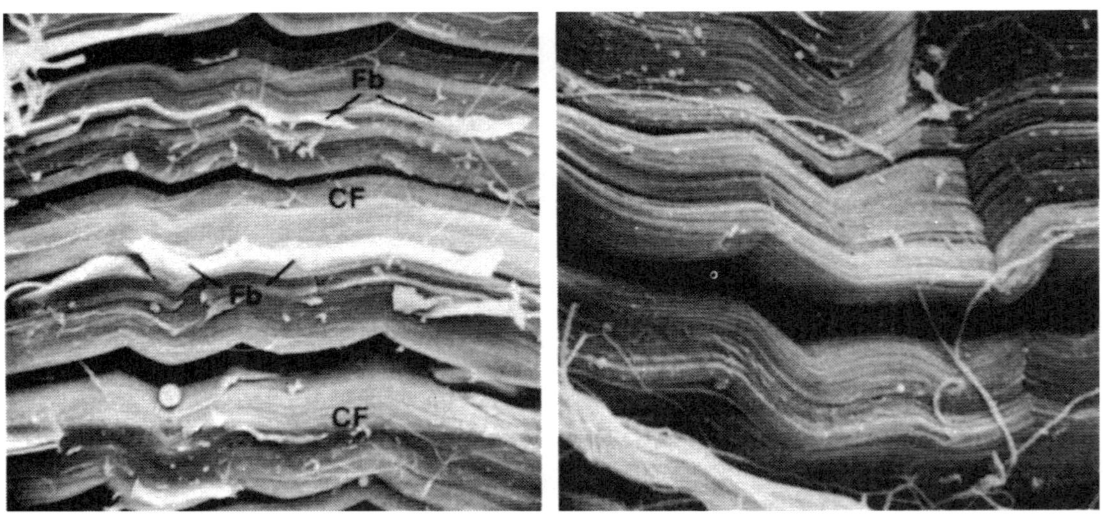

그림 3-13 치밀결합조직은 좀 더 규칙적인 배열을 이룬다. 이 평행한 지그-재그(zig - zag) 관계들은 건과 인대에서 발견된다.

인체에서 결합조직이 적절한 용매 상태로 존재하는데 필요한 열에너지와 운동은, 빠르고 효율적인 대사(화학적인 "연소")와 육체적인 노동, 유산소 운동, 스트레칭과 같은 활동에 의해 제공될 수 있다. 불행히도, 이것들은 우리가 나이가 들어가면서 덜 원기왕성해지고 점점 앉아있으려고만 하면서 점진적으로 회피하게 되는 바로 그 일들이다. 인체를 사용하지 않게 됨에 따라 결합조직은 조금 더 차갑게 되고 덜 활동적이게 된다. 그러면 요변성 반응들이 결합조직들을 좀 더 겔(gel)의 형태로 만들고 둔하게 하여, 그들이 가지고 있는 풍성하고 윤택한 특성과, 부드럽게 하고, 신장되며, 유연한 능력들을 상실하게 된다.

결합조직이 최종적으로 건조, 경화되는 것을 막는 방법은 알려진 것이 없다. 이는 고령으로 인해 최후에는 피부의 주름이 늘고 관절이 불안정해지는 과정이다. 결합조직이 그 원상으로 회복되는 특질을 유지하고 재생산하는 능력에 대한 어떤 최종적인 제한이 있는 것처럼 보이며, 이 제한은 우리가 실제로 그러하듯 우리를 언젠가는 죽을 수밖에 없는 창조물로 만든다. 하지만 열악한 영양상태와 잘 움직이지 않는 습관은 신체의 모든 결합조직을 약하고 뻣뻣하게 만들어, 젊은 성인에서 조차도 심할 정도로 생물학적인 연령을 가속시킬 수 있다는 점에서는 의심의 여지가 없다.

요변성(thixotrophy)과 바디워크

이 요변성 작용은 효과적인 바디워크를 위한 주춧돌 중의 하나를 제공한다. 결합조직의 대부분은 살아 있는 조직이 아니기 때문에, 결합조직의 액체로서의 특성을 유지시켜주는 대부분의 체온과 에너지는 근육의 활동에 의해 발생하는 기계적인 동작과 마찰에 의해 공급받는다. 신체의 일부를 다치거나 사용하지 않아 일정 정도로 운동과 활력을 잃게 되면, 그 부위는 매력적이지도 편안하지도 않고, 아마도 결합조직이 따뜻하고 촉촉하면서 탄력성있게 유지되는데 필요한 정도로 그 부분을 활발하게 움직이는 것도 가능하지 않을 것이다. 이러한 측면에서, 숙련된 치료사에 의한 조직의 수기치료(manipulation)는 높은 수준의 에너지와 더 자유로운 운동을 결합조직이라는 틀에 전해주는 매우 효과적이고 유쾌한 방법들을 제공한다. 치료자의 손들은 둔해진 사지가 만들어내기 실패한, 문자 그대로의 기계적인 활동을 제공함으로써 대사율을 올려주고 결합조직들의 유동성을 회복시켜준다.

정골의학(osteopathy) 의사인 R.B.테일러(R.B.Taylor)는 "수기요법의 압력과 스트레칭은 비정상적인 조직들의 에너지 수준(potential)을 조절하는 가장 효과적인 방법이다." 라고 하였다. 여기에 관련된 원칙들에 주목하라. 화학적이거나 구조적인 그 어떤 것도 결합조직에 더해지거나 덜어지지 않는다. 그보다는 압력과 스트레칭의 방법으로, 그리고 그로 인해 만들어지는 마찰로 인해 온도와 조직의 에너지 수준이 단지 약간 올라갈 뿐이다. 이것이 에너지를 부여하고 순차적으로 세포간질이 더욱 졸(sol) 상태로 액화되어 유동성이 생기도록 촉진시키고, 이 안에서 영양소들과 세포의 노폐물들을 더욱 효과적으로 교환할 수 있다. 이러한 압력과 스트레칭에 의한 기계적인 자극에 덧붙여 더 강하고 더 건강한 치료자의 생체에너지(bioenergetic) 장(field)에 의해서, 환자의 생체에너지 장에 강력한 열역학적인 작용이 생산될 수 있다. 이는 부분적으로는 치료자가 시행하는 투과하는 접촉에 의해서 전달되는 글자 그대로의 체온의 형태에서 기인하고, 부분적으로는 갈바닉(galvanic) 피부 반응이나 진동성 리듬과 같은 미묘한 형태의 에너지에서 기인한다.

그러므로, 결합조직에 대한 효과에서, 바디워크는 약물치료나 수술적 치료에 부가적이거나 배제되는 방법으로 시행되는 것보다는, 완전히 다른 방법으로 그 목적들을 달성한다. 숙련된 수기치료는 이전에 완만하게 활동하던 기관계 내에서 간단하게 에너지 수준을 올려주고 더 높은 액성도(degree of sol(fluidity))를 만들어 낸다. 이 작용은 매우 건조하고 추웠던 온실의 온도와 습도를 높이는 것과 비슷하다.

수소결합

감소된 에너지 준위로 인한 이러한 요변성의 젤리화 작용(교질화) 외에도, 성숙하고 노화된 신체 내 결합조직의 유동성을 제한하는 다른 요인들이 있다. 서로 단단히 결합하여 연속적인 그물망으로 확고하게 짜여지는 콜라겐 섬유들의 능력 덕택으로, 장력과 구조가 갖춰지게 된다. 이러한 섬유들이 수년간 차곡차곡 배열되면, 이들은 점점 더 단단하게 쌓이고 서로 더 확고하게 붙는데, 이러한 특성은 특히 대부분의 압력과 긴장을 받는 부분에서 잘 일어난다. 인생이 흘러가고 습관들이 발달할수록 결합조직 내의 이러한 만성적인 스트레스를 받는 부위들은 두꺼워지고 단단해지고 다발로 묶이면서 그 가동범위가 줄어들고, 전신적인 신체의 움직임을 제한하게 된다. 이런 일들이 어떻게 일어나는지를 이해하기 위해서 우리는 콜라겐 분자들의 구조와 그들 자신이 서로서로 짜여지는 방법에 대해서 더 자세히 관찰해야 할 것이다.

콜라겐 분자들

콜라겐은 지금까지 분리된 것들 중에서 가장 긴 분자이다. 만약 콜라겐 섬유 하나가 연필만한 굵기라고 가정한다면, 그 길이는 91.44cm(1 yard)나 될 것이다. 만약 어떤 분자들이 케이블이나 그물을 만들기 위해 디자인 되었다고 한다면, 콜라겐이 바로 그 분자라고 할 수 있다.

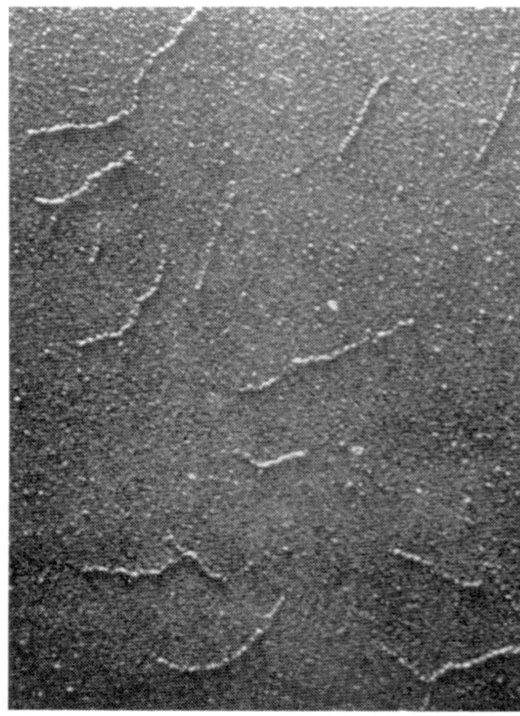

그림 3-15 콜라겐 분자들

콜라겐은 세포내 원형질에 있는 유리 아미노산이 긴 사슬 모양을 만들면서 섬유모세포에서 형성되기 시작된다. 이 아미노기들은 특별한 방법으로 서로 연결되고 따라서 전체의 사슬은 반복되는 단위들로 구성되며, 각각의 단위는 일정한 수의 아미노기를 갖는다.

대부분의 단백질 분자들과 같이, 아미노 복합체들 사이의 원자간 친화력(atomic attraction)과 반발력에서 기인하는 장력이 이 사슬을 비틀어서 시계방향으로 돌아가는 나선 구조로 만들어 마치 긴 코르크 나사처럼 보이게 한다.

그들이 형성되는 과정 중 이 시점에서는 단백질 사슬들이 매우 깨지기 쉬우며, 무작위적인 코일(coil)의 형태로 세포 사이를 떠돌게 된다. 그러나, 이 단일 나선들이 다른 것들과 접촉하게 되면, 이들은 섬유가 세 개씩 모인 그룹을 이루며, 서로의 주위를 나선형으로 감기 시작하는데, 이번에는 오른쪽으로 비틀려 세 가닥으로 꼰 밧줄과 유사한 우선형(반시계방향)의 탄탄한 삼중 나선구조를 형성한다. 이 삼중 사슬은 개개의 단백질 끈의 측면에서부터 돌출된 손소(radicals)에 붙어서 소위 *수소결합*(hydrogen bond)을 형성하는 수소분자들에 의해 서로 결합된다. 이 삼중 나선의 사슬이 단일한 콜라겐 분자이다.

일단 이 복잡한 분자들이 섬유모세포에서 형성되면 이들은 구분된 단위로 액체 기저물질 내로 분비된다. 이 단계에서, 이들은 전반적인 구조를 갖추지 않은 유리 부유 콜라겐으로 존재하며, 국소 부위에 적합

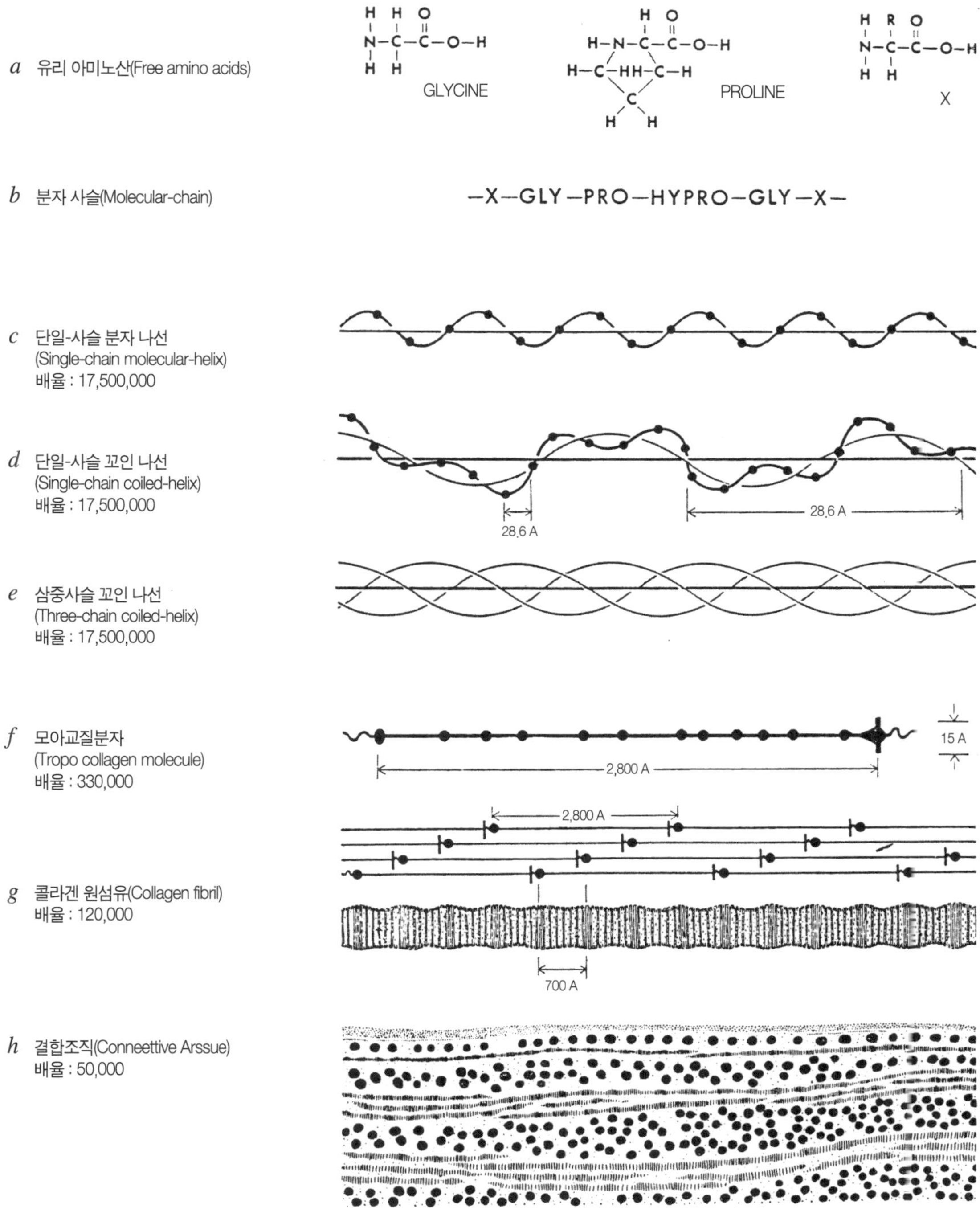

그림 3-16 결합조직 형성의 단계들. 유리 아미노산들(a)은 서로 끈으로 연결되어 긴 사슬을 이룬다(b). 이 사슬은 시계방향의 나선형 모양으로 존재하며(c), 또한 그 전체 길이에서 고리모양으로 말려 있다(d). 이 좌선형(시계방향)의 코일들 세 개가 함께 감겨서 우선형의(반시계방향) 삼중 나선을 이루고(e), 이는 모아교질(tropocollagen)의 개개의 분자를 구성한다(f). 이들 개개의 분자들은 곧 세포에서 주위의 기저물질로 분비되어 원섬유들(fibrils)로 조립된다(g). 원섬유들은 곧 각각의 구조들로 조립된다(h).

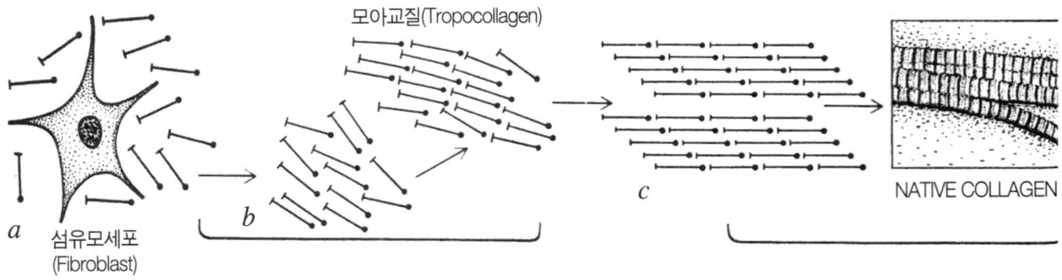

그림 3-17 섬유모세포는 모아교질(tropocollagen-유리콜라겐 분자들)을 분비한다. 그것들은 세포의 밖에서 모여서 소섬유들(fibrils)을 형성하고, 소섬유들은 구조들을 형성한다.

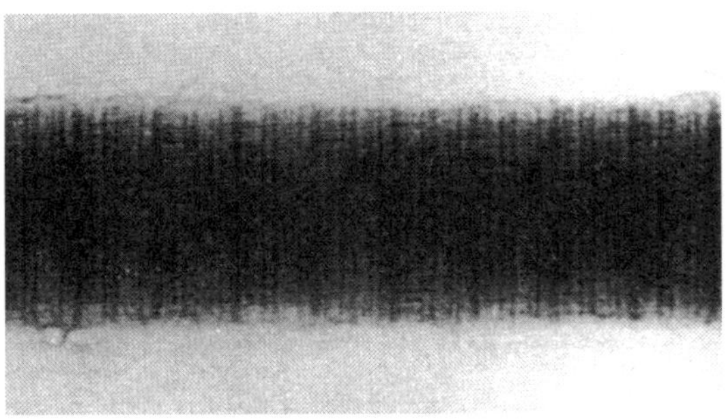

그림 3-18 콜라겐 원섬유의 단면

한 다양한 형태로 구성될 준비를 한다. 그 후 기저 물질과 주위 조직들의 뚜렷한 국소적인 특성들에 의해서 콜라겐 분자들은 특별한 방법으로 서로서로 결합되어 특정한 장소에 필요한 성질을 가진 콜라겐 구조물을 형성한다. 일반적으로 이 과정은 신체의 모든 부위에 있는 모든 다양한 결합조직들에서 동일하다. 개개의 분자들은 나란히 정렬되어 삼중 나선을 한데 묶어주는 같은 종류의 엄밀한 수소결합으로 서로서로 결합되고, 그 삼중나선 자체가 벽돌과 같이 겹쳐져서 매우 질기고 안정된 직물을 형성한다.

이렇게 겹쳐진 분자들에 의해 형성된 콜라겐 원섬유는 속이 비어있고, 장력에 대해 강철 철사보다 더 강하다. 이것을 신장시키려면 그 자체 무게의 1만 배의 부하가 필요하다. 이 얇은 케이블은 결합조직의 다양한 섬유성 구조물들을 형성하기 위해 서로서로 묶어주는 기본 단위가 된다.

콜라겐 원섬유의 내부가 빈 것은 그것이 가진 아주 재미있는 특성 중 하나이다. 신체의 대부분의 관들은 한 종류 또는 다른 종류의 액체들을 순환시키며, 이는 하나의 예외도 없어 보인다. 이러한 수 조 개의(또는 수없이 많은) 미세한 관들은 신체에서 하나의 순환계를 구성하며, 이를 따라서 혈액과 림프액이 순환한다. 한 연구자가 보고한 바에 의하면 콜라겐 원섬유들 안에는 혈액도, 림프액도, 일반적인 기저물질도 없었고, 오히려 뇌척수액이 들어있다고 하였다! 이 결과는 결합조직 체계가 신체의 화학적 신호를 전달하고 균형을 맞추는 역할을 할 수 있다는 것을 시사하지만, 이는 우리가 현재 증명할 수 있는 것 보다 훨씬 더 복잡한 문제이다.

다시, 이 원섬유들은 콜라겐 사슬들에서부터 뻗어 나온 산소 분자들을 결합해주는 수소결합 방법에 의해 서로서로 달라붙어 케이블, 그물, 막이 된다. 이 각각의 결합들은 매우 깨지기 쉽지만 사슬들, 분지들, 그리고 섬유들로 서로서로 쌓아 올려져 수백만 개가 형성되면 극도로 안정된 건축 자재(building material)를 생성한다.

접착하기

불행하게도 결합조직에 굉장한 섬유성 장력을 제공하는 바로 이 수소결합이 또한 결합조직의 가장 일반적인 퇴행성 문제들 중 하나를 야기한다. 수년간 원섬유들은 서로서로 점점 더 밀접하게 결합되어 점차 더 질긴 상태로 적응이 되고, 더욱 더 많은 수소결합들이 형성된다. 어린 동물에서나 새로운 상처에서 이들이 처음 모이면(assemble) 이들은 중성 염 용액(neutral salt solution)에 의해 쉽게 용해된다. 나이가 들면 이들을 분리하기 위해 산성 용액이 필요하고, 좀 더 나이가 들고 좀 더 압축되면 산으로도 이들을 분리할 수 없다.

만성적인 압력과 고정은 이러한 묶고 붙이는 과정을 촉진시키며, 따라서 지속적인 스트레스를 받는 부위와 반대로 사용하지 않게 된 부위 둘 다 이러한 과정의 희생자가 된다. 이러한 방식으로 원래는 기능적으로 분리되도록 디자인 된 결합조직 막에 싸여 나란히 놓여진 두 개의 근복부들 또는 근건들과 같은 구조들은 서로 부착되기 시작하여 다른 하나 위를 자유롭게 미끌어지는 그들의 능력이 손상 되게 된다. 따라서 가동범위가 점진적으로 줄어들게 되며, 정교하게 분화된 수많은 동작들이 모호해 지거나 손실되게 된다.

이런 바람직하지 않은 결합은 노화, 반복된 좌상(strain), 또는 제대로 치료되지 않은 상처들과 관련된 경직의 주된 요인 중 하나이다. 사실 대량의 결합조직이 관절을 지지하고 있는 무릎의 상처에서, 석고 부목

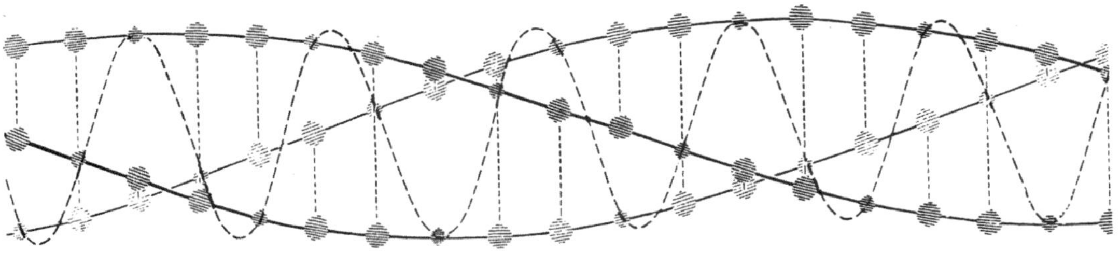

그림 3-19 콜라겐 분자의 삼중나선구조의 단면. 모든 점선들은 세 가닥의 단일 코일(coil)들을 강력한 cable로 연결하여 모아주는 수소결합들을 의미한다.

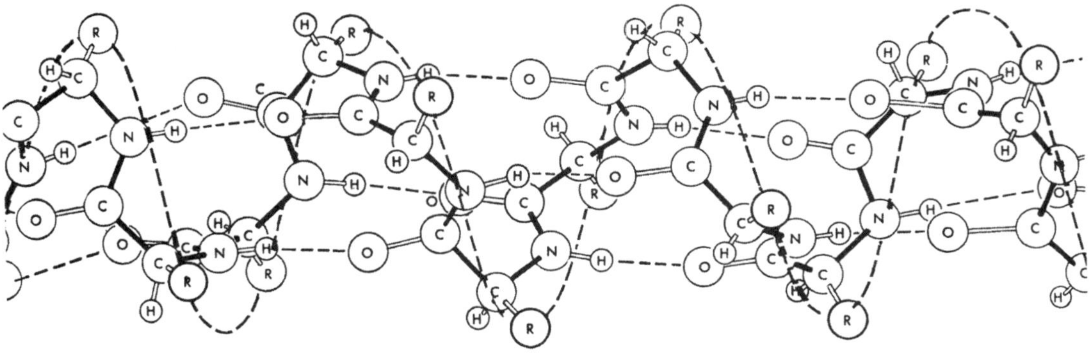

그림 3-20 분자 사슬 내의 수소결합의 상세도. 수소 원자들을 산소 원자들에 연결시키고 있는 점선들이 수소결합들이다.

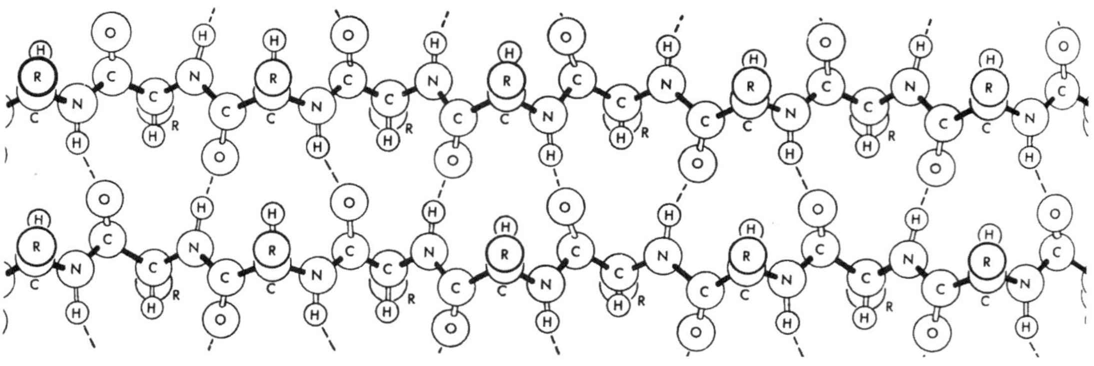

그림 3-21 수소결합들로 결합된 분리된 분자사슬들. 이는 단일 모아교질(tropocollagen) 분자들이 원섬유를 형성하기 위해 서로 묶이는 방법이며, 원섬유들이 구조들을 이루기 위해 서로 묶이는 방법이다. 콜라겐 구조물들의 노출된 표면에도 뻗어나온 수소와 산소 원자들이 있고, 바로 이러한 방식이 분리되어 있는 구조물들이 서로 달라붙는 방법이다.
그림 3-20과 3-21에 도시된 분자들은 콜라겐은 아니지만 수소결합의 원리는 동일하다.

속에서 다리를 고정해놓은 동안 발생하는 흉터와 유착이 실제적으로는 원래의 손상이나 수술보다 더 관절의 기능을 손상시킬 수 있다. 이러한 이유에서 치유된 조직이 견뎌낼 수 있으면 가능하면 빨리 손상된 무릎에 운동과 충분한 바디워크를 시행해주어야 한다.

이러한 결합조직의 과도한 침착은 관절 주위에서 두껍고 울퉁불퉁한 때처럼 느껴지거나, 그 부위가 전체적으로 섬유성의 덩어리처럼 느껴지거나, 근복부에서는 질긴 섬유성 밧줄이나 낭종처럼 느껴질 수 있다. 이러한 비후, 단축, 점착에 의해 기립 자세나 우아한 동작이 점진적으로 방해를 받는다.

결합된 조직 그 자체가 그들의 유연성을 회복하는데 도움이 되는 바로 그 활동을 제한하기 때문에, 개인이 이러한 퇴행적인 상황에서 벗어나는 것은 일반적으로 매우 어렵다. 이러한 예에서, 결합조직에 대한 수기치료는 그 부위의 회복력과 에너지를 회복하는데 도움이 되는 값을 따질 수 없는 조력자가 되며, 더 정상적인 느낌과 기능이 더욱 정상적인 활동들을 촉진하기 시작할 수 있다.

지지망

다양한 모양들과 밀도의 결합조직은 신체 전체를 통하여 연속된 망상구조를 이룬다. 그것은 많은 특화된 구조물들을 포함하지만, 사실 두피에서 발바닥, 피부에서 골수에 이르기까지 그것은 모두 한 조각이다. 만약 모든 다른 조직들을 추출해 낸다면, 결합조직의 뼈대가 홀로 세부적인 부분까지 인체의 삼차원적인 형태를 유지할 것이다.

피부 바로 밑에서 결합조직의 뼈대는 신체를 하나로 덮어 싸는 외피를 형성한다. 이 외측 층 아래에서 결합조직은 근육들을 기능적인 그룹으로 조직화하여, 각각의 개별적인 근육을 둘러싸고, 또한 근복부의 내부 구조물들을 지지하는 격막으로써의 벌집구조를 형성한다. 결합조직은 근육의 말단을 건으로 모아주며, 건은 뼈를 싸고 있는 섬유성 막인 골막 속으로 섞여 들어간다. 골막은 인대와 연결되고, 속이 빈 뼈

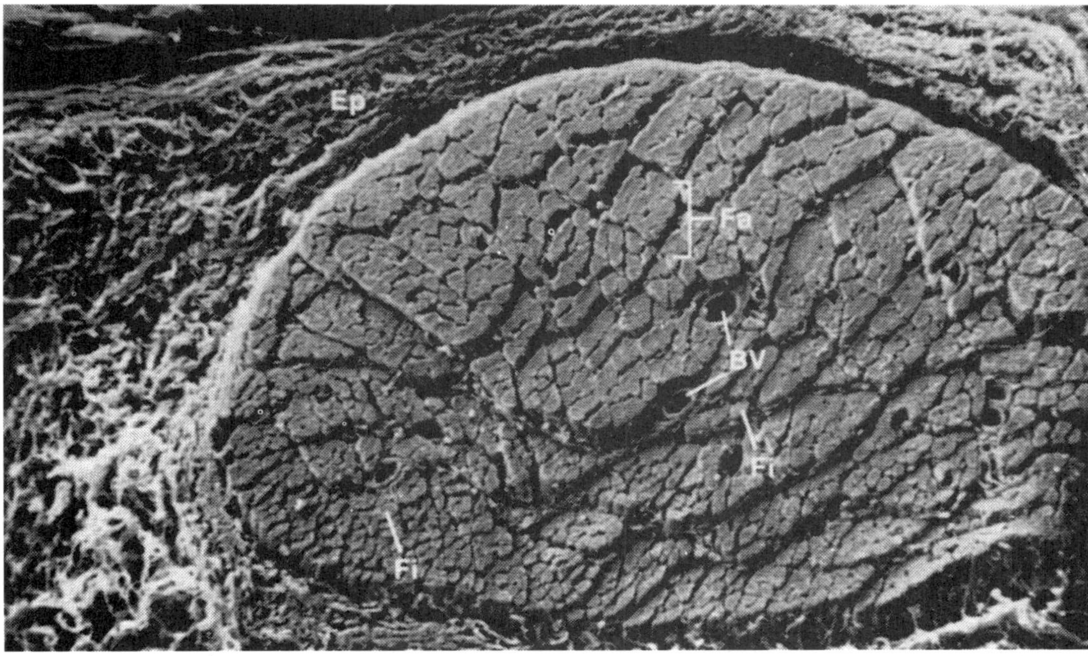

그림 3-22 근복부의 횡단면. 근육은 근외막(epimysium)이라고 불리는 근막의 층으로 싸여있다. 이와 동일한 덮개가 안쪽으로 확장되어 근복부를 많은 격막으로 나누는데 이를 근육다발막(perimysium)이라고 한다. 이러한 격막들은 긴 근세포들을 하나로 묶어주며, 근섬유들의 평행한 배열을 보존하고, 건과 뼈에 연결되는 근육의 각도를 결정한다.

(hollow bone)의 내부를 덮고 있는 골내막(endosteum)에까지 연결된다.

결합조직은 다른 특별한 조직들과 결합하여 그 장기의 모양을 이루고 그것들에 혈관과 관들을 공급한다. 결합조직은 이들 기관들을 하나로 묶어주며, 체강내에서 그들이 공간적으로 적절한 관계에 있도록 매달아준다. 그것은 혈관과 림프관들의 벽을 형성하며, 이 관들의 주위를 둘러싸고, 근육과 뼈와 장기들 사이의 공간에 관들을 고정시킨다. 결합조직은 동일한 방식으로 신경들을 고정시킨다.

요약해서 말하자면, 결합조직은 신체의 모든 세포들의 직접적인 환경을 구성하고, 그 촉촉한 섬유성의 점착성 층과 띠로 모든 구조물들을 둘러싸고 결합한다. 결합조직의 복잡성과 연속성 때문에, 이 그물망은 신체에서 가장 크고 가장 확장된 기관중

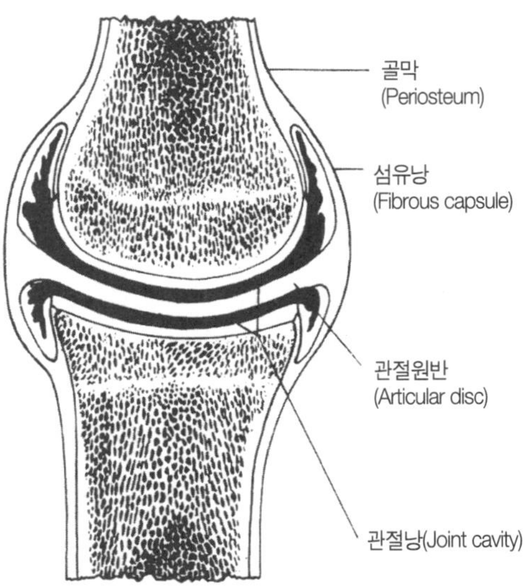

그림 3-23 뼈 주위를 둘러싸고 있는 결합조직을 골막(periosteum)이라고 부른다. 이는 뼈의 표면으로부터 관절낭과 인대와 건과 근낭으로 연속되며, 따라서 모든 뼈와 관절, 근육을 구획(compartment)의 하나의 솔기 없는 집합으로 감싸준다.

의 하나이며, 완전히 발달된 기관으로 여겨질 수 있다. 그리고 어떤 기관도 이렇게 인상적으로 다양한 기능들을 가지고 있지는 않다.

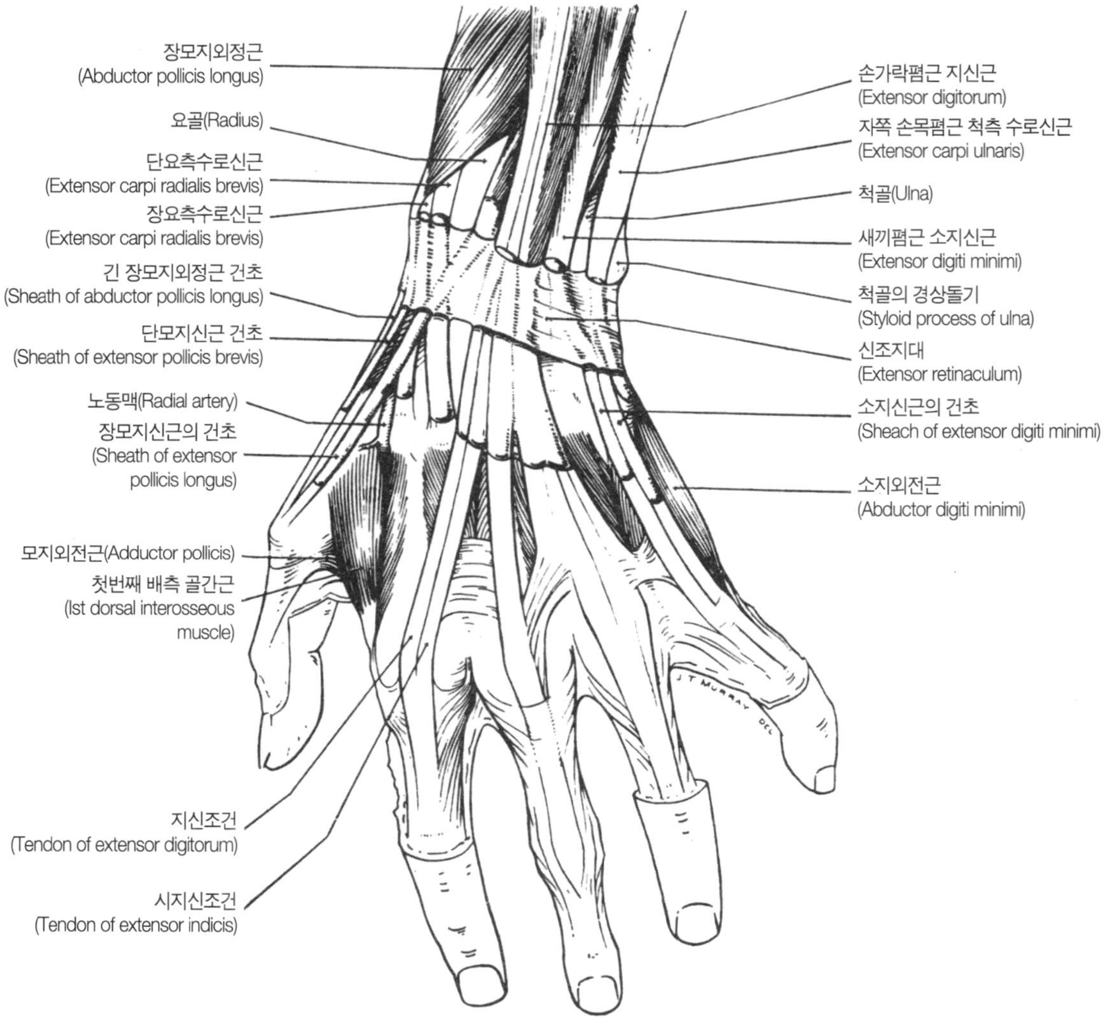

그림 3-24 건, 인대, 건초, 그리고 건을 장소에 고정시켜주는 지대(retinaculum)는 모두 결합조직의 연속적인 구조들이다.

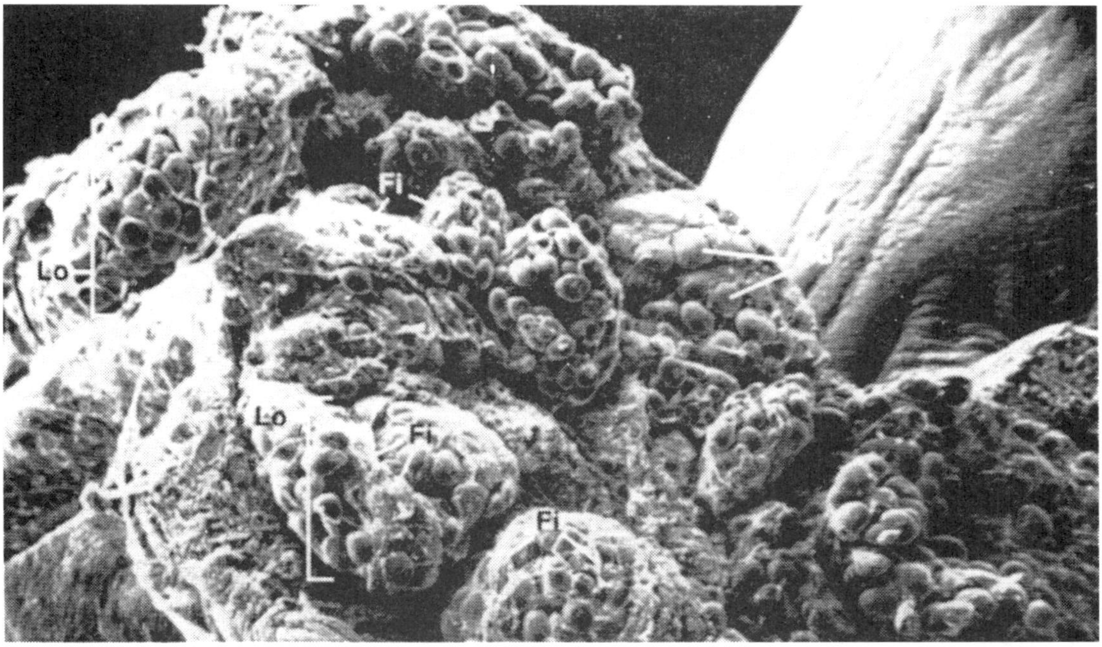

그림 3-25 지방 저장 세포들은 콜라겐 망상구조에 의해 둘러 싸이고 한데 묶여 지방조직이 된다.

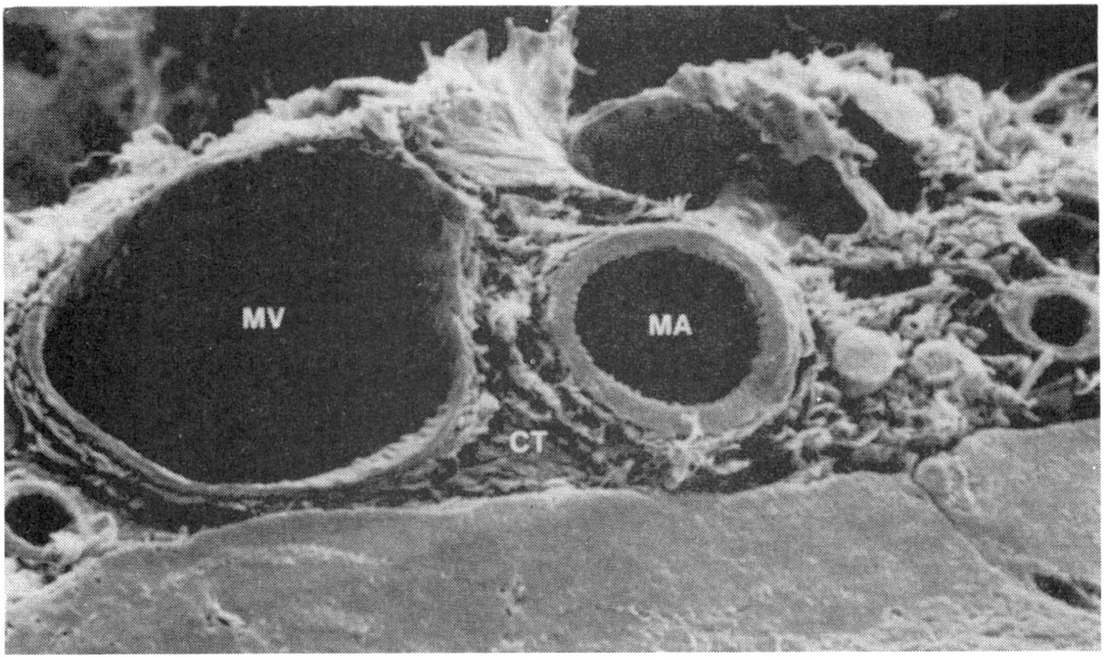

그림 3-26 동맥과 정맥은 결합조직에 의해 둘러싸이고 부위에 고정된다. MV : 근육 정맥, MA : 근육 동맥

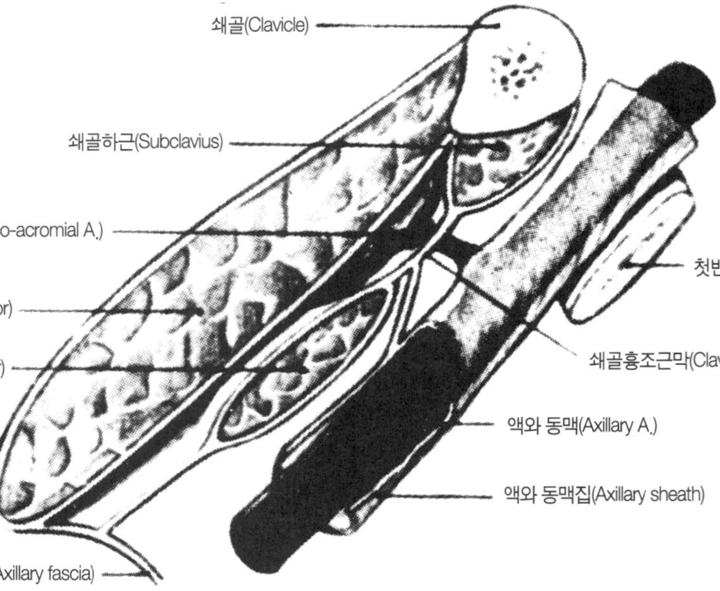

그림 3-27 모든 분리된 부분들이 다른 곳으로 연속되는 근막 초(sheaths)에 의해서 기관, 계(systems), 사지(limbs), 기타 등등의 부위에 결합된다.

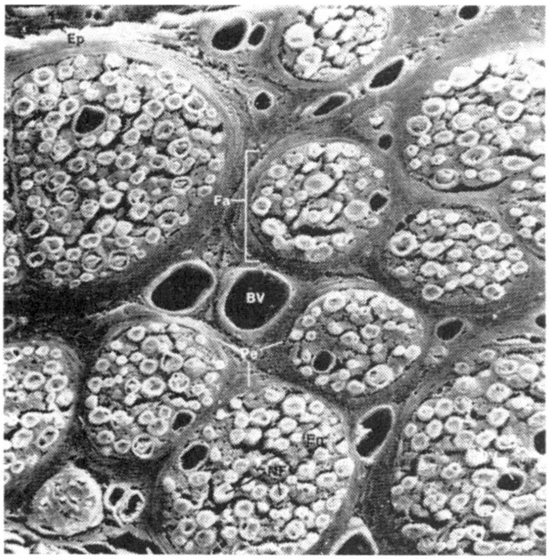

그림 3-28 신경줄기(nerve trunk)들은 결합조직에 의해서 함께 다발로 묶여지고, 이 다발 속에서 세밀한 결합조직의 그물망이 마치 근복부의 안에 있는 격막들처럼 각각의 신경섬유들을 둘러싸고 있다.

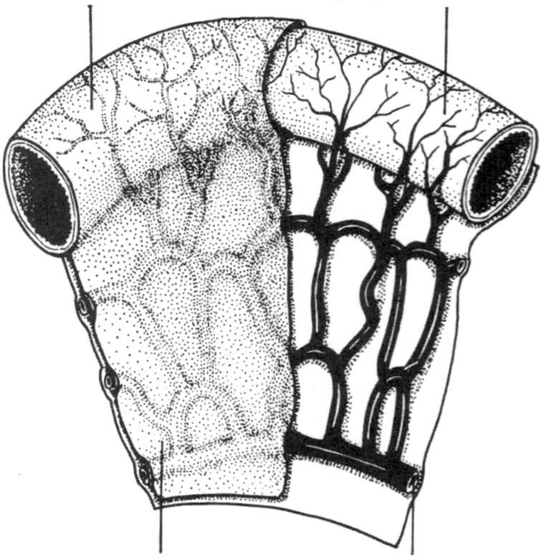

그림 3-30 결합조직인 복막은 장에 혈액을 공급하는 혈관들을 일정한 위치에 고정시키고, 소화관들의 굴곡(curve)들을 결정한다.

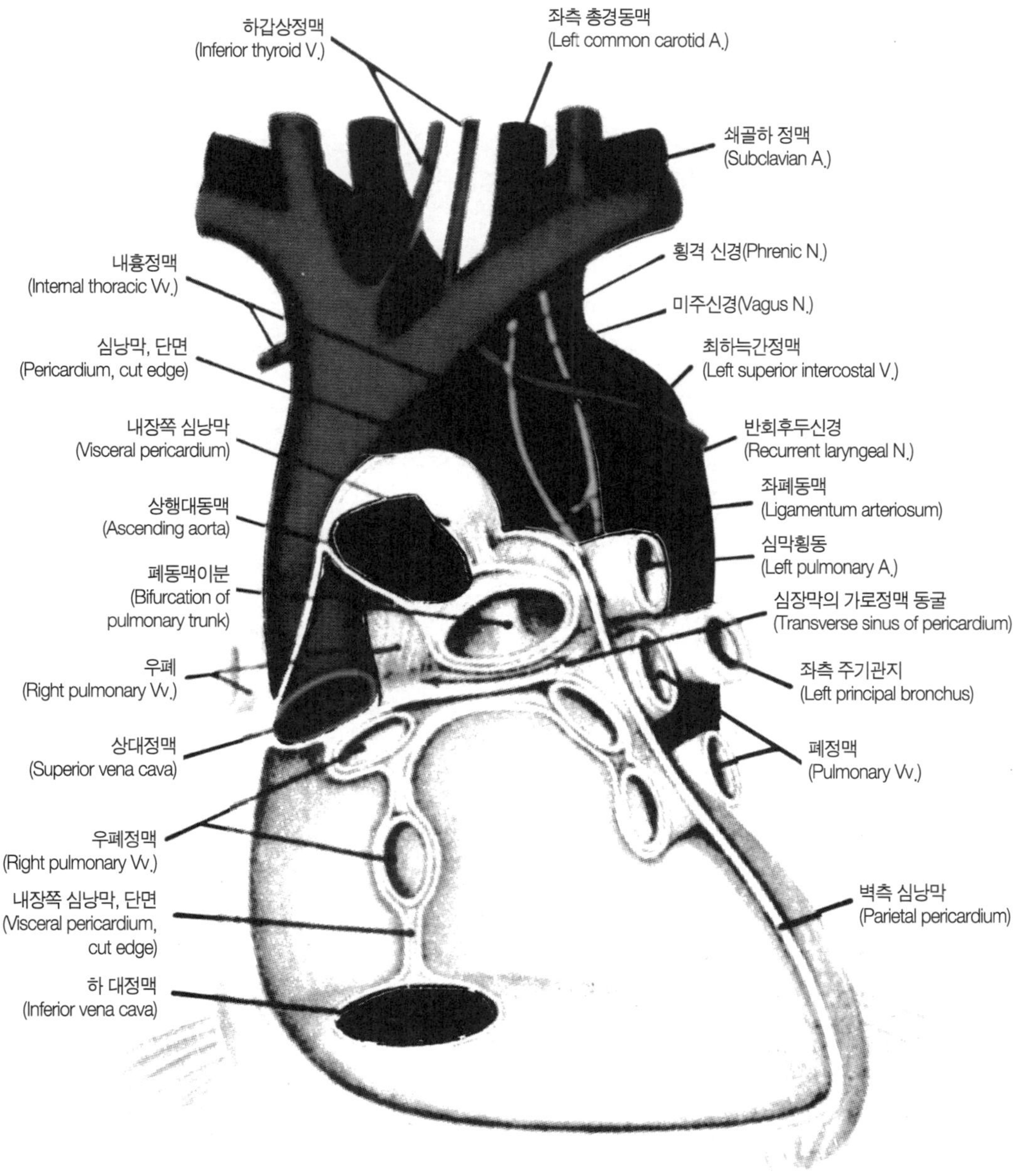

그림 3-29 심장 주위를 둘러싸고 있는 막을 형성하는 결합조직을 심낭막(pericardium)이라고 한다.

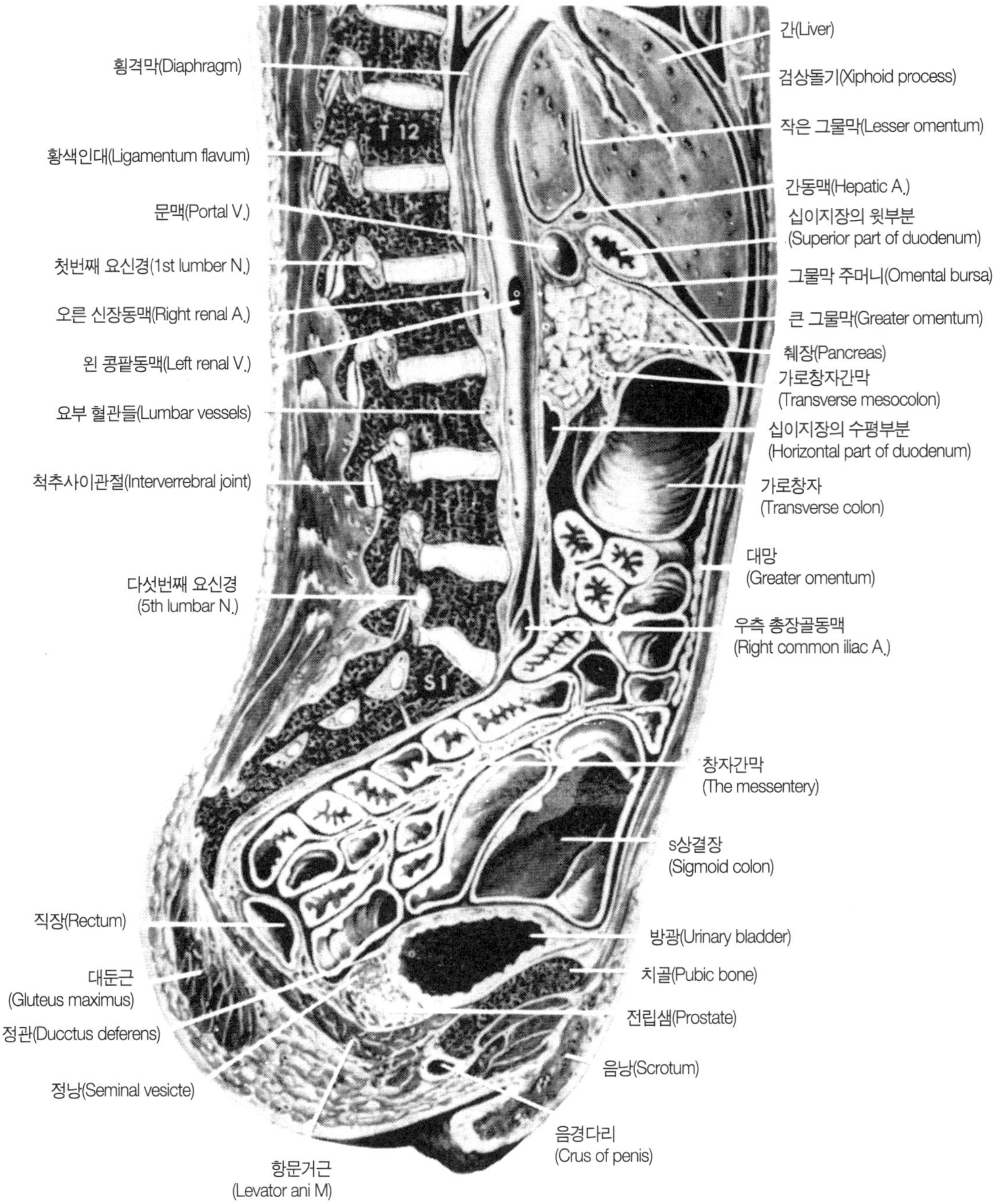

그림 3-31 각각의 내장기들은 결합조직으로 싸여있고, 이는 각 장기들을 다른 장기와 적절하게 연락되도록 결합하며, 이 장기들이 적절한 위치에 머물 수 있도록 체강의 내벽에 고정시켜준다.

정수압

각각의 세포들, 조직들, 그리고 다른 장기들을 지지하는 기능에 더해서 이 결합성 기관은 전반적인 구조 유지의 목적을 수행한다 - 결합조직은 뼈들과 함께 짜여져 우리의 자세를 지지하고 모든 다른 것들이 매달려 있게 되는 가동성이 있는 뼈대를 만든다. 일반적으로 우리는 결합조직이 골격에 제공하는 주된 지지작용과 같이 인대는 관절 주위를 잡아매고 있고 건들은 근육을 뼈에 묶어준다고 생각한다. 하지만 실제로 상황은 그보다 훨씬 더 복잡하다. 관절낭들과 건들 뿐만이 아니라 글자 그대로 모든 결합조직들이 - 그것들이 함유하고 있는 액체들을 포함해서 - 골격의 체중부하능력을 부여한다.

이것이 어떻게 작용하는가를 보기 위하여 우리는 신체를 물로 가득 채워진 거대한 주머니로 간주할 수 있다. 이 주머니의 표면과 내부는 완전히 균일한 형태로 마치 가득 채워진 풍선과 같으며, 이 주머니는 땅 위에서 약간 편평해진 구형 모양으로 안정된다. 그러나, 만약 우리가 끈으로 이 구를 두르고 꼭 묶으면 흥미로운 일이 발생한다. 이 구는 원기둥 모양으로 변형되고 서 있을 수 있게 된다. 그리고 만약 우리가 끈을 계속 더해주면, 우리는 원기둥을 더욱 길고, 얇게 만들 수 있고 다양한 모양으로 변형할 수 있다. 내부에 어떤 고형의 재료도 넣지 않고 말이다. 주머니가 충분히 질기다면 (그리고 결합조직이 매우 질기다는 것을 기억하라), 우리는 원기둥을 꽤 단단하게 만들 정도로 충분한 정수압이 만들어질 때까지 계속 끈으로 잡아 매고 압박할 수 있다.

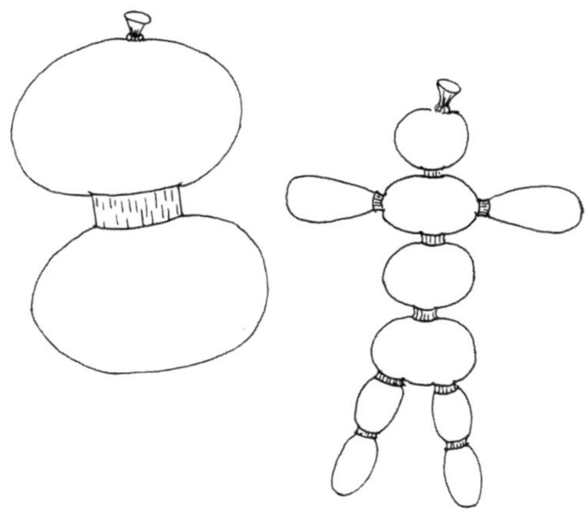

그림 3-32 결합조직 틀 안에 있는 정수압의 힘에 대한 설명을 위하여 그린 물풍선들의 결합

이는 식물의 꽃대를 꼿꼿이 유지해주는 것과 정확히 동일한 종류의 수압이며, 또한 혈액에 의해 해면체(corpus carvernosum)가 팽창될 때 남성의 성기가 발기하는 것과 정확히 같은 종류의 힘이다. 이러한 관점에서 우리의 원기둥은 실제로 직립형태로 존재하기 위한 내부의 골격을 필요로 하지 않는다. 사실 원기둥 내부의 골격은 주머니의 압력이 가해진 벽들의 장력에 의해 단독으로 지지되어 그 발가락이 바닥에 닿지 않도록 꼭대기에서부터 매달려 있을 수도 있다.

물론 이는 우리 몸의 물주머니들을 묶어주어 원기둥 모양으로 만들어 주고 이것들에 강도를 부여할 수 있을 만큼 충분히 탄탄하게 압박하여 모양을 만들어내는 다양한 결합조직의 띠(band)와 끈(cord)들이 하는 일이다. 모든 띠들과 끈들이 적절히 조절이 되어 정수압이 강하고 균형잡혀지면 이 장력성 힘은 홀로 우리 몸을 직립자세로 유지해 주는 방향으로 지속적으로 움직이고, 우리에게 마치 우리의 골격이 우리 머리의 꼭대기에 매달려 있는 것처럼 경이롭게 가벼운, 어느 정도는 문자 그대로 "하늘에 매달린(sky hooked)" 것과 같은 느낌을 줄 수 있다.

텐스그리티(장력우지)

활동성 근육들과 연결되는 결합조직의 틀은 이러한 정수압(단지 외부의 포장에 의한 것만이 아니라 모든 근막 구획에 의해 발휘되는) 이외에 골격의 직립 구조에 다른 종류의 결정적인 장력을 제공한다. 우리는 서로의 위에 안전하게 고정되어있는 건축용 블록들이 쌓인 퇴적물로 구성된다기 보다는, 막대기와 당김밧줄(guy-wire)로 구성되어 있고, 이러한 구조물의 안정성은 편평하게 쌓여진 표면에 달려있는 것이 아니라 막대기들이 이루는 적절한 각도와 밧줄들의(wire) 균형 잡힌 장력에 달려있다. 비크민스터 풀러(Buckminster Fuller)가 이 구조의 원리를 설명하기 위해 "텐스그리티(Tensegrity)"라는 용어를 만들어냈고, 이에 대한 그의 독창적인 실험들로 이 텐스그리티 구조가 최소한의 재료들로 최대한의 안정성을 이루기 위하여 자연에서 자주 사용되는 방법 중 하나라는 사실이 밝혀졌다.

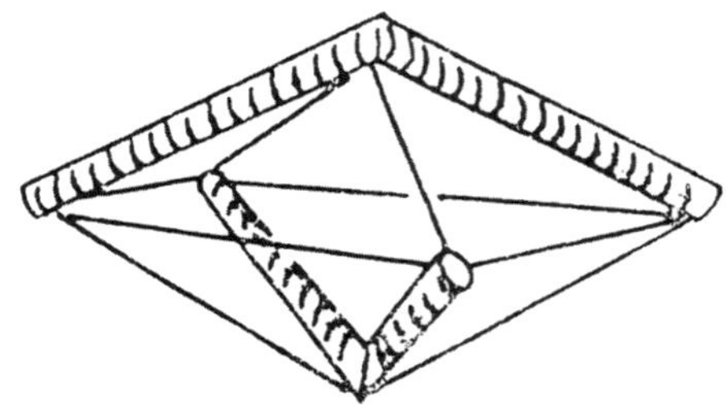

그림 3-33 단순 텐스그리티(Tensegrity) 구조. 뼈에 해당하는 단단한 관들과 근육과 건의 장력성 요소에 해당하는 밧줄들. 대부분의 역학적인 스트레스가 이 장력성 밧줄에 의해 발생되고 단단한 관에 의한 것이 아니라는 점에 주목할 것. 인체에서 결합조직의 밧줄은 신장되거나 꺾이지 않고(snapping) 그 체중의 수천 배를 지탱할 수 있다.

도해된 것과 같이 텐스그리티 구조는 고체의 정육면체만큼 단단하고, 게다가 그 것의 고체 구성물들은 그것에 가해지는 모든 압박력의 절반 이하의 압력을 받는다. 체중부하가 걸리면 단단한 들보(beam)가 펴지는 경향이 있고, 이는 밧줄들의 장력에 의해 방지된다. 이 구조를 견고하게 지탱하는 것은 들보들의 압박력이 아니라 밧줄에 의한 장력이다. 풀러(Fuller)는 이러한 단순 텐스그리티 육면체가 더 크고 복잡한 육면체, 구형, 원기둥, 돛대 모양으로 확장될 수 있으며, 이는 건축학적으로 같은 무게를 지지할 때 고체의 구조물보다 훨씬 더 무거운 부하를 지탱할 수 있다고 설명하였다.

여기를 주목하라. 텐스그리티 단위의 고위 기능이 주로 의지하는 것은 들보의 강도가 아니고 연결 밧줄의 강도이다. 그리고 당연하게도, 이 밧줄들의 장력과 길이의 부조화, 약화, 불균형은 이 구조에서 대부분의 안정성을 빼앗게 된다.

텐스그리티의 이러한 원리들은 결합조직과 근육과 골격 사이의 관련성을 정확하게 설명해준다. 골격 어디에도 수평을 이루는 표면이 없기 때문에 다른 어떤 것들이 그 위에 쌓일 수 있는 안정된 토대를 제공할 수 없다. 우리의 설계는 석수장이에 의해 고안된 것이 아니다. 만약 뼈를 그 부위에 붙잡아 주고 그 축운동을 조절해주는 장력 균형이 없다면, 어떤 뼈에 무게가 가해질 때 그 뼈는 곧 그 관절에서 이탈될 것이다. 단순 텐스그리티 구조에서의 들보들과 같이 우리의 뼈들도 압박을 지탱하는 구성물이라기 보다는 공간을 형성하는 인자(spacer)로 더 작용한다. 더 큰 무게부하는 실제로 뼈로 된 들보들에 의존하기 보다는 결합조직계의 밧줄에 의해 지탱된다.

신체 전체적으로 작용하는 중력의 배분에 있어서 결합조직의 길이와 장력의 적절한 조절은 당연히 매우 중요한 요소가 된다. 요부의 밧줄이 너무 팽팽해지면 척주라는 돛대 전체의 구조적인 본모습에 커다란 영향을 미친다. 그리고, 반대로 상부구조의 균형이 깨지면 하부 구조를 통한 장력의 보상이 요구된다. 안정되며 똑바른 자세와 우아한 거동에 대한 대부분의 구조적인 책임을 담당하는 것은 뼈들이 아니라 압력이 가해진 물주머니들과 장력 밧줄들과 같은 결합조직의 연결망이다.

레토르트로서의 결합조직

우리는 이미 기저물질이 세포간액(intercellular fluids)의 큰 부분을 구성하고 있는 한 기저물질은 모세혈관에서 세포 안으로의 영양소의 이동이나 세포에서 모세혈관으로의 노폐물의 이동과 같은 수많은 대사적 물질교환이 일어나는 장소라는 사실에 주목하였다. 기저물질의 온도, 기저물질의 졸(sol)에서 겔(gel)로의 상대적인 상태, 특별한 화학적인 변화들, 외계 입자들이나 독소들의 존재, 그리고 그 기계적인 활동 모두가 이러한 물질교환의 효율성을 직접적으로 담당한다. 이 기저물질은 순차적으로 식사로 얻는 화학물질들, 호르몬들, 질병들, 신체 전반적으로 발생하는 스트레스 등에 의해 직접적으로 영향을 받으며, 이러한 영향인자들의 작용은 큰 정도로 그 상태에 영향을 미쳐 더 좋거나 더 나쁘게 만든다.

질병 억제

신체를 통틀어 많은 근막의 구획들은 감염과 질병과 종양의 확산을 방지하는데 큰 도움이 된다. 각각의 분리된 구획은 해로운 물질들을 함유하고 인접한 구획들로 유해물질이 확산되는 것을 방지하는 경향이 있다. 이는 부분적으로는 구획의 섬유성 벽들에 의해, 부분적으로는 액체 기저물질의 특별한 화학적 장벽에 의해 이루어진다. 물론 이는 섬유들의 약화나 기저물질내의 보호성 화학물질들의 장애들이 구획에서 구획으로의 질병과 감염의 확산에 직접적으로 기여한다는 것을 의미한다.

어떤 종류의 종양들을 둘러싸고 있는 결합조직들 - 악성을 포함하여-은 이런 관점에서 특히 설명에 도움이 된다. 이런 종양들이 감소되거나 매우 천천히 자랄 때는 둘러싸고 있는 결합조직들은 치밀하고 섬유성이며 점성의 기저물질을 함유하고 있다. 이와는 대조적으로 빠른 성장을 보이는 종양 주위의 결합조직은 훨씬 더 느슨하고 부드러우며, 기저물질은 훨씬 더 수양성이다. 이 종양들 중 일부는 그들의 고유한 용제(solvent)를 분비하기까지 하며 - 하이알루론산분해효소(enzyme hyaluronidase) - 이는 복합뮤코다당(mucopolysaccharides)을 분해하여 좀 더 액성의 기저물질을 생성하므로 종양의 성장과 확산이 훨씬 용이하게 된다. 그러므로 결합조직 자체의 화학물질들은 항체들이나 백혈구들이 그 기저물질들 주위로 헤엄쳐 다니는 정도를 초월하여 신체 면역계의 중요한 부분이 된다.

성장호르몬

뇌하수체에 의해 분비되는 "성장호르몬" 인 소마토트로핀(Somatotrophin) 호르몬은 결합조직에 강력한 영향을 끼친다. 이것은 섬유모세포와 비만세포(mast cell)를 직접적으로 자극하여 기저물질과 콜라겐 섬유들의 생산을 증강시킨다. 성장호르몬은 우리가 배아에서 성인으로 발달하는 동안 재생과 성장과 우리의 모든 세포들의 분비를 자극하는 호르몬이기 때문에 이러한 일들은 놀랍지 않다. 이러한 뇌하수체 분비는 매우 조심스럽게 때에 알맞게 조절되어야 하는데, 그렇지 않으면 전신이나 특정한 신체부위가 지속적으로 자라나서 때때로 괴상한 정도까지 자라기도 한다.

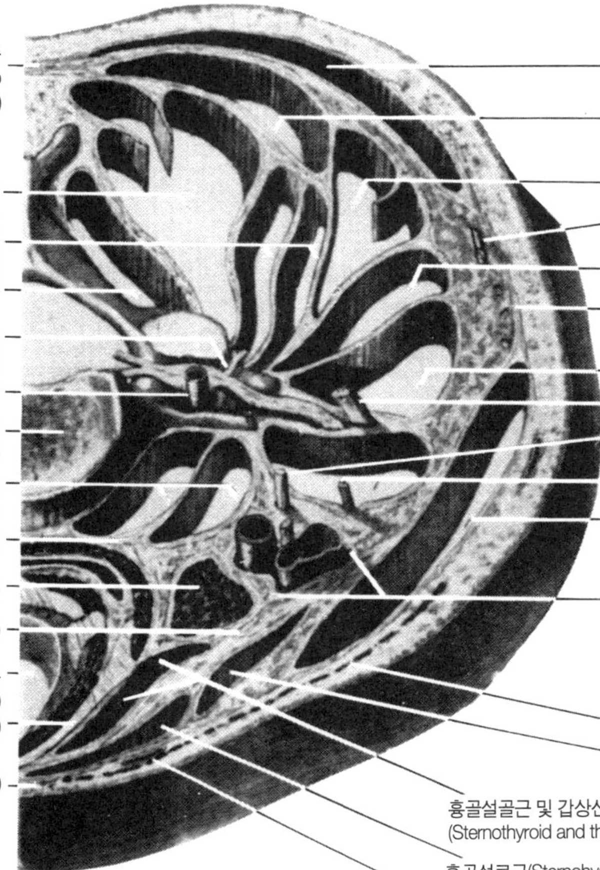

그림 3-34 근막의 평면도 - 여기서는 목의 단면도를 보여준다 - 감염과 질병의 확산을 막아주는 경향이 있는 다양한 구획들의 모양

따라서 성인은 아이들보다 훨씬 적은 양의 성장호르몬을 분비하지만, 이 더 적은 양은 여전히 매우 필수적이다. 근육의 발달을 증가시키는 경우와 같이 성인의 신체에 조직 확장이 필요한 때이면 언제든지 성장호르몬은 반드시 신속히 분비되어 섬유모세포를 자극하여 새로운 근육의 부피를 구성하고 함유하는데 필요한 여분의 결합조직을 생산하게 하며, 더 커진 근육이 새롭게 발휘할 수 있는 더 커진 장력을 견디어 내기 위하여 근막과 건들을 증강시켜야 한다. 그리고 성장호르몬의 분비는 많은 섬유모세포에 의한 콜라겐 섬유들의 빠른 생산이 손상 복구에 필요한 부위인 상처의 회복에 특히 중요하다.

2장에서 우리는 바디워크가 이러한 뇌하수체의 활동에 대해 어떻게 특별히 매력적인 역할을 할 수 있는지에 대해 알아보았다. 우리가 기억하는 부적절한 촉각 자극을 받은 어린 아이들은 신체의 정상적인 성장이 불충분한 "모성박탈 왜소증(deprivation dwarfism)"으로 고통 받는다. 이러한 실패는 이러한 아이들의 혈류 속의 비정상적으로 낮은 수준의 성장호르몬과 엄밀하게 관련이 있다. 피부의 자극은 건강한 뇌하수체 활동에 결정적인 요소임이 명백하게 밝혀졌다. 리튼 가드너(Lytton Gardner)는 모성박탈왜소증에 대해 설명하면서 아래와 같은 내용에 주목하였다.

> 패튼(Patton)과 나는 환경적인 박탈과 정서적인 장애가 내분비 기관에 영향을 미치고, 그에 의하여 어린이의 성장에 영향을 미치는 생리학적인 경로를 가정하였다. 우리의 관점에서 뇌의 고위 중추에서 발생하는 신호는 신경-호르몬적인 기전에 의해 뇌하수체에 영향을 미친다.

촉각 자극(또는 그것의 결핍)은 뇌의 고위 영역에서 어떤 정서적이고 개념적인 반응을 생산한다. 이러한 감정들과 개념들은 전체적인 중추신경계 활동들에 어떤 영향을 미치며, 특히 뇌하수체의 생산수준에 영향을 미친다. 순차적으로 이러한 뇌하수체 분비들은 결합조직들의 건강 상태와 외상에 대하여 반응하는 능력에 영향을 미친다. 이러한 영향들은 모두 바디워크와 관련된 가장 일반적인 결과인 순전한 "이완"과는 매우 다르다.

코르티손

부신선은 뇌하수체와 매우 밀접하게 협조한다. 각각은 교대로 서로의 활성을 자극하거나 억제하는 다양한 호르몬 전달자들을 방출한다. 이들은 함께 신체의 가장 중요한 호르몬 조절 기전인 부신 - 뇌하수체축(adrenal pituitary axis)을 이룬다.

부신 피질에서부터 중요한 호르몬인 코르티손(cortisone)이 분비되는데, 이는 결합조직에 성장호르몬과 정반대의 영향을 미친다. 코르티손은 결합조직의 근원인 섬유모세포의 활성을 억제한다. 피부에 대한 코르티손의 지연된 적용은 섬유모세포의 수를 현저하게 감소시키며, 남아있는 것들도 정상보다 더 작게 만든다.

코르티손(Cortisone)의 이러한 작용은 섬유증(fibrosis) - 반복된 손상(strain)에 의해 근복부에서 발생하는 치밀결합조직의 침착-의 치료에 약리학적으로 이용되어 왔다. 이 호르몬은 또한 항염증성 물질로 작용하여 모든 종류의 염증에 부종과 불편함을 줄이기 위해 사용되어 왔다. 그러나 실제로 장기적으로 볼 때 코르티손에 대한 지속적인 노출로 인한 부작용들이 긍정적인 효과들보다 훨씬 더 크다는 것이 드러났다.

그것이 이러한 손상들과 관련된 부종을 아무리 효과적으로 감소시킨다고 해도, 섬유모세포 활동을 저하시키는 어떤 것도 정상적인 상처와 타박상, 골절, 기타 손상의 회복을 명백히 방해한다. 또한 코르티손은 한때 기대되던 것만큼 감염과 염증성 알러지 반응의 치료에 효과적이지 않은 것으로 알려졌다. 코르티손은 질병의 근본적인 기전이나 감염의 과정에 영향을 미치지 않고 단순히 불편한 증상을 제거할 뿐이다. 사실, 코르티손이 결합조직을 약화시키기 때문에, 실제적으로 이전의 국소화되었던 부위에서부터의 감염의 확산을 촉진하는 것으로 나타났다. 대량의 코르티손을 투여한 동물에서 저절로, 그리고 빠르게 치명적인 감염이 발생했다.

코르티손은 아드레날린(adrenaline)과 함께 육체적, 정신적인 스트레스가 주어지는 시간 동안 부신선에 의해 자동적으로 혈류 속으로 분비되는 호르몬 중 하나이기 때문에 이러한 작용들은 매우 중요하다. 어떤 방식으로든 만성적으로 스트레스를 받거나 마음이 심란해진 개개인들은 일정 기간 이상 동안 그들 신체의 모든 결합조직망이 약화되고 이때문에 모든 종류의 병리적인 침입에 노출된다. 그리고 대부분의 사람들에게서 그 환경은 이러한 아드레날린과 코르티손의 분비를 자극하는 많은 상황을 제공한다. 우리는 일반적으로 도시를 가로질러 운전할 때마다 적어도 한 두 번 정도 이러한 것을 경험할 수 밖에 없다.

우리는 이후에 실제 또는 상상의 위협으로부터 위협받는 개개인의 완전한 경보(alarm) 반응을 더 밀접하게 관찰할 기회가 있을 것이며, 이러한 반응에서 부신의 분비기능이 주요하고 강력한 파괴적인(devastating) 역할을 한다. 하지만 지금도 우리는 바디워크가 우리의 결합조직의 틀에 대해 단순한 스트레칭이나 온열치료에 비해 훨씬 더 긍정적인 작용을 가지고 있으며, 훨씬 더 유연하게 만들어 준다는 사실을 깨닫기 시작할 수 있다. 이는 효과적인 바디워크가 압력과 신장의 물리적인 작용 뿐 만이 아니라, 또한 자극을 만들어내고 신경계를 전체로 편성해주는 *감각(sensation)*이라는 기전을 사용하기 때문이다. 이러한 자극과 편성은 코르티손을 포함한 신체의 주요 호르몬들의 가장 중요한 감독관인 뇌하수체/부신 축의 활동에 긍정적인 영향을 미칠 수 있다.

그리고 섬유모세포와 비만세포를 심하게 억제하는 만성적인 과도한 코르티손의 혈류 내 범람의 예방은 결합조직 틀의 모든 구조적, 대사적, 면역학적 기능들을 직접적으로 지탱한다. 해가 지나갈수록 우리는 일반적으로 일시적인 "이완"과 관련시켜 생각할 수 있는 것들보다 (바디워크를 통하여) 훨씬 더 확장되는 결과들을 보고 있다.

장기로서의 결합조직

결합조직계 전체는 그 다양한 형태에 있어서 충분히 크고 복잡하고 정교하며, 우리가 생존하기에 충분할 정도로 중요하여 신체의 생명기관(vital organ)의 하나로 간주될 수 있다. 사실, 많은 필수적인 기능들을 충족시킬 수 있는 생명기관은 드물다.

배아에서, 나머지 신체의 크기 성장에 대한 청사진으로 작용하는 것은 대부분 결합조직 구조들의 증식이다. 다른 발달하는 조직들은 콜라겐 섬유망에 의해 먼저 형성되는 적절한 구획 안으로 채워져 뼈들과 기관과 기관계를 만든다.

해파리로부터 사람에 이르기까지 결합조직은 구조를 형성하는 일차적인 기관으로, 세포들을 결합하여 분리된 군집들로 만들고, 그들의 형태를 결정하며, 그들을 기능적인 단위들로 형성하며, 유기체 내에서 그들을 함께 매달아 올바른 관계를 유지하도록 한다. 결합조직은 우리 안에 있는 모든 액체와 세포들을 지지하고 함유한다. 그리고 단순히 우리몸의 모든 액체들을 함유하고 있는 것에 더하여 이 조직의 질김은 전신을 기립자세로 유지하고, 삼차원적인 부피를 지지하는데 도움이 되는 정수압의 형성을 담당한다.

뼈와 뼈를 연결하고 뼈를 건에 부착하고, 건을 근육에 묶어주는 것이 바로 결합조직이다. 근육의 수축력은 근육의 노력을 골격의 지레로 바꾸어주는 이 극도로 복잡한 막과 도르래, 경첩, 그리고 밧줄의 시스템이 없으면 완전히 무용지물이다. 이들 결합조직의 상대적인 길이와 탄성은 종종 우리의 움직임들의 가능성과 한계들을 결정하는 요인이 된다. 그리고 이들 동일한 밧줄들과 막들은 수축성 운동을 골격의 적절한 부위들로 전달하는 것과, 그들의 잡아당김을 무한히 다양한 모양과 몸짓으로 옮기는 것 이외에도, 단단하게 신체의 체중을 지탱하는 텐스그리티 구조들을 형성하기 위하여 뼈로 된 공간 형성자들을 지지하는 장력성 요소들을 제공한다.

결합조직은 또한 모든 림프관들과 혈관들과 신경을 위한 섬유성 모판을 형성하여 그것들을 지지하고 적절한 경로에 그것들을 지지하며 유지시킨다. 결합조직은 그것들을 단순하게 정지된 상태로 매다는 것만은 아니다. 이에 더하여 모든 지지하는 그물들은 그들의 구조적 측면에서 연속적이기 때문에, 근육의 동작을 뼈에 전달하는 것과 같이 근육과 혈관과 신경과 내장들 사이의 움직임을 동조하는 것은 바로 결합조직의 연결망이다. 이러한 방법으로 나의 근육들과 나의 골격들의 움직임들은 지속적으로 나의 내부 장기들을 스트레칭하고 마사지한다.

섬유성 구획들의 집합으로서, 결합조직은 전신적으로 모든 종류의 독성 물질의 확산에 대한 물리적, 화학적 방벽으로서의 역할을 한다. 이는 결합조직 고유의 구조적, 화학적인 특성과 백혈구, 항체들, 호르몬들, 그리고 우리 면역체계의 다른 요소들의 세포간 순환을 위한 액체 배지를 제공함으로 인해 이루어진다.

마지막으로, 하지만 가장 중요하게도, 결합조직은 신체의 주요 복구 기전을 구성한다. 결합조직의 화학물질들은 염증성 반응들을 감시하며, 그 액체들은 항체와 백혈구를 운반하여 감염과 싸우게 하고, 그 섬유모세포들은 신선한 콜라겐을 형성하여 새로운 반흔조직으로 상처나 골절을 봉합한다. 대체로, 이 점착성이고 섬유질의 물질은 현저하게 일련의 필요들과 이점들을 우리에게 제공한다. 결합조직은 우리가 우리의 귀중한 바닷물을 우리가 가는 곳 어디든 가지고 다닐 수 있도록 해주고, 우리 주위와 우리 내부에서 우리를 분산시키는 많은 힘들의 한 가운데에서 우리의 유기체들을 온전하게 보존해주는 그릇(container)이다.

결합조직의 치료적인 수기요법

결합조직의 대부분이 살아있는 세포들로 구성되지는 않지만, 살아있는 섬유모세포와 비만세포에 의해 분비되는 액체들과 섬유들로 구성된다. 결합조직의 모든 형태에서 그 전반적인 에너지 수준들을 증가시킬 수 있는 우리의 가장 효과적인 처리방법 중에는 직접적인 압력과 스트레칭이 있다.

이러한 에너지의 증가는 몇 가지 방식으로 일어난다. 무엇보다도 먼저, 시술자의 손에서부터 전달되는 따뜻함이 약간의 온도 에너지에 기여한다. 하지만 훨씬 더 중요하게도, 압력과 움직임과 심부 수기요법에 의해 만들어지는 마찰은 표면 훨씬 아래의 온도와 요변성(thixotropic) 수준을 증가시킨다. 부가적으로, 결합조직을 압박하고, 잡아당기고, 비틀면 마치 해조류(algae)에 의해 막힌 도랑 속의 물을 젓거나 스펀지를 헹구는 것과 유사하게 정화하고 씻어 내리는 작용을 나타낸다. 사실, 바디워크를 할 때 세포간액에서 밖으로 나와서 혈류 안으로 들어가 제거될 수 있는 많은 양의 독소들과 노폐물들 때문에 사람들이 오심이나 두통을 느끼는 것은 매우 일반적이다.

수 세기 동안 결합조직 틀에 대한 수기치료를 위하여 많은 "심부 조직" 기법들이 성공적으로 발달되고 사용되어 왔다. 가장 최근의, 그리고 가장 대중적인 방법 중 하나가 롤핑(Rolfing)이다. 결합조직의 졸/겔(sol/gel)로 변하는 특성들과 그 구조적인 역할들에 본래부터 내재되어 있는 심오한 계통적인 작용들의 구현에 기초하여, 이 기법들은 어디에나 존재하며 가장 근본적인 이 물질의 형태를 바꾸고 에너지를 충전하는 것을 추구한다. 그들은 시술자의 손가락, 주먹, 전완, 팔꿈치, 그리고 발을 사용하며, 때때로 결합조직에 압력이나 스트레칭하는 힘을 가하기 위하여 도구를 사용한다.

특정한 부위에서 특정한 방향으로 주의 깊게 적용되는 이러한 압력과 스트레칭은 결합조직을 부드럽게 하고 길어지게 한다. 결합조직들은 더욱 액화되고 덜 교질화 된다. 두꺼워지고 긴장된 부위의 이완은 새롭고 더욱 활력 있는 전반적인 평형상태에 도달할 때까지 체계적으로 세션에서 세션으로, 부위에서 부위로 진행된다. 이러한 방법으로 하향성 나선의 요변성이 정지되고 역전되기까지 하여 조직의 견고함(consistency)과 전반적인 시스템의 대사율을 증가시킨다.

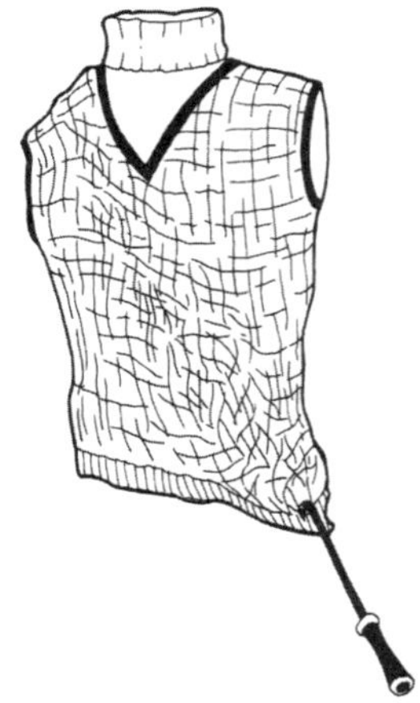

그림 3-35 모든 연속되는 직물에서와 같이, 결합조직 틀의 한 구석을 잡아당기면 전체 구조를 통틀어 당기는 힘이 미치게 되어 근육과 뼈와 신경과 혈관들과 분비선들과 장기들의 피복과 격막이 뒤틀리고 늘어나면서 그것들에 영향을 미친다. 우리는 건강하고 활동적인 근육들이 어떻게 내부 바다의 순환을 적지 않게 도우면서 모든 신체의 구획들과 그들이 함유하고 있는 세포들을 잡아 늘리거나 압박하는지 볼 수 있다. 같은 방법으로 체표면에 대한 압박과 수기치료는 내부에 있는 심부 조직에 영향을 미칠 수 있다.

이러한 종류의 치료방법은 또한 결합조직의 구조적인 특성들을 처리할 수 있다. 사용하지 않거나 잘못 사용하거나 잘못된 자세적인 습관들이나 만성적인 긴장들과 기타 등등은 그들을 반영하는 구조를 형성하는 경향이 있다. 어떤 결합조직들은 두꺼워지고 짧아지며, 다른 것들은 약해지고 길어진다. 근육 주머니(근낭)가 섬유화되거나 인대가 그 관절들을 지지하기 힘들 정도로 과도하게 늘어나 버린다. 중력의 지속적인 잡아당김에 대항하는 것에 현저한 불리함을 초래하는 비대칭과 불균형이 서서히 발전되어간다. 근막의 층이 한데 묶이고, 그들 자신과, 또는 그들의 이웃들과 수소결합에 의해 서로 서로 붙어버린다. 이렇게 다양하게 연관된 문제들이 널리 확산되면, 개인이 그 능력의 제한을 극복하는 것은 매우 힘들어진다. 심부 조직 수기요법자에 의해 유도되는 압력과 운동들은 이러한 퇴행되고 붙어버린 구조들을 재정렬하고, 실지로 "조각"하여 더 효율적인 체중의 분산과 더 넓어진 가동범위가 가능하도록 하기 위해 고안되었다. 시술자는 원하지 않는 수소결합을 물리적으로 분리시키고, 미래의 콜라겐 침착 패턴에 직접적으로 영향을 미치는 더 효율적으로 정렬된 신체 전체의 *스트레스 라인(lineofstress)*을 유도하기 위해 그런 방식으로 강력한 압력을 사용한다.

심부 조직 수기요법자의 입장에서 필요한 노력과 이러한 종류의 시술 도중에 환자가 일반적으로 느낄 수 있는 불편함은 결합조직 형성의 강인성, 완고함(tenacity)에 대한 증거이다. 이 완고함은 비생산적인 통증과 실질적인 조직의 손상을 피하기 위해 민감하고 지혜롭게 다루어져야 한다. 어쨌든, 피부, 신경, 장기들과 같이 시술자가 그것을 통하여 시술해야만 하는 많은 조직들은 그가 작업해야 하는 조직(근막)만큼 강하지 않다. 그리고 근막 그 자체가 신장되는 대신 찢어질 수도 있다. 환자의 근막과 반사 근육 반응(reflex muscular response)을 준비시키고 따뜻하게 하고 에너지를 충전하는 심부 조직 수기요법자의 기술이 환자의 강력한 불편함과 조직의 변화능력에 어마어마한 영향을 끼칠 것이다. 사실, 동화할 수 있어 장기간 지속되는 작용과, 고통스럽고 거부되며 따라서 수명이 짧은 특성 사이의 차이를 만드는 것은 바로 새로운 스트레스와 요구들이 작용하기 전에 조직을 준비시키는 이 능력이다.

몇몇 시술자들 사이에서 잠깐 동안의 강렬한 통증을 약속된 장기간의 호전을 위해 지불해야 할 가치 정도로 생각하는 경향이 있다. 이러한 정당화는 때때로 다양한 조직에 타박상이나 열상을 입히는 과도한 압력이 사용되는 한도까지 도달하게 한다. 이러한 태도는 지각 없는 것이며, 나는 모든 환자에게 바디워크를 시술 받는 동안 심한 통증을 참는 것을 거부하라고 강조한다. 첫째는 급성 통증은 절박한 조직 손상을 알려준다. 두 번째는 실제적인 손상이 없더라도 급성 통증은 유연하게 하고 길어지게 하는 바람직한 과정과 반대되는 반사적인 신경근 수축반응을 일으킨다.

심부 조직 요법에 의해 유도되는 긍정적인 구조적 대사적 변화들과 관련된, 이러한 반사적인 신경근 수축반응을 약화시키는 능력은, 결합조직 자체에 행해지는 어떠한 것보다 적어도 같거나 훨씬 더 중요하다. 우리는 이후의 장들에서 신경근 반사들과 그들의 통증에 대한 반응의 본질에 대해 살펴볼 때 이것에 대해 좀 더 충분히 평가할 수 있을 것이다.

우리는 여기에서 신체의 다양한 조직들의 상호관계에 있어 가장 중요한 특징들에 도달하였다. 단일한 시스템은 없다 - 감각계, 결합계, 근육계, 순환계, 신경계, 기타 등등 - 그것은 모든 다른 시스템들의 건강과 활동의 상대적인 상태에 의해 긴밀하게 영향 받지 않는다. 콜라겐 구조물들에 의해 지지되지 않고 액체 세포간질(ground substance) 안에서 배양되지 않는 신체의 세포는 없기 때문에, 결합조직 망에 영향을 미치지 않고 온도나 압력을 적용할 수 있는 장소는 없다. 그리고 그 반대도 동등하게 진실이다. 우리가 결합조직 틀을 수기 치료하는 방법은 의심할 여지 없이 다른 조직들에 긍정적이거나 부정적인 영향을 가질 것이다.

이들 관계의 긴밀함과 복잡성에 대한 우리의 감각은 신체의 조직과 시스템에 대한 우리의 지식을 더욱 늘릴 때에만 증가할 것이다. 다양한 종류의 수기요법이 강력하게 효과적일 수 있도록 해주는 것은 바로 이 기능과 관계의 복잡한 얽힘이다. 만약 우리가 단순하지만 긍정적인 변화를 어느 한 요소에 도입할 수 있다면, 그 변화는 다른 요소들에서도 그와 같은 긍정적인 변화를 지지하는 경향을 가질 것이며, 모든 요소들의 균형 속에서, 어찌되었든 이는 양호한 건강상태를 구성하게 될 것이다.

하지만 이것은 우리가 한 가지 종류의 조직에서만 우리의 좋은 계획들을 추구하고 모든 나머지 조직들을 무시할 수 있다고 이야기하는 것이 아니라, 우리가 만든 어떠한 호전도 자연적으로 확산될 것이라는 것을 확신하는 것이다. 어떤 의미로는 다른 조직들, 다른 부분들, 다른 기능들의 존재는 우리가 어느 한 요소에 대해서만 작업하고 나머지 것들을 무시하지 않을 것을 요구하는 것이다. 만약 우리가 그렇게 한다면, 우리는 단지 우리의 효율성을 저하시킬 뿐이고 이로움 보다는 해로움이 더 많게 될 위험을 초래할 것이다. 우리는 항상 주의를 국소적이고 객관적으로 예측 가능한 효과에 초점을 맞추려고 하는 경향성에 저항해야 하며, 항상 우리의 생각하고 행동하는 방식에 있어서 훨씬 광범위하고 보다 복합적으로 서로 관계가 있는 과정들을 포함하려는 노력을 해야 한다.

건강을 증진시키는 절대적인 방법을 제공해 줄 수 있는 단일한 해답은 피부나 결합조직이나 우리가 알아볼 다른 기관계들에는 없다. 우리가 우리의 손으로 행하는 어떠한 것이든 인체의 모든 육체적 정신적 요소들이 풀리지 않게 연관되어 있다고 하는 명확한 지식을 마음속에 간직하고 시행해야 한다. 한편으로는 바디워크에 그 힘을 부여하는 것은 바로 이러한 관계들의 상호 연관성이다. 그리고 다른 측면으로는 각각의 개인적인 기술의 한계와 문제를 야기하는 것도 바로 이것과 동일한 상호 연관성이다.

CHAPTER

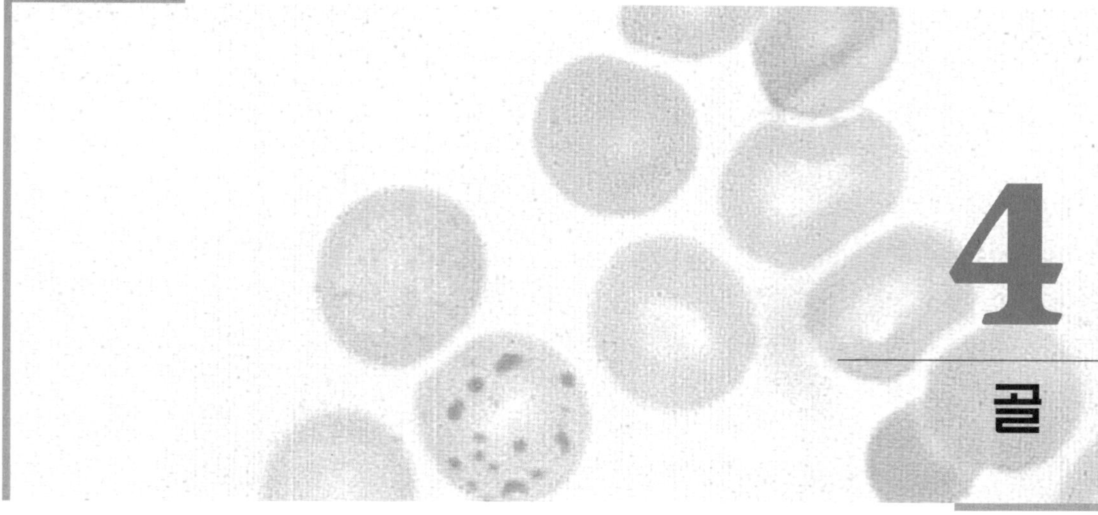

4 골

그녀는 무상한 태도를, 9번 교향곡 같은 얼굴 표정을 지니고 있었다. 이것은 완벽한 영혼을 구성하는 윤곽으로 구체화되었고...... 감성이라는 미묘한 산들바람에 의해 구별되고, 명확하게 되었으며, 단련되고, 조직화되고, 마침내 육신의 모습으로 나타나게 되었다.

- 살바도르 달리, *살바도르 달리의 비밀스런 삶*

기본 원리

최초의 콜로이드성 물방울들과 원시세포들의 화학적인 조성과 복잡한 자기 지속적인 생명과정들은 바다물 속의 조건들에서 기원하였다. 그 때문에 생명체들은 이 때부터 줄곧 체내에 바닷물을 지녀야만 했다. 이러한 모형물처럼 자신의 몸 안에 물을 함유하고 있는 생명체들이 바다에서 등장하게 되고, 건조한 육지에 적응하기 시작하였다. 그들은 자신들을 적응케 하고 진화하게 만든 이런 새로운 환경의 요소와 조건들을 자신의 것으로 내면화하였다.

실제로, 바다를 떠나서 육상 동물이 되고 중력에 종속된 이후로 우리는 처음에 바다의 모형물이 된 것과 똑같은 방법으로 육지의 모형물이 되었다. 우리는 육상에서 체액을 담기 위한 용기를 지탱하기 위해 단단함이라는 특성을 점차로 증가시켜 왔다. 순환기 내에는 수로와 저수지를 가지게 되었고, 체모에는 초원과 숲을 가지게 되었다. 우리는 모공과 구멍이라는 동굴과 균열들로 가득찬 살의 산맥과 같다. 사방이 막힌 계곡처럼 조상의 문화를 보호하기도 하고, 탁 트인 언덕이나 평원과 같이 새로운 주민이나 이주자에 해당하는 미생물로 북적거리기도 한다. 우리는 물뿐만이 아니라 토양과 공기로 이루어진 생태 환경이 된 것이다.

이러한 육상 요소나 구조의 발달을 미처 이뤄내기도 전에 냉혹한 중력의 당김에 좌우되게 되면서, 우리는 어떠한 육상 구조도 납작하게 되지 않고, 어떠한 직립물도 넘어지게 하지 않는, 동일한 유형의 기초나 내적 지지물을 고안해내야 했다. 우리는 자신들만의 지질학을 발전시켜야 했고, 단단한 골을 자신만의 기본 원리로 삼는 법을 배워야만 했다.

골이 함유하는 무기질의 단단함으로 인하여 대개의 바디워크에서는 골을 고려하지 않는 경우가 종종 있다. 부드럽게 하거나, 신장시키거나, 이완시킬 것이 그다지 없고, 감각이라는 면에서 있어서도 그다지 가능한 면이 없다. 대부분의 "골" 요법들은 골을 관절 내에 적절하게 위치하게 하는 것을 우선적으로 다룬다.

오스테오파시나 카이로프락틱은 탈구나 아탈구(작은 탈구)를 다루는 독창적인 방법들을 제시하였으며, 이러한 교란된 골 위치를 교정하는 것이 적절히 관절면을 맞추는 작업이 가지는 단순한 기계적인 이득보다 훨씬 더 긍정적인 효과를 가져 온다는 생각 이상의 것들을 증명하였다. 관절 주위에는 혈관과 신경이 치밀하게 존재하고 있는데 이는 불량한 관절 정렬에서의 죔(pinch)이나 좌상을 동반한 주위 결합조직의 부종이나 비후로 인해 심각하게 압박받을 수 있다. 이러한 충혈은 이 부위를 통한 순환이나 신경 전도에 장애를 주고, 그 관절 자체뿐만이 아니라 동일한 혈관이나 신경의 지배를 받는 기관이나 부위까지 영향을 미치게 된다. 이는 특히 척추에 있어서 그러한데 척추 신경간은 좁은 여유 공간을 두고 후관절 사이에 있는 구멍을 통해 척주 밖으로 나와, 우리 몸의 모든 기관과 근육으로 방사하게 된다. 이러한 신경간이나 지지하는 혈관에 대한 압박은 심한 약화를 일어나게 한다.

그러나 오스테오파시나 카이로프락틱이라 할지라도 통상적으로 골 자체를 변화시키는 것을 목적으로 하지는 않으며 골과 연접 구조의 관계를 교정하는 것을 목적으로 한다. 하지만 우리는 바디워크의 관점에서 골격구조의 여러 가능성들을 검토할 것이다. 왜냐하면 우리 신체에서 가장 단단하며 가장 오래 지속될 것으로 여겨지는 골에는 신체의 모든 조직들이 나타내는 유연성의 범위에 대해 알려주는 것이 많기 때문이다. 외형적으로 단단해 보이지만 골은 항상 형성되고, 변형되며, 첨가되고, 덜어진다. 이 과정은 일반적으로 유기체의 전 생애를 통해 지속된다. 그리고 이는 모든 생물학적인 과정들과 마찬가지로 종국에는 여러 가지 결과를 가져올 수 있는 다양성을 가지고 있다.

모든 골의 성장률, 최종적인 크기 및 모양이 고도의 특이성을 가진 채 유전적으로 정해져 있다는 것은 사실이다. 그러나 일단 우리가 자궁을 떠난 후에는, 물려받은 골격 구조의 특성은 다른 연부 조직의 유전적인 형성에 맞서는 여러 추가적인 영향들에 의해 역시 좌우된다. 촉각 자극, 식이, 운동, 외상, 여러 근육군의 상대적인 강도와 균형, 자세적인 습관, 적절한 사용과 오용 혹은 폐기, 여러 종류의 심리적인 인자들이 유년기, 청소년기, 장년기를 통해서 형성되는 골에 영향을 미치는 조건들이 된다. 이러한 것들은 모두 유전적인 코드처럼 신체 골격에 굳게 결합된다. 다수의 이러한 유형화된 작용들은 바디워크의 긍정적인 효과에 영향을 받기 쉽다.

특히, 유아나 청소년기 또는 손상 이후의 치유기에 있는 장년기의 사람들에게 있어서 바디워크는 골 형성에 있어서 긍정적으로 개입할 수 있으며 개인이 여러 가지의 골격의 변이(abberration)를 피할 수 있도록 도움을 준다. 이러한 관점에서 바디워크는 연부조직과 마찬가지로 골에 있어서도 유익하다. 왜냐하면 이런 식으로 우리가 바꾸려고(shift)하는 것은 "과정(process)" 일 뿐이고 우리가 조장하거나 회피하려는 것은 장기적인 결과이기 때문이다.

수술이나 약물은 국소적인 변화를 일으키는 가장 손쉬운 방법이다. 반면에 바디워크는 장기간에 걸쳐 우리 육체의 능력을 일깨워 내부적인 상호관계를 변화시킨다. 이러한 관계에 있어서 골은 없어서는 안 될 구성 요소이므로 골의 형성은 신체의 여러 과정에서 일어나는 여러 긍정적인 변화(shift)에서 확실한 이득을 얻게 된다.

골의 구성요소

결합조직은 골의 모체이다. 구성 물질로 볼 때는 골의 전구체이고, 말 그대로 골이 형성되는 자궁에 해당된다.

콜라겐과 기질의 결합에 있어서 특이한 점의 중 하나는 졸/겔로 변화할 수 있다는 속성이다. 이로 인해 결합조직이 액체상이나 액체결정의 고체상으로 다양하게 변화할 수 있다. 골은 이러한 연속적인 상태 중에서 가장 겔의 형태를 띠고 있는 것이다. 척추가 점점 크게 복잡하게 될수록 더욱 단단한 지지 및 보호 체계가 필요하게 되었다. 이러한 강도를 얻기 위해 결합조직간질은 특정한 주머니 혹은 주물(molds)을 형성하였다. 그 후, 이 주물은 결정화된 무기질-주로 칼슘과 인이지만 마그네슘, 나트륨, 탄소, 구연산염 불소를 미량 함유하고 있다-과 함께 결합되었다. 이러한 무기질의 결합은 침전작용에 의한 바위의 형성과 다르지 않으며 콜라겐 섬유가 가지고 있는 탄성력에 견고하게 상호결합하는 성질을 가지고 있는 결정의 압박력이 더해지게 된다. 이렇게 결합조직 중 가장 견고한 형태인 골이 태어나게 된다.

"골격(skeleton)"이라는 말은 "건조한"이라는 의미의 그리스어 *skeletos*에서 유래한다. 즉, 건조 과정이나 솔질로 다른 모든 것들이 제거되었을 때 남는 것이 바로 "골격"이다. 그러나 이 때의 잔여물질은 골격의 골격이다. 이것은 깨지기 쉬운 백색의 물질로 살아있는 골의 속성과는 거의 공통점이 없다. 건조한 골에 남은 것은 무기염의 침전물로서 우리 몸의 결합조직의 유연성에 견고함을 더하는데, 이에 의해 자체 무게로 인해 나타나는 중력의 압박에도 불구하고 우리의 몸이 그 형태나 키를 유지하게 된다.

이 건조한 잔여물질이 지니고 있는 무기질 내용물과 구조상의 속성은 대리석의 그것과 유사하다. 압박력에 대하여 견고하게 저항하는 것이 매우 뛰어나고 상대적으로 가벼운 무게를 가지고 있다. 대퇴골의 말단은 1,800에서 2,500 파운드의 압력을 견딜 수 있다.

그러나 이 건조한 침전물은 살아 있는 골의 75%만을 차지한다. 나머지 25%는 결합조직 - 콜라겐 섬유와 기질 - 으로 구성되어 있다. 그리고 갖가지 결합조직은 단지 3%의 수양성 기질과 함께 97%의 콜라겐 섬유로 구성되어 있다.

이 섬유는 모든 방향으로 교차하지만 주로 육체의 무게와 활동에 의해 발생하는 골 내부의 압박력과 장력의 압력선을 따라서 배열된다. 편평한 무기질 결정은 콜라겐 다발 사이에서 수소결합의 역할을 하는 섬유 표면의 동일수소기(hydrogen radical)에 부착됨으로써 침전된다. 살아 있는 골에서의 이러한 콜라겐 간질의 존재로 인해 무기염 단독의 *압박력*에 대량의 *신장력* 및 *유연성*을 더하게 된다. 더구나 긴 콜라겐 섬유에 의하여 편평한 무기질 결정이 치밀한 상호결합을 가지게 됨으로써 골은 다른 방식으로는 가질 수 없던 *전단력*을 지니게 된다.

이러한 구성물질의 혼합으로 인해 골은 금속조차도 갖지 못하는 독특한 구조적인 이점-동시에 고도의 압박, 신장, 전단력을 가지게 됨-을 가지게 된다. 결합 물질들이 바싹 말랐을 때, 남아있는 광물염은 견고하지만 상대적으로 굴곡이나 전단력에 대해서는 취약하다. 무기질 염이 산에 의해 용해되었을 때, 남아있는 콜라겐 간질은 강하고 유연하지만 쉽게 굽어지고 고체성의 구조를 제공하지 못한다. 살아 있는 골은 필요한 힘과 복원력을 가지기 위해서 이 모든 구성성분을 필요로 한다.

골의 형성

살아 있는 골에는 결합조직과 무기질만 필요한 것이 아니라 치밀하게 분포된 혈관과 신경도 필요하다. 건조한 골은 이러한 혈관과 신경이 없어지면서 다공성(多孔性)의 표면을 가지게 된다. 연부조직이 골의 단단한 부분을 관통하기는 어렵기 때문에 골이 이러한 신경, 혈관, 섬유 주위에서 성장하면서 이들을 단단한 구조물 내로 수용하게 된다. 연부 조직을 단단한 골 조직의 침전물로 감싸는 과정은 복잡한 과정이며, 물론 성장 기간 동안에 가장 활발히 일어나지만 어느 정도는 일생 동안 계속적으로 일어난다.

연골 주형

우선, 발달 과정에 있는 태아에서는 *연골아세포(chondroblast)*라 불리는 세포들이 결합조직 내의 특정한 부위에 보이는데 이는 유전적인 프로그램에 의해 결정된다. 연골아세포는 그 자체로서 골을 생산하지는 못하지만, 섬유아세포(fibroblast)가 콜라겐과 기질을 분비하는 것과 유사한 방법으로, 강인하고 나일론 같은 연골을 분비한다. 이러한 연골은 주위의 결합조직으로 스며 나오고, 결합조직은

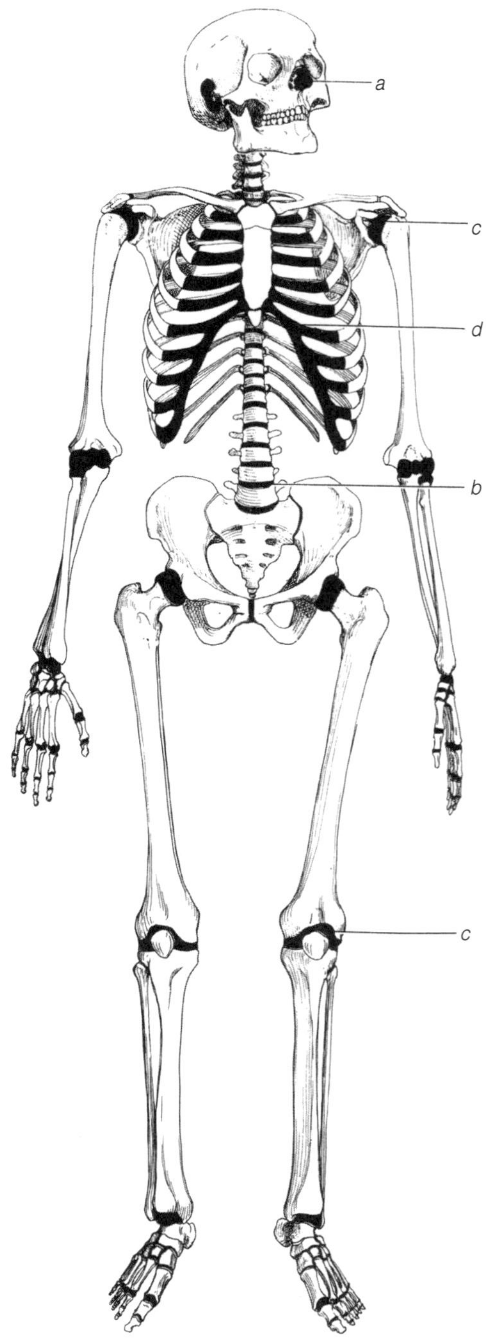

그림 4-1 태아에서 대부분의 뼈는 연골의 원형으로 시작된다. 성인이 되면 도시된 그림에서 오직 검은 색으로 칠해진 부분만 연골로 남는다. 코(a)와 귀, 늑골의 일부분(d), 관절면(c), 추간판(d)

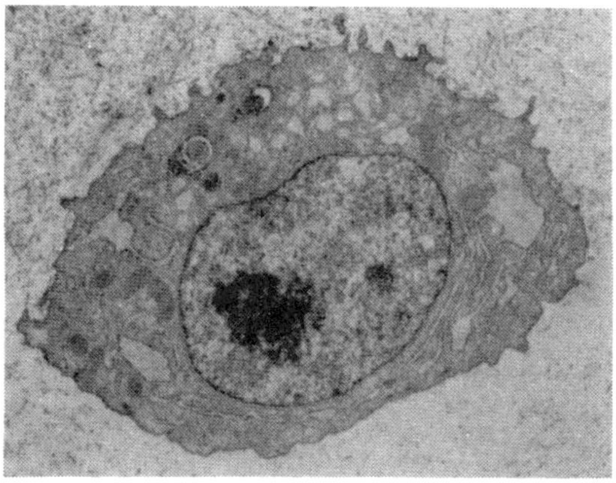

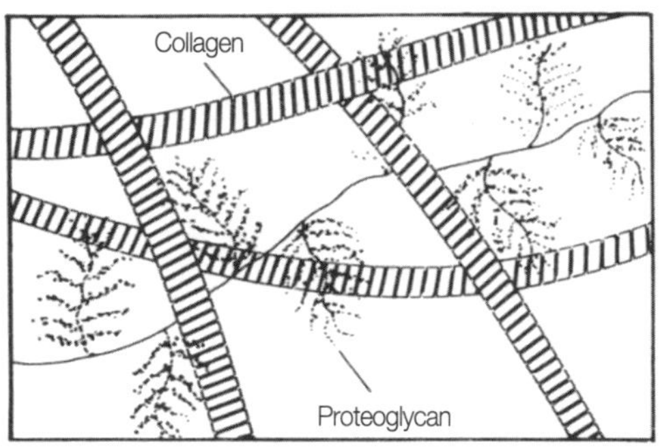

그림 4-2 연골아세포. 이 세포는 주위의 결합조직으로 그물 같은 분자들을 스며나오게 한다. 이러한 성근 그물과, 그물이 잡고 있는 수분에 의해 연골은 나일론 같은 경도(consistency)를 가지게 된다.

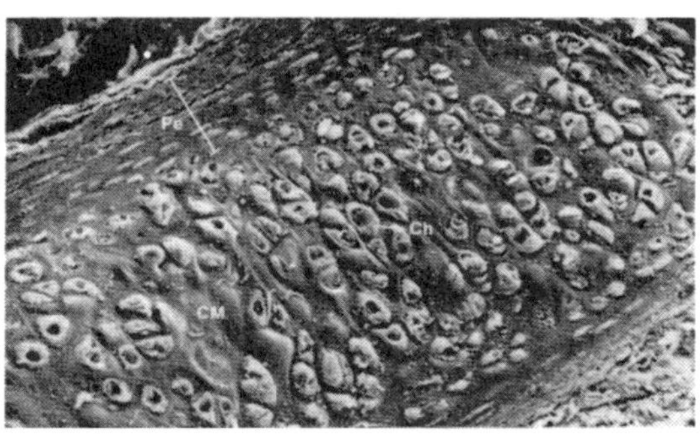

그림 4-3 연골. 연골아세포는 프로테오글라이칸(proteoglycans) 이 삼출되어 형성된 연골 기질 내에 매몰(embedded) 된다.

무기염이 침착되는 정밀한 주형의 역할을 하는 매우 특수한 모양 내에 연골을 함유한다.

연골 주위의 결합조직은 연골 모델을 캡슐로 싸는 콜라겐 막으로 조직화되고, 이 막 내부의 층은 혈관과 신경을 풍부하게 공급받는다. 또 이 막은 지속적으로 고농도의 연골아세포를 생산하는데 이는 계속하여 연골 모델의 표면 성장을 증가시킨다. 이 단계에서의 막의 캡슐을 *연골막(perichondrium)*이라 부른다.

석회화

연골 발달 과정에서의 어떤 시점에 이르러(이 시점은 체내의 골마다 각기 다르다) 연골을 분비해 왔던 연골아세포에 물리적이며 기능적인 변화가 오게 된다. 크기가 커지고, 연골 분비를 멈추며, 용해되어 혈액에 의해 운반된 무기염을 결정으로 응결시키는 작용을 하는 화학물질을 분비하기 시작한다.

이러한 세포는 이제 *골아세포*(osteoblast), 즉 골 생산자(bone producer)라고 불린다. 이들 응결된 결정은 연골 내에 있는 콜라겐 섬유의 수소 결합 부위를 따라 계속 모여들고 점차로 골 형성 과정 중에서 용해되는 연골 모델을 치환한다. 이 즈음에 연골막을 싸고 있는 연골아세포에도 유사한 변화가 오는데, 역시 용해된 연골 모델의 표면에 응결된 무기질 결정의 층을 쌓는 골아세포가 된다. 이 과정을 *골화(ossification)* 또는 *석회화(calcification)*라고 부른다.

골을 형성하기 위해 응결된 무기질 염들이 혈류 내에서 가장 무거운 요소들에 해당된다는 사실은 주목할 가치가 있다. 신체의 가장 무거운 원소들을 결정화시키는 골아세포의 경향성으로 인해 골아세포는 그토록 단단한 기초를 형성할 수 있게 된다. 하지만 바로 이러한 경향성은 또한 몇몇 가장 무거운 독성 물질들(납, 우라늄, 플루토늄 등등)이 골 내부로 찾아 들어가는 이유가 되기도 한다.

이전에 연골 모델이었던 것을 골의 단단한 껍질이 둘러쌀 때까지 석회화는 계속되고, 나머지 연골 모델

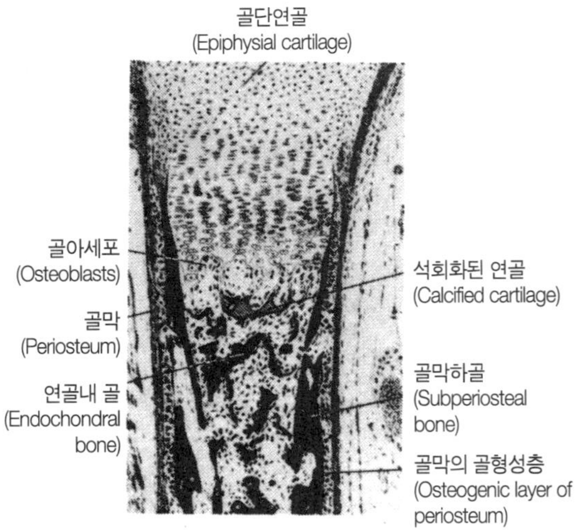

그림 4-4 골화되고 있는 연골. 위쪽의 연골에 있는 연골아세포는 골아세포로 변형되어 내려간다. 이 골아세포는 침전된 무기염으로 연골 기질을 대체하여 골 조직을 형성한다.

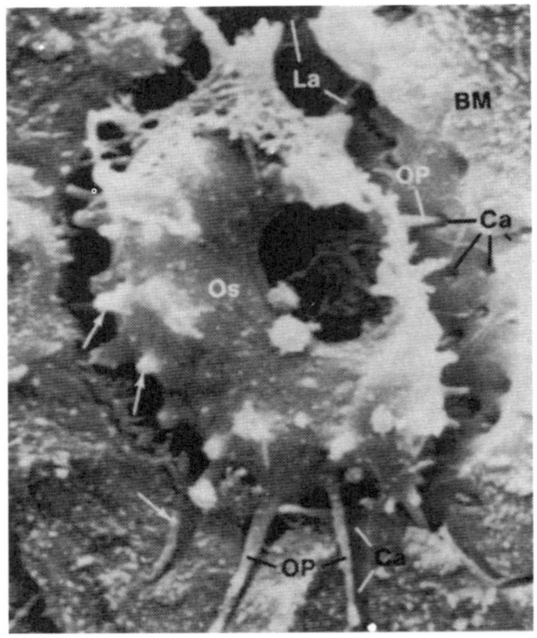

그림 4-5 자신의 주위에 침전된 골기질(BM)에 매몰된 골아세포

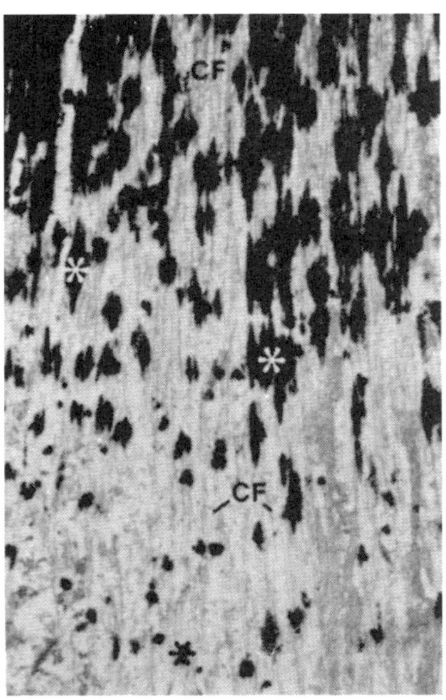

그림 4-6 석회화가 일어나고 있는 모습. 긴 회색선은 콜라겐 섬유이고 어두운 부위는 콜라겐 섬유를 따라서 여러 곳에서 석회화가 일어나고 있는 것이다. 골결정은 수소결합에 의해 콜라겐 섬유에 부착되어 매우 강력한 복합체를 형성한다. 석회화는 크고 어두운 부위에서 더 잘 일어난다.

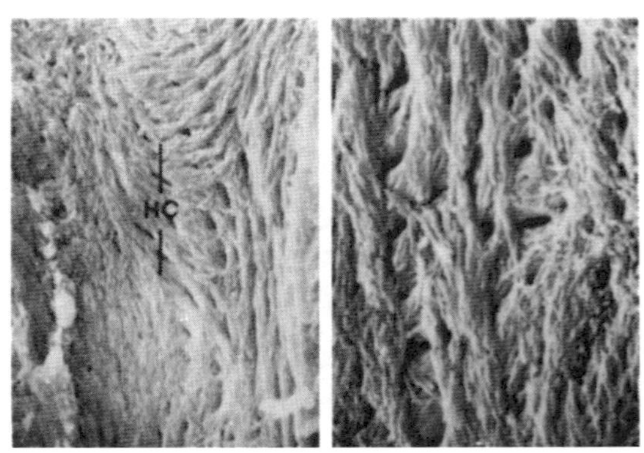

그림 4-7 콜라겐 섬유를 따라 침착된 골 결정

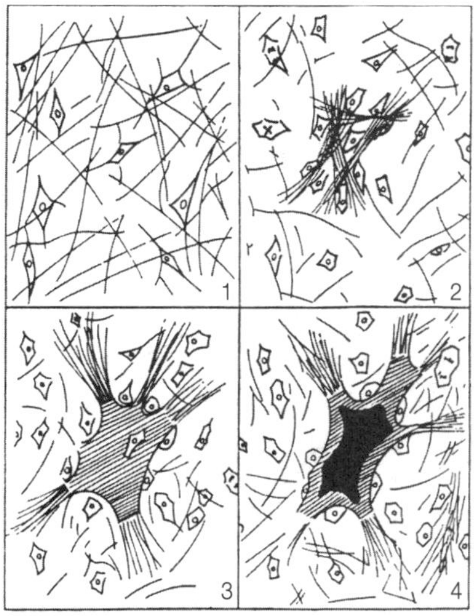

그림 4-8 두개골의 일부를 포함해서 어떤 뼈들은 연골 주형(cartilage mold)의 도움을 받지 않고 결합 조직의 주머니 내에서 형성된다.

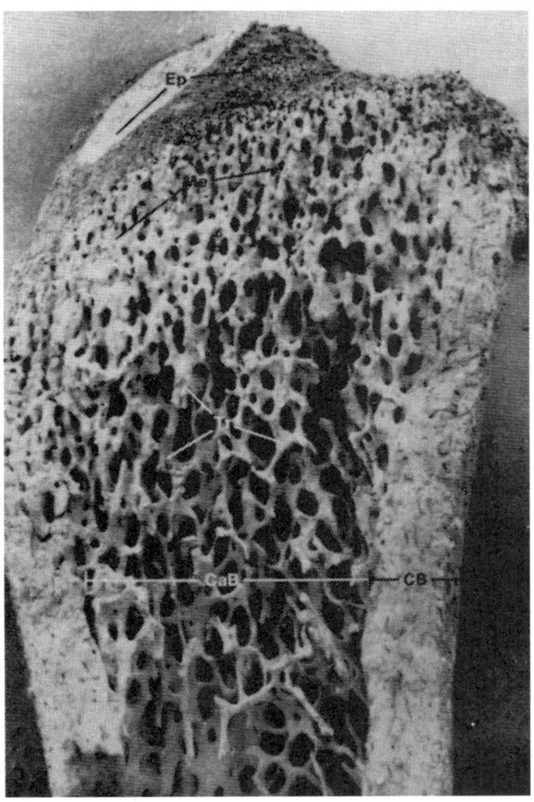

그림 4-9 골소주

들도 용해되어 사라져 *골소주(trabeculae)*(지지대를 의미하는 라틴어 *trabs에서 유래*)라고 불리는 골의 얇은 선으로 둘러진 비교적 텅 빈 공간만이 남게 된다. 개별적으로는 매우 취약하지만 이 골소주는 장력선을 따라서 고도로 조직화되어 있어서 전체적으로 개별 골의 압박력, 신장력, 전단력에 크게 기여한다. 대퇴골에서 잘라낸 작은 입방체 모양의 골소주는 그 위에 올라간 200파운드의 사람을 거뜬히 지지할 수 있다. 세심하게 배치된 골소주 버팀목들은 단단한 골이 가지는 일부분의 무게만으로도 이러한 지지력을 내보일 수 있다.

골막

이러한 석회화와 공동화 과정 동안 연골막은 골의 모든 표면(원래의 외부 표면뿐이 아니라 내부와 골소주까지)을 둘러싸고 있으면서, 강인하고 단단하게 들러붙은 덮개(sheath)로 남아 있게 된다. 연골막에는 점점 혈관과 신경이 풍부하게 분포하게 되면서 골의 생존을 위해서 골아세포의 영양물질, 골 결정물이 용해된 염기, 골에 분포하는 신경을 공급하게 된다. 실제로 골 형성이 진행되면서 이러한 막을 외부 표면에서는 *골막(periosteum)*이라고 부르고 내부 표면에서는 *골내막(endosteum)*이라고 부른다.

이 결합조직으로 만들어진 덮개, 특히 외부의 골막은 우리 몸의 골격 중에서 가장 중요한 구성요소 중 하나이다. 혈관, 신경 및 골을 촉진하는 골아세포가 분포되어 있는 골막은, 수액을 운반하고 나무 줄기의 두께가 두꺼워지도록 새로운 세포를 만들어 내는 형성층을 지니고 있는 나무의 껍질과 유사하다. 골막의 활성은 원래 연골 모델이 그러했듯 그 내부에서의 골의 형성과 밀접한 관련을 가지고 있으며 연골이 용해되어 사라진 아주 오랜 이후에도 계속하여 골 성장을 만들어낸다.

이 골막이 찢어지면 성장하는 골이 찢어진 곳을

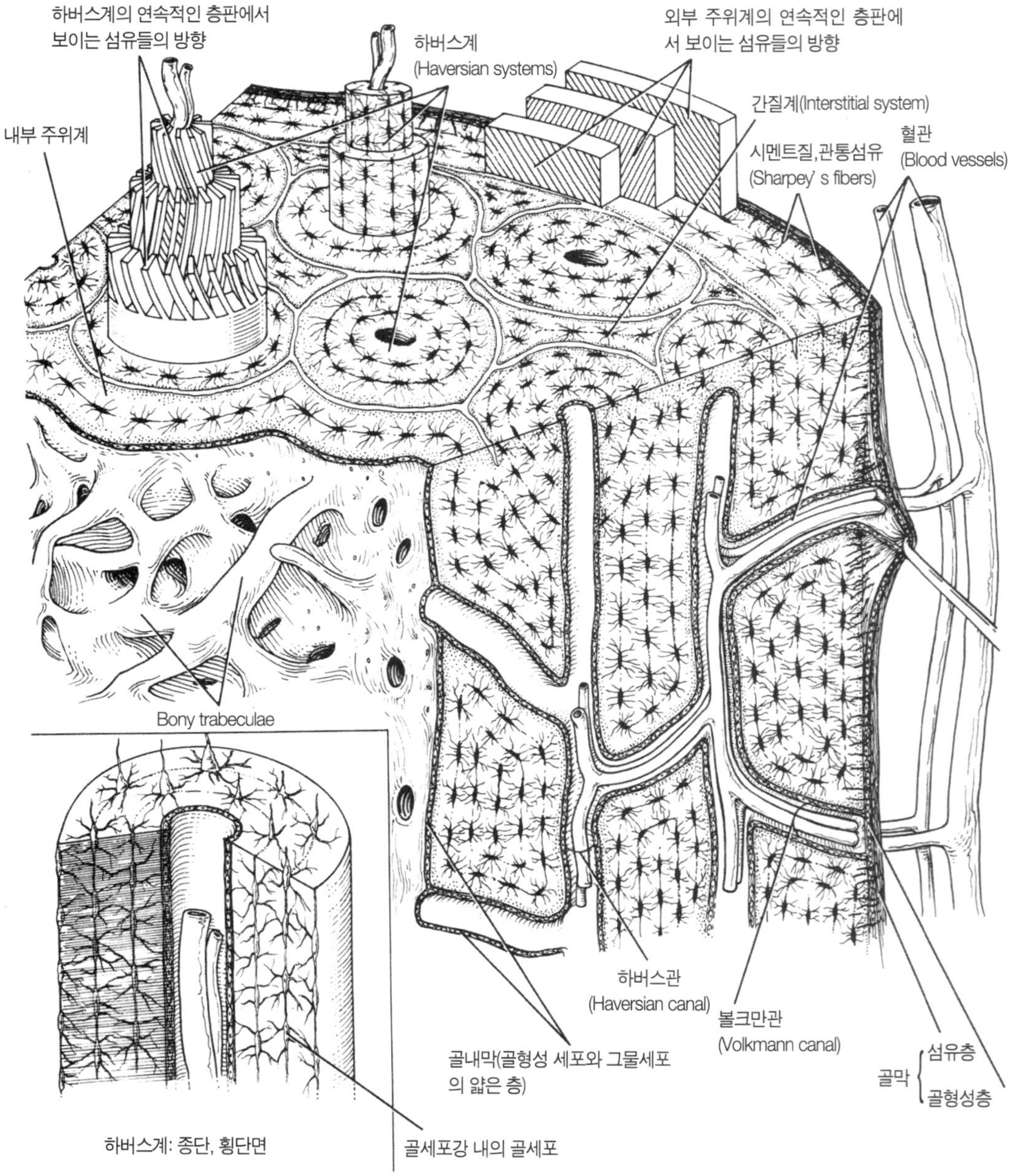

그림 4-10 절단된 골의 모식도. 골막은 오른쪽에 보이는 절개자의 갈고리에 의해 뒤로 젖혀진 가장 바깥쪽에 있는 막이다. 새 뼈가 형성되는 이 막의 골형성층이 안쪽면에 있는 하버스관(Haversian canal), 속이 텅 빈 뼈의 내부(여기에서는 골내막(endosteum)), 골소주의 모든 표면으로 연결되는 것을 주목하라.

통하여 불규칙한 크기로 천천히 밖으로 흘러 나오는데 마치 나무의 찢어진 틈을 통해 송진이 나오는 것과 같다. 골에서 골막이 완전히 벗겨지면 골성 물질이 부패하기 시작한다. 그러나 반대로 만약 골성 물질이 밖으로 다 빠져나갔을 때 골막과 혈액공급과 골아세포가 온전하다면 이것들은 올바른 모양을 가진 새로운 골을 생산하기 위해 함께 작용하게 된다.

실제로 어떤 골은 원래의 연골 주형의 도움 없이도 이런 외부 막의 특성에 의해 완전하게 형태를 갖춘다. 다수의 두개골, 악골, 쇄골의 대부분은 오직 골막의 활성에 의해 형성된다. 이 경우 이전의 연골 모델은 필요하지 않다.

또한 골막은 개개의 골이 같이 합쳐져 연속적인 구조물을 이루는 방법이 되기도 한다. 골막을 고정시키고 혈관, 신경, 골아세포를 함유하고 있는 세포간질(matrix)은 콜라겐 섬유와 기질로 구성되어 있는데, 이는 인체의 다른 결합조직과 다를 바가 없는 구성 성분이다. 골막을 엮어 만든 콜라겐 망은 인대를 구성하는 섬유와 섞이고, 인대의 콜라겐 섬유는 관절로 확장되어 다른 골을 덮고 있는 골막과 합쳐지며 이러한 과정이 계속 된다. 그러므로 이 덮개는 실제로 전체 골격을 통해 계속 연결되어 있는데 각각의 골막은 인대와 관절낭으로 이어지고, 계속해서 인접 골의 막에까지 연결된다.

근육낭과 건도 콜라겐 섬유로 구성되어 있으며 같은 방식으로 적절한 곳에 고정되어 있는데 이는 골에 직접적으로 부착되어 있는 것이 아니라 골막의 섬유와 섞여 있는 방식이다. 건은 골의 특정 부분에 부착되어 있는 것이 아니라 전체 골을 둘러싸고 있는 막에 부착되어 있다. 같은 막이 골의 안쪽으로 있는 막(골내막)과 연결되어 있다는 것을 기억한다면 골, 인대, 근육, 건 사이의 결합의 강도를 짐작할 수 있다. 때문에 큰 근육이 갑작스레 수축하게 되면 그 건이 느슨해지기 전에 때때로 탈구나, 골절이 일어나는 것은 그리 놀라운 사실이 아니다.

골의 성장

연골과 골의 초기 형성은 인간 발생 과정 중 매우 초기에 일어나며 대부분은 자궁 안에서 일어난다. 모든 연골 모델은 태아의 4~5개월에 형성되며 출생 즈음에는 다수의 골화중심이 활성화된다.

골화가 시작되는 시기는 각기 다른 태아의 경우 어느 단일한 골에 대해서도 매우 일정하며 골화중심은 일정한 순서로 나타나는데 이는 같은 종의 경우 동일한 순서를 따른다. 이러한 초기 발생 과정에서 발휘되는 유전학적인 지혜는 정말 놀라울 정도이다. 골의 형태는 아주 작은 태아에서 초기에 지아(肢芽-limb bud)에서 이미 결정된다. 태생기의 병아리의 대퇴부에서 작은 사지 돌기 부분을 제거하고 실험실에서 적절한 영양분을 공급하면 얼마 안 되는 종자 세포에서도 완전한 대퇴부가 발생한다.

이런 유전학적 프로그램은 결합조직이나 연골 조직에도 일부 포함되어 있으며, 부분적으로는 특정 호르몬(가장 중요한 것은 성장호르몬인 소마토트로핀(somatotrophin)이다)의 결과이다. 발생 체계 내로 분비되는 이 호르몬은 중추신경계와 여러 분비기관에서 나오는 유전 인자들에 의해 조절된다. 자궁 내에서 태아는 양수 가운데 떠 있기 때문에 골은 출생 이후에 영향을 미치는 중력이나 스트레스를 거의 받지 않은 상태에서 원래의 크기와 형태를 형성하게 된다.

그러나 이와 같은 골격의 일차 발달은 일생에 걸친 성장과 변화에 있어서 작은 부분에 불과하다. 초기 4~5년 동안 이차 골화중심은 연골주형 내에서도 나타나며, 이때부터 사람이 약 25세가 될 때까지 매우 활동성인 상태로 지속된다. 이러한 지속적인 발달이 유전적인 요소에 의해서 대부분의 윤곽이 그려진다는 것은 사실이지만 다른 성장성 조직과 마찬가지로 골격의 길이 성장과 두께 성장도 역시 감각 자극, 식이, 운동, 외상, 질병, 정서적인 발달 등에 의해 많은 부분이 좌우된다. 모성박탈 왜소증(deprivation dwarfism)의 예에서 보이듯 이러한 요소들은 유아의 초기에 가장 강력한 역할을 하지만 일생에 걸쳐 골의 성장과 회복에 지속적으로 영향을 미치고, 그리하여 여러 유전적인 유형들을 효과적으로 극복하게 된다.

지속적인 건설과 파괴

15~20세 사이에 고도의 특정 형태를 유지하면서도 전체적인 크기를 수배로 증가시키기 위해서 골 성장은 침착, 파괴, 재침착의 주기 가운데에서 계속적으로 미묘한 균형 상태를 유지하게 된다. 골아세포에 의한 새로운 무기염의 침전이 유일한 성장 방법이라면 이는 단지 원래 모형의 표면에 새로운 골 조직을 얹음으로써 더 두텁게 하고, 나중에는 산호가 자갈을 덮듯이 원래의 모형을 가리는 것에 불과할 것이다. 결국 순차적인 골의 성장에 필요한 또 다른 유형의 세포, *파골세포(osteoclast)*가 존재하는데 이것의 작용은 *골아세포*에 의해 이전에 형성된 석회화된 골조직을 용해하는 것이다.

독특한 골 형성 패턴에 영향을 미치는 것은 바로 이 두 상대적인 세포의 지속적인 공동작용이다.

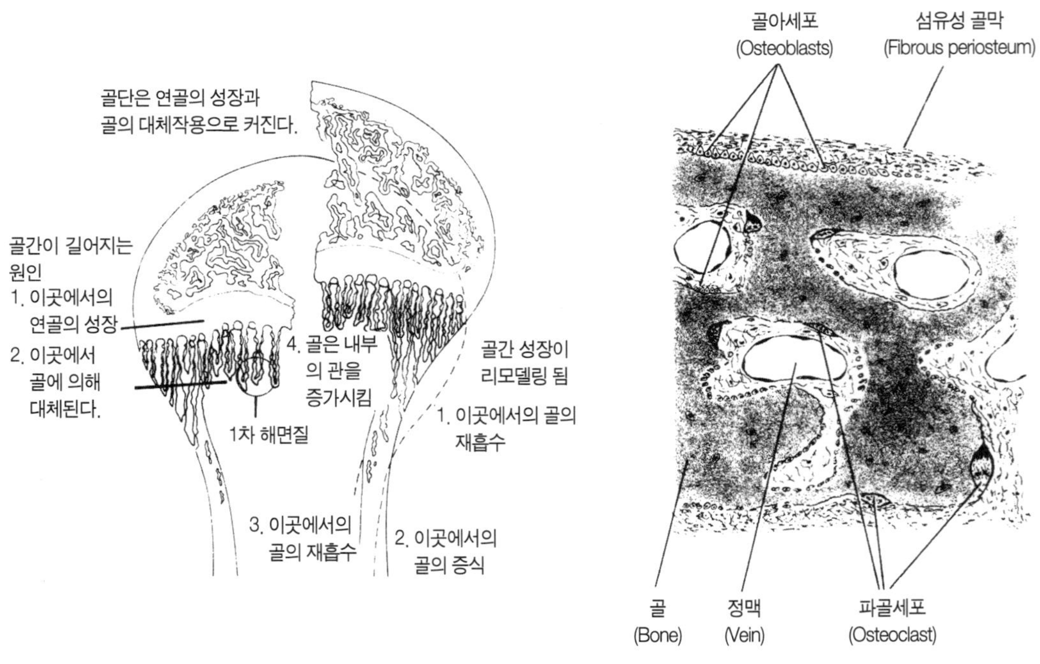

그림 4-11 (골을 형성하는) 골아세포와 (골을 용해하는) 파골세포 모두는 항상 계속적으로 작용한다. 그림은 뼈가 굵기보다는 길이 성장을 위해 치밀하게 협조하는 모습을 보여준다. 이러한 계속적인 과정을 통해 뼈는 근육이나 신경을 포함하는 여러 조직에서 사용하는, 신체의 유리 칼슘 수치를 조정한다.

외부 골막에 있는 *골아세포*가 성장하고 있는 골의 외부 표면에 새로운 무기염의 층을 쌓고 있는 동안에 골내막에 있는 *파골세포*는 내부 표면을 용해시킨다. 그리하여 외부가 단단해지는 것과 비례하여 공동화된 내부가 점점 커지게 된다. 파골세포에 의한 이러한 내부의 용해는 극도로 선택적이어서 적절한 두께의 골벽과 레이스 모양의 골소주를 남기게 되며 이러한 패턴으로 스트레스가 상습적으로 가해지는 골을 가장 효과적으로 강화한다. 이러한 방법으로 골은 지나치게 무거워지지도 않고, 형태의 변형도 없이 커지게 된다. "조직의 고유한 능력은 섬뜩할 정도이다. 골의 단계적인 성장은 정확하게 균형이 맞춰진 침착과 파괴의 과정이다."

골단판

장골의 말단에는 두께가 굵어지는 것보다, 훨씬 빨리 길어지는 과정이 특수하게 활성화되어 있다. 성장이 이루어지고 있는 말단에서는 새로운 길이와 관절면을 만들기 위해 새로운 연골이 지속적으로 더해지고 있다. 이러한 새로운 연골 밑에 있는 *골단판(epiphyseal plate)*이라고 불리는 얇은 부위는 활동성의 골아세포가 연골을 골로 변화시키는 곳으로서 점점 새로운 연골이 더해질수록 골단판은 앞으로 나가게 되어 뒤에는 단단한 골을 남기게 되고, 마침내 골간 내에 있는 파골세포에 의해 공동화되고 골소주화된다.

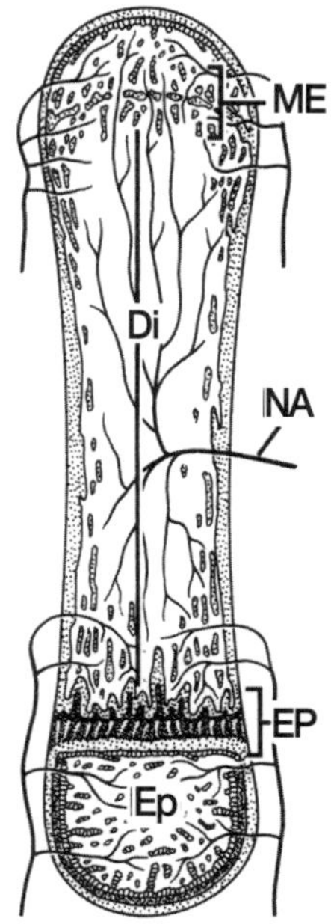

그림 4-12 성장하고 있는 장골.
Ep : 골단, 골의 말단에 있는 연골 주형
EP : 골단판, 이곳에서 연골아세포가 골아세포로 변환되고, 연골은 골 무기질에 의해서 대체된다.
Di : 길이성장하고 있는 골간(shaft)

이러한 길이와 두께 성장은 대부분의 골의 경우 10대 후반까지 이어지게 되며 척추골의 경우 25세까지 이어진다. 그 다음에 골격의 높이는 고정된다. 그러나 파골세포와 골아세포의 용해와 침전 활동은 절대로 이 시점에서 끝나지 않는다. 생애 전체에 걸쳐 지속되며 원래의 유전 프로그램이 멈춘 오랜 이후에도 골이 식이성의, 기계적인, 화학적인, 심리적인 요소들의 영향을 받도록 유지한다.

실제로 골아세포와 파골세포는 여러 가지 영향에 민감하다. 여러 내부 호르몬들은 지속적으로 두 세포의 활동에 영향을 미치는데 특히 두 갑상선 분비 호르몬이 가장 중요하다. 부갑상선호르몬은 파골세포를 자극하고, 칼시토닌은 골아세포를 자극한다.

부적절한 식이는 골격의 성장을 방해하고 성장이 끝난 성인의 골격조차 서서히 손상시킨다. 칼슘, 인, 그리고 여러 가지 미량 무기질의 부적절한 섭취로 인해 골조직의 강화, 재생, 치유가 방해된다. 비타민 D가 없으면 장골의 말단에 있는 연골이 증대되고 통증이 생긴다(구루병). 비타민 A가 없으면 골은 비정상적으로 두꺼워지고 무거워진다. 비타민 C가 없으면 골의 콜라겐 기질이 약해지고 물처럼 변하게 되어 연약해지고 상처가 났을 때 잘 치유가 되지 않는다(괴혈병).

골의 가소성

고정된 것처럼 느껴지는 골의 가소성은 오랜 시간 동안 가해진 스트레스가 골을 변형시키는 것에서 극적으로 나타난다. 이러한 회복력과 반응성은 섬유아세포와 골아세포가 생기를 잃게 되는 노년기에 들어서야 소실된다.

자세성 습관은 골과 다른 골의 관계를 재정렬할 뿐만 아니라 전체적인 형태와 각각의 골관절운동을 변화시킬 수 있다. 예를 들어 기마 자세로 오래 앉아 있으면 고관절에서 관절면이 넓어지게 된다. 만성적으로 앞으로 굽은 자세는 흉곽의 외형을 변화시킨다. 종양이나 심한 자세적인 변이 등에 의해서 골에 가해지는 비정상적인 압력은 국소적인 침식을 야기한다. 근육의 마비나 불용은 그 근육의 건이 부착하는 골을 약화시키는데 왜냐하면 골의 작은 부위일지라도, 자신들에게 주어지는 계속적인 요구에 의해 구조가 만들어지기 때문이다.

일반적으로 모든 종류의 지속적인 스트레스 또는 이러한 스트레스의 부재는 골에 작용하여 골을 변화시킨다. "골은 증가된 운동에 대응하기 위해 리모델링되거나, 운동이 없을 경우에는 위축(atrophy)될 수 있다." 건강하고, 성장이 끝난 성인에 있어서 골아세포와 파골세포가 가지고 있는 활성의 자극이나 균형을 결정하는 것은 일차적으로 그 골에 가해지는 부하(load)이며 이는 결과적으로 골벽의 두께를 형성한다. 어떤 사람이 한 쪽으로만 무거운 물건을 계속 운반한다면 - 묵직한 핸드백을 한 쪽 어깨로만 든다면 - 그 사람의 척추와 이를 지지하는 골소주의 벽은 그 쪽으로 두터워질 것이다.

일반적으로 운동선수들은 무거운 뼈를 발달시키게 된다. 깁스로 고정된 다리의 뼈는 점점 얇아지는데 그 동안 반대쪽 다리의 뼈는 이전보다 더 많은 운동으로 인해 점점 굵어진다. 춤, 운동 연습, 건강을 증진하는 정도의 육체노동 등 의식적으로 균형잡힌 적절한 스트레스와 주기적인 휴식이 교대로 주어졌을 때 골은 강인해지고, 탄력을 갖게 되며, 균형을 갖추게 된다. 반대로 비대칭적인 부하와 무의식적인 오용으로 인해 골격계의 내부적 대칭은 뒤틀리게 된다. 아울러 지속적이면서 장기간에 걸친 스트레스에 의해 성장이 저해되고 오히려 이미 형성된 골마저 서서히 손상된다.

반면에 어떤 스트레스도 받지 않거나, 거의 받지 않는 뼈는 사용하지 않는 근육처럼 위축되게 된다. 분명히 어떠한 스트레스도 없는 것은 너무 많은 스트레스가 있는 경우만큼 골격에 좋지 않다. 쓰지 않는 것은 잘못 쓰는 것만큼 해악이 많다. 이것은 인체의 유연성과 육체적인 건강과 안녕에 있어서 그 유연성이 가지는 역할을 검사할 때 우리가 계속적으로 맞부딪히게 되는 주제이다. 스트레스가 전혀 없는 상태는 육체와 정신의 발달을 위한 최적의 조건을 만들어내지 못한다.

극도의 인내나 극도의 수동성이 발휘되는 상태 역시 우리 건강에 가장 좋은 상태는 아니다. 건강이란 항상 양자의 가운데에서 동적인 평형을 유지하고 있다. 우리는 너무 적은 것에도 괴로워하고, 너무 많은 것에도 괴로워한다. 우리는 모든 요소가 적절한 비율로 있을 때 번성한다. 바디워크의 역할은 스트레스를 제거하는 것이 아니라 개개인으로 하여금 적절한 종류와 적절한 양을 인식하도록 하는 것이다.

골아세포(osteoblast)와 파골세포(osteoclast)간의 생산적인 라이벌 관계처럼 우리 몸의 수많은 양면성 사이에서의 지혜로운 균형으로 인해 우리는 자연스러운 아름다움과 강함을 지니게 된다. 골격에 가해지는

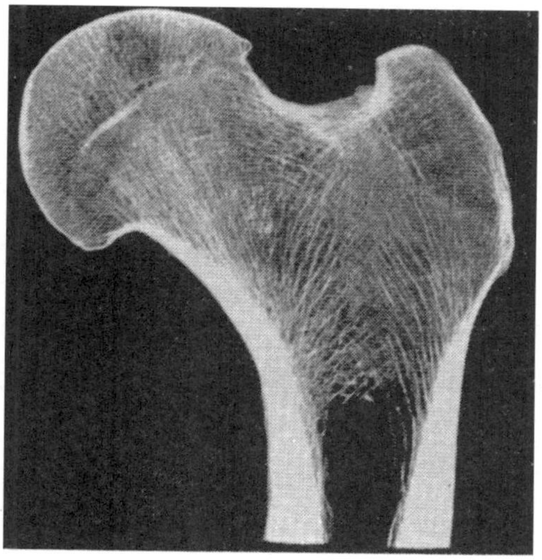

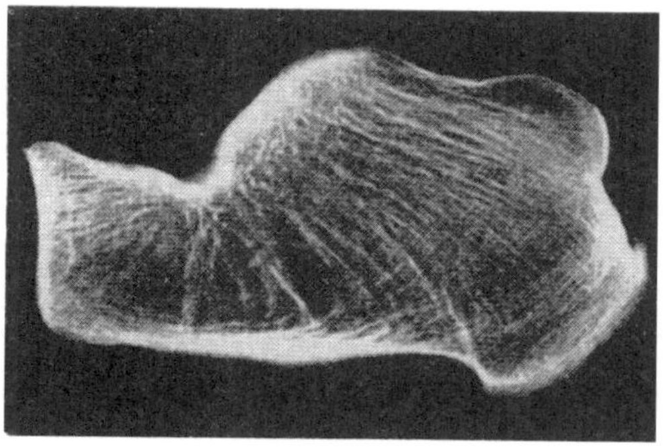

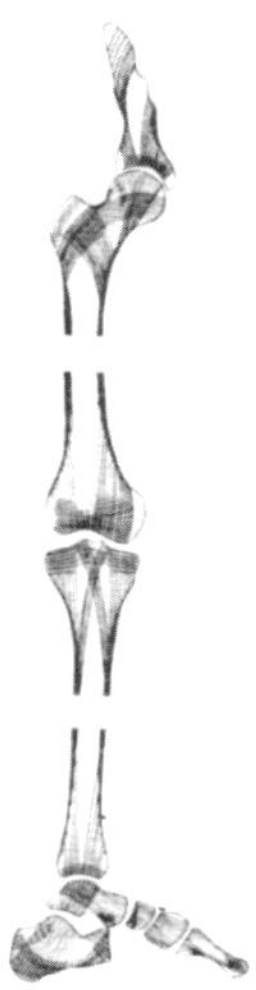

그림 4-13 골벽의 두께와 골소주의 구조선은 대개 뼈에 가해지는 정상 스트레스에 의해 결정된다. 스트레스가 현저하게 증가하거나 감소하면 이들은 빠르게 - 수 주 동안에 - 변화할 수 있다.

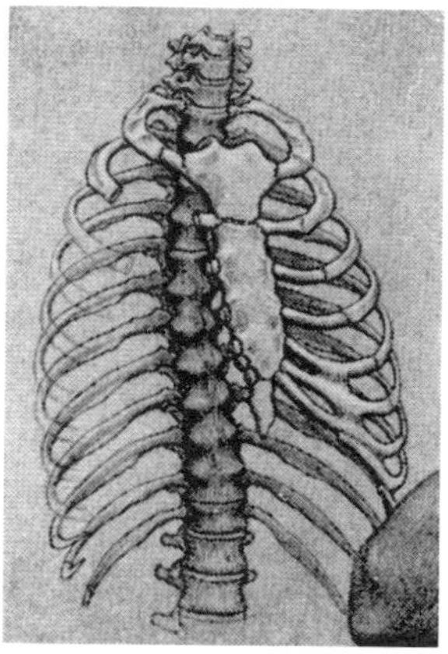

그림 4-14 폼페이에서 발굴된 노예의 척추. 흉추 대부분은 노동으로 인한 극도의 스트레스로 인해 한 개의 뼈로 유합되었다.

부하와 스트레스를 만드는 것은 대개 몸무게, 상대적인 자세 균형, 근육의 긴장도이다. 그러므로 불량한 자세와 불균형 상태에 있는 근육 긴장도를 바꿈으로써 바디워크는 골 성장, 유지, 회복에 큰 영향을 미치는 조건들에 직접적으로 작용한다. 근 이완으로 인해서 관절의 지지가 약하게 된다. 긴장도를 유지하고 있는 근육은 무거운 체중과 같은 방식으로 지속적으로 뼈와 관절에 부하를 제공한다.

새 뼈가 만들어지는 골단판의 양쪽 면을 U자못(staples) 등으로 압박하여 장골의 말단에서 일어나는 성장을 인공적으로 지연시키거나 멈추게 할 수 있다. 못이 박힌 뼈와 지속적으로 긴장된 근육에 의해 관절에 역행하여 압박받는 뼈는 똑같은 생리적인 상황에 처해 있는 것이며 전자뿐만 아니라 후자도 뼈의 성장 패턴을 방해한다. 이와 같은 방식으로 다수의 관절 염증이나 미란이 시작된다고 생각하는 것은 이치에 맞다.

척추측만증

척추에서 가장 흔히 볼 수 있는 변형은 *척추측만증(scoliosis)*으로 이는 척추가 점차적으로 측굴되고 뒤틀려져 척주에서 여러 형태의 비정상적인 만곡을 야기하는 것이다. 이러한 상태는 대개 수년에 걸쳐 천천히 진행되고 결국은 척추 자체가 전체 흉곽과 함께 뒤틀려져 구부정한 자세를 만들고, 동작을 제한하고 종종 심한 통증을 동반한다.

그러나 "척추측만증(scoliosis)"은 어느 특정한 질병의 명칭이 아니다. 그것은 이전에 곧고 건강한 척추에 점차적으로 생기는 특징적인 나사 *형태(shape)*의 명칭이다. 각각의 척추측만증 사례에 있어서 다양한 원인이 있을 수 있다. 어떤 것은 발달 과정 중에 어느 시점에서 나타난 유전적인 기형일 수도 있다. 어떤 것은 다른 질병처럼 갑자기 생긴 뼈의 특정 질환일 수도 있다. 하지만 사실은 이렇게 척추와 흉곽을 뒤틀리게 하는 원인으로 어떤 유전적인 요소도 밝혀진 적이 없고, 어떤 질병도 발견된 적이 없다는 것이다. 그냥 일어나는 것일 뿐이다. 어떠한 성공적으로 치료하는 표준 과정도 개발된 적이 없고, 일반적으로 추천되는 급진적인 유합술이나 정교하면서 사람을 괴롭게 하는 보조기도 만족할 만한 성과 비슷한 것조차 내지 못하고 있다.

그러나 대다수의 척추측만증의 시작과 발달과 관련된 몇 가지 흥미로운 단서들이 존재한다. 우선 척추측만증은 거의 항상 청소년기 동안, 대개 12~16살 사이에 생긴다는 것이다. 그리고 이것은 소년들보다는 소녀들에게서 훨씬 많이 발생한다. 더구나 초기 특징적인 척추의 측굴 및 뒤틀림의 징후가 관찰되는 아이들 중 거의 절반은 별 이상 없이 성장한다.

몇몇은 경증으로 진행되고 상대적으로 작은 비율에서만 결국 극심한 골격 이상으로 발전한다. 엑스레이 검사 상, 뼈들이 실제로 변형되거나 이러한 변위와 관련된 스트레스에 순응하기 *이전에* 정상 위치에서 이탈하여 당겨진 것이 자주 보인다.

청소년기 동안 일어나는 육체적이거나 정신적인 발달에 관하여 우리가 알고 있는 몇몇 사실에 주목하게 된다면 척추측만증의 이러한 일반적인 개요는 지극히 흥미롭다. 일례로 이 기간은 신생아기와 유년기 초기를 제외하고는 인생에 있어서 두 번째로 가장 빠른 성장이 나타나는 시기이다. 특히 대부분의 청소년은 신장이 급격이 증가하는 것을 경험하게 된다. 다른 예로 이런 급격한 성장은 사춘기와 동시에 일어나는데 이는 성적 성숙을 특징짓는 육체적이고 정신적인 혼란을 동반한다. 이것은 유명한 "서투른 시기(awkward age)이다. 청소년은 새로운 육체를 가지게 되는데 그들은 그것을 가지고 무엇을 할지 모른다. 다른 사람보다 빨리 키가 큰 자들은 동료들과 같은 줄에 있기 위해서 전형적인 구부정한 자세를 취하게 된다. 소녀들은 유방이 나오기 시작하고 그들 중 다수는 어깨를 앞으로 내밀고 등을 뒤로 움츠려 이 혼란스럽고 당황스러운 부속물을 위장하려고 한다. 모든 청소년들은 새로운 호르몬, 새롭고 급격히 생긴 자의식, 다양한 욕망으로 충만하게 되고, 성인들에게는 기본적인 역치가 되는 여러 가지 새로운 책임들에 맞닥뜨리게 된다.

이러한 육체적이고 정신적인 혼란 모두는 청소년에게서 많은 양의 근육 긴장을 일으킨다. 그들은 우물쭈물하며 어색해한다. 그들은 손톱을 물어뜯는다. 그들은 발바닥을 바닥에 두드린다. 그들은 긴장하여 터무니 없는 자세를 취한다. 그들은 조그마한 도발에도 펄펄 뛰며 소리친다. 그들은 단단히 감겨 있는 스프링 같다. 동시에 발생하는 이러한 긴장과 거역할 수 없는 성장 사이에서 충돌하게 됨으로써 대부분의 척추측만증이 발생한다는 것이 진실이 아닐는지도 모른다. 감정적인 과정이 근육 긴장을 만드는 동안 척추에서 길이 성장이 신속하게 일어나는 경우에, 뒤틀리고 회전되어 근육이 허용한 공간에 새로운 길이를 맞추는 것을 제외하고 척추가 도대체 무엇을 할 수 있겠는가?

이러한 유형의 인과관계로서 왜 척추측만증이 시작된 많은 아이들이 별 이상 없이 성장하는지를 설명할 수 있다. 이 아이들은 자신들의 감정이 발휘하는 폭력을 조절하고 무의식적이며 자기파괴적이지 않은 방법으로 근육의 활성을 표현하는 것을 터득해낸 아이들인 것이다. 여기 왜 소년들보다 소녀들에게서 더 자주 이환되는지를 암시하는 힌트가 하나 있다. 소녀들은 일반적으로 소년들처럼 싸움(rough-housing), 스포츠, 육체 노동에 자신의 에너지를 쏟지 않는다. 소녀들은 더 조용하고 더 새침하도록 교육받기 때문에 그들 내부를 제외하고는 청소년기의 과활동성의 근육을 쓸 곳이 거의 없다.

골은 근육이 당기는 쪽으로 가고 근육은 신경계에서 우세한 조건에만 반응한다. 척추측만증은 물리적인 힘의 투쟁에 대한 반응이다. 이는 골이 원래 자리에서 당겨져 이탈하고 새롭고 비정상적인 위치에 내재된 구성력에 의해 뒤틀리고 난 후에야 비로소 골질환이 되는 것이다.

이러한 생각이 비록 일부분만 옳다고 하더라도 바디워크는 매우 유용할 수 있다. 여분의 촉각 자극으로 청소년기의 신경계가 긴장된 것을 조직화하고 신체의 성장 패턴을 살필 수 있다. 급격하게 변하는 신체 모든 부분에서의 감각 자극으로 청소년들은 자신의 신체 이미지를 명확하게 할 수 있으며 계속적으로 이루어지는 확장과 이동을 의식적으로 인지할 수도 있다. 이러한 감각 자극이 가지고 있는 긍정적인 측면은 감성적인 수용과 새로운 신체의 통합이 더욱 쉽고 완전해진다는 것이다. 신경근육적인 교육을 첨가하고, 긴장을 조절하는 방법과 에너지를 해가 되지 않는 방법으로 방출하는 방법을 배움으로써 자칫하면 폭발할 수도 있는 사춘기를 압박과 방해와 뒤틀림의 시간이 아니라 거대한 육체적, 지적 진보의 시간으로 만들 수 있다.

골과 신체

광대한 근막 체계(fascia network)와 골은 전체 골격계(frame)를 위해 신체와 그의 각 부분에 대한 지지 작용을 제공한다. 이 두 가지 구조적 요소는 결합조직성 골막, 인대, 관절낭, 건, 근육낭에 의해 하나의 단일한 단위로 짜여진다. 사실 이 요소들을 엄격히 구분하는 것은 다소 자의적인데 골을 포함하여 모든 요소들이 서로 얽혀서 분명한 경계가 없는 결합조직의 약간 다른 형태에 지나지 않기 때문이다. 이 요소들이 합쳐져 결합조직성 케이블과 스페이서(spacer)로 구성된, 복잡하고 유연한 텐스그리티 구조를 구성한다.

편평한 벽돌이 한 장 한 장 쌓여 건물을 지지하는 것과 같은 방식으로 우리 몸의 골격이 자세를 지지하지 않는다는 것을 깨닫는 것은 이러한 단위가 제공하는 안정성을 우리가 이해하는데 있어 결정적인 역할을 한다. 우리의 골격계(frame)에는 편평한 표면이나 쌓아 올려진 요소들은 어디에도 존재하지 않는다. 돌로 만들어진 벽이나 대리석 기둥을 지지하는 것과는 완전히 다른 원칙에 의거하지 않는다면 이 600개가 넘는 모든 뼈들은 우르르 무너질 것이다. 골은 벽돌이 아니다. 골은 복잡하고 역동적인 레버(lever)와 스페이서(spacer) 세트로서 이를 통해 전체 근육구조가 지속적으로 중력과 수축력에 대항하여 균형을 잡을 수 있도록 작용하여 안정적인 기립 자세와 자유로운 운동 두 가지 모두를 제공한다.

골격 자체에는 직립성이거나 안정적인 면이 내재하지 않는다. 그렇지만 결합조직, 근육과 같이 작용할 경우에 견고함을 가지게 되는데 이러한 견고함이 없다면 인간은 오래 살 수 없을 것이다. 두개골, 흉곽, 척추, 골반은 모두 인간이 생존하는데 필수적인 연부 기관(soft organ)을 보호한다. 팔과 다리의 뼈가 없다면 근육에는 팔다리를 뻗거나 걸음을 걷을 만한 힘이 없을 것이다. 골이 없다면 몸은 지지대가 없는 텐트처럼 풀썩 쓰러질 것이다.

이러한 명확한 구조적인 역할에 더불어 골은 우리 몸 전체의 화학반응에 있어 귀중한 기능을 하는데, 골은 정상적인 발달을 하게 되면서 인체 내의 모든 다른 조직과 연결되게 된다. 예를 들어, 산소를 모든 세포와 기관에 운반하는 적혈구, 침입자에 대비하여 내부를 순찰하는 여러 백혈구, 혈액 응고를 시작하게 하는 혈소판은 모두 골수에서 형성된다. 그리하여 혈액과 골은 서로 밀접한 관계를 가지게 되며 나머지 신체의 건강도 이에 의존하게 된다.

또한, 골은 인체에서 칼슘과 인(phosphorous)의 공급에 있어 주요한 저장고의 역할을 하는데 이 두 원소가 혈중에서, 근육에서, 신경에서 적당한 수치로 존재하는 것은 이 조직들의 화학반응에 있어서 절대적으로 중요하다. 인은 우리 몸에서 거의 모든 대사 기능의 연료가 되는 아데노신 삼인산(ATP)을 재생하기 위해 계속적으로 필요하다. 적당한 혈중 칼슘 수치는 정상적인 세포 기능(특히, 근육과 신경에 있어서)에 꼭 필요하다. 저농도의 칼슘은 근육, 신경, 근육막의 흥분성을 증가시켜 근경련을 일으킨다. 반대로 지나치게 높은 칼슘 농도는 신경근활성을 억제하여 이완(flaccidity), 기면증(lethargy)에서 심부전(heart failure)까지 일으킬 수 있다.

이러한 관점에서 근수축이나 신경전도가 골의 성장과 밀접한 관련이 있는 것과 마찬가지로 (혈액에서 칼슘과 인을 운반하여 골결정 내에 고정시키는) 골아세포(osteoblast)와 (결정화된 원소를 다시 혈류 속으로 내보내는) 파골세포(osteoclast) 간의 균형은 혈액화학과 밀접한 관련이 있다. 물론 칼슘과 인의 저장고로서 골 자체는 신경이나 근육의 요구에 의해 영향을 받는다. 이러한 광물질들이 음식으로 적당히 공급되지 않는다면 이러한 부족을 보상하기 위해 마모되는 것은 다름아닌 바로 골이다.

그러므로 골격은 한 가지 이상의 지지와 안정성을 제공한다. 우리가 이미 살펴본 바와 같이 신체의 결합조직과 골격은 고도의 유연성을 가진 기능적, 화학적 관계를 가지고 있다. 더구나 골격은 근육계와 고도의 유연성을 가진 기능적, 화학적 관계를 가지고 있는데 이제 여기에 주의를 기울여 보자.

CHAPTER

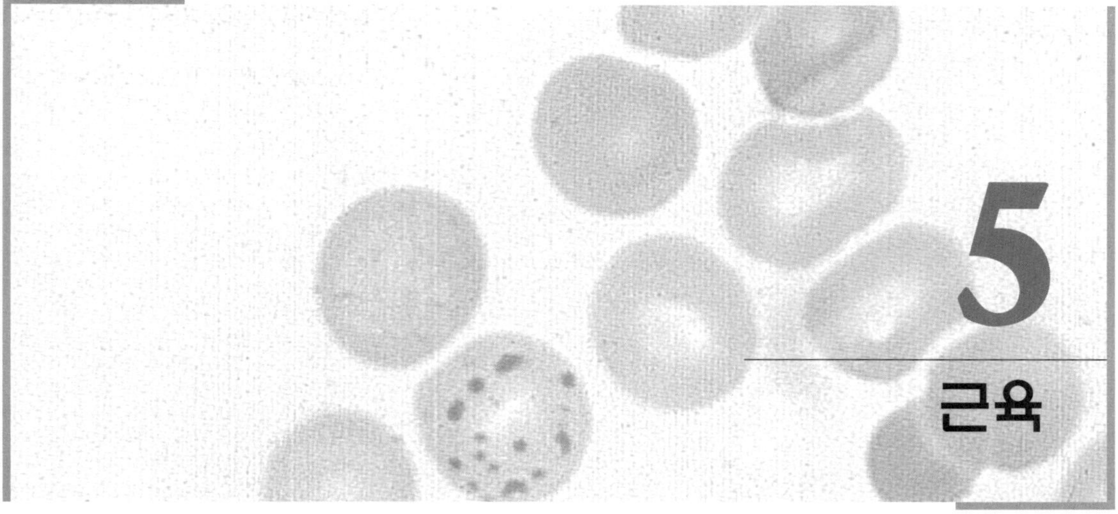

5 근육

감정에 의해 지배되는 모든 생각들에는 근육의 변화가 동반된다. 사람의 생물학적인 유산인 초기 근육의 형태로서의 사람의 온 몸은 그의 감정적인 생각을 기록한다.

- 메이블 엘스워스 토드, *생각하는 몸*

가장 큰 기관

우리가 바디워크에 대해 생각할 때 보통 우리는 곧바로 근육을 생각한다. 건강하게 영양을 받고 운동된 몸은 대부분 근육이며 우리가 몸통과 팔다리를 바디워크에서 사용되는 다양한 압력과 자극과 움직임으로 자극하거나 잡아 늘릴 때 대부분 명확하게 느낄 수 있는 것은 이 덩어리이다.

근육은 피부 아래에 위치하고 있는 것들의 대부분을 포함하고 바디워커의 진정시키는 수기치료에 소리 지르게 하는 국소적인 불편함과 제한을 수반한다. 우리는 "뻣뻣한" 근육, "쑤시는" 근육, 또는 "아픈" 근육을 가지고 있다. 우리는 "긴장된" 근육, "피로한" 근육, "과로한" 근육, 근육 "경련" 등에서 오는 근육의 "차단"과 근육의 "외장"에서 괴로워한다. "몸의 상태를 좋게" 또는 "몸을 쇠약하게" 하는 것은 우리의 근육이며, 우리의 근육은 우리를 "건강하게" 하게 한다. 그리고 대부분 우리에게 직접적으로 육체적인 느낌과 "이완됨"을 주는 것은 유연한 근육이다.

한 사람의 신체상태에 따라 근육은 체중의 70~85%를 이루고 있다. 우리를 식물과 구분된 동물로 정의해주는 엽록소가 없는 것 만큼이나 중요한 부분이다. 근육의 독특한 수축과 이완의 능력은 미세한 혈관의 가장 정교한 교정으로부터 가장 폭 넓게 표현하는 동작과 행성 표면에서의 우리의 운동까지, 대부분의 우리 몸의 움직임을 책임진다. 이러한 활동들은 우리가 섭취하는 음식과 산소의 대부분을 소비한다. 우리의 근육조직은 우리 몸에 있어서 지금까지는 가장 크고 가장 대사적으로 활동적인 기관이다. 그것은(비만에 있어 과도한 지방의 침착을 제외하고는) 신체의 가시적인 윤곽을 형성하는 다른 어떤 조직 그 이상이다. 근육의 풍부함 또는 부족, 그리고 연약함 또는 긴장이 우리의 크기와, 체형, 우리의 "감정", 그리고 우리의 모든 육체적인 동작의 질을 정의한다.

그리고 피부에서와 같이 우리의 근육조직의 상태와 활동은 우리의 생물학적인 발전, 우리의 정신적인 상태, 그리고 우리가 우리를 둘러싸고 있는 세상에 대응하는 능력에 연관되어 많은 의미를 가지고 있다. 불편한 근육의 상태가 바디워크 치료를 개발시키는 그러한 강렬한 자극이 되고, 바디워크의 기술을 형성하는데 영향을 주는 것은 의심할 여지가 없다. 종합해보면, 결합조직인 피부와 근육은 숙달된 수기치료사에게 개개인으로 하여금 세상에 대한 정신적이고 육체적인 반응을 하도록 하는 더 넓고 직접적인 경로를 제공하며, 이 조직들에서의 국소적인 문제의 경감은 개개인이 행복(well-being)에 대한 감각과 유기체로서의 효용성을 가질 수 있게 하는 가장 의미심장한 효과를 가질 수 있다.

역동적이고 구조적인 조직

일반적으로 뼈와 결합조직은 우리 몸의 구성에 있어 주된 요소이며 근육은 이러한 구조에 있어서 일차적으로 동작을 가하는 것이라고 생각한다. 교원조직은 모든 기관과 사지의 세포들을 하나로 묶어서 모양을 만들고 서로서로에게 적합한 관계로 정렬한다. 뼈와 인대는 이러한 조직에 직립자세에 필요한 강직함을 제공한다. 반면에 힘줄은 근육의 수축이 특정적인 동작을 행할 수 있도록 뼈와 근육을 연결한다.

그러나 만약에 "구조"라는 것이 서로가 연결되어 있는 관계에 있어 고정된 부분이고 전반적인 형태를 유지하고 있는 것을 의미한다면, 우리가 이러한 구조를 바라볼 때 명백하게 놓치고 있는 매우 중요한 것이 있다. 만약에 모든 다른 몸의 구성요소들이 교원질에서 배출되어 나온 것이라면, 완전하고 상세하게 정형화 되어있는 몸과 그 부속품들로 남아있게 된다는 것이 사실이라 할지라도, 교원질이나 심지어는 그 안에 있는 딱딱한 골격이 일단 그것으로 채워진 직립하는 인간의 체형을 유지할 수 있는 힘이 없다는 것 또한 사실이다. 만약에 그것이 비워지면 이러한 "구조적인" 망(network)조직은 무너질 것이고 그 자체가 뒤범벅된 막대기들 위에 쌓아 올려진 한 손 가득한 흐느적거리는 풍선들처럼 바닥에 평평해질 것이다.

교원질/뼈의 복합체로부터 간과되고 있는 구조적인 요소들은 근육이다. 그것은 일차적으로 물질, 형태 그리고 안정성을 몸에 준다. 결합조직과 뼈는 대들보와 재래식 건축의 저울대처럼 근육과 기관이 달라붙는 곳으로부터 견고한 뼈대를 제공하지 않는다. 오히려, 근육의 운동은 근막, 인대, 건, 그리고 뼈에 의해 제공되는 케이블과 지레를 붙어있는 사지와 기관들이 직립되고 체중을 이기는 형태로 설 수 있도록 활성화시킨다.

근육은 중요한 긴장을 우리의 텐스그리티 구조에 제공한다. 골격은 근육구조에 의해 직립하게 되며 그 *반대*로는 되지 않는다. 뼈의 견고한 지렛대와 인대와 건의 놀라운 결합의 질은 이러한 구조적인 지지 없이는 소용이 없다. "관절의 안정성은 둘러싸고 있는 근육의 활동으로 유지된다. 인대 또한 역할을 하나 그것들은 근육이 약해지거나 마비되었을 때의 지속적인 긴장의 상황 아래에서만 신장될 것이다."

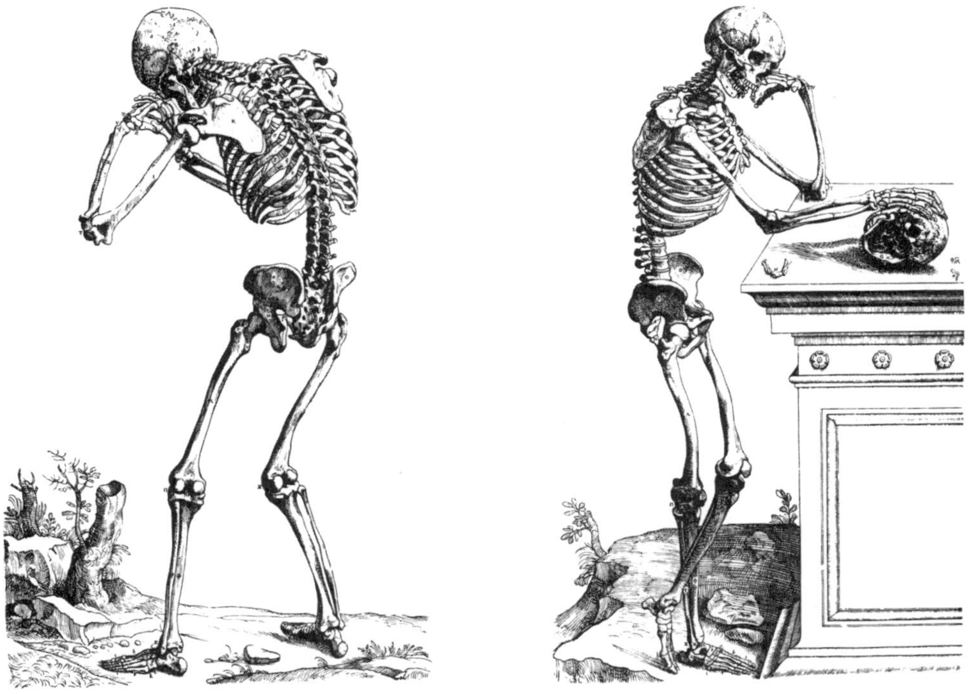

그림 5-1 많은 정도에서 자세와 골격을 지지하는 것은 근육조직이며 그 반대는 아니다. 역동적인 지지 수단인 근육조직은 신장, 형태, 그리고 셀 수없이 많은 방법에서 우리의 적응을 바꿀 수 있고 해부학적으로 가능한 어떤 자세에서도 우리를 고정시킬 수 있다. 그것은 우리에게 상당히 많은 범위에서의 실용적인, 그리고 표현하는 자세와 몸짓을 제공하는데 그 둘 중 어떤 것도 "구조적인" 뼈와 결합조직에 의해 이루어질 수 없다.
이 두 그림에서의 뼈의 배열은 전혀 다른 활동과 마음의 상태를 제시한다. 이러한 활동들과 전달하는 자세를 만들어내는 것은 골격과 결합조직의 연락선과 스위치를 사용하는 근육조직이다. 단지 근육만이 뼈와 장기를 움직일 수 있고 그들을 공간에 고정할 수 있다. 재미있는 것은 가장 아픈 것과 통증은 일반적으로 연관되어있는 원인의 힘을 제거하고 만성적인 근육활동의 결과인 뼈와 인대에 의지하여 진단하고 예측하는 데에 초점이 맞춰진 사진인 X-ray를 사용하여 검사된다는 것이다.

일반적인 마취

일반적으로 깊은 마취상태에 있을 때 어떤 일이 일어날 것인지 고려해보자. 보통은 두 손으로 간호사를 들어 나를 수 있을 정도로 튼튼하고 건장한 젊은 남자의 췌장수술을 할 준비를 하고 있다고 생각해보자. 마취가 효과를 발휘함에 따라 그의 모든 근육은 느슨해지고 그것들의 정상적인 감수성을 잃는다. 어찌되었든 그의 몸은 더 이상 서있는 자세를 유지하지 못하게 된다. 그리고 그것 이상으로 그가 움직일 때마다 그의 척추와 사지가 어긋나지 않게 하기 위한 많은 간호가 필요하게 된다. 매달려 있는 근육에 견고한 뼈대를 제공하는 것과는 달리 인대와 뼈는 이제 젊은 남자의 대근육의 수동적으로 매달려있는 무게에 의해 분리될 수 있는 위험에 있는 것이다.

또 다른 예로 70대의 힘없는 남자가 위장 수술을 위해 입원했다. 그는 나이가 들었고 뻣뻣하다. 그는 머리를 돌릴 수 없어서 뒤를 보기 위해서 그의 온 몸을 돌려야만 한다. 실제로 모든 보행과 몸짓에서 그는 그의 "구조"가 노화되고 굳어있는 것과 그 결과로 나타나는 동작의 제한을 보여준다. 그가 마취되면서 이런 뻣뻣함은 순간적으로 그에게서 멀어진다. 젊은 운동선수처럼 그는 그 자신의 어느 부분도 똑바로 서게 할 수 없고 그가 움직일 때마다 어긋날 수 있는 위험에 있다. 그는 나이가 들고, 또는 뻣뻣하거나, 또는 특히 허약하기 때문에 이러한 위험에 있는 것이 아니라 단지, 근육의 긴장을 잃어서 순간적으로 그가 그의 관절을 지탱하기에는 너무 "헐겁게" 만들어버렸기 때문이다.

그리고 보다 놀라운 것은 그가 이러한 수동적이고 무기력한 상태 후 마취가 끝나게 되면 우리는 그의 온몸에서 원래의 뻣뻣함이 조금씩 서서히 되돌아 오는 것을 볼 수 있다. 그의 의식이 돌아옴에 따라 신경과 근육을 통해서 다시 한번 척추와 사지는 뻣뻣하고 관절은 유연하지 않게 되는 예전의 상황을 보여준다.

명확하게 불쾌한 뻣뻣함도, 위험한 허약함도 - 노인의 구조적인 질에 있어서 깨어나고 진정되는 양 극단이 - 그의 뼈 또는 교원조직과 많은 연관성을 가지고 있는 것은 아니다. 그것은 근육의 있어서의 충분한 감수성과 적합한 반사반응의 조합이며 정상적인 자세와 몸짓, 그리고 운동에 필요한 그의 골격에 있어서의 뻣뻣함과 가동성의 혼합을 만들어내는 다른 어느 것도 아니다. 그리고 이러한 감수성과 탄력성, 긴장과 풀어짐의 매우 다양한 복합체에서 우리는 젊고 힘이 넘치거나 또는 나이 들고 뻣뻣하고 불편하고 무능한 명백한 질을 느낄 수 있다. 몇몇 가장 명백하고 문제가 되는 노화 자체의 특징은 자세를 굽어지게 하고 관절을 뻣뻣하게 하며, 흉강을 쇠약하게 하고 말초 순환을 짜내고 모든 종류의 활동제한을 만들어내고 귀중한 생명력을 낭비하게 하는 단순한 근육활동의 상태이다.

수기치료가 자세, 기능, 생명력과 개개인의 정상적인 활동을 회복하게 하는 가장 중요한 기회의 일부를 담당하게 되는 조건적인 반응에 있어서, 근육은 긴장과 풀어짐을 탐색하고 개선을 가져오기 때문에 우리가 바디워크을 생각할 때 우리는 바로 근육을 생각하는 것이다.

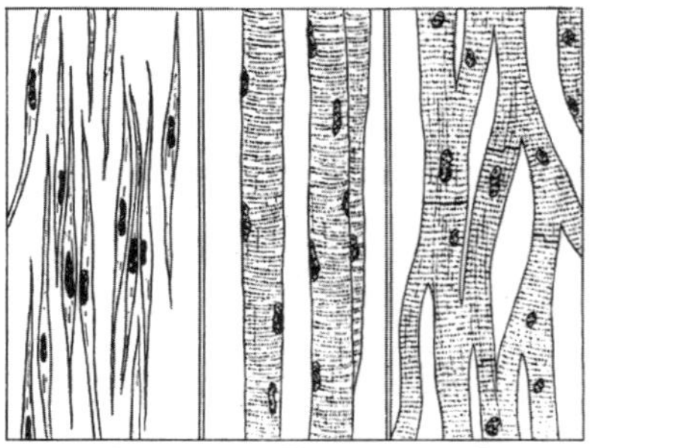

그림 5-2 몸에는 세 가지 일반적인 형태의 근섬유가 있다- 내장기관과 혈관의 "평활(smooth)" 근(A), 골격을 지배하는 "횡문(striated)" 근(B), 그리고 심장의 심근(C). 우리가 우선적으로 염려하는 것은 횡문근 또는 골격근이다.

하나의 근육, 많은 부분

나누어져 있는 600개의 낭이나 구획으로 골격근육조직이 적합하게 분포하는 것은 태아의 발육에 있어 교원 조직의 기초에 의해 유도되는 것처럼 보이는 또 하나의 놀라운 특징이다. 태아의 교원질이 연골과 뼈의 침착을 위한 200개 이상의 특정한 모양과 특정한 위치의 틀을 제공하는 것처럼 그것은 600개 이상의 적합한 크기, 모양, 위치의 주머니를 제공한다. 그리고 섬유아세포나 연골모세포가 다양한 교원, 연골, 뼈와 같은 다양한 구조물을 생산하기 위해 원시의 중간엽에 있는 그것들의 기원에서부터 이동하는 것처럼 근육모세포도 같은 근원으로부터 순서대로 그것들의 교원조직의 틀을 채우기 위해 600개가 넘는 곳으로 이동한다.

기능적 단위

근육조직과 다양한 뼈와 사지에 대한 근육의 수축에 대한 효과를 알아보는 것에 있어서는, 이러한 각 결합조직의 부분을 각각의 기능을 가진 개개의 근육으로 간주하는 것이 생각하기 편하다. 그러나 엄청난 복잡함을 단순화 하는 것은 쉽게 생각하고자 하는 것이지만 그것은 근육의 긴장의 상호작용의 실제적인 복잡함과 전체적인 체계에 걸친 방출을 우리가 알지 못하게 하는 위험성을 가지고 있다.

그들이 얼마나 복잡한가에 상관없이 문제의 본질은 주어진 근육의 어떤 부분도 자동적으로 그것의 모든 섬유들을 작동시키지 못하고, 어떤 부분도 그것의 기능과 연관된 상호작용과 길항작용을 하는 부분과 상관없이 활동하지 못한다는 것이다. 하나의 독립된 동작을 조절하는 하나의 독립된 근육은 없다. 모든 부분은 우아하고 효율적인 운동을 하기 위해 협동해서 일해야만 한다.

> 전통적인 접근은 각각의 근육의 관절활동에 미치는 영향에 대해 연구해왔다. 그러나 그것은 생리적이지 않다. 정상적인 근육의 활동은 근육군의 패턴화된 반응이다. 근육은 해부학적인 개별성은 가지고 있을 수 있으나 기능적인 개별성은 가지고 있지 않다.

만약 내가 실로 짜여있는 섬유의 어느 부분을 당긴다면, 전체의 날실과 씨실을 잡아당길 수 있다. 한쪽 면의 텐트를 당기면 지붕을 가로질러 모든 부분들에 걸치는 섬유의 장력에 영향을 준다. 우리는 긴장된 하나의 분리된 근육을 절대 찾을 수 없을 것이다. 반면에 긴장의 영역이나 그것의 경계가 반드시 근육 부분의 해부학적인 경계를 따를 필요가 없는 몸 전체에 걸친 긴장의 패턴을 발견할 것이다. 그리고 우리는 하나의 근육을 이완시킬 수는 없지만 오히려 몇 개, 또는 많이, 분리된 부분을 포함하여 있는 운동의 범위를 증가시킬 수 있을 것이다.

따라서, 만약에 몸이 그것의 수 만개의 섬유와 같은 세포들이 근막 조직에 걸쳐 분포하고 있고, 수도 없이 당기는 선을 만들면서 수도 없는 방향으로 향하는 단지 하나의 근육만을 가지고 있다고 간주한다면, 근육의 운동에 있어서 우리의 개념화에 있는 복잡한 진실에 보다 가까워질 수 있을 것이다. 그 다음에 이러한 하나의 근육은 어디에든 분포해 있는 어떤 수의 섬유에서도 거의 아메바와 같이 그것의 지속성과 모양을 변화시키기 위해서 수축하거나 늘어날 것이다. 한 부분에서의 어떤 수축도 다른 부분을 신장시키는데 필수적일 것이며 어떤 부분에서의 신장도 다른 부분을 수축시키는데 필수적일 것이다. 따라서 전체적인 근육조직은 형태에 있어 어느 작은 변화를 만들기 위해서는 그것의 섬유의 정렬과 인대와 뼈에 의해 제공되는 많은 연락선들과 스위치에 의해서 제공되는 당김의 제각기 다른 방향을 항상 활성화 해야 할 것이다.

팔들기

예를 들어 우리 스스로가 똑바로 서서 그들의 곧게 뻗은 오른쪽 팔을 수평이 될 때까지 옆으로 올리고 있는 간단한 동작을 행하는 사람을 관찰하고 있다고 상상해보자. 대흉근, 소흉근, 그리고 광배근 근육은 동시에 그것을 허용하기 위해 신장되어야 하는 반면 삼각근, 극상근, 그리고 승모근 상부의 근섬유들은 최초의 동작을 행하기 위해 수축될 것이다. 그러나 우측 승모근의 수축은 오른손을 드는 데만 사용되지는 않을 것이다. 그것은 또한 목을 오른쪽으로 향하게 하려는 경향이 있다. 그러므로 목의 다른 근육들과 함께 왼쪽의 승모근은 목을 안정화시키기 위해 수축해야할 것이다. 더 나아가 신장된 오른쪽 팔은 몸통을 오른쪽으로 기울게 할 것이다. 따라서 척추 왼쪽에 있는 척추기립근은 전체의 몸통이 똑바로 서있을 수 있도록 수축되어야 한다. 그리고 이러한 왼쪽 척추기립근의 수축은 또한 좌측의 골반을 위로 올리려는 경향이 있으므로 좌측 중둔근과 소둔근 또한 골반높이를 지탱하기 위해 수축해야 한다. 몸통 뿐만 아니라 신장한 팔에 대한 체중의 과부하에 의해 전체로써의 몸도 기울어지는 위협을 받아, 오른쪽 다리 또한 엉덩이, 허벅지, 종아리, 발, 발가락에 있는 섬유들을 이용하여 수축되어야 한다. 그리고 물론 우리의 환자는 지속해서 숨을 쉬고 있다. 그래서 이제 폐를 채우고 비우는데 협력하는 모든 근육들은 자세를 흐트리지 않고, 그들의 리듬을 지속하는데 필요한 비대칭적인 적응을 해야만 한다. 그리고 더 복잡한 것은, 만약 우리가 밖으로 신장한 오른 손 위에 무게를 더한다면(책을 올려놓는 등) 보다 넓은 영역으로부터 보다 많은 섬유들의 활동이 요구될 것이며 즉각 자세를 유지하기 위해 조화될 것이다.

이러한 근육학적인 일들은 매우 작고, 분리된 자세와 반드시 같이 일어나야 하나 이러한 서술은 심지어 상당히 간략하게 되어왔다. "삼각근이 팔을 측면으로 올린다" "대둔군은 대퇴골을 외전시킨다" 등과 같은 그토록 단순화된 기능의 설명으로부터 유용성을 짜내는 이러한 협조적인 노력은 상당히 복잡하다. 머리끝에서 발끝까지, 그리고 몸의 양쪽면으로부터의 근섬유들 모두는 "오른 손을 올리세요"와 협조하여야만 한다는 것은 명백하다. 혼자서 - 또는 심지어 근본적으로-이러한 동작의 어느 부분을 책임지고 있는 "삼각근"을 말하는 것은 완전히 독자적인 것이고, 단지 상상 속의 비현실적인 실험실에서나 가능한 것이다.

모양의 무한한 변화를 만들기 위해 그것의 수 만개의 섬유의 수만큼 수축하거나 신장할 수 있고, 어느 또는 모든 그것의 뼈와 건의 부착부를 활성화할 수 있는 하나의 커다란 근육은 적어도 내 생각으로는, 조직이 몸짓을 조화롭게 하는 데 있어서 훨씬 더 합리적이고 그리고 손으로 다룰 수 있는 방법의 개념을 제공한다. 하나의 마음에서 조종되는 단지 하나의 근육이 있을 뿐이다.

긴장과 이완 : 근육의 졸(sol)/겔(gel)

우리가 이전에 주목했듯이, 그것을 구축하는 물질로서 널리 활용될 수 있게 만드는 특성을 지닌 결합조직의 가장 인상적인 특징은 액정처럼 활동할 수 있는 그것의 능력이다. 그것은 국소적인 활동이나 압력에 따라 축축하거나 탄력 있을 수도 있고, 철사 같거나, 또는 단단할 수 있다. 부분적으로 강인한 콜라겐 가닥에 액체 기질의 비율을 다양하게 함으로써, 부분적으로 콜라겐의 긴 분자를 하나로 결합하게 하는 산소결합의 수를 다양화 함으로써, 그리고 부분적으로 연골이나 뼈와 같은 부가적인 조직에 그것의 간질을 집어넣음으로써 졸/겔 특성의 광범위한 범위가 가능해진다.

근육조직은 또한 이러한 액정의 특성을 보인다. 우리는 완전한 이완의 수동적인 연약함에서 극단적인 졸의 상태를 경험하고, 구부려지고 단단해졌을 때 그것의 극단적인 겔상태를 경험한다. 근육조직은 결합조직으로부터 나왔고 그것의 선구물질을 따르는 방식으로 부드러움과 딱딱함의 변화를 달성한다. 콜라겐 가닥처럼, 근육세포는 상당히 길고 가늘어서 그것들이 유연할 때 가는 실과 같이, 그리고 경직될 때는 가는 대들보와 같이 만든다. 그리고 콜라겐 가닥과 같이 근육세포의 내부는 평형으로 배열된 매우 긴 분자들로 조성되어있다. 이러한 긴 분자들은 우리의 마취된 노인처럼 느슨하게 연결되어 있거나 또는 그가 깨었을 때 근육에 뻣뻣함과 굳은 느낌을 주는 콜라겐섬유에 있어서의 수소결합과 유사한 방법으로 서로서로 단단히 엮여있을 수도 있다. 콜라겐과 근육 모두에 있어 우리에게 다양한 질의 졸과 겔을 주는 것은 길고 가는 분자의 다양한 정도의 느슨한 연결과 화학적 결합이다.

주요한 차이점은 오랜 시간 동안 졸과 겔의 정도에 순응한 결합조직이다. 수백만 년간 진화해온 유전적인 발전, 빠르게 성장하는 기간들, 정상적인 노화과정에 있어서 말라가는 수십 년, 또는 만성적으로 국소적인 손상을 입는 몇 달과 몇 년 동안. 그것의 부드러워지고 딱딱해지는, 단축되고 신장되는 과정들은 비교적 느리고 보존적이다.

반면에 근육조직은 요구에 순응시키기 위해 또는 순간적으로 변하는 생각에 거의 즉각적으로 졸/겔의 상태로 전환할 수 있는 능력을 발전시켜왔다. 그것은 모두 잠깐 사이에 변화무쌍한 구조적인 상태와 운동의 만화경을 만들어내면서 신장될 수도, 단축될 수도, 부드러워질 수도, 또는 굳어질 수도 있다. 성숙된 결합조직의 활동들은 우리의 구조를 사람의 종으로서 전개한다. 사람에 있어 성숙된 근육의 활동들은 앉아있는 사람, 서있는 사람, 걷는 사람, 춤추는 사람, 우아한 사람, 둔한 사람, 굽은 사람, 곧게 선 사람의 개개인은 각자가 덧붙이는 무수한 시시각각의 구조들을 전개한다. 근육은 어떻게 빨리 신장되고 수축되는가 하는 법을 배운 결합조직이다.

근육이 얼마나 단단한지 부드러운지, 조화된 동작이 얼마나 복잡한지에 상관없이 각각의 개별적인 근육은 단지 세 개의 선택권을 갖고 있다. 단축되거나 신장될 수 있고, 또는 어떤 운동도 못하게 그 자리에 고정될 수 있다. 그러나 이러한 빈약한 선택으로부터 근육조직은 우리가 감당할 수 있는 모든 자세, 몸짓, 그리고 삶의 질을 만든다. 우리는 잡아 늘이고, 수축하고, 고정한다. 간결하게 말해서, 이것이 우리 운동의 전범위이다. 이토록 간단한 기적을 가능하게 한 것은 어떤 근육세포의 배열과 상호작용, 그리고 그것의 어떤 구성요소인 것일까?

근원섬유

만약 우리가 육안으로 노출된 근육의 구획을 관찰한다면-말하자면, 양(lamb)의 다리에 있어서- 우리는 먼저 모든 긴 실 같은 세포가 서로서로 평행하게 놓여있는 것과 주요 구획이 길고 가는 그들의 평형 배열 안에 근육 세포를 수용하고 있는 결합조직의 많은 가는 격막들에 의해 많은 길고 가는 작은 구획들로 나뉘어지고 있는 것을 보게 된다. 그리고 만약에 우리가 현미경을 사용하여 보다 가까이 본다면 이러한 각각의 긴 평행한 세포들 안에 매우 가는 가닥이 또한 평행을 이루며 많이 배열되어 있으며, 각각의 세포의 구간에 걸쳐 있다는 것을 보게 될 것이다. 세포내의 이런 가는 가닥들은 *근원섬유(Myofibril)*라고 불리며, 그것은 실제로 근육 세포의 단위를 수축하고 늘어나게 한다.

근육에 있어서 이러한 근원섬유들은 어둡고 밝은 고리들이 번갈아 얽혀서 근육세포에 우리가 하나의 교원섬유에서 보는 어둡고 밝은 띠와 유사하게 보이는 줄무늬 모양을 주고 있는 것처럼 보인다.

이러한 교원섬유들은 대략 각각의 근육세포의 80%의 구성성분을 차지한다. 따라서 우리의 대략 80%가 근육이고 각각의 근육세포가 80%의 근원섬유를 갖고 있다는 점에서 우리 몸의 대부분은 이러한 가는 가닥으로 이루어졌다고 할 수 있다. 그것들은 우리체중과 부피의 반 이상을 구성한다.

미오신과 액틴

이러한 섬유들의 수축에 있어서 실제적인 기전을 찾기 위해 우리는 전자현미경을 사용하여 보다 깊게 들어가 그들의 분자 상세도를 보아야 한다. 이러한 정밀조사는 각각 분리되어있는 근원섬유를 채우면서 역시 평행으로 배열되어 있는 수만개의 엄청나게 가는 근육단백질의 가는 줄을 보여준다. 이러한 분자의 각각의 줄을 *근미섬유(myofilament)*라고 부르는데 그것은 두개의 다른 종류가 있다.

하나의 근미섬유(myofilament)는 *액틴(actin)*이라 불린다. 이것은 둘 중에 더 가늘다. 액틴 미섬유(actin filament)는 두 개의 작은 구형분자가 나선형으로 결합한 것이다. 이러한 이중 나선은 그 다음에는 꼬리와 꼬리가 군집으로 결합되어 그들의 길이를 평행하게 그리고 반대 방향으로 늘린다.

보다 굵은 종류의 가닥이 미오신(myosin)이다. 그것은 보다 큰 분자들로 이루어져 있는 막대사탕 모양이다. 막대사탕의 자루들은 평행으로 함께 결합하여 두꺼운 전선을 만든다. 반면 머리는 그것의 길이를 따라 나선형으로 배열되어 있는 이러한 전선에서부터 비어져 나온다. 미오신 미섬유는 어떤 방법으로도 서로 붙어있지 않고 액틴 미섬유의 다양한 길이들 사이에 쌓인다. 이러한 쌓이는 배열은 섬유들의 길이를 따라 분자들이 빽빽하거나 성긴 것이 번갈아 가며 있는 것으로 인해서 근원섬유와 근육세포에 줄무늬 모양을 주는 것이다.

미오신 가닥의 삐져 나온 막대사탕의 머리는

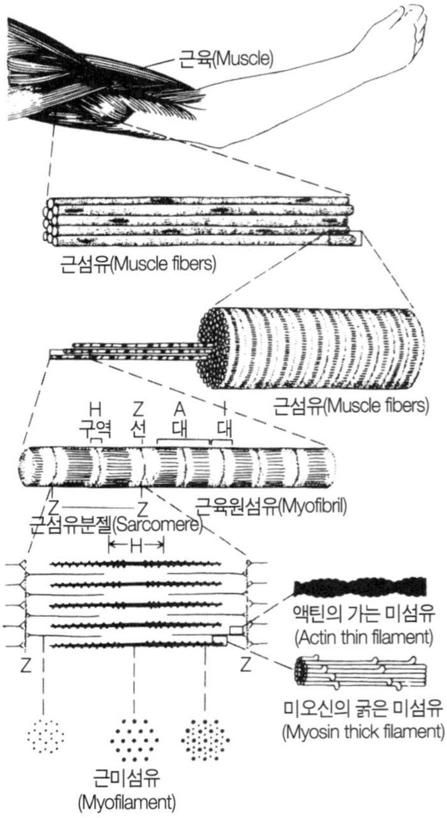

그림 5-3 골격근섬유 또는 세포의 구성. 미오신(myosin)과 액틴 미섬유(actin filament)의 포개짐은 세포에 줄무늬 형태를 준다. 포개진 미섬유의 단일단위는 근섬유분절(sarcomere)이라고 불린다. 줄무늬를 만드는 근섬유분절(sarcomere) 안의 배열은 - Z선(Z line), I 대(I bands), A 대(A band), 그리고 H 구역(H zone)으로 명명된다.

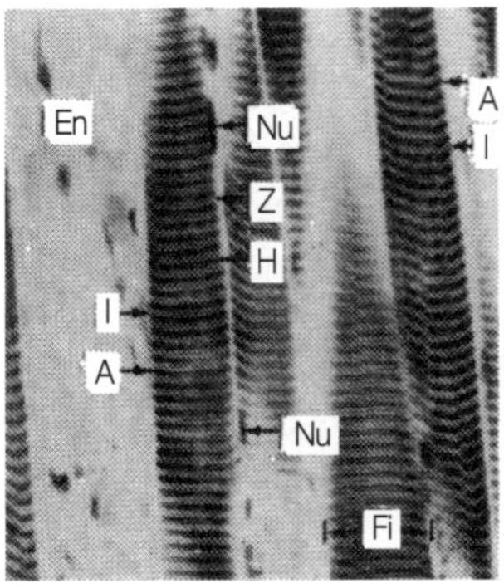

그림 5-4 근육세포의 사진. 선(line)과 구역(zone)과 대(band)가 명명되어있다.
Fi 근섬유 Nu 세포핵

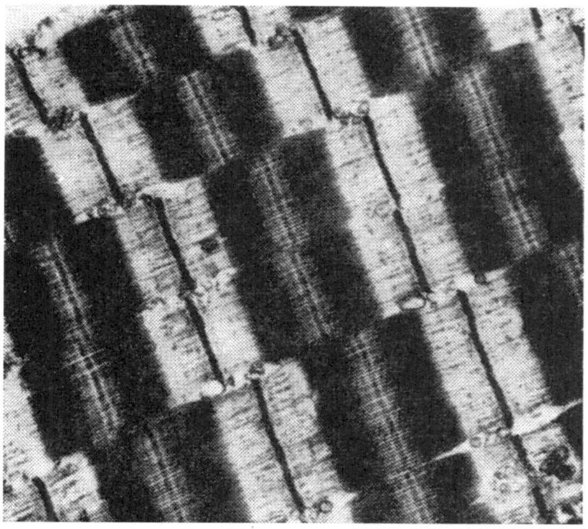

그림 5-5 근섬유분절(sarcomere)의 전자현미경사진. 구역(zones), 선(lines), 대(bands)는 명명되어있지 않다.

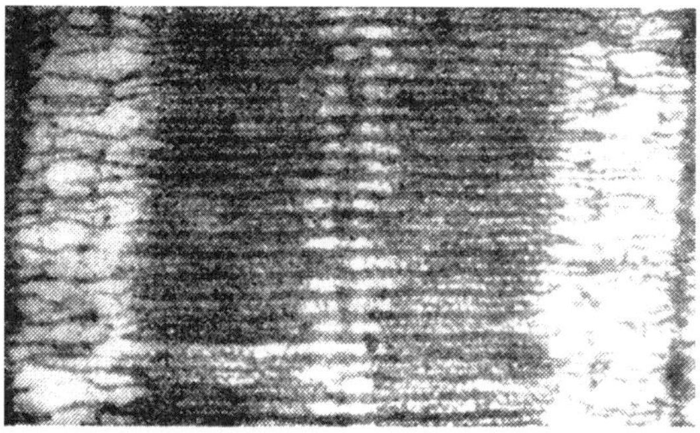

그림 5-6 고배율로 확대된 근섬유분절(sarcomere). 짙은 수평선이 미오신이고 밝은 수평선이 액틴이다. 우측과 좌측 가장자리의 어두운 수직선이 z 선(z line), 중간의 밝은 수직선이 H 구역(H zone) 이다.

두 종류의 미섬유 사이에서 강력한 교차 다리이다. 이러한 머리들이 그들과 인접하고 있는 액틴 미섬유들과 어떠한 화학적인 결합도 만들지 않을 때, 미오신과 액틴은 서로를 따라 자유롭게 앞뒤로 움직인다. 이것은 마취된 환자에게 있어서의 축 늘어진 근육 상태에 해당한다. 미오신의 머리가 그것과 인접하고 있는 액틴 미섬유에 결합할 때는 이러한 이동은 일어날 수 없다. 이것은, 노인이 깨어났을 때 그의 목 근육이 한 곳에 고정되어 있어 목을 돌릴 수 없는 경우이다. 미오신의 머리가 액틴 미섬유의 길이를 따라 결합지점에서부터 결합지점으로 움직일 때, 근육은 활동적으로 잘 조절되는 수축과 이완을 한다. 이것은 특별한 동작을 할 때마다 나타나는 것이다.

명확하게, 이러한 미오신 머리의 활동들은 근육 움직임에 있어 중심기전이다. 그것들이 자유로울 때 근육은 늘어지고, 그것들이 액틴 사슬에 부착될 때 근육은 일정한 길이로 고정된다. 그리고 그들이 액틴 사슬을 따라 활동적으로 여기저기로 움직일 때 근육은 수축과 이완을 한다. 미오신 머리의 이러한 활동을 야기하는 정확한 화학적인 변화는 매우 복잡하고 아직도 연구되고 있다. 최근 완전히 보편적으로 받아들여지는 이론은 없다.

그러나 1950년대에 헉슬리(H, E Huxeley)는 근육세포에 있어서 이러한 삐져 나온 머리가 액틴 사슬에 대해 번갈아가면서, 닫히고, 앞으로 당기고, 이완하고, 다시 닫히고, 앞으로 당기고, 이완하는 등 톱니같이 활동하여 그들의 자세를 발전시키고 수축을 만들게 하는 특정한 촉매제의 존재가 가능하다는 생각을 발전시켰다.

이러한 이론은 계속해서 도전을 받고 수정되었다. 그리고 여전히 많은 의문을 갖고 있다. 그럼에도 불구하고 그것이 우리의 최상의 가능한 모델이며 모두 간략하게 볼 가치가 있다. 왜냐하면 그것은 바디워크에 매우 연관되어 있는 근육화학과 동력학의 몇몇 특성을 잘 보여주고, 하나의 조화된 동작에 관여된 천문학적인 복합성의 이해를 증가시키기 때문이다.

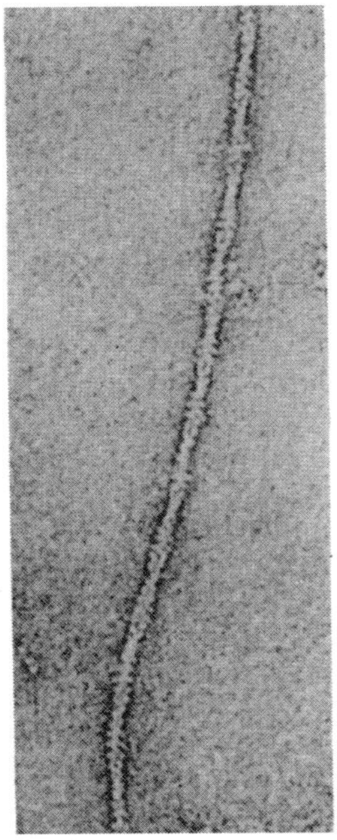

그림 5-7 하나의 액틴미섬유, 이중 나선 안으로 함께 꼬여져 있는 진주모양 분자의 두 개의 줄이 있는 것을 주의깊게 보자.

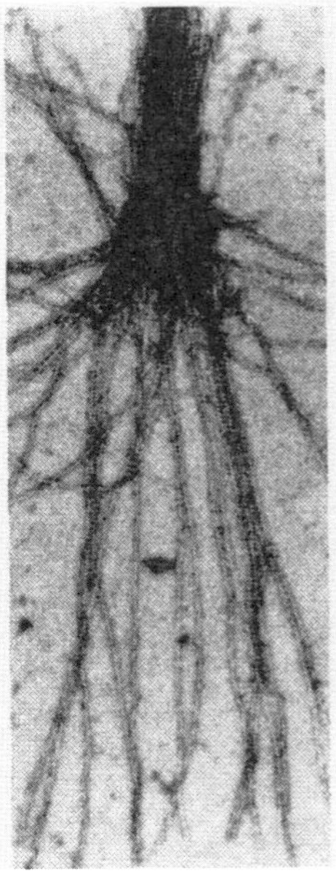

그림 5-8 두 개의 근섬유분절(sarcomere) 사이의 접합점인 z 선(z line)을 만들면서 연속해서 결합하는 액틴미섬유(actin filament). 이 현미경사진에서 z 선(z line)은 액틴미섬유(actin filament)가 방출하는 것으로부터 어두운 부분으로 보인다.

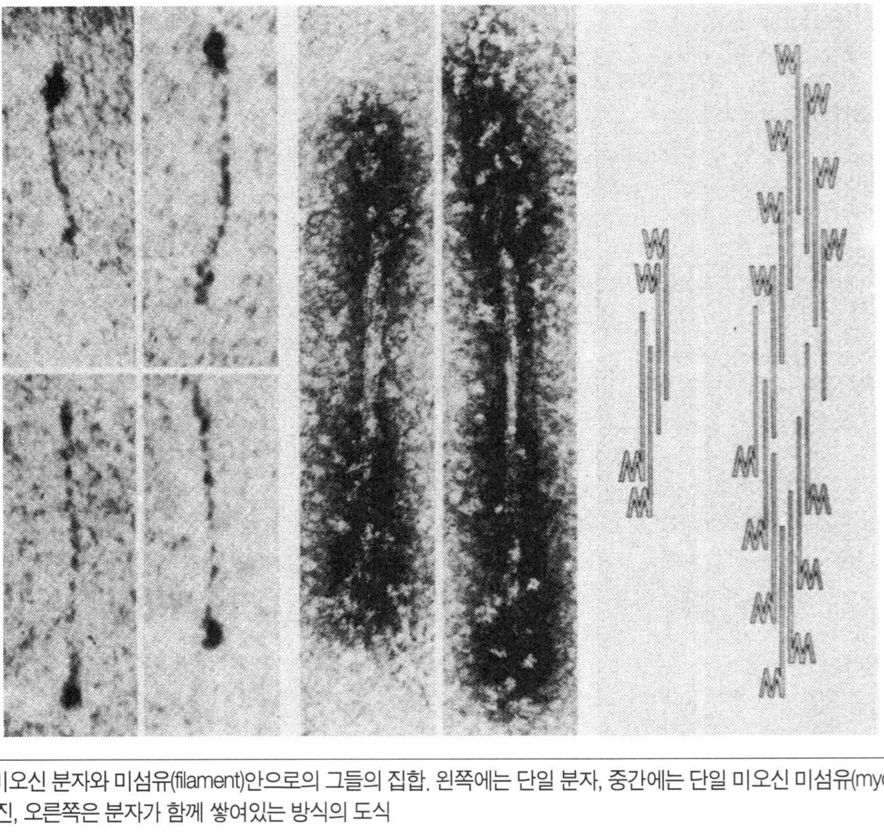

그림 5-9 미오신 분자와 미섬유(filament)안으로의 그들의 집합. 왼쪽에는 단일 분자, 중간에는 단일 미오신 미섬유(myosin filament)의 현미경사진, 오른쪽은 분자가 함께 쌓여있는 방식의 도식

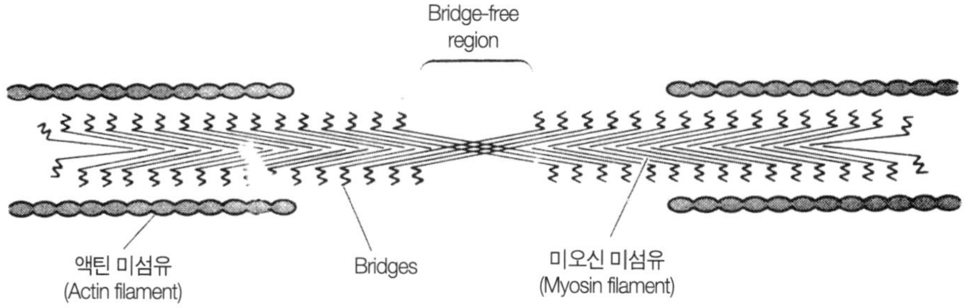

그림 5-10 근섬유분절(sarcomere)에서 미오신과 액틴미섬유(actin filament) 사이의 연관성을 보여주는 그림

헉슬리의 톱니바퀴 이론

근육이 완전히 늘어진 상태에 있을 때 그것의 단백질 미섬유에는 다음과 같은 상황이 존재한다. 미오신의 자루(롤리팝의 막대)가 액틴 사슬과 같이 음극이 된다. 이것은 그것들이 서로에 대해 아무런 끌어당김이 없다는 것을 의미하며, 심지어 그들은 너무 가까워지면 밀어내는 힘을 경험한다. 각각의 미오신 머리의 결합부에 붙는 것은 ATP의 분자인데 이 또한 음극이다. 이 ATP는 미오신 머리에 약한 음의 바이어스(bias)를 주어서 음극의 미오신 자루로부터 모두 완전히 멀어지고 음의 액틴 사슬로부터 밀쳐진다.

양으로 충전된 칼슘이온이라는 중요한 촉매제의 출현으로, 이러한 상호의 고립은 곧바로 변화한다. 강하게 양적인 칼슘이온은 액틴 사슬의 전반적인 전극을 양으로 전환하면서 액틴사슬에(또는, 보다 정확하게는 사슬의 구조와 직접적으로 연관되어있는 트로포닌(troponin) 분자에) 결합한다. 이렇게 양으로 충전된 사슬은 활동적으로 음의 미오신 머리/ATP 돌출부를 끌어당겨 액틴 사슬을 따라 있는 부위에 미오신 머리를 결합한다. 이러한 분자들의 배치는 - 미오신 머리/ATP분자/액틴 결합부위 - 이제 음으로 충전된 미오신 자루를 잡아당기는 강한 양의 전극을 보인다. 그리고 그것들이 서로 잡아당김에 따라 미오신 머리는 그것들 사이에 납작하게 접혀진다.

이렇게 접혀진 미오신 머리는 액틴 사슬이 미오신의 길이를 따라 작은 거리만큼 나아가게 한다. 그리고 나서, 일정한 시점에(대략 미오신/액틴 결합 후에 1/100초), 접혀진 머리의 분자 장력은 비교적 불안정한 ATP분자를 따로따로 끊어낼 만큼 충분히 커진다. 이러한 끊어짐이 일어날 때 방출되는 에너지는 미오신 머리와 액틴 사슬 사이의 결합을 깨기에 충분하다. 거의 즉시(대략 그 이후 1/10000초) 다른 ATP분자가 다시 미오신을 음극으로 충전하면서 미오신 머리에 결합한다. 그리고 그것을 음의 자루에서부터 밀어낸다. 그 즉시, 그것은 액틴 사슬의 지난번보다 약간 앞쪽에 있는 또 다른 부위에 결합한다. 그리고 이런 톱니바퀴 과정이 스스로 반복된다. 각각의 반복은 액틴 미섬유를 그 길이의 대략 1%만큼 나아가게 한다. 따라서 미오신 머리는 액틴 사슬에 대해 조정팀 경주에서의 노처럼 지속적으로 연달아 부착하고, 접히고, 이완되는 "교차결합(cross bridge)" 과 같이 행동한다.

이러한 과정은 촉매작용을 받은 양의 칼슘이온이 충분하게 존재하는 한 지속된다. 만약 그것들의 농도가 감소되면 수축이 약화된다. 만약 그것들이 완전히 제거되면, 이러한 부착부위는 모두 그것들의 상호 음적인 충전으로 되돌아가고, 결합은 해지되며, 근육은 늘어지게 된다.

이런 이론적인 설명은 많은 틈이 있고 많은 질문을 야기하므로, 우리는 이것을 진실에 대한 자세한 설명이라기 보다는 어떻게 그것들이 작동할 것인가에 대한 하나의 생각으로 받아들이도록 권고될 것이다. 그러나 결국은 증명되어야 할 실제적인 분자교환이 무엇이든 간에, 헉슬리의 일반적인 이론은 근육 수축의 몇몇 명백한 특징을 제안한다. 액틴 미섬유는 그들의 평행한 선을 따라 여기저기로 포개진다. 그리고 이러한 앞뒤로의 미끄러짐-그리고 또한 세 번째의 대안인 고정된 길이로의 고정-은 미오신과 액틴 섬유 사이를 번갈아서 결합하고 떨어져나가는 것과 명백히 관련이 있음에 틀림없다.

두 개의 촉매인 칼슘이온과 ATP가 이러한 과정에 중요한 역할을 한다는 것은 또한 명백하다. 이 두 개의 보잘 것 없는 요소가 없었다면 놀랍게도 복잡한 근육단백질의 배열은 힘이 없어졌을 것이며, 실제로, 이러한 각각의 촉매는 국소적인 근육 활동에서 전체의 유기체를 포함하는 보다 큰 과정까지 묶는다. 칼슘이온은 전체적인 중추신경계의 전기적인 일과 모든 개개의 근육세포 사이의 화학다리를 형성한다. 한편으로, 각각과 전체의 세포에서의 ATP의 생산은 이러한 일을 하기 위해 우리가 먹는 모든 것의 전환과 우리가 숨쉬는 산소를 연료로 전환하는 것을 의미한다.

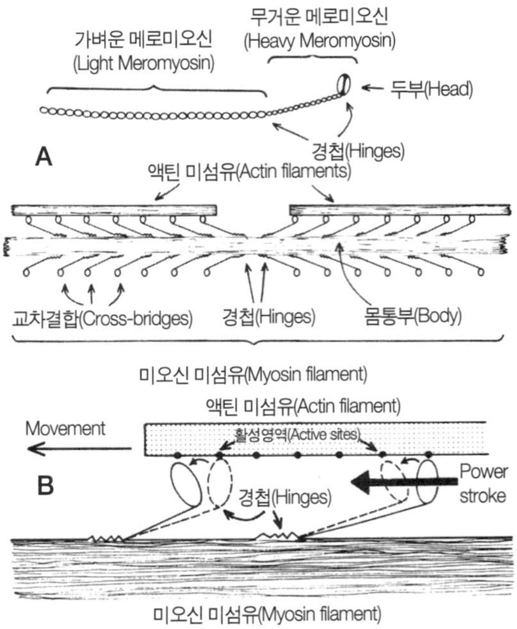

그림 5-11 톱니바퀴기전. 미오신의 머리가 미섬유의 몸을 만드는 긴 꼬리에 결합하는 곳에 경첩을 단다. 이러한 머리는 액틴 미섬유를 따라 활성부위에 관여하여, 두 종류의 미섬유가 서로 미끄러지면서 앞뒤로 움직인다.

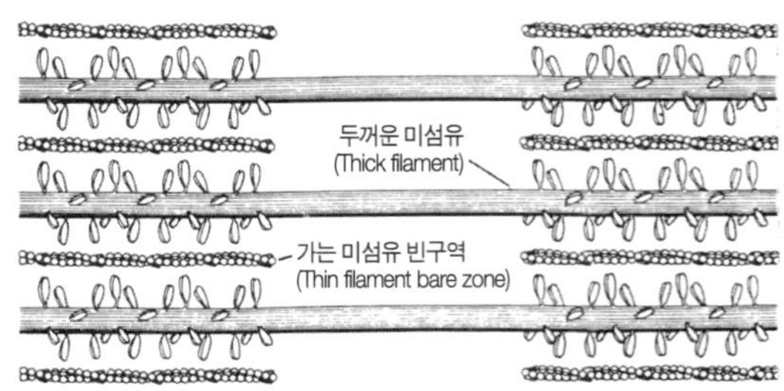

그림 5-12 그들 사이에 어떤 활성화된 결합도 없는 이완상태에서, 미오신과 액틴 미섬유, 액틴 미섬유와 ATP/미오신 머리 단위들은 모두 약한 음극으로 충전되어 있어 그들은 서로 떨어져 있게 된다. 미오신 미섬유 또한 음성이라 음성인 머리를 자기로부터 밀어낸다.

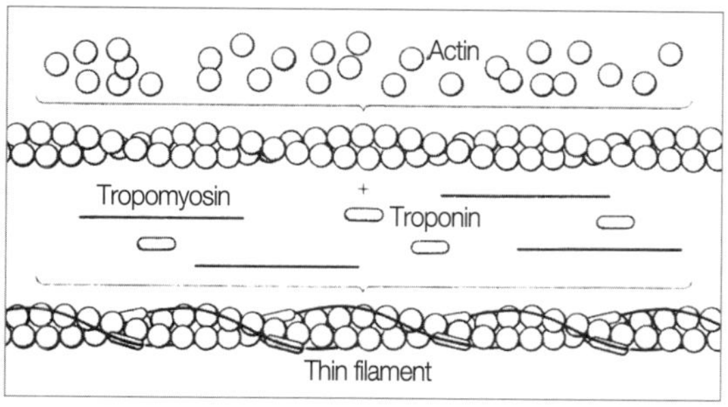

그림 5-13 트로포닌(troponin) 분자와 그들의 파트너인 트로포마이오신(tropomyosin)의 연관성을 보여주는 액틴사슬. 칼슘이온(+)이 트로포닌(troponin) 분자에 붙으면 사슬의 전반적인 극성은 양성으로 변화되어 음성인 ATP/미오신 머리단위를 잡아당긴다.

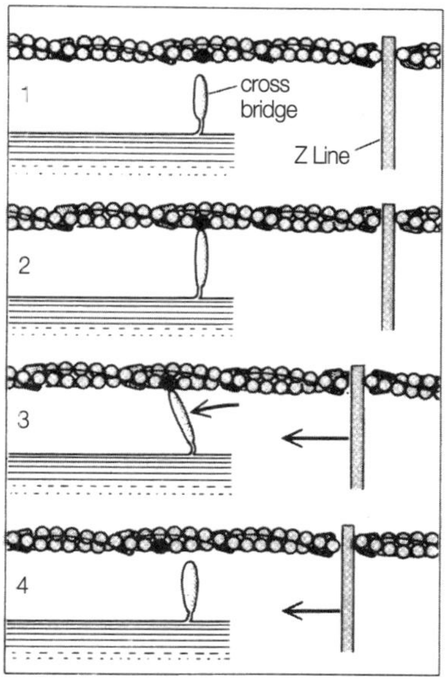

그림 5-14 1) 칼슘/트로포닌(troponin) 결합에 앞서 음성인 ATP분자를 갖고 있는 미오신 머리는 음성인 액틴 미섬유로부터 떨어진다. 2) 칼슘/트로포닌(troponin) 결합 후에 음성인 ATP/미오신 머리가 이제는 양극인 사슬에 부착한다. 이 양극의 결합은 그 다음에 음극인 미오신 자루를 끌어당긴다. 3) 미오신 머리가 아래쪽으로 굽어지면서 액틴 사슬을 한 칸 앞으로 잡아당긴다. 4) ATP/myosin 결합이 접히고 잡아당기는 압력에 의해 깨진다. 이러한 깨짐은 액틴 사슬부터 미오신 머리를 분리시키고, 그것은 다시 그것의 바로 서 있는 위치로 돌아가고, 즉각적으로 또 다른 미오신 머리/ATP 단위가 생겨나서 액틴 체인과 함께 다른 결합을 만들 준비를 한다.

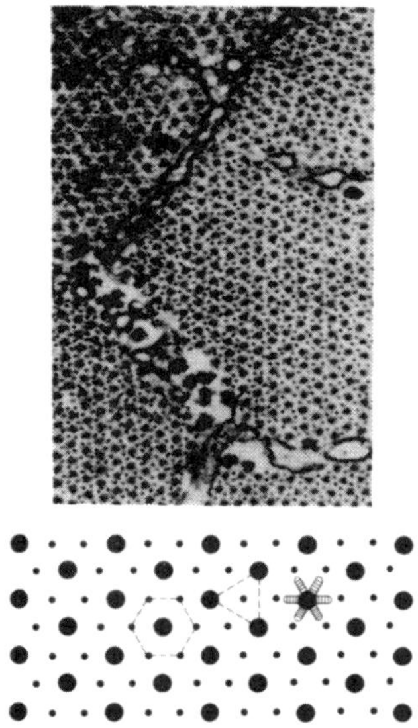

그림 5-15 근육세포의 단면, 각각의 두꺼운 미오신 미섬유가 여섯 개의 가는 액틴 미섬유에 둘러싸여 있다.

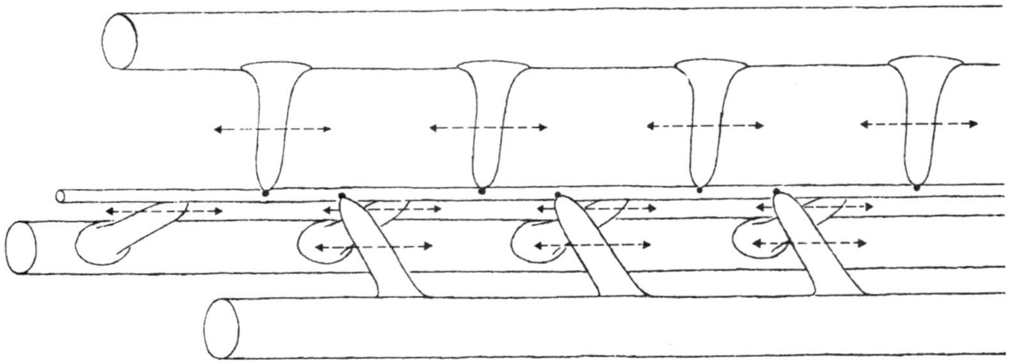

그림 5-16 미오신의 머리가 물에 접촉하고 있는 경주하는 배의 노와 같이 교차결합에서 교차결합으로 움직인다. 액틴 미섬유는 그들 사이로 미끄러진다.

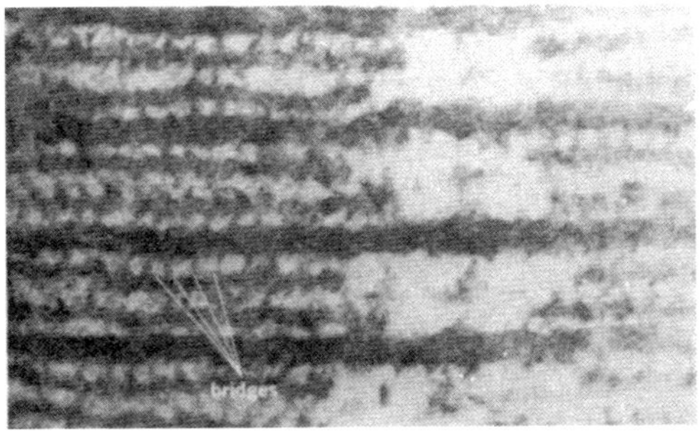

그림 5-17 미오신의 머리가 액틴 사슬에 결합하고 있는 것으로 인해 만들어진 교차결합을 보여주는 전자현미경사진

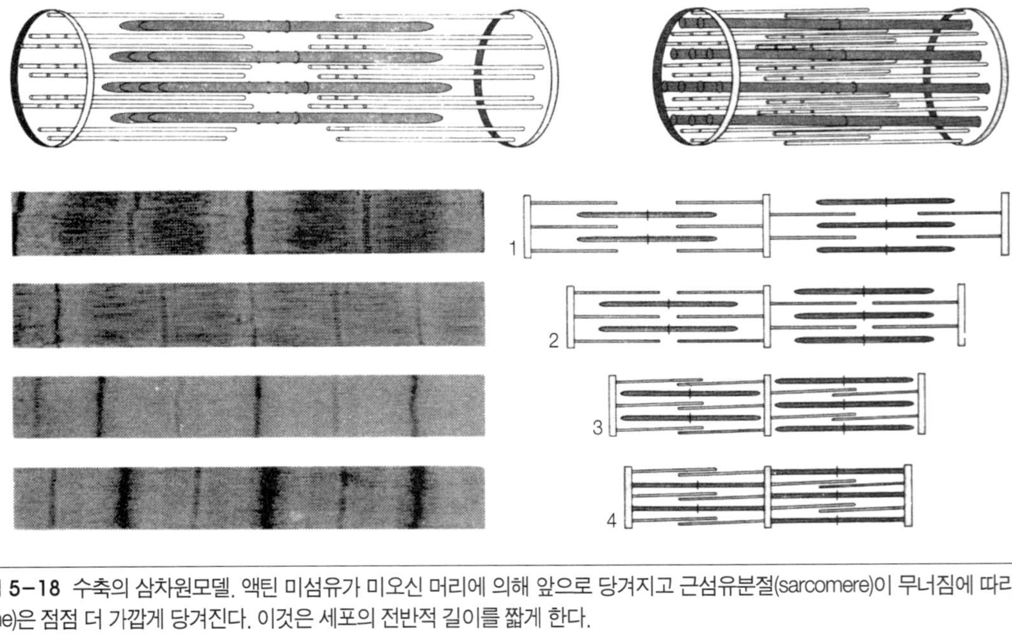

그림 5-18 수축의 삼차원모델. 액틴 미섬유가 미오신 머리에 의해 앞으로 당겨지고 근섬유분절(sarcomere)이 무너짐에 따라 Z 선(Z line)은 점점 더 가깝게 당겨진다. 이것은 세포의 전반적 길이를 짧게 한다.

칼슘이온

서로서로가 상호작용을 지속하는 것이 미오신, 액틴, ATP, 그리고 칼슘의 속성인데 왜 근육은 항상 수축하지는 않는 것일까? 우리는 미오신, 액틴, ATP는 세포액 안에서 항상 서로가 서로에게 노출되어 있으나 칼슘이온은 그것들은 근육이 일할 때만 존재한다는 것을 발견했다. 근육이 늘어진 상태에 있을 때는 어떤 칼슘이온도 세포액에서 발견되지 않는다. 칼슘이온의 존재 자체와 또한 그들이 액틴 사슬에 있는 트로포닌(troponin)분자에 결합하는 것은-액틴의 전반적인 음극을 양극으로 전환하는-모든 나머지 과정을 시작하게 하는 일이다. 반면 그들의 후퇴는 수축의 끝을 가져온다. 칼슘은 근육활동의 즉각적인 시발제이다.

그렇다면 근육에 공급하는 칼슘은 어디에 저장되어 있는 것일까? 그것이 어떻게 적합한 시점에 사라지는 것일까? 근육세포가 활동하지 않을 때에는, 칼슘의 공급은 세포 안에 있는 낭(sacs)의 네트워크 안에 세포의 주 액체 성분에서 조심스럽게 분리되어 저장된다. 이러한 네트워크는 근장세망(sarcoplasmic reticulum)이라 불리고 그것은 각각의 근섬유를 둘러싼다. 전체의 세망(reticulum)은 그것들의 양 끝이 전체 근육세포의 바깥 막에 연결되어 있는 t 소관(transverse tubule)이라고 불리는 가늘고 작은 전도체에 의해 많은 곳에서 교차된다. 이제 근육세포가 그것의 운동신경에 의해 자극 되어질 때-그리고 그것이 그것의 신경에 의해 자극되어질 때만-신경세포의 막으로부터의 전기는 근육세포의 막으로 전달 된다. 근육세포의 막으로부터, 이러한 전기는 근장세망의 막과 접촉하고 있는 곳인 근육세포의 안쪽으로 전달시키는 t 소관에 의해 집어 올려진다. 세망이 전기에 의해 접촉될 때, 그것의 예민한 막 안에 있는 구멍들이 열리며 양의 칼슘이온이 교차결합 회로를 시작하면서, 그것들이 액틴사슬에 결합되어있는 세포액 속으로 빠져나가는 것을 가능하게 한다.

근육활동에 영향을 주는 몇몇 약들과 질병은 반응의 비정상을 야기하면서 이 세망 막에 영향을 미친다.

몇몇 약들은 세망에서 칼슘의 분비를 막을 수 있고, 근육이 운동신경에 의해 자극될 때 조차 이완된 상태에 있게 한다. 고농도의 카페인은 반대의 작용을 한다.-그것들은 세망에서 어떤 신경 자극이 없을 때에도 수축을 유발하는 칼슘이 즉각적으로 분비되도록 한다. 다른 약들과 독소들은 세망에 의해 칼슘이 재흡수되는 것을 방해하여 근육경련이 멈추는 것을 불가능하게 한다. 이러한 얇은 내막을 여기저기로 가로지르는 이온의 부드럽고 적절한 이동은 활동을 조화롭게 하는데 절대적으로 중요하다. 건강하고 방해받지 않는 세포에서 이러한 타이밍은 운동신경의 자극 패턴에 의해 감시된다.

신경이 근육세포막을 전기적으로 자극하는 것을 멈출 때가 바로, 칼슘이온이 수축이 멈출 수 있도록 세망의 주머니 안으로 되돌아가게 되는 때이다. 이것은 그것들이 분비될 때처럼 쉽고 즉각적으로 수행되지 않는다. 이러한 문제는 방안에 풀어진 많은 헬륨 풍선을 모으는 것에 비유할 수 있다. 그것들을 풀어놓고 흩어지게 하는 것과, 천장의 다양한 지점으로부터 모두를 다시 모아 가방 안으로 돌려놓는 것은 각각 다른 것이다. 정확하게 어떻게 이러한 "펌핑(pumping)"이라 불리는 활동이 이루어지는가 하는 것은 명확하지 않으나, 그것을 하기 위해 하나의 성분이 필요하다는 것은 분명히 알 수 있다. 그 성분은 ATP인데 수축의 교차결합 회로에 연료를 주는 것과 같은 세포의 가솔린이다.

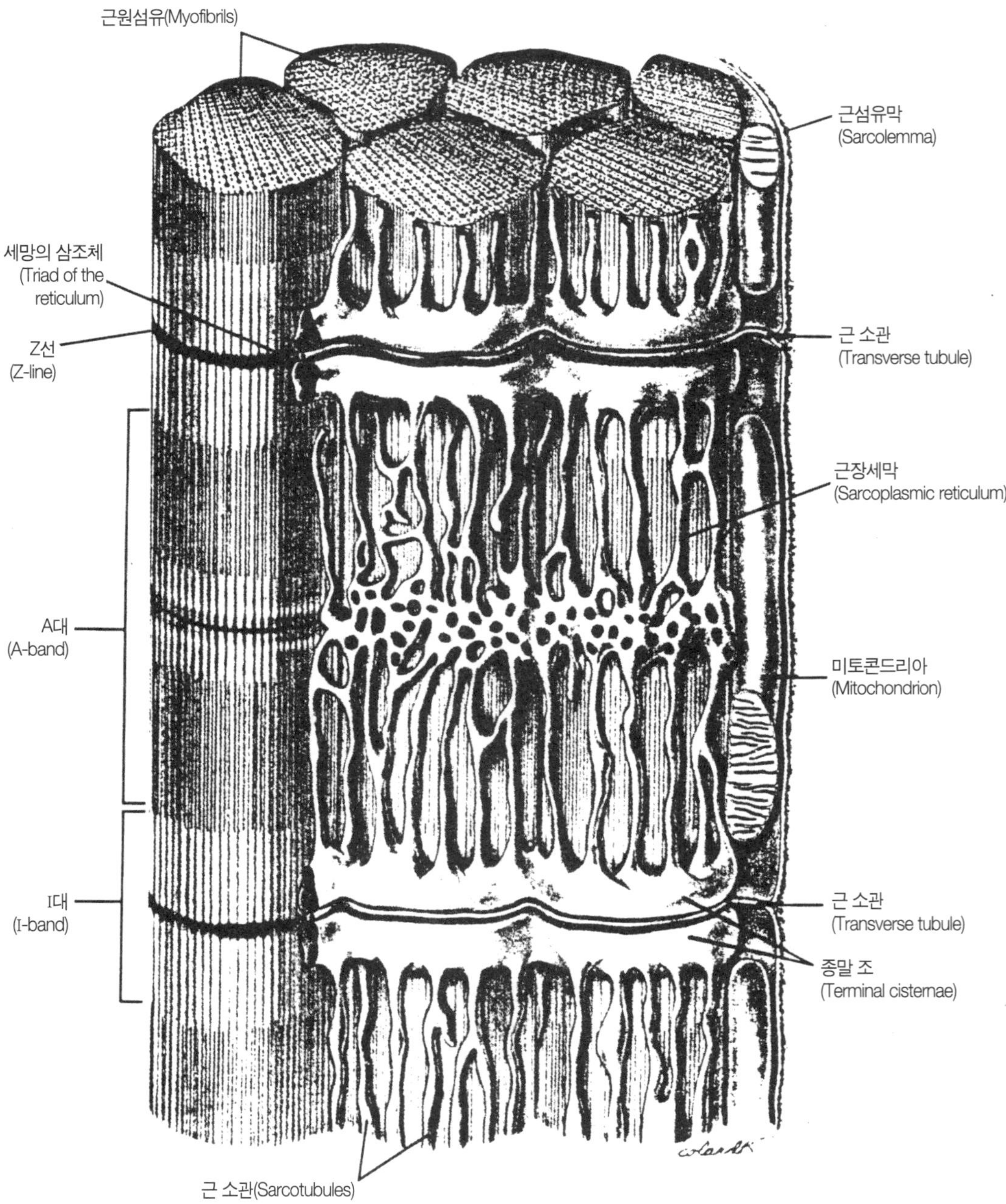

그림 5-19 t 소관(transverse tubules) 을 갖고 있는 근장세망(sarcoplasmic reticulum)의 잘라낸 부분, 소관(tubule)들은 근육 세포막과 함께 연속적으로 있어 세포 깊숙이까지 연장되는 구멍을 표면에 만든다.

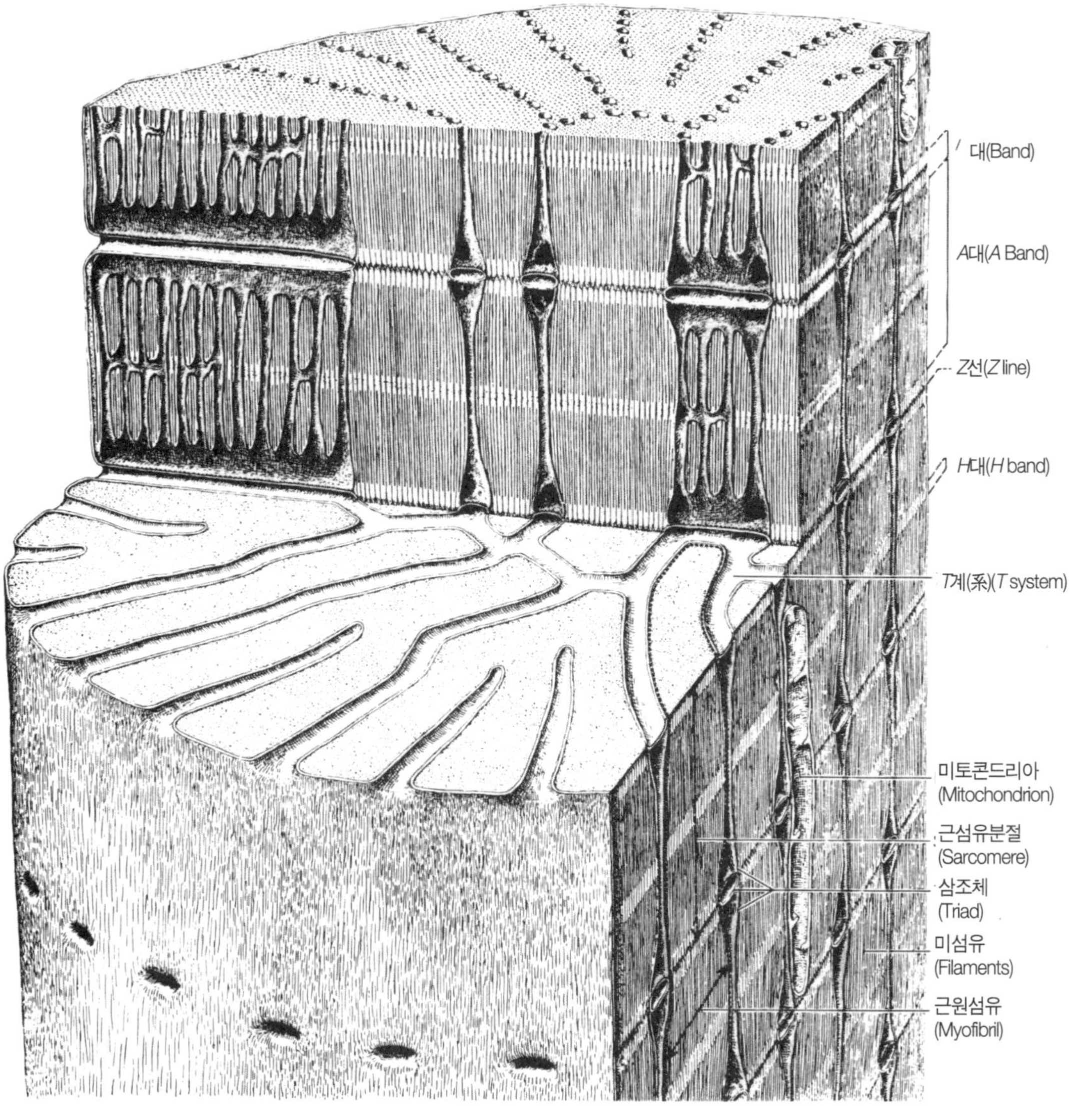

그림 5-20 근육세포의 잘라낸 부분에 있는 t 소관(transverse tubule)의 체계. 미오신과 액틴 미섬유의 모든 묶음들로 둘러 싸여진 그들이 만드는 복잡한 삼차원의 미로를 볼 수 있다.

ATP

아데노신 삼인산(adenosnie triphosphate) 또는 ATP는 우리의 모든 세포에 있어 가장 많이 존재하는 분자 중 하나이다. 그것은 단지 하나의 아데노신 고리가 세 개의 인산에 의해 끌려있는 비교적 작은 분자이다. 그래서 그것은 보다 크고 복잡한 단백질구조 보다 더 자유롭게 세포액 전반을 순환할 수 있다. 그것은 이러한 더 큰 분자들에 의해, 또한 유기체의 과정에 있어서 전형적인 매우 높은 정도의 조직화와 빠른 화학적인 교환을 유지하기 위한 에너지의 원천으로서의 막에 의해 많은 수가 활성화된다. 그것은 세포의 시계태엽장치에 있는 팽팽한 스프링이고, 탱크에 있는 연료이며, 모든 바퀴가 계속 움직이고 생산하게 하는 터빈에 있는 증기이다. 그리고 그것은 이러한 에너지를 매우 간단하고 적응할 수 있는 방식으로 공급한다.

ATP는 일반적으로 불안정한 복합체이다. 꼬리에 있는 마지막 인산은 다양한 종류의 화학적 상호작용에 의해 쉽게 떨어질 수 있다. 이 세 번째 인산이 분리되면, 나머지의 분자까지 그것을 묶어 놓았던 에너지의 결합이 갑자기 풀어지고 작은 폭발처럼 바로 근처로 확산된다. 이렇게 분출된 에너지는 그 다음에 그들의 다양한 기능을 보조하기 위해 둘러싸고 있는 분자들에 의해 잡힌다.-결합을 형성하고, 결합을 깨고, 단백질을 합성하고, 막구조를 유지하고, 칼슘을 "펌핑(pumping)" 하고 이러한 구멍을 통해 여기저기 있는 다른 분자들의 호스트 등등의 역할을 하는 그것들의 구멍을 열고 닫는 등. ATP가 그것의 세 번째 인산에서 분리될 수 있는 방법은 엄청나게 많고, 자유로운 에너지가 사용될 수 있는 것도 그만큼 많다.

일단 이러한 분출이 일어나면 분자는 분리된 상태인 ADP(adenosine diphosphate)와 자유 인산의 합으로 남는다. 이제 이 ADP분자는 매우 안정적이고 그것의 세 번째 인산이 재부착하여 다시 방아쇠를 당기기 전까지는 더 이상 에너지를 방출하지 않는다. 따라서 사용된 ADP를 다시 활성화된 ATP로 재구성하는 것은 세포의 삶에 있어서 지속적으로 필요한 것 중에 하나이다.

이것을 하는 가장 쉬운 방법은 ADP 분자가 세포 안을 자유롭게 떠다니고 있는 다른 인산 복합체, 즉 크레아티닌 인산(creatinine phosphate)을 접촉하게 하는 것이다. 이러한 두 개의 분자가 상호작용하면 ADP는 새로운 인산과의 접전에서 떨어져나와, 다시 ATP가 되어 새로운 작용을 준비한다. 그러나 크레아티닌 인산은 제한된 공급만 존재하고 스스로 재조합 되어야하므로, 활동하고 있는 근육은 몇 초 동안만 이렇게 재충전된 ATP의 원천에 의지할 수 있다.

대부분 세포의 ATP 재조합은 미토콘드리아라 불리는 작지만 상당히 활동적인 세포기관에서 진행된다. 그것들은 세포에서 연료를 생산하는 정제소로 그곳에서 우리가 먹은 모든 것이 ATP를 지속적으로 보충하는 에너지를 공급하는 산화 작용으로 우리가 호흡한 산소와 합해진다. 이러한 과정은 산화적 인산화(oxidative phosphorylation)라 불린다. 또는 쉬운 용어로 느슨한 인산의 재결합을 위해 필요한 에너지를 공급하는 느린 연소를 유지하기 위한 산소의 사용이라 할 수 있다.

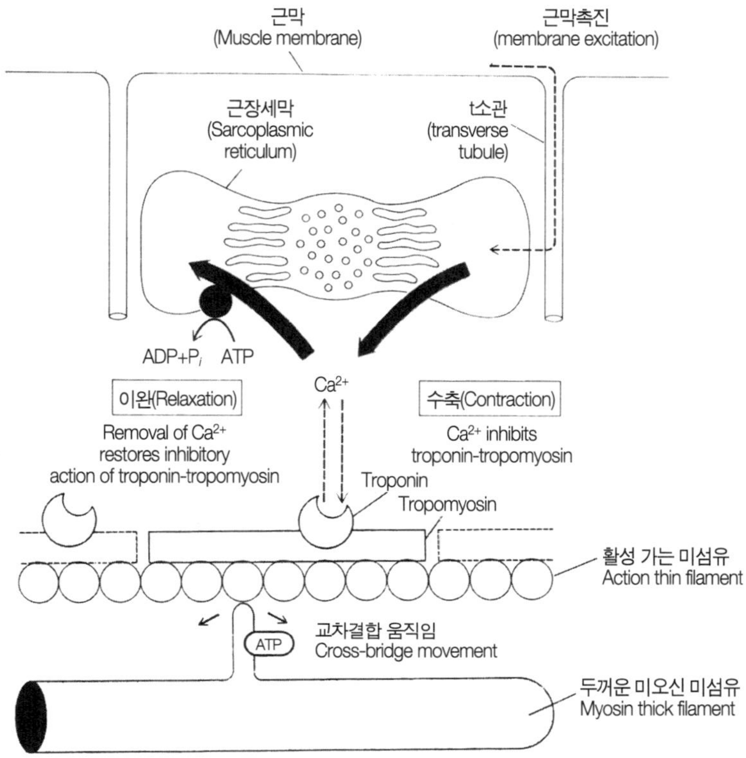

그림 5-21 근장세망(sarcoplasmic reticulum)에서 칼슘이온의 분비와 흡수(uptake). 흥분파가 근육세포막을 지날때 t 소관(transverse tubule)에 의해 세포의 안쪽으로 전달된다. 그것이 근장세망에 도달하면, 그것은 작은 막의 문을 열며 칼슘이온이 분비된다. 액틴 사슬 안에 트로포닌(troponin)을 갖고 있는 이러한 이온결합과 cross-bridge의 움직임이 시작되면서 수축을 야기한다. 수축을 멈추기 위해서 칼슘이온은 그들의 근장세망의 저장 가방(storage bags)으로 되돌아가야만 하는데 이 과정은 보다 많은 ATP를 필요로 한다.

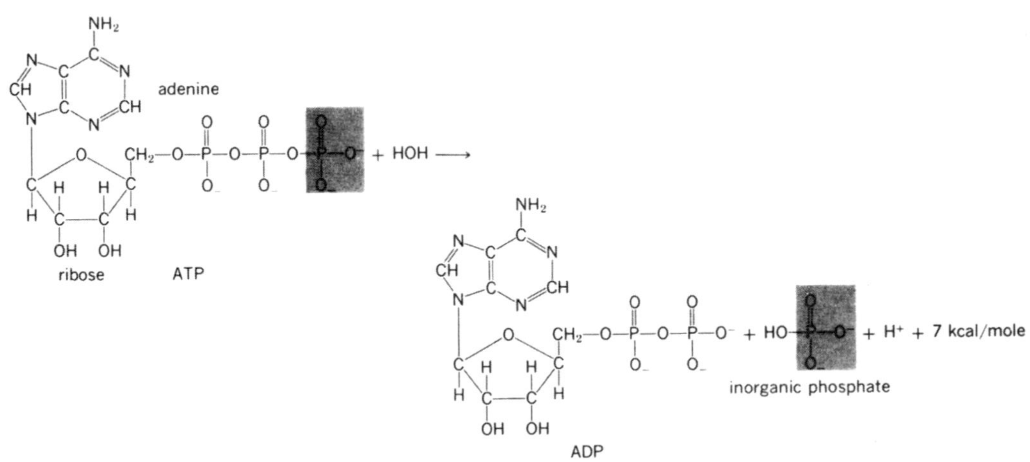

그림 5-22 ATP 셋 중 하나가 불안정한 꼬리사슬에서 떨어져 나가면 에너지가 방출된다. 그 결과로 ADP와 유리 인산은 반드시 그 다음의 에너지 사격을 위해 다시 방아쇠의 마개를 닫기 위한 재결합이 일어나야 한다. 우리가 먹는 영양소와 우리가 마시는 산소는 ATP의 지속적인 재구조를 위한 연료를 공급한다.

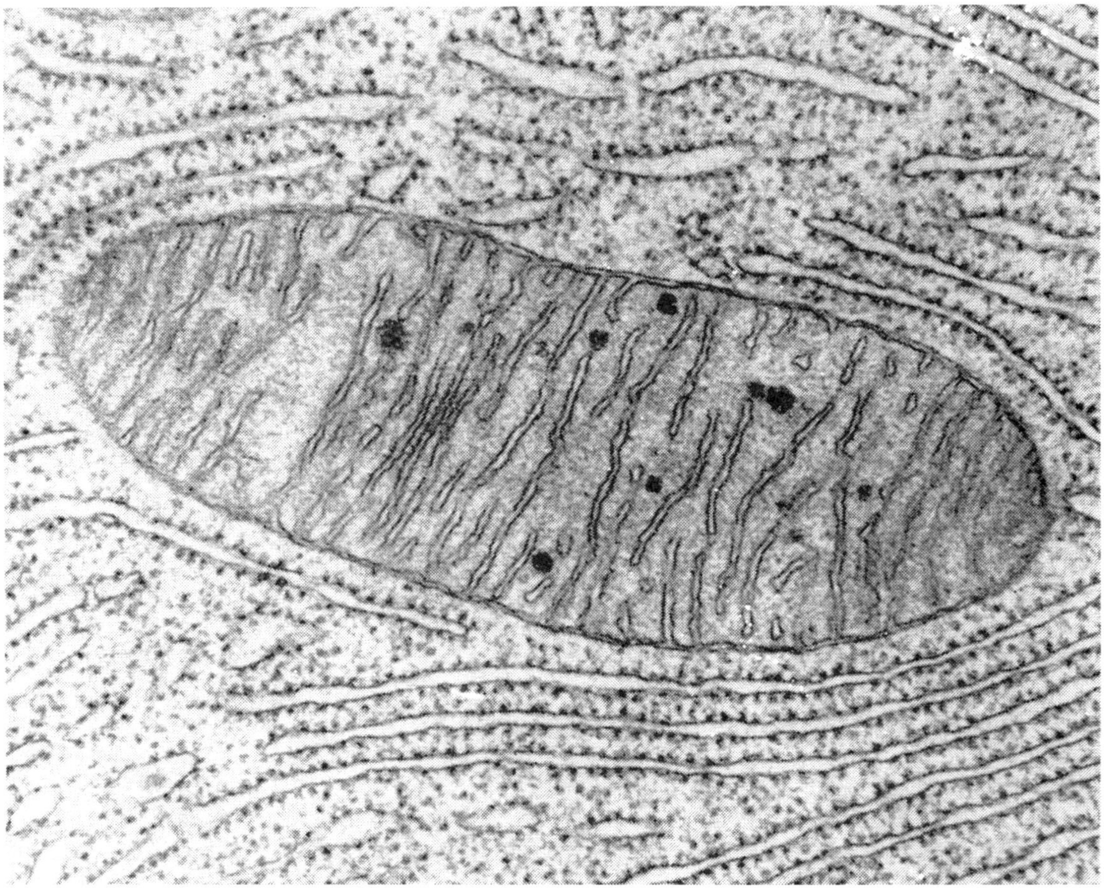

그림 5-23 ATP가 재건되는 부위인 미토콘드리아(mitochondriom). 세포 안에 있는 작은 세포기관(figure 2-2참조)인 미토콘드리아는 아마도 한때는 기생충으로서 원시적인 동물세포 안으로 이주했던 독립적으로 살아있는 단위였을 것이다. 그들은 몰려들어온 세포들과 함께 서로 생산적인 흥정을 일으킬 수 있었고 그 이래로 우리의 연료 정제소로서 기능해 왔을 것이다. 한 유기체의 폐기물은 다른 하나의 삶의 혈액이다.

그렙스 회로

우리가 먹은 모든 것이 소화와 순환의 과정을 겪고 그것이 각각의 세포에 전해질 때, 그것은 끊어져서 포도당으로 전환된다. 그리고 그것이 세포막에서 미토콘드리아로 이주할 때 그것은 피루브산(pyruvic acid)으로 보다 더 전환된다. 이런 피루브산은 다음에 미토콘드리아로 들어가서 다양한 효소를 만나는데 이 효소는 길게 순환하는 대사 작용을 개시하고 유지한다. 이러한 다양한 과정의 작용은 Krebs 회로라 불리며 1937년에 노벨상수상자인 한스 아돌프 크렙스 (Hans Adolf Krebs)에 의해 이론이 형성되었다.

이 회로에서 몇몇 지점을 살펴보면, 두 개의 수소원자가 미토콘드리아에 존재하는 효소의 하나인 NAD(nicotine adenine dinucleotide)에 결합한 NADH라 불리는 특별한 분자가 형성됨을 알 수 있다. 산화 또는 연소가 일어나는 것이 바로 이 지점이다. 산소분자 하나가 $NADH_2$의 H_2부분에 결합하는데, 이러한 반응은 H_2복합체를 NAD로부터 분리하여 자유로운 NAD분자와 물로 만든다($NADH_2+O-NAD+H_2O$). 이

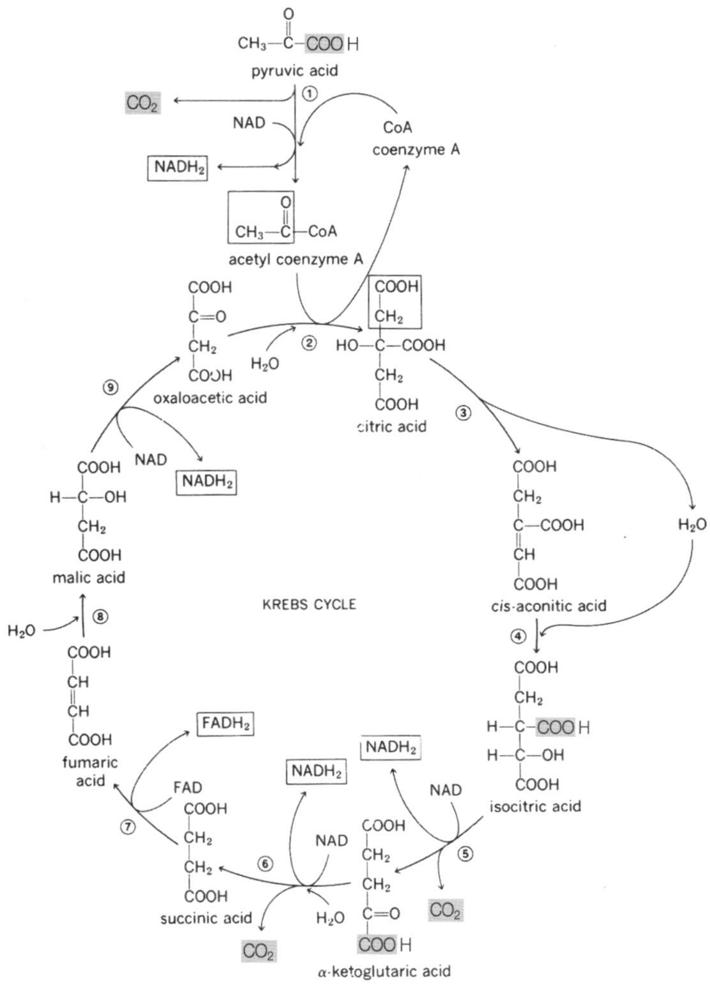

그림 5-24 Krebs 회로. 음식과 산소를 ATP를 재건하는데 필요한 에너지로 전환하는 화학적 작용의 사슬이다. 산화 또는 연소는 일단 NADH 분자가 형성되면 나타난다. 산소는 NADH와 결합하여 NAD+H_2O와 두개의 ATP 분자를 재건하는데 충분한 에너지의 분출을 만들어낸다. 이것이 유기체에 있어 모든 세포의 생명을 유지하는 느린 연소이다.

러한 연소와 분리는 자유로운 에너지를 방출하는데, ADP가 그것의 세 번째 불안정한 인산에 결합하여 두 개의 새로운 ATP 분자를 만들면서, $NADH_2$ 분자가 산화되게 함으로 인해 활성화 되는 것이 바로 이 에너지이다. 세포 안에서 일을 하는 미토콘드리아로부터 방출되는 ATP의 재결합을 위해 사용되는 결합에너지의 자유로운 파동을 위해, 우리가 우리의 위와 폐로 집어넣는 모든 것은 바로 이 시점에서 정제되고 결합된다.

ATP와 근 세포 기능

활동하는 근육은 정제된 ATP를 상당히 필요로 한다. 그것은 수축하는 과정의 최소 세 가지 단계에서 중요하다. 무엇보다도 이완된 상태에서 미오신의 머리는 그들이 음극성 액틴 사슬에 결합하는 것을 방지하기 위하여 약한 음전극을 갖기 위해 ATP가 필요하다. 만약 이러한 ATP가 없다면 단독의 미오신 머리는 양극을 갖고 매우 단단하게 액틴에 결합하여 움직일 수 없을 것이다. 이는 사후경직(rigor mortis)이 시작되는 동안에 일어나는 것이다-죽은 동물의 근세포에서 모든 ATP가 사용되어 버리자마자 미오신의 머리는 액틴 사슬에 단단하게 결합하여 그들의 위치로부터 움직일 수 없다.

두번째로, 미오신/액틴 결합을 풀고 이 사이클의 다음 접촉을 위해 미오신의 머리를 만드는 것은 이러한 톱니바퀴에서 최대의 압력이 가해지는 시점에 동일한 ATP가 터지는 것(popping)에 의한다. 세 번째로, 신경자극이 멈출 때 수축이 멈출 수 있도록 칼슘이온의 "펌핑(pumping)"이 근장세망으로 돌아가기 위해서 더 많은 ATP가 필요하다. 이러한 세 가지 이유로, 최대의 근육의 노력은 다른 조직들의 활동들보다 더 많은 음식과 산소의 공급을 소비한다.

근육세포에서 높은 수준의 일을 지속하는데 있어 결정적인 요소는 산소를 미토콘드리아로 전송하는 전송률이다. 대부분의 몸의 조직은 포도당으로 분해될 수 있고 세포에 영양소로 공급된다. 그러나 조직이 공급하는 산소는 매 호흡시마다 지속적으로 새로워져야 한다. 이것이 모든 유산소 상황에 있어서 가장 중요한 요소이다. 흡입되는 산소의 양과 각각의 세포로 그것이 순환되고 전달되어질 수 있는 속도는 ATP가 미토콘드리아 안에서 재구성될 수 있는 속도를 설정함으로써 근육 출력의 절대적인 최고 한도를 규정한다.

펜 효과

근육은 건강하고 민감하게 유지되기 위해서 사용되어야 한다. 그렇지 않으면 그것은 수축섬유들의 수가 감소하면서 위축되어 사용하기에 너무 약해질 것이다. 그리고 더 많이 사용 될수록 순환계를 통한 산소와 포도당의 확실한 전달이 더 중요해진다. 펜 효과(Fenn Effect)라 하는 활동성인 근육의 에너지 소비의 규칙은 "근육에 의해 사용되는 산소와 다른 영양소의 총량은 근육이 작업을 하지 않고 단순히 수축할 때보다 근육이 작업을 수행할 때 더 크게 증가한다."라는 것이다.

이것은 아주 명백해 보인다. 그러나 이러한 단순한 사실이 만성 근육긴장에 의해 야기될 수 있는 여러 가지 어려움들의 중심에 있는 것이다. 지속되는 긴장상태에 있는 근육은 작업을 하고 있는 것이며, 고정된 저항에 대항하여 잡아당기고 있다. 그리고 당연히 이 저항은 정적 위치에서 작업하고 있는 다른 근육이다.

그러므로, 근육이 필요로 하는 영양은 그것이 중립적인 위치에서 휴식상태에 있거나 또는 심지어 저항 없이 부드럽게 수축하고 있을 때 보다 훨씬 많다.

동시에 지속된 수축은 포도당과 산소로 일하고 있는 세포들에 영양을 공급하는 작은 동맥들과 모세 혈관들을 쥐어짬으로서 주위의 순환을 감소시킨다. 이것이 실제로 순환에 있어 매우 악성화될 수 있는 첫번째 단계이다 - 더 많이 일할수록 더 많이 필요하다. 더 많은 지속적인 긴장이 있을수록 더 적은 연료가 운반된다. 더 적게 운반될수록 일하기가 더 어려워진다 등 - 조직이 고갈될 때까지 이러한 불편함, 제한, 독소의 부작용이 이 부위에 가득차게 된다.

근육 부위가 활동적으로 단축되고 이완되고 있는데 그것은 실제로 혈관들과 세포 간 공간을 통해 체액들을 뿜어냄으로 인해 자체 순환을 보조한다. 그러나 늘어난 시간 동안 수축을 하게 되면, 뿜어냄은 짜냄이 되고 체액의 전달은 급격하게 감소된다. 이렇게 국소영역에 순환이 안 되는 것을 허혈(ischemia)이라 하는데 아프고 잠재적으로 위험한 상황이다. 추울 때 발을 푸른색으로 변하게 하고 민감하게 만들고 심하게 동상에 걸렸을 때 썩게 하는 것이 바로 허혈이다. 순환이 제대로 되지 않을 때 손을 차고 아프게 만드는 것이 바로 허혈이다. 사람이 하나의 자세로 오래 누워 있어서 침대의 표면에 저항하는 뼈의 압력이 영역 밖으로 모든 혈관을 밀어내어 욕창을 만드는 것이 바로 허혈이다. 이러한 모든 증상들은 국소 혈액공급을 막은 결과이고 그래서 세포들은 그들의 작업을 수행할 적합한 산소와 영양을 공급받지 못한다.

> 근육피로는 심한 운동으로 빨리 나타난다. 그리고 매우 지친 사지에 순환을 멈추기 위해 에어커프를 적용하는 것이 순환이 재개 될 때까지 힘이 돌아오는 것을 막는 것처럼, 명백히 피로의 부위는 중추신경에 있는 것이 아니라 근육 그 자체에 있다. 심지어 쉽고 숙달된 글쓰기 운동도 만약 순환이 막힌 채로 수행할 경우, 1분 30초 후가 되면 어렵게 되고 그 다음 30초 정도 지나면 거의 불가능해진다.

그리고 만성긴장의 상황에서 꼭 필요한 세포가 불행하게도 가장 적은 것을 얻는다.

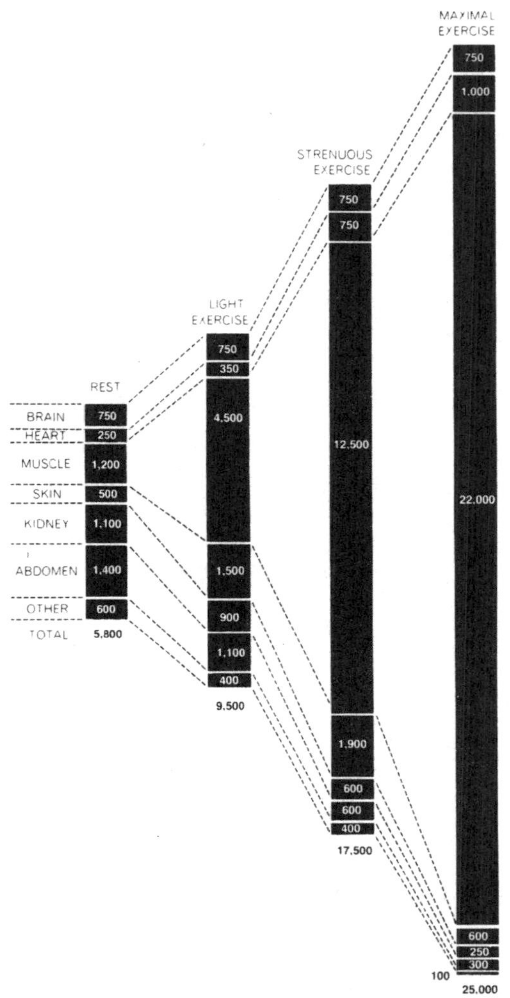

그림 5-25 활동성 근육은 몸에 있는 어떤 다른 조직보다 훨씬 더 많은 ATP를 소비한다(숫자들은 매 초마다 흐르는 혈액의 밀리리터를 보여준다.-다시 말하면 미토콘드리아로 영양소와 산소를 운반하는 율이다). 이것은 만성적으로 수축되고 활동적으로 긴장된 근육이 유기체의 나머지 부분이 가지게 되는 에너지 고갈의 주원인이 되는 이유이다. 그들은 다른 조직들의 활동들을 위해 적은 영양분과 산소를 남긴 채 혈류에서 제일 좋은 몫을 요구한다.

혐기성 해당작용

가까이에 활동을 위한 적합한 산소의 공급이 없을 때, 근육 세포는 크레아틴 인산과 ATP를 재건하기 위한 산화인산화(oxidative phosphorylation)의 과정에 의해 선택권을 한 가지 더 갖는데 그 과정을 혐기성 해당작용(anaerobic glycolysis)이라 한다. 이것은 효소가 중개하는 반응으로 Krebs 회로와 유사하나 그것의 기능은 산소가 필요 없어서(혐기성) 산소의 전달률에 의해 설정되는 한계를 넘어 근육의 힘을 확장시킬 수 있다.

그러나 그것은 비용이 많이 드는 과정이고 급히 부채를 만든다. 그것은 덜 효율적이기 때문에 동일한 양의 ATP를 재결합하기 위해 보다 많은 포도당을 요구한다. 손상된 근육에 불편한 작열감을 유발하고, 유산소 범위를 넘어서서 활동한 근육에서 지연된 통증을 유발하는 것은 아마도 이러한 젖산(lactic acid)과 다른 독성 대사폐기물에 의한 조직 자극일 것이다. 그리고 이러한 자극원은 믿을 수 없게도 장기간 지속되는 스트레스 아래에서의 근육 압통에 기여한다.

그러므로 우리는 건강하고 효율적인 우리의 근육조직 - 우리의 70~80% - 이 ATP의 적절한 공급에 의존하고 이러한 공급은 역으로 우리가 먹는 모든 것의 양과 질, 우리가 호흡하고 순환하는 산소의 양, 그리고 우리의 근육으로 만드는 작업의 종류에 의존한다는 것을 알 수 있다. 적절한 운동은 산소의 흡입과 순환 모두를 보조하고, 보다 더 효율적인 방향으로 근육의 화학을 연마한다. 다른 한편으로, 만성적인 긴장은 단순히 쓸모 없는 노력보다 더 나쁘다. 그것은 몸의 다른 부위로부터 에너지를 유출시켜 허혈과 독소산물을 만들고 불편함을 만들고 결국은 사용할 수 없게 만들어 그 부위를 더 깊고 깊은 대사의 부채 속으로 던져 넣는 악순환을 시작한다.

근육과 우리 몸의 기타 부분들

우리는 이제 몸의 나머지 부분의 조직, 계통과 상호 의존하는 근육의 범위를 올바르게 인식할 수 있다. 결합조직의 틀이 없다면 근육섬유들은 의미 있는 방향으로 당겨지도록 조직화되거나 뼈에 부착되지 못할 것이고 그들의 수축은 몸의 특별한 움직임을 만들어내지 못할 것이다. 소화기계 없이는 근육세포에 포도당의 공급은 없을 것이고, 폐가 없이는 ATP의 공급을 보충할 목적으로 이 포도당을 연소하기 위해 요구되는 산소가 없을 것이다. 순환기계 없이는 포도당과 산소가 그들에 의존하는 각각의 근육세포로 전달되지 못할 것이다. 그리고 최종적으로는 신경계에서 오는 적절한 전기 신호 없이는 어떤 근육세포도 수축을 시작하거나 끝낼 수 없을 것이다.

그러나 최종적으로 이러한 근육조직의 필요가 노예 또는 압제 상태를 구성하는지 안하는지를 말하는 것은 불가능하다. 모든 이러한 것들이 신체의 기타 부분에 의해 공급되어질 때까지 그들은 어떤 일도 할 수 없다; 하지만 그들이 일을 하고 있어야 비로소 유기체는 존재를 지속한다. 모든 음식을 삼키는 것, 모든 공기를 호흡하는 것, 모든 혈액방울의 분포, 모든 탐구, 모든 방어, 심지어 모든 종족의 번식까지도 모두 근육의 활동들이다. 그리고 근육조직이 손상되는 정도까지 전체의 유기체는 쇠약해지고 제한된다.

근육조직이 몸의 제 1순위의 기관이고 동물의 삶의 지배적인 조직이라고 라고 여기는 것은 지나치지 않다. 그것은 우리의 체중과 부피의 대부분을 차지한다. 그것은 가장 큰 에너지 소비자이다. 우리가 정상적으로 우리의 "생명 기관"이라고 간주하는 것은, 다른 관점에서는, 실제로 단지 근육의 성장, 기능 그리고 유지를 위한 장기적인 지지 조직일 뿐이다. 결국 근육의 활성도에 반응해야 하는 것은 다름 아닌 바로 이러한 "생명 기관" - 폐, 심장, 위, 간, 장, 다양한 크고 작은 분비선 등 - 이다.

확실히 이러한 소화하고 순환하는 "데우는 일(boiler work)"이 벌어지고, 대사되고, 분포되는 정도에 기여하는 많은 요소들이 있다. 나이, 성별, 크기, 성장속도, 생리주기, 감염 또는 질병, 체온, 수면 또는 불면, 호르몬, 감정적 상태 모두가 우리의 에너지 요구에 있어 중요한 역할을 한다. 그러나 "대사에 대한 모든 이러한 영향들은 근육 활동의 효과에 비해 작다. 심지어 최소한의 근육 긴장 증가도 대사율을 현저하게 증가시키고 그리고 심한 운동은 열 생산을 15배 증가시킬 수 있다."

그리고 만성화된 긴장패턴을 유지하고 있는 근육이 활동적으로 운동하고 실질적인 작업을 행한 근육처럼 열심히 일을 하고 있으면서 그 만큼의 대사적인 지지를 요구한다는 것을 생각한다면, 왜 그리고 어떻게 근육의 긴장이 우리의 생리적이고 정신적인 건강에 그토록 크고 광범위한 역할을 행하는지 명확해진다. 만성적이고 소모적인 근육수축을 효과적으로 다루는 바디워크가 어떤 이유로 우리의 생리적인 과정, 우리의 감정, 우리의 행동이 더 나은 방향으로 변화하는데 기여할 수 있는지 이해하는 것은 어렵지 않다.

근육의 조직화

우리는 근육세포의 안을 분자조직 수준까지 관찰해왔다. 막대한 수의 단백질 미세섬유가 꼬리에 꼬리를 물고 정확한 순서로 배열되고 그리고 정확한 지리학적인 정렬로 함께 포개져 있다. 결과적으로 섬유들은 평행으로 옆에서 옆으로 놓여 있고 전체적인 결합은 가는 실처럼 함께 합쳐진다. 결국 이러한 가는 실안에는, 너무 많아서 그것의 숫자를 의미 있게 예측할 수는 없지만 부드럽게 하나의 축을 따라 단축시키고 이완시키는 결과를 나타내는, 분자 교환의 사슬 반응을 조절하는 화학적인 촉매를 포함하고 있다.

우리는 또한 근육의 공간적인 조직화를 담당하는 조형 결합조직이 가지고 있는 유전적인 지혜에 대해 언급하였다. 근막의 얇은 벽은 근 섬유를 함께 지지하고 그들을 보다 큰 활동 단위로 결합시키면서 그들의 평행배열을 유지 한다. 근막의 두꺼운 벽은 이러한 단위들을 보다 큰 꾸러미로 조직하고, 전체의 골격을 지지하고 움직이게 하는데 필요한 지렛대의 힘점과 당기는 방향을 제공하는 뼈에 부착시킨다. 이러한 공간적인 조직화는 크고 작은 600개 이상의 부속품들을 포함한다.

그러나 이러한 복합적인 분자적 그리고 공간적 배열은 단지 근육 조직 구성의 시작일 뿐이다. 그것의 단백 사슬의 정교한 배열과 600개 이상의 부속물들의 적합한 위치에도 불구하고 근육은 만약 그것의 각각의 세포들이 작동하지 못한다든지 만약에 그들이 갑자기 수축하도록 명령받는다든지 또는 그들이 일정하지 않게 수축된다던지 하게 되면 실제적인 사용을 못하게 될 것이다. 근육을 기능적이고 흥미 있게 만드는 것은 단순한 수축이 아니라 바로 수축의 패턴이다. 결국 자동차를 유용한 도구로 만드는 것은 공학, 강철, 휘발유뿐만이 아니다. 맹목적인 힘에서 목적성을 이끌어내는 것은 운전하는 원리이고 궁극적으로는 바로 운전사인 것이다. 따라서 수축하는 과정을 시작 또는 멈추게 만드는 것은 운동신경으로부터의 적절한 신호이기 때문에 우리가 근육의 기능적인 조직을 이해하기 시작하기 위해서 고려해야 할 것은 이러한 신경 근육연결의 패턴이다.

운동 단위

신경조직 안의 100억 개 가량의 신경세포 중 2백만 또는 3백만은 운동신경으로 운명지워진다. 왜냐하면 그들은 근육세포에 직접 부착하기 때문이다. 이러한 각각의 운동신경의 주된 세포체는 척수(spinal cord) 안에 존재하고 이 세포체는 축삭(axon)이라 불리는 가늘고 긴 섬유들에 의해 특정한 근육에 연결된다.

신경세포와 근육세포 모두 태아 성장기간 동안 최고의 수에 도달한다, 그리고 그 시점 이후에는 어떤 새로운 신경이나 근육세포도 인간의 전생애 동안 생성되지 않는다. 그들의 숫자가 완성되자마자 근육세포와 운동 신경은 척수에 있는 세포체로부터 자라나오는 신경 축삭을 통해 결합하여 근육조직을 침투하여 적합한 근육세포에 부착한다. 이렇게 부착하는 과정은 유전적으로 통제되고 고도로 특이적이다. 아마 정상인이 가지고 있는 운동 체계의 청사진은 피부에서 감각체계가 감각신경의 순서적인 연장에 의해 "지도가 만들어지는 것처럼(mapped)" 특정한 근육세포와 특정한 연장된 운동 신경 축삭 사이에서의 미묘한 화학적인 인력과 척력에 의해 개개인에게 반복되는 것으로 생각된다.

따라서, 축삭을 엄지발가락 부위로 뻗쳐 닿게 하는 운동세포의 세포체는 축삭을 엄지에 있는 근육에 내밀고 있는 척주에 있는 다른 세포체 옆에 있다. 그리고 이러한 엄지발가락의 세포체들은 그 다음에 평행의 연결을 척주 위로 뇌간까지 그리고 마지막으로 대뇌피질까지 보낸다. 대뇌피질에서는 다시 엄지발가락 회

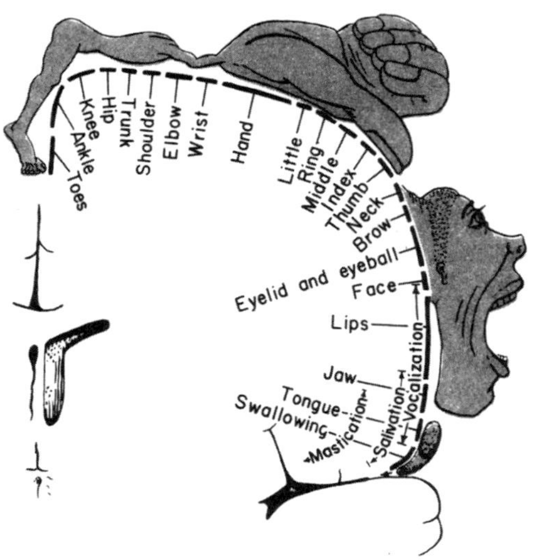

그림 5-26 피질 운동신경과 연관된 인체모형(homunculus)을 만들어내는, 운동피질에 존재하는 신체 운동 단위에 대한 지도 모양의 투사. 인간의 운동단위 가장 많이 가지고 있는 몸의 부분은(근육조직의 가장 큰 덩어리와 반대되는) 피질에서 가장 크게 나타난다. 손과 발성의 근육은 그들이 조절에 있어 가장 정교함을 요구하기 때문에 가장 많은 운동단위를 가지고 있다.

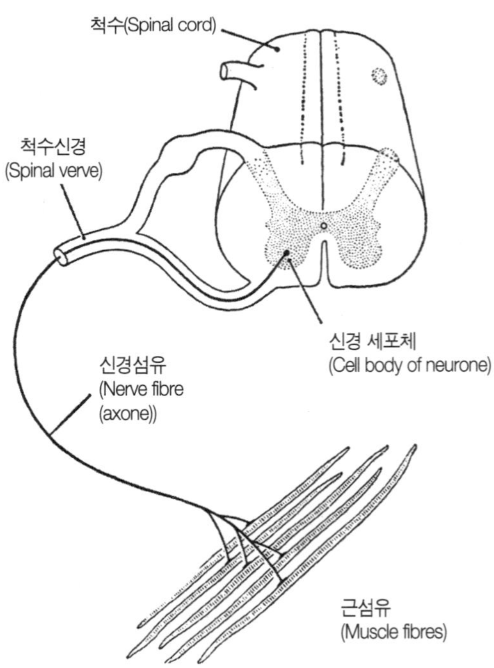

그림 5-27 운동단위-단일한 운동신경과 그것이 접촉하는 몇 개의 근육세포

로에 통하고 있는 피질 세포들이 나란히 놓여진다. 그리고 피질에 있는 이러한 세포들 옆에 놓이는 것은 두 번째 발가락 회로에 속하는 뇌세포이다. 그 회로는 피질로부터 밑으로 내려와 엄지발가락 회로와 인접하여 평행하게 뇌간을 통과하여 척주를 따라 내려가고 신경다발 밖으로 나가서 그들의 분지가 각각의 발가락에 나누어질 때까지 주행한다. 이런 방법으로 모든 말초 신경근육의 연결은 뇌의 가장 고위 피질로 투사되고 그곳에서 말초에서의 공간적인 관계를 보여주는 운동의 "지도" 또는 "인체모형(homunculus)" 을 정확하게 형성한다.

이러한 평행 회로의 말초 종말에서 운동 신경 축삭은 운동 종판(end plate)에 의해 신경근육 연접부(synapse)를 만들면서 근육세포에 부착한다. 각각의 근육세포는 단지 하나의 종판을 받는다. 반면, 각각의 운동 축삭은 여러 개의 분지들을 가지고 있고 같은 곳에서 몇 개의 다른 근육세포에 종판을 부착한다. 따라서 각각의 신경세포가 몇 개의 근육세포를 자극하는 것과는 달리 각각의 근육세포는 단지 하나의 신경에서 명령을 받는다. 근육세포의 그룹이 부착되어 있는 하나의 운동신경을 운동 단위(motor unit)라고 부른다.

특정한 운동신경을 자극하는 명령이 피질에서 올 때마다 또는 반사가 척주에서 시작될 때마다 신경이 연접하는 모든 근육세포는 함께 수축한다. 이러한 운동 단위는 근육세포가 관여되어 있는 수에 따라 매우 다양하고 그것들이 발견되는 영역에서 필요한 힘 또는 정교함에 의해 좌우된다.

예를 들어, 매우 작고 정교한 움직임이 요구되는 눈에 있어 하나의 운동신경이 단지 10~15개의 근육세포를 지배할 수 있다. 정교함과 힘이 요구되는 손에 있어서 각각의 운동신경은 10개에서 100개에 이르는 근육세포를 어느 곳이든 지배한다. 미세한 조절보다 가해지는 힘이 더 중요한 허벅지에 있어서는 하나의 신경이 1,000개에서 2,000개의 근육세포와 연접할 수 있다. 이러한 각각의 근육세포들은 오직 그것의 운동신경에 의해 자극될 때에만 수축할 수 있다. 그리고 운동신경으로부터의 어떠한 자극에도 그것이 연결되어 있는 모든 근육세포는 동시에 수축하게 된다. 운동단위에 있어 두개의 기본적인 기능적 원칙이 있다.

신경 - 근육간의 파트너쉽

이러한 운동단위의 집합들은 신경근육계의 배선을 구성하고 그들의 연결은 유아 때 고정된다. 어떤 추가적인 근육이나 신경세포는 절대 없을 것이고 운동신경에서 근세포까지 어떤 추가적인 연접도 없을 것이다. 운동 단위가 완성된 이후부터는 각각의 근육 세포 안에서 보다 많은 미오신과 액틴 미세섬유를 합성하여야만 근육을 더 크고 강하게 만들 수 있다. 그리고 더 큰 다양성과 민감성을 갖고 있는 주어진 배선 패턴을 이용하는 것을 배워야만 운동 기능을 증가시킬 수 있다.

이러한 평생에 걸친 결합이 만들어지면, 근육 세포는 그것의 수축과 신장을 시작하기 위해서, 그리고 휴지기에 길이를 유지하기 위해서 뿐만 아니라 살아있는 세포로서의 건강을 유지하기 위해서 극단적으로 자신의 신경에 의존하게 된다. 근육은 확실히 글루코스나 산소를 요구하는 것만큼이나 운동신경으로부터 받는 전기 에너지의 지속적인 역할을 요구 한다. 신경의 파트너 없이 근육세포는 생존할 수 없다.

심지어 어떤 수축 자극이 없을 때에도 그리고 우리가 어떤 전기적인 활동을 분별할 수 없을 때라도 지속적인 교환은 명백히 신경과 근육막의 사이에서 근육세포의 감소 없이 나타난다. 만약에 이러한 교환이 연

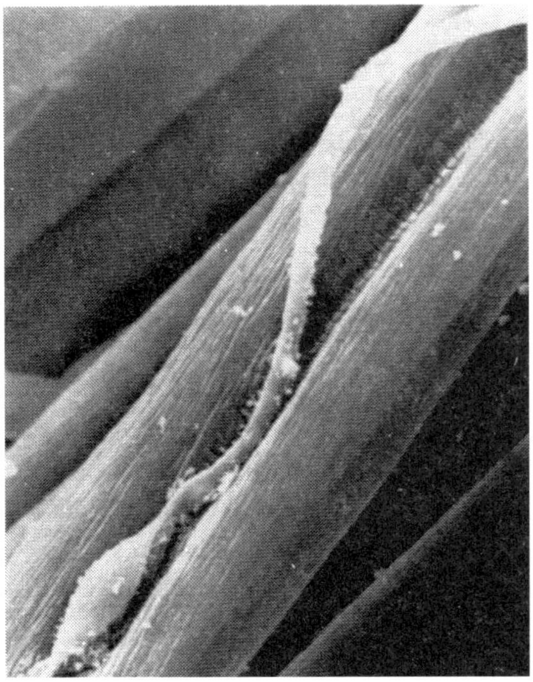
그림 5-28 운동세포와 신경 파트너

결을 자르거나 어떻게든 운동신경을 죽임에 의해서 억류되면 그것의 미오신과 액틴성분을 감소시키면서 근육세포는 위축되기 시작한다. 만약 그러한 단속 상태가 3~4개월 지속되면 근육은 심하게 약해질 것이나 일단 자극이 재개되기만 하면 여전히 원래의 기능으로 회복될 것이다. 4개월 후에는 세포가 더한 퇴행성 변화를 겪고 단지 부분적으로 회복가능하다. 만약 상황이 1년 반 또는 2년 지속되면 세포는 모두 파괴되고 그들의 미오신과 액틴을 흩어지게 하고 지방이나 결합조직으로 대체된다. 그리고 어떤 것도 그들을 재생할 수 없다.

따라서 세포수준에서의 상호의존성은 매우 완전하다. 수축성의 파트너 없이는 운동신경의 전기적인 활동은 기능적 중요성이 없다. 그리고 근육은 실제적인 활동의 자극만을 위해서가 아니라 근육세포의 생존 그 자체의 유지를 위해 신경계와의 결합에 의존한다. 이러한 지속적인 접촉 없이는 근육은 일종의 "모성박탈 왜소증(deprivation dwarfism)" 으로 고통 받고 결국은 세포의 "나쁜 영향(miasma)" 에 굴복하게 된다.

긴장도

건강하고 활동적인 근육조직에 있어, 이완은 상대적인 것이다. 우리가 "완전하게 이완된" 것으로 생각할 수 있는 가장 가까운 것은 일반적인 마취의 상태이고 두 명의 수술한 환자에게서 이것이 위험한 상태라는 것을 관찰했다. 근육의 첫 번째 역할은, 몸이 휴식 시라고 할지라도, 우리의 골격을 안정시키고 우리의 관절이 미끄러지는 것을 막는 것이다. 그리고 거기에 더해서 신경으로부터의 오는 지속적으로 일정한 정도의 자극 없이 근육 세포는 성장할 수 없을 것이다.

심지어 우리가 움직임 없이 앉아있을 때거나 누워 잘 때에도 이러한 기본적인 일과 기본적인 요구 모두는, 건강한 근육조직에 있어서의 어느 정도의 자극과 긴장을 함축한다. 우리의 관절을 지지하고 세포의 활성을 유지하는데 필요한 이러한 기본적인 수준의 긴장은 긴장도(tone 또는 tonus)라 부른다. 이러한 긴장도가 없으면 근육은 깊은 마취, 마비 시나 또는 사후경직(rigor moris)이 시작되기 전의 시체 같은 무력하고 이완된(flaccid) 느낌의 특성을 가지게 될 것이다.

심지어 이완된 상태에 있어서도 건강한 조직에 있어 이러한 긴장도의 존재는 건이 잘려지거나 손상될 때 극적으로 설명된다. 건이 뼈에 고정되어 있는 근육은 강하고 고통스럽게 움추리고 어떤 정도의 "이완"

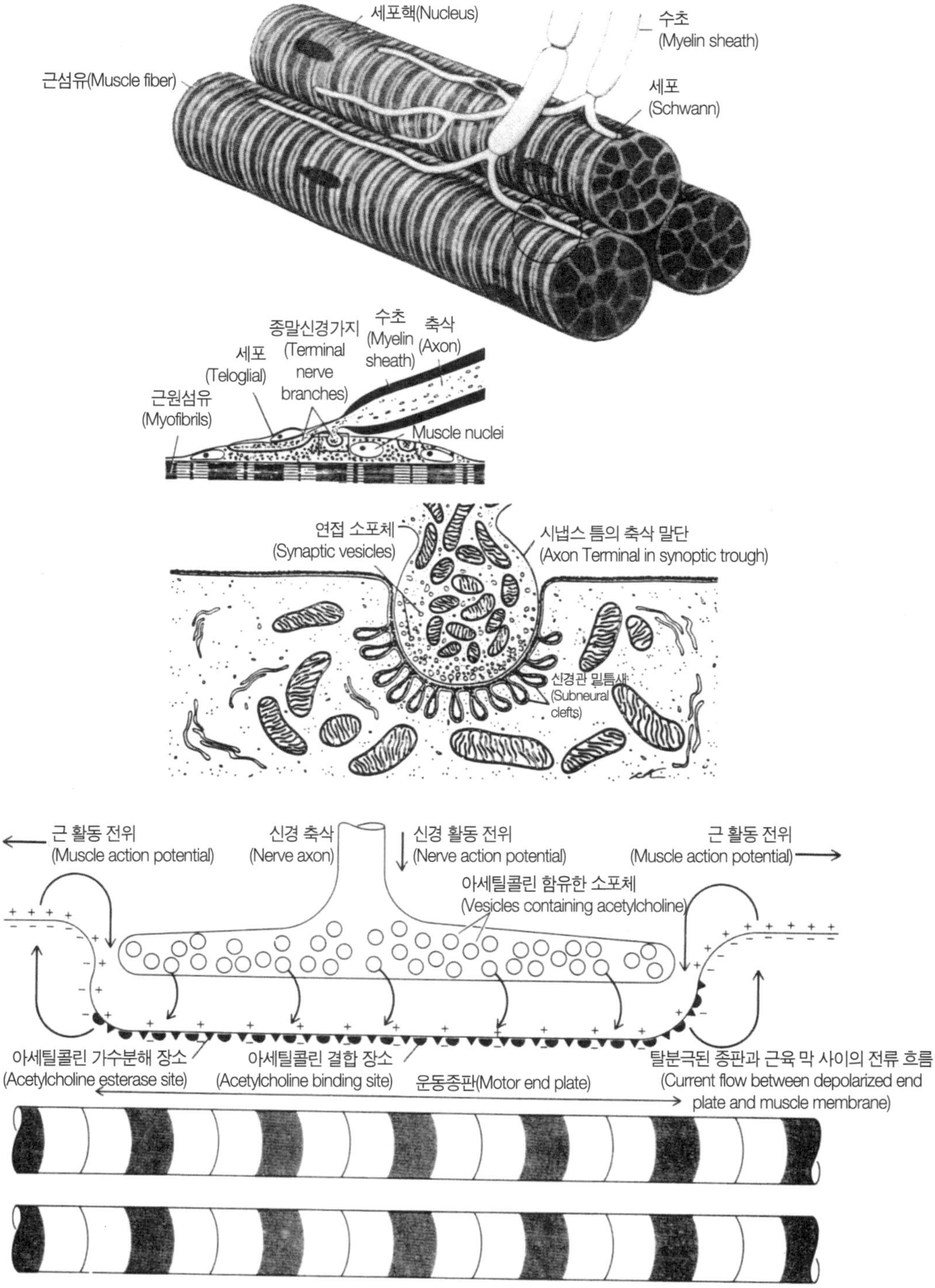

그림 5-29 운동 신경이 그것의 근육 세포 파트너와 연결되는 신경 종판. 운동신경에 의한 아세틸콜린의 분비는 근육막을 지나서 t 소관(transverse tubule)과 근장세망(sarcoplasmic reticuli)으로 들어가는 흥분성의 전기파를 자극하고 칼슘이온을 분비함으로서 근육의 수축을 시작한다.

도 수동적으로 그것을 늘릴 수 없다. 그것은 반드시 동일한 힘으로 그것의 원래 길이까지 뒤로 끌어 당겨져야 하고 그것이 재부착되는 동안 견고하게 지지되어야 한다. 만약의 근복이 햄스트링처럼 큰 것이라면 이러한 잡아당기고 지지하는 데에는 상당한 노력이 요구될 수 있다.

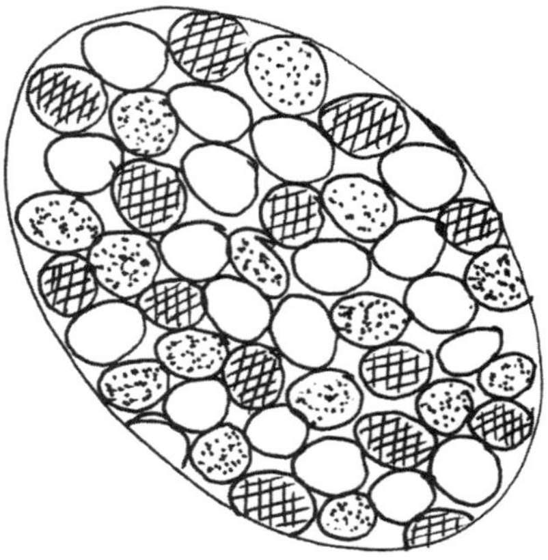

그림 5-30 비 동시성의 자극. 그림은 세 가지 운동단위의 횡단면이다-백색, 점무늬, 그리고 격자무늬. 한 단위의 세포가 흥분을 중단하면, 다른 단위의 세포가 그것을 담당하여서 어떤 하나의 운동단위도 고갈시킴 없이 지속적인 긴장을 유지한다.

비동시성 자극

어떤 근육세포도 결국은 탈진의 상태 유용한 ATP의 고갈에 이를 것이기 때문에 만약 그것이 지속적으로 발화하여 일을 하고 있다면 신경근육 협응의 기본적인 임무 중의 하나는 이러한 전반적인 장력을 어느 하나의 세포도 고갈시킴 없이 유지하는 것이다. 이것은 활동성 긴장 수축을 운동단위에서 운동단위로 이동시켜 몇몇이 쉬고 있는 동안에 몇몇은 항상 일을 하는 비동시성 자극(asynchronous stimulation) 이라 불리는 발화 패턴(firing pattern)에 의해 달성된다. 그림은 서있는 허벅지에서 근육의 횡단면을 보여준다. 이 순간에 백색 운동단위는 발화하여 서있는 자세를 유지하기 위해 충분한 기저 긴장도를 발휘한다. 그 다음에 백색 운동단위가 꺼지고 그리고 점이 있는 부분이 동시에 긴장 부하를 담당하게 된다. 이 점이 있는 운동단위가 피곤해지면 - 또는 반면에 그것이 피곤해질 것이라는 기대에 - 격자로 줄쳐진 부분이 떠맡게 되고 격자로 줄쳐져 있는 부분이 작업을 마치면, 잠시 휴식을 취했던 백색단위가 다시 일을 시작한다. 따라서 자세의 부하는 운동단위에서 운동단위로 부드럽고 지속적으로 옮겨진다.

체중이 조금 더 가해지면 보다 많은 단위가 지속되는 각각의 단계에 관여하는데, 각각의 단위는 약간 더 열심히 일하고 각각의 것은 약간 더 간략하게 휴식한다. 만약에 어떤 사람이 깊게 웅크리는 자세를 유지하여 허벅지에 부하를 강하게 준다면 이러한 불안정한 전환은 강한 부하가 한 단위에서 다음 단위로 전달됨에 따라 허벅지에서 빠르게 진동하는 떨림으로 보여지고 느껴질 수 있다. 이러한 불안정함은 고정된 흥분 명령이 없는 한 무작위 패턴으로, 그러나 정상적으로 발생하는 반사 없이 긴장성 부하가 균등하게 분배되는 모든 근육 구획에서 지속적으로 나타난다.

각 개인들의 근육에 특징적인 느낌을 주는 것은 이러한 기저에 깔려있는 장력의 습관적인 수준이다. - 잘 발달되고 유지된 근육들의 단단하지만 유연한 "수분이 많은(juicy)" 특성, 매우 당겨진 장력의 단단하고 줄과 같은 느낌, 점액질의 부드럽고 이완된 느낌.

물론, 관절의 안정성과, 나머지 계통에서 일하고 있는 근육의 요구 모두에 대해 우리가 알고 있는 것은 이러한 다양한 수준의 전반적인 장력이 전체적인 유기체에 있어 매우 중요하다는 것을 시사한다. 장력의 수준은 사람에게 나약함과 나른함을 주고 갑작스럽게 관절에 위험함을 줄만큼 너무 낮을 수 있다. 장력의 수준은 정확함과 우아함을 불가능하게 할 만큼 산만하거나 독립적일 수 있다. 또는 장력은 목의 근육이 자극되고 긴장되어 붙잡고 있는 패턴을 풀어주기 위한 마취 없이는 그의 머리를 돌릴 수 없는 어떤 노인의 강한 강직을 만들만큼 너무 높을 수 있다. 습관적인 긴장의 높은 수준에서 우리는 만성적인 긴장 또는 고정된 근육이 스스로를 소진시키고, 순환을 방해하고, 나머지 계통으로부터 보존되어있는 것을 빼내는, 지속적으로 일하고 있는 근육이라는 것을 잊어서는 안 된다.

이러한 모든 긴장의 수준은 어떠한 실제적인 자세 또는 외부적인 활동이 이루어지는 것으로부터 상당히 독립적으로 존재한다. 그들은 개인과 개인 사이에 상당히 다양하고, 심지어 동일한 개인 내에서도 수면하는 동안의 느슨해진 상태에서부터 평온하게 깨어난 상태, 매우 기대하는 상태까지 상당히 다양하며, 이 모든 것은 근육의 외견상 단지 작은 시각적인 변화만 나타낼 따름이다. 단지 근육들과 사지가 느껴지고 촉진될 때, 이러한 내제된 장력들의 성질이 만지는 사람과 만져지는 사람에게 명확히 알려진다.

부가되는 움직임

이제 어떠한 특별한 동작이 수행되려고 할 때 부수적인 자극과 함께 이러한 긴장의 토대를 덮고 있는 일련의 분리된 신경자극이 보내져야한다. 우리가 앞서 팔을 옆으로 드는 것에서 시험한 것과 같이 관절에서의 움직임으로부터 탈구를 초래하지 않도록 하기 위해서 그들 모두 지속적인 긴장의 수준을 유지하면서 많은 근육들은 수축되어야하고 다른 많은 근육들은 신장되야 한다. 그리고 많은 근육들은 짧아지거나 길어져서는 안 되고, 대신 그들의 장력을 증가시켜 균형이 깨진 쪽으로 넘어지는 것으로부터 구조를 유지하기 위해서 필요한 긴장을 만들도록 해야 한다. 팔이 옆으로 들려진 상태에서 전체적인 근육조직은 그 다음에 새로운 자세를 유지하기 위해 필요한 긴장의 배치를 위한 다른 선택으로 재배열된다.

그리고 이제 만약 팔을 옆으로 고정한 상태에서 앞으로 걷기 시작하면, 완전히 새로운 운동명령들의 한 무리가 자극 패턴의 세 번째 층을 부과하며, 이는 원래의 안정시 장력의 습관적인 수준과 패턴에 맞도록 조절되는 것에 더하여, 반드시 고정된 견갑대, 균형이 깨진 몸통, 목과 등과 엉덩이, 다리에서의 보상들 등의 새로운 상황들에 맞도록 조절되어야 한다.

우리는 우리의 가장 간단한 습관적인 운동패턴과 움직임에 연관되어있는 멋진 복합체들을 조금 보기 시작했다. 우리는 우리의 몸을 넘어짐이나 탈구로부터 방지하는 전반적인 긴장의 초보적인 수준과 함께 출생하였다; 우리가 자라남에 따라 이러한 장력(tone)의 수준은 더 무겁고 더 긴 사지로부터 더 강하게 잡아당기는 것을 보상하기 위해 반드시 점차적으로 증가해야한다. 이상적으로, 이러한 긴장이 만든 골격의 안정성과 움직임의 자유사이의 타협에 따른 방황은 동시에 새로운 체중, 새로운 힘, 보다 큰 범위의 활동, 더 빠른 반응, 보다 복잡한 복합을 허락하는 반면 그것들을 함께 유지 한다

그리고는, 우리가 성숙하고 어떤 일들을 수행함에 있어 우리 고유의 방법을 발달시켜 나가면서, 우리의 습관적인 반복들은 새로운 종류의 "규범(norm)"과 일차적인 긴장도 수준에 깔려있는 더 높은 수준으로 특성화된 "중립"을 확립하기 시작한다. 우리가 걷고, 등을 구부리고, 대부분의 체중을 하나 또는 다른 하나의 다리로 의지하여 서고, 머리를 기울이고, 어깨를 구부정하게 하는 것을 우리에게 배우게 하는 독특한 방법들은 모두 이러한 새로운 자세와 새로운 패턴을 유지하게 하기 위한 근육의 변화를 요구한다. 따라서 몸의 전반에서 국소적인 긴장도는 반드시 새로운 기초 수준에 적응되어야만 한다 - 어깨를 위로 올리기 위해 여기에서 더 팽팽해지고, 가슴을 구부리기 위해 거기에서 더 느슨해지고, 발을 밖으로 향하도록 돌리기 위해 다른 곳을 바꾸고, 그리고 뒤틀린 골반위에 있는 척추를 균형 잡기 위해 다른 곳을 바꾼다. 따라서 근육계

는 우리 각각에게 우리의 지문과 같이 정밀하게 독특한 새로운 장력(tone)을 설정한다.

긴장성 습관

말할 필요도 없이 이러한 새로운 부분적 긴장의 조절은 우리의 활동의 범위와 질을 조절한다. 모든 미래의 운동 발달은 이러한 새로운 토대 위에 만들어지면서 그 왜곡됨을 모든 행동들로 편입시킨다. 습관의 유혹적인 강화가 이러한 새로운 국소적인 긴장 정도들을 점점 더 강하게 고착시키면서, 그것들은 무엇이 쉬운지, 무엇이 어려운지, 무엇이 편안한지, 무엇이 고통스럽고 피곤한지, 무엇이 가능한지, 무엇이 그렇지 않은지를 지시하기 시작한다. 그리고 물론, 나이가 들수록 우리의 습관적인 행동과 마찬가지로 습관적인 감정도 그들의 흔적이 점점 더 잘 드러나 보이기 시작한다.

예를 들면, 만성적인 근심은 근육의 긴장도를 엉망으로 만들어서 조금의 실제적인 작업도 수행하지 않으면서 모든 곳에서 더 높은 수준으로 긴장 정도를 몰아 간다. 여기에서 우리를 하나로 묶어주는 우리 근육들의 느낌을 안정시키는 것이 강구되고 과장된 심리학적인 중요성으로까지 끌어올려진다. 구성물들이 막 "산산히 흩어지려고 하는" 감각과 싸우기 위해서 모든 근육들의 팽팽함을 느슨하게 하는 것은 극도의 정서적인 스트레스와 연관된 혼란에 빠진 느낌들에 대한 정상적인 신경근육학적인 반응이다.

이것이 우리의 온전한 역사들이 우리의 살에 기록되는 방식이다. 우리의 운동발달의 각각의 단계는 그 다음 단계의 것을 조절하는 전반적인 긴장도와 개인적인 특성을 결정한다. 그리고 우리는 지속적으로 우리와 함께 그것 모두를 가지고 나아가면서 단계 단계 마다 우리가 창조해온 것이 되어간다. 이러한 과정을 완전히 피하는 것은 또한 불가능하다. 습관의 첨부는 단순히 운동발달이 작용하는 방법이고, 그것은 그것이 부정적인 점을 가지고 있는 것만큼이나 긍정적인 측면을 갖는다.

그러나 우리가 할 수 있는 것은 편안한 활동 범위의 가장 좁은 범위 내에서 우리를 구부리고, 묶고, 덫을 씌우는 것 같은 퇴행성 습관의 진행적인 발전을 인지하고 피하는 것을 배우는 것이다. 우리는 우리의 의지를 발휘할 수 있고 파괴적인 패턴을 던져버리는 의식적 노력을 사용할 수 있고 보다 유연하고 자유롭게 발전할 수 있다. 이러한 종류의 변화를 시작하기 위해 제일 먼저 필요한 것은 인식이다. 우리의 근육버릇들이 우리를 이끌어가는 것에 대한 경향의 인식, 그러한 경향을 조절하는 우리 몸의 국소적인 부분에 대한 인식, 우리의 패턴이 다르다면 어떻게 느껴질 것인가에 대한 인식이다.

다른 어떤 방법보다 보다 빠르고 직접적으로 개인에게 능숙한 바디워커가 나누어질 수 있는 것은 바로 이러한 종류의 인식이다. 일생에 걸친 발전의 과정에서 주기적인 치료는 개인에게 멈추는, 습관적인 사용을 통해 실제적으로 야기되는 감정, 현재상황의 발전되는 경향을 반영하는, 문제부위에 대한 깨어있는 식견, 안도와 이완의 경험, 그리고 가장 중요하게 미래의 발전에 있어 의식이 보다 활동적인 도움을 고무시킬 수 있는 기회를 준다.

"적합한" 긴장과 자세

나는 단지 나쁜 자세를 "교정(fixing up)" 하고 눈에 보이는 이상이 없이 그가 똑바로 설 수 있을 때까지 개인을 안마하고 스트레칭하는 것을 언급하는 것이 아니다. 이것은 실제로 새롭고 보다 균형잡힌 "규범(norm)" 을 부과하고 그리고 그러한 방법에서 도움이 될 수 있다. 그러나 그것은 또한 잘못된 이상을 만드는 위험을 가질 수도 있다. 실제로 "적합한" 또는 보편적으로 "최적의" 자세나 활동은 없다. 우리가 이상한 형태를 발전시키는 것은 피할 수 없다. 왜냐하면 우리는 우리의 몸들을 결코 대칭적으로 사용하지 않을 것이기 때문이다. 복원력과 생명력은 "이상적인" 자세를 유지하는데서 오는 것이 아니라 지속적으로 새로운 도전과 변화에서 오는 것이다. 단지 지속적인 다채로운 사용에 의해서만 일반적인 경계와 반응-단일한 지배적인 타고난 기술이나 습관과 반대되는 의미로서- 이 야기된다.

어떤 하나의 반복적인 패턴도 시스템 전체의 제한 없는 유연성을 뒤틀리게 하는 경향이 있다. 우리가 어떤 특별한 자세, 운동의 방법, 또는 완벽해 지거나 이상적이 되거나 최고가 되기 위해 반복하는 훈련에 적응하지 못하도록 해보자. 오직 지속적인 변화가 시스템의 완전한 경계태세를 성립시킨다. 결국 그것은 우리의 삶을 통해서 극복하도록 요구되는 지속적인 변화이며, 비록 우리가 모델들에 열심히 매달리고, 비록 이런 모델들이 특별한 이론적인 관점에서부터 "올바르게" 도출되었다고 할지라도, 우리는 이 상태로부터 우리 자신을 단지 부분적으로만 격리할 수 있을 뿐이다.

비록 그것이 논문에서 좋게 보일지라도, 모든 설정된 양식은 급격한 사건들과 일들에 대한 그 고유의 저항에 의해서 부서질 우려가 있는 고정이다. 바디워크의 목표는 개개인에 대해 자세와 운동의 보편화된 표준을 강요하고자 하는 것이 아니라 지속적으로 운동의 변화하는 요구에 적응하기 위해 개개인이 정신적인 인식과 신체적인 유연성을 만들어가는 것을 돕는 것이다.

수의근

횡문 골격근은 종종 수의근이라고 언급되는데 왜냐하면 그것들은 우리의 의식적인 명령에 반응하기 때문이다(전통적인 소견에 따르면, 무의식적이고 자극의 자율적인 리듬에 반응하는 장기나 심장의 심근과는 거리가 있다). 그러나 심지어 가장 초보적인 단계들의 골격과 신경근의 구성에 대한 연구조차도 우리가 이 시스템을 "수의적" 이라고 부르는 것은 단지 제한된 의미 안에 있을 뿐이라고 지적한다.

내 팔이 "오른 팔을 옆쪽으로 드세요" 라는 나의 정신적인 명령에 적절하게 반응할 것이라는 것은 사실이나, 실제적으로 그 반응을 수행하는 수천 개의 근육학적인 사건들은 나의 정상적인 의식적인 자각에서 상당히 떨어져있으며, 그것들을 정확하게 조절할 수 있는 나의 정상적인 능력을 상당히 넘어선다. 나는 나의 팔이 그것을 들게 하려는 나의 요구에 순응한다는 것을 인지한다. 나는 심지어 그것을 달성하도록 돕는 삼각근과 능형근의 수축을 정확하게 인지할 수 있을지도 모른다. 그러나 나는 내 바램이 적합하게 수행되기 위해서 적절하게 반응해야만 하는 목, 등, 다리, 발 등등에 있는 많은 수의 근섬유들을 종종 인지하지 못한다. 신경근육계는 격리되어있는 하나하나의 순환과 뇌에서 하나의 말초회로를 연결하는 회로의 관점에서가 아니라 광범위한 영역과 일반적인 의지에 관점에서 조직되었다.

사실, 만약에 내가 민감한 바이오피드백 도구를 사용한다면 나는 하나의 운동단위를 절묘하게 조절하는 운동을 배울 수 있을 것이라는 사실이 증명되어왔다. 그러나 그것은 정상적으로 나의 운동을 조절하는 방법은 아니다. 그 외에도 나는 심지어 가장 쉬운 동작에 연관되어있는 수만 그리고 수백만의 정보 조각(bits)들에 의해 지속적으로 넘쳐날 것이다. 내 마음의 정상적인 의식 수준에 있어서 이러한 약간의 정보들은 처리되지 않고 이러한 운동도 결정되지 않는다. 그것들은 시간이 흐르면서 연습, 사용, 습관, 스타일의 발달에 의해 확립된다. 그리고 그것들이 보다 더 안정되게 습관에 정착될수록, 심지어 내 의식적인 명령들에 대해 이 익숙한 운동 패턴들을 변화시키고 그들의 스타일을 바꿀 정도의 상당한 문제가 될 때까지, 그것들은 나의 의식적인 자각과 나의 즉각적인 수의적인 조절에서부터 점점 더 멀어진다.

전체적인 근육구조는 세부적인 면에서 대뇌 피질에 충실히 도해되어 있으며, 각각의 근육 세포는 하나의, 그리고 유일한 운동신경에 의해 활성화 된다. 그러나 이러한 하나에 하나씩 연결된 것은 척수, 뇌간 그리고 상위뇌의 모든 상행로와 하행로를 연결하는, 어떤 주어진 근육세포의 활동과 함께 신호를 몸과 신경계의 모든 부분으로부터 섞는 수백만 개의 연결결합에서 매우 빨리 소실된다.

우리는 피질에서부터 생각되어 단일한 회로를 따라서 의식적인 의지에 의해 명령받은 대로 정확히 일을 수행하기 위해 의무적으로 수축하는 독립된 근육으로 전달되는 동작에 대한 생각들을 상상하지 않는다.

이러한 명령보다, 이러한 움직이기 위한 의지가 뇌의 개념상의 경계로 하여금 시냅스에서 시냅스로 진행하면서 모든 되먹임의 방법들-사지의 위치, 시각적 지남력, 중력에 대한 인지, 활용가능한 에너지, 기타 등등-을 저울질하는 광대한 뉴런의 중개 연결망을 통하여 걸러내게 한다. 수축을 위한 자극이 드디어 근육에 도달할 때 그것은 단순한 정신적인 명령인 "오른팔을 옆으로 올리세요." 로부터 동작이 원하는 대로 부드럽고 효과적으로 영향을 주기위해 머리에서 발끝까지의 근육 섬유들을 지시하는 문자 그대로 수만 개의 구성물들과 함께 조직전반에 걸친 메시지까지 놀랄만한 복합성으로 확대된다. 그리고 우리의 전반적인 신체적이고 심리적인 기록들, 우리의 태도, 기억들, 그리고 현재의 마음상태는 다른 어떤 보다 "자발적인" 요소들이 하는 것만큼 최종 결과의 항목들과 연관되어있다.

따라서 "자발적인 근육"이라는 용어는 많은 방법에서 은유적 표현이다. 나는 의식적으로 활동을 명령할 수 있으나 의식적으로 사용되어야만 하는 모든 근섬유를 포함하는 것을 명령할 수 없고 또한 기대되는 효과를 실제적으로 나타내는 그들의 수축과 신장을 정확하게 명령할 수도 없다. 다시 말하면 모든 의식적이고 의지를 가진 운동은 항상 두 가지 것에 의해 조절이 된다. 유전학적으로 만들어진 조직과 습관적인 사용. 우리의 유전적인 체제는 매우 가변적이고, 제한이 없으며 행위에 있어서 잠재적인 변화들로 채워져 있다. 반면에, 습관적인 사용은 그것이 편리한 만큼 제한될 수 있고, 정확히 그것이 연습되고, 자동화되고, 무의식화 되는 정확한 정도만큼 폭군이 될 수 있다. 우리는 다르게 행동하도록 우리 스스로를 자유롭게 훈련할 수 있으나, 우리가 훈련되어온 것과는 다르게 갑자기 행동하는 것은 매우 어렵다.

유전학적으로 결정되는 패턴과 습관적인 사용에 의해 만들어지는 우리의 운동 행동에 있어서의 경향성은 근육세포에 있지 않고 또한 그들을 운동단위로 결합하는 운동신경에 있지도 않다. 목적 있는 근육통제에 있어서의 조직적 요소를 찾는 것은- 그것이 활동이건 휴식이건-우리를 점점 더 중추신경계로 깊이 데려간다. 그곳에서 우리는 모든 근육의 반응이 만들어지고, 선택되고 의식적, 무의식적 모두에서 우리의 신경활동의 전체성에 의해 채색된다는 것을 찾을 수 있다.

우리가 이제 반드시 주의해야 할 것은 이러한 신경조직망의 기능이다. 왜냐하면 어떤 뼈도 근육의 긴장과 신장의 이동 없이는 움직일 수 없고, 따라서 어떤 근육도 신경자극 없이는 이러한 이동을 만들 수 없다. 그리고 신경이 근육세포에 접촉함에 의해 전달되는 자극의 패턴은 우리의 모든 감각적이고 정신적인 일들에 있어서 진행되고 있는 것의 요약이다.

CHAPTER

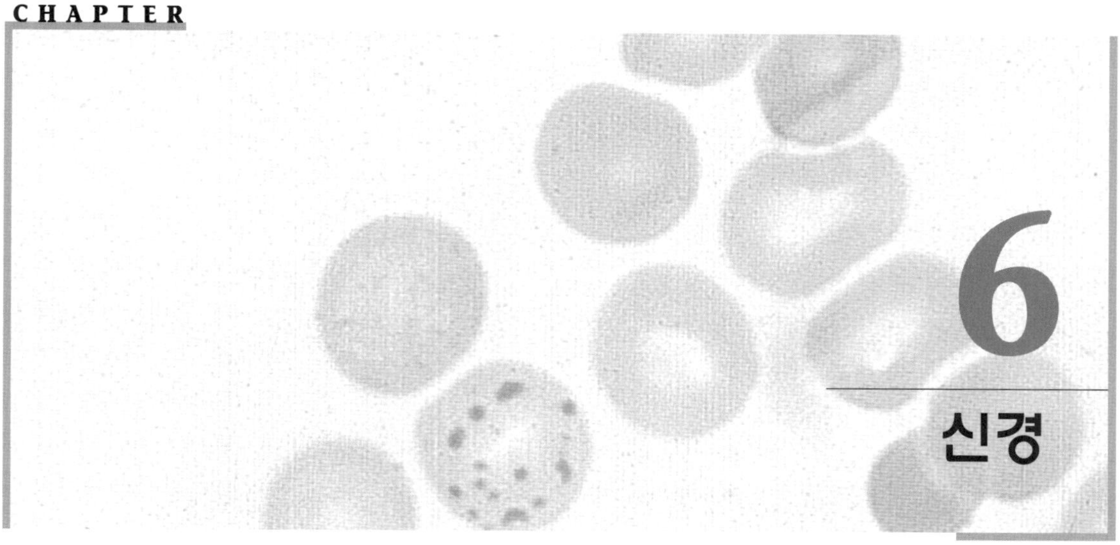

6 신경

당신은 스스로에 대해 생각하는 것 같지는 않을 것이다. 그러나 당신이 생각하는 것은, 바로 당신이다.

- 짐 클라크, *빅 서의 시인*

결합조직 구조

골격계나 근육계처럼 신경계는 결합조직의 탄력 구조로 둘러싸여서 구성되며 지지된다. 이런 구조를 형성하고 유지하는 세포들은 *아교세포(glial cells)*라고 하는 분화된 결합조직세포이다. 그것은 섬세한 뉴런에 기시하고 종지하는 단단하고 탄력적인 그물망을 구성하는 "신경조직(nervous tissue)"의 대부분을 차지한다.

아교 세포는 모든 신경 섬유를 지지하고, 이 섬유들을 다발로 묶고, 그 다발을 주변의 조직들과 체액으로부터 분리한다. 그것은 신장이 필요한 곳에는 신경 섬유에 신장강도와 탄성을 부여하고, 안정성이 필요한 다른 구조에는 신경다발을 단단히 고정한다.

이렇게 둘러싸는 아교 조직은 또한 뉴런의 필요에 수반하는 세포간의 대사 활동과 신경과 모세관 사이에서 영양, 가스, 호르몬, 그리고 노폐물 교환의 중재, 백혈구, 항체나 대체할 수 없는 뉴런의 수명을 지키기 위한 다른 면역 인자를 운반하는 것을 위한 바탕 물질을 구성한다.

희소돌기아교세포(oligodendrocytes)와 슈반세포(Schwann cells)와 같은 다른 분화된 아교세포들은 미엘린(myelin)이라고 하는 단단한 지방질의 코팅으로 긴 축삭을 절연한다. 이 절연은 한 축삭에서의 신호가 인접한 축삭들로 부주의하게 "새는 것(leaking)"을 방지하고 신경 자극의 이동을 상당히 가속화할 수 있다. 미엘린은 희끄무레한 색으로 신경계의 "백질(white matter)"이라고 불리는 이름이 있다. "백질(white matter)"은 수초로 덮여 있지 않은 세포체와 축삭의 색인 "회백질(grey matter)"과 대조된다.

신경교의 결합조직(glial connective tissue)은 비록 그것과 신경들과의 관계로 특화되어 있지만 인체의 모든 조직액, 근막, 인대, 건, 골막을 형성하는 기질과 콜라젠(collagen) 조직과 연관되어 있다. 그것은 전체적으로 유기체의 결합 조직의 일부분이며 그것 나름대로 조직액의 움직임, 다양한 화학물질의 확산, 국소적인 대사 작용의 속도, 그 자체의 기계적인 활동, 연령, 기타 여러 가지 종류의 요인들에 의해 영향을 받는다.

효과적인 수기로부터 얻어지는 순수하게 신체적인 이익이 어떤 다른 체내의 결합조직에 적용되는 것만큼 아교조직에 적용되지는 않을 것이라고 가정할 만한 이유는 없다. 즉, 조직액이 더 자유롭게 순환될 수

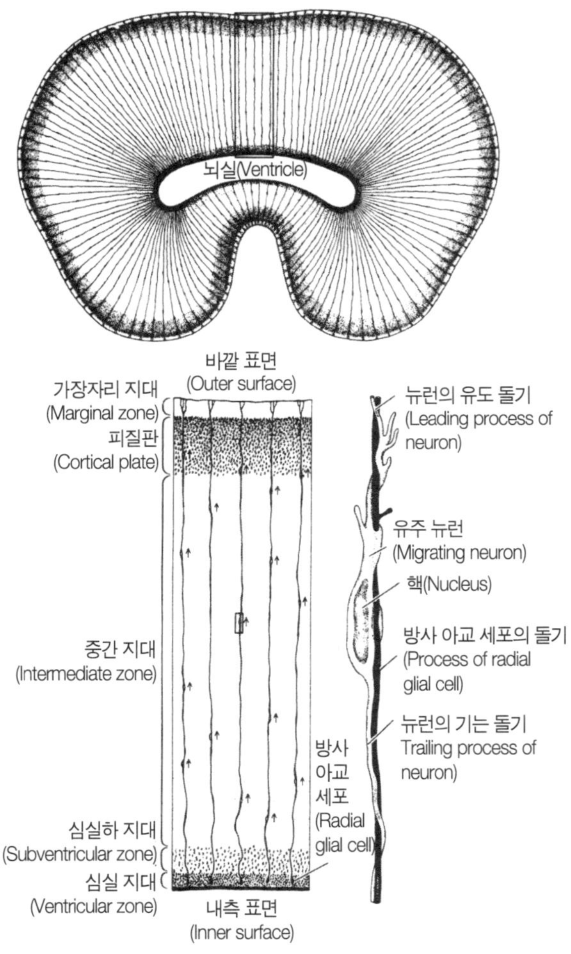

그림 6-1 여러 가지 종류의 아교 세포들은 구조적으로, 영양상으로, 발달상으로 신경 세포들을 지지한다. 여기 성장하는 축삭은 아교 세포의 유도를 따르는 것으로 보인다. 이런 분화된 결합조직 세포들의 다양한 형태는 축삭의 성장을 이끌고, 그것들을 한데 묶어, 신경계의 구조를 지지하고, 주변의 조직들로부터 그것을 보호한다.

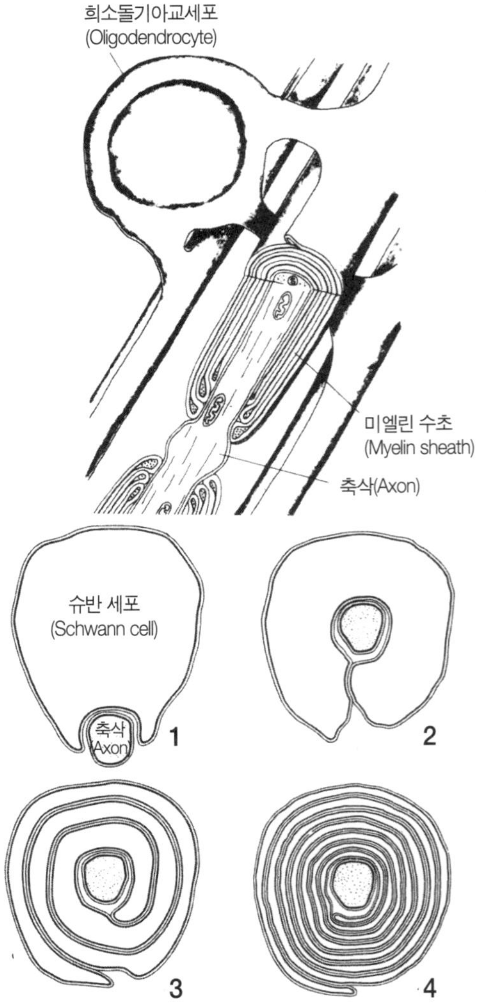

그림 6-2 분화된 아교 세포, 희소돌기 아교 세포와 슈반세포, 수초, 미엘린에 싸여있는 신경 축삭, 신경 충격의 전달을 증가시키기 위한 절연하는 지방 물질.
아래쪽의 그림은 축삭을 둘러싸는 슈반세포 성장의 네 가지 단계를 설명한다.

있도록 도움을 주며, 그 온도가 상승될 수 있게 하여 대사적인 과정을 더 빠르게 할 수 있다. 압력과 스트레칭은 그것의 요변성적인(thixotropic) 효과를 자극시킬 수 있으며, 사용하지 않아 뻣뻣해진 조직을 유연하고 부드럽게 한다. 그 노폐물들은 더 효율적으로 씻겨나갈 수 있고, 그것의 전반적인 회복력은 증가된다. 이러한 아교 세포에 대한 모든 영향들이 아교세포들이 지지하는 뉴런들의 기능을 증진시킬 수밖에 없다.

말초와 중추

신경계는 일반적으로 적어도 국소해부학 연구의 목적에서, 두 가지 주된 분류인 중추 신경계(central nervous system)와 말초 신경계(peripheral nervous system)로 나뉘는 것으로 여겨진다. 중추신경계는 척추와 두개골의 뼈들로 완벽하게 둘러싸여 있는 인체의 가장 심층의 중심 구조이다. 이 분류 안에는 광대한 대다수의 신경세포체들과 그 상호 연결들이 포함되며, 척수와 뇌를 구성한다. 그것은 현재의 해부 기술로는 완벽하게 해명하기에는 지나치게 극단적으로 복잡하며, 그 연약함은 척추와 두개골의 무겁고 딱딱한 골성 껍질을 필요로 한다는 것으로 알 수 있다.

말초 신경계는 인체 내부의 각 방면과 피부의 모든 영역에 이르는 세포체, 몸체, 가지들, 신경의 말단들과 같은 척추나 두개골 안에 포함되지 않은 뉴런들로 이루어진다. 이 체계에는 크게 두 부류의 신경들이 있다. 한 가지는 중추신경계로 감각정보를 전달하고, 다른 한가지는 골격근들과 장기들과 분비선들에 반응을 전달하는 역할을 수행한다.

이 마지막 두 가지 분류는 중심부와 함께 신경계의 주요한 기능적인 특징을 가장 단순하면서 적절한 용어로 규정한다. 다시 말해서, 인체의 감각 수용기로부터 오는 정보의 흐름, 인체의 근육이나 분비선으로 되돌아가는 명령의 흐름, 그리고 이런 두 가지 흐름 사이의 반응들이 조절되는 중간 처리 공장이다.

> 신경계의 가장 단순한 형태는 근육의 운동이 어떤 말초 감각의 변화, 즉 피부를 접촉하는 어떤 물체에 의해 시작될 수 있는 기전에 불과하다는 것을 기억하는 것은 중요하다.

자료를 입력하고, 반응들이 선택되고, 특별한 행동이 도출된다.

그러한 분류는 그것들이 우리에게 제공하는 매우 복잡하고 알 수 없는 것 안에서의 어떤 기본적인 위치 감각(sense of orientation)에 한해서는 어느 정도 도움이 된다. 결국, 바다(the world ocean)는 실제로는 단 하나의 거대한 수역(水域)이지만, 현재의 분석과 세계적인 항법은 대서양, 태평양, 멕시코만 그리고 기타 등등의 표준 분류를 적용함으로써 그것을 더 단순하게 만든다. 하지만 이러한 동일한 종류의 유용한 분류와 라벨들은 신경계를 전체적인 것으로 이해하는 우리의 인식을 심각할 정도로 위험하게 만들 수 있다.

그것은 우리에게 분리되어 있는 "느끼는(feels)" 부분, 또 다른 "행동하는(behaves)" 부분, 더 멀리 떨어진 내부의 "생각하는(thinks)" 부분이 있다는 유혹적인 분석적 환상을 만든다. 궁극적으로 이런 언어를 사용하는 것은 우리로 하여금 "마음" *대* "몸"의 데카르트의 이분법과 마음과 몸 사이에는 "선(line)"을 그려야 한다는 맹렬하게 논쟁적인 이론들로 이끈다.

우리는 심지어는 우리가 다양한 성질을 가진 의식들이 우리의 육체적인 체계 안에서 다양한 별개의 위치를 지닌다고 이론화하는 와중에도 한편에는 "물질(matter)"이 있고 다른 편에는 "생각(thought)"이 있다고 믿으면서 우리 스스로를 속인다. 우스꽝스러운 혼동과 단순화가 몹시 날뛰고 있다. "몸"이 없이는 조직이 없고, "마음"이 없이는 반응이 없다. 이러한 더 이상 단순화할 수 없는 사실들로부터 우리의 주의를 전환하는 경향이 있는 어떠한 분석적인 용어들도 우리의 말을 제한함으로 해서 우리의 이해가 제한되고 이로 인해서 논리적인 편의성이라는 이름으로 우리의 개념들을 손상시키지 않도록 반드시 극도로 조심스럽게 사용해야 한다.

"신경계의 기본적인 통일성을 잊어서는 안 된다." 우리 신경 신호들의 광대한 연결망 속에는 유기체의 전체 활동들에 대해 영향을 주지 않거나 영향을 받지 않는 국소적인 활동이란 없다.

이러한 근본적인 기능의 통일성은 바로 각각의 세포들의 설계에 의해 증명된다. 그들은 더 많거나 적은 수의 연결들을 조정하거나 다양한 해부학적 배치를 획득하기 위하여 형태와 크기에서 폭 넓게 변화하지만 그들은 모두 핵을 포함한 세포체, 다른 뉴런으로부터 오는 연락들을 받는 수상돌기, 다른 뉴런의 수상돌기나 세포체에 연결되는 축삭 등과 같은 동일한 기본적인 부분을 가지고 있다. 게다가 훨씬 더 중요하게도 그들의 명확한 신경적인 기능인 증식과 전기적인 신호들의 전달 - *활동전위(action potentials)* - 은 신경계의 모든 세포들에서 동일한 방법으로 수행된다.

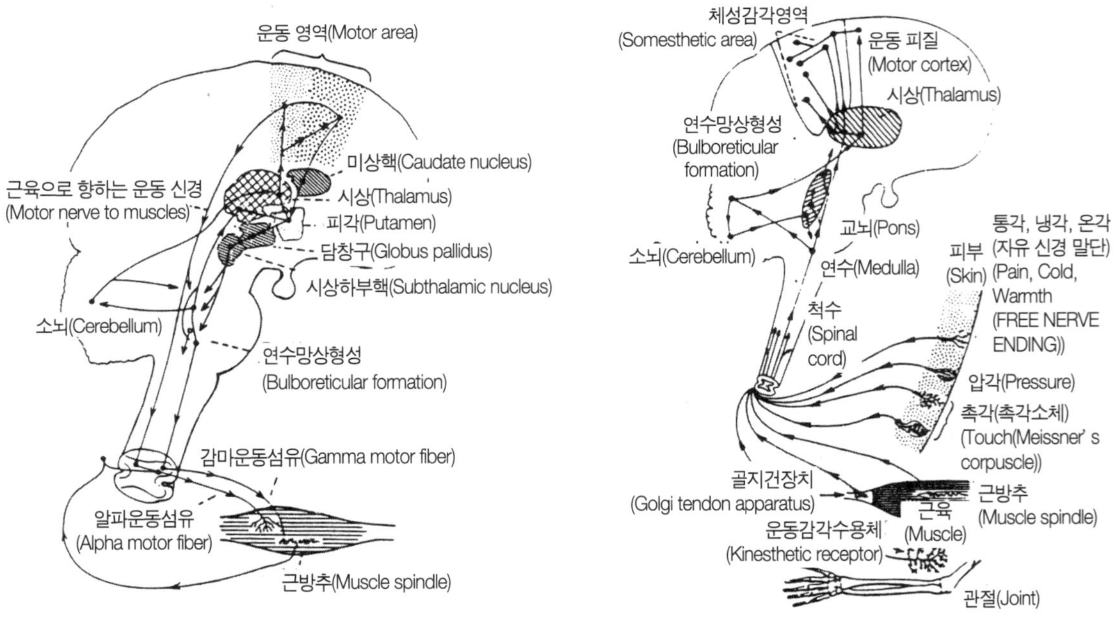

그림 6-3 "가장 단순한 형태에서, 신경계는 피부를 접촉하는 물체와 같은 말초 감각의 어떤 변화에 의해 근육의 움직임이 시작될 수 있는 단순한 기전에 불과하다는 사실을 기억하는 것이 중요하다." 인간의 신경계는 이런 간단한 요소들을 매우 복잡하게 만들어 왔지만 기본적인 원리는 여전히 우리에게 유효하다. 근육 운동은 주로 특정한 감각 자극의 특성에 대한 반응이고 자극의 특성이 변화함에 따라 운동도 변하게 된다.

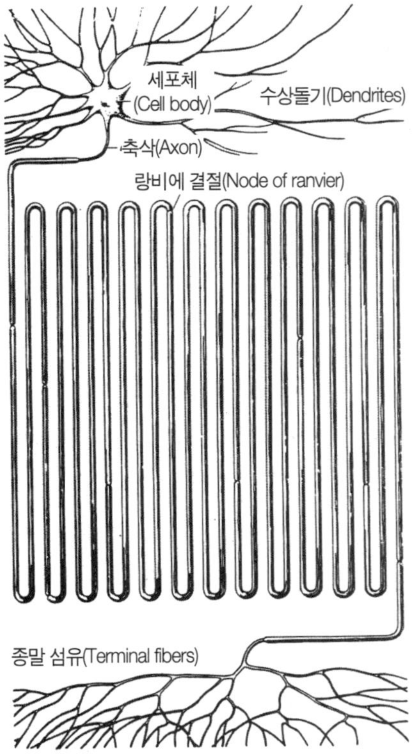

그림 6-4 전형적인 뉴런. 세포체와 수상돌기가 시냅스를 받아 다른 뉴런의 축삭으로 부터의 자극을 수용한다. 축삭은 수상돌기와 세포체로부터의 이런 자극들을 전달한다. 랑비에 결절은 긴 축삭을 싸는 미엘린 수초의 일부분이다. 종말 섬유들은 세포체와 다른 뉴런의 수상돌기에 시냅스 연결하고 자극이 지나가게 한다.

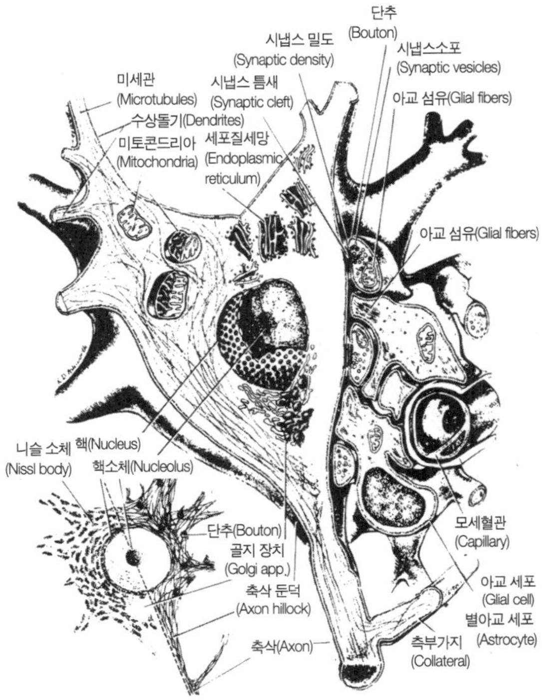

그림 6-5 모세관과 지지하는 아교 세포들과 함께 있는 뉴런의 신경세포체의 상세도

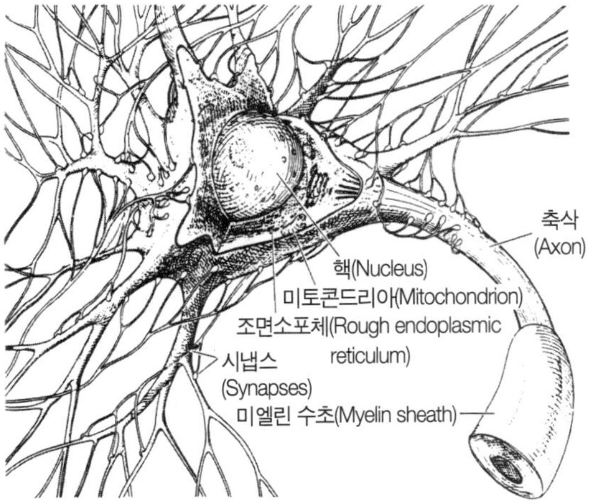

그림 6-6 축삭으로부터 세포체와 수상돌기에 시냅스 연결하는 종말 섬유

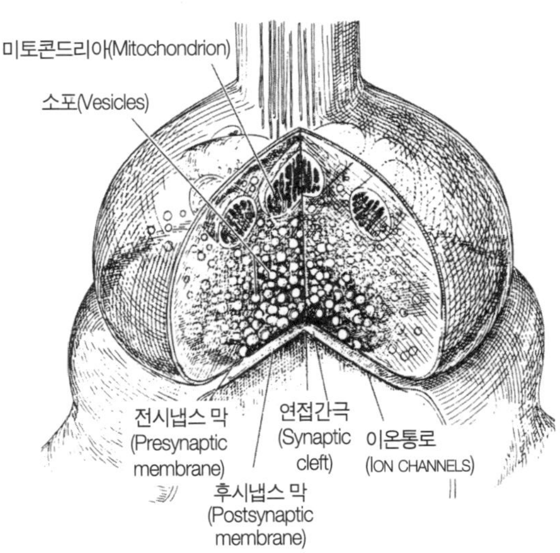

그림 6-7 전형적인 시냅스의 상세도. 정낭이 시냅스 간극으로 신경전달 물질을 배출할 때 자극은 다음 세포로 이동하고 그것은 다음 세포의 막을 활성화시킨다. (시냅스 후막)

활동 전위

살아 있는 세포의 막은 자연에서 가장 주목할 만한 장벽 중의 하나이다. 생명체 구성을 향한 중요한 단계인 이 얇고 깨지기 쉬운 칸막이는 생물과 무생물이라는 두개의 거대한 물질계를 나누는 장막과도 같다. 밖에는 원료들, 혼란된 원소들과 화합물들, 흐름의 소용돌이, 침전물과 부유물, 풍부한 미분화물들이 있고, 안쪽에는 느리고 신중하게 섞여진 화합물들이 결집되어 단백질이 되고, 단백질은 원형질이 되며, 성장하고 재생산되며, 격심한 차별과 선택이 일어난다. 세포막은 물리학과 화학이 생물학이 되는 관문들의 교차점이다.

세포막은 무엇이 독성인지 친화적인지, 수용해야 할 것인지 방출할 것인지, 잔류시킬 것인지 제거할 것인지와 같은 생명의 과정에 가장 기초적인 결정을 지속적으로 내려서 내부가 계속해서 살아가고, 성장하고 분할될 수 있게 한다. 막은 벽이 되는 것만으로 충분하지 않다. 그것은 문이 되고, 창문이 되어야 할 뿐만 아니라 그 문과 창문은 어떤 것은 통과시키고 어떤 것은 통과시키지 않을 것인지에 대한 식별 능력을 부여받아야 한다.

이러한 상당한 능력 외에도 세포와 근육의 막은 그들을 신체의 모든 세포 사이에서 독특해질 수 있게 만드는 또 다른 기능을 공유한다. 그들의 관문들을 가로질러 앞, 뒤로 움직이는 화학물질들의 통행을 감시하는 것 이외에도 이러한 막들은 그 표면을 따라 양전하와 음전하가 뒤바뀌는 것을 관리한다. 이러한 신속하게 움직이는 전하들은 활동 전위라고 불리고, 그들의 신경근육망(neuromuscular network)을 따른 파동들은 우리의 경험과 행동의 물질적인 요소이다. 그것들은 감각과 생각과 운동 반응의 구체적이고 측정 가능한 유일한 토대이다.

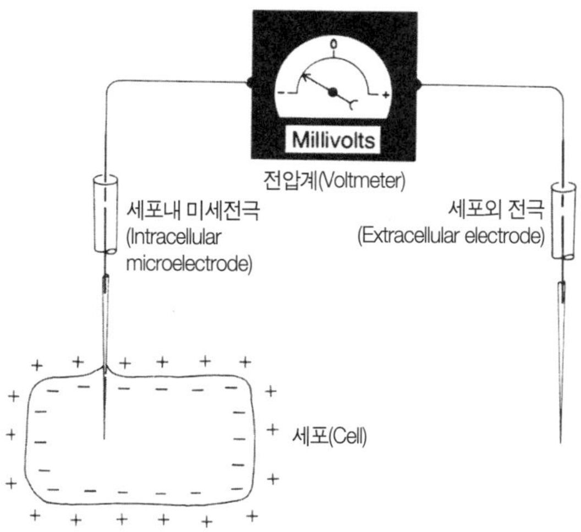

그림 6-8 전압계를 그림처럼 측정할 때, 인체 대부분의 세포인 신경 세포들은 주변 조직액에 상대적으로 약간의 음전하를 나타낼 것이다.

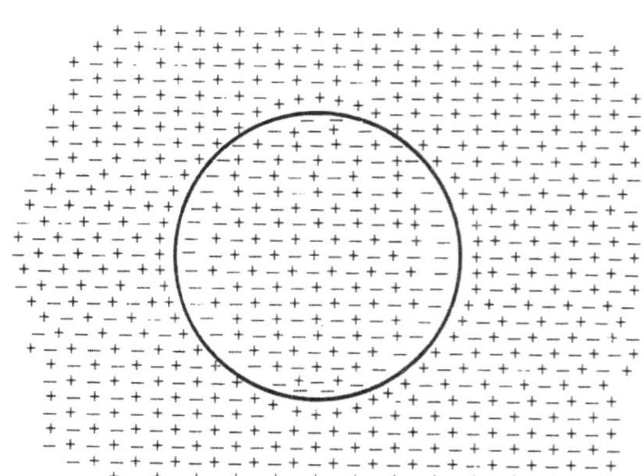

그림 6-9 세포 내부의 음전하는 막의 안쪽 경계를 따라 집중된다.

칼륨과 나트륨 이온

모든 신경과 근육 세포들을 포함하는 모든 인체의 세포들은 완벽한 휴식상태에서는 약간의 음전기전하를 유지한다. 즉, 막 내부의 조직액은 막 외부의 세포간 조직액보다 음이온을 약간 더 많이 포함한다. 이러한 세포의 내부와 외부 사이의 약간의 전기적인 경사는 다음과 같은 방법으로 유지된다.

세포의 내부는 칼륨 양이온으로 풍부하게 포화되어 있는 동시에 세포 밖의 조직액은 나트륨 양이온으로 동등하게 포화되어 있다. 이제 어떤 가로막는 요소들도 없는 상태에서 이러한 두 가지 이온들의 농도는, 마치 소금이나 설탕이 액체 매질 전체에서 균일해질 때까지 스스로 확산되는 경향이 있는 것과 마찬가지로, 막의 안과 밖 양 측에서 그 용액의 농도가 같아질 때까지 막을 가로질러 확산되는 경향이 있다. 그러나 어떤 가로막는 요소는 실제로 존재한다. 세포의 막은 칼륨 이온(K+)에 대해서 나트륨 이온(Na+)에서 보다 60배에서 70배 정도 더 투과성이 있다. 이것이 애당초 세포 안쪽에 칼륨이 더 많이 있는 이유이다. 그것들을 들어가게 하는 것이 60~70배 정도 더 쉽다.

두 가지 이온들의 이동의 용이함 간의 이러한 차이는 그것 둘 다 더 높은 농도에서 더 낮은 농도로 확산되는 자연적인 경향을 따르는 것과 동시에, 언제든 주어진 순간에 들어갈 수 있는 칼륨 이온이 나트륨 이온보다 더 많다는 것을 의미한다. 망의 불균형은 경미하지만 세포의 내부에 밖의 조직액과 상대적으로 양전하로 충전된 이온의 불균형을 만들어내기에는 충분하다. 따라서 세포 안에는 전반적으로 음전하를 형성한다. 이 전하는 특별한 종류의 세포와 그것의 화학적인 환경에 따라서 -5에서 -100mV(microvolts)로 다양하게 나타난다.

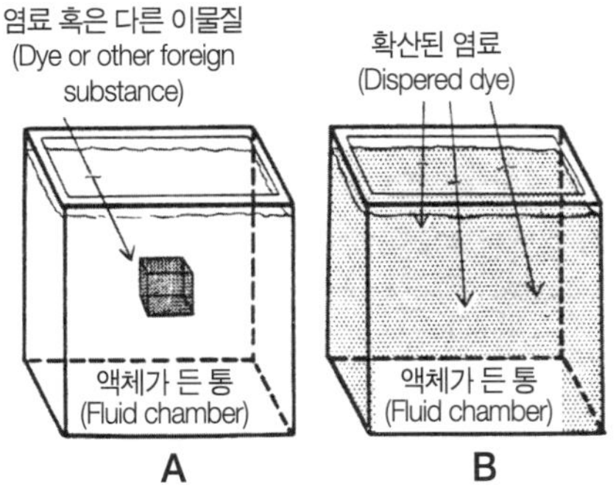

그림 6-10 단순한 확산. 만약 나트륨 이온(Na+)과 칼륨 이온(K+)이 신경의 막을 똑같은 정도로 통과한다면 그들 둘 다 결국에는 막의 양 쪽에서 동일하게 될 것이다.

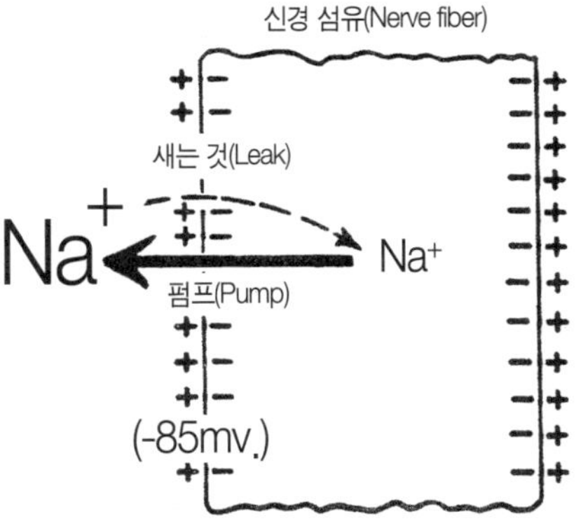

그림 6-11 그러나 확산은 순수하거나 동등하게 일어나지 않는다. 막은 칼륨 이온(K+)에 대해서 나트륨 이온(Na+)보다 60~70배의 투과성을 부여한다. 게다가, 막은 약간의 나트륨 이온들을 세포의 바깥으로 능동적으로 퍼내어 세포막의 안쪽 표면 가까이를 약간의 양전하 결핍 상태로 만든다. 그 결과로 세포 내부는 -70~-85mV의 음전하를 띠게 된다.

흥분성

휴식 시에는 대부분의 신경 세포들과 근육 세포들은 대략 -70mV에서 정지해 있으면서 다소 이 범위의 한계점을 향한 음전하를 나타낸다. 그리고 모든 다른 세포들과는 현저하게 다르게 이런 경미한 전기적인 기울기가 안정적으로 유지되지 않는다. 어떤 신경이나 근육이 자극을 받을 때마다, 전기의 극성들은 막을 가로질러 반대로 되고, 세포 내부의 전하는 -70mV에서 -30mV로 갑자기 변하게 된다. 이러한 전하의 반전과 이어서 일어나는 정상으로의 회복은 1초에 천회 정도에 걸쳐 일어난다. 이렇게 신속하게 극성이 변화하는 것이 활동 전위이고 신경근육막의 독특한 현상이다. 이것이 우리가 *흥분성(excitability)*이라고 일컫는 것이다.

일단 신경이 흥분되어서 이 극성이 반전되면 신속하고 반복적인 사건들의 순환은 신경에서 신경으로 자신의 길을 따라 자극을 운반하는 움직임을 만들고 결국 적절한 운동단위가 된다.

시냅스의 선상에서 다음 세포의 세포체나 수상돌기에 연결되는 첫 번째 세포의 축삭에서는 이러한 극성의 반전이 빠른 *신경전달물질(neurotransmitter)*의 방출을 야기한다. 다수의 다른 중요한 것들보다 가장 일반적인 신경전달물질은 *아세틸콜린(acetylcholine)*으로 보인다. 일단 시냅스 간격으로 방출되면, 아세틸콜린은 다음 세포의 막에 접촉하여 극적인 효과를 보인다. 휴식 시에 칼륨이 나트륨보다 60~70배 정도 투과성이 높았던 막이 갑자기 나트륨에 600배 정도의 투과성을 보이게 된다. 나트륨 관문이 열려서 다량의 나트륨 양이온들이 세포 안으로 밀려들어와서 시냅스 아래에서 그 내부의 영역을 즉시 -70mV에서 +30mV으로 만들게 된다.

아세틸콜린은 처음 세포에서 즉각적으로 재흡수되어 다음 자극에 의해 재사용된다. 그러나 그것이 촉발한 극성의 방해는 두 번째 세포의 막을 따라서 계속 반복되는 파동처럼 지속된다. 양전하를 띤 나트륨 이온은 세포 내부에 둘려진 음전하에 의해서 더 넓은 원 안으로 뿜혀 나오는 경향이 있다. 이렇게 내부의 양전하가 막에 접촉하는 부분에서는 아세틸콜린이 그렇게 했던 것처럼 더 많은 나트륨 통로가 열린다. 이것은 또 다른 나트륨 이온의 국소적인 흐름에서 초래되고, 그것은 순차적으로 더욱 큰 원으로 전하를 확산시키는 경향이 있으며 더 많은 나트륨 통로를 열고 원을 더 크게 확장시키고 그리고 계속해서 신경의 종축을 따라 내려가 탈분극하는 물결이 또 다른 시냅스를 치고 아세틸콜린을 방출하고 선상에서 아래의 다음 신경에서 동일한 과정을 시작하게 한다. 파동이 신경의 막을 따라 지나가면서 나트륨은 원래의 내부의 전하인 -70mV로 복원되고 신경의 다음 활동 전위를 유발할 수 있도록 밖으로 방출된다.

이러한 자극이 운동 신경을 거쳐서 근육에 도달할 때, 그것은 같은 방법으로 근육 세포의 막을 따라 전도된다. 그러나 근육세포에서는 활동 전위가 막의 바깥을 따라서 지나가지 않는다. 횡단하는 관들이 파동을 포착하고 그것을 근육세포질세망(sarcoplasmic reticulum)의 휴식 상태를 방해하는 세포의 깊숙한 곳까지 운반하여 칼슘 이온을 방출하게 하고 근육원섬유(myofibril)의 톱니바퀴 같은 수축을 시작되게 한다.

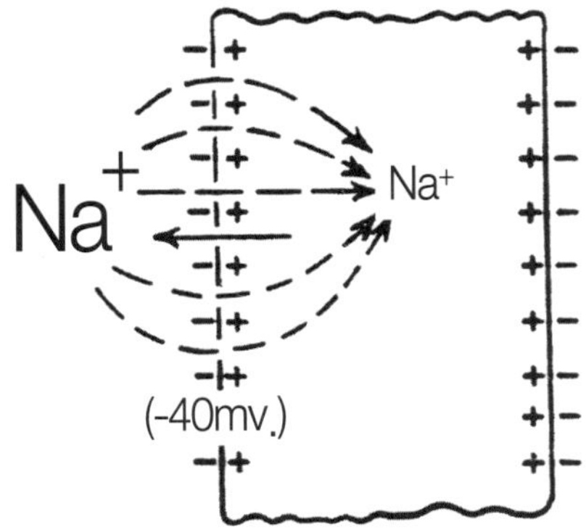

그림 6-12 신경전달물질이 시냅스를 가로질러 분비되어 신경의 막에 접촉할 때, 그 막은 갑자기 확산의 우선 순위를 변화시켜서 나트륨 이온(Na+)이 칼륨 이온(K+)보다 600배 정도 투과성이 높아지게 된다. 그 결과 나트륨의 유입이 생기고, 세포의 내면은 양전하로 변한다. (그러나 단지 막의 바로 옆에서만 발생함.)

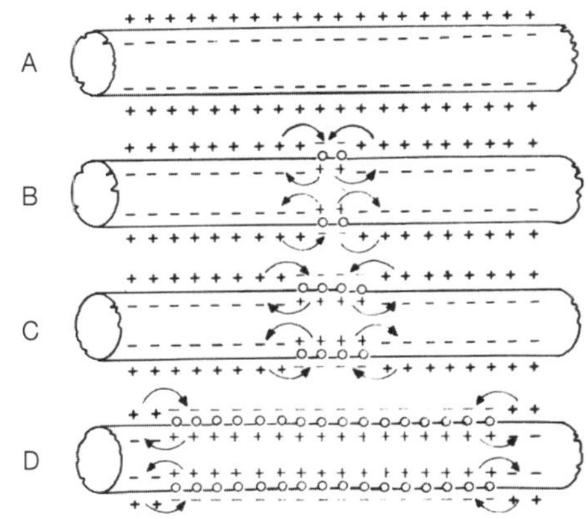

그림 6-13 나트륨 이온(Na+)의 국소적인 유입이 음극으로 충전된 주변의 한가운데를 통해 막의 안쪽으로 들어가기 때문에 그것들은 자연적으로 측면으로 당겨지고, 그러므로 내부의 양전하를 퍼트리면서 인접한 나트륨 관문을 점점 더 열고, 전반적인 막을 가로질러서 재분극을 확장시킨다.

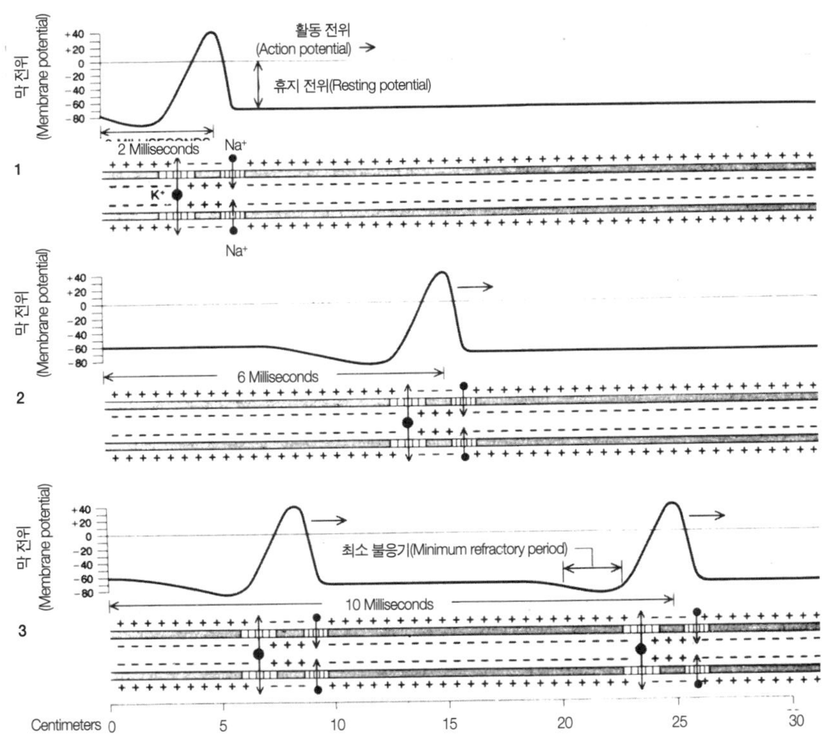

그림 6-14 각각의 활동 전위는 축삭의 표면을 따라 퍼져간다. 선행하는 내부의 양전하는 계속해서 나트륨(Na+) 관문을 더 연다. 일단 막 아래의 국소 영역에는 양전하가 획득되고 이 전하는 세포로부터 칼륨 이온을 제거하고 망의 음전하를 회복하면서 나트륨 관문을 닫고, 칼륨 관문을 열어 준다. 이것은 축삭을 따라서 활동 전위의 퍼지는 움직임을 만들어낸다. 그리고 세포가 다음 활동 전위의 유인을 형성하면서 원래의 이온 균형을 다시 확립하는 데는 약 1000분의 4초 이상 걸린다. 이 시간 동안, 막은 처리되지 않으며, 또 다른 활동 전위를 발생시킬 수 없다.

자극의 가중

활동 전위는 "실무율(all or nothing)"의 법칙에 따라 전달된다. 이것은 큰 활동 전위나 작은 활동 전위는 없다는 것이다. 자극은 재분극파의 유인이 될 만큼 충분하거나 그렇지 않기 때문에 만약 재분극파가 유발되면 그것의 크기와 기간은 각 세포마다 모든 다른 활동 전위가 꼭 일치하게 된다.

게다가, 하나의 신경으로부터의 하나의 활동 전위가 선상의 다음 세포에서의 활동 전위를 시작할 만큼 충분한 경우는 드물다. 일반적으로 많은 수의 자극들은 그들이 다음 세포의 재분극화를 유발할 수 있기 전인, 효과들을 축적하기에는 짧지만 충분한 시간 내에 일어나야만 한다. 이러한 자극의 축적을 이른바 *가중(summation)*이라고 한다.

이런 일이 발생하는 한 가지 방법은 단일 세포가 모든 신경들이 축삭에 연결되어 "실무율(all or nothing)" 반응의 단계가 되도록 흥분될 때까지 지속적으로 활동 전위를 신속하게 불타오르게 하는 것이다. 이것은 *시간적 가중(temporal summation)*이고 이러한 방법으로 몇몇 뉴런들의 격렬한 활동이 전체적인 구조가 결국에 반응하도록 야기시킬 수 있다.

또는 대체적으로 많은 세포들로부터의 자극들이 동시적으로 단일 세포에 연결되어 있는 많은 시냅스들을 자극하여 흥분 단계에 즉각적으로 이르게 할 수 있다. 이것은 *공간적 가중(spatial summation)*이고, 이런 방법으로 근원적인 넓은 범위로부터의 정보는 단일 순회나 운동 단위로 집중될 수 있다. 모든 신경 세포들은 가중(summation)의 두 가지 종류를 모두 이용할 수 있고, 사실 항상 두 가지가 모두 일어난다.

흥분과 억제

이러한 가중의 과정은 모든 시냅스뿐만 아니라, 모든 신경물질이 흥분된다는 사실에 의해 더욱 복잡해진다. 몇몇은 반대되는 효과를 가지고 있는데, 즉, 그들은 다음 세포의 막을 *과도하게* 분극(*hyper-polarize*)시켜서(내부에는 전하가 -70mV 이상이 되게 한다.), 활동 전위의 전파는 *더* 획득하기 어려워지게 된다. 대부분의 신경들은 여러 다른 세포들에 연접하는 많은 축삭을 가지고 있다. 이 축삭들의 몇몇은 흥분성의 시냅스에서 말단에 있고, 동시에 다른 것들은 억제하는 시냅스의 말단에 있을 수 있어서 한 세포의 활동 전위는 접촉하는 다양한 다른 세포들과는 반대되는 효과를 가질 수 있다.

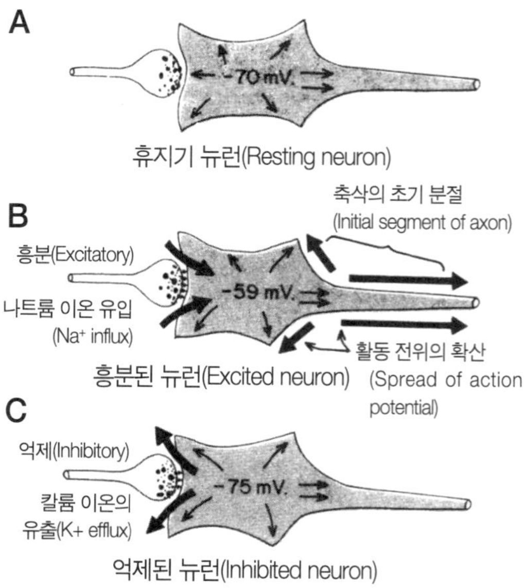

그림 6-15 억제성 뉴런은 흥분성 뉴런의 것과는 다른 신경전달물질을 분비한다. 나트륨(Na+)의 유입을 야기시키는 대신, 억제성 시냅스로부터의 분비는 칼륨(K+)의 유출을 야기하고, 따라서 내부의 음전하를 증가시킨다. 이것은 어떠한 흥분성 뉴런에 게든지 세포 내에서 음전하를 극복하고 활동 전위를 유인해내기 어렵게 만든다.

그리고 물론, 그 단일 세포는 스스로 촉진하거나 억제하는 시냅스의 정렬에 의해 연결될 수 있다. 심지어는 개별적인 시냅스는 그들 스스로 외상성 경향, 훈련, 의식적인 상태나 기타 등등의 것에 따라서 그들의 기원을 촉진하거나 억제하는 신경전달물질을 방출하게 하면서 변경할 수 있는 것으로 보인다. 그리고 가중은 다소 복잡한 일이 될 수 있고 많은 근원으로부터의 상충하는 영향들은 반드시 주어지는 어떤 세포에 대해서도 그 망의 효과를 결정하게 위해서 즉각적으로 대수(代數)적으로 처리되어야만 한다.

그러면 대부분의 활동 전위는 단순히 다음 신경이나 운동 단위의 활성화를 제공하지 않는다. 오히려 자극의 발단에 대한 그 다음 세포의 근접성을 촉진하거나 억제하는 것을 제공한다. 막에 연접되었을 때 시냅스의 분비 빈도나 화학적인 성질에 의하여(경험이나 훈련, 태도에 의해 크게 영향을 받는다는 것을 기억할 것), 특별한 신경 세포나 운동 단위가 매우 쉽게 또는 꽤 어렵게 활동 전위의 전달을 자극시킬 수 있다.

> 따라서 근육의 활동은 뉴런의 활동, 촉진과 억제의 균형으로 발생하는 근육의 긴장 상태 등의 일반적인 배경적 정보를 바탕으로 보아야 하고, 간헐적이거나 위상성의 흥분성 자극은 실제적인 움직임과 촉진 시와 흥분 시에 고려되는 경로를 형성한다.

뉴런의 "전기"

이 활동 전위의 전도와 전달은 우리 뉴런의 단지 기능적인 활동이다. 그들의 집합적인 회로는 인체 내에서 가장 빠른 통신 구조를 형성한다. 자극은 거의 즉시 인체를 횡단할 수 있는 속도인, 한 시간에 평균 250마일(약 400km)의 속도로 표면을 따라 퍼진다. 활동 전위의 형태에서 말초 감각 신호는 마치 전보를 똑똑하고 치는 소리처럼 부호화되어 계산을 요구하는 오래된 습관들, 현재의 체위, 정신적 태도 등의 배경지식에 기대어 새로운 정보가 번역되고 평가되는 중추 신경계로 전달된다. 변형된 신호들은 그 후에 각각의 특별한 자극에 대한 특별한 반응의 부호화된 요구를 수반하여 운동 경로를 따라서 말초로 다시 보내진다.

이 활동에는 우리가 전기적인 구조에 대해 아는 것과 밀접한 유추를 암시하는 특징이 있다. 양전하와 음전하, 분극, 재분극, 그리고 막의 과분극화, 파형의 전파, 그리고 이러한 파형의 전신적인 부호화는 모두 우리의 전기적인 행동의 이해와 조화를 이룬다. 활동 전위의 높은 속도와 많은 축삭들이 이 전도 속도를 증가시키고자 미엘린으로 절연되어 있다는 사실은 이런 유추를 심화시킨다.

활동 전위에 대한 관찰과 연구가 모든 다른 종류의 전기적 활동을 조사하기 위해 사용되었던 같은 종류의 전압계를 요구한다는 사실을 더하면 정말로 우리가 친숙한 생물을 다루는 것처럼 보인다. 회로는 환상적으로 훌륭하고 복잡해 보일 수 있지만 작용의 기본 원리는 전기등의 스위치를 켜고 끄는 것 보다 더 이상 신비롭지 않다. 놀랍게도 단순한 켜고/끄는 선택과 함께 신경계는 다이오드, 회로, 컴퓨터의 칩처럼 정보의 비트를 부호화하고, 전하고, 저장한다.

이러한 전기와 컴퓨터 모델은 다양한 방면에서 도움을 주어왔다. 그들은 연구자에게 미로에서 따를 수 있는 방향을 제시하고 우리에게 신경 양식(neural pattern)의 "청사진(blue-print)"을 개발하게 하고, 그들의 기능적인 관계에 대한 개념을 형성하게 했다. 결국, 많은 경로는 높은 수준의 특수성을 가지게 되었고, 종종 특정 근육이나 장기에서의 반응의 원인이 특정한 그룹의 뉴런의 활동으로 정확하게 표현될 수 있다. 그리고 활동 전위 전파의 "실무율(all or nothing)" 규칙은 그들이 우리 생각 속에서의 논리적인 관계를 주장

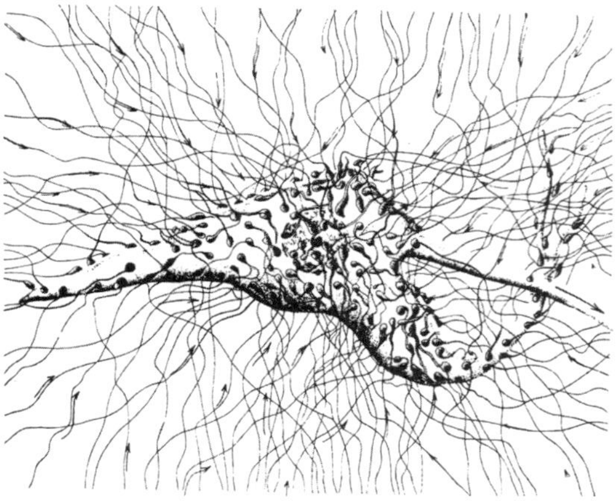

그림 6-16 최종 축삭의 말단이 세포체에 밀집되어 시냅스 연결하는 것. 단일 운동 뉴런이 다른 세포들로부터 15,000개의 시냅스와 연결될 수 있는 것으로 추정되어왔다.

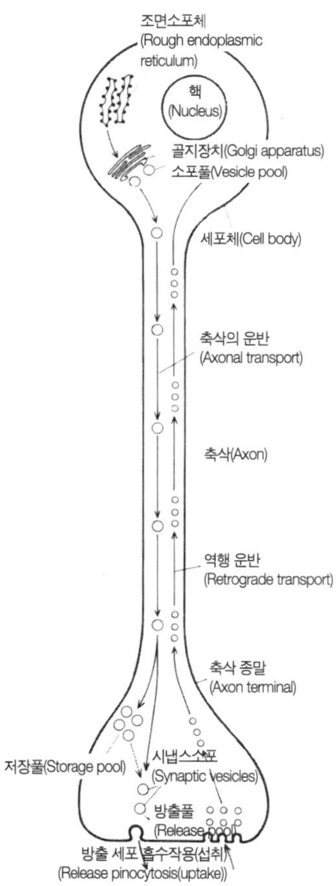

그림 6-17 조직액이 뉴런 주위를 자유롭게 순환해야 하는 것뿐만 아니라 세포의 생명과 활동 전위의 전파가 유지되는 상태를 위해서 긴 축삭의 밖의 모든 방향으로 흘러야 한다. 세포체는 전기적인 만큼 수력학적이다.

하기 위해 너무 강하게 전보의 부호화와 컴퓨터 메모리의 양극으로 전환되는 기전을 연상시킨다.

그러나 만약 우리가 이 전선, 스위치, 칩에 대한 유추를 너무 강요하면 뉴런의 작동과정의 세밀한 부분과 원리에 대한 심각한 오해를 형성할 위험이 있다. 분명한 유사점만큼 눈에 띄는 차이점이 있다. 전기는 전도하는 매질의 표면상의 원자들 사이의 외부의 전자가 옮겨지면서 발생된다.

활동 전위는 전체 이온들을 선택적인 막을 가로질러 쇄도하게 함으로써 형성된다. 활동 전위 자극은 한 시간에 약 150마일(240km) 정도의 속도로 이동한다. 전기는 빛의 속도로 도달한다.

게다가, 우리가 종종 확립할 수 있는 그런 해부학적인 "배선도(wiring diagram)"는 우리에게 혼란을 주는 것만큼이나 감정, 사고, 행동이라는 주제에 대한 해명에 도움을 준다. 한 개의 세포와 한 개의 축삭을 받는 것은 오직 근육 세포들이고, 그러므로 쉽게 그것들의 신경 활동에 연결되는 예측할 수 있는 반응을 가지고 있다. 말초와 중추 뉴런들 모두의 세포체와 수상돌기는 10개, 100개, 심지어는 수천 개의 축삭을 다른 신경으로부터 받을 수 있다. 척수에서 나가는 단일한 운동 뉴런은 15,000여개의 시냅스를 받는 것으로 추정된다.

이런 무수히 많은 수의 연결이 단정하고 선상으로 있는 것은 아니다. 평행하는 많은 신경 통로 사이에 많은 교차 결합이 있다. 실제로 뇌의 더 높은 지역에서 이 교차결합은 들어오고 나가는 경로보다 더 밀집되어 있다. 만약 구조가 정말로 "전기적"이라면, 그러한 정렬은 단축된 회로의 잡음만 생산할 수 있을 것이고 우리의 의식은 라디오 주파수가 방해 받는 것과 같은 소리가 날 것이다.

개요가 당황스러울 정도로 복잡한 것에 더하여, 한 세포에서 다른 세포로 활동 전위를 전달하는 시냅스에서 일어나는 일들은 시냅스에서 시냅스로, 그리고 심지어는 같은 시냅스에서는 순간에서 순간으로 자연계에서 매우 다르게 나타날 수 있다. 어떤 축삭의 말단에 도달하는 활동 전위는 다음 세포에게 단일 자극으로써 간단하게 전달되고, 그 과정을 지속할 수 있다. 또는 어떤 시냅스에서 차단되어 더 이상의 효과를 내지 못할 수도 있다. 또는 단일 자극에서 신속하게 일어나는 흥분이나 자극들의 지속적인 리듬으로 변화될 수도 있다. 또는 같은 세포에 작용하는 많은 자극으로 통합되거나 스스로 생산해내는 것보다 많이 다른 효과를 내는 것에 기여할 수도 있다.

우리가 이미 유념한 것처럼 시냅스의 조직액, 신경전달물질은 주어진 경로에 표준적인 형태로 있지는 않다. 몇몇은 강력하고, 몇몇은 약하고, 몇몇은 흥분되어 있고, 몇몇은 억제되고, 그리고 몇몇은 단순히 축적되어 가중의 순간을 기다리는 것은 정확하게 예측하기 불가능하다. 그리고 아직까지 밝혀지지 않은 우리가 미처 예견하지 못한 효과들도 의심할 여지 없이 있을 것이다.

뉴런이라는 분비기관

시냅스의 분비에 의해 수행되는 중요한 역할을 인식함으로 인해 우리는 우리의 전기적인 모델과 이에 대한 친밀함에서 좀더 멀어지게 된다. 뉴런에서 뉴런으로 간격을 뛰어넘는 것은 "불꽃(spark)"이 아니라 일종의 효소나 호르몬인 화학 약품인 조직액이다. 그리고 간격을 뛰어넘을 때, 그것은 막의 표면에서 시작된 전자의 흐름이 아니라, 막을 통과해서 전후로 쇄도하는 나트륨 이온을 포함한 액체 용액이다.

이제 이런 기능적인 상세한 내용은 전선과 전혀 같지 않다. 그것은 분비와 순환, 그리고 우리 몸의 잔여 체액의 확산을 더욱 상기시킨다. 신경은 전선이 아니라 도관으로 공급되는 축삭이 있는 작은 분비기관으로 생각하는 것이 더욱 정확하다. 이 도관의 말단에서부터 분비물은 작은 양으로 방출되고 선상의 다음 신경인 목표 조직에 접촉하기 위해 순환한다. 따라서 뉴런의 활동은 실제로 전기 법칙으로 작용하는 것만큼 수력학적인 법칙으로 작용한다. 활동 전위는 조직액의 이동이다. 그것은 특정 관점에서만 단지 전기적인 신호 같을 뿐이다.

그 점에 있어서는 섬세한 세포체, 수상돌기, 축삭은 인체 내의 조직액으로 가득 차있는 다른 많은 도관과 같다. 그것의 기능의 질은 압력, 뒤틀림, 점도를 변화시키기 쉽다. 그리고 필요한 물질들은 반드시 그것을 둘러싸는 것만큼 세포 내부에서도 순환되어야 한다. 만약 긴 수상돌기나 축삭이 쥐어짜이게 되면 세포의 체액의 나머지로부터 종적으로 폐쇄되면서 고립된 분지의 흥분성은 신속하게 퇴화되고 결국 쥐어짜여진 축삭이나 수상돌기는 위축된다.

당신은 전선의 꼭대기에 트럭을 주차할 수 있고 그것은 계속해서 잘 버틸 것이다. 실제로 그것이 완전히 끊어질 때까지 가능할 것이다. 반대로 이러한 최종적인 파손이나 손상이 없는 신경에서 기능부전의 중간 단계가 많이 있으며, 대부분은 영양이 풍부한 조직액의 순환 및 독소와 노폐물의 적절한 배출의 상대적인 효율성과 관계를 갖고 있다. 이러한 중간 단계의 기능 부전은 일반적으로 시스템을 중단시키지는 않는다. 그것은 그저 덜 효율적으로 만들 뿐이다. 그것은 감각을 혼란하게 하고, 생각을 흐릿하게 하고, 근육상의 노력의 정밀함을 저해하며, 어떤 지점에 있어서는 감각을 잃게 하고, 다른 부분에서는 설명할 수 없을 정도로 민감하게 만든다. 또, 반응을 제거하고 보상을 강요한다. 바디워크가 체내 조직액의 순환에 직접적인 이득이 될 수 있을 정도로 효율적인 한은, 그것은 신경 기능의 실제적인 대사 기반을 지지할 수 있도록 도울 수 있고, 그 이점은 그것이 생산할 수 있는 어떤 실제적인 감각이 가치 있는가에 대한 질문을 뛰어넘을 수 있다.

그러면 전기적인 용어들이 신경계를 묘사하는 데 있어서, 아무리 은유적으로 유용할지라도 우리는 항상 전선, 스위치, 또는 칩이 아닌 체액과 막으로 이루어져 있다는 것을 기억해야만 한다. 우리는 그 상징을 완벽하게 피할 수는 없겠지만, 그것이 현실을 모호하게 하거나 우리가 어떤 것을 "설명했었던" 진부한 유추를 적용함으로써 믿게끔 유혹해서는 안 된다. 신경계를 전선, 전화기 배전판, 또는 심지어 대형 컴퓨터에 비교하는 것은 복합체와 유기체, 감각 고유의 발생적 유연성, 생각과 행동에 대한 우리의 관점을 심각하게 왜곡시킬 수 있도록 지나치게 간략화시키는 것이다.

구심적이고 원심적인 흐름

신경계의 해부학적인 정렬은 우리에게 전체에 대한 구심성과 원심성의 두 가지 주된 분류를 제시한다. 신체적인 구성면에서 이러한 분류의 논리는 분명한 의미를 갖는다. 말초계는 체간에 확산된 망이고 인체의 모든 공동과 면으로 닿는 분지이다. 그리고 중추계는 척수와 뇌로 구성되어 있고, 척추와 두개골으로 둘러 쌓이고 더욱 밀집된 집합체이며 가장 깊은 곳에 존재하며 가장 잘 무장되어 있는 인체의 중심 구조이다. 이러한 공간적인 분류는 자연스럽게 우리의 생각을 기능적인 구별을 하게 하고 또한 말초는 상대적으로 "반응하는" 단순한 구조로 간주하고, 중추는 "생각하는" 상대적으로 복잡한 구조로 여기도록 한다.

그러나 우리는 일찍이 말초가 가장 밖으로 도달하는 것인 피부와 뇌가 모두 외배엽에서 기원한다는 것을 언급한 바 있다. 게다가 말초로 향하는 각 회선의 연결은 중심 내의 구조를 반영하여 주의 깊게 배열된다. 이 전체적인 구성에 있어 극도의 결합력은 *기능적인* 분류가 가시적으로 *해부학적인* 분류만큼 잘 정돈되어 있지 않은 것으로 보인다. 우리가 피부를 뇌의 바깥 표면처럼 간주하는 것과 "반응하는 것"과 "생각하는 것" 사이에 기본적인 차이점이 없다는 것을 주장하는 것은 똑같이 당연하다. "여기가 자극이 사고로 전환되는 지점입니다." 라거나 "이 곳이 사고가 행동으로 전환되는 곳입니다." 라고 우리가 딱 집어서 말할 수 있는 시냅스는 실제로는 없다. 신경계는 모든 뇌와 모든 활동 전위는 똑같은 형식으로 비록 어디에 있더라도, 어떤 순간이라도, 위치를 정하거나, 또는 어디론가 이동하고 있을 방향에 있을 것이다. "말초"와 "중추"라는 용어는 기능적이거나 생태적인 것이 아니라 단순히 지리학적인 것이다.

전체의 조직을 주된 분류로 나누는 또 다른 방법이 있다. 그 분류는 가시적으로 말초와 중추와 같이 명백하지 않으나 어떤 방법상에서 더욱 실제적으로 기능적인 구분을 정확하게 표현한다. 대충 우리의 뉴런의 절반에서는 수상돌기가 우리의 유기체의 표면을 향해서 뻗어가고 있고, 그것의 축삭은 중심을 향해서 뻗어져 있다. 이것은 그것의 활동 전위를 *내부*로 향하는 -구심성의- 방향으로 전파한다는 것을 뜻한다. 나머지 반의 뉴런은 수상돌기는 중심을 향하고, 축삭은 말초를 향해서 뻗어져 있는데, 그것은 활동 전위를 *외부*로 향하는 - 원심성의 - 방향으로 보낸다.

이렇게 다르게 기원하는 뉴런에 의해 만들어진 경로는 중추 신경계의 역치에서 멈추지 않는다. 둘 다 말초에서 척수로, 척수의 종선의 구석구석으로, 뇌간(brainstem)과 뇌하수체를 지나서, 결국에는 말 그대로 뇌의 정점인 감각과 운동 피질에까지 거슬러 올라갈 수 있다. 이 분류는 이런 다른 해부학적인 구조에 기인하는 것이 아니라 구조를 지나서 흘러가는 활동 전위의 방향과 그것들이 가지는 특별한 경로에 기초한다.

구심성 신경

중심으로 향하는 축삭의 경로와, 자극을 내부로 운반하는 경로를 *구심성신경(afferent)* 경로라고 부른다. 그것은 표면의 외부 수용기(exteroceptors), 결합조직(특히 관절)의 고유 수용기(proprioceptors), 내부 장기의 내부 감각 수용기(interoceptors)와 같은, 인체의 다양한 감각 말단에 기원한다. 그것의 최종 축삭은 감각 피질에 종지한다. 그것은 종종 감각 경로로 불린다. 그것은 모든 수준의 유기체에 영향을 줄 수 있는 모든 것에 관한 신경계 정보, 즉 모든 감각 자극을 운반하는 역할을 한다.

이 네 가지 구심성 신경의 경로는 짧고 분명한데, 시각, 청각, 미각과 후각과 같은 "특수한 감각들"의 고도로 국소화되고 특화된 구역으로부터 일어나는 것이다. 우리가 총괄하여 "촉각"이라고 부르는 넓게 포진된 감각인 다섯 번째 종류의 감각 정보는 사실상 인체의 모든 면과 틈으로부터 피질의 한 점에 모인다. 이것은 "체성감각"이고 그것은 우리에게 우리 내부의 상태와 바깥 세상과 우리의 관계를 알려주는 모든 경로와 말단을 포함한다.

신경계가 유입되는 경로인 구심성 신경은 바디워크의 중요한 도구의 하나를 구성한다. 표면을 접촉하고 마음의 심층으로 압력을 가하는 것은 바로 그들의 힘에 의한 것이고, 그곳에서 유전적인 잠재성과 감각 경험은 행동과 특징으로 융합된다. 각각의 연속하는 구심성 뉴런은 내부로 더욱 더 깊게 닿고, 행동에 영향을 주는 모든 수준에서 느끼는 영향을 형성하는 손가락(과 같은 역할)이다. 우리가 스스로의 생활 속에서 찾을 수 있는 반사, 자세, 습관을 패턴으로 만드는 것은 감각정보의 입력이다. 다른 감각의 입력이 이런 습관과 패턴을 바꾸고, 개선해서 재조정할 수 있다는 기대는 매우 합당해 보인다. 이러한 입력은 "모성박탈 왜소증(deprivation dwarfism)"의 여러 미묘한 정도에 추가적인 영양적인 접촉을 더욱 제공해야 한다는 의식과 더욱 즐겁고 다정하게 해서 통증과 스트레스에 의해 발생한 강박적인 패턴을 부드럽게 하고 해소시켜야 한다는 의식 둘 다에서 다룰 수 있다.

원심성 신경

축삭이 말초를 향해 있는 경로와 자극이 외부로 전도되는 경로는 *원심성신경(Efferent)* 경로라고 불린다. 그들의 기원은 궁극적으로 뇌의 정점에서 감각 피질 옆에 있는 운동피질로 거슬러 올라갈 수 있다. 그것의 축삭은 척수로 내려오고 인체의 내부에서 사방으로 흩어져서 횡문근과 심근, 혈관이나 내부 장기, 그리고 분비샘의 평활근의 시냅스에 종지한다. 그것은 대체적으로 운동 경로라고 명명된다. 그것의 역할은 신경계에서 모든 수준으로부터 모든 근육조직을 적절하게 수축하고 신장시키도록 조절하는 모든 자극을 인체 내에서 수행하는 것이다. 그것의 신호는 마음이 입력에 대한 반응으로 선택하는 다양한 행동의 효과로 변환된다.

감각운동 신경

구심성 경로가 근육 세포로 직접적으로 이끌어 가기 때문에, 그것의 활동을 우리가 하는 운동 행위의 원인으로 간주하기 쉽다. 그러나 그것은 그것들의 척수와 뇌와의 수많은 연결에 의해 스스로 자극되기 전까지는 그런 종류가 아니다(어림잡아 15,000개의 축삭이 단일한 최종 운동 뉴런의 한 점으로 모일 수 있다는 것을 기억할 것). 그리고 이렇게 깊고, 더 많은 중심성 활동은 순차적으로 원심성의 감각 자극에 의해 많은 정도로 시작되고 지시받게 된다.

바디워크에서는 종종 운동 반응의 비정상적 변화가 우리가 변화시키려고 하는 것이지만, 감각의 구심성 신경들이 그렇게 하는 유일한 수단이다. 우리는 손에서 과민해진 반사가 풀어지는 것을 느낄 때, 높은 수준의 긴장이 줄어들고, 뻣뻣해진 영역에 유연성이 돌아오고, 가동성이 증가될 때 우리가 일을 하고 있다는 것을 안다.

이것은 운동 활동에 있어서 모두 양적이고 질적인 이동이다. 그러나 우리는 또한 이것을 수행할 수 있는 것은 감각을 자극하는 능숙한 수기법뿐인 것을 알아야 한다. 왜냐하면 우선적으로 근육의 패턴을 조정하는 것은 본래 감각의 제휴이기 때문이다. 몸이 어떤 다른 것을 *느낄* 때까지, 그것은 다르게 *행동*할 수 없다. 세상과 접촉하는 것이 찌르고 때리는 것과는 다른 어떤 것으로 받아들여질 때에만 유기체는 공격이나 방어

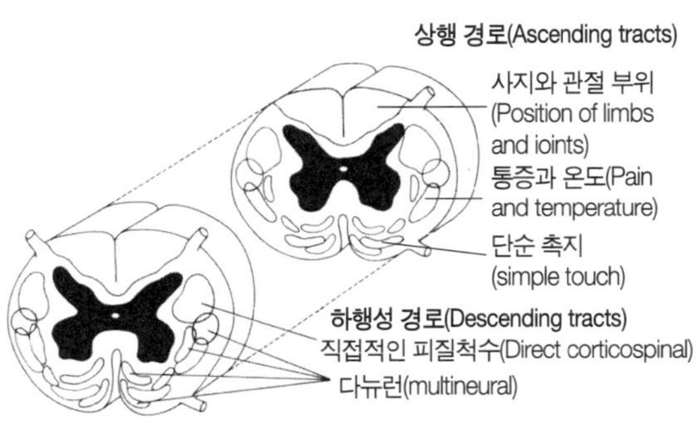

그림 6-18 척수에서의 상행(감각)과 하행(운동) 경로

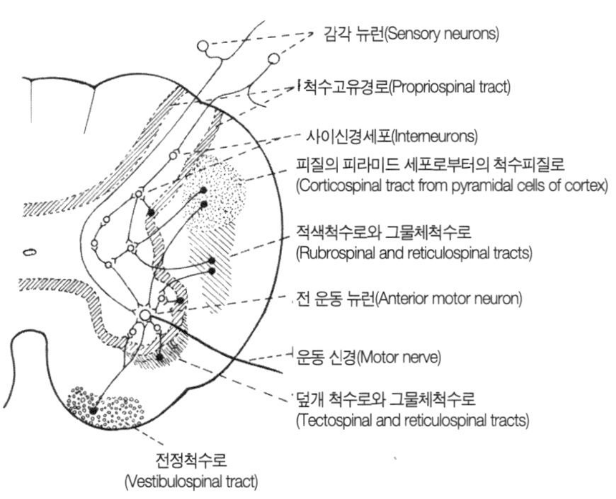

그림 6-20 모든 이런 근원으로부터의 또는 그것들의 어떤 조합으로부터의 자극은 개개의 운동 신경의 한 점으로 모인다. 어떤 시냅스들은 흥분되고 어떤 것은 억제된다. 그들의 복잡한 대수적 합계는 결국 운동 반응을 결정하는 것이다.

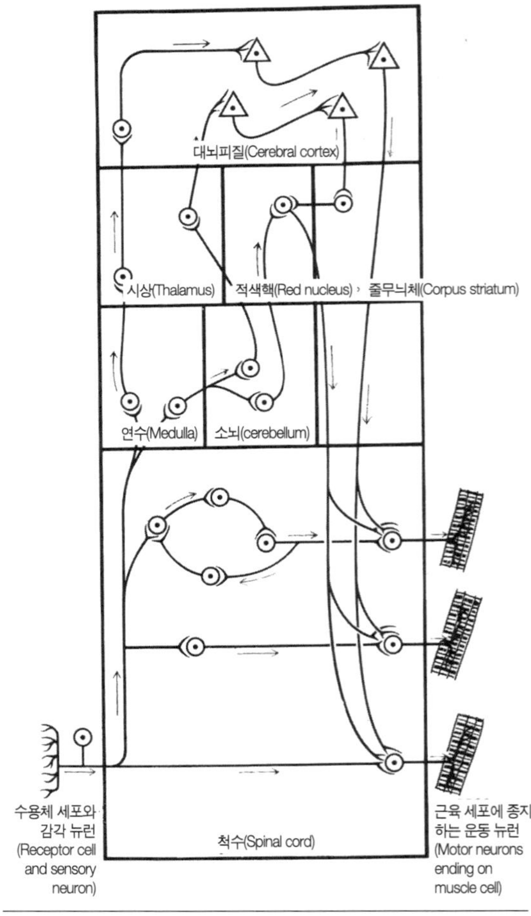

그림 6-19 다양한 경로는 감각 신호가 운동 반응을 시작시킬 수 있는 것을 통과한다. 궁극적으로, 신경계의 모든 수준은 그것의 흥분성을 결정하면서 단일 운동 신경의 한 점으로 모일 수 있다.

하는 것과는 다르게 반응할 수 있다.

게다가 단순하고, 즐겁고, 부드럽고, 일관된 촉지는 일생 동안 형성되어온 운동 패턴에 심오한 영향을 줄 수 있다. 이러한 패턴은 그것을 만들어낸 것과 바로 같은 종류의 힘에 의해 영향 받는다. 지금은 오직 공격적이거나 방어적인 반사의 수축을 전환하도록 영향을 줄 뿐이다. 근육의 상태는 감정적인 상태의 변화가 있을 때에만 변할 수 있다.

융합

우리는 이러한 원심성과 구심성 분류를 서로 반대되는 것으로 보는 논리적인 경향성을 즉시 거부해야 한다. 우리가 묘사하는 정보의 흐름은 실제적으로 앞뒤로 이루어지는 것이 아니라, 순환하며, 동시에 일어나고, 모든 단계에서 상호적으로 통합되는 것이다. 감각은 운동을 유발하고, 운동은 새로운 감각을 만들어내고, 그런 뒤에 이러한 감각들은 진일보한 운동을 유발하고 변경하게 되고, 이러한 순환이 계속 이어진다. 순환되는 원의 각각의 면에는 다른 면과의 많은 시냅스 연결이 있고, 연결들은 그들을 마치 자전거 바퀴의 살처럼 단일 단위로 융합시킨다. 감각과 운동 활동은 언제 어디서나 서로 스며들어서 균일한 의식적인 경험을 만들어낸다.

동시에 두 방향으로 흘러가는 강물은 상상하기 어렵지만, 이러한 일이 바로 신경계가 하는 일이다. 이와 같이 서로 반대인 것처럼 보이는 것들의 단일성에 대해 충분히 인식하지 못하게 되면 우리는 지나치게 무조건적으로 원심성과 구심성, 감각과 행동, 태도와 활동을 분리하게 된다. 더구나 이로 인해 우리는 우리가 촉지와 감각이 얼마나 강력하게 지속적으로 내적 상태와 외적 행동을 변화시키는지를 잊게 되었다.

개재신경세포망

이전에 언급한 바와 같이 "가장 단순한 형태로 신경계는 단지 어떤 물체가 피부에 닿는 것처럼 말초 감각 상의 약간의 변화에 의해 근육 운동이 시작될 수 있는 기전에 불과하다." 원심성 메시지는 입력되고, 번역된다. 구심성 명령은 선택되고 적절한 근육으로 다시 보내진다. 이러한 관점에서 감각의 말단과 운동 단위들은 마치 막대의 두 끝이나 한 원의 두 면과 같이 정말로 통합되고 대칭적인 관계에 있다. 감각과 반응을 분리하는 것은 이론적으로만 가능하다.

그러나 신경 활성이 막대의 한 끝에서 다른 끝으로 이동해감에 따라서, 그것이 전체적인 순환을 하게 되면서, 매우 흥미로운 사건이 일어나게 된다. 인간과 같이 복잡한 창조물에 있어서, 정보를 *번역하고* 명령을 *선택하는* 과정은 적어도 지배적이며, 단순한 감각과 반응의 과정보다는 더욱 그러한 경우가 많다.

일단 자극이 처음으로 그것을 받아들이는 감각 신경 말단을 통과해가면 그것은 원래의 성질과는 전혀 달라지게 된다. 물리적인 조직의 뒤틀림이었던 것은 활동 전위 자극의 부호화된 연속성의 정렬이 된다. 구심성 경로를 통하여 지속되면서, 그것은 억제되거나 촉진되고, 주기적으로 변화되거나, 다양한 단계에서 차단될 수 있다. 전화선에서의 전류가 어떤 사람이 다른 끝에서 말한 것과 같지 않은 것처럼 이것도 *변환되어* 원래 상태와 같지 않게 된다.

유사하게, 원심성 경로에서의 자극은 실제로 최종 운동 신경의 축삭을 떠나서 그것의 단위 내의 근육 세포들을 흥분시켜서 조직이 뒤틀리도록 변환해서 근육 수축이 일어난 이후에야 "운동"이라고 불릴 수 있다. 이런 두 가지 변환 사이에서는 어디서나, "메시지"와 "명령"은 단지 부호화된 자극의 연속이며, 자극은 서로 동일하다. 어찌됐든, 번역과 선택이 일어나는 것은 이러한 부호화된 연속들이 섞이고 움직이는 것에 있다.

우리의 신경계에서의 뉴런의 수는 100억 개로 추정된다. 뉴런을 통합된 체계로 연결하는 시냅스 연결의 개수를 의미있게 추측할 수 있는 방법은 없으며 어떤 하나의 자극이 얽히고 설킨 미로를 통과하는 것을 추적할 수 있는 가능성은 더욱 적다. 우리의 모든 인식과 행동이 다양한 경로를 따라 나타나는 신경물질의 분비와 전기화학적인 파동으로 구성되어 있다는 것을 우리는 알고 있지만 실제로 특정 분비를 거의 예측할 수 없고, 극히 단거리에서만 어떤 한 파동을 추적할 수 있다.

> 원래의 자극이 하나 이상의 중간 뉴런을 통과할 때, 다른 자극들과 관련지어지며, 최종 반응은 확실히 더욱 복잡해진다. 그리고 대뇌 피질의 수백만 개의 뉴런이 활동하게 되면, 감각 자극에 대한 원래의 단순한 근육 반응은 알아볼 수 없을 정도로 변형된다. 예를 들어 피부가 가려울 때 긁는 것을 억제하지 못하는 동물과 비교해서 문명화된 인간이 어떻게 하는지를 생각해 보자.

우리 신경계의 90%

우리의 감각 신경의 말단과 우리의 운동 단위 사이에서 연이어 나란히 배열되어 있는 매개 뉴런의 네트워크 안에서 바로 우리의 모든 긴장도, 반사, 몸짓, 습관, 경향, 감정, 태도, 자세, 스타일이 기원하게 된다. 그것은 *개재신경세포망(Internuncial net)*이라고 부르는데, 인류에 이르러서 만개하였다(*로마교황대리사절(Internuncio)*은 유럽의 다양한 왕실로 전갈을 전하고 답신을 받아오는 교황의 공식적인 사자였다). 이러한 망은 척수와 뇌 전체를 포함하여 대략 우리의 신경계의 90% 정도를 차지한다.

운동 단위의 반응에 영향을 주는 것은 바로 이 개재신경세포의 망의 전체적인 활동성이다. 수술 전 마취된 뻣뻣한 노인을 생각해 보자. 마취는 감각 말단과 운동 단위 어느 것에도 직접적인 영향을 주지 않는다. 오히려 뇌에 있는 개재신경세포망의 정상적인 신호의 흐름을 방해한다. 그 결과로 근육은 이완되어서 반응이 없어지고, 외과용 메스와 탐침(probe)에 의해 발생하는 모든 감각도 희미해진다.

우리가 긴장도, 습관, 행동에 어떤 영향을 미칠 수 있게 되는 것은 오직 광대한 개재신경세포의 망을 통하여 흐르는 자극에 영향을 주는 것에 의한다. 특별한 패턴으로 흐르게 하는 조건들은 특정한 질과 양의 감각 경험을 조작하는 것과 특수한 적정 운동 반응을 반복하는 것을 통해 진화되어 왔다. 단지 일시적으로 방해하는 것보다 실제적으로 그 망 안에서의 조건에 영향을 주는 우리가 취할 수 있는 가장 손쉬운 방법 중의 하나는 새로운 종류의 운동 반응을 이끌어내어서 새로운 습관과, 새로운 상태, 새로운 신경 흐름의 패턴을 발전시킬 수 있는 기반을 형성할 수 있는 더욱 더 명확한 감각 경험을 도입하는 것이다.

개재신경세포의 망의 복잡함은 알아내기 어렵다. 바디워크가 어떤 방법으로 기능상에서 유의하고 지속적인 변화를 만들 수 있을 것이라는 제언은 점쟁이가 아마추어 신경외과의사가 되었다고 하는 헛소리처럼 들릴 것이다. 우리는 거의 잘 모르지만, 아마도 많은 것을 할 수 있을 것이다.

더구나 우리는 이렇게 극히 복잡한 망에서 아주 간단한 방법이 현저하고, 명백히 반복 가능한 결과를 만들어 낼 수 있다는 것을 알고 있다. 적절한 육체적인 자극을 받지 못하는 유아는 죽거나 난쟁이가 되거나 불구가 된다. 매일매일 취급되는 실험실의 쥐는 치명적인 질병에 대해 강력한 저항성이 두드러지게 발달되고, 심지어는 중요 기관이 손실되는 경우에도 그렇다. 이러한 두 극단 사이에는 넓은 범위의 질과 양을 가지는 접촉이 존재하며 만약 고아원이나 실험실에서 접촉이 그토록 결정적인 것이라고 판명난다면 이 모든 접촉은 유기체의 건강에 분명한 영향을 미치는 것이 틀림없다.

만약 우리가 일반적으로 사용하는 아스피린의 훌륭한 효과를 사용하기 전에 정확하게 신경계에 어떻게 작용하는지를 알아야 한다고 주장한다면 그것은 많은 다른 유용한 구조법이나 치료와 함께 폐기처분되어야 할 것이다. 만약 어떤 것이 우리의 복지를 향상시키는데 있어 만족스럽게 작용한다면 우리는 그것을 사용하는데 찬성하고 그 이후에 어떻게 작용하는지에 대해 알아내고자 해야 할 것이다. 그리고 의학은 수세기 동안 그러하였다. 우리는 매일 우리가 알지 못하는 것(mystery)을 실제적으로 사용하고, 실제로 조금만 어렴풋이 이해하기만 하더라도 매우 숙련되게 다룰 수 있게 된다. 만약 우리가 전기가 정확하게 무엇이고, 전기가 작용하는 것이 어떻게 이루어지는지를 알기 전에 불을 켜는 스위치를 누르는 것을 거부했었다면 오랜 시간 동안 어둠 속에 있어야만 했을 것이다.

> 문제의 진실은 심리학자와 정신과 의사는 절대적으로 의식의 경험이 발생하는 기전에 대해 모른다는 것이다. 또한 문제에 관하여 과학적으로 의미 있는 어떤 가설도 없다.

그리고 우리가 신경근육계에 관해 언급할 수 있는 몇 가지 예를 고려하면, 아마도 우리는 일반적으로는 촉진 특히 바디워크가 보여줄 수 있는 힘에 대해 어떠한 통찰을 가질 수 있을 것이다.

우리는 반드시 문제의 광대함을 앞에 두고 겸손할 것을 잊지 않아야 하고, 이 단계에서 우리는 사물이 어떻게 작용하는지에 대해 완전한 설명을 아마도 찾아낼 수는 없을 것이라는 것을 깨달아야 한다. 그러나 우리가 만약 어떻게 더욱 효과적으로 촉지할 수 있는지에 대하여 몇 가지 믿을 수 있는 지침을 제공하는 아주 작은 단서라도 밝혀낼 수 있다면 적지 않은 일을 하는 셈이 될 것이다.

신경근육 구조의 진화

인간의 신경계에서 고도로 진화된 중심 척수와 대뇌, 전체를 구성하고 연결하는 구심성과 원심성 경로는 확산된 말초의 말단과 함께 수백만년 동안 점차적으로 더해지고 변화해온 산물이다. 그런 부분의 많은 특징들과 관계들은 모든 과거와 현재의 동물들에게 공유되고 있고, 그들의 전체적인 진화의 역사는 우리에게 우리 체계의 기능에 관한 몇 가지 단서를 제공한다.

하나의 유기체, 하나의 종, 또는 하나의 속으로써 주변 환경에 적응하는 문제에 직면하여, 점점 성장하는 자극-전도 뉴런으로 이루어진 네트워크가 어떻게 스스로를 정렬하여 지각이라는 면에서 더욱 예민하게 구별을 하게 되고, 점점 더 운동 반응을 정교하게 조절하게 되고, 점차 복잡한 감정, 기억, 자발적인 행동을 만들어내게 되는가?

히드라

히드라와 같은 원시적인 강장 동물에서, 우리는 감각 신경과 수축하는 근육 모두를 하나에 가지고 있는 세포를 발견하였다. *근육상피세포(Myoepithelial cell)라고* 불리는 그것은 히드라의 표층이나 상피(epithelium)에 존재한다. 이러한 세포들 중 하나의 노출된 부분이 자극 받으면, 더 심부에 있는, 실 같이 생긴 신장된 부위(근육 섬유(myoneme)라고 불리는 것)가 확장되고 수축한다. 그것들 사이에 어떤 시냅스 연결도 없기 때문에, 자극과 각 세포의 활성은 완전하게 국소적이고, 주변을 둘러싸는 물의 상태도 독립적으로 영향을 미친다. 물의 영양이 풍부하고 유혹적일 경우에 그들이 보이는 개별적인 반응은 전체적으로 먹이를 공급하는 히드라의 촉수를 천천히 흔드는 것으로 나타난다. 독성물질이 영향을 미칠 경우에 그들은 전체적으로 먹이를 먹는 관을 수축한다. 물 안에서 많은 수의 개체에 일시에 타격을 줄 만한 일반적인 자극이 있는 경우에 한해서 그들은 조직화된다. 그러나 심지어는 이러한 발달의 원시적인 단계에서조차 전체적인 수축 반응은 자극의 *양*과 *종류* 둘 다와 직접적으로 관련이 있다.

말미잘

바다 말미잘이나 해파리와 같은, 고도로 진화된 강장동물에서 우리는 피부에서의 감각 세포와 심층의 근육 세포와 같이, 두 개로 분리된 요소가 함께 연결되어 있는 분화된 근육상피세포를 발견하게 된다.

이렇게 가지를 치고, 연결하는 세포들은 피부와 장기의 내벽 사이에서 신경 근육의 네트워크를 넓게 형성한다. 피부로부터의 자극은 이 네트워크를 통해서 전달될 수 있고, 따라서 더욱 넓어진 반응 영역과 협응성이 높아진 움직임이 가능하다. 이렇게 넓게 분포된 네트워크는 바다 말미잘이 촉수를 움직이는 경우나 구멍을 방어적으로 닫는 수축성 경련에 잘 맞게 되어 있다. 그것은 해파리가 물에서 유영하는 것에 의해 율동적인 파동을 만들어 내고, 심지어는 단 한 개의 촉수만 오그라들게 할 수도 있다.

그러나 히드라의 그것보다 더욱 복잡하고 다양할지라도, 그러한 구조는 여전히 자연계에서 감각 뉴런의 어떠한 자극이, 연결되어 있는 근육 세포에서 자동적인 반응을 만들어 내는 단순한 반사작용일 뿐이다.

편형 동물

이런 초창기의 넓게 분포된 체계의 주요 특징은 편형동물이 출현한 이후 크게 변화되었다. 여기서 우리는 처음으로 피부의 감각 뉴런과 더 심부의 근육 세포들 사이에 삽입된 세포의 두 번째 층을 발견하게 된다. 이 개재성 신경 네트워크의 수상돌기와 축삭은 자극의 흐름이 머리 끝에 있는 뉴런의 집합에서 시작해서 꼬리를 향하도록 정렬되어 있다.

이것은 단일 감각 세포와 단일 운동 세포 사이의 단순한 반사적인 연결의 가운데에 삽입되어 있는 원시적인 개재신경세포의 망이다. 그것은 더욱 확장되고, 더욱 정교한 자극과 반응의 분포가 가능하게 한다. 여기서 처음으로, 머리 끝으로부터의 자극이 꼬리에서 특정한 근육의 수축이 시작되게 할 수 있다. 이것은 신경계 집중화(centralization)의 시작이고, 척수와 뇌에 대한 단서가 된다.

머리의 끝에서 이 사이신경세포의 분포가 가장 빽빽하게 발달하는 것은 지극히 당연하다. 왜냐하면 이 곳이 앞으로 유영하는 편형동물에 있어서 가장 처음으로, 가장 많은 자극을 받는 부분이기 때문이다. 감각세포들은, 촉각을 이미 특별한 감각으로 분화하기 시작했고, 미뢰는 여전히 피부 전면에 분포되어 있는 반면에 안점과 중력 감각을 담당하는 장기는 특히 신경의 두부 신경절과 연관되어 있다. 따라서 이 두부 신경절은 많은 수의 감각적인 인상을 받고, 사이신경세포의 망의 나머지보다 통합된 기능에 있어 더욱 더 정교하게 된다.

지렁이

지렁이 같이 더욱 고등한 무척추 동물에서 이런 매개 작용을 하는 망은 더 이상 넓게 분포하지 않게 되고, 지렁이의 종축을 따라서 달리는 신경삭(nerve cord)을 뚜렷히 구성한다. 감각적인 요소들은 더욱 더 분화되고, 빛에 대한 감수성, 냄새, 맛, 중력 위치 감각과 같은 특별한 감각들은 머리 끝에 더욱 집중되면서 두부 신경절은 크기와 용량이 팽창되고, 더욱 정교하게 된다.

감각적인 요소들은 여전히 지렁이의 피부에서 기원하지만, 이제 그것들은 축삭을 어떠한 근육 세포들과도 접하지 않은 상태로 바로 중심 신경삭 방향을 향해 뻗는다. 그리고 처음으로 축삭을 중심 신경삭에서 체간의 운동 세포로 뻗는 별개의 운동 뉴런이 나타나게 된다. 더구나 우리는 처음으로 다른 종류의 신경 세포를 발견하게 되는데, 그것은 두부 신경절과 척수 안에 전체적으로 포함되어 있고, 사실상 감각성 세포도 아니고 운동성 세포도 아니며 결국은 기능적으로 완전한 개재신경세포이다. 그것은 두부 신경절로부터 척수의 종축을 따라 구심성과 원심성 경로를 통해 정렬된다.

지렁이의 전반적인 구조는 분절화되어 있고, 각각의 분절은 직접적으로 감각과 기능을 조절하는 감각과 운동 뉴런을 포함한다. 이러한 감각과 운동 요소들이 있는 분절적인 체간은 중심 척수와 연결하는 곳에서 그들의 국소적인 활동을 조정하는 신경절(ganglia)을 형성한다. 이 모든 분절성 신경절은 서로 연결되고, 종적인 척수 안에서 구심성과 원심성 경로에 의해 최종적으로는 두부와 연결된다. 이런 방법으로 어떤 분절에서의 자극은 다른 어떤 분절에서의 운동에 영향을 미칠 수 있고, 반면에 전체적으로 연쇄적인 분절의 조정은 더욱 큰 두부 신경절에 의하여 조정될 수 있다.

대뇌화

이런 감각, 운동, 그리고 개재신경세포의 요소들의 계속적인 발달은 수백만년 동안 수백만 종에 걸쳐 계속되어 왔다. 고등 형태의 동물은 더욱 더 많은 신경 세포들을 생산하고, 특히 척수와 두부 신경절에서의 개재신경세포의 수는 더욱 더 두드러지게 된다. 집중화된 신경계가 고대의 넓게 분포된 망으로부터 진화되어 인체의 모든 부분에 있어 더욱 신속하고 효율적인 감각 자극의 통합과 더욱 정교한 조정이 가능하게 될 때까지 원심성과 구심성 경로의 수는 증가하고 그들의 상관성은 더욱 정교해졌다.

게다가, 수적인 면과 정교함이 증가되는 것은 두부 쪽으로 더욱 무게가 실리는 경향이 있는데 그것은 주변환경으로 향할 때 으레 우선 움직이는 부분이고, 따라서 입, 눈, 귀, 코, 중력 감지기 등의 다양한 근원으로부터 직접적으로 입력되는 감각 정보에 의해 영향받게 된다.

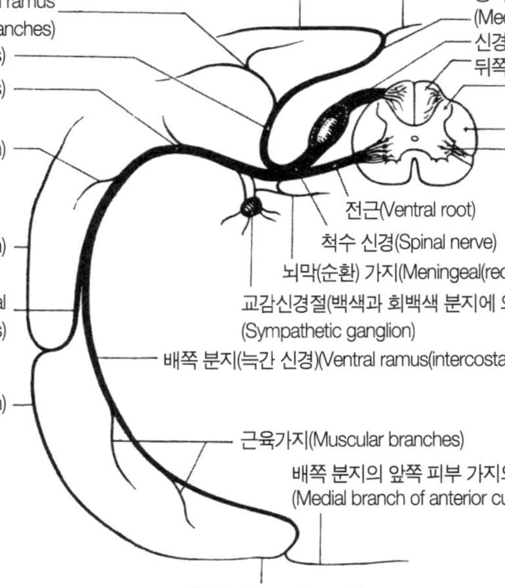

그림 6-21 인간과 같은 고등의 척추동물에서 각각의 척추 분절은 몸의 분절에 대한 모든 감각과 운동 기능을 수행하는 대칭적인 한 쌍의 신경간(nerve trunk)을 내보낸다. (피부분절(dermatome)참고, 그림 2-19)

신경관(neural tube)의 선단부에서 일어나는 변화는 사지의 성장과 연관되는 것과 비교해서 놀랄만하다. 동물의 두부의 끝과 입 부분은 주변환경과 우선적으로 접촉하고 여기에서 후각과 미각, 시각과 청각과 같은 특별한 감각이 발달된다. 그것들의 영향 아래, 신경계는 크게 변화한다.

그러므로 일단 하나의 신경절이었던 것이 완전하게 자격을 갖춘 뇌가 된다. 이러한 머리 혹은 *두부(cephalic)*의 신경절의 확장과 그것이 다른 조직 전반에 미치는 영향이 증가되는 것을 이른바 *대뇌화(encephalization)*라고 한다. 더욱 더 국소적인 반사는 두부 신경절의 통합과 조절이 확장됨에 의해 조정되게 되고, 오래된 형태의 구조는 더욱 새로우며, 더욱 복잡하고, 그리고 종종 더 유연한 것으로 대체된다.

이런 과정은 아마 결코 완벽하게 되지는 않을 것이다. 인간의 피질은 본능적인 반응과 무의식적인 행동에 대해 의식적인 조절을 하도록 애쓰는 과정에 있는 것처럼 보인다. 그리고 우리는 이제 더욱 새롭고 더욱 고등한 대뇌의 부분이 잠재적으로 더 오래된 패턴의 반응에 더 좋거나 더 나쁜 영향을 모두, 크게 줄 수 있다는 것을 막 이해하기 시작했다. 대뇌화(encephalization)는 반사적인 반응에 대한 더욱 심화된 인식과 의식적인 조절을 발달시키는 방법을 천천히 창조해내는 것이다.

이러한 진화적인 발달의 전반에, 신경계에 있어 모든 다양한 요소들에 의해 경험되는 구조적이고 기능적인 변화의 종류들은 이런 요소들이 받아들이는 자극들의 종류와 양과 뒤섞여 있다. 운동에 대한 어떤 일반적인 조정도 개재신경세포망의 출현 전에는 가능하지 않았다는 것은 확실하지만, 그 이후에 일어나는 조

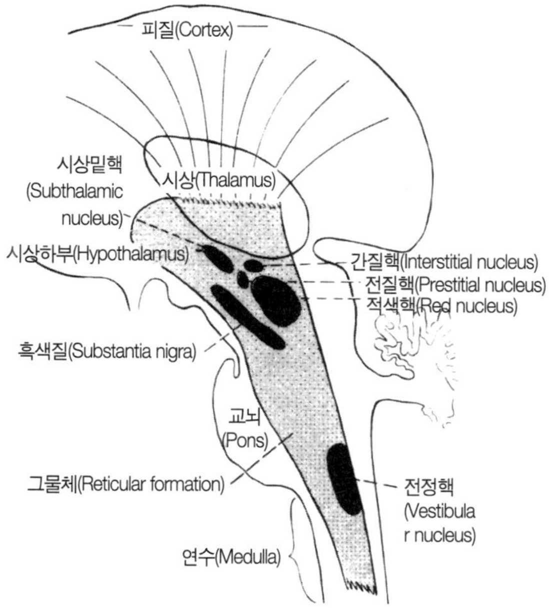

그림 6-22 척수위의 중추 신경계의 주된 상행성 단계. 뇌간(brainstem)은 교뇌(pons)와 시상(thalamus)의 사이의 영역이다.

정된 패턴의 운동이 전체 신경계 구조의 특성을 매우 많이 변화시켰다는 것도 또한 사실이다.

주변의 다른 경우와 마찬가지로 뇌의 발달을 이끌은 것은 운동과 관련된 감각이 점차적으로 수적으로도 증가하고 복잡해졌기 때문이라는 것은 맞는 말이다. 모든 일에서와 마찬가지로 사용하는 방법이 외형을 만들고, 특별한 기능이 특별한 형태를 만들어낸다. 그러므로 동물 왕국이 해파리에서 지렁이로, 척추 동물으로 나아가면서 새로운 신경 기전이 새로운 형식의 행동을 시작하게 하는 것과 마찬가지로, 새로운 행동 패턴은 새로운 신경의 구조와 회선을 구체화하였다.

일단 그런 패턴이 확립되면, 육상 존재라는 가정하에서 감각 경험이 증가되는 것은 뇌의 크기와 복잡성이 더욱 더 증가되는 것과 관련이 있고, 따라서 더욱 더 복잡한 행동 패턴이 가능해진다. 그러므로 직립 자세와 상지가 지지 기능에서 자유로워진다는 가설은 결과적으로 인간에서 새롭고 강력한 감각 기관인 손이 발달되면서 인간의 신경계의 성장에 있어 현재의 복잡성에 이르기까지 매우 중요한 역할을 수행했을 것이다.

그리고 다음과 같은 사항도 주의할 필요가 있다. 발달에 있어 중추와 말초 신경계의 구조와 기능의 커다란 변화에 중요한 요소가 된 것은 바로 *감각 입력의 종류와 양*이었다. 깊은 신경근육 패턴은 특정 성질과 양의 촉지가 미치는 영향에 확실히 반응하며, 항상 그래왔다.

이러한 문맥에서 효율적인 바디워크가 새로운 수준의 인식과, 새로운 패턴의 반응과, 심지어는 개개인에 있어 모든 앞으로의 반응에 영향을 미칠 새로운 신경의 상태를 만들어낼 수 있다는 것은 전혀 불가능해 보이지 않는다. 인간 신경계에서 집중화와 대뇌화의 전체적인 발달사는 촉지가 강력하게 구성하는 힘이 있다는 증거이다.

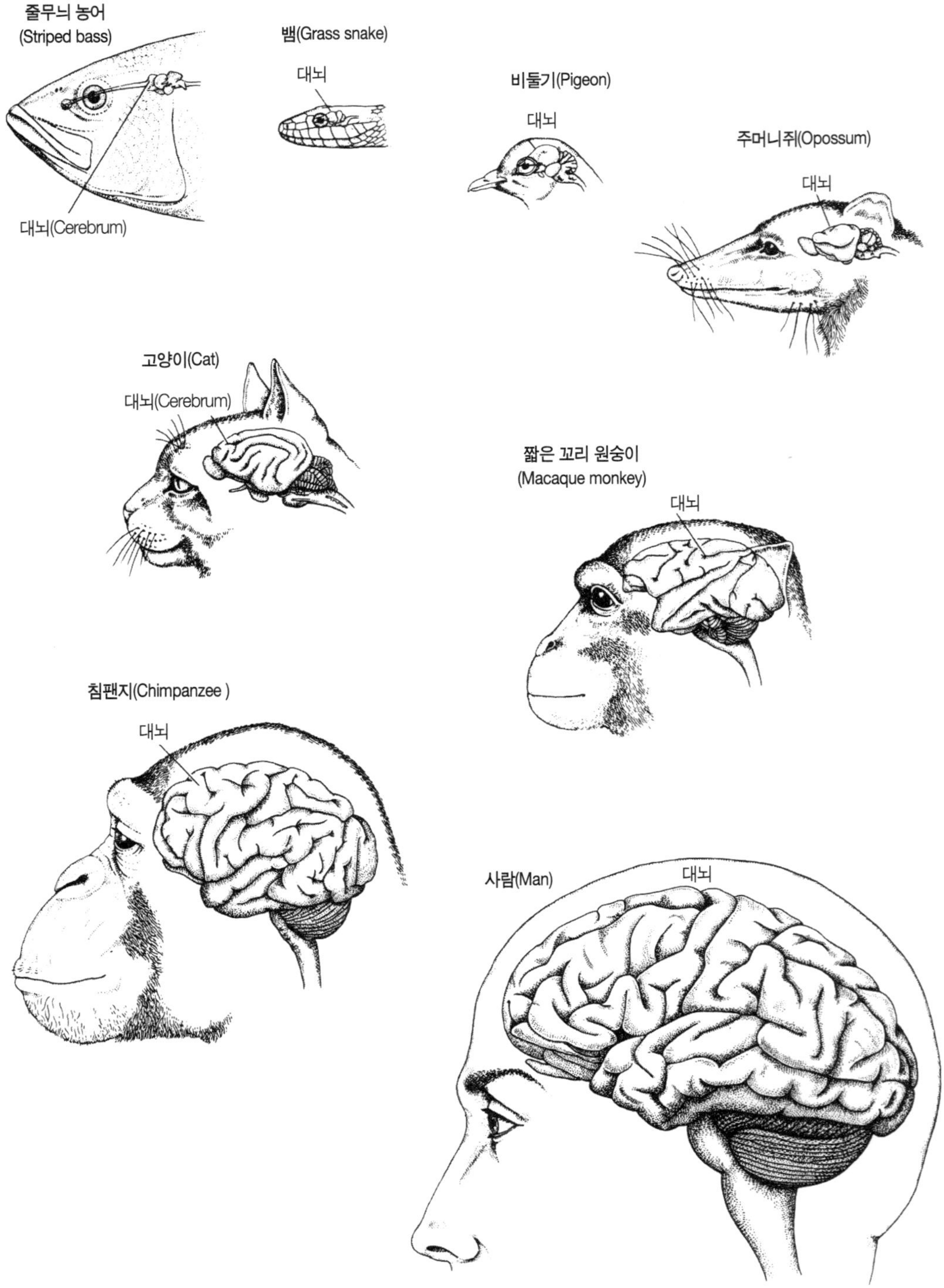

그림 6-23 대뇌(cerebrum)와 피질(cortex)의 확장. 육지 동물의 대뇌가 수상 동물보다 상대적으로 더 크다. 게다가 기어 다니는 것보다는 걷거나 날아다니는 동물에 있어 더욱 크고, 두발 동물에 있어서 가장 크다. 인간에 있어서 그것은 뇌의 다른 구조의 대부분을 축소시키면서, 확장되었다.

조직화의 상행성 단계

우리가 신경계의 구성에 관해 말할 수 있는 것은 대부분 절개나 전기적 혹은 수술적인 탐색(probing), 사체 표본에 대한 비교 해부학적 연구, 그리고 고립된 특정 종류의 학습과 행동에 관한 다양한 실험적인 기술로부터 추론되었다.

이런 모든 방법들은 정상적인 기능에 대해 파괴적이지만, 그것은 의심할 여지없이 우리가 내부적인 조사를 시작할 수 있는 유일한 길이었으며, 사실 상당한 양의 흥미로운 정보를 산출해냈다. 그러나 우리는 반드시 항상 다음과 같은 것을 염두에 두고 이 정보에 접근해야 한다. 우리가 더 명확하게 식별해내기 위해 절개하고 분리해낼 때, 우리는 물질을 단순화시키기 위해 물질을 변화시키고, 기능적인 면이 전혀 없는 해부학적인 구별을 만들고, 서로 분리되어서는 아무 유용성이 없는 존재를 분리했다. 그리하여 우리는 우리가 조사하는 실제 상황보다는 과정의 한계만을 충족시키는 결론을 낼 위험에 계속적으로 처해 있다.

따라서 우리가 조사하기 위해 해부를 하는 동안, 우리는 비록 중추 신경계의 분리된 내부의 기능에 대해서만 논할 수 있다고 할지라도 "이것은 단일의 종적인 관으로부터 진화되었고 부분 간의 경계선은 날카롭지 않다. 많은 구조들은 다른 어떤 것의 방해를 받지 않고 관을 따라 종적으로 지나간다"는 것을 고려해야 한다.

인간의 신경계는 여러 단계의 진화에 있어서 전형적인 다양한 특징들을 유지해왔다. 네 가지 주요 상행 단계의 구조는 이러한 진화상의 진행을 반영한다. 1) 말초 감각과 운동 뉴런 2) 척수 3) 하부 대뇌중추 4) 대뇌 피질. 각각의 상위 단계는 유기체에 행동에 관해 더 폭넓은 선택권을 부여하고, 정보의 해석과 반응을 선택하는 과정에서 더욱 의식적인 인식이 가능하게 한다.

말초에서의 감각 말단과 운동 뉴런의 수는 어류나 조류, 포유류로 진화되면서 매우 증가되었으며, 더욱 섬세하고 더욱 완벽한 감각적인 인상을 생산하고, 근육계를 더욱 섬세하게 조정하는 것이 가능하게 하였다. 그러나 말초계의 주요 특징은 대체로 바뀌지 않았다. 그 중에서 원시 신경계의 기본 원리는 여전히 보존된다. 그것은 "말초 감각의 어떤 변화에 의해 근육 운동이 시작될 수 있는 기전, 즉, 물체로 피부를 촉지하는 것."이다.

가장 크게 변화한 것은 이러한 원시 감각과 운동 요소 간의 *관계*이다. 히드라에서는 감각과 운동 반응이 단일한 세포 내에서 결합되어 있었다. 해파리에서는 이 두 가지 기능은 두 개의 특수 세포로 나뉘어져 있었다. 편형동물에서는 이들 세포 사이에 개재하는 세포들의 네트워크가 존재하였다. 개재신경세포망의 부피와 정교함이 증가하면서 두 가지 원시 요소들도 더욱 분리되었다. 그리고 예전에는 직접 연결되었던 그들의 시냅스 연결도 점점 변화하는 회로에 의해 멀리 떼어 놓여지게 되었다.

척수

이렇게 조정하는 중간적 망의 하위 단계는 척수이다. 척수는 분절화된 지렁이에서 처음 진화되었던 많은 특징을 여전히 가지고 있다. 그것은 거의 그것 내부에 완벽하게 포함하고 잇는 뉴런으로 구성되어 있는데, 그것은 신체 전반에 걸쳐 감각과 운동 요소 사이에 다리를 형성한다. 각각의 말초 신경 간은 여전히 인체의 특별한 분절을 자극하고, 특정 단계에서의 척수에 합류하여, 신경절을 형성한다.

단일 분절로 들어가는 감각적 신호는 그것 자체의 신경절에 의해 전달되며, 분절 내에서의 국소적인 운동 반응을 야기시킨다. 또는 그 신호는 인접한 분절로 통과하거나, 더 넓게 분포된 반응에서 더 많은 신경절을 포함하면서 선의 위아래로 더욱 멀리 운반된다.

이러한 방법으로, 척수는 신호를 모두 뇌로 향하도록 보내지 않고서도 많은 수의 감각운동 반응의 상태를 점검해볼 수 있다. 그러므로 전형적인 유형의 반응은 우리가 의식적인 수준에서 그것에 관하여 "생각"해보지 않고서도 이루어진다. 대부분의 이러한 국소적이고 분절화된 패턴의 반응들은 경험이나 훈련에 의한 것이 아니라 척수 그 자체의 개재신경세포의 망에서의 발생학적으로 일관된 선상의 패턴에 의한 것이다. 이러한 기본적인 선상의 패턴은 신경계의 "지도화(mapping)"의 과정 동안 태아에서 펼쳐지고, 그들은 수백만 년 동안 발달하고 사용됨에 따라 미리 확정되어 왔다.

척수는 더 고위의 신경 연락망의 영역에서 수술적으로 절제될 수 있으며, 이 경우 실험 동물은 계속 살아있기 때문에 우리는 이러한 척수 반사들에 의해 일차적으로 조절되는 반응들의 범위를 분리해낼 수 있다. 슬개골 하연의 건을 가볍게 두드려서 야기되는 무릎반사나 상완이두근건을 두드려서 발생하는 팔꿈치 반사와 같이 거의 모든 분절화된 국소적인 반응이 유발될 수 있다. 이러한 간단한 반응들은 또한 다른 분절로 퍼져나갈 수 있어서 사지에 가하는 고통스러운 통증은 전신에 반사반응을 일으켜서 일반적으로 몸을 빼는 반사를 만든다. 방광과 직장은 배설할 수 있다. 피부 자극은 긁는 것을 유발하고, 불편한 부위에 정확하게 손이 갈 수 있다.

몇몇의 기본적인 자세와 이동성의 반응 패턴은 척수의 선상에도 마찬가지로 존재하는 것처럼 보인다. 만약 단지 척수가 손상되지 않은 동물이 일어날 수 있도록 보조를 받는다면, 그것은 그 스스로 설 수 있을 것이다. 발의 바닥에 주어지는 압력으로부터의 감각 신호는 결국 전신에 자세성 수축(postural contraction)을 유발하는 것과 어떤 동물이 그 종의 전형적인 서 있는 자세를 유지하게 하는데 충분하다. 그리고 만약 그 동물이 다리를 아래로 해서 대롱대롱 매달려 있다면, 그들은 즉각적으로 걷거나 달리는 움직임을 시작할 것이고, 그것은 척수에서도 또한 걷는데 필요한 기본적인 반사의 기초적이고 순차적인 정렬을 의미하는 것이다.

모든 이러한 국소적 분절 사이의 반응들은 신속하고 자동적이며, 척수 회로를 통하여 특별한 경로를 따르고, 근육 반응의 전형적인 패턴을 유발한다. 그들의 대부분은 그것들이 시작하는 매번 지속적으로 동일한 뉴런들과 시냅스, 운동 단위를 이용한다.

하부 뇌 (The Lower Brain)

교뇌(pons)와 뇌간(brain stem)을 포함하는 하부 뇌는 우선적으로 우리의 척수 반사보다 더욱 복잡해지고 통합되나, 우리가 거의 인식하지 못하는 "잠재의식적인(subconscious)" 과정을 유발한다. 우선, 만약 교뇌와 뇌간이 척수의 손상을 입지 않은 상태로 남아 있다면 많은 연쇄적인 단순 반사가 가능하다. 하부 뇌는 분명히 미세하게 조정되는 반응과 그것들을 적절한 순서에 따라 배열하여 더욱 통합적인 행동을 만들어 내도록 하는데 있어서 척수를 보조한다. 복잡화된 연쇄적인 근육 수축은 예를 들어 이 레벨에서 관리되는 빨거나 삼키는 동작에 있어서 필요하다. 이것들은 아기가 태어나게 될 때의 기술이다. 기초를 이루는 회선과 심지어는 더욱 중요한 이러한 회선의 정확한 *작업의 연속(sequence of operation)*은 개개인의 경험이나 학습이 아니라 초기 유전적 발달의 산물이다.

일반적으로 하부 뇌는 척수의 많은 "경화된 선형(hard-wired)"의 특징을 공유하는 것으로 보인다. 축삭과 시냅스는 동일한 종의 모든 각각의 구성원들에게 일관적으로 보이는 구성적인 단위를 형성하고, 그것들의 활동은 동일하고 전형적인 수축과 운동을 만들어낸다. 그러나 추가적인 하부 뇌의 복잡성은 다양한 가능한 회선들 사이에서 더욱 자유롭게 선택하여 척수만으로 가능한 것보다 많은 더욱 유연함이 있는 전형적인 반응들을 만들어내는 것으로 보인다.

예를 들어, 중력을 인지하고 균형을 잡는 역할을 하는 감각기관인 내이에서의 반고리관(semi-circular canals)으로부터의 정보가 척수의 자세 반사(postural reflex)와 조정되는 곳은 바로 하부 뇌이다. 뻣뻣하게 서 있는 자세는 이렇게 서 있는 것에 대한 중력과 균형에 연관된 정보를 더해, 단순히 발바닥에 압력을 가하는 것에 의한 이러한 자세 반사들로부터 만들어질 수 있다. 동일한 반사 척수 회로는 지속적으로 우리가 어떤 동물이 서 있는 바닥을 경사지게 하거나 우리가 그것을 이쪽 혹은 저쪽으로 미는 것과 같은 평형상태에서의 이동을 보상하여 조정될 것이다. 견고하게 고정된 자세는 더욱 유연하고 동시에 더욱 안정되게 만들어진다. 왜냐하면 단순한 자세 반사 사이에서의 조정을 보상하는 것은 이제 가능하기 때문이다.

하부 뇌는 눈의 운동과 협력하여 함께 작용한다. 그것은 소화와 대사 과정과 샘의 분비를 지휘하고, 동맥 혈압을 조절함으로써 순환의 패턴을 결정한다. 그리고 분리된 부분과의 새로운 협력을 제공할 뿐만 아니라, 척수의 분할적인 정렬에 의해서 이루어질 수는 없는 방법으로 전반적인 구조에 영향을 미친다.

교뇌와 뇌간의 상대적인 활동의 수준은 직접적으로 전반적인 신경계 각성의 일반적인 수준과 전반적인 근육 조직의 긴장도의 수준과 관련이 있다. 이 영역에서의 활동의 자연적인 억압은 수면에 상응하고, 같은 활동의 화학적인 억압은 마취이다. 일반적인 각성뿐만이 아니라 몇몇의 특별한 감정적인 상태는 어떤 동물에 있어서 단지 하부 뇌와 척수가 손상되지 않는 것만으로도 유발될 수 있다. 일반적인 흥분은 성적 환기, 분노, 그리고 통증이나 기쁨에 대한 전형적인 반응들이다(이 기능들의 목록은 결코 완벽하지 않다; 단지 하부 뇌가 척수의 구조 및 선택에 더해주는 유형에 대한 생각을 전달하고자 의도되었다).

상부 뇌

대뇌 피질은 신경계의 가장 최신의 부분이고, 인간에 있어서 그것은 가장 큰 부분으로 발달되었다. 해부학적인 연결에서, 그것은 분명하게 시상하부 같은 바로 아래에 있는 영역의 부산물이고 기능적인 면에서 감각 정보를 통합하고 새로운 운동 반응을 선택하고 지시하는 하부 뇌의 능력에서 크게 진보한 것을 나타낸다.

그것은 개재신경세포의 망에 대한 거대한 추가이다. 인간의 중추 신경계에서 세포체의 3/4은 피질에 포함된다. 그리고 이들 세포 사이의 수평적인 연결은 척수나 하부 대뇌에서보다 더욱 많이 밀집되어 있다. 요약해보면, 그것은 인간이 만든 가장 복잡한 전기적인 회로를 닮았다기보다는 면의 잔털로 된 공과 비슷하다.

피질은 우선적으로 정말로 셀 수 없이 많은 방법으로 행동을 조정하기 위해 억압되거나 상기될 수 있는 경험의 비트(bits)가 보존되어 있는 정보와 조합의 광대한 저장 센터로 보인다. 어떤 하나의 개인도 결코 피질에 의해 가능한 다양한 반응을 거의 다 이용할 수 있게 된 사람은 없었고, 우리는 그것의 통합과 선택의 가능성이라는 어떤 개념을 형성하기 위해서 집합적인 인간의 기술과 경험의 전체 영역에 대해 집중해야만 한다.

이런 정보가 어떻게 저장되고, 진행되고 그리고 앞으로의 행동에 집중하게 되는지를 정확하게 설명하는 것에 관한 한, 우리는 잘 모른다. 우리는 척수의 개재신경세포의 망에서 자극이 반사적인 근육의 반응을 만들어 내기 위해 지나가야 하는 경로를 만족스럽게 설명하는 상대적으로 간단한 신경 구조를 분리해 낼 수 있지만, 피질내의 세포의 수와 그것들의 연결의 조밀도에 대해 생각할 때는 완전히 난처해진다.

그럼에도 불구하고, 우리 종에서는 그것이 독특한 인식력을 부여하고 철저히 인간적인 행동 패턴의 넓은 영역을 가능하게 만드는, 뇌에 있어서 가장 높고 새로운 부분이라는 것은 명백하다. 많은 동물들은 우리가 그들에게 하는 것보다 더욱 훌륭하게 할 수 있는 일이 아주 조금 있지만, 어떤 다른 동물들도 인간처럼 많은 것을 하도록 교육받을 수는 없다. 어쨌든 피질의 그물에 포함되어 있는 것은 우리의 행동을 반사와 본능의 닫힌 회로에서부터 이끌어내는 경험적인 기억과 새롭고 창의적인 연관성의 무수한 정렬이다-때로는 이러한 정렬이 우리를 너무 높이 이끌어 올려서 원래의 생물학적인 기본을 잊게하는 자유롭고 추상적인 사고를 하는 것이 완전히 가능하도록 만든다. 영감과 명상으로 가득 차서 자신이 동물이며 몸을 지닌 존재라는 것을 잊을 수 있는 것은 단지 문명화된 인간뿐이다.

따라서 상대적으로 작지만 매우 안정적이고 다양한 행동 패턴과 교환으로, 우리는 알지 못하고, 혼란스럽고 위험한 무한히 확장되는 가능성을 받아들여 왔다. 이것은 인간의 경험이고 피질은 그것의 주된 생리학적인 요소이다. 그것이 우후죽순으로 성장하는 것은 기립 자세로 일어서게 된 것, 손으로 물건을 쥘 수 있게 발달한 것과 도구의 사용이 확장되고, 언어로 소통하는 것이 창조되는 것과 동시에 일어났다. 부피와 복잡성이 증가되는 것은 이러한 새로운 자세의 통합과 새로운 기술들을 완벽하게 하기 위한 두부 신경절에 대한 요구가 매우 증가된 결과이다. 그리고 그것의 상대적인 크기가 나머지 중추 신경계에 지배적이게 되면서, 그것은 그 스스로의 어떤 요구를 만들어왔다.

이후의 대뇌화

우리는 신경조직의 더 오래된 부분이 이러한 경이로운 피질의 증식 이전에 똑같이 기능해왔다고 가정하지 않고, 또한 피질이 선행하는 기능교란 없이 단지 의식에 새로운 범주를 추가했다고 가정하지도 않는다.

> 계통발생 전체에 걸쳐 최종 운동 뉴런의 통제는, 뇌의 고등 중추들(higher centers)이 점차 중요한 역할을 하면서, 더욱 더 복잡해졌고 개량되었다. 이러한 과정에서 더 원시적인 경로의 운명은 명백히 자각되어야 한다. 첫째로, 그것은 근육 조절에서 중심적이고 중요한 역할을 계속한다. 둘째로, 그것의 기능은 변형된 형태로 적응될 수 있는데, 상위 핵(이것의 중요성은 그것의 고유 조직에만 국한되는 것이 아니라, 그것에 도달하는 구심성 자극이 더 높게 연관되고, 따라서 궁극적인 근육의 응답이 더 높게 연관된다는 사실에도 있다)을 통과하는 경로에 의한다. 그리고 셋째로, 그것의 본래 기능을 잃은 핵의 정거장(nuclear station)은 대신 더 새롭고 상위인 핵을 위해 일하도록 발달할 수 있다. 예를 들면, 개구리의 중

뇌덮개(tectum)는 시각적 수용기 영역이고 대뇌 피질의 제거는 시각 감소를 야기하지 않거나 아주 적은 감소를 가져온다. 그러나 후두부 피질이 제거된 인간의 경우 이러한 기능과 피질층의 파괴는 완전한 실명을 가져온다. 결과적으로, 인간의 중뇌덮개 세포 구조는 더 단순해졌다.

새로운 작용을 처리하기 위한 새로운 뉴런의 추가는 대뇌화(encephalization) 과정의 한 부분일 뿐이다. 나머지 다른 부분은 고대 반사 패턴의 점진적인 변화, 오래된 채널에서 신경 흐름으로의 전환, 운동 활성의 특정한 연속작용을 지시하는 새로운 명령 사슬의 발생이다. 연결망의 결과는 인지 중추를 점점 더 영향력 있게 만들었고, 반면 구식의 진부한 패턴은 권위를 잃고 가변성이 커졌다. 의식적인 정신 상태는 조직이 의식의 높은 상태를 조절하는 만큼 조직을 조절하기 시작했다.

그러나 새로운 힘과 새로운 미묘한 것은 새로운 복잡성과 새로운 갈등 없이는 나타날 수 없었다. 바디워크에서 우리는 더 새로운 정신적 요소가 더 오래되고 더 안정적인 반응 패턴 속으로 침입해서 나타나는 근육의 결과를 끊임없이 느낀다. 이 작업의 좋은 점은 순수하게, 몸의 지원을 받는 마음, 강제적인 생각과 감정으로부터 체중과 신체적인 스트레스만큼의 압박을 받아 끊임없이 비틀림을 당하는 몸, 만약 의식이 충분한 주의와 존경을 가지고 대하지 않으면 곧바로 의식을 질식사시켜버릴 몸에 대해 상기시키는 것에 있다.

우리의 신체적 건강에 간단하면서도 절대 필요한 과거의 방식으로 대혼란을 일으킬 가능성이 있으며 실제로 흔한 일이다. 그러므로 우리의 새로운 기술뿐 아니라 새로운 힘으로 우리는 자유롭게 궤양을 발생시키고, 황홀경뿐만 아니라 편집증과 정신분열을 일어나게 하며, 새로운 경로를 탐색하는 것뿐 아니라 스스로의 미로에서 길을 잃게 한다. 우리는 좋거나 나쁜 영향을 줄 내부적 힘이 없다는 것을 발견하기 위해 인간의 상상력을 풀어놓았다. 이러한 새로운 피질의 요소들이 추가됨과 함께, 근육 반응의 질-소화에서부터 자세 취하기, 움직이기, 몸짓 표현하기, 만성 협착에 이르기까지-은 단지 환경에서 오는 자극이나 종의 특성의 패턴뿐 아니라 개인의 경험, 기억, 독특한 조합, 개인적 감정, 기대, 이해, 개인의 심리적인 상태 전체에 의존한다.

피질의 고유한 주요 위험 중 하나는 그것의 중앙처리장치가 꽤 쉽게 설득되어서, 몸의 심리적인 과정이 이러한 감정적이고 인지적인 상태의 강제적인 실제와 비교하면 상대적으로 적은 중요성을 가진다는 것이다. 이 망상은 개인의 건강이 위험에 처하는 것 이상이다. 매우 소중한 가치를 가지는 접촉, 사회적 상호작용, 공동의 경험은 생물학적 기초에서 관념적인 생각이 내쫓김에 의해 위협받고 있다.

우리 모두가 먹고, 자라고, 번식하고, 쾌락과 고통에 비슷하게 반응하며, 물리적 자연의 놀라운 상호의존성으로 서로 연결되어 있다는 대단히 중요한 사실은 우리 모두가 완전히 동일하게 생각하거나 느끼거나 숭배하지 않는다는 덜 근본적인 관찰에 의해 모두 너무나 자주 억압받고 매장된다. 그리고 생각에 몰두하여, 우리는 종종 우리의 가장 훌륭한 생각을 물리적 실제로 바꾸어 줄 이러한 것들을 실행하지 않는다. 왜냐하면, 우리는 "신경조직의 활동이 행동, 글쓰기, 말하기가 되는 근육활동을 통해 우리의 동료에게 표현되지 않는 한 외부적 중요성은 전혀 없는 것이 될 수 있다."라는 것을 쉽게 잊을 수 있기 때문이다. 관념적 생각의 유아론(唯我論)적 경향을 바로잡는데 도움을 주는 것은 바디워크의 가장 중요한 임무 중 하나다.

하강하는 운동 경로

척수, 하위 뇌 피질은 각각 운동 반응 조절에 대한 기여에 있어 뚜렷한 계층을 이루지만, 실제로 구조적으로나 기능적으로 분리된 것은 아니다. 그것들은 단일 신경관으로부터 진화한 것이고 길이방향의 구심성과 원심성 통로는 많은 방법으로 그것들을 단일 단위화하며 방해 없이 그것들 셋 전부를 통과한다. 우리는 그들이 운동 통제에 추가한 다른 특질을 실험을 통해 분리시킬 수 있지만, 진실은 정상 운동 행동에 필요한 매끄럽고 신속한 조화는 이들 모든 세 계층에서 오는 정보의 일정한 상관 작용을 필요로 한다는 것이다. 만약 그것들의 활동이 동시적이지 않다면, 근육 조절은 손상된다.

직접적인 경로

원심성 자극은 뇌에서 척수를 따라 통과하여 근육으로 전해지면서 운동 뉴런의 두 가지 주요 경로 중 하나를 통해 전도될 수 있고, 이들 길이 방향의 경로는 모든 중앙 신경 조직으로부터 운동 단위로 전달되는 작용의 집중을 제공하기 위한 것이다.

이들 하강 통로 중 가장 빠른 것은 직접적인 피질척수로(corticospinal tract)이다. 이름이 연상시키듯이, 이 경로의 세포체들은 피질에 있고, 그것들은 휴지 없이 긴 축삭을 직접 뇌와 척수로 직접 보낸다. 이들 축삭들은 척수에서 상응하는 운동 뉴런에 이르기 전까지는 어떤 시냅스도 형성하지 않는다. 그리고 그것들은 운동 피질에 있는 특정 세포와 척수의 각 계층의 특정 운동 뉴런 사이에 직접 연결을 형성하여, 피질 세포들과 말초 운동 단위들 사이의 일대일 관계를 만든다.

이 경로는 하위 뇌와 척수의 중간 회로의 대부분을 우회한다. 이것은 빠른 전송이라는 장점이 있다. 다발로 묶인 축삭은 그들의 총 길이 내내 일정한 공간적 관계를 유지하고, 피질에서 세포체 간의 공간적 관계를 충실히 반영한다. 척수의 끝으로 향하는 모든 경로로 향하는 가장 긴 축삭은 척수의 중심에 가장 가까운 곳에 위치하며, 연속적으로 상위 분절에 있는 운동 뉴런과 시냅스를 이루는 짧은 축삭은 층을 이루며 척수의 중심으로부터 점차 멀어지며 조심스럽게 위치하는 것으로 볼 때 골격근 관계의 "지도"는 운동 피질에 투사된 것이다. 이것은 직접적인 피질척수로(corticospinal tract)에 고도의 특이성을 부여한다.

이 직접 경로는 세심한 의식적인 주의와 빈번히 행해진 조정을 필요로 하는 섬세하고 복잡한 움직임의 중재자이다. 그것이 단절되면 행동이 서툴게 되는데, 섬세한 의식 조절의 날카로움이 없어지기 때문이다.

다신경로

피질로부터 근육을 향해 갈 수 있는 운동신경이 명령하는(지배하는, 통솔하는) 두 번째 경로는 다신경로(multineuronal pathway)라고 불린다. 그 경로에서 시작하는 세포체는 또한 운동 피질에 있지만, 그것들은 운동 피질에서 다른 피질의 영역이나 하부 뇌, 척수로 내려가는 하강하는 개재신경세포의 긴 연쇄에 즉시 시냅스 연결을 한다. 이런 연쇄의 최종 연결은 운동 단위의 뉴런에 직접적으로 종지하는 것이 아니라, 오히려 척수의 전형적인 척수 반사의 패턴을 구성하는 개재신경세포의 회선에 종지한다.

따라서 중간과정의 그물을 우회하는 대신에 이러한 경로의 운동신경이 전반적인 것을 지배한다. 그들이 더욱 많은 시냅스를 통과하고 그들은 그 길을 따라 있는 많은 다른 근원으로부터의 입력에 영향 받기 때

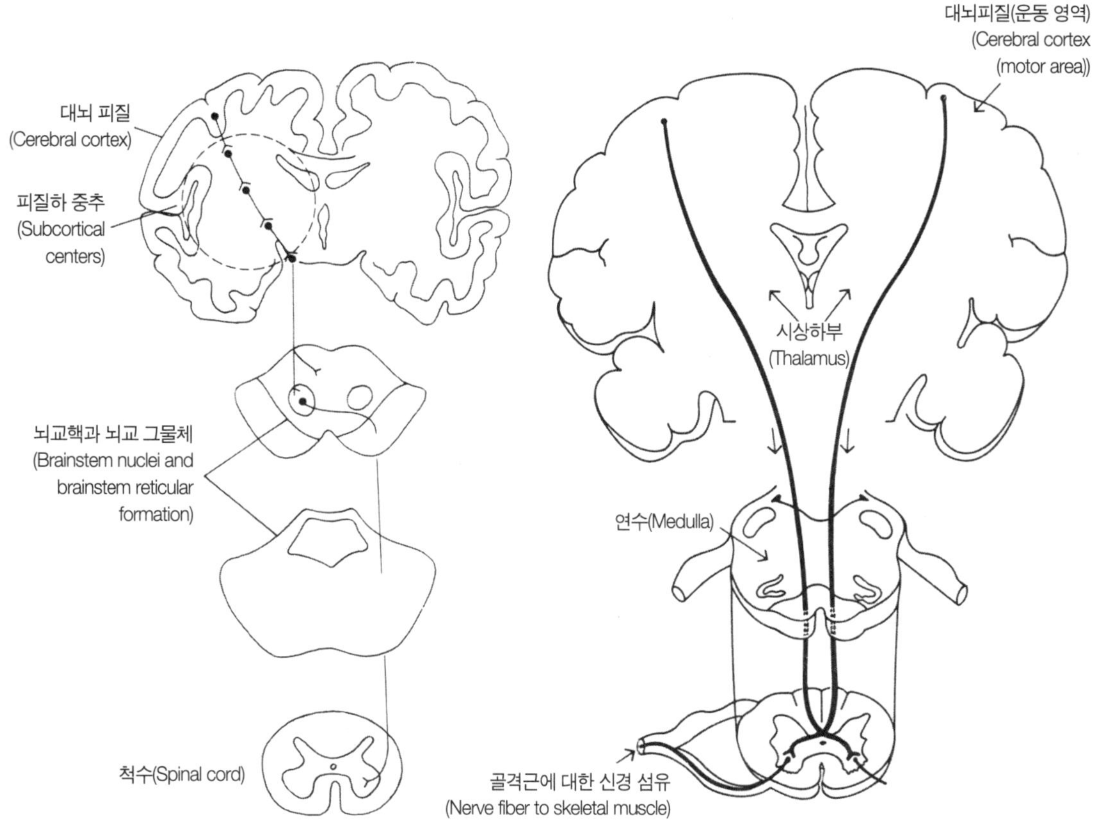

그림 6-24 직접적인 피질척수로와 다신경의 하행성 경로. 다신경로는 더욱 많은 유기적 구조의 영역과 더욱 많은 근육으로 향하는 경로상에서 더욱 많은 조정에 자극을 주는 연결을 형성한다.

문에 자극은 피질에서 운동 경로를 향해 먼 여행을 한다. 이런 정렬은 하부 뇌와 척수의 잠재의식 수준에서 구성되는 운동의 전형적인 반사 단위의 움직임이 이루어지게 하는 두 번째 종류의 운동 조절이 가능하게 한다. 예를 들어, 보행이나 삼키는 것을 조절하는 개별적인 회선과 전반적으로 연속적인 정렬은 척수이다. 다신경로는 단지 이러한 연속이 활성화되도록 자극하고, 그들의 피질이 각각의 분리되어 있는 단계에서 포함되는 상세사항에 관여하지 않는 일반적인 과정으로 이끈다.

모든 조정된 움직임은 이런 경로 둘 다의 상호작용을 요구한다. 의식적인 마음은 일반적인 운동에 포함되는 모든 단일 근육의 적용을 지시할 만하지는 않고 반사는 그들 스스로를 새롭고, 정교하게 조절된 순서로 정렬할 능력이 없다. 성공적으로 통합된 이 두 가지 경로는 함께 수백만 년 동안 반복적인 실행과 의도상의 시시각각의 변화 또는 주변 환경에서의 변화라는 가장 훌륭한 측면을 제공한다. 하나는 기본적인 어휘이고 다른 것은 다양한 문장 구조이다. 언어의 조정된 움직임은 두 가지 모두가 함께 작용하지 않으면 이루질 수 없다.

상행성 감각 경로

말초에서 감각 피질로 감각을 운반하는 서로 유사한 경로의 쌍이 있는데, *배측주 구조(dorsal column system)*와 *척수시상 구조(spinothalamic system)*이다.

배측주

배측주 구조는 척수의 "백질"을 통해 이어진다. 그것은 축삭이 그것의 전도 속도를 상당히 증가시키는 흰색의 지방인 *미엘린(myelin)*으로 절연되어 있기 때문에 백질이다. 그것의 속도(초당 40~70m)는 말초의 감각 말단에서 피질로 횡단하는 시냅스가 거의 없다는 사실에 의해 또한 증가된다. 피질척수로의 운동 경로(corticospinal motor pathway)처럼 이러한 섬유들은 척수의 처음부터 끝까지 고도의 공간적 구성을 가지고 있고, 그들은 피질척수 처럼 피질 위에 기원의 관계를 충실하게 지도화할 수 있다.

이 구조는 정확하게 국한되고 섬세하게 강도가 단계적으로 변화하는 촉감, 단계적인 감각(phasic sensation)이나 진동 감각, 움직일 때 몸의 부분과 관계되는 운동 감각, 섬세하게 압력을 구분하는 것과 관련이 있는 감각들을 전달한다.

척수 시상로

반면에, 척수시상 구조(spinothalamic system)는 척수의 "회백질"을 통해서 주행한다. 축삭의 둘레에는 백색의 지방 절연초가 전혀 없기 때문에 회백질이라고 불린다. 그것의 공간적 방향성은 모든 단계에서 그다지 주의 깊게 유지되지 않고 척수를 따라 더욱 많은 사이신경세포의 시냅스 연결을 형성한다. 그것의 전도 속도는 대략 배측로의 1/5 정도이다.

이 구조는 통증을 나타내는 자극, 온각이나 냉각과 같은 온도 감각, 급성적으로 국소화되지 않은 미숙한 감각, 섬세한 분류에 의존하지 않은 압력에 대한 감각, 만성적인 상태나 휴식시의 몸과 관련이 있는 운동 감각, 간지럽거나 가려움, 성적인 감각 등을 운반한다.

통증 감각이 느린 척수 시상로에 의해 독점적으로 운반된다는 사실은 우리의 반사 반응에 매우 중요한 사실이다. 이것은 더욱 중립적이고 동시에 더욱 상세한 감각 정보가 항상 근소한 차이로 먼저 찌르는 듯한 통증보다 먼저 척수 회로와 피질에 도달할 것을 의미한다. 이것은 우리로 하여금 우리가 반응하기 전에 통증의 위치와 원인을 평가하도록 중요한 순간을 제공하여 반사적인 움츠림이 더욱 실제 통증의 기원을 적절하게 파악해서 더욱 효과적으로 움직일 수 있게 한다. 즉 그에 따라 우리는 화상의 강도를 평가할 수 있고, 불꽃에 대해 가까이 가지 않고 확실히 순간적으로 움직여서 피하며, 벽으로 돌진하기 전에 순간적으로 움직이는 것을 멈출 것이다.

이렇게 시간이 지체되는 것은 우리가 아플 때 바디워크를 포함한 일반적인 촉각에 특별한 역할을 부여할 수 있다. 보다 빠르게 전도되고 세밀한 *촉각*은 의식에 충격을 주어 가장 심한 통증반응을 대체할 수 있는 경향이 있다는 것을 의미한다. 이것은 다친 부위를 문지르고, 또는 위 아래로 뛰고, 또는 상처 입은 손을 흔드는 것이 통증을 감소시키는데 종종 효과적인 이유이다. 이것은 어머니가 다친 아이를 달래고 쓰다듬는 것의 원리이고 바디워크에서 훌륭한 효과가 나타날 수 있는 원리이다. 만약 몸의 나머지 부분이 촉감으로, 특히 즐거운 촉감으로 충만하게 될 수 있다면 아픈 부분에 마음이 집중되는 것으로부터 이동할 수 있을 것이다.

반면에, 이런 동일한 기전은 위험할 수 있다. 우리 스스로 바쁘게 지내고, 다른 문제에 주의를 기울이는 것으로 매우 중요할 수 있는 통증 신호를 억압할 수 있고, 더욱 빠르고, 더욱 급성이지만 사소한 감각의 층 아래에서 위험적인 상태에 대하여 인식하는 것이 묻혀버릴 수 있다. 마음이 선택하고 주목하는 기전은 유용할 수 있는 만큼 심술궂게 암수를 쓸 수 있다. 개개인이 이러한 종류의 상충되는 경향에 대해 식별하고 조절을 하는데 필요한 자기 인식인 감각 정보를 만들어 낼 수 있다는 것은 바디워크의 주요한 장점중의 하나이다.

하행성 감각 경로

들어오는 감각 정보에 대해 더 선택을 하거나 왜곡하는 다른 기전이 있는데, 그것은 바디워크의 치료적 목적에 매우 중요하다. 하강하는 감각 경로는 상행하는 배측 경로와 척수시상로와 나란히 있으면서 뇌로부터 나가는 경로인데, 원심성 경로이거나 운동 뉴런과 연결되는 것이 아니라, 상행하는 감각 경로와 밀집되게 시냅스 연결을 하고 유입되는 감각 정보에 반하는 원심성으로 흐르게 하는 것이다.

이러한 피질에서 기원하는 하강하는 감각 경로와 그들의 영향은 어떤 인체의 영역으로부터의 감각 입력을 억제하거나 촉진할 수 있거나, 어떠한 주어진 감각을 전적으로 매우 증폭시키거나 억제할 수 있다. 중추신경계에서의 감각 활동은 두 가지 방향의 흐름이 있어, 야누스의 머리와 같다. 뇌에서 기원하는 신호들은 말초 신경의 말단에서 실제적으로 자극하는 것처럼 의식적인 감각과 상당 부분 관련이 있다.

사실, 어떤 특정한 상행성 경로의 민감도를 결정하는 것은 하강하는 경로이다. 다른 개개인 사이에서와 같은 개인의 다른 때에서의 성적인 반응이 매우 다양한 것은 우리에게 감각의 유입에 대한 원심성의 영향의 확실한 예를 제공한다. 지나간 경험과 현재의 상황에 의존하여 생식기에 대한 동일한 자극은 강한 흥분, 김빠지거나 무성의한 자극, 또는 극단적으로 불편함을 야기할 수 있다. 오르가즘은 즉시 이루어지거나 애매하게 연기될 수 있다. 그리고 상상력은 스스로 지속적으로 발기되거나, 완전히 발기 부전상태가 되고, 그 사이의 모든 흥분의 정도를 만들어 낼 수 있다. 하강하는 경로는 이런 정도로 입력되는 모든 종류의 감각을 특징지을 수 있다.

이러한 경로는 마음이 다른 감각 신호에 대해 유효한 역치(active threshold)를 결정하도록 하고, 수많은 가운데에서 유입되는 단일 요인에 주의를 기울이는 것이 가능하도록 한다. 그런 기전 없이 우리의 감각 기관을 실제적으로 어떻게 사용하는 것이 가능한지를 상상하는 것은 어렵다. 우리를 둘러싸고 있는 많은 다른 소리들로부터 소리를 선택해낼 수 없고, 특정한 물체를 소용돌이치는 시각적인 효과에서 감별해낼 수 없으며, 명상이나 수면을 위한 우리의 감각으로부터 벗어날 수 있는 방법도 없다. 이러한 선택성에 있어 원심성의 원리는 자극 자체인 것만큼 우리의 세상에 대한 적절한 반응을 하는데 극히 중요하다.

그러면서도 상위중추의 공포, 편견, 억압 아래에 중요하고 필수적이기까지한 감각정보를 묻어버리는 것은 얼마나 잠재적으로 위험한 도구이며, 무서운 기회인가! 우리는 만약 그들이 어떤 의미 있는 형태와 직접적인 연속적인 활동을 취한다면 끊임없는 감각의 집중 포화에 대해 지속적으로 구분하는 것을 반드시 연습해야만 한다. 그러나 이상하고 심지어는 오싹한 형태가 이러한 구분에 의해 쉽게 발생한다. 모든 종류의 태도, 분위기, 신경증, 집착, 회피는 *상행성* 감각 경로의 민감도에 스스로 기여한다. 따라서 더 작은 자극은 압도하는 부분을 확대할 수 있고, 즐거운 것은 삭제되거나 실제로 고통으로 변할 수도 있고, 심각한 내부의 어려움은 의식으로부터 지워질 수 있다. 선택의 원리는 행동을 구성하는데 중요하나 그것을 남용할 가능성은 막대하다. 마음은 유입되는 정보를 거의 모든 정도로 왜곡할 수 있고 그것은 실제로 거의 대부분의 몸이 제공하는 감각 자료와 관계가 없는 몸의 심상을 구성할 수 있다.

이러한 감각 전달의 두 가지 방향은 모두 항상 일어나고, 실제적으로 우리의 생각이 한 가지에 의한 것이 다른 것에 의한 것보다 더욱 명확하게 확립될 수 있다고 말할 수 있다. 또는, 만약 우리가 선택을 해야 한다면, 반드시 더욱 중요한 것은 바로 하강하고, 원심적인 감각의 흐름이라는 것을 인정해야 한다. 우리는 모두 같은 외부 세계로부터 동일한 감각 기관을 통해 자극을 받지만 우리로 하여금 다르게 반응하게 하는 것과 각각의 우리를 독특한 개개인인 우리로 만들어주는 것은 선택과 해석의 과정이다. 이런 과정에서, 분류되는 마음은 감각 구조의 모든 시냅스로 하강하여 활성화된다.

> 신경계를 통하여 자료를 전달하는 것과 그것을 해석하는 두 가지 과정은 분리될 수 없다. 정보는 구심성 경로의 각각의 시냅스의 레벨에서 처리된다. 그 아래의 활동은 의식적인 감각이 될 수 없고 그 위로는 인지될 수 있으며 명백한 감각 경험이 되는 구심성 경로상의 하나의 지점이나 중추신경계 아래의 어느 특별한 레벨이 있는 것은 아니다. 직관은 많은 단계가 있고 그것은 분류의 체계에서 더욱 기본이 되는 구조에 의해 처리된 뒤에만 입력이 되는 더욱 복잡한 단계와 함께 배열되는 많은 분리된 단계로 보인다.

그리고 더욱 기본적인 구조는 더욱 고도의, 더욱 복잡한 것에 의해 순차적으로 촉진되거나 억제된다. 이러한 관찰로 인해 가지게 되는 결론은 애매모호하지 않다. 고위 뇌에서 인식하고, 연합하는 과정은 우리의 감각 기구와 특정 자극이 그러한 것처럼 실재인 우리의 구조-우리 내부와 외부 모두-와 밀접한 관련이 있다. 그리고 우리의 운동 반응과, 우리의 자세와 행동을 시작하게 하고 지시하는 것은 이런 감각의 실재를 인식하는 것이다.

만약 바디워크가 단지 많이 찌르고 문지르는 것보다 더욱 의미 있게 된다면, 만약 지속적인 변화에 영향을 미친다면, 그것은 단지 조직을 다루는 것이 아닐 것이다. 바디워크는 마음과 마음 전체, 피부 표면으로부터 척수 반응, 하부 대뇌의 잠재의식적인 반응, 피질에서의 인식적인 영역에 닿기 위해 촉감을 사용해야만 한다. 이것이 일어날 때, 촉지는 진정으로 심오하게 치료효과를 나타낼 수 있는 것이다.

CHAPTER

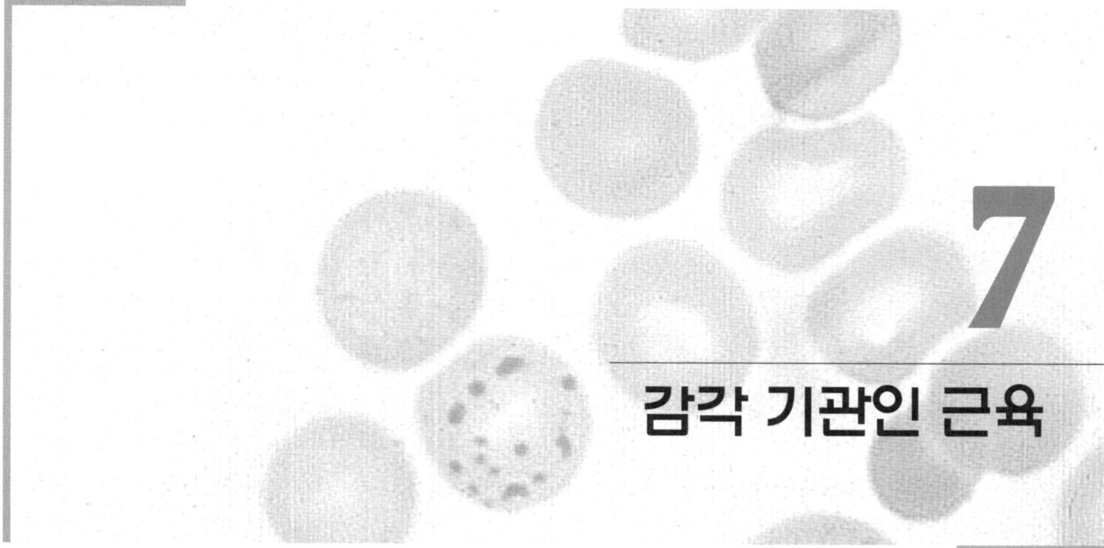

7 감각 기관인 근육

뇌는 그 이상도 그 이하도 아닌, 근육이 찾는 것만 기억한다.

- 윌리엄 포크너, *압살롬! 압살롬!*

무감각

근육조직은 대부분 무감각한 것처럼 보인다. 근육을 관찰해보면 피부, 관절, 결합조직보다 훨씬 적은 수의 통증 말단(pain endings)과 압력감수성 피막(pressure sensitive capsules)이 존재하며, 우리가 대부분의 기타 인체 조직에서 많이 관찰할 수 있는 다른 촉각의 근원들은 발견되지 않는다.

근육조직의 정상적인 감각결핍이 의학적으로 처음 발견된 것은 18세기 유명한 독일의 생리학자인 알브레히트 할러(Albrecht von Haller)에 의해서였다. 할러는 생리학자로서 근육조직의 상해나 수술의 상처를 접할 기회가 종종 있었는데, 아직 정교한 마취제가 개발되기 전이었기 때문에 그의 환자들은 종종 의식이 깨어 있는 상태였다. 그는 이러한 환경 덕분에 신경계의 구조와 반응에 관한 엄청나고 중요한 많은 관찰들을 할 수 있었다.

의식이 있는 환자의 개방성 상처를 직접 실험하면서, 근육조직을 만지고, 누르고, 집고, 당기거나, 심지어는 자르거나 태우는 것도 어떠한 감각도 일으키지 않는다는 것을 알 수 있었다. 통증이나 다른 감각들도 항상 상처나 탐색에 의해 침해되는 피부, 깊은 곳의 결합조직, 관절표면, 관절낭, 뼈를 덮고 있는 골막 등의 다른 조직으로부터 오는 것으로 여겨졌고, 붉은 근육조직을 자극하는 것만으로는 환자에게 어떠한 감각 반응도 일으키지 못했다.

이후의 실험과 더 정교한 기술에 의하여 할러의 발견은 더욱 확실하게 되었다. 신체용적의 70~85%를 구성하는 근육은 의식적으로 구분할 수 있을 정도의 아주 소량의 감각을 우리에게 전달한다. 그리고 만약 우리가 국소마취제로 피부나 연관된 관절낭에서 발생하는 감각을 차단한다면, 사지가 어디에 있고, 어떻게 움직이는지 전혀 느낄 수 없을 것이다.

근육으로 둘러싸인 신경

근육조직은 그 내부에서나 자체적으로 우리에게 의식적인 감각을 제공하지 않는다. 그러나 근육의 긴장이나 움직임이 우리의 의식적인 감각 경험에 있어서 직접적인 역할을 하지 않는다고 생각하는 것은 너무나 터무니없는 일이다.

우선, 내 두개골과 척추의 밖에 있는 모든 말초 신경조직은 내 몸의 근육에 의해 둘러 싸여지고 상당한 정도 지지된다. 안면과 두피의 운동을 조절하고 감각을 만드는 3차신경과 팔과 손의 신경 분포에 축삭을 보내는 상완신경총은 목의 근육이 둘러싸고 있다. 요골신경총은 요근과 장골근에 의해 둘러싸여 있다. 다리와 발의 근육과 신경말단을 지배하는 좌골신경은 고관절 심부 회전근의 사이에 위치한다. 이렇게 서로 가깝게 위치한 근육과 신경은 우리 신체의 모든 부분에서 발견되며, 기계적이고 수력학적인 영향으로 근육의 긴장과 운동이 말초신경계의 기본적인 건강 상태 및 전체적인 활력에 영향을 미치게 한다.

결국 이 말초신경구조는 무엇보다도 적절한 영양과 배출 물질 제거를 위해 자신들을 둘러싸고 있는 공간의 자유로운 관개(灌漑)에 의존하는 살아있는 세포들이다. 쓰이지 않아 이완된 근육들은 신경세포를 영양하는데 쓰이는 세포간 체액을 위한 펌프 작용을 충분히 하지 않게 되므로, 전반적인 근육 기능이 감소하게 된다.

축삭의 가늘고 긴 관 *내에서의* 체액의 순환은 신경막의 적절한 상태와 활동전위의 전달에 있어 역시 중요하다. 주변 근육의 부적절한 펌프 작용은 이러한 *수력학적* 흐름을 감소시킨다.

만성적으로 긴장되고 수축된 근육은 사태를 더 나쁜 상태로 만들 수 있다. 신경세포 내부와 주위에서의 체액의 순환이 줄어들 뿐만 아니라, 영양을 *공급하고* 노폐물을 배출시키는 모세혈관 역시 강하게 압박된다. 동시에, 수축한 근육은 더 많은 노폐물을 만들면서, 모세혈관으로부터 공급되기 어려운 정도의 많은 영양소를 요구한다. 이것은 신경세포에 직접적으로 독이 되며, 신경세포를 방해하고, 이후에 근육의 수축에도 영향을 미칠 수 있는 산소부족과 노폐물의 축적을 유발한다.

게다가, 만성적으로 신경간에 가해지는 높은 압력은 일반적인 순환기성 합병증은 제외하더라도 그들의 전기적 활성에 불리하다. 어떤 연구자들은 5분 동안 신경간에 가해지는 5 파운드(약 2.27kg)의 압력은 신경 전달 효율을 40%까지 감소시킬 수 있다고 추정했다.

그리하여 이러한 압력의 결과는 고관절의 회전근육에 의해 생기는 날카로운 좌골신경통이나, 상완신경총을 누르는 목 근육으로부터 생기는 손의 저림이나 욱신거리는 감각, 삼차신경에 가해지는 압력으로 인한 얼굴과 머리의 만성적인 통증 등으로 나타난다.

그리고 물론, 내부 장기에 전해지는 신경 공급도 유사하게 영향을 줄 수 있기 때문에 그러한 만성적인 수축은 일련의 과정 중에서 다양한 장기의 기능이상 역시 일으킬 수 있다. 장기의 기능이상은 진단하고 치

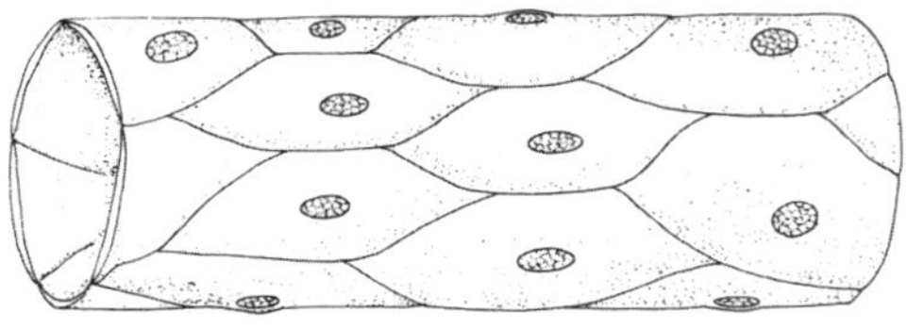

그림 7-1 모세관의 단면. 이 구조는 매우 정교하다. 벽들은 오직 단세포로 두께를 유지한다. 만성적인 근육의 수축이 벽이 파괴될 만큼 모세관을 매우 강하게 압박하면 세포를 죽이거나, 내부표면에 부착 되어, 모세관은 사라지게 된다. 이것은 반흔조직으로 대체되며, 국소 영역에서의 순환은 계속적으로 감소된다.

료하기가 매우 어려울 수 있는데, 어떠한 "질병" 상태도 존재하지 않으며, 관찰가능한 어떠한 손상도 특정한 장기 조직에 나타나지 않기 때문이다.

게다가, 만성적인 근육 수축으로 나타나는 순환계와 신경 전달 상의 합병증은 신경계의 건강에 몇 가지 커다란 잠재적인 위험 요소를 제공한다. 신경 효율의 상실은 감각 말단으로부터 운동 단위까지 신경이 전달하는 메시지를 점점 덜 선명하게 받게 되는 것을 의미한다. 몸에서 적절한 수분을 공급받지 못한 영역들은 마치 느린 개울의 막히고 질퍽질퍽한 배수구처럼 정체되며, 불쾌함, 질병, 부패가 무르익는 부패한 환경을 조성한다.

점점 수축된 모세관들은 어찌되었든 기능을 다 하기 위해 점차적으로 더 높은 혈압을 필요로 하며, 일단 그들을 압박하는 근육으로 인해 허탈되거나, 증가된 혈압에 의해 터지게 되면, 그들은 새로운 모세혈관이 아니라 흉터조직으로 대체되며 그 결과 국소적인 손실이 지속된다는 사실을 우리는 기억해야 한다.

움직임과 감각

그러나 감각 경험에 있어 근육 활동이 기여하는 것이 우리 내부의 생태 환경에 대한 이러한 단순한 기계적이고 수력학적인 영향에 국한되는 것은 절대 아니다. 우리의 체계 안에서 운동 행위의 변화를 통해서 모든 생각과 모든 감각의 표현을 하게 되는 것과 마찬가지로, 모든 긴장과 모든 움직임은 감각 자극을 만들어 낸다. 피부의 촉각 수용체, 피부 깊숙이 있는 압각 파치니소체, 관절낭의 루피니 말단기관은 눈의 구석에서 일어나는 작은 경련에서부터, 걷거나 뛰는 몸의 전체적인 움직임까지 근육 활동에 의해 야기되는 조직의 모든 일그러짐에 감각 반응을 제공한다.

나는 내 자신을 내부적, 외부적 접촉 없이는 움직일 수 없다. 이러한 내부적이고 외부적인 압력과 마찰은 촉감에 의해 외부의 물체에 대해 내가 알게 되는 똑같은 방법으로, 내 몸과 내 몸의 움직임에 대해 나에게 정보를 제공한다. 만일 내가 어떤 방식으로든 내 몸을 누르거나 문지르지 않는다면 나는 촉각적으로 그 물체뿐만이 아니라 내 몸의 부분조차 인식하지 못한다.

운동 감각

이러한 모든 세포의 찌그러짐 및 이와 같이 발생하는 감각 반응은 운동 감각, 즉, 내 몸의 크기와 모양, 내 관절과 사지의 위치, 그리고 그것들이 어떤 상태인지에 관한 느낌을 내게 제공한다. "간단하게 말해서 신경계는 근육의 움직임이 말초성 감각 내의 몇 가지 변화에 의해 시작되는 기전이라는 것을 기억하는 것

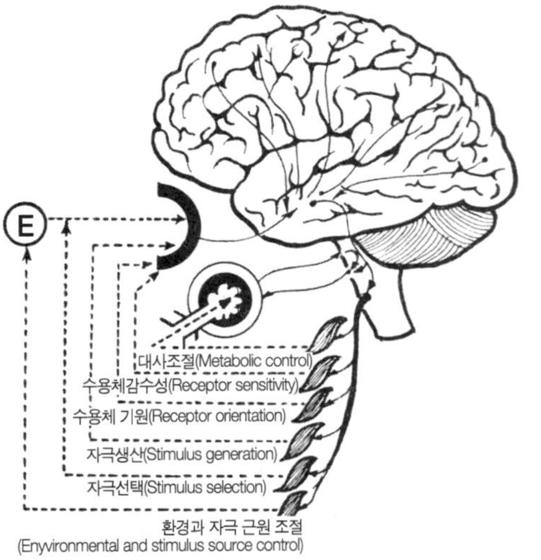

그림 7-2 감각 인식에서 근육 움직임의 다양한 역할. 근육들은 환경과 상호작용하여 인식되는 물체를 조작한다. 그들은 관심의 대상 하나를 분리하기 위해 행동할 수 있다. 그들의 행동은 우리가 다른 물체를 관찰하는 것을 조정하는 감각 자극을 창조한다. 예를 들어 귀를 쫑긋 세우거나 물체에서 나오는 열을 알아 보기 위해 손을 앞뒤로 움직이는 것 같이, 근육의 움직임은 감각 수용체를 적응하기 위해 사용된다. 수축은 감각세포의 민감도를 증가시킬 수 있다. 거리가 있는 특정한 물체에 눈의 초점을 맞추는 것, 더 즉시 반응하기 위해서 귀의 고막을 늘리는 것(말 그대로, 듣기 위해 귀를 기울이는 것), 다이얼을 돌릴 때의 아주 미세한 저항을 인식하기 위해 손으로 세밀히 조작하는 것 등이다. 그리고 근육의 행위는 내부의 대사 활성을 조절하는데, 입력이 처리되는 방식과 어떠한 특정한 관찰이 가지고 있는 의미에 여러 방면으로 영향을 준다.

이 중요하다." 이런 모든 말초성 감각들은 몇 가지의 근육반응을 시작한다. 역시 중요하게 기억해야 할 것은 이런 근육의 움직임 모두는 말초성 감각 안에서 교대로 상호간의 변화(reciprocal change)를 시작하며, 감각과 운동반응의 새로운 연쇄를 만든다는 것이다.

자극으로부터 감각까지 그리고 운동 반응까지, 신경계를 통한 신경 자극의 통로는 일직선으로 이루어져 있지 않다. 그것은 항상 순환하는데, 각각의 운동 반응은 감각에 영향을 미치는 자극을 제공하고 이것은 다시 그 다음의 운동 반응을 변화시키며 이러한 양상이 계속된다. 나의 조직은 나의 인식을 "만지는" 물체 사이에 있고, 나의 근육 반응은 계속 내 중추신경계에 밀려 들어오는 세상에 대한 감각 정보가 창조한 일부분이다. 운동은 그 자체로 지속적인 상호작용을 가진, 결합된 관계로 신경계의 양쪽 절반을 통합하는 요소이다. "인식과 운동 반응은 단위 행동의 양면이다."

말하자면, 내가 움직이는 정도와 내가 움직이는 방식은 내가 나 자신에 대해 알고, 내가 세상에 대해 아는 것과 일치한다.

> 움직임은 자신의 몸과의 관계를 더 좋은 적응 상태로 이끈다. 우리는 움직이기 전에는 자신의 몸에 대해서 많이 알지 못한다. 움직임은 우리 몸의 서로 다른 부분들 사이에서 위대한 결합 요소이다. 움직임으로 인해 우리는 바깥세상이나 물체와 명확한 관계가 되고, 오직 이 바깥세상과의 접촉 안에서 우리는 우리 자신의 몸에 관한 다른 종류의 인상(印象)과 상호연관될 수 있다. *우리 몸에 대한 지식은 대부분 우리의 행동에 의존한다.*

만약 내가 감각 분리 탱크 안에서 잠시 동안 움직임 없이 누워있거나, 스트레스 없이 움직임 없는 명상의 자세로 있다면, 나는 육체적인 경계에 대하여 또렷한 감각을 상실하기 시작할 것이다. 또한 내 신체 부분 사이의 공간적인 관계에 대한 머리속의 그림은 기괴한 왜곡을 겪게 된다. 내 발과 손은 수마일 떨어진 것처럼 느껴질 것이다. 내 몸은 전체적으로 믿을 수 없게 조밀해지고 무거워지거나, 거대한 풍선처럼 커지고 부푼 것처럼 느껴질 수도 있다. 나는 내 육체적인 자아가 가스처럼 진공 속으로 사라지는 듯 느끼게 되거나, 나의 의식적인 인식과 살아 있는 세포 사이에서 어떠한 연결도 느낄 수 없을 것이다.

이러한 야기된 환각은 보통 상태의 인식에선 함께 결합되어 있는 감각과 운동 요소의 분리에 의해 종종 유발된다. 이러한 분리는 마취제나 환각제 같은 우리의 감각 운동 연합을 다양한 방법으로 혼란케 하는 약리적 효과를 가진 여러 가지 약물에 의해 일어난다. 이러한 모든 상황에서, 내 마음의 의식적인 행위는 내 신경과 근육 사이에 명확한 피드백 회로를 남기고, 정확하게 감각과 연관되어 있는 움직임의 견고한 토대가 없으면, 나의 사고 과정은 내부의 감정 상태와 물체 사이의 기초적인 구분에서 약간의 혼란을 일으킨다. 나의 상상 속의 놀랍거나 무시무시한 '환상(phantasmagorias)' 은 내가 그 순간에 경험하는 어떠한 것만큼이나 촉지가능한 현실로 드러난다. 동일한 환각의 영향은 수면 중에 근육적, 감각적으로 억제된 상태에서 나타난다.

인지의 기초로써의 움직임

움직임이 확실하고 완벽하게 인지에 의해 시작되고 이끌어지는 것과 같이 인지는 움직임의 기초 위에 형성된다. 물리적인 경계면의 예리함에 초점을 맞추기 위해서 나는 분리 탱크의 물속에서 사지를 부드럽게 움직이기만 하면 된다. 의식 속에서 내 몸의 부분들이 서로의 물리적인 관계를 확인하기 위해서 나는 몇 가지의 움직임이나 스트레칭만 하면 된다.

우리는 휴식 시에는 우리 몸에 대해 그다지 많이 느끼지 않는다. 그러나 몸이 움직일 때 우리는 몸에 대한 더욱 분명한 인식을 얻고, 현실과의 접촉, 말하자면 물체와의 접촉을 통해서 새로운 감각을 얻게 된다.

다양한 정도의 마찰, 신장, 충격들은 촉각의 현실성에 대한 우리의 감각을 구성하는 유일한 것들이고, 움직임은 이 모든 것들의 기본이다. 그리고 이것은 내가 다른 물건을 느낄 때 만큼이나 내 자신을 느낄 때도 그러하다. "우리가 우리 자신의 몸을 다른 물체들과 다르게 인식하는 것처럼 보이지는 않는다." 나의 몸은 나의 의식에 가장 친숙한 접근성과 가장 지속적인 존재성를 가지고 있는 단순한 대상물이거나 혹은 대상물의 조합이다. 계속적으로 그것을 무시하는 것은 커다란 반대 에너지가 필요하다. 그리고 그것에 대해 더욱 배우고, 그것을 좀 더 효율적으로 더 많은 활동을 위해 사용하는 것은 그로 인한 새로운 움직임과 새로운 감각의 발생에 대하여 지속적인 주의를 요한다.

움직임과 학습

이러한 감각운동의 상호작용인 움직임과 접촉은 모든 새로운 기술을 배우는 기초이다. 이것은 예를 들어 유아가 옹알거림, 입맛 다심, 바람 불기, 소곤거림 같은 끝없는 발성 기관의 운동 - 우리는 그것을 "재잘거림" 이라고 부른다 - 에 집착할 때 벌어지는 일에 해당한다.

> 이러한 발성 기관의 움직임 과정에서, 유아는 많은 외국어뿐만이 아니라 모국어의 모음, 자음과 유사한 소리패턴들을 만들어낸다. 그러나 가장 중요한 것은 아기가 감각 피드백을 흠뻑 경험한다는 것이다. 음성을 내는 과정에서 아기는 부지불식간 다양한 음조, 음질, 또는 음량, 혀와 입술의 움직임으로 소리와 촉각성-고유감각의 동시적인 변화를 만든다. 아마도 유아가 몇 가지 단순하거나 혹은 복잡한 말 운동을 9개월이나 10개월 내에 익히는 단 하나의 이유는 단지 발성 기관으로부터 청각 및 촉각 고유감각성 피드백을 불가피하게 동시에 받는다는 사실 때문이다.

입과 입술의 감각이 부족한 아이들은 얼마나 많은 연습을 하느냐에 상관없이 정상적으로 말하는 법을 배우지 못한다. "아이는 말을 하기 위한 정상 운동 패턴을 배우기 위해 다른 사람들의 말을 듣는 것 뿐만이 아니라, 자신의 말 운동을 듣고 느껴야만 한다."

나에게 임의의 움직임을 경험하게 하거나 배우려고 하는 기술에 가까운 것을 택하게 하는 것은 오직 운동과 연관된 감각뿐이며, 나의 노력들이 내가 원하는 정확한 효과를 만들어낼 때까지 내가 선택된 움직임을 계속적으로 교정하는 것도 바로 감각에 의해서이다. 그러므로 행위에 대한 "느낌을 가지는 것"은 새로운 상황에 적응하기 위해 우리가 새로운 기술을 습득하거나, 낡은 습관을 바꾸는 것을 말한다.

이러한 신체적 감각에 더하여 만족할 만한 결과를 만들어내는 특별한 방법의 움직임과 관련이 있는 "올바름"이라는 정신적인 느낌이 있다. 이 "올바름"이라는 감각은 기술을 배울 때의 기쁨 중 큰 부분이며, 또한 왜 습관이 그렇게 깊이 배게 되고, 왜 나의 행동이 그렇게 뚜렷이 개인적인 패턴으로 나타나는지에 대한 주요한 이유 중의 하나이다. 심리적이고 신체적인 연속성에 대한 내 감각의 대부분, 일치와 안정에 대한 감각은 내가 적절하고 예측가능한 행동을 반복하는 능력에 의지하기 때문에 이러한 "올바름"의 감각은 나의 전체로서의 심리적 통합이라는 요소만큼이나 그 중요성에 있어서 절대 과대평가될 수 없다. 내가 새로운 반응에 "느낌을 받는" 매 순간마다 나는 나 자신과, 자유로운 외부의 물체인 세상과 나의 관계에 대한 새로운 느낌 또한 갖게 된다. 내 근육의 활동은 내부와 외부의 현실에 대한 나의 관계에 있어서 중요한 역할을 한다.

정상 상태의 감각

감각운동 통합의 체계는 놀라울 만한 적응성이 있으며, 그것의 단순 요소들은 복잡한 인간 기술들의 전 범위를 만들어낼 수 있도록 조작될 수 있다. 불행하게도 반복에 의해서 나타나는 "올바름"의 감각이 반드시 효율에 있어서 "최적"인 움직임이나 습관에 해당하지는 않는다. 이러한 문맥에서의 "올바름"이란 오직 "친숙함", 몸에 밴 관례를 의미한다. 그것은 몇 가지 제한된 경우에서 단지 "만족할 만"하거나 또는 "전과 같은" 의미에서 "정상적인" 움직임 및 습관들과 대개 밀접하게 연관되어 있다.

우리는 모두 다르게 서고 걷지만, 우리 모두는 그에 관한 자신의 방식과 관련된 독특한 "정상"에 대한 내부 감각을 가지고 서고 걷는다. 그리고 이러한 '정상'에 대한 감각에는 각자마다 그것에 대한 "올바름"이라는 감각을 공통적으로 갖고 있다. 각 개체마다의 고유한 "올바름"의 감각에도 불구하고, 우리들 중 일부는 다른 사람들보다 좀 더 편하고 능률적으로 서 있거나 걷게 되는 반면에, 일부는 딱하게도 자신들의 전체적인 건강을 해치는 자세와 걷는 방법에 익숙해져 있다.

놀랍게도 정상 감각이 무언가를 하는 방법과 연관되어 일단 확립되면 비효율을 인식하거나 심지어는 통증에 있더라도 우리의 행동을 바꿀 수가 없다. 결과적으로 부차적인 문제들이 발생함에도 불구하고, 우리는 배운 방식, 처음으로 그것에 대한 "느낌"을 가진 방식대로 어떤 일을 계속 하게 되는 경향이 있다.

"보통"이나 친숙함이 주는 안전함은 너무나 강력해서 통상적으로는 이에 의해 우리는 향상되지 못할 수도 있다. 만일 우리가 오래도록 배웠던 서는 방법을 포기한다면 보다 더 편안하게 서 있을 수 있다는 것은 사실이다. 그러나 만일 내가 유지해 온 서는 방법을 포기한다면, 나는 전혀 서 있을 수 없을 것이라는 것이 우리가 지금의 방식을 계속하게 되는 착각이다.

바디워크와 움직임의 감각

정상 상태의 느낌에 내재되어 있는 보수적인 경향은 고도의 관성을 가지고 있다. 이는 학습된 패턴을 유지함으로써 연속성에 대한 감각, 신체 이미지의 안정성, 나 자신에 대한 감각의 견고함에 기여한다. 반대로 학습된 패턴을 고수하는 만큼 건설적인 변화와 세련되어짐을 막을 수도 있다.

이러한 친밀성 및 정상 상태의 발달과 유지에 있어서 촉각은 이와 같은 보호적인 보수성이 가지고 있는 한계에 대적할 만한 매우 유용한 수단을 바디워크와 운동치료에 제공하는 역할을 한다.

각 개체들이 현재의 행동 패턴을 선택하고 확립하기 위해 일깨운 근육의 움직임과 감각을 이용하는 것과 같이, 치료사들은 새로운 패턴의 선택과 확립을 위해 새로운 움직임과 감각을 야기한다. 만약 개인 스스로가 새로운 방식으로 움직이려고 한다면 그는 "보통"으로 느껴지는 움직임 - 이전에 특징적으로 사용했던 움직임 - 의 패턴을 압도적으로 선호하게 되는 경향을 보인다. 그러나 수동적인 상태에서 치료사들로 하여금 *그에게* 움직임과 감각을 만들어 내도록 한다면, 그는 스스로 익숙해지기 위해서 몇 주나 몇 달 동안 노력을 해야 하는 움직임의 패턴에 대하여 "느낌을 갖기" 시작하며, 혼자서는 그렇게 빨리 확립되지 않을 새로운 감각의 기준을 경험할 수 있다. 그리고 이 새롭고, 더 멋지고, 더 능률적인 몸짓에 대한 *느낌*이 일단 그에게 의식상의 현실이 되면, 그는 상응하는 감각을 재생산하게 될 근육 수축을 혼자 힘으로 확립하는 방향으로 아주 빠르게 나아갈 수 있다.

바디워크가 효과적인 것은 사실이며, 또한 매우 빠르게 효과적일 수 있다. 사실 그것은 무엇보다도 운동반응의 학습을 이끄는 원리와 동일한 원리를 이용하고 있기 때문이다. 감각을 만드는 것은 근육의 움직임과 압력이며, 운동행위의 학습된 패턴을 조절하는 것은 특정한 감각의 선택과 반복이다. "최적"에 더욱 가까운 움직임과 감각을 공급하는 것은 바디워커의 일이다. 그리하여 개개인의 학습 과정 중에서 단순한 무엇이 "정상"인지를 논하는 보수성을 넘어설 수가 있게 된다.

이러한 관점에서, 효과적인 바디워크의 장점은 신비롭거나, 환상적이거나, 일시적인 것이 분명 아니다. 바디워크는 단순한 운동 반응을 교육 혹은 재교육하는 방법이며, 근육행위 패턴의 선택과 재강화에 있어 촉각 자극에 의해 실행되는 주요한 역할을 이용하는 방법이다. 움직임과 자세의 오래된 습관으로 만들어진 독자적인 긴장패턴이 제거될 때까지, 문제가 되는 근육들이 이완될 때까지는 자세를 잡고 움직이는 새로운 방법을 쉽게 학습할 수 없다. "근육 이완"은 모든 종류의 성공적인 근육 재교육에 있어서 전제조건이다.

이완은 단지 바디워커가 잠시 동안 환자의 관절을 더 자유롭게 움직이게 하는 것이 아니다. 이완은 더욱 자유로운 움직임의 가능성을 상당 부분 증가시킨다. 이완은 오래된 패턴으로 고정된 체계에 새로운 감각에 대한 정보가 유입될 수 있는 중립적 공간을 만들고, 다르게 반응하는 것이 어떤 것인지에 대한 촉지가능한 단서를 제공한다.

더욱 중요한 것은 치료가 끝나고 몇 시간 동안 이러한 이완과 새로운 감각들을 통해 환자는 그의 "정상" 상태를 정의하고 지배하던 습관적인 감각운동 패턴으로부터 상대적으로 보다 자유로운 움직임을 경험하고 연습할 수 있는 기회를 가지게 된다. 이러한 상황에서 많은 양의 재학습이 단기간 동안에도 일어날 수 있으며, 우리의 능력과 행복에 매우 중요한 의식적인 자기조절에 대한 감각은 어마어마하게 향상될 수 있다.

근육 감각들

우리가 앞서 언급한 18세기의 할러는 노출된 근육 조직을 찔렀을 때 분명하고 의식적인 감각들을 만들 수 없었다. 이러한 사실에 의해 근육은 어떤 감각요소도 포함하지 않는다는 결론을 내리는 것이 합당하다고 생각되었다. 동시대의 연구자들은 대조되는 증거를 별로 발견하지 못했고, 근육은 대부분 감각이 없다는 것이 사실로 여겨졌다.

그러나 금세기에 이르러 더욱 기술적으로 향상된 현미경의 발달과 사용으로 인해 이러한 오래된 사실을 반박할 만한 증거가 발견되었다. 우리가 조직의 정교한 구조를 관찰할 때, 우리의 근육들이 감각기관들로 가득 차 있고, 게다가 이들은 매우 정교한 감각 기관인 것으로 밝혀졌다. 주된 형태인 근방추는 몸 외부의 눈과 귀를 제외하고는 가장 정밀한 감각구조이다.

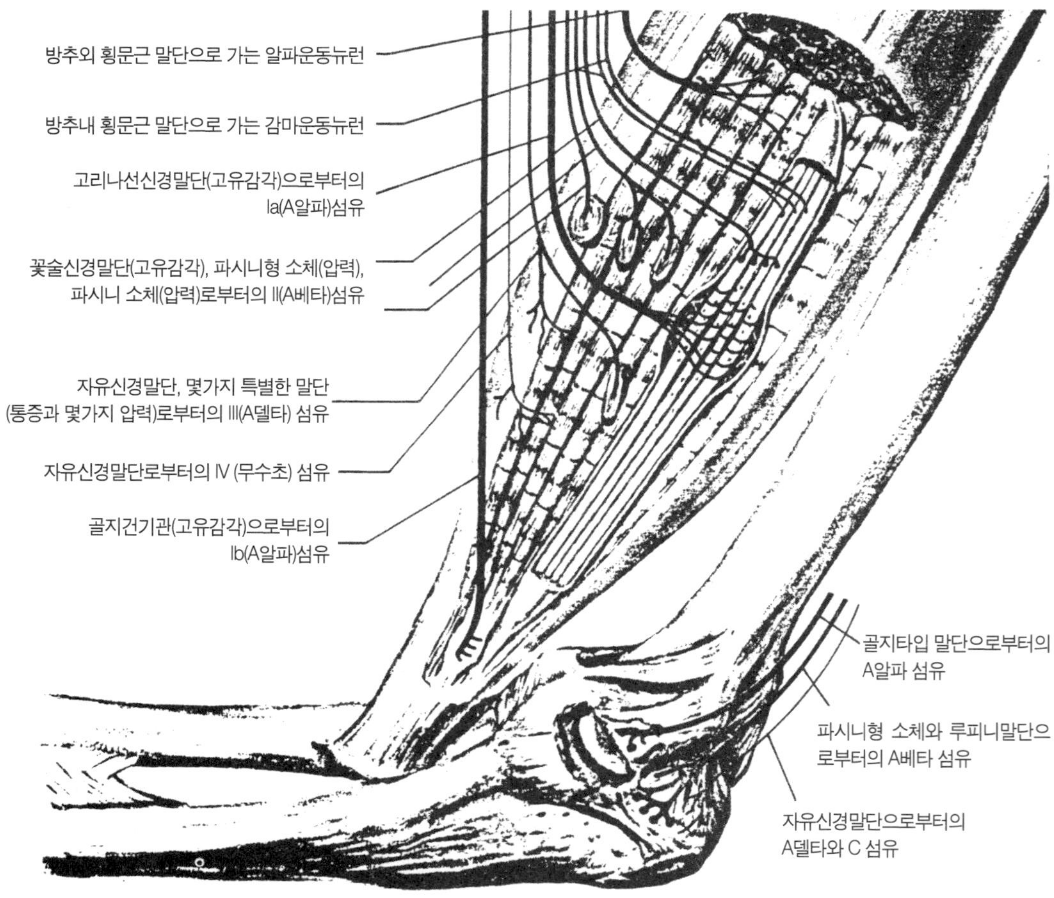

그림 7-3 근육에서 발견되는 감각 기구. 그들은 실제의 크기보다 훨씬 크게 보여지고 있다. 근육에서 약간의 압력 말단과 통증 말단이 발견된다는 사실을 기억해야 한다. 아마도 할러의 연구는 근육이 다른 주변 조직에 비해 감각기관이 적고, 실험대상의 열린 상처에 가해진 충격은 근육 자체의 감각말단들로부터 오는 자극보다 더 작았기 때문에 근육의 감각을 발견하지 못한 것 같다.

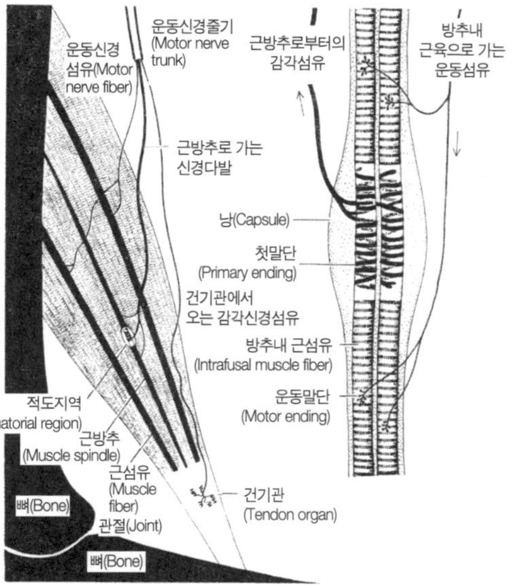

그림 7-4 운동신경과 감각 요소를 보여주는 근복 내의 방추내(방추)근육 섬유.

우리가 근육에서 무언가를 느끼던 느끼지 않던 간에 이러한 감각요소들은 다수 존재한다. 그들의 발견은 근육 활성을 이해하는데 있어 최근의 역사에서 가장 위대한 성취 중의 하나이며, 우리가 근육의 기능에 대해 배운 것으로 인해 운동 협응에 대한 개념이 완성되고 강화되었다.

근육 활성은 근육의 긴장도, 자세에 의한 현상, 빨기반사나 연하반사 같은 유전적 반사, 걷기, 쓰기나 자동차 운전 같은 학습된 기술, 그리고 기타 다수의 근육 반응을 우리가 이해하는데 있어 필수적인 것으로 보인다. 이는 무용수나 화가, 시계공이 정교한 운동 조절을 익히기 위해 자기 자신을 훈련시키는 방법과 움직임과 자유를 제공했어야 하는 바로 그 근육에 의해 도리어 경직되고, 어색해지고, 죄수복을 입은 것처럼 천천히 조절 능력을 상실하는 것이 어떤 것인지를 모두 설명하는데 도움이 된다.

근방추

*근방추*는 3개에서 10개의 특별한 근육섬유의 다발로, 둘러싸고 있는 큰 골격근 세포보다 직경이 작고, 훨씬 짧다. 그것은 각 묶음의 전체모양이 직물방추와 비슷하게 원통모양이며, 중앙이 두껍고, 양 끝이 점점 가늘어지기 때문에 "방추"라고 불린다.

그 가느다란 끝에서, 다발은 결합조직에 의해 함께 모여, 결합조직격막에 부착되어 골격근세포와 함께 작은 구획을 이룬다. *방추내섬유(intrafusal fibers)*라 불리는 이러한 방추섬유들은 대체로 대부분의 길이에 걸쳐 큰 골격섬유처럼 선형이며, 부하를 견디기에는 너무나 약하지만, 미오신과 액틴 가닥이 포개져서 골격근에 힘을 제공하는 것과 같은 방법으로 늘어나고 줄어들거나 고정된 길이가 된다.

이러한 방추내섬유의 독특한 점은 선이 없다는 것인데, 이는 세포의 중심 부분에서 수축성 단백질이 겹쳐진 것이 없기 때문이다. 이 중심 구역은 섬유의 다른 부분처럼 활동적으로 늘어나거나 줄어들지 않고, 세포의 선형, 근육 활동 부분의 수축과 이완에 의해 수동적으로 늘어나고 줄어든다.

이 중심 부분 주변을 싸고 있는 긴 감각말단은 고리나선형 수용체(anulospiral receptor)이다. 원통모양의 방추내섬유 주위에 고리나선형 수용체의 나선형 배열 때문에 중심 부분에서의 늘어남과 짧아짐의 정도를 아주 정확하게 기록할 수 있다. 코일 사이의 차이는 섬유의 확장과 수축하는 정도에 따라 정확히 넓어지거나 좁아진다.

방추는 근복의 주변 격막에 부착하기 때문에 이 고리나선형 수용체는 방추내섬유의 단축이나 신장 또는 그것을 둘러싸고 있는 큰 골격근 섬유의 단축과 신장에 의해 늘려지거나, 압축될 수 있다.

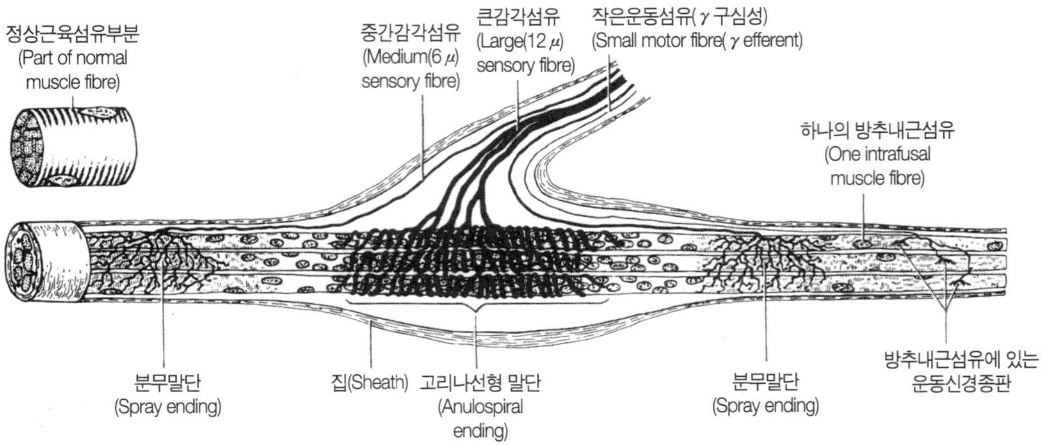

그림 7-5 방추 중앙구조의 상세도. 방추내섬유 주위에서 고리나선형수용체가 감겨진 것이 보인다.

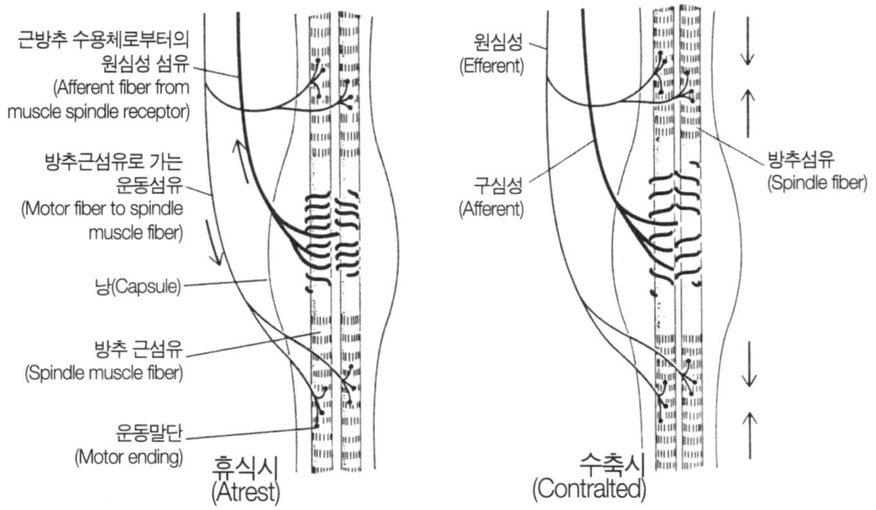

그림 7-6 수축 시 고리나선형 수용체가 코일을 넓게 만들어 전체적인 섬유 단축의 정확한 양을 기록한다.

통합된 움직임과 감각

근육방추는 신경계의 두 절반인 감각신경과 운동신경이 가장 가까운 생리학적 연합을 갖는 곳, 움직임과 감각이 단단한 결합으로 직접적으로 함께 연결되는 곳, 어떤 방해하는 장벽도 존재하지 않고, 어떤 중개자도 필요하지 않은 곳이다.

고리나선형수용체는 근육이 움직임을 만들 때 주위조직의 뒤틀림을 느끼지 못한다. 그것은 근육의 움직임을 그 자체로 느끼는데, 근육이 신장되거나 단축되기 전에 정확하게 어떤 길이인지, 얼마나 멀리 그리고 빠르게 변화가 발생하는지, 또한 그것이 멈출 때의 정확한 길이를 느낀다. 방추는 자신을 느낄 수 있는 운동단위이며, 독특한 조합을 이룬다.

방추 반사궁

고리나선형 수용체에서 끝나는 감각신경 축삭은 척수에 위치한 세포체로부터 뻗어 나온다. 이 세포체는 각 척추 분절과 최종적으로는 뇌에 방추의 감각정보를 상행 전달하는 척수감각로와 연접하는데 이는 피부수용체나 관절수용체 등을 위한 규칙적이며 평행한 척수로와 아주 흡사하다.

게다가 뇌를 향해 있는 다른 모든 감각신경처럼 집합적으로 자체적인 감각 신경의 흐름을 구성하는 것 이외에도, 고리나선형 수용체의 세포체는 척주 안에서 또 다른 흥미로운 결합을 한다. 그들은 운동신경의 세포체에 직접적으로 연접하는데 정확하게는 상응하는 방추들을 둘러싸고 있는 골격근세포를 자극하는 운동신경에 연접한다. 이것은 골격운동 단위의 근육세포를 직접적으로 흥분시키는 말단운동신경이 뇌로부터의 *운동*명령 뿐만 아니라, *동일한* 골격운동단위의 근육세포로 싸여있는 근방추로부터의 *감각* 신호에 의해서도 흥분될 수 있다는 것을 의미한다.

이러한 척수에서의 감각-운동 연접은 국소적인 감각 현상과 국소적인 운동반응 사이에서 가장 직접적인 연계인 *반사궁(reflex arc)*을 형성한다. 특정한 근육세포에서의 활성은 같은 근육세포의 수반되는 활성에 직접적으로 영향을 주는 국소 감각 자극을 만들어낸다. 그리하여 반사궁은 내 근육들이 스스로 지속적으로 무엇을 하는지 알게 하고, 자신들의 노력을 지속적으로 조절하도록 하는 피드백 고리를 만든다. 그리고 이 피드백의 대부분은 척수에서 일어나는데, 이곳은 내 의식적인 지각범위보다 하위에 해당하며, 내가 의식적으로 명령하는 것보다 훨씬 빠르다.

이 피드백 고리에 의해 제공되는 가장 단순한 종류의 조절은 흔히 신장반사라고 불리는 것으로, 대부분이 의사의 진료실에서 경험해 본 무릎반사 테스트에 의해 재현된다. 슬개골 밑의 대퇴사두근 공통건을 고무망치로 두들기면 이 두드림은 대퇴부의 근육섬유에 날카로운 당김을 일으킨다. 허벅지 근육의 이러한 갑작스런 길이 변화는 고리나선형 수용체에 의해 기록되며, 이어서 척수 안에서 허벅지에 힘을 주는 운동뉴런을 자극하여, 정상적인 반사의 경우 허벅지 근육의 짧은 수축을 야기하여 발이 앞으로 나가게 만드는 반사를 야기한다. 이러한 자동 수축은 허벅지 근육을 그것에 작용하는 외부의 힘에 관계없이 지속적인 길이로 유지하게 하는 효과를 가지고 있으며, 외부적인 방해가 있다 해도 직립 자세를 유지하는 것을 가능하게 한다.

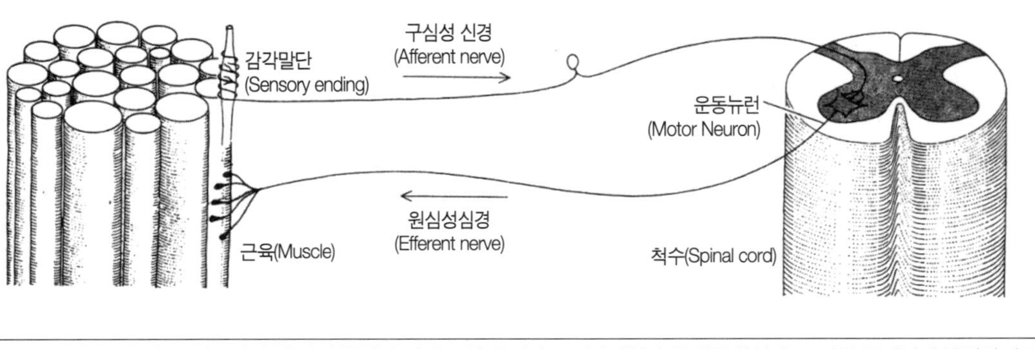

그림 7-7 간단한 반사궁. 척주에서 한 개의 구심성 신경은 한 끝에서 고리나선형 수용체를 형성하고, 다른 끝에선 운동신경에 직접적으로 연접한다. 그 다음 이러한 운동신경은 방추의 인접한 곳에서 근육세포와 연접하여 매우 민감한 국소적인 피드백 고리를 형성한다.

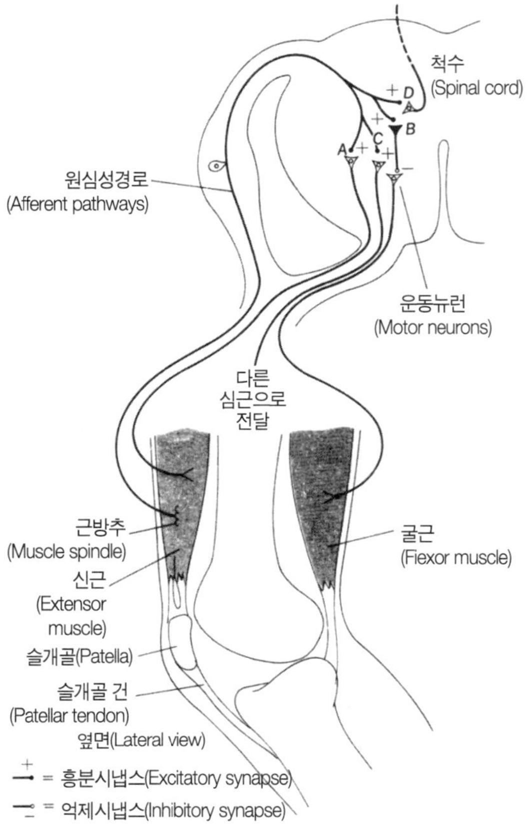

그림 7-8 방추반사궁에 의해 만들어지는 간단한 신장반사. 무릎의 건을 망치로 두드릴 때, 대퇴사두근의 신근을 날카롭게 당기는 효과가 나타난다. 이러한 날카로운 당김은 고리나선 수용체를 촉발하고, 다음으로 대퇴사두근과 관련된 척수의 운동뉴런을 자극하여, 그들이 빠르게 수축하게 만든다. 결과적으로, 정상 반사인 무릎 반사가 나타나게 된다.

이 궁의 구성요소는 축소 모형 또는 원시 신경계와 유사하고, 축소된 우리의 전체 신경계이며, "가장 간단한 형태로서 단지 말초감각의 어떤 변화에 의해 근육의 움직임이 유발될 수 있는 단순한 기전인" 체계이다. 방추와 반사궁은 너무나 지속적이고 셀 수 없이 많은 운동상의 사건들을 관찰하고 영향을 미쳐 그 결과로 나의 의식적인 마음을 완전히 압도할 수 있는 미세한 신경단위이다. 내가 수백만 근육세포 전부의 길이를 변화시키는 것을 추구한다면 분명히 나는 그외 다른 것들에 대해서 생각할 여유가 없을 것이다.

감마운동계

방추내섬유의 수축성 부분은 그보다 더 큰 골격근세포와 같은 방식으로 운동 뉴런에 의해 자극된다. 방추내섬유막은 운동종판에 의해 수축되며, 그것은 방추세포를 자극해서 그 길이를 수축하거나 고정하고, 세포가 수동적으로 신장되는 자극을 중지한다. 그러나 방추내섬유를 조절하는 운동 뉴런은 골격근을 조절하는 운동 뉴런으로부터 모두 분리되어 있다.

골격근의 운동 뉴런은 직경이 길고, 척수의 전체 길이 내내 고유한 경로를 통해, 뇌 꼭대기 근처의 운동피질에서 끝난다. 이는 *알파운동뉴런(alpha motor neuron)*이라고 불린다. 대조적으로 방추내섬유에 해당하는 운동뉴런은 직경이 작고, 척수까지 올라가는 개별적인 그들만의 경로를 가지고 있으며, 세포체나 신경절의 집합이 있는 곳이나 뇌 안쪽 깊숙한 곳인 뇌간에서 끝난다. 이것은 *감마뉴런(gamma neuron)*이라고 불린다.

이렇게 우리는 내부에 두 가지 별도의 운동 체계를 가지고 있다. 그 중에 하나인 피질에서 기원하는 알파체계는 감각 피질의 의식적인 감각과 밀접한 연관이 있으며, 골격근을 작동하고, 팔을 올리거나 걸음을 옮기는 등의 의식적인 요구에 반응한다. 다른 체계인 감마체계는 뇌의 오래된 부분 안쪽 깊숙한 곳에서 기원하여, 낮은 감각 중추와 연관이 있고 의식적인 감각은 만들지 않으며, 방추내섬유의 길이와 의식적인 지각 수준 이하에서 우선적으로 기능을 조절한다.

이러한 두 가지 체계는 말초에서 고리나선형 수용체에 의해 함께 연결되며, 방추내섬유의 중간부분을 덮고 알파 파트너와 척주에서 연접한다. 이러한 척수 반사궁으로 인해 이 두 체계 중 하나에 의해 유발되는

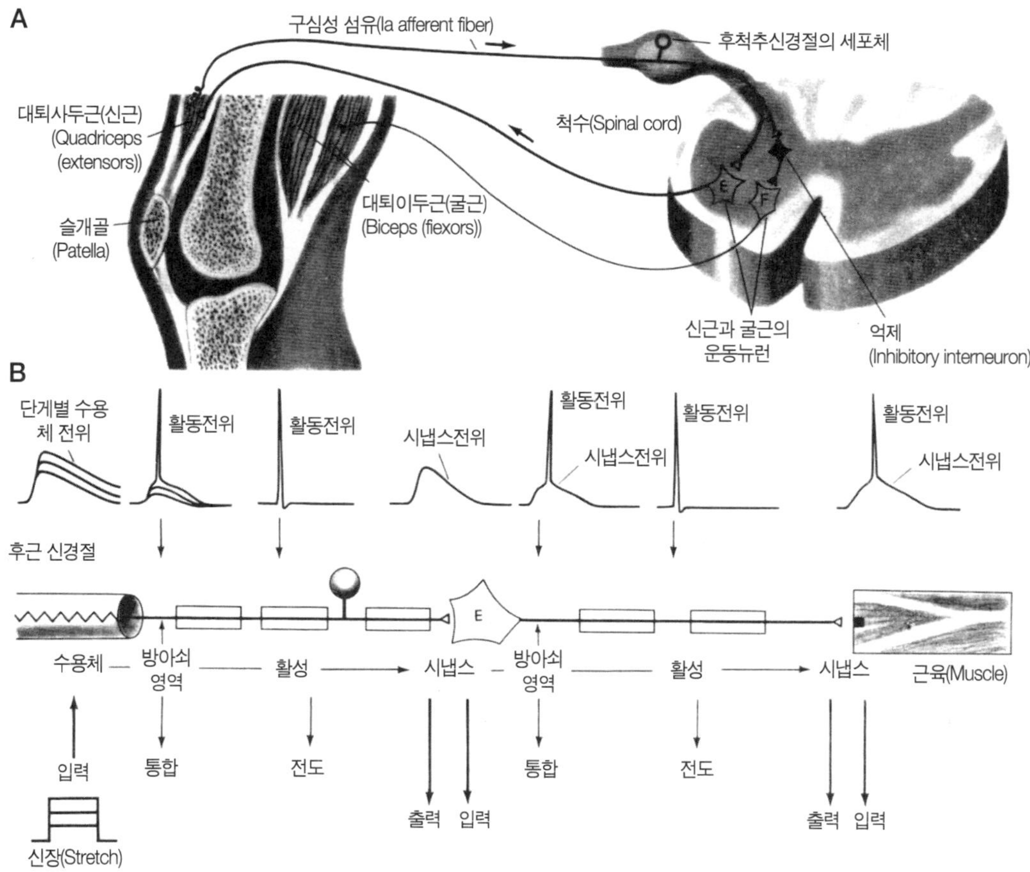

그림 7-9 무릎에서 일어나는 신전반사의 상세도. 건을 가볍게 두드리게 되면, 그에 대한 결과로서 활동전위가 왼쪽부터 오른쪽으로 그려진 과정을 따른다. 고리나선형 수용체의 구심성 신경은 역시 슬괵근에 있는 길항근과 접하는 억제성 뉴런과 접촉하여, 반사반응에서 무릎이 전방으로 반사를 일으키기 충분하게 이완된다는 점을 기억하라.

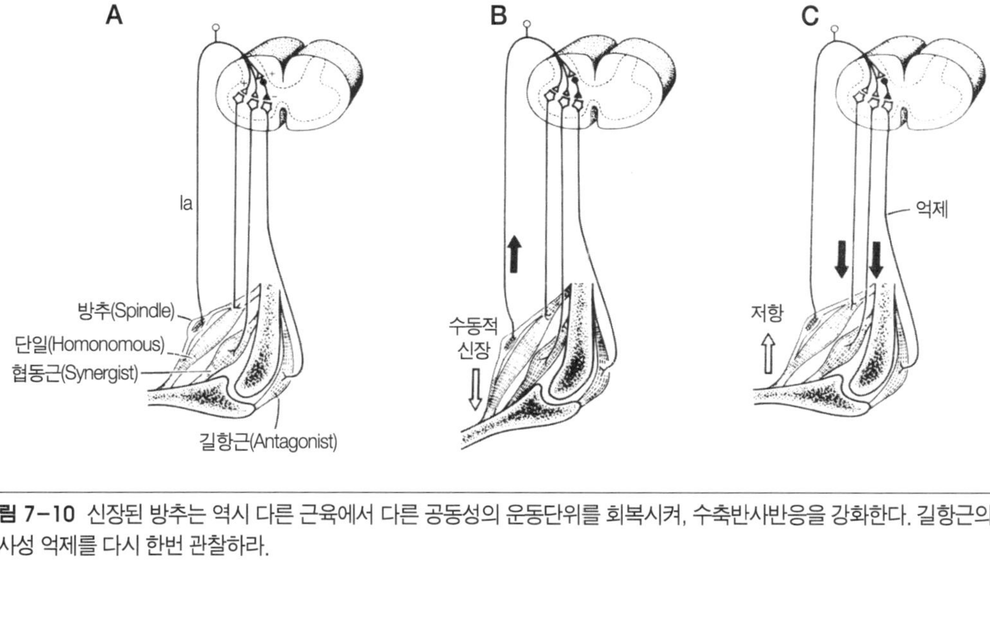

그림 7-10 신장된 방추는 역시 다른 근육에서 다른 공동성의 운동단위를 회복시켜, 수축반사반응을 강화한다. 길항근의 필수적인 반사성 억제를 다시 한번 관찰하라.

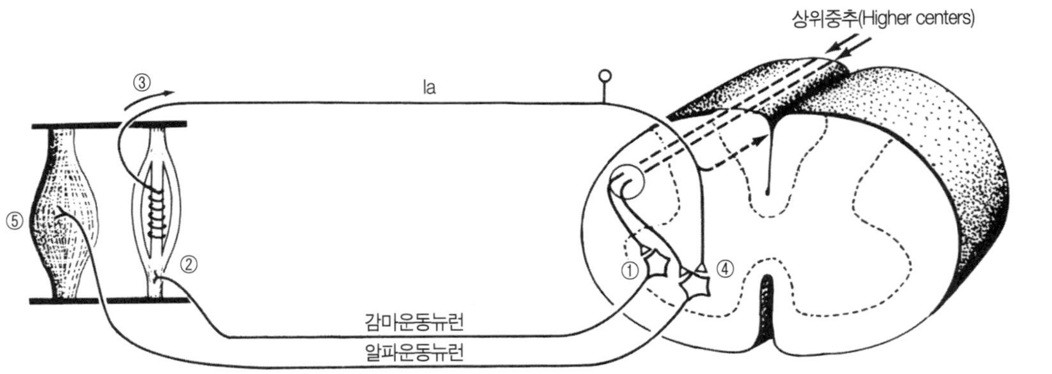

그림 7-11 감마운동뉴런은 방추내섬유를 자극하고, 알파운동뉴런은 골격근섬유를 자극한다. 그들은 서로 완전히 다른 운동체계이다. 상행하는 감마 통로는 뇌간의 세포체에서 끝나며, 알파 통로는 대뇌피질의 운동 부위에 있는 모든 세포체로 상행한다. 우리의 운동 뉴런 중 1/3은 감마계이다.

모든 자극과 움직임은 상반성의 자극과 움직임을 즉각적으로 상대방에게 유발하는데, 이는 고리나선형 수용체가 이러한 경우 신장되거나 압축되기 때문이다.

이 두 운동체계와 그것 사이의 감각상의 상호연결이 가지는 중요성은 그들 사이의 기능적 관계를 연구하면 더욱 분명해질 것이다. 이 중요성이 중요하다는 사실은 "숨겨진" 감마체계의 크기가 강하게 암시한다. 밝혀진 바에 의하면 인체에 있는 운동 뉴론의 1/3은 감마계이다.

골지건기관

근방추 이외에도, 골격근 각각의 운동단위 활성과 밀접한 관련이 있는 다수의 또 다른 감각장치가 있다. *골지건기관(Golgi tendon organ)*은 근육섬유가 건에 부착되는 경계지역에서 건의 콜라겐 다발 사이에서 발견된다. 그들은 근육세포의 가운데에서보다는 건의 결합조직 내에 위치함에도 불구하고, 방추처럼 알파 근섬유의 노력을 미세하게 측정한다.

건의 콜라겐 섬유들은 똑바른 평행선으로 배열되지 않으며, 평행으로 물결무늬를 이루거나 지그재그 상태로 배열된다. 이러한 특성은 주름이 팽팽하고 직선으로 당겨졌다가 다시 휴지기의 지그재그 상태로 되돌아갈 때 건에게 약간 정도의 탄력성을 부여한다. 골지기관은 그 자체가 여러 개의 가지를 가지고 있는 형태의 감각 축삭 말단이며, 그것은 근육세포 근처의 콜라겐 섬유들 사이에서 엮여져, 건이 펴졌다가 다시 감김에 의해 자극을 받는다.

근방추의 경우와 같이, 단일한 건기관의 자극은 매우 특징적이다. 각각의 특정한 기관은 그 건기관을 포함하고 있는 콜라겐 다발에 부착해 있는 몇 개의 알파근섬유의 이완과 수축에 의해 가장 직접적으로 영향을 받으며, 그래서 각각의 골지건기관은 단지 10개에서 15개의 알파 운동단위의 활동성에 반응한다.

그리고 운동 방추의 감각 요소와 마찬가지로 감각정보를 골지건기관으로부터 옮기는 통로는 뇌간의 신경절에서 최고점에 이르며, 매우 적은 수만이 직접적으로 피질의 지각 영역에 연결된다. 우리는 통상적으로 근방추와 마찬가지로 골지건기관으로부터 의식적인 감각을 받지 못한다. 그들의 정보는 인식할 수 있는 단계의 아래에 해당하는 뇌간, 척수에서 처리되고 반응이 일어난다.

골지기관/근방추의 관계

감각장치로서, 건기관은 알파 운동 단위 하나하나의 특정 활성을 평가하는데 있어 근방추의 가까운 파트너이다. 방추의 고리나선형 요소는 근섬유의 길이와 그 길이가 변하는 속도를 측정한다. 이러한 정보와 함께 골지건기관은 이러한 길이 변화의 결과로 비롯되는 장력을 측정한다. 평행한 지그재그 모양의 콜라겐 다발에서 뒤틀림의 정도는 근육이 실제로 부착된 뼈를 당기는 힘을 정확히 측정하는 척도이다.

이러한 측정은 단순히 얼마나 많이 그리고 얼마나 빨리 근육이 길어지거나 짧아지는지 아는 것이 아니라, 근육에 의해 실제로 전달되는 순수한 힘을 완전하고 정확하게 측정하기 위해 매우 필요하다. 나는 손에 책이 있건 없건 간에 이두근을 정확히 동일한 속도로, 정확히 동일한 길이로 짧게 수축시킬 수 있다. 그리고 방추들은 모든 경우에서 동일한 정보를 기록할 것이다. 책으로 인해 늘어난 무게를 나타내고 측정하는 것이 이러한 행동을 하는 동안 건기관에 가해지는 스트레스의 유일한 차이점이다.

근육이 수축할 때 얼마나 많은 일을 하는지의 결정을 돕는 다양하고 많은 요소들이 있으며, 오직 근방추로부터 오는 정보는 이러한 실제의 일을 측정하는데 있어서 도움이 되는 만큼 혼란을 줄 수도 있다. 예를 들어, 근육세포는 최대한의 길이로 신장될 때 더 '약해' 지는데, 그것은 미오신과 액틴의 사슬이 많이 겹쳐지지 않으며 그래서 제동장치의 역할을 하는 교차결합이 적어지게 되기 때문이다. 그러므로 이러한 근육 범위 끝에서의 수축은 근육이 절반 정도로 수축되어 미오신과 액틴 필라멘트가 깊게 겹쳐져 많은 교차결합을 만들어 낼 때 만큼 많은 힘을 가지지 못한다. 반면에 피로가 증가하면 실제로는 점점 더 적은 힘으로 수축하는 것이 사실임에도 불구하고, 점점 더 열심히 일한다고 근육이 느끼게 될 수 있다. 어떠한 수축이 일어나는 동안에 내 기분의 변화조차도 현저하게 나의 편안함과 노력감을 변화시킬 수 있다.

그래서 골지건기관은 근육길이의 변화를 측정하는 근방추에게 필요불가결한 정보를 더해준다. 골지건기관은 주어진 시간 동안 주어진 수축을 하기 위해 극복해야 하는 저항의 정확한 정도를 측정한다.

질량

그러므로 한 팀으로서, 골지건기관과 근방추는 더 의식적인 감각에 의해 생산되는 색상, 조직, 향기, 소리의 감각과는 매우 다른 유형의 감각상의 표현을 만들어낸다. 이러한 어떤 표면적인 특성들을 측정하는 대신, 근육과 건기관은 물체의 순수한 질량(mass)을 측정한다.

사실 질량은 볼 수 없는 것이다. 질량에 관해서 우리의 다른 감각기관들이 얼마나 쉽게 속는지를

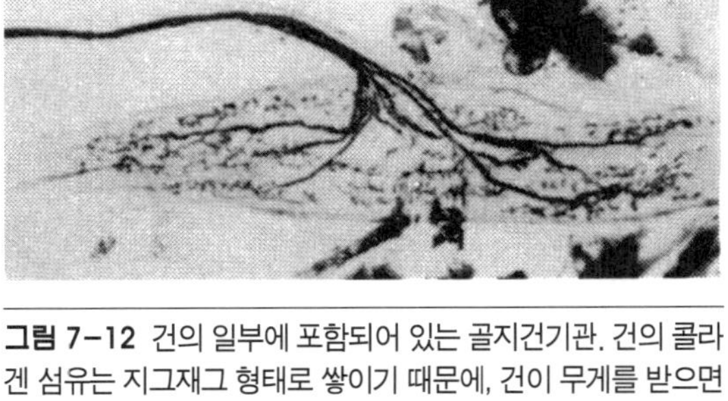

그림 7-12 건의 일부에 포함되어 있는 골지건기관. 건의 콜라겐 섬유는 지그재그 형태로 쌓이기 때문에, 건이 무게를 받으면 지그재그 형태는 신장된다. 이러한 움직임은 건기관에 의해 정확하게 기록된다.

상기하기 위해서는 납으로 가득찬 테니스 공이나, 영화에서 나오는 스티로폼으로 만들어진 커다란 바위로 인해 놀란 것을 기억하면 된다. 질량은 표면적인 특성과는 아무런 상관이 없다. 그것은 물체의 *움직임에 대한 저항*의 수단이며, 내가 실제로 물체를 *움직이기* 전까지는 그것의 수치를 알 수 없다.

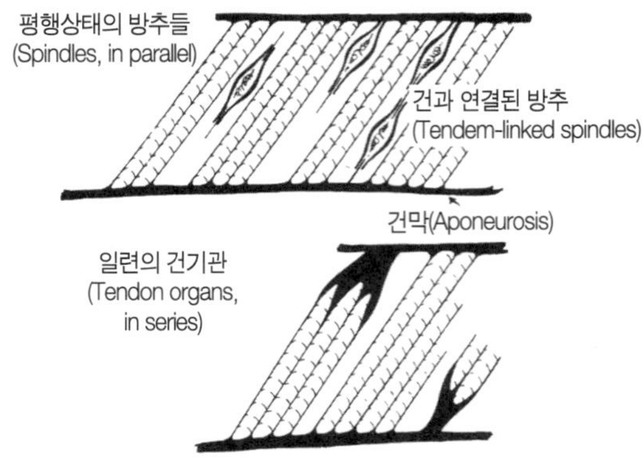

그림 7-13 골지와 방추의 짝. 근방추들은 길이와 길이 변화의 속도를 측정하는 반면에, 건기관은 이러한 길이와 속도의 변화의 결과로서 건에 발생하는 장력의 양을 측정한다.

물체에 관하여 질량과 관계된 감각의 단서들 또한 항상 일정한 것은 아니다. 관성에 의하여 내가 물체를 움직이는 속도나, 물체가 움직이는 방향을 바꾸거나 물체를 멈추게 하려고 시도할 때 상대적인 갑작스러움에 따라 그것들은 계속적으로 변한다. 내가 2kg 정도의 양동이를 내 머리 위에서 빠르게 원을 그리며 돌리고 있다면 그것은 무게보다 훨씬 무겁게 느껴질 것이다. 그리고 나는 그것이 떨어지는 것을 막기 위해 더 강하게 힘을 줄 것이다. 이것은 골지 건기관에 의해 측정되는 이러한 저항성의 정확한 수치이고, 그들의 정보가 근방추가 측정한 움직임의 정확한 속도 및 거리와 관련될 때, 나는 모든 물질이 가지고 있는, 볼 수 없지만 결정적인 성질에 해당하는 질량을 정확히 측정할 수 있다.

골지 반사궁

방추들처럼 골지들도 감각기관보다 훨씬 더 많다. 그들은 역시 우리의 감각과 운동기능 사이의 전략적인 연결이며, 미세한 국소적인 조절과 전신적인 자세와 움직임의 조화를 이루기 위해 우리가 가지고 있는 절묘한 감각 체계의 일부분이다.

방추 수용체와 같이, 골지의 축삭돌기들은 뇌간에 있는 말단 감각 신경절로 향하는 경로를 순서대로 올라가지 않는다. 그들은 또한 척수에 있는 운동뉴런 위에 직접적으로 시냅스를 이루며, 방추 수용체에서와 같이, 골지 수용체에 의해 수축된 운동 뉴런은 골지건기관이 위치하는 건 섬유를 직접적으로 잡아당기는 알파 근육 세포들을 활성화 시키는 것과 정확히 동일한 운동뉴런이다. 그러므로 또다른 종류의 국소적인 감각/운동의 되먹임 고리가 만들어진다.

보완적인 대립

그러나 상응하는 운동 뉴런에 대한 건기관 시냅스의 작용은 근방추의 작용과 같지 않다. 이는 보완적인 대립으로, 운동신경에 대한 고리나선형 수용체의 작용은 흥분성이다. 근방추가 사전에 결정된 "정상적인" 안정시 길이를 넘어서 갑자기 신장되면 - 슬개건 반사 때처럼 - 그것은 알파운동신경을 흥분시키고, 바람직한 "정상적인" 안정시 길이를 빠르게 재정립시키는 즉각적인 수축이 뒤따르게 된다.

반대로 건기관은 알파운동신경을 억제하는 효과를 갖는다. 건에 대한 장력이 사전에 정해진 "정상적인" 한계를 넘어서면, 골지건기관은 운동 신경을 억제하여 자극 촉발의 수준을 감소시키고 "정상적인" 안정 수준으로 장력을 이완시켜 떨어뜨린다.

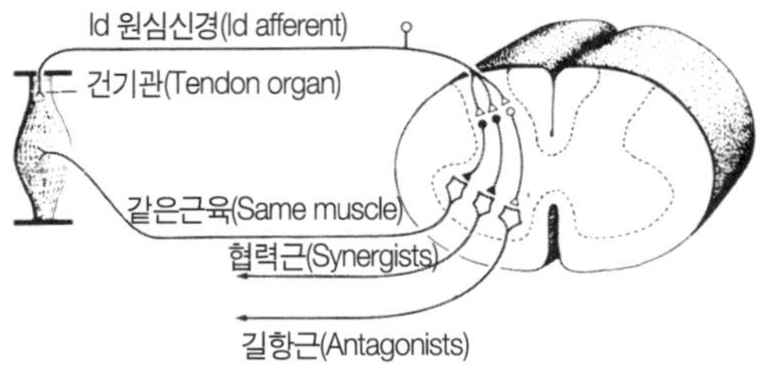

그림 7-14 골지 반사궁. 척수에서 알파운동뉴런에 대한 효과는 방추의 효과와 반대이다. 골지 구심성 자극은 관련된 근육섬유를 억제하고, 길항근을 흥분시킨다. 두 가지 종류의 반사궁은 보완적인 반사기구를 구성한다.

이 억제 반사궁의 가장 간단하고도 기초적인 기능은 근육의 수축력으로 인해 건이나 골이 손상을 입지 않게 하는 것이다. 많은 근육들이 부착되어 있는 곳에서부터 느슨해질 정도로 잡아당겨 찢어질 만큼 충분한 장력을 만들 수 있다. 그리고 이러한 강한 힘을 가지고 있지 않은 작은 근육조차도 주위의 더 큰 근육들의 통제되지 않은 잡아당김에 의해서 찢어질 수 있다. 건 섬유의 탄력적 뒤틀림이 증가하여 골지건기관이 염좌나 열상이 임박했다고 감지하면, 그것의 신호는 수축을 자극하는 알파운동뉴런을 억제하기에 충분할 만큼 강해진다. 긴장은 즉시 제거되며, 손상을 피할 수 있게 된다.

상위 뇌의 영향

이 단순한 억제반사는 넓은 범위의 적용성과 기능을 가지고 있다. 왜냐하면 그것을 활성화시키는 "정상적인" 긴장 상태는 "절박한 상해의 위험"을 알리는 단계까지 제한되지 않기 때문이다. 연습을 통해 골지반사에 의해 조절되는 긴장도는 거의 모든 일에 맞도록 조정되며, 근육들은 손으로서 일을 하는 것보다 더 많은 노력을 하는 것이 자동적으로 억제된다. 미세한 정도의 긴장도 조정과 사실상 동시에 일어나는 국소적인 조절은 미세한 운동 움직임을 성취하기 위해서 절대적으로 필요하다. 우리가 바라는 결과에 맞게 적절하게 우리의 노력을 조율하는 것이 바로 주요 반사기구이다. 예를 들어, 피아니스트가 건반을 두드리는 손가락의 힘에 의해 조절되는 소리의 미세한 단계적인 변화는 오랜 연습에 의해 정밀하게 된 그의 손가락과 팔의 건기관 반사의 정확한 긴장 상태가 가진 기능이다.

우리는 날마다 이러한 수천가지의 식별해야 하는 일들과 직면하게 되며, 이러한 일들은 국소적인 근육길이의 변화나, 전신적인 우리의 자세 변화나, 정서적인 흥분이나, 우울이나 지루함, 증가하는 피로, 또는 요구되는 정확한 힘과 관계 없는 다른 외부 변수들과는 상관 없이, 부드럽게 움직이기 위해서 지속적인 힘을 필요로 하거나, 반복적으로 움직이기 위해서 동일한 힘을 필요로 한다.

나는 물 한잔을 부드럽게 입술에 가져갈 수 있는데, 그것은 물을 흘리거나 천장을 향해 흩어버리지 않고 공기 중에서 물 한잔을 들어서 나르는데 얼마만큼의 수축력과 속도가 필요한지를 연습을 통해 배웠기 때문이다. 물 한잔의 저항 및 이러한 저항을 넘어서거나 계속 조절하는데 적절한 근육적인 노력에 대해 가지게 되는 이러한 친숙한 느낌은 다양한 골지건기관의 억제반응에 의한 기능이다. 그리고 나는 스크류 드라이버나 렌치를 사용할 때, 노저을 때, 차를 밀 때, 팔굽혀펴기를 하거나 무릎 구부리기를 할 때, 또는 어떤 물건을 집어 드는 모든 경우에 이러한 반사 기전을 사용한다. 요컨대, 어떤 특별한 일을 하기 위해서 특정한 양의 노력이 필요할 때 마다 그러하다 - 어느 때라도 "너무 많이"는 "너무 적게"와 마찬가지로 잘못된 것이다. 물론 이것은 내가 근육을 사용하여 조절하는 거의 모든 경우를 포함한다.

모든 상황에서 유용하기 위해, 반사를 유발하는 긴장도의 이러한 다양한 상태는 넓은 범위의 조정과 빠른 변화 모두가 가능해야 한다. 우리가 조심스럽게 노력을 조절하여 조작해야 하는 물체는 작거나 크거나, 가볍거나 무거울 수 있다. 바위벽을 세우는 것은 카드로 집을 세우는 것 만큼의 정교함과 균형을 필요로 하지만, 동일하게 섬세한 관찰을 필요로 하는 긴장도는 각각의 경우에서 매우 다르다.

이러한 상대적인 긴장도는 의지에 따라 매우 빠르게 변하고 연습을 통해 세련되게 될 수 있기 때문에 그들이 상위 뇌 중추에 의해 조절된다는 것은 명확해 보인다. 이것은 아마도 골지/운동 신경 시냅스의 활동을 촉진하거나 억제하는 자극을 발생시킬 수 있는 하행성 신경경로를 통해서 이루어질 것이다.

> 이러한 방법으로 상위 신경 중추에서 오는 조절신호는 근육이 유지되는 긴장도를 자동적으로 설정한다. 만약 필요한 긴장도가 높다면, 근육긴장도는 서보 피드백(servo-feedback)에 의해 높은 긴장도로 맞춰진다. 반대로 필요한 긴장도가 낮다면, 근육긴장도는 그 정도로 맞춰진다.

"요구되는 긴장"

과로로 일어나는 세포 손상을 막는 것에서부터 민감한 단파 수신기의 손잡이를 부드럽고 정밀하게 돌리기까지 근육 활성에 의해 일어나는 긴장을 감시하는 방법이 필요하며, 그러한 감시의 억제 기능에 대한 반응 역치가 여러 목적에 부합하도록 쉽게 조정될 수 있게 하는 것 역시 필요하다. 놀랍도록 적응을 잘하는 긴장-피드백 체계를 우리는 골지건기관 내에 가지고 있는데, 신장되는 건에서의 감각 현상을 신장의 정도를 조절하는 운동 현상에 직접적으로 연결하는 반사궁, 그리고 의지, 의식적인 연습, 무의식적인 습관을 통해 정도가 변하는 감각 및 운동 자극의 신경 피드백 고리가 그것이다.

그러나 이 정교한 기구는 한 가지 위험을 갖고 있는데, 그것은 불행히도 가장 영리하고 적절한 기능 수행을 위해 절대 없어서는 안 되는 골지반사의 특징에 내재되어 있다. "요구되는 긴장" 에 대한 역치를 설정하는 피드백 고리의 촉진 정도는 상위 뇌중추로부터 뇌간과 척수에 있는 고리의 신경세포 네트워크로 전해져 조절된다. 이런 방식으로 의식적인 판단과 연습의 결과는 정확한 신경근육 수치로 변한다. 그러나 판단과 연습은 이러한 촉진성의 상위 뇌 활동을 자극할 수 있는 유일한 요소는 아니다. 상대적인 각성도, 과거 경험에 대한 우리의 태도, 현재의 기분상태, 신경증적 회피와 모든 종류의 강박, 사방에서 오는 감정의 연합 등 이런 모든 것들이 하행성의 전달 내용을 변화시키며, 실제로 골지의 역치도를 의미있게 변화시킨다.

예를 들면, 공황상태나 흥분상태 동안 정서적으로 노력에 매우 몰두할 수 있기 때문에 흥분이 가라앉고 그 뒤에 고통스러운 상처를 남겨 놀라게 되어서야 비로소 우리는 노력이 내부적으로 우리 자신을 괴롭혔다는 것을 알아차리게 된다.

갑작스러운 걱정으로 인해 "요구되는 긴장" 이 매우 높게 되면 운전대를 잡았을 때 손가락 관절이 하얗게 되거나, 손가락이 잡고 있던 연필이 갑자기 툭 부러지거나, 유리를 테이블 위에 너무 센 힘으로 놓아서 부서지게 된다. 반대로 겁이나 거절에 대한 두려움으로 인해 "요구되는 긴장" 이 약하게 되면, 들어가기 떨리는 경우에 문을 노크할 때 크고 분명한 소리를 내는 것이 어렵게 된다. 우리가 "초조" 해져 매우 동요하면 높은 수준의 "요구되는 긴장" 이 우리의 근육체계 전체에 걸쳐 채워져 어떤 움직임은 억제하고 어떤 움직임은 과장한다. 반면에 우리가 "침울할 때", 고난을 두려워하여 매우 무기력해지면 우리는 침대 밖으로 나올 만큼의 "요구되는 긴장"도 일으킬 수가 없다.

조용한 소리

이제 알다시피 근육조직은 결코 지각이 없는 것이 아니다. 근방추와 골지건기관은 극단적으로 민감한 감시자며, 그 둘 사이에서 우리의 중추신경계는 근육의 길이나, 얼마나 빨리 그 길이가 바뀌는지, 또한 근육을 뼈에 고정시키는 건에 얼마나 많은 긴장을 전달하는지 등, 모든 운동 단위의 활동에 대해 지속적으로 정보를 제공받는다. 그리고 어떠한 다른 근원으로부터의 감각행위보다 나의 운동 행위에 더욱 직접적인 영향을 준다. 국소적인 골지와 방추의 감각은 척수에 있는 알파뉴론의 직접적인 시냅스를 통해 즉각적으로 국소 근육 반응으로 변환된다.

이러한 근육반응은 이어서 더 많은 근방추와 골지건의 감각을 만들어 내고, 이는 이후의 근육반응을 변조하여 다시 감각의 성질을 변화시키는 등으로 진행된다. 이러한 과정은 그 지속적인 즉시성에 의해 다른 어떤 감각/운동 연결보다 더욱 세련되게 밀접한 상호교환의 관계 안에서 이루어지며, 이러한 상호교환은 사실상 다른 모든 종류의 감각 입력을 변조하는 신호 전달의 중간 단계들 중 대부분을 건너뛴다. 게다가 이러한 감각기구에 가까이 연계된 것은 알파운동계뿐만 아니라, 뇌간에 별도의 경로와 별도의 조절 중추를 가진 2차 운동계인 감마계 전체도 역시 연계되어 있다.

이러한 척수의 직접적인 개재회로와 뇌간의 지시를 받는 감마운동계는 수많은 정교한 방추와 골지의 감각 피드백 고리 내에서 놀라운 상황을 만들어 낸다. 우리는 그들의 지속적인 행위 대부분을 의식적으로 인식하지 못한다.

> 이 두 수용체로부터 중추신경계에 전달되는 신호는 *전적으로 잠재의식의 단계에서* 작용하고 감각 지각을 전혀 일으키지 않는다. 대신에, 그들은 거대한 양의 정보를 근육과 건으로부터 1) 척수 (및 뇌간)에 있는 운동조절계와 2) 소뇌의 운동조절계에 전달한다.

골지 - 방추계의 넓은 범위와 그 흐름이 가지고 있는 미세한 복잡성은 거대한 양의 자극과 반응을 처리하는 기구가 되며 만약 우리가 전극으로 피드백 고리나 상행성 감마로를 탐색한다면, 우리는 실제로 그들의 활동이 정상상태로 활발하다는 것을 알게 될 것이다. 아직 그것들은 거의 우리의 의식적인 인식 활동에 대답하지 않는 상태이다. 그것은 눈이 완벽하게 작동하고 있음에도 아직 우리가 아무것도 볼 수 없고, 귀가 제대로 기능함에도 아직 아무것도 들을 수 없는 것과 같다. 이런 모든 느낄 수 없는 감각정보와 의식할 수 없는 근육 반응에 의해 이루어질 수 있는 것은 도대체 무엇일까?

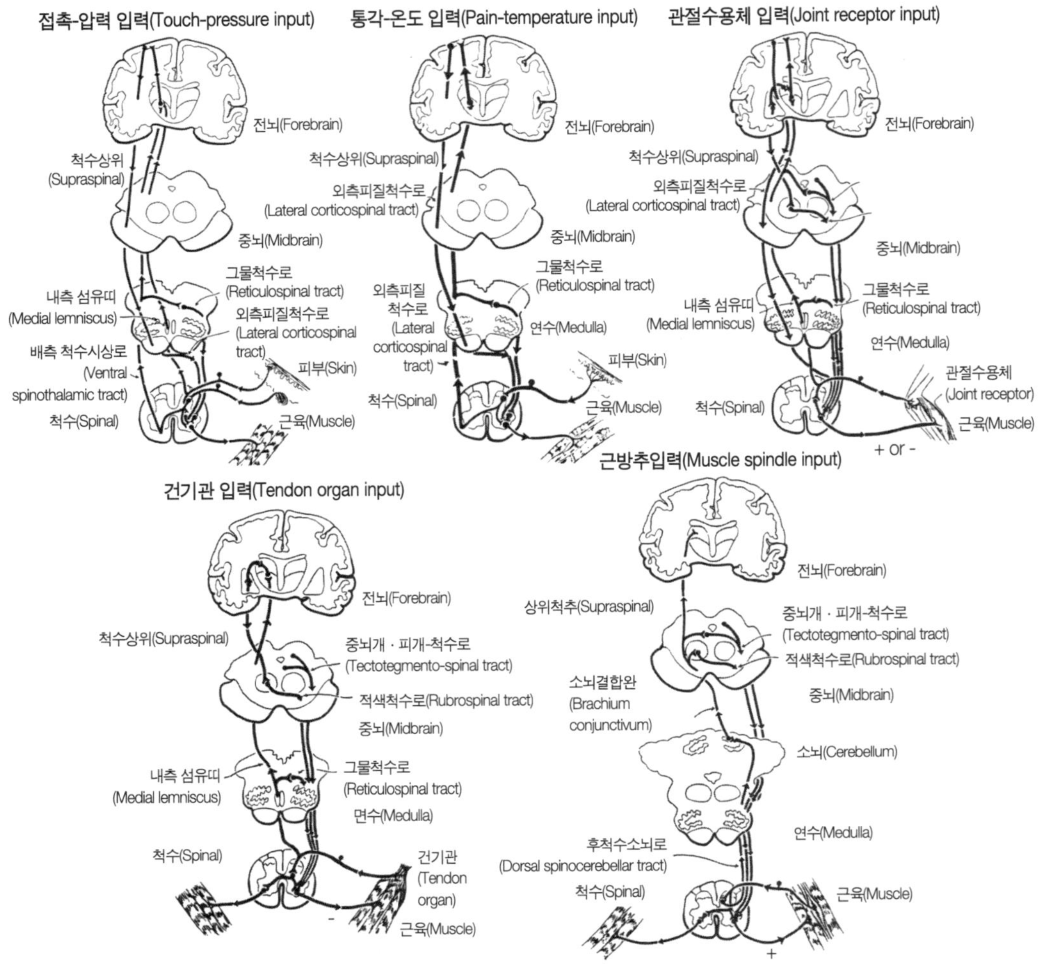

그림 7-15 통증, 압력, 온도, 관절 수용체로부터의 자극은 감각피질에서 끝나는 경로를 따라가서 의식적인 감각을 만든다. 그러나 건기관과 방추에서 오는 자극은 뇌간에서 끝나고, 의식적인 감각으로 기록하기 위해 피질에 도달하지는 않는다.

단순한 반사들

우리는 대퇴사두근 공통건을 고무 망치로 강타했을 때 그에 대한 반응으로 무릎이 빠르게 신전되어 나타나는 기본적인 "신전반사"를 관찰한 경험이 있다. 이러한 동일한 반사 현상은 유사하게 팔꿈치나 발목, 손목 등의 건을 가볍게 두드림으로써 이끌어낼 수 있고, 우리는 그것을 방추와 그 부위들의 척수반사궁이 적어도 손상되지 않았다는 것을 확신하기 위해 진단적으로 이용한다. 적절한 반사는 이러한 기본적인 신경근의 협응 기구가 올바르게 기능을 하고 있는지의 기준점이 된다.

이러한 신전반사는 사람에게서 발견되는 가장 간단한 반사궁의 활동이다. 그것은 오직 한 개의 감각요소인 고리나선신경 수용체와 한 개의 근육 요소인 상응하는 알파 뉴론의 운동 단위만을 사용한다. (그럼에도 불구하고 우리는 무릎반사에 있어서 양자 중의 하나가 아니고 많은 방추와 운동 단위들이 포함된다는 사실을 기억해야만 한다.) 그것은 외부의 힘에 의한 근육의 갑작스러운 신장에 의해 시작되며, 그 순수한 효과는 항상 그러한 신장력과 반대로 작용하여 근육의 현재 길이를 유지한다.

중력은 어떤 물건의 무게를 통해 작용하건 우리 몸의 조직들의 무게를 통해 작용하건 간에, 분명 이러한 외부의 힘들 중 가장 흔한 형태이다. 신장반사를 일으키기 위해서는 나의 팔 무게는 내 어깨의 근육들에 대해서 단지 내 손에 들린 한 양동이의 물처럼 "외부적"일 뿐이다. 게다가 내 어깨 부위의 방추의 역할은 아래로 내려가려고 하는 것이 내 팔의 무게뿐이건 양동이만큼의 무게를 더했건 간에 내 어깨를 적당한 상태, 즉 정확하게 말하자면, "정상" 상태를 유지하게 하는 것이다.

말할 필요도 없이, 내 몸의 안과 바깥에는 다양한 종류의 "외부적" 힘이 있기 때문에, 망치의 적당한 두들김은 가장 독립적으로 가능한 임상적 예시가 된다. 내 몸의 모든 사지와 기관의 무게가 그러한 것처럼 물체와의 모든 물리적인 만남은 그러한 힘을 만들어내고, 신장의 방향과 정도는 내가 자세를 바꾸는 매 순간마다 변한다. 결과적으로, 반사 반응의 강도에 있어서 다양한 범위가 존재한다. 꾸준하고 지속적인 신장은 그것의 균형을 맞추기 위한 똑같이 꾸준하고 지속적인 수축반응을 만든다. 내 몸의 무게는 일정하며 내 근육은 그 무게에 대항하고 나를 직립 상태로 유지하기 위해 지속적인 힘을 제공한다. 이것이 바로 "정적인" 신장반사이다. 무게 중심이 갑작스레 변하거나, 사지에 갑작스레 무게가 더해지는 경우는 무릎반사와 같은 더 강력하고 더 갑작스런 반사반응을 야기하며, 우리는 이것을 "동적인" 신장반사라고 부른다.

휴식 시의 긴장

재미있게도, 외력의 실제적인 강도와 돌연함이 동적이나 정적인 반사반응의 세기를 결정하는 유일한 요소는 아니다. 결국 느슨한 전선을 빠르게 당기는 것이 팽팽한 전선을 같은 속도로 당기는 것과 똑같은 물리적인 결과를 가져오지 않는다. 허벅지 근육의 휴식 시의 긴장도가 높으면 높을수록, 고무망치로 두들겼을 때의 반응인 무릎 반사는 더욱 강하게 나타난다.

역으로 이완된 허벅지는 실제적으로 방추 기구가 기본적으로 아무 문제가 없음에도 불구하고 작은 반사를 일으키거나, 혹은 반사반응이 없을 수가 있다.

우리는 기본적인 긴장도를 확립하는데 있어 종종 결정적인 영향을 하는 것이 상위 뇌 중추 안의 마음의 상태라는 것을 일찍부터 주목하였다. 방추와 골지들은 결국 그것들의 자극 역치가 교차될 때 반응하는 메커니즘인 것이다. 그리고 이러한 역치를 설정하고 변화시키는 것은 마음이다.

우리의 태도와 감정은 어떠한 외력만큼이나 근육을 효과적으로 끌어당기며, 망치로 치는 것이나 중력 중심의 변화만큼이나 확실하게 우리의 반사 반응 상태를 설정한다. 비유적으로 말해서, 물체는 외부로부터 내 근육을 당기며, 나의 감정은 내부에서 내 근육을 당긴다. 한쪽의 우세한 지점에서 당기는 것은 근육의 긴장을 증가시킨다.

스트레스와 분노는 근육조직의 휴식 시 긴장도를 높이는 것으로 잘 알려져 있으며, 우리는 불안한 상태에 있는 사람의 뒤에서 풍선을 뻥하고 터뜨림으로써 단순한 반사반응에 더하여 나타나게 되는 과장을 쉽게 관찰할 수 있다. 이러한 감정적인 상태는 다른 물리적인 물체처럼 우리의 근육을 끄는 "무게"와 비슷하며, 사실 그것은 물리적인 물체나 중력에 의해 나타나는 힘에 대한 우리의 반응 강도를 크게 변화시킨다. 이제 우리는 거대한 악순환의 고리 가장자리에 서게 되는데, 정신적인 긴장이나 육체적인 긴장이 피로, 통증, 기능이상이 나타날 때까지 척수 반사궁들 주위에서 서로 서로를 증폭시킬 수 있다.

그러므로 왜 바디워크가 근육을 이완하고 신장시키기 위해 단순한 *힘*을 사용할 수 없는지는 분명하다. 외력으로 인한 갑작스런 변화에 *저항*하는 것은 근육들의 감각계가 지닌 기초적인 역할들 중 하나이며, 이러한 저항은 시킬 수도 없고 억지로 할 수도 없는 자율신경 반사에 의해서 강화된다. 어떤 특정 바디워크 기술이 적용되는지에 관계 없이, 오직 느리고, 견딜만하며 위협적이지 않은 압력과 신장이 이러한 반사궁들을 통해 더 큰 수축반응이 유발되는 것을 피할 수 있으며, 환자가 마음 속으로 신뢰하여 몸을 내맡기게 되어야만 증가된 긴장 상태와 과장된 반응을 유발해 온 정신적인 혼란을 잠재우는데 성공할 수 있다.

즐거움과 긴장 상태

진정시키는(soothing) 치료를 하게 되면서 동반되는 신체적이고 정신적인 즐거움은 근육세포를 이완시키고 신장시키는 과정에서 결코 부수적으로 나타나는 것이 아니다. 어떠한 종류의 수기를 교육 받았음에 상관없이, 즐거움은 바디워크 치료사에 있어서 주요한 도구 중의 하나로서, 진정시키는 즐거움은 몸의 반사반응계의 과장된 반응을 제거하기 위해 우리가 사용할 만한 가장 유능한 도구 중의 하나이기 때문이다.

우리는 우는 아기를 조용하게 해야 할 때나 다친 아이를 편안하게 할 때, 신경질적인 동물을 조용하게 할 때 이러한 사실을 본능적으로 느끼게 된다. 그리고 대조군 실험을 통해 실험실의 동물들이 뇌 속의 쾌락중추가 인위적으로 자극되는 동안, 두려움이나 분노의 상태가 지속되는 것은 불가능하다는 것을 확인되었다. 그들은 공격적이거나 방어적인 행위를 즉시 그치고 즐거움에 집중한다.

이것은 우리가 관찰한 반사성 수축만큼 필수적인 반응으로 보이며 과도한 긴장이 스스로 지속되는 순환을 차단하는 유용한 수단 중 하나이다. 국소적인 통증은 갑작스럽게 끌어당기는 식으로 작용하여, 우리가 이제 살펴보게 될 또 다른 수축성 반사를 유발하기 때문에, 통증과 불편함은 반면에 이러한 과정 중에서 역효과를 낼 수도 있다.

도피반사

예상치 못한 갑작스런 근육의 길이 변화는 반사성 수축을 자극하는 한 가지 방법이며, 예상치 못한 날카로운 통증은 또 다른 방법이다. 우리가 무의식적으로 뜨거운 물체를 손으로 만지는 매 순간마다 이러한 종류의 반사 반응을 스스로 느낄 수 있다. 전기충격 같은 느낌이 팔 전체를 따라 흐를 때, 손은 즉각적으로 고통스런 자극에 대해 반사적으로 멀어지게 된다.

이러한 충격과 이에 수반되어 나타나는 반사는 종종 매우 빠르게 발생해서 통증의 실제 감각은 손이 움츠리기 전에 마음 속에 기록되지 않는다. 이것은 통증 자극이 갑작스런 신장 자극처럼 적당한 알파와 감마 운동 회로에 직접적으로 메시지를 전달하는, 척수 내의 개재성 그룹과 연접되기 때문이며 이로 인해 통증 자극이 의식적인 감각이 되는 대뇌 피질까지 척추 전체를 상행하기 이전에 도피성 수축이 일어난다. 상당히 많은 경우에 도피반사는 실제로 필요한 것보다 더 극적으로 나타난다. 뜨거운 물체에 심하게 데는 것 같아 손을 확 잡아당기는 경우에도 손을 보면, 실제로 상처는 없다. 이것은 과대반응이 아니라, 이 반사의 성

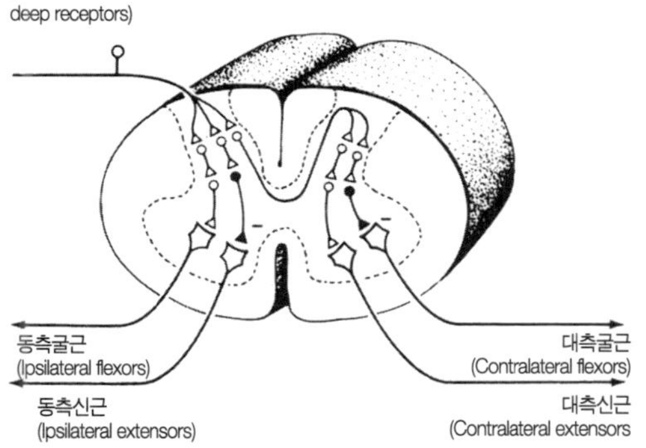

그림 7-16 (통증을 포함한) 말초성 감각신경은 척주에서 알파 운동뉴런과 접한다. 이것은 골지와 방추의 신호 입력만큼이나 말초성 감각 또한 근육의 감각성 수축을 유발한다는 것을 의미한다.

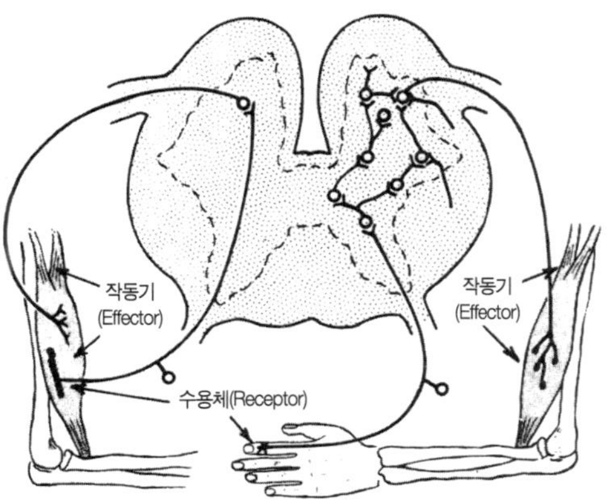

그림 7-17 단순 신장반사와 도피반사의 회로. 도피반사는 더욱 복잡한데, 사지의 한 부분으로부터 오는 감각이 감각 수용체 근처의 운동 단위보다는 사지의 다른 부분의 근육을 활성화시켜야 하기 때문이다. 이것은 더 많은 개재성 연결을 요한다.

*공적인 기능*이다.

중요한 점은 실제 상처가 발생하기 전에 손을 뜨거운 물체로부터 멀리하게 된다는 것이다. 이것이 바로 통증에 대한 직접적인 척수반사 반응이 맨 먼저 나타나는 이유이다.

그럼에도, 반응과 반응의 크기를 유발하는 역치의 수준은 대부분 신장반사와 같이 상위 뇌로부터의 영향에 의해 결정된다. 통증에 대한 태도와 상대적인 불안 정도 역시 도피반사의 강도에 있어 중요한 역할을 한다. 우리는 통증에 적응할수록 통증에 무덤덤해 질 수 있다. 그 결과로 실제 손상이 발생한다 해도 방어반사의 영향은 현저하게 꺾이게 된다. 그렇지 않으면 반대로 통증에 매우 민감해지고 공포감을 느껴 조금의 상처라도 그 기미가 보이기만 하면 팔다리에서 발작적인 수축이 일어나게 할 수도 있다. 이것은 "정상" 긴장 상태가 심각하게 뒤틀려질 때까지 스트레스, 분노, 우울이 반사성 근육 수축을 증폭하기 시작하는 또 다른 방법이다. 국소적인 통증이나 심지어는 단순한 불편감 마저도 수축의 악성 회로를 유발하여 회로가 계속 지속될 만한 통증을 일으킬 강한 수축이 있을 때까지 지속된다.

다시 한번 우리는 바디워커가 조직을 수기치료하는 방식과 척수반사 반응이 연관되어 있음을 알 수 있다. 근육긴장을 만드는 경향이 있는 스트레스와 분노는 역치를 낮추고 추가적인 통증과 불편감에 대한 반응을 과장할 수 있는 것과 동일한 영향을 가진다. 그러므로 국소적인 불편감 혹은 불편감을 일으킬 가능성이 있는 조그만 단서라도 일으킬 수 있는 모든 것들은 우리가 이완시키려고 하는 수축을 반사적으로 팽팽하게 한다.

달성하려는 구조적 또는 기능적인 목표와는 관계 없이 바디워커는 인내, 민감성, 조심성 있는 타이밍을 발휘함으로써 단순히 힘을 쓰는 경우보다 훨씬 더 큰 것을 보상받게 된다. 환자의 반사성 수축 패턴을 위협하여 온순하게 만들 수는 없다. 사실 위협적인 행위는 더 많은 신장과 도피반사를 일으킬 수밖에 없기 때문이다.

교차 신전반사

독립적인 신장 반사는 몇 개의 방추와 몇 개의 알파뉴론과 근육세포를 포함할 수 있다. 도피반사는 전형적으로 전체 사지에 영향을 준다. 다음 단계에 해당하는 행동의 반사성 조직체계인 교차 신전반사에서 우리는 수축반응에 있어서 어떻게 국소 자극에 대한 반응이 전체 몸에 영향을 미치기 시작하는지 알 수 있다.

도피반사는 영향을 받은 사지의 굴근들이 수축하도록 만들어 통증 자극으로부터 사지를 멀어지게 한다. 만약 자극이나 반응이 충분히 강하다면, 교차 신전반사 역시 유발된다. 손상받은 사지의 굴곡이 시작된 후 1초 이내에, 반대의 사지의 이완근들은 강한 통증 자극에 의해 활성화되며, 그들은 통증의 근원으로부터 전체 몸을 내밀기 위해 반대쪽의 팔다리를 신전시키기 위해 움직인다. 실제로 만약 통증의 근원이 충분할 정도로 강력하다면, 몸의 근육 대부분은 반사적으로 그것으로부터 탈출하기 위해 활동하게 된다. 단지 손을 반사적으로 움직이는 것보다, 몸을 격렬하게 비틀며 양다리로 뒤쪽으로 점프 하게 된다.

도피반사와 함께 이러한 기초가 몸 전체에 걸쳐 확장되면 고도로 악화될 경우에 사람을 "점프" 하게 만든다. 이러한 확장 과정에 영향을 주는 것은 단지 자극의 세기가 아니라 또한 전체적인 신체 근육조직의 기본적인 긴장상태라는 것을 기억하라. 이것은 바로 스트레스, 불안, 두려운 태도 및 기타 같은 종류의 것들이 국소성 반응을 증폭하고, 그것들을 흩트려서 전체적인 몸을 비틀림 상태로 하는 방식에 해당한다.

자연스런 효율성을 지닌 반사에 의한, 통증이나 불편함에 대한 "최적의" 반응은 통증의 근원으로부터 단일한 신체의 부분을 제거할 정도의 충분한 수축일 것이다. 그러나 상대적으로 작은 통증에 대한 "정상" 반응 즉, 과거의 경험, 정서적 경향성, 분

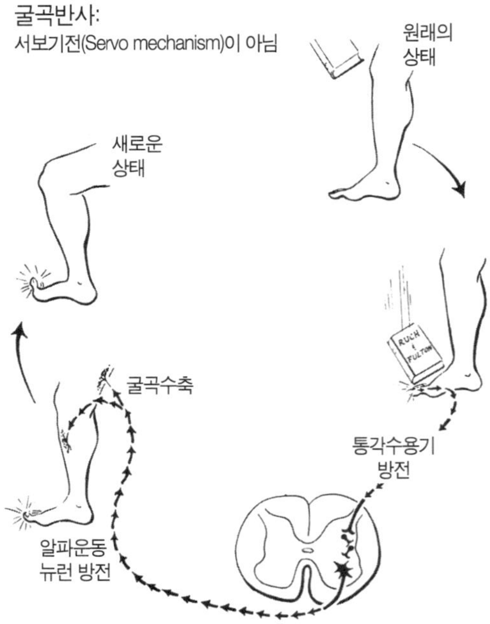

그림 7-18 굴곡(회피)반사의 개략도

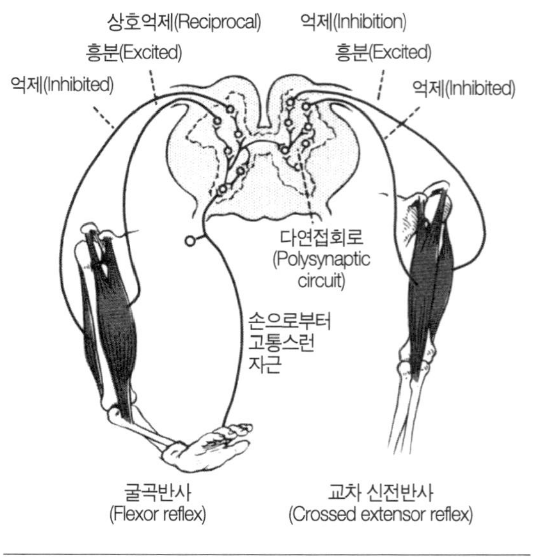

그림 7-19 교차성 신장반사가 굴곡반사에 더해질 때, 더 복잡한 교환이 척수의 개재 회로에서 일어난다. 몇 개의 척수분절이 포함되며, 몇 개의 뚜렷한 말초 감각이 반사성 수축과 억제를 이끌게 된다.

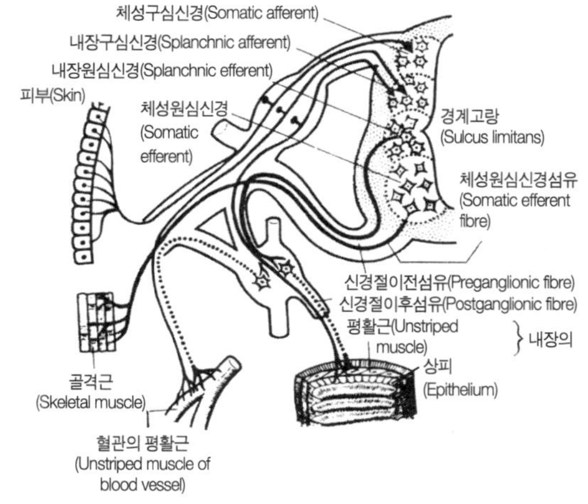

그림 7-20 척수내에서 다양한 개재성 연결이 포함됨에도 불구하고, 감각자극은 내부기관과 혈관을 포함한 신체 근육의 어느 부분에서도 반사성 반응을 일으킬 수 있다. 그러므로 피부로부터의 통증은 골격근뿐만 아니라 위나 장의 수축을 일으킬 수 있다. 또는 역으로 내부기관의 통증은 골격근의 경련을 유발할 수 있다. 많은 기관의 기능이상은 이러한 메커니즘과 그로 인해 유발되는 악순환에 기원한다.

노의 정도 등에 의해 유발되는 반응은 자극에서 효과적으로 격리된 뒤에도 오랫동안 유지되는 손상받은 부분의 격렬한 반사, 몸통의 비틀림, 양다리로 하는 점프, 얼굴의 뒤틀림, 고함이나 숨을 참는 것, 머리를 숙이는 것, 일반적인 움츠린 자세가 될 수 있다.

반대로, 이러한 메커니즘은 바디워크에 유용할 수 있는데, 내부기관은 말초로부터 오는 긍정적인 감각에 의해서도 반사적으로 영향받기 때문이다.

신체적이고 정신적인 긴장에 의해 촉진되는 이러한 과장된 반사성 반응으로 인해 전체 몸이 국소적인 불편감에 과잉반응하고, 많은 양의 에너지를 낭비하고, 특정한 통증 자극에서 벗어나기 위해 필요한 것보다 훨씬 더 오랜 기간 동안 정상적인 자세를 왜곡시키도록 할 수 있다.

학습된 반사

지금까지 우리는 반사성 근육반응의 활성화에 있어 오직 두 가지 종류의 자극인 중력의 당김과 통증에 대해 생각해보았다. 다행스럽게도, 반사 회로가 활동하게 하는 것은 이 두 가지 감각만은 아니다. 그렇지 않다면 나의 행동은 몸을 중력에 대해 바르게 세우고, 통증을 피하는 것 정도에 지나지 않을 것이다.

이러한 긴장과 회피는 유기체의 지속적인 생명과 건강에 기초가 되는 근본적인 반응들이고, 따라서 우리는 그들이 종종 우리의 행동에 있어서 매우 커다란 방어적인 역할을 하고, 그들이 일으키는 경보가 통상적으로 다른 모든 고려대상들을 능가하는 의미가 있다는 것을 알게 된다.

그러나 우리는 방어에 의해서만 동기를 부여받는 것이 아니다. 우리의 반사들은 즐거움, 대상에 대한 관심, 신기한 상황, 호기심 등 모든 종류의 경험에 응답한다. 우리에겐 우리의 삶을 유지하도록 돕는 몇 개의 반사반응이 있다. 우리는 우리의 삶의 지침이 되고 삶을 풍요롭게 만들게 하는 몇 가지를 추가적으로 밝히려고 한다.

두 가지 최초의 반사

첫 번째로 보이는 태아의 반응은 태아기 7과 1/2주에, 볼을 쓰다듬음에 대해 머리를 반대로 돌리는 것이다. 그 후 자궁에서의 4-5주 동안 이 도피반사는 강화되어, 볼의 자극으로부터 몸 전체를 돌리게 된다.

그러나 태어난 후 유아의 볼을 쓰다듬으면 반대의 현상이 생긴다. 쓰다듬은 볼을 향해 몸을 돌리며, 입으로 젖꼭지를 찾기 시작한다. "잠재적인 위험"과 근본적으로 관계있던 자극은 나중에 "젖"이나 "영양"과 관계하며 회피 대신에 추구라는 결과가 된다. 다시 말해, 상위 뇌와 관계하는 우리의 감각과 반사반응은 위험으로부터 멀어지거나 혹은 기쁨, 영양, 흥미, 신기로움으로 향하게 하는 두 가지 서로 다른 방향으로 우리를 이끌 수 있다. 닫고 피하는 것뿐만이 아니라 열고 경험하는 반사들도 있다.

이 두 가지의 서로 다른 경향성 사이에서의 균형은 우리가 유아기부터 학동기와 어른이 될 때까지 지속적으로 작용한다. 우리가 기고, 걸음마하고, 말하고, 걷고 뛰고, 춤추고, 자전거를 타고, 악기를 연주하거나, 직업적인 기술을 수행할 때, 우리의 감각운동계는 새로운 위험과 새로운 장점, 새로운 고통과 새로운 기쁨 사이의 차이점을 계속해서 느낀다.

우리가 손으로 더듬고 맛을 볼 때, 축적된 경험, 태도, 감정은 우리 반응의 전체적인 패턴을 어느 한 방향 또는 다른 방향으로 이끌기 시작한다. 우리들 중 일부는 닫히고 방어적인 행위를 추구하며, 일부는 열리고 실험적인 행동을 추구한다. 몇몇은 다른 사람들보다 더 많은 기술과 세련미를 발달시키려 한다. 그리고 저항하고 피하는 것과 신장하고 탐험하는 것의 두 가지 기본적인 반사반응은 누적되며, 이러한 내부의 경향성은 결과적으로 충실하게 뻣뻣하고, 팽팽하고, 방어적인 몸 또는 이완되고, 유연하며, 열린 몸에 반영된다.

조건반사

발달의 이 두 가지 경로 모두를 피할 수는 없다. 한 가지 경험은 쉽게 우리를 다음으로 이끌고, 모든 과거의 경험은 현재의 경험을 조정하며, 이런 식으로 미래의 경험을 고르고 조정하는 경향이 있다. 이런 방식으로 우리의 기본반사는 우리가 실행하는 것을 배우는 기술과 그것들을 실행하는 방법에 대하여 모두 "조건화" 된다. 새로운 패턴으로의 이러한 조건화는 모든 운동 학습의 본질이며, 조건화의 과정은 항상 우리의 감각기관과 상위 뇌에 있는 *느낌*에 의해 지배된다.

바로 이러한 느낌들을 직접적으로 조작함으로써 바디워크는 학습된 반사 반응의 패턴을 결정하는 조건을 변하게 한다. 그리고 이러한 (감각이나 감정 모두) 느낌의 상태는 무엇보다도 우리 행동의 조건화를 구성하는 영향을 미쳐 결과적으로 그들 안에서의 변화가 방어적인 근육 패턴, 회피와 강직을 향한 자가영속성의 경향을 변화시키는 극적인 결과를 낳게 한다.

조직 내에서 촉각의 즐거움을 가짐으로써, 개인은 우리의 몸이 단지 아프거나 중력에 작용하는 것이 아닌, 넓은 범위의 즐거움과 흥미로운 기분의 근원이 될 수 있다는 사실을 재빨리 알게 된다. 이러한 즐거운 감각이 계속되는 동안, 뻣뻣한 사지가 가지는 움직임의 범위가 천천히 증가함으로써 우리는 이전에 우리가 두려워 했던 다양한 움직임들이 실제로는 위험하거나 고통스럽지 않다는 사실과, 너무나 불필요하게 많이 자기절제를 했다는 것 심지어는 그러한 자기절제가 우리가 회피했다고 생각한 대부분의 불편함의 근원이었다는 사실을 깨닫게 된다.

그리고 이러한 긍정적인 감각이 축적됨에 따라, 우리는 또한 그의 몸과 새롭게 *감정적이고 지성적인* 관계를 만들기 시작한다. 그것은 단지 짐작하거나 방어하는 것이 아니라, 가능한 모든 범위까지 믿고 사용할 수 있으며, 또한 단지 제한과 불편함이 아닌, 움직임과 즐거움의 근원이다. 그것은 한두 개의 불가피한 반응을 유발하는 단지 한두 개의 감각이 아니라, 다양한 범위를 가진 선택들의 기초가 될 수 있는 여러 종류의 감각성 정보를 제공한다.

높아진 흥미와 이러한 새로운 감각을 탐험하고픈 충동을 느끼게 되면 두려움과 방어 같은 오래된 느낌보다 더 크게 다가오기 시작하며, 이러한 새로운 감각으로의 탐험은 우리를 새로운 패턴의 행동으로 이끌 수 있다. 마음이 다른 무언가를 *느꼈기* 때문에, 몸은 다르게 *움직이기* 시작할 것이다. 새로운 조건 반응은 새로운 감각에 의해 지지되고 새로운 태도에 의해 촉진되기 때문에 일어날 수 있다. 부정적인 경향성은 그 과정 속에서 바뀔 것이며, 신장과 여는 반사성 행동은 수축과 닫힘의 반사성 행동이 강화된 것과 마찬가지로, 적절한 감각 입력과 같은 동일한 학습 수단을 통해서 강화될 것이다.

알파 - 감마 통합

커다란 알파 골격근 세포는 신체의 부분을 지지하고, 공간을 이동시키고, 외부 물체를 나르는 등의 실제적인 일을 수행한다. 그들을 이러한 지지와 움직임의 주요한 근원으로 생각하고, 방추와 골지를 근육 활동에 내재된 길이와 긴장의 변화를 감지하는 것이 주요 기능인 감각기구로서 생각하는 것은 자연스러운 것처럼 보인다.

그리고 이것은 실제로 우리가 오랜 시간 동안 유지해 온 운동 행동의 모델이다. 운동 명령은 운동 피질로부터 나오는데 이는 활동전위가 특정하게 암호화되어 방출된 형태로 알파운동 뉴런을 따라 골격근으로 전달된다. 이러한 실행에 있어서 길이와 긴장도를 바꾸는 실제적인 세부요소는 운동 피질로 하여금 미세하게 명령을 조정하고, 명령된 움직임의 정확성과 정밀성을 향상시키는 역할을 하는 감각 정보를 발생시키는 방추와 골지에 의해 추적된다.

그러나 문제에 대한 이러한 논리적이고 상대적으로 단순한 관점은 두 가지 중요한 요소를 설명할 수가

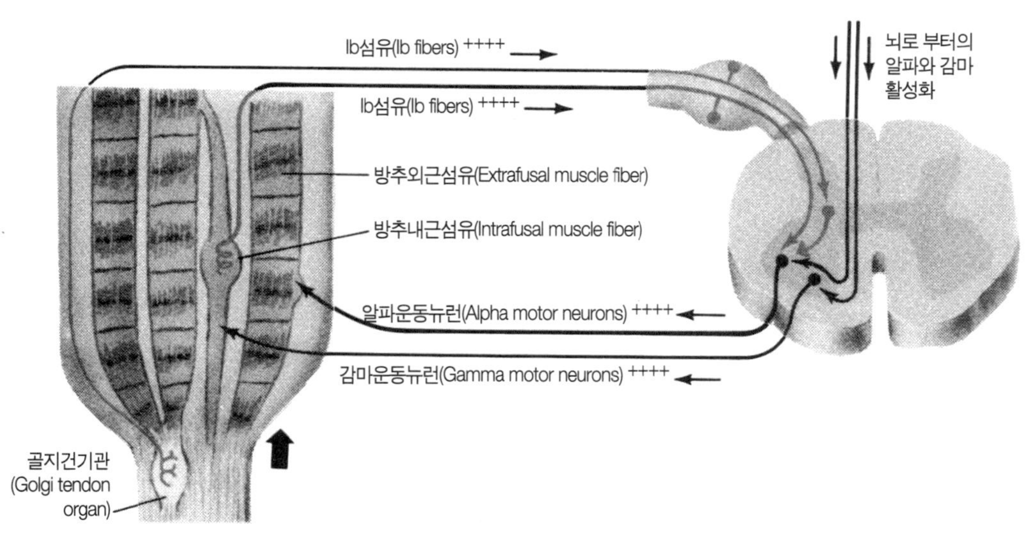

그림 7-21 만일 피질이 알파신경을 활성화할 때와 동시에 감마운동계가 방추간 섬유를 활성화하지 않는다면, 두 종류의 섬유길이에서 부정렬이 발생할 것이다. 이것은 자연스러운 협동성/길항 협조를 억제하는 반사반응을 유발한다.

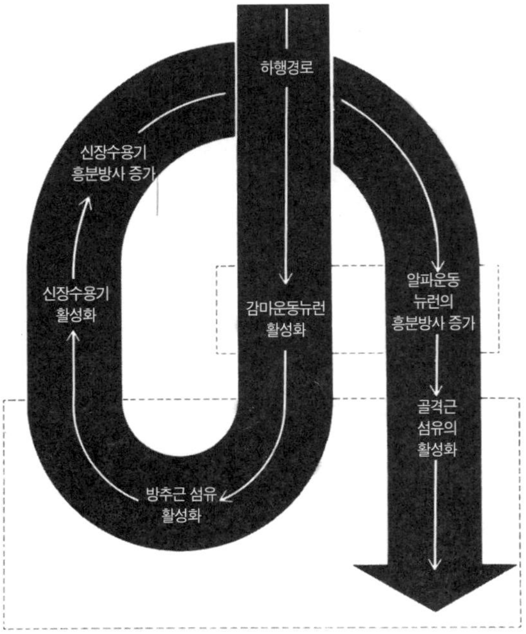

그림 7-22 감마고리. 중앙의 작은 직사각형은 뇌간이나 척수에서 일어나는 효과를 나타낸다. 큰 직사각형은 근육에서 일어나는 효과이다.

없다. 무엇보다도 방추는 단지 감각말단이 아니다. 그들은 어떠한 갑작스럽고 예상치 못한 근육길이의 변화에 저항하기 위해 만들어진 척수 반사궁에 직접적으로 연계된다. 고리나선형 수용체부터 알파운동뉴런까지의 반사궁이 어떠한 방법으로든지 중립화되고 해제되지 않는다면, 골격근에 보내지는 모든 명령은 반드시 이 반사성 잠금 활동에 의해 억제될 것이다. 어떠한 근육도 신장반사가 허용하지 않는다면 길어질 수 없으므로, 반사가 활성화되는 동안 어떤 근육의 단축은 그 길항근의 신장반사에 의해 차단될 것이다.

두 번째로, 방추는 수동적이지 않으며 주위의 근육세포의 움직임에 의해 자극 받는다. 그들은 알파운동단위의 신장과 수축을 독립적으로 할 수 있는 힘을 가진 근육세포이다. 게다가 이러한 방추의 감마운동세포가 그들의 길이를 변경할 때, 그들의 척수반사궁은 주변의 알파세포에게도 같이 길이를 바꾸도록 명령한다. 신장반사는 알파근육세포의 길이가 감마근육세포의 길이와 일치하지 않을 때마다 발생된다.

그러므로 근방추 복합체가 단순한 측정기구 이상이라는 것은 분명하다. 그들은 자체적인 수축성 세포, 운동 뉴런, 척수통로 및 뇌 안의 조직 영역과 함께 능동적인 운동계를 구성한다. 이 운동계는 신장반사의 제동을 피하기 위해 알파운동 피질로부터의 명령과 제휴하여 움직여야만 하며, 단지 큰 알파계의 움직임을 좇는 것이 아니라 넓은 범위에 걸쳐 알파운동을 자극하거나 억제한다. 근방추의 역할은 단지 혼자서 "정상" 휴지 길이를 유지하는 것이 아니라, 내 근육을 능동적으로 사용하는 매 순간에 걸쳐 "정상상태"를 유지하는 것이다.

감마고리

이제 우리는 움직임이 이 두 가지의 운동계에 의해 유발될 수 있다는 사실을 알고 있다. 운동피질은 신장반사에 의해 차단되지 않고 수의적인 움직임을 유발할 수 있는데, 이것은 내가 특정한 방식으로 움직일 것이라는 것을 알 때 신장되는 근육의 길이가 가진 결정적이며 "예상치 못한" 특성이 중립화되기 때문이다.

뇌간에 있는 무의식적인 감마 명령 중추는 의식적인 마음에 의해 지시된 움직임을 모방할 수 있는데 그 과정에서 고리나선형 감각요소가 움직이는 동안 신장되거나 붕괴되지 않게 하기 위하여 주변의 알파세포와 협력하여 방추내세포를 신장시키거나 단축시킨다. 이러한 경우 감마계는 알파를 이어서 따르는데, 두 가지가 동시에 일어나는 동안, 다시 말해서 감마 운동이 성공적으로 모방한 "예상된" 제한에 알파 운동이 일치하는 동안 고리나선형 말단의 반사궁은 침묵하게 된다.

움직임은 감마운동계에 의해서도 유발될 수 있다. 이러한 경우에 명령신호는 뇌간(알파의 대뇌 피질에 해당하는 감마계의 대응물)의 말단 감마 신경절에서 조직화된다. 이러한 신호들은 *감마고리(gamma loop)* 라고 알려진 복잡한 통로를 통해서 전달된다: 그들은 감마운동뉴런을 통해서 방추내섬유로 하행한다. 이러한 작은 방추세포는 사지를 움직일 만큼 강하지는 않지만 그 자신의 고리나선형신경 수용체를 신장시키기에는 충분하다. 이러한 신장은 자동적으로 수용체와 연결된 척수반사궁을 촉발하고, 더 큰 알파운동세포는 감마섬유의 수축에 반응하기 위해 즉시 자극된다. 원하는 근육길이에 도달하자마자, 뇌간으로부터의 명령은 소실되며, 방추는 그들의 새로운 휴식 시 길이를 유지한다. 알파섬유가 이 새로운 휴식 시 길이에 도달하면(대략적으로 몇 분의 1초 동안에), 고리나선 요소는 잠잠해지며, 수축은 중단된다.

공간과 시간

그러므로 두 가지 다른 종류의 근육수축이 가능하며, 각각은 움직임을 조절하는데 다른 종류의 패턴화 원리를 사용한다. 운동피질과 알파 뉴런은 직접적으로 골격근의 수축을 야기하며, 수축은 명령신호가 보내지는 동안 계속 지속된다. 반면에 뇌간과 감마뉴런은 방추계를 통해 중재되는 수축을 야기하며, 그들의 명령은 신장반사가 더 많은 노력을 저지하는 미리 결정된 길이에 도달하면 사라지게 된다. 알파계는 신경의 촉발 지속 시간에 의해 그 명령을 구성하며, 감마계는 근육섬유의 처음 길이와 끝나는 길이에 의해 그 명령을 구성한다.

다시 말해, 알파수축을 구성하는 자극 패턴은 운동피질로 부터 방출되면서 지속되는 시간의 함수가 코드화되며, 감마수축을 구성하는 패턴은 공간 함수에 의해 암호화 되어, 고리나선형 신경의 기준에서 미리 결정된 길이에 도달할 때 자극은 사라진다.

"새로운" 뇌와 "오래된" 뇌

무수하고 계속적인 근육 반응들을 느끼고 조절하는 방법에 대해 생각할 때, 우리는 단지 한 가지 운동계가 아니라 두 가지를 항상 고려해야만 한다. 운동 피질에서 기원하며 골격근 운동단위 각각의 세포와 접촉하고 운동 종판에 종지하는 알파계와, 뇌간에서 기원하며 골격근 세포 사이에서 방추로 분포하는 작은 방추내 운동 섬유와 접촉하여 운동 종판에 종지하는 감마계. 이 두 가지 체계는 척주에 있는 수백만 개의 반사궁과 피질- 뇌간 사이의 수직결합을 통해 단단하게 결합되나, 각각은 골격근의 실행에 있어 뚜렷하게 서로 다른 영향을 준다.

알파계는 더 최근에 발달된 대뇌피질의 표면에서 기원한다. 그 조절은 나의 의식적인 인식에 더 가까우며, "오른팔을 드는 것" 같이 내 근육에 자발적인 명령을 지시할 때의 통로이다. 반면에 감마계는 통상적으로는 의식적인 인식에 접근하기 어려운 뇌간의 더 깊은 오래된 층에서 기원하며, 나의 의식적이고 자발적인 움직임을 바르게 지지하기 위한 방법으로 전체적으로 내 몸의 자세와 긴장도를 조절하며 대부분 무의식적인 자극을 지시하는 통로이다. 예를 들어 "오른팔을 드는 것" 은 만약 뻗은 손이 당기는 역할을 하게 되어 생기는 불균형에 의해 유발된 신장에 의해 자동적으로 "오른 다리와 근육을 척추의 왼쪽으로 당김" 같은 무의식적인 명령이 유발되지 않는다면 그 동작은 원활하게 수행될 수 없다.

우리는 이미 가장 간단한 감각운동 전달을 포함하여 수많은 대답할 수 없는 문제들과 맞부딪쳐 왔으며, 그러한 전달이 통과하는 개재성 네트워크는 수많은 상호연결을 가지고 있고, 복잡성에 있어 매우 미시적이기 때문에, 이 문제를 더 이상 복잡하게 하는 것은 매우 바보 같은 일일 수도 있다. 그러나 전체 신경근육계는 총체적으로 작동하며, 그렇지 않다면 절대로 제대로 작동할 수 없다. 조각 맞추기는 문제를 줄이기 위해 조각 중 반을 치워버려도 쉬워지지 않는다. 개체의 운동행위는 알파와 감마계의 매우 풍부하고 정밀하게 삽입된 영향들이 혼합된 것으로 우리는 그들의 상호작용을 이해하기 위해 노력해야만 하며 그렇지 않으면 어떻게 행위, 자세, 습관이 이루어지는지에 대해 연구하는 것을 포기해야 한다.

오래된 뇌

감마운동계의 세포체가 조밀하게 구성되어 있는 뇌간은 계통발생적이고 개체발생적으로 뇌의 가장 오래된 부분이며, 원시적인 머리의 신경절이다. 그것은 종종 "파충류의 뇌"라고 불리는데, 그 주요한 지속적인 특징이 파충류의 진화기 동안 발달됐기 때문이다. 그것은 바로 파충류가 지닌 최상위 수준의 감각 통합과 운동명령이었으며 지금도 여전히 그러하다.

그리고 그것은 성장 중의 인간 태아에 있어서도 예전의 디자인대로 놀랄 만큼 똑같이 복제된다. 주로 시상, 시상하부, 소뇌와 피질 등 진화하는 중추신경계와 성장 중인 인간 뇌의 결과물들은 이 오래된 핵심구조의 파생물이며, 이 파생물은 점점 더 많은 상호연결을 증식시키고, 개체의 의식적인 인식과 운동행위에 점점 더 거대하고 복잡한 단계의 통합과 변경을 더하게 된다.

이러한 뇌의 낡은 부분은 원래부터 복잡함에도 불구하고, 가지고 있는 세포체와 시냅스의 수는 피질에 비해 일부에 불과하고 특정한 종류의 자극이 따라가는 특정한 해부학적 통로는 뇌간에서 분별하기가 훨씬 쉽다. 그것은 지구의 파충류 시기를 전후하여 수백만의 세대에 의해 발달되었으며, 이러한 오랜 사용으로 인해 각각의 종 안에서 매우 지속적인 신경 형태와 전달 패턴이 만들어졌다.

척수처럼 뇌간의 많은 상호연결은 "단단하게 묶여있으며", 그들을 자극하면 척수반사궁의 그것과 다르지 않은 의무적인 반응들을 유발한다. 각각의 종에서 매우 특징화된 행위의 범위와 움직임의 스타일을 조절하는 것은 바로 이렇게 상대적으로

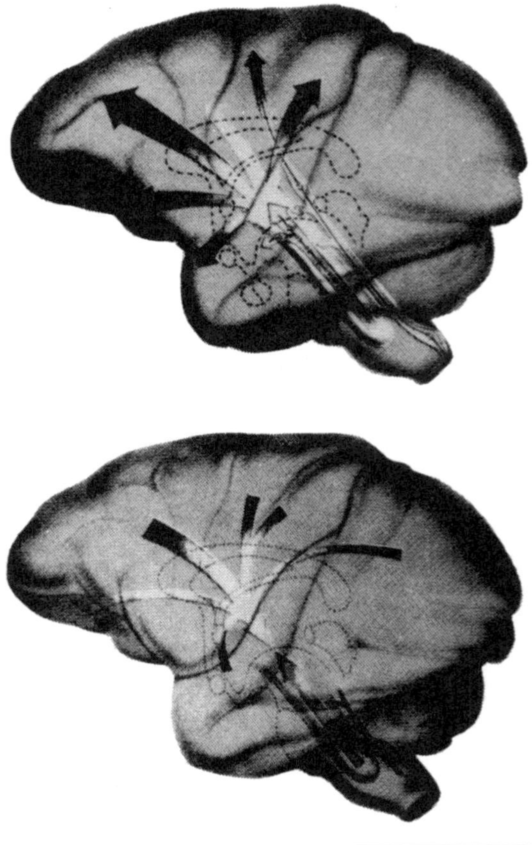

그림 7-23 망상구조. 각성의 단계는 말초감각이나 상위뇌중주의 활동에 의해 영향 받는다.

고정된 통로와 반응들이다. 고양이와 작은 개가 꽤 비슷한 골격과 근육구조를 가지고 있지만, 각각은 이러한 구조물을 각자 개 속이나 고양이과로 명확하게 구분하게 하는 방식으로 움직인다. 비슷한 신체형태가 이렇게 분명하게 다른 스타일로 움직이는 것은 근본적으로는 척수와, 감마운동조절 중추인 뇌의 낡은 "파충류" 부분에서 일어나는 감각정보 통합과 운동명령 구성이 서로 다른 패턴을 가지고 있기 때문에 생기는 결과이다.

인간에게 있어 이 감마계는 한 개체의 운동뉴런의 1/3까지 차지한다. 대부분의 다른 포유류에서는 이 수치가 좀 더 커지는데, 인간과 비교할 때 그들의 피질이 뇌간의 크기에 비해 상대적으로 작기 때문이다.

망상구조

뇌간 부피의 대부분은 *망상구조(reticular formation)*라 불리는 넓은 부분으로 구성되어 있다.

이 구역에서 신경 활동의 상대적인 양은 우리 몸의 정신과 신체의 일반적인 각성 단계에 상응한다. 우리가 깊은 잠에 빠져 있을 때 망상구조에서 측정 가능한 활동은 매우 낮다. 우리가 깨서 정신이 멀쩡할 때, 망상의 활동은 상대적으로 높다. 사실 잠이 들고 깨는 것은 이 구역에서 증가 혹은 감소하는 신경 활동 단계에 의해 시종일관 특징지워지기 때문에, 자는 것은 망상구조의 신경 전달이 급격히 떨어지기 때문에 발생하고, 깨는 것은 이것이 회복되기 때문이라고 할 수 있다.

보통 이러한 활동 단계는 규칙적인 기상과 수면의 순환을 따르지만, 다양한 종류의 조건들이 분명히 영향을 미칠 수 있다. 암페타민 같은 어떤 자극들은 이 구역을 목표로 하여 그 활성을 가속화하여, 기민한 의식 상태와 긴장되고 경련성인 근육을 만들어낸다. 반대로 몇 가지 근이완제, 신경안정제, 우울증 약들은 망상회로에서 일반적인 단계의 활동을 낮추어 용량이 증가함에 따라 이완과 비틀거림, 운동조화의 소실 심지어는 전신적인 마취상태를 야기한다.

70세의 수술 환자에게서, 우리는 이러한 깊은 마취상태에 의해 그가 완전히 무의식적으로 될 뿐만 아니라, 근육이 관절을 지탱하는 능력이 저해되는 것을 관찰하였다. 회복기간 동안 보이는 강직의 단계적인 회복은 그의 망상구조가 정상적인 각성 단계의 활동을 회복하는 것으로, 다시 한번 그의 뇌간, 피질과 모든 근육을 각각 특징적인 수축 강도와 패턴으로 자극하는 것이었다.

기상/수면 주기의 신체적인 필요성과 이런 약들로 예상되는 영향과는 별개로 무엇이 망상구조의 활동에 영향을 미치고, 그 영향의 성질이 무엇이 될지 정확하게 지적하기는 어렵다. 어떤 사람이 잠에 들기 위해 필요로 하는 완벽한 침묵이 다른 사람에게는 수면이 불가능할 정도로 성가실 수 있다. 나의 아버지는 라디오를 켜지 않고는 절대 주무실 수 없으셨으나, 그것이 어렴풋하게 지직거리는 것 때문에 옆 방에 있는 나는 뜬 눈으로 밤을 지새울 수밖에 없었다. 어떤 사람은 여러 잡음에 둘러싸여서도 푹 잘 수 있지만, 누군가는 익숙한 목소리나 심지어는 계단을 오르는 익숙한 발자국 소리에 깰 수도 있다.

분명히 감각 정보의 입력은 우리의 의식적인 각성의 단계에 영향을 주지만, 어떤 종류의 입력이 얼마나 많이, 또한 어떤 종류의 특정 패턴을 야기할 것인지에 대해서는 다양한 개인차가 존재한다. 그리고 과거의 경험, 특별한 교육이나 감정적 반응 같은 변수들이 우리의 마음이나 신체적 상태에 미칠 수 있는 엄청난 영향들에 대해 잠깐 동안만이라도 생각해 본다면, 우리는 실제로 "각성"이 매우 다양한 크기, 모양, 색깔로 다가온다는 것을 알 수 있을 것이다. 멀리서 들려오는 타이어의 급정거 소리로 인해 아이가 길가에서 놀고 있는 걸 알고 있는 엄마는 걱정과 긴장이 뒤섞인 공포를 느끼게 될 것이며, 옆 벙커에서 포탄이 터지더라도 전투의 경험이 많은 병사는 피하지 않을 것이다.

망상구조에서의 활동 단계는 개체의 전신적인 각성상태를 반영한다. 전체 구역의 인위적인 과자극은 사지를 휘두르거나 특정 몸짓의 과장을 일으키지는 않지만, 대신에 신체의 모든 근육의 강직을 동시에 일으킨다.

모든 것은 강하게 잠겨서 자극이 제거될 때까지 움직여지지 않는다. 반대로 전체지역에 도달하는 자극을 차단하면 마취상태의 환자처럼 몸 전체에서 전신적인 근긴장의 소실이 일어난다. 즉 이 구역의 활동이 전체적으로 우리 근육에 어떠한 특정한 몸짓이나 어떤 특정한 자세를 취하라고 명령하지는 않는다는 것이다. 오히려 일상적인 활동은 어떠한 자세나 몸짓이 만들어지던지 이를 지지하고 특징지을 수 있는 전신적인 근긴장 상태, 감각 인식과 정신적인 각성을 제공한다.

망상구조는 "오른팔을 드시오" 라는 명령을 내리진 못하지만, 내가 상황에 대한 반응으로 어떻게 팔을 올리는지를 특징지을 수 있는 긴장하면서 떨거나, 조용히 준비하고 있거나 또는 마지못해 움직이는 모습을 내보이도록 돕는다. 이러한 전신적인 단계의 각성을 특정한 움직임으로 만들기 위해서는 "낡은" 뇌의 다음 단계인, 감마계에서 감각과 운동 조직의 가장 높은 단계인 '기저핵' 이 필요하다.

기저핵

만약 사람이 누워서 잘 때, 빠르고 강한 압력이 그의 발바닥에 전해지면 그는 곧 잠에서 깰 것이다. 이것은 망상구조를 활성화하고, 그 체계를 활동할 수 있는 일반적인 준비상태로 각성시키는 감각자극의 결과이다. 그러나 발바닥에 가해지는 압력이 충분히 빠르고 강하다면 전신적인 각성보다 훨씬 더 구체적인 것이 발생한다. 신체의 근육, 특히 발과 다리의 근육들은, 서있는 자세를 유지하기에 적당한 길이와 긴장도로 수축한다.

이 발바닥에 가해지는 빠른 압력의 감각자극은 사람이 갑자기 발바닥으로 섰을 때 발생하는 자극을 가장하고, 그의 근육계는 일반적으로 그 압력과 관계되는 중력에 반하여 즉시 그리고 무의식적으로 수축하면서 반응한다. 수년간의 서기와 걷기의 경험으로 확립한 패턴에서 그가 나타내는 수축과 강직은 넘어지는 것을 방지하는데 적합하다.

이렇게 고도의 협응성 운동 반응은 단지 "깨우는 것" 과 구별되며, 어떻게 기저핵이 감각자극에 대해 몸의 특정한 근육반응과 조화롭게 작동하기 시작하는지의 실례이다. 만약 내가 빠르게 선다면, 나를 안정시킬 모든 수축을 의식적으로 명령할만한 충분할 시간이 없을 것이다. 어떻게 내 다리는 무엇을 해야 할지 즉시 그리고 정확하게 아는 것일까?

근육 반응의 조화

모든 전신적인 운동은 수백 개의 수축성 운동에 의해 이루어지며, 부드러우면서 조절되는 몸짓을 늘리는데 이바지하기 위해 각각의 운동은 시간의 경과에 따라 조밀하게 배열된다.

이러한 작은 국소수축은 각각의 운동 단위와 접하는 척수 안의 알파운동뉴런을 자극함에 의해 일어난다. 적당한 운동뉴런의 기본적인 선택을 조정하고, 적당한 순서로 자극을 유발하며, 정확한 타이밍을 지시하는 것은 기저핵의 역할로 생각된다.

연하 운동 같은 몇몇 운동의 패턴은 태어날 때 기저핵에서 완전하게 만들어진다. 걷기 같은 다른 것들은 오랜 기간 연습의 결과이다. 이러한 신경절 각각은 모든 전신적인 운동에 특정한 성질을 첨가하며, 이러한 특성은 신경절 중 하나의 활성이 다른 것들과 균형을 맞추지 못할 때 눈에 띄게 결손되거나 과장된다. 몇 가지 예들은 어떻게 각각의 신경절이 성공적으로 조절되는 운동에 그 구성상의 요소를 첨가하는지 보여주는데 도움이 될 것이다.

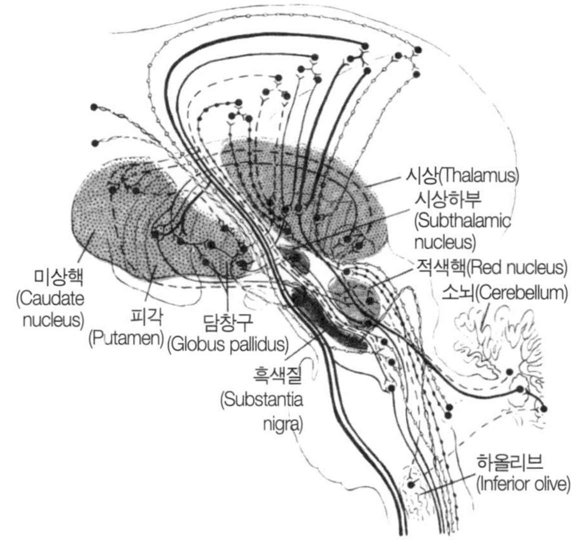

그림 7-24 기저핵을 통하는 경로. 각 신경절 조직은 운동 명령이 최종적으로 근육에서 나타날 때 특별한 성질을 첨가한다.

흑색질

*흑색질*은 특별히 근방추와 건기관으로부터 오는 모든 감각정보의 해석과 조정을 담당하고 있는 신경절이다. 이 정보의 총합은 몸의 근육길이의 변화, 운동이 발생하는 속도, 다루어지는 실제적인 작업 부하를 평가하고 조절하는데 결정적인 역할을 한다.

이것은 우리가 통상적인 감각에서는 느낄 수 없는 감각정보이지만, 그것이 불안정하거나 혼란스러울 땐 운동을 미세하게 조절하는 것이 매우 곤란해진다는 사실을 기억하라. 발걸음이 불안정해지고, 보폭이 부정확하며, 움직임이 갑작스러워진다. 정확한 길이와 속도를 알아내기 위해 사지가 떨리거나 심지어는 심하게 흔들릴 것이다. 이러한 이상현상들은 흑색질이 어떤 방식으로 손상됐을 때 나타나는 증후군인 파킨슨병의 증상이다.

이와 같이 흑색질은 뇌의 전체적인 각성에 모든 방추와 건기관으로부터 오는 특정한 정보를 전달한다. 정확히 어떤 운동단위가 길어지거나 짧아지는 것인가, 길이를 변화시키는 이러한 변화들이 얼마나 빨리 일어나는가, 얼마나 많은 힘이 나타나는 것인가?

담창구

*담창구*에서 모든 감각정보는 걸러지고 선택되므로, 우리는 몸의 다른 부위의 움직임을 지지하기 위해 우리몸의 어떤 부분을 적절하게 지탱할 수 있다.

예를 들어, 손가락이 종이 위에서 연필을 잘 다루기 위해서는 등과 어깨와 팔이 적절하게 수축되어야 한다. 이러한 "고정"의 현상은 담창구에 의하여 조정된 움직임에 첨가된 요소로 보인다. 만일 실험실의 동물에게 담창구을 선택적으로 자극하면, 그 동물은 자극이 일어난 순간에 취하고 있던 바로 그 자세로 고정되며, 그 자극이 사라질 때까지 그 자세에 고정된 채로 유지될 것이다.

이러한 고정의 다양한 변화는 끝이 없으며, 이로 인해 해부학에서 허용되는 어떤 모양으로든 신체의 모든 부분을 수축할 수 있다. 그것 없이, 바이올린 연주자는 악기를 잡을 수 없고, 사수는 총을 고정할 수 없으며, 화가는 캔버스를 칠하기 위해 팔을 편 상태로 유지할 수 없고, 안주인은 주전자에서 커피를 따를 수 없을 것이다.

물론 일반적으로 우리는 가능한 무수한 고정을 계속해서 시도하지는 않는다. 우리의 습관, 직업, 사회적 지위와 일반적인 기질 모두는 우리로 하여금 특정한 고정된 자세를 다른 것보다 선호하도록 부추긴다. 우리 모두에게 있어 자신의 특징적인 자세는 단지 계속해서 되돌아가게 되는 특정한 고정일 뿐이며 이는 우리가 사실 다른 방식으로 설 수도 있다는 생각을 의식적으로 하지 않을 때까지는 그러하다.

수년에 걸쳐 우리 근육계에 개별적인 긴장 패턴을 만들고, 결국에는 제한된 개수의 자세에 더 능률적으로 순응하기 위해 근막의 두께와 뼈의 모양을 바꾸는 것은 바로 이러한 선호되는 고정을 습관적으로 반복하기 때문이다. 우리가 자세성 고정을 고르고, 그에 점점 익숙해질 때, 친밀감이 점차 증가함에 따라 우리는 편안한 감각적이고 심리적인 지지를 받게 되는데, 이는 좋아하는 자켓이나 오래된 친구에게서 받는 것 같은 지속적이고 전형적인 기준이 된다.

실제로 내가 가장 선호하는 고정된 자세는 결과적으로 *내가 하고 있는 어떤 것*이 되지 않고, 대개 내가 어떤 사람인가가 된다. 고정은 우세해지며 이완은 더 어려워진다. 사람, 자세와 관점은 견고하게 함께 결합되며, 불행하게도 세 가지를 모두 제한한다. 그리고 오래된 친한 친구였던 것이 점차 날 괴롭히는 목 주변의 무거운 짐이 될 수 있다. 나는 잠시 동안 나를 편안하게 지지해줬던 자세가 끝임없이 그렇게 될 수 없다는 것을 깨달았다. 끝까지 피로, 통증, 마지막에 기능이상을 만들지 않고 나를 지지해주는 단일한 동작은 사실상 존재하지 않는다. 어떠한 단일 자세로 생기는 불편함에 빠지지 않기 위해서 나는 큰 *레퍼토리(repertoire)*를 가진 고정이 필요하다.

이러한 강력한 고정을 푸는 것은 물론 바디워크의 주요한 업무 중의 하나이다. 다른 자세들을 구체적으로 경험하기 위해 신체에 수기를 적용함으로써, 바디워커는 강직된 근육으로 하여금 실제로 다른 자세가 가능하며, 잠시 동안 다른 근육들이 대신할 수 있으며 이전에 경험했던 제한이 *해부학적인* 것이 아니라는 것을 상기시킬 수 있다. 그리고 이 강직된 근육을 수기치료하는 동안, 고정은 내 손 아래의 조직에 있는 것이 아니라, 내 마음의 무의식적인 과정 안에 깊이 있다는 것을 기억하는 것이 중요하다. 국소적인 조직과의 신체적인 접촉은 단지 새로운 감각 입력을 감각운동과정으로 발생시키는 수단이다. 고정된 자세를 이완시키는 이러한 과정을 조정하는 것은 바로 마음이다.

선조체

담창구가 다양한 신체부분을 특정한 자세로 고정하는 것처럼, 선조체는 틀에 박힌 움직임들을 유발하고 조절한다. 고양이와 강아지와 말과 돼지는 모두 풀을 뜯어먹고 씹으며, 새로운 소리에 귀를 쫑긋 세우고, 여러 가지 걸음걸이로 걷는다. 사람들 역시 각자가 같은 것을 하도록 만들어졌기 때문에 그 특징에 있어서 유사한, 다양한 범위의 틀에 박힌 운동을 공유한다.

게다가, 우리는 개와 고양이가 앉고, 걷고, 마시고, 뛰고, 털을 정돈하는 것 같은 매우 비슷한 행동들을 함에도 불구하고, 각자가 그러한 행동들을 각각 개속과 고양이과의 방식으로 수행한다는 것을 이미 알고 있다. 모든 종은 삶에서 일반적으로 해야 하는 일을 작업하는 방식과 그에 특별한 운동 방식을 갖고 있다. 좋은 마임은 "고양이"나 "쥐", "말"이나 "원숭이"를 이 동물들의 *운동 방식*을 짧게 흉내냄으로써 정교한 의상을 입는 것만큼이나 효과적으로 묘사할 수 있다. 이것들 역시 틀에 박힌 움직임이다.

선조체는 다양한 범위의 이러한 움직임을 조절하는 것으로 보이는데, 이들은 공통적인 유용성을 가지는 움직임, 지속적으로 우리의 균형을 바로잡는 움직임, 사지의 사용을 필수적으로 동반하며 동시에 일어나는 배경 같은 동작인 움직임, 성적인 각성, 온순, 두려움, 분노나 방어같이 기본적인 소통을 만들어내는 움직임들이다. 고정된 자세처럼, 틀에 박힌 움직임으로 구성된 레퍼토리와 모든 움직임들이 일어나는 틀에 박힌 방식 두 가지 모두는 강박, 훈련, 직업적 요구, 성향에 의해 만들어진 습관적인 선호도를 분명하게 나타낼 것이다.

그리고 만성적인 고정처럼, 오랜 기간의 반복에 의해 내가 어떻게 그것을 하는지와 내가 누군인지를 혼동하는 경향이 존재한다. 내가 하는 가장 일반적인 움직임은 나의 주의집중이 어디든 자유롭게 쏠리게 하기 위해 무의식적인 마음에 의해 조절되도록 만들어졌으며, 틀에 박힌 행동 그 이상의 것이다. 그들은 죄수복이 되며, 나는 내 자신을 보호하면서도 해방시킬 것으로 생각되는 바로 그 무의식적인 과정의 포로인 나 자신을 발견하게 된다. 제한된 신경근육 패턴으로부터 개인을 자유롭게 하는 작업 이면에서 개개인에게 동등하게 가능한 여러 가지 움직임에 대한 감각을 재확립하는 것은 매우 중요하다.

긴장도 조절

두 가지 주요한 반사궁인 방추와 골지는 신경계가 우리 몸에서 적절한 수준의 근긴장도를 유지 및 조절하게 하는 매우 복잡한 작용을 위해 사용하는 주요한 감각장치이다.

> 통상적인 근육 긴장도는 단순 신장반사에 의해 좌우되는데, 이를 통해 매우 경미한 근육 신장에 의해 자극된 근육의 감각말단은 근육긴장도를 증가시키는 분절적인 반사를 일으킨다.

연관된 반사궁이 알파운동뉴런과 그 운동단위를 자극하는 경향성을 가진 근방추는 그 반사궁이 동일한 알파뉴런과 운동단위를 억제하는 경향이 있는 골지건기관에 의해 보완된다. 이 둘 사이에서 일어서거나, 책을 들거나, 컵을 잡기 위하여 협소한 장력의 범위 안에서 적절한 양으로 활성화된 근섬유를 유지하는 알파신경의 자극과 억제가 나타나게 된다.

지금 이 정밀함을 유지하기 위한 문제는 너무나 복잡한 일인데, 그 이유는 몸에 관찰해야 할 세포가 너무 많은 것뿐만 아니라, 적당한 근 긴장도는 많은 다른 일들도 해내야 하기 때문이다. 모든 근육 활동을 적당하게 수행하기 위해서는 근육계의 여러 부분에서 다양한 긴장도를 이리저리 빠르게 변화시킬 수 있어야 한다.

우선 장기가 내려앉거나 관절에서 탈구가 일어나지 않게 하기 위해서 근육 세포의 긴장도는 골격을 지지한다. *근긴장도(tone)*는 결합조직이나 뼈만큼 내가 가진 기본적인 구조적 형태와 완전함에 기여한다. 둘째로, 근긴장도는 그 자신의 안정성을 바탕으로 하여 호흡 시의 지속적이며 주기적인 확장과 수축을 첨가해야 한다. 셋째로, 이것은 눕기, 앉기, 일어서기 등의 여러 자세에서도 내가 가진 전반적인 구조물을 지탱해야 한다. 마지막으로 나의 안정성, 몸의 자세, 주기적인 호흡작용에 더하여 우아하고 의도적인 행동들을 하기 위해 몸의 어느 부분에서라도 전체와 관계하면서 수축과 이완을 할 수 있어야 하고, 이를 동시에 그리고 눈 깜짝할 사이에 할 수 있어야 한다.

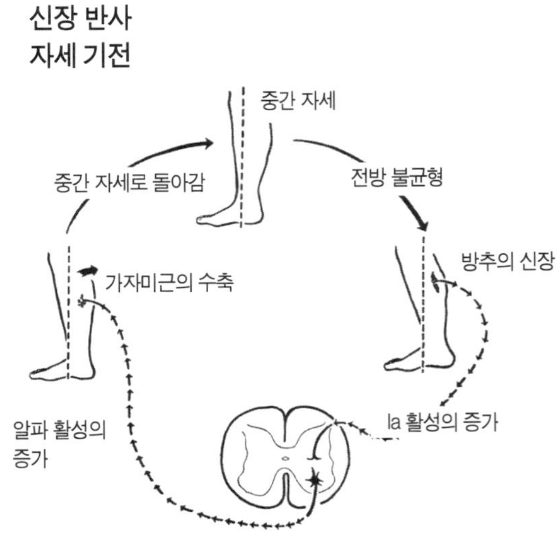

그림 7-25 기본적인 자세 긴장을 조절하는 단순 신장반사의 사용

우리 신경계의 그렇게 많은 부분이 지속적으로 이러한 긴장의 유지와 적응을 조절하는데 관여한다는 것은 그다지 놀라운 일이 아니다. 방추세포의 전체적인 체계는 수축성 부분과 고리나선형 수용체, 골지건기관, 반사궁, 척주의 개재회로의 대부분, 그리고 망상구조와 기저핵을 포함하여 우리 뇌의 가장 낡은 부분의 대부분이 함께 이러한 복잡한 현상을 조정하는 일을 한다. 근간을 이루고 있는 긴장도의 변화하는 수치를 지속적으로 관찰하기 위하여 그리고 자유롭게 사용할 수 있는 안정적이면서도 유연한 골격구조를 제공하기 위하여, 말하자면 우리는 우리의 뇌 안에 뇌를, 우리의 근육계 안에 근육계를 가지고 있다.

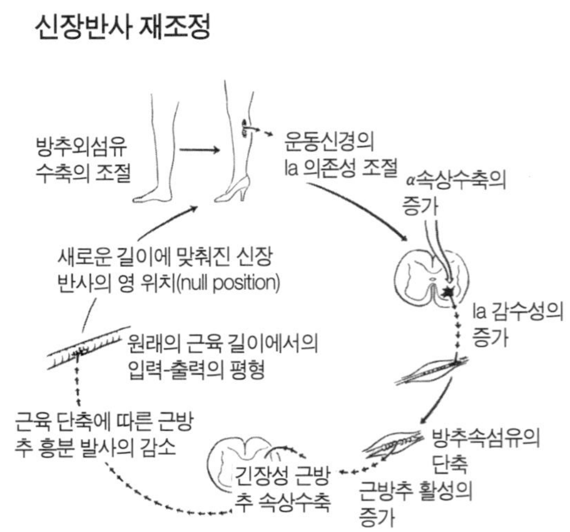

그림 7-26 자세 긴장을 조절하는 신장반사는 새로운 환경에 적응하도록 재조정될 수 있다. 그러나 만약 심하게 굳어져, 오랜 기간 동안 유지된 상태는 재조정에 저항하는 자세성, 긴장성 습관이 된다. 이것은 간단한 자세 변이가 종국적으로는 어떻게 근육계에서 제한을 만들고 보상을 강요하게 되는지를 보여준다.

의식적인 상태 아래에서 이러한 요소와 과정들이 제어되는 것이 놀라운 일은 아니다. 만약 그렇지 않다면 물잔을 가지러 방을 가로질러 가기 위해서는 의식적인 인식 내에서 이끌어 낼 수 있는 것보다 더 다양하고 섬세한 주의가 필요할 것이다.

오래된 뇌가 그보다 더 낡은 척수와 함께 이러한 과업의 대부분을 할당 받는다. 그것들은 오랜 세대에 걸쳐 문제를 해결하고, 해결책을 개선해왔기 때문이다. 셀 수 없이 많은 시행착오로 인하여 기초적인 생명유지를 담당하는 근긴장도를 자동적으로 처리하는 지속적인 운동회로와 감각상의 피드백고리가 유전적으로 확립되었다. 단단한 구조와 자세, 호흡주기, 삼킴, 배설, 잡기, 저항, 시선 따라가기 같은 모든 이런 손상되지 않으면서도 매우 기능적인 활동들 및 그 이상의 것들은 신생아일 때에, 우리 조상들의 발달의 유산으로서 우리 모두에게 부여된다.

수백 수천 세대에 걸친 진화로 중력의 당김에 대항하여 관절을 유지하고 구조를 지지하기 위해 필요한 근육길이와 긴장도가 확립되었다. 이러한 정보는 뇌간, 구체적으로 기저핵에서 몇 가지 형태로 저장되어, 한 세대에서 다음 세대로 유전적으로 전달되는 것처럼 보인다. 한 개체의 전체 감마운동계는 근방추의 길이를 적절하게 조정하기 위해 이 정보를 사용하는데, 반사궁을 통해 골격근의 긴장과 길이를 조절한다.

감각적으로 알아내기

고리나선형 수용체와 건기관의 감각은 근육 긴장도를 조절하고 발휘하는 과정에서 매우 중심적인 역할을 한다. 이 기관은 길이와 강도에 대한 "느낌"을 수립하며, 이 *느낌*은 감마운동계, 반사궁, 알파 골격계에 의해 유지된다. 알파와 감마 양쪽 모두의 근세포는 대부분의 "느낌"들이 의식적인 인식에 도달하건 그렇지 않건 간에 그들이 작동할 때 마음에 의해 계속적으로 *느껴진다*. 기본적인 구조적 안정성이라는 요구와 자유로운 움직임이라는 요구를 성공적으로 결합하기 위해 필요한 지속적인 정보를 중추신경계에 제공하는 것은 일차적으로는 바로 이 근육적인 느낌들이다.

만약 내가 옆으로 팔을 들어올리는 것 같은 모든 단순한 행위마저도 몸에 있는 근육 세포 대부분의 길이와 긴장도를 바꾼다는 것을 기억한다면 우리는 이러한 구조와 유연성의 유지를 위해 요구되는 정교함을 알 수 있다. 만약 그 사람이 쭉 뻗은 팔 방향으로 기울어지지 않고 싶다면 발, 다리, 엉덩이, 등, 목과 반대쪽 팔 모두는 팔을 든다는 "독립적인" 운동에 의해 야기된, 새롭게 분배된 균형에 참여해야만 한다.

앉기, 바로 서기, 균형잡힌 걸음걸이로 걷는 방법을 배우는 모든 아이들이 경험하는 어려움들은 균형과 긴장도의 변화에서 우리에게 요구되는 복잡성을 증명한다. 전체 근육계는 신체 모든 부분에서의 움직임에 참여하는 것을 배워야만 한다. 그리고 이렇게 함으로써 전체 근육계는 자신의 활동을 충분히 그러면서 아주 세부적으로 *느껴야만* 한다. 충분한 자세와 움직임은 감각성 자기인식에서 가장 중요한 부분 중 하나이다. 바디워크의 목적은 이러한 인식을 고양하고 집중시키는 것이다.

시행착오를 경험하고 서기나 걷기 같은 기본적인 기술에 사용되는 근섬유 모두에서 정확한 길이 및 긴장도 그리고 길이와 긴장도의 *변화*를 설정하는 것은 이러한 초기운동 훈련 과정에서 아이들이 해내야하는 과제이다. 이것은 학습된 반사반응이 우리의 내재된 반사반응에 첨가되는 것과 같이, 기저핵과 감마운동계의 교육과정이다. 방추섬유의 길이와 비율은 요구되는 운동에 대해 경험이 적절하다고 결정한 정도로 설정되고, 방추와 골지의 감각근육 반사궁은 알파운동계에 명령을 하고, 따라서 골격근은 이전의 시행착오에 의해 감마계에 설정된 설명서에 따라 정확하게 반응한다.

그리고 이러한 연쇄적인 사건들은 실제로 움직이는 사지뿐만 아니라 어떤 방식으로든 수축하거나 이동하거나 보상해야만 하는 근육조직의 다른 모든 부분에 있어서도 해당된다. 이러한 복잡한 과정 속에서, 반복적인 노력을 함에 따라 아이들은 점점 더 일관성 있고 예측 가능한 *감각적인 신호*를 따르게 된다.

새로운 것에 오래된 것을 더함

사실 우리 근육 반응의 대부분은 자동적이어야 한다. 우리는 태어났을 때 관절을 튼튼하게 유지하거나 혹은 숨을 쉬거나 삼키거나, 배설하거나, 자극에 의한 고통으로부터 피하는 것을 연습할 시간이 없었다. 그리고 우리가 이러한 활동들을 할 수 있도록 빨리 준비되지 않으면 우리는 죽게 될 것이다. 우리가 발달 과정에서 어떠한 것과 관련되더라도 우리는 이러한 활동을 *계속해야만* 한다.

허탈, 탈구, 산소부족, 목마름, 배고픔, 방광이나 대장이 가득참 등의 감각 신호에 반응하는 근조직 운동의 기초적인 생명유지 패턴은 이미 우리가 태어나기 전에 확립되어, 신경계의 무의식적이며 낡은 부분인 척수와 기저핵 속으로 프로그램화된다.

그러나 인간 개체로서 수반되는 발달은 대개 자발적이며 선택의 문제인, 자동적이지 않은 근육 반응에 크게 의존한다. 인간에 대하여 놀라운 것 한 가지는 그들은 유전적으로 부여된 반사반응의 레퍼토리에 한정되지 *않는다*는 것이다. 우리는 근육 사용에 있어서 거의 한계가 없는 다양성을 자유롭게 추가할 수 있다.

이러한 부가적인 기술을 위한 근육 수축의 패턴은 유전적으로 부여된 것이 아니다. 이것들은 습득되어야만 한다. 실험, 시행착오, 의식적인 반복, 피땀 어린 개량의 산출물이다. 이것들은 종종 어떠한 특별한 생존재가치도 갖고 있지 않다. 사실 이러한 기술의 몇몇을 포함하는 습득 과정은 매우 위험할 수 있고, 상황으로부터 물러나게 하는 보호성의 반사를 실제적으로 극복해야만 한다. 이러한 유형의 기술은 무의식적인 유전자로부터 나오는 것이 아니라 우리의 호기심, 상상, 의식상의 욕망에서 나온다. 그것들이 초기에 생성되는 신경학적인 활동 무대는 낡은 파충류의 뇌가 아니라 새로운 피질이다.

낡은 뇌와 새로운 뇌는 모두 근육의 움직임을 시작할 수 있다. 피질은 알파 뉴런과 연관된 골격근 섬유를 직접적으로 자극하고, 뇌간은 감마섬유의 길이를 조절하고 동일한 골격근을 자극하는 방추반사궁인 감마고리에 의존하는 간접 경로를 통한다. 이 두 제어 기관은 기원이나 신경학적인 조직에 있어서 매우 다르다. 그리고 그들로부터 오는 운동명령의 특성은 이러한 차이를 반영한다. 그들은 인간 행위에 있어서 상충된다고 말할 수는 없지만 상호보완적인 두 가지의 경향성을 관장한다고 말할 수 있다.

보수성 대 급진성의 실험

낡은 조절 중추는 기본적으로 작용에 있어서 보수적이다. 이것은 개체와 종 모두에게서 생존 가치를 가진다는 것이 증명된 행동의 요소들을 보존하고 영속시킨다. 이것의 특징은 강제인 반사 반응과 정형화된 움직임이다. 만약 우리가 개인적인 경험이 제한된 상황에 남겨졌을 때, 빠르게 포기할 수도 있는 문제들 사이에서 우리를 잡아 이끄는 것은 우리 조상들로부터 내려온 세포상의 지혜이다. 일정하게 기본적인 근긴장을 유지하고, 우리 구조를 온전하게 유지하며, 우리가 취하는 모든 자세와 몸짓의 바탕이 되는 다양한 종류의 고정과 정형화된 움직임을 조화시키는 것이 바로 근육적인 노력의 근원이다. 그로 인해 고양이는 항상 고양이 같이 행동하고, 개는 항상 개처럼 행동하게 되는 것이다.

다른 한편으로 새로운 피질 조절 중추의 경향성은 철저히 실험적이다. 항상 신기함과 다양성에 매혹되고, 불안정적이고 탐구적인 면이 있는 의식상의 주의집중은 이쪽저쪽으로 우리를 잡아당긴다. 우리는 새로운 실험을 탐구하고, 새로운 음식을 시도하며, 새로운 기술을 습득하고, 새로운 방식의 행동을 채택한다. 오래된 한계는 도전받고 극복되며, 오래된 반사는 조절되거나 또는 소멸되기까지 한다. 새로운 반응은 계발되고, 그것들은 계속적으로 새로운 탐험, 새로운 진기함, 새로운 기술, 이전의 제한에 대한 초월로 나아간다.

"유효성이 증명된" 것을 확실하게 고집하는 보수적인 욕망에 더해서, 우리는 또한 "새로운 것을 시도하려는" 욕망이 있다. 안정적인 습관에 의해 삶을 유지하려는 강한 경향성에 더해서, 그러한 습관들을 버리고 삶을 더 재미있고, 흥미롭게 만들려는 또 다른 강한 경향성이 존재한다.

위험들

이 두 가지 경향 모두에는 숨어있는 위험이 있다. 유효성이 증명된 것과 달리, 새로운 상황 그리고 새로운 행위들은 예측할 수 없는 영향을 가질 수 있다. 종종 신기함을 가지고 첫 번째로 실험을 시도하는 경우에는 값비싼 대가를 치를 수 있거나 재앙이 될 수도 있다. 다른 한편으로 보수적인 경향에 대하여 지나치게 집착하는 경우에도 역시 재앙이 있을 수 있다. 자연사 박물관은 변화하거나 적응하지 못해서 소멸된 종의 유물로 가득 차 있다.

낡은 뇌간에 비해 상대적으로 큰 새로운 피질의 크기를 고려해 볼 때, 다른 어떤 동물들에 비해 인간은 독보적이다. 이것이 바로 우리가 다양한 태도와 행동 패턴을 자유롭게 선택하거나 거부하는 이유이다. 이것이 또한 왜 사람이 다른 동물들에 비해 자기 종에 대해 의견이 다르거나, 신경증적이며, 정신이상적이고, 자포자기적이 될 가능성을 가지고 있는 종인지에 대한 이유이다.

이상적으로, 보수주의와 자유로운 실험의 조화로운 결합은 삶을 발육하고 개선하는 동시에 삶을 보존하기 위해 필요한 균형을 제공하게 된다. 그러나 이 둘 사이의 잠재적인 충돌은 종종 극단적으로 불편한 상황, 심지어는 치명적인 상황을 일으킨다. 어떤 종도 자기 자신을 수많은 적대적인 환경에 적응시키거나, 많은 기술을 발달시키거나, 개체간에서 심한 차이를 만들지 않았다. 다른 어떤 종도 자신의 환경, 건강, 미래와의 관계를 심하게 손상시키는 여러 행위에 빠지지는 않았다.

획득 반사

우리가 살아가는 동안, 우리는 신기함에 대한 호기심과 관심으로 인해 새로운 행동과 그 행동을 하는 새로운 방법을 찾게 된다. 우리는 숨쉬기, 삼키기, 빨아들이기, 배설하기, 혹은 고통스런 자극으로부터의 회피 같은 생존을 보장하는데 도움이 될 수 있는 몇 가지의 행동을 저장된 형태로 태어날 때부터 갖고 있다. 그리고 우리는 아주 빠르게 자신의 운동기술을 확장시키기 시작하여 태어나면서 지닌 것보다 훨씬 많은 행위를 배우게 된다. 그리고 이 과정에서 주목할 것 중의 하나는, 우리가 배우는 것들이 이러한 원시 반사만큼이나 꽤 자동적이고 일관된 경향이 있다는 것이다. 나는 씹거나 삼키는 것처럼 현재 어떠한 행동을 한다는 것을 의식하지 않고 걷거나 차를 운전할 수 있다.

거장 음악가는 그의 악기를 고도의 익숙함과 무의식적인 편안함을 가지고 연주하는데, 이와 같은 것을 우리는 "제2의 본성" 이라고 부른다.

반복

자동성과 규칙성이라는 측면에서 나의 원시 반사를 점점 닮아가게 되는 것은 바로 내가 반복에 반복을 여러 번 거듭하게 되는 이러한 행동들이다. 결국 원시 반사를 조절하는 뇌 속의 유전적 패턴을 생산하는 것은 바로 수백만 세대에 걸친 무수한 반복에 의한 것이다. 그리고 나의 일생 동안 배우게 되는 많은 기술과 반사 패턴을 생산 해내는 것은 비록 일부분이긴 하지만 동일한 유형의 반복을 융합함에 의해서이다. 그리고 내가 특정한 행동을 특정한 방법으로 하게 될수록, 그 행동은 더 예측가능해지고 안정적이게 된다. 이런 방법으로 내가 계속하는 모든 새로운 행동들은 종국에는 습관이 되며, 모든 성공적인 실험들은 보수적인 방향으로 나아가는 경향이 있다.

아무도 이것이 어떻게 일어나는지 정확하게 설명할 수 없었다. 하지만 이러한 과정은 실제로 학습되는 모든 기술에 적용되는 원리이다. 나는 이전에 전혀 해보지 않은 것을 해보고 싶은 의식적인 욕망을 가지고 어떤 것을 하기 시작한다. 나의 의식적인 시각, 청각, 촉각이 수많은 시도에서 착오와 정확성을 알려주는 동시에, 내 운동피질의 의식상의 운동기능은 최초의 어색한 시도들을 - 대개는 직접적인 신경 경로를 통해 - 지원하도록 명령한다. 충분한 시도 후, 성공적인 반복을 알리는 특정한 감각들을 나의 행동이 계속해서 만들기 시작할 때까지 이러한 의식상의 감각들은 나의 의식상의 운동 명령을 이끈다. 나는 요구되는 운동에 대한 "느낌을 받게 된다". 한번 이러한 현상이 일어나면, 나의 속도와 정확성은 아주 빠르게 증가하기 시작한다.

결국, 만약 내가 계속해서 충분히 연습을 했다면, 새로운 활동에 대한 의식상의 "느낌"은 점점 원하는 결과를 얻기 위해 요구되는 특정한 근육의 길이, 변화 속도, 긴장도로 변형되게 된다. 이러한 점에서 나의 새로운 기술에 대한 조절 능력은 새로운 단계의 세밀함에 도달하게 되고, 근육방추, 골지건기관, 그것들의 반사궁, 최종적으로 기저핵까지의 전체 감마운동계를 포함하는 복합신경 경로를 능숙하게 조절하게 됨으로써 이전에 나를 이끌던 의식적인 감각 단서와 운동 명령들에 도움을 주게 된다.

그리고 동시에, 이러한 새로운 기술은 몇 가지 점에서 내재된 반사를 닮아가기 시작한다. 이것을 지시하는 감각과 운동 암호는 뇌의 낡은 부분인 무의식 중추가 점점 담당하게 되고, 행동을 반복하는 부분에는 점점 의식적인 경계가 덜 요구된다.

연습과 세밀함의 정도에 따라 이러한 닮음은 심화된다. 학습된 운동패턴은 깊이 배어들게 되어, 그들의 방식대로 시작하게 하고 이끌기 위해 의식적인 명령은 거의 필요치 않게 된다. 실제로 한 노련한 타이피스트는 동일한 일련의 문자를 "생각하는" 것보다 물리적으로 더 빨리 타자를 칠 수 있다. 나는 적당한 자극이 나타날 때 반응하지 않는 것이 불가능한 정도의 반응을 개발할 수 있다.

그리고 나는 그러한 반응에 필요한 근육의 길이와 긴장의 부하가 내 "표준"이 될 정도까지 내 기술을 발전시킬 수 있다. 그리고 그들은 오래 전에 확립된 숨쉬기, 삼키기, 배출하기를 포함하여 내가 다른 모든 것들을 실행하는 방식을 조절하기 시작한다.

버릇이 되기

아마도 피질이 물리적으로 뇌간에 위치하기 때문에, 또 우리가 의식적인 경험은 가시적인 물체의 표면과 연관시키고 무의식적인 경험은 숨겨진 내부와 연관시키기 때문에, 기술을 개발하는 과정에 잘 들어맞는 은유적인 표현은 어떤 단계에서 더 "깊은" 단계로 "가라앉음" 이나 "떨어짐" 이 된다.

실제로 학습 반응의 초기 단계는 의식상의 마음에 의해 지시를 받으며, 감각 피질과 운동 피질에 더 많이 관계된 것처럼 보인다. 반면에 후기 단계는 무의식적인 반응들이 뇌간에서의 유전된 활동 패턴과 연관되어 고정되고 자동적인 특성들이 나타난다. 그러므로 학습된 활동에 대한 명백한 "조절 중추"는 우리가 그것을 반복할수록 글자 그대로 더 깊은 곳에 있는 신경의 지층으로 "떨어지게 된다".

의심할 여지없이 우리는 지금 지나치게 단순화하는 위험성이 있다. 아마도 어떤 기술은 발달 과정의 모든 단계에서 뇌의 모든 부분으로부터 동시적인 행위들을 필요로 하기 때문에 "더 낮은 단계로 가라앉는" 특정 "조절 중추"의 개념은 실제 사실에 있어 문제가 있게 된다. 우리는 이러한 방식으로 그것을 정확하게 시각화하는 과정에 대해 충분히 알지는 못한다. 그럼에도 불구하고 우리 모두는 처음에는 생소했던 새로운 기술들이 "익숙하게 되고", 습관이 "굳어져" 조건반사가 되어 우리가 태어나면서부터 갖게 된 반사와 몇 가지 점에서 유사하게 된다.

아기와 망아지

망아지와 아기의 운동발달에서의 차이점은 새로운 행위가 획득반사로 바뀌는 과정에서 나타나는 몇 가지 결과들을 우리에게 제시한다. 망아지는 고도로 발달된 뇌간에 그 일생 내내 거의 변함없이 사용할 수 있는 운동 패턴을 가지고 태어난다. 수시간 내에 설수 있고, 걷고 달리게 되며, 우아한 기품과 힘이 느는 것과는 별도로, 이런 패턴은 망아지가 자람에 따라 그다지 변하지 않는다. 태어나자마자 망아지는 성숙한 말과 같은 능력을 만끽하게 된다.

반면에 사람의 유아는 태어나면서부터 가지게 되는 능력이 매우 딱할 정도이다. 기저핵에 확립된 감각운동 패턴은 망아지보다 더 적으며, 초기의 노력은 걷거나 뛰는 것은 물론 앉고 서기에도 너무나 불충분하다. 사람은 뒤집고 흔들고 기고 잡아당기고 아장아장 걷는데 수년이 소요되며, 말이 태어난 지 하루 만에 보여주는 조절능력을 보여주는데 수년이 걸린다.

사람은 반사가 감각운동계에 배어들기 전까지는 종합적인 운동, 오랜 기간 동안의 시행착오, 부분적인 성공의 끝없는 반복과 관계된 반사를 습득해야만 한다. 왜냐하면 내가 어떻게 서고 걸을 것인가 하는 것을 결정하는 것은 단지 우리 조상으로부터의 복합적인 지혜만이 아니며 내가 학습하는 동안 내가 가지는 모든 사고, 행복과 상처, 개인적인 태도와 감정, 모든 생각과 경험 역시 움직임의 패턴을 발달시키는 일부분이 된다는 것이 사실이기 때문이다. 결과적으로 내 운동 패턴은 내 독특한 경험의 조합에 의해 개별화된다. 망아지와는 달리 남들과 똑같은 방식으로 걸음을 배우는 사람은 없다. 어떤 아이는 필요한 힘과 균형을 기르는데 많은 노력과 오랜 시간이 걸릴지 모른다. 다른 아이는 초기 학습기에 너무나 빠르게 코치를 받는 바람에 기초적인 것들을 숙달할 적절한 기회를 가질 수 없을 수도 있다. 어떤 아이는 다리 사이에 큼직한 기저귀를 찬 채로 항상 연습할 수도 있고, 다른 아이는 모험을 하려 할 때마다 "안 돼"라는 고함소리를 들으며 붙잡힐지도 모른다. 한두 군데 상처를 입는 것은 걷는 것을 배우는 동안 반드시 일어날 수 있고 이것은 성장 과정을 지체시키거나 상처가 치유되는 동안 여러 가지의 보상을 나타낼 수도 있다. 보조기를 처방할 수도 있겠지만 이는 아이의 성장과 훈련을 완전히 가로막게 된다.

다시 말해, 인간은 걸음을 배우는 시기에 수많은 다양한 격려와 퇴보를 반복하고, 이 모두는 걸음 습관에 영향을 미친다. 우리가 망아지의 빠른 걸음이나 말의 힘과 기품 있는 걸음을 찬미하는 것은 이상한 일이 아니다. 우리들 중 누구도 그렇게 빨리 달리기를 시작하지 못하며 우리들 중 그렇게 쉽고 깔끔한 스타일로 달릴 수 있는 사람은 거의 없다.

그러나 이 더 길고 힘든 운동 학습의 과정이 인간에게 불리한 것만은 아니다. 그것은 오래 걸리지만 우리는 그것을 극대화할 기회가 있는 것이다. 망아지가 서고 걷고 달리는 것을 빨리 배우는 까닭은 이러한 움직임들에 대한 신경 자극 패턴이 신경계에 영구적으로 고정되어 있기 때문이다. 그것은 이러한 일들을 즉시 아주 훌륭하게 할 수 있지만, 결코 그러한 일들을 크게 바뀌게 하거나 몇 가지 이상의 변화를 가할 수 없다.

하지만 인간은 긴 학습 기간 동안 내재된 패턴이 아니라 자발적인 시행착오에 의해 지배되며, 개인적인 경험과 변화의 기회가 많이 있다. 우리의 패턴이 고정되어 있지 않기 때문에, 우리는 수많은 새로운 움직임과 개인적인 스타일을 개발할 수 있는 방법을 가진 것이다. 말은 춤을 추거나 스케이트를 탈수 없고 간단한 동작을 배우는 데에만 수년이 걸린다. 유명한 리페자너(Lipizzaners)는 훌륭한 *말*일지는 모르나 그것들은 곡예나 무용에서 *인간* 수준의 기술을 따라올 수 없다. 가장 영리한 말이라도 정신을 잃게 되는 한발로 서기, 사다리 올라가기, 줄넘기, 좁은 널빤지 위로 걷기, 간단한 적응이 종국에는 우리 대부분에게 어렵지 않다는 생각을 하면 우리들 중 걷는데 상대적으로 어색한 이들도 자신감을 가질 수 있다.

개인의 정형성

신경계가 진화하는 동안 피질이 점점 커지면서, 대뇌화의 과정은 점점 감각 분석, 의사결정, 운동 명령을 점점 더 새로우면서 의식적인 그리고 더 유연한 영역으로 진행해왔다. 개구리의 시각덮개(visual tectum)와 같이, 낡고 깊은 뇌의 구조물들은 다양한 기능을 가진 내재성 반사 조절을 점차 포기했으며, 더욱 정교하게 되면서 더 복잡한 피질 구조에서는 더 광범위한 변화와 더욱 의식적인 선택이 가능해졌다.

그러나 우리는 아직 전형적인 행동을 제거하지 못했다. 오히려, 우리는 한 종류의 정형성을 다른 것과 교환하고 있다. 우리 모두는 뇌간에서 유전적으로 고정된 신경 패턴에 의해 만들어진, 비교적 소수의 *의무적인* 정형성을 가지고 삶을 시작한다. 수천년 동안 망아지 같은 동물들에서 자연적 선택이나 유전에 의해 결정된 이러한 종 특유의 정형성은 특정 경험, 선택, 종내 새로운 개체들의 연습에 의해 인간에게 확립된, 좀 더 고차원적인 개인화된 정형들로 대체되었다.

피질의 급성장과 동시에 일어난 대뇌화는 단일 종의 행위에서 무한한 변화를 이끌어냈다. 이것은 실제로 인간이 다른 생물체에 비해 훨씬 많이 누리는 이점으로써 수수께끼라고 할 수 있다. 우리는 아무리 많은 새로운 기술도 익힐 수 있고, 필요에 따라 아주 빠르게 행동을 변경할 수도 있다. 한마디로 우리는 태어날 때 *주어지지* 않은 모든 것들을 배울 수 있다. 그리고 행위의 패턴을 고려할 때, 모든 인간은 대개 독자적으로 인간 종족이 될 수 있다.

한계

한계를 깨닫는 것은 우리에게 아주 중요하다. 그러나 이 대단한 자유가 내가 원하는 모든 것을 언제든 원하는 시간에 할 수 있다라는 의미로 확장될 수는 없다. 행동, 일관성 및 능력의 안정된 패턴은 종 또는 개체의 발달 과정에서 특정 행위의 반복에 의해서 형성된다. 그리고 행동이 더 안정화될수록 - 종 혹은 개인에게 있어 - 그것을 바꾸거나 멈추는 것은 점차 더 어려워진다.

타고난 습관이나 필수적인 반사는 공통점을 갖고 있다. 충분히 반복되는 어떠한 새로움도 정형이 될 수 있다. 모든 급진적인 실험은 이후의 선택과 발달로 이끄는 보수적인 규범을 향해 나아가는 경향이 있다. 기술의 조절에 기저핵, 감마수용체와 근방추를 개재시키기 전까지는, 연습하고 반복하면서, 나는 좀 더 깊은 연상을 수반한다. 그 다음에 나는 상당한 정도의 자동적이면서 무의식적으로 시작되고 지시되는 행동인 획득 반사를 가지게 된다.

바꿔 말하면, 나는 생물학적 조상들의 제한된 고착상태에서 벗어났다. 그러나 나는 습관에서 피할 수는 없다. 나는 자유로이 새로운 안정된 패턴을 만들 수는 있지만 그것이 한 번 정착되면 손쉽게 없애기는 어렵다.

실험은 몸짓이 되고, 몸짓은 태도가 된다. 그리고 태도는 구조가 된다. 이것들은 내가 결정을 하거나 발전을 추구하기 위해서 마음속에 잘 새겨야 하는 것들이다.

습관적인 자세와 획득 반사 반응에서, 바디워크는 운동 학습을 포함한 다른 요소들에 매우 귀중한 것을 추가할 수 있다.

왜냐하면 이것은 개인의 인식을 그의 현재 상태를 정의하는 감각 정보에 집중시킬 수 있고, 또한 실험, 연습, 습관과 관계된 선택을 하는데 있어 좀더 예리한 자각을 할 수 있게 이끌어 줄 수 있기 때문이다. 촉각의 탐구는 역효과성 반응과, 악순환에서 벗어나도록 이끌어 줄 활동을 암시하는 실마리를 제공할 수 있다.

위험

나의 가장 간단한 움직임을 이루는 요소조차 매우 다양하고 복잡하기 때문에 그들을 정확하게 조정하기 위해서는 대부분 선천 또는 획득된 반사 작용에 의지해야만 한다. 목적에 맞는 움직임이 부드럽게 진행되게 하기 위해서 반사를 조화시키고, 그들의 순서를 배열하고, 타이밍을 조절하는 역할을 근본적으로 책임지는 것은 바로 기저핵 조직이다. 이러한 조직화 패턴은 감마 운동 뉴런을 자극하는데, 방추에서 방추내섬유를 활성화하여 그들을 정확한 길이로 고정하거나 정확한 비율로 그 길이를 변화시킨다. 반대로 작은 방추근섬유의 비교적 약한 자극은 고리나선형 감각 요소를 신장하게 하거나 줄어들게 하는데, 고리나선형 감각요소의 척수 반사궁은 더 크고 강한 알파근육세포가 그들의 행동을 정확하게 흉내내도록 자극하여 사지에서 요구되는 패턴화된 움직임을 만들게 한다.

이 감각운동, 알파 - 감마 피드백 네트워크의 복잡함과 정교함에 감탄하면서, 우리는 또한 그것을 매우 유용하게 만드는 특징이 또한 그것을 오용하게 하는 특징이라는 것도 알아야만 한다. 그것은 대개 완전히 무의식적인 부분이다. 만약 이러한 무수한 사건들이 무의식적인 단계에서 진행되지 않는다면, 우리는 다른 어떤 것도 생각할 시간이 없을 것이고, 의식적인 조정으로는 결코 어떤 방법으로든 우리의 반사의 속도와 예민함에 미칠 수 없을 것이다. 그러나 이 이점에는 내재된 위험성이 있다. 나는 모든 근육을 가지고 무엇을 할지에 대해 의식적으로 생각할 필요가 없다. 다른 한편으로는, 나의 근육들은 내가 의식적으로 생각하는 것을 모두 할 필요가 없다.

무의식적인 감각근육 절차들에 영향을 끼치는 *유일한* 것들이 근육 길이, 변화율, 사지의 무게 또는 움직여야할 대상, 관성력 등과 같은 순수하게 기계적인 사항들뿐이라면, 아마 우리는 다른 사람과 같은 형태의 서고 움직이는 법을 모두 배우게 될 것이다. 연습으로 인하여 우리 모두의 어떠한 움직임마저도 특별한 결과를 만들기 위해 해부학적 구조와 요구되는 에너지를 가장 효율적으로 사용하도록 이끌어질 것이다. 행동에서 우리의 가장 중요한 차이점은 우리의 신경계 안에서의 해부학적인 변화, 상대적인 체력, 있음직한 변형들에 의해 나타난다.

반사적인 신체언어

그러나 실제로 우리 정신 활동의 무의식 단계는 수없이 다양한 종류의 영향으로 채워지고, 단지 그들 중 일부만이 중력, 물체, 공간과의 관계에 있어서 직접적인 신체의 인식과 관계가 있다. 급속하게 오고 가는 우리의 감정 상태, 느리게 발달하는 태도, 성향 그리고 선입견, 신체적 또는 정신적 외상으로 인해 남겨지는 반응, 우리가 한 다양한 연습들이 가진 특질, 우리의 지각력의 오류, 우울함, 의기양양함, 악몽들, 백일몽들 등 이러한 모든 것들과 더 많은 것들이 우리 의식상의 인식의 표면 바로 아래에서 자유롭게 혼합되어 때때로는 함께 화합되고 때때로는 다른 하나에 대항해 격렬하게 부딪힌다. 그리고 모든 정신적 사건은 마침내 운동반응의 일부 형태로 표현되고, 모든 이러한 활동들은 물리적인 힘에 대한 객관적인 자료 만큼이나 우리의 근육 조정의 기구 안에 삽입된다.

때때로 이 외적인 상태들은 눈이나 입 주위에 불안으로 인해 경련이 생긴다든지, 공포로 인하여 가슴이 뒤로 살짝 처진다든지, 노여움으로 인하여 이를 악문다든지, 당황하여 머리를 갑자기 숙인다든지의 작고 무의식적인 움직임으로 직접적으로 표현된다. 이러한 근육의 반응들은 조용한 '신체언어(body language)' 를 구성하는데 이러한 신체언어는 종종 말이나 의도적인 행동보다 명확하게 표현된다. 그리고 신체언어를 가까이서 관찰한 사람들에 따르면, 신체언어는 다른 사람의 마음에서 일어나는 일련의 생각과 감정적인 반응에 대하여 많은 구체적인 단서를 제공한다.

무의식적인 내용을 표시하는 신체언어는 당연히 이러한 종류의 작은 무의식적인 몸짓에만 국한되지 않는다. 내 전체적인 자세가 내보이는 형태, 내가 긴 시간 동안 독특하게 반복하거나 유지하는 전체적인 태도, 내 전체 근육계의 일반적인 수축과 이완, 만성적인 국소 긴장이나 허약, 내가 모든 움직임을 실행할 때의 독특한 방식 등 이러한 모든 것들은 내 정신적 삶의 발전의 주요한 주제가 명시된 것이고, 그것들은 명백하게 '곧음' 또는 '굽음', '명랑함' 또는 '무기력함', '둔함' 또는 '예민함' 과 같은 가치로 나의 육체적 활동을 변화시킨다.

이러한 전형적인 자세와 일반적인 특성들은 새로운 기술을 후천적인 습관으로 바꾸는 것과 정확히 동일한 방법으로 각 개체 내에서 형성된다. 이는 반복적인 연습에 의해 달성된다. 근육 반응을 유발하고 이끄는 감각운동 패턴이 기저핵, 감마운동계, 반사반응 기구 등 비교적 고정된 조직을 더 닮기 전까지는 반복적으로 일어나거나 격렬하고 지속적인 정신상태는 동일한 근육 반응을 반복적으로 유발하기 시작한다.

때때로 반복되는 정신적 사건(event)은 경향성이 되고, 충분히 길게 지속된 경향성(tendency)은 *습관(habit)*이 된다. 그리고 충분히 길게 연습된 습관은 *개성(personal identity)*이 된다. 이러한 과정은 *몸짓*

(*gestures*)을 반복하여 *자세*(*postures*)가 되고, 자세를 지속하여 *구조*(*structures*)가 되는 것과 마찬가지이며 이러한 두 가지 과정은 일생동안 우리 행동의 일반적인 모양과 스타일을 만들면서 끊임없이 상호영향을 끼친다. 특정한 불안에 의해 발생된 눈 주위의 경련은 대부분 거의 모든 종류의 불안에 생길 수 있는 만성적인 틱으로 발전한다. 습관적인 노여움은 다혈질인 사람이 내보이는 늘상 찡그린 얼굴을 만든다. 자주 당황하여 머리를 숙이면 아첨하는 듯한 움츠린 자세를 만든다. 공포로 인한 가슴이 뒤로 처진 것은 패배감이 엿보이는 처진 어깨와 수그러진 흉곽을 만든다.

긴장과 정신상태

기술이 확실해 질 때까지 기술을 연습하는 것이든, 만성이 될 때까지 자세적인 뒤틀림을 천천히 받아들이는 것이든 간에 나는 내 행동의 모든 안정적인 패턴을 확립하는 동일한 신경계의 메커니즘을 채용한다.

두 학습 과정의 중앙에 있는 생리학적 사건들은

1) 근방추섬유들의 길이의 조정

2) 골지건기관의 장력 하중의 조정이다.

자세의 표본을 유지하든 자연스럽고 정확한 몸짓을 하든, 적당한 양의 근육 긴장도를 발생하는 것은 이들 감각기구들에 의해 제공되는 정보에 직접적으로 의존한다. 그것들의 주요한 임무는 특정한 움직임을 하거나 자세를 유지하기 위해 요구되는 노력의 정확한 양과 지속시간을 감지하는 것이고 그리고 나서 상응하는 자극을 척수반사궁을 통해 골격근으로 전송하는 것이다. 이 수백만의 피드백고리를 통해 감각과 움직임은 하나의 단위 즉, 행위 안에 풀리지 않게 함께 짜여진다.

안정적인 자세에 있어 결정적인 것은 이러한 길이와 긴장도를 모두 설정할 수 있는 중추신경계의 능력이다. 그리고 신뢰할 수 있는 기술에 있어 결정적인 것은 경험에 의거하여 이러한 설정 상태를 적절한 길이와 부하로 신속하게 *조정*할 수 있는 능력이다. 이러한 방법에 의해, 어떠한 작업을 하더라도 적당한 양의 노력이 적절한 부분으로 분배된다. 인간에게 있어 이런 정밀한 절차를 복잡하게 만드는 것은 이런 설정들이 특정한 일을 가장 효율적으로 하기 위해 필요한 근육 운동의 정확한 양과 아무 상관없는 많은 요소들에 의해 국소적이거나 일반적으로 영향을 받을 수 있다는 점이다.

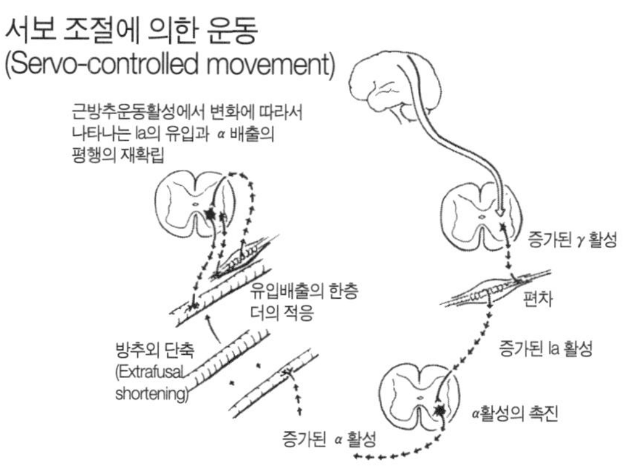

그림 7-27 이것은 광범위한 영향을 미치는 무의식적인 마음이 감마고리를 통한 근육계의 기본적인 긴장도를 어떻게 증가시키거나 감소시키는지를 보여준다. 그 기구는 변화하는 환경에 필요한 적응을 가능케 하기 위해 고안되었다. 그러나 그것은 작업중인 실제 업무와 관련이 거의 없거나 아예 없는 태도와 감정에 대한 반응에서의 긴장도 역시 높이거나 낮출 수 있다. 이러한 방식으로 이런 기구는 극단적으로 비생산적(counter-productive)이 되어, 우리를 말 그대로 "초조해지거나", "긴장을 풀게" 만드는 것이 가능하다.

예를 들면, 불안은 실제로 내가 하고 있는 것임에도 불구하고 이러한 설정을 더 높게 만드는 것이 전형적인 경우이다. 역으로, 의기소침함은 그러한 설정을 더 낮출 수 있다. 나의 감정적 성향들은 확실히 물리적인 힘과 마찬가지로 신경근의 계산과정에 관여하고 이러한 감정, 태도, 반응은 골격근에 의해 발생되는 노력의 실제 정도에서 모든 종류의 왜곡을 만든다.

즉, 방추와 건기관의 설정은 단지 무게, 움직임 반복에만 민감하게 반응하지는 않는다. 그것들은 모든 종류의 정신적 상태에도 반응한다. 그것들은 물리적으로만 유효한 것이 아니다. 그것들은 감정적으로도 표현을 한다. 이것이 바로 우리가 종종 우리 자신을 지치게 하고, 왜곡하는 이유이며, 우리의 모든 노력을 복잡한 신경계로 관찰함에도 불구하고 우리가 종종 황폐해지고, 어색해하고, 불편해하는 이유이다.

우리의 '노력감' 은 물리적이고 기계적인 만큼 정신적이고 감정적이다. 그리고 이 사실로 인해 우리는 하고자 하는 일에 적당하지 않은 근육적인 활동을 하게 되고, 중력장에서 신체 무게의 효율적인 배열을 왜곡하는 자세를 가지게 된다.

두 세계의 최선

우리가 마음대로 처분할 수 있는 것은 아주 다른 두 개의 감각운동계로, 각각 자신의 근육세포, 신경로, 말단 세포체들이 밀집한 뇌의 영역, 조직화의 원리를 가지고 있다.

감마계와 그것이 종지하는 기저핵은 나의 내재성 반사작용의 토대가 되는 근육 긴장도와 근육 길이의 변화를 유지하는 일차적인 책임이 있다. 이는 여러 세대에 걸친 사용으로 인해 신뢰할만한 생존 가치를 입증해 온 종 내부에서 지속되는 자세와 행동의 단위이다. 이 반응들은 고정적이고 필수적이다. 그래서 내가 그것들을 잊을 위험성은 없다.

반면에 알파계와 그것이 종지하는 운동피질은 다른 환경에 적응하기 위하여 반사작용을 조절하고 새로운 움직임들을 탐구하는 일차적인 책임이 있다. 이는 흔히 종의 역사에서 전례가 없는, 내재성 프로그램, 몸짓 기술들을 포함하지 않은 행동의 단위이다.

알파계가 우리에게 우리의 원시 반사의 제한된 범위를 넘어서 새로운 실험을 시도하고, 새로운 기술을 배우고, 변화 상태에 대처하는 방법의 종류를 계속 확장하는 능력을 제공하는 반면, 감마계는 우리 조상으로부터 내려온 근육적인 지혜를 보호한다.

이 두 체계들은 우리에게 최상의 두 세계를 부여하기 위해 훌륭하게 설계되어 있다. - 내재된 행동 규범을 유지하도록 강요하는 보수적인 것과 유전적 성질에 포함되지 않는 모든 것을 학습할 능력을 갖춘 철저히 실험적인 것. 두 가지가 함께 작동하면 우리는 자신의 삶의 가능성을 넓히는 동시에 자신의 삶을 보호할 수 있게 되며, 이는 진정한 이상적인 조화이다.

주어진 유일한 함정은 철저히 실험적인 특성 때문이다. 피질과 알파계는 인간에게 이롭다고는 할 수 없는 새로운 행동 패턴을 배우는 것이 가능하다. 나는 건강에 아주 나쁜 습관을 배우고 기를 수도 있다. 그리고 이보다 더한 진짜 문제가 있다. 내가 경험 혹은 일시적인 보상으로 순진하게 시작한 나쁜 습관을 계속하면 할수록, 이는 결국 획득 반사가 될 때까지 점점 더 감마계의 무의식적인 반사 기구를 포함하게 된다.

충분한 반복들이 나쁜 습관이 발생하도록 일어나면, 감마계의 견고하게 보수적인 성질로 인하여 지금까지 내재된 패턴을 유지하는 것처럼, 아주 집요하게 그 나쁜 습관을 유지하게 될 것이다. 기립과 보행이 뻣뻣해지고, 에너지를 낭비하고, 만성적으로 불편하게 됨에도 불구하고, 나의 감마계는 재현하도록 연습된 그 패턴을 포기하지 않을 것이다. 어떠한 양의 지식으로도 이 상황을 고칠 수는 없다. 나쁜 습관의 패턴은 더 이상 자발적이거나 경험적이지 않다. 그것은 무의식적이고, 생리적이고 세포적이다.

이러한 해로운 획득반사와 그들이 만든 악순환을 건설적으로 조정하는 것이 바디워크의 업무이다. 이것은 대상에게 새로운 '생각'을 주는 것으로 실행되는 것이 아니다. 단순한 생각은 반사작용을 눈에 띄게 고칠 수 없다. 대상에게 더 잘 움직이는 방법을 간단히 말하는 것으로도 되지 않는다. 왜냐하면 새로운 움직임들의 어떠한 단독 시도들은 우리가 수정하거나 제거하기를 원하는 바로 그 오래된 습관에 의해 조건이 결정되는 경향이 강하기 때문이다.

그것은 살에 새로운 감각을 제공하고 마음에 새로운 느낌을 부여함으로써 실행된다. 그러므로 이 *감각*들과 *느낌*들은 낡은 감각들과 느낌들로 현재 패턴들을 만든 바로 그 방법에 의해 새로운 움직임 패턴 내에서 그의 근육계를 다시 지시할 수 있다. 변해야 하는 것은 근육 자체가 아닌, 그것들을 지배하는 내부의 '노력감'이다.

소뇌

우리가 두 가지 운동계와 다양한 감각수용체로부터 오는 유입의 상호 통합을 탐구하는 동안, 우리는 우리가 가장 잘 모르는 뇌의 영역 중 하나인 소뇌의 활동을 고려해야만 한다.

우리는 감각과 운동 반응들이 근육 방추에서 하나의 기구로 결합하는 것과 방추와 골지건기관의 척수반사궁의 기능에 있어서 그들이 분리할 수 없는 요소들이라는 것을 알게 되었다. 우리는 상행성 감각 경로, 하행성 운동 경로, 하행성 감각 경로가 어떻게 척수 전장에 걸쳐 상호연결을 뒤섞고 각 단계에서 서로 각각의 신경 자극 흐름에 영향을 주는지 알게 되었다. 그리고 우리는 두 가지의 분리된 운동 체계인 알파계와 감마계가 어떻게 다양한 감각 흐름들을 처리하고, 그들을 사용해서 서로 다른 방식으로 움직임 패턴을 설정하는지 알게 되었다. 감각운동 통합의 이러한 수많은 층 중 최상위 층은 소뇌로 생각되는데, 이곳에서 두 운동계의 활동과 모든 감각 흐름 - 의식적이고 무의식적인 것 모두 - 이 지속적으로 혼합되어 일관된 경험과 행위가 된다.

소뇌에서 발생하는 특정한 의사소통이 바디워크에 의해 영향을 받을 수 있는 변화 중에서도 가장 중요하다라는 것에는 의심의 여지가 없다. 우리가 하나씩 갖게 되는 본질적으로 다른 신경선이 결국 하나의 천으로 함께 짜여지고, 감각경험, 인식상의 반사, 근육 반응이 고도로 개별화된 신체와 생명으로 철저하게 균질화되고 변형되는 곳이 바로 이곳 소뇌이다.

이는 바디워커가 소뇌에 손을 대기 전에는 효과를 볼 수 없다는 것을 말하고자 함이 아니며 또한 우리가 그것에 대해 거의 이해하지 못하고 있기 때문에 그가 성공하더라도 그것이 임의로 이루어진 것이라고 말하려는 것도 아니다. 반대로 비록 도달하지는 못하더라도 이러한 통합의 가장 높은 단계는 바디워커의 가장 중요한 도구 중 하나이다. 만약 획득반사 반응들, 근육 긴장, 태도, 움직이는 방식이 시술자들의 수기에 의해 조절된다면 우리는 거의 소뇌 안의 활동 역시 같은 정도로 바뀌고 있다고 확신할 수 있다. 그리고 만약 새로운 내용이 소뇌에서 일어나는 연합에 추가될 수 있다면, 모든 개개인의 미래의 느낌, 생각, 행동 역시 영향을 받을 수 있다. 바디워크와 바디워크가 유도하는 복잡한 반응들이 소뇌의 기능에 대한 미래의 발견에 있어서 중요한 역할을 가지고 있으며, 감각, 태도, 반응을 통합하는 방식에 몇 가지 실마리를 제공할 수

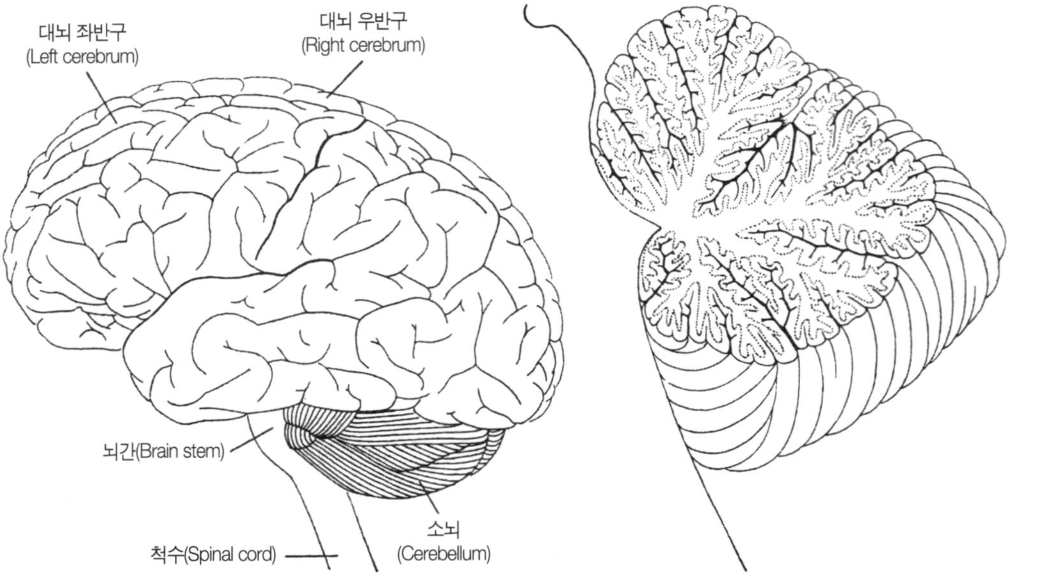

그림 7-28 소뇌. 오른쪽 단면은 표면의 깊은 틈(fissures)과 함입(invaginations)을 보여주는데, 이로 인해 소뇌의 피질 표면 구역은 실제 그 직경과 비교하여 매우 크게 된다. 이것은 많은 수의 피질 세포체를 수용하고 그리하여 동시에 많은 양의 정보를 다룰 수 있는 방법이 된다.

있다는 것을 증명하는 것이 현실이 될 수도 있다.

블랙박스

소뇌는 오랫동안 신비한 "블랙박스"나 "침묵의 영역"으로 여겨졌다. 소뇌는 매우 크기 때문에, 신경학자들은 그것이 무언가 매우 중요한 기능을 가졌을 것이라 여겼지만, 연구에서는 그것을 밝혀내지 못했다. 뇌의 다른 부위를 탐험하기 위해 개발된 기구와 방법들이 소뇌에서는 어떠한 발견도 하지 못했다. 전극을 가지고 어디를 조사해도, 어떠한 자발적인 현상, 움직임, 감정이 유도되지 않았다. 그리고 소뇌 자신의 활성은 높은 주파수(대뇌보다 열 배나 빠른)와 낮은 진폭(대뇌의 1/10보다 작은)을 보이는데, 그것이 관찰될 수 있던 것은 비교적 최근의 매우 민감한 도구가 발달된 후였다. 이러한 어려움에 더하여 소뇌의 많은 부분이 분명한 기능의 손실이 생기지 않더라도 파괴될 수 있다는 사실은 그 피질의 특정 부위에서의 특정 기능을 단순 삭제하는 것이 불가능하다는 것을 나타낸다.

세기가 바뀐 이래로, 이 "블랙박스"는 몇 가지 근육 조절의 중심이라는 것이 알려졌다. 이탈리아의 생리학자인 루이기 루치아니(Luigi Luciani)는 소뇌가 파괴된 고양이에 대한 실험에서, 소뇌가 파괴된 동물은 큰 운동기능은 유지되지만, 떨림, 운동긴장의 소실, 협응능력의 결핍, 평형상태, 자세, 보행의 심각한 장애를 겪는다는 사실을 발견했다. 루치아니의 실험 이래로, "술 취한 보행"이라는 이 결과는 소뇌손상의 임상 증상이 되었다. 그러나 이것이 어떻게 발생하고, 심각하고 지속적인 협응능력 장애를 만들기 위해 왜 그렇게 큰 부분이 파괴되는지를 설명하는 것은 더 많은 시간이 걸렸다.

감각 연결

우리는 소뇌의 작용에 대해 배울수록 자극, 패턴화, 근육상의 노력의 지속적인 조절에 대한 감각 정보의 일차적인 중요성을 더 확신하게 된다.

해부학적으로 그것은 공간에서 신체가 가지는 방향감각 및 신체 부위가 몸 전체에서 가지는 방향감각과 특별히 관계되는 다양한 감각기관으로부터의 감각들을 처리하는 뇌간 부위에서 정교하게 발달되었다. 소뇌로 들어가는 가장 주요한 감각 경로는 눈, 귀, 몸 표면의 모든 촉각 수용체 - 즉, 전정계(중이의 평형기관), 모든 관절과 심부조직의 고유수용체, 골지건기관, 근방추의 전체 체계들이다.

소뇌는 중력에 대해 그들의 자세를 지속적으로 유지하기 위해 가장 큰 필요성을 갖는 동물들에게서 가장 크고 복잡하게 발달되어 왔다. 그리하여 그것은 중력과의 연관성이 가장 문제가 되는 직립 인간에서 가장 만개하였다.

운동 연결

이 감각 경로에 더하여, 몇 가지 주요한 운동경로가 소뇌로 들어가는데, (우리의 전체적인 각성의 단계를 조절하는) 망상구조, (우리의 주요한 척수반사가 일관된 패턴으로 조직화되는) 기저핵, (이러한 반사패턴이 의미 있는 순서로 나타나는) 시상하부와 시상, (우리의 수의적인 운동 명령이 시작되는) 운동 피질과 직접적으로 연계된다. 신경흐름의 반대방향으로 운동 경로는 소뇌에서 나와 망상구조, 기저핵, 시상하부와 시상, 운동피질, 전체 척주의 개재 반사회로로 직접 거슬러 올라간다.

광범위한 소뇌손상으로 야기되는 평형과 협응능력의 심각한 장애들이 보이는 증상과 결합하여, 이러한 소뇌의 발달상의 기원과 해부학적 연결의 특성은 소뇌가 중력범위에서 그 부분의 자세와 안정성을 고려하는 모든 감각정보의 총합을 고려하여 신체의 근육학적 노력들을 관찰하고 조절하는 중심이라는 것을 강력하게 암시한다.

지도

감각과 운동피질의 세포배열과 마찬가지로, 말단과 인접한 부분에서 오는 신호들은 소뇌의 표면에 인접한 세포체에 전해지기 때문에 이 들어가고 나가는 경로의 종말 세포체는 소뇌의 표면 위에 꽤 정확하게 그려진다. 종말 세포체의 이러한 배열은 몸의 공간적 관계의 투영이며, 감각이나 운동피질에 의해 만들어지는 것과 매우 유사한 작은 "인체모형(Homunculus)"을 형성한다.

게다가 감각, 운동, 소뇌의 난장이들은 "오른손"에 상응하는 감각 피질에서 나오는 축삭이 운동 인체모형 "오른손"부위에 접촉하기 위해 나오고 그 다음 소뇌 표면의 "오른손"부위와 접촉하는 축삭들을 보내는 방식으로 상호연결된다. 연관된 운동경로는 유사하게 배열되기 때문에, 이 세 가지 "지도"는 사지에서 사지로, 손발가락에서 손발가락으로, 근육에서 근육으로 몸의 모든 부분에서 상호 대응한다. 이러한 방식으로 감각과 운동피질과 함께 소뇌는 신호가 어떤 부위에서 오며, 어느 부위로 가는지를 "안다".

이 소뇌 공간지도의 상세도는 감각과 운동피질의 지도보다 훨씬 만들기 어려웠다. 그것은 감각 인상은 소뇌에서 만들어지는 것이 아니며, 운동명령 또한 여기서 시작하지 않기 때문이다. 소뇌는 오직 다른 곳에서 시작하고 끝나는 신호들을 관찰하고 조정한다. 그것은 거대한 회로의 조절 상자이지만, 절대 그 회

소뇌의 구심성 경로

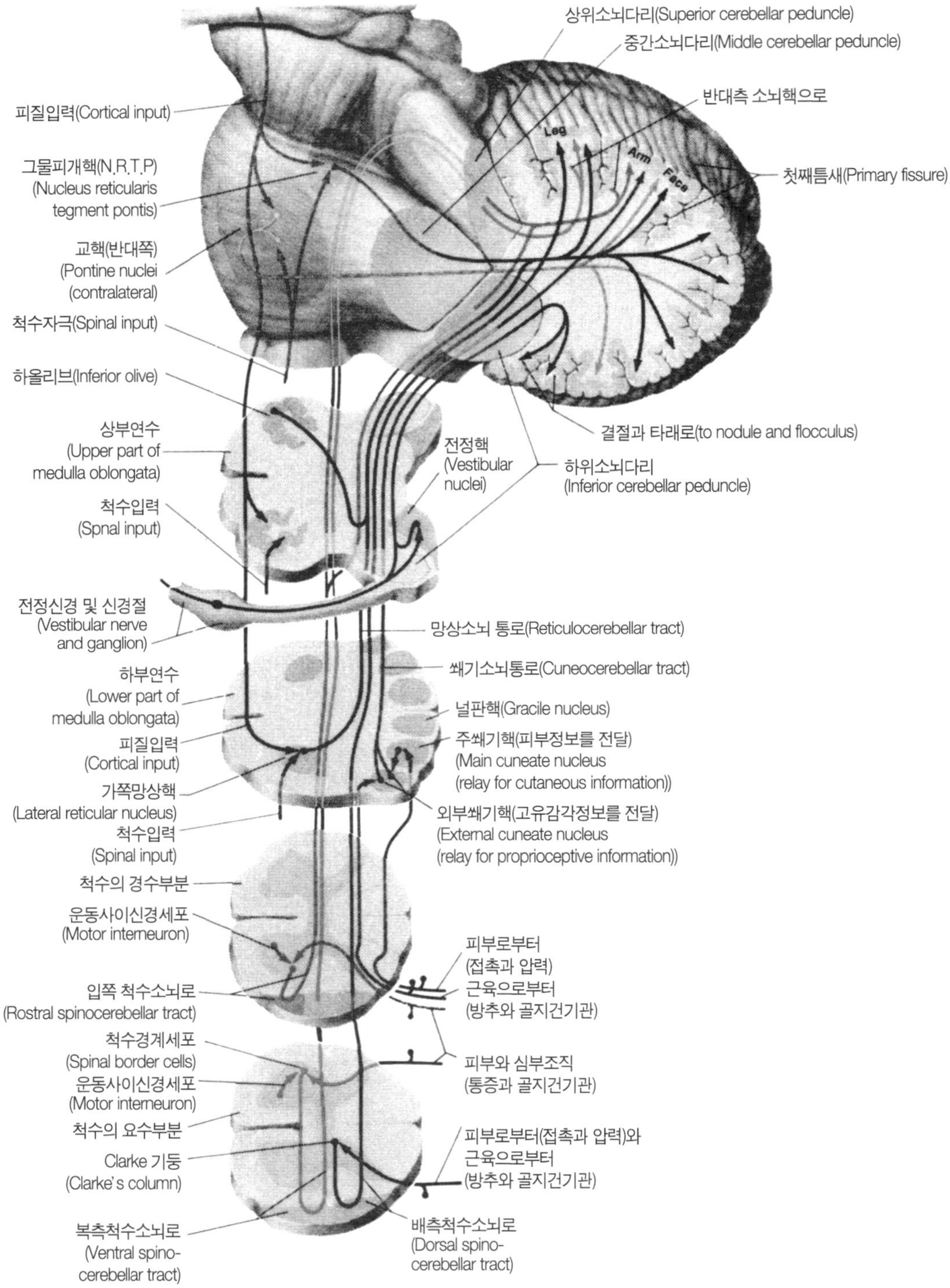

그림 7-29 몸 전체에서 소뇌로 모이는 모든 종류의 감각 경로. 특별히 진하게 보이는 경로는 공간에서 신체의 방향감, 소뇌를 "고유수용계의 머리 신경절"로 만드는 신체 부위와 다른 부위와의 방향감과 관계있는 다양한 감각기관으로부터의 자극을 나르는 경로이다. "그것은 가장 높은 단계의 감각, 알파, 감마의 통합을 이룬다."

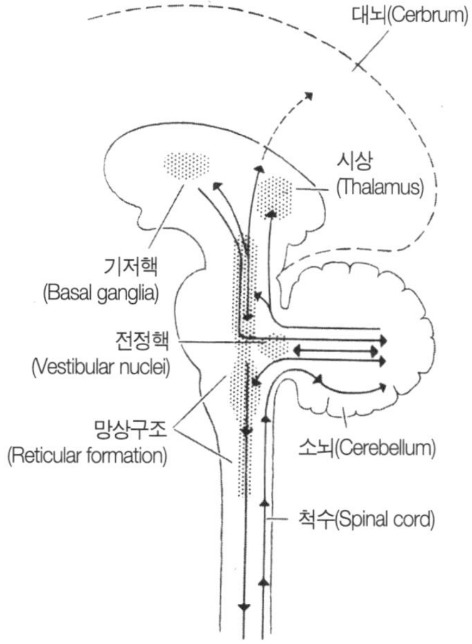

그림 7-30 방추, 건기관, 감마계의 종말 세포체가 구성되는 기저핵은 소뇌와 양방향으로 흐르는 풍부한 연결을 갖고 있다.

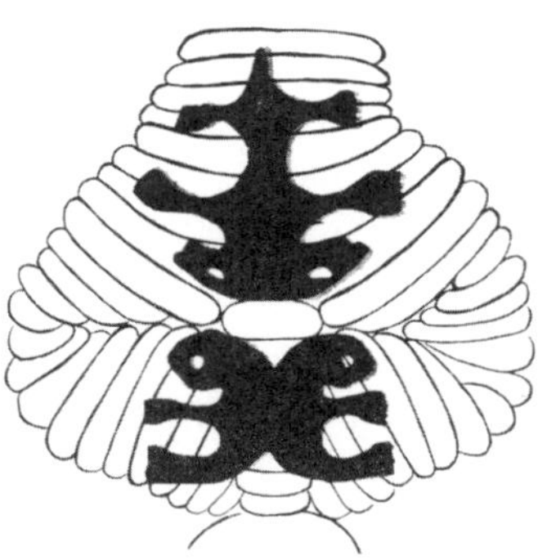

그림 7-32 두 개의 몸 모양이 소뇌피질 위에 위치하는데, (두 개의 소뇌 난장이가 "감각" 이나 "운동" 으로 나뉘어지지 않음에도 불구하고), 이는 대뇌 피질 위의 감각 난장이와 운동 난장이와 유사한 구조이다. 다른 모든 신체부분과 마찬가지로 실제의 손, 감각피질의 "손", 운동피질의 "손", 그리고 소뇌의 "손"은 상응하는 통로에 의해 연결된다.

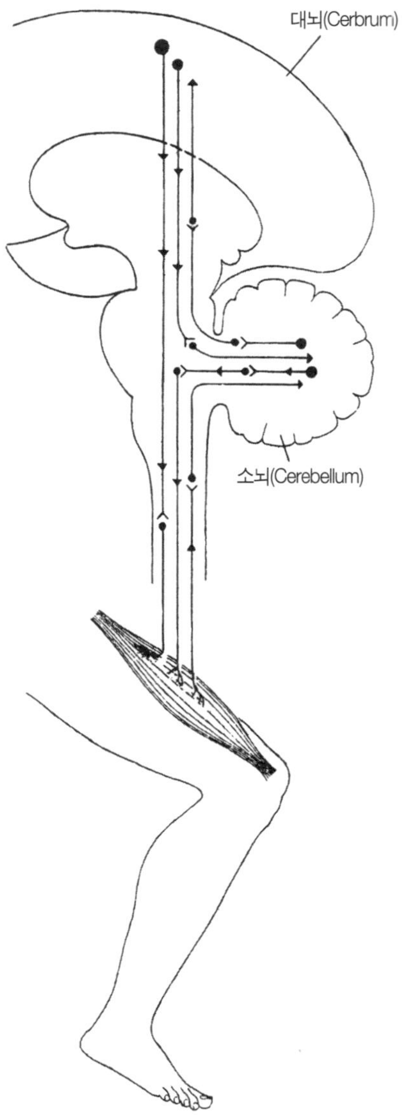

그림 7-31 알파계 역시 소뇌를 통해서 대부분의 자극이 통과하며, 여기서 수의적인 행동은 특수 감각과 고유수용체에서 오는 정보와 통합된다.

로의 활동의 근원은 아니다. 이것이 바로 그 표면을 탐색하더라도 감각, 감정이나 움직임을 만들지 않는 이유이다.

그리하여 소뇌지도는 몸의 어느 한 부위나, 감각이나 운동피질 중 알려진 부위를 자극함으로써 만들어야 했고, 그래서 감각운동자극에 의해 활성화되는 소뇌 표면의 작은 구역에 극히 민감한 전극으로 탐색되었다. 이는 처음에는 매우 무작위적이었으며 나중에는 매우 고생스러운 과정이었다. 이 결과 소뇌의 "침묵"은 마침내 깨졌다.

소뇌의 활동

이러한 탐험을 통해 소뇌는 절대 조용한 침묵과는 거리가 멀다는 것을 알게 됐다. 이보다 활동이 더 활발한 신경계의 부분은 없다. 몸에는 측정되지 않는 감각 현상이나, 소뇌에 의해 관찰되지 않는 운동현상은 없다. 어떤 신호도 여기서 기원하진 않지만, 거의 대부분이 행위가 되기 위해서는 어느 단계나 다른 단계에서 통과한다.

전형적인 순서

소뇌 활동의 전형적인 순서는 아마도 이런 것일 것이다. "오른손을 드는 것" 같은 특정한 일을 하려는 욕구는 의식상의 마음에서 일어난다. 이러한 욕구는 명령으로 전환되어 알파와 감마 운동계 모두를 통해서 전송되어 몸짓을 시작하기 위해 적절한 수축과 움직임을 선택하고 유발하게 된다. 동시에, 똑같이 복사된 명령이 소뇌에 전달된다.

움직임이 시작되자마자, 소뇌는 피부, 관절 수용체, 골지건기관, 근육방추, 눈으로부터 감각자극의 지속적인 흐름을 촉발한다. 이 모든 감각 피드백은 운동명령의 복사가 일어나자마자 눈 깜짝할 사이에 즉시 소뇌에 보내진다. 게다가 소뇌의 "팔" 영역은 두 가지의 다른 정보를 받는데, 요구된 움직임을 표현하는 운동명령과 사방에서 실제적으로 발생하는 움직임에 대한 감각상의 보고이다. 소뇌는 끊임없이 이 두 가지의 정보를 비교하고, 어긋남을 확인하고, 원하는 움직임을 특이화하면서 동시에 실질적인 움직임을 유지하기 위해 필요한 어떠한 변형된 운동 신호라도 알파와 감마 시스템으로 내보낸다.

그리하여 운동피질로부터 직접적으로 근육을 자극하는 알파계와 기저핵과 척주상의 개재 회로가 가진 유전적으로 패턴화된 반응에 관여하는 감마계의 노력을 재정비한다. 이러한 실행에 대한 명령을 지속적으로 확인하는 것은 모든 우리의 움직임을 이끌어 작은 문제들은 없애고, 어떤 반복된 움직임에 대한 통제력을 판단하는 기준을 제시한다. 소뇌가 이러한 비교 및 교정 기능으로 안내하지 않는다면 우리가 시도하는 몸짓은 갑작스럽고, 부정확하며, 너무 많음과 너무 적음 사이에서 갈팡질팡 할 것이다.

평형

팔이 올려질 때, 신체의 중력 중심은 분명하게 이동하면서 또 다른 소뇌 기능의 특성인 평형의 유지가 나타나게 된다. 이 기능은 항상 작동하면서 신체 전체에서 오는 감각정보가 두개내의 반고리관에 있는 체액을 앞뒤로 가볍게 두드림으로써 유발되는 감각과 지속적으로 연관되며 비교된다.

이러한 데이터는 비교되고 근육상의 긴장, 길이, 장력 부하의 변경에 대한 신호가 동시에 발, 다리, 몸통에 전해져서 신체의 직립 안정을 위협하는 모든 변화에 대한 보상성 수축을 만든다. 신장반사의 단순한 "유지" 메커니즘에 다시 엄청난 양의 유연성과 재정비를 더하는데, 재정비는 우리가 고정된 자세로 있을 때뿐만 아니라 움직이는 동안에도 균형을 유지하게 해준다.

눈과 귀

신체나 신체 부위의 모든 움직임과 함께, 소뇌는 두 가지의 서로 다르고 매우 복잡한 감각운동성 문제를 조절한다. 첫째 소뇌는 명령을 실행과 비교함으로써 모든 몸짓에 "자동 조종 장치" 로써 기능한다. 이는 감각, 운동, 소뇌 인체모형 모두의 동일한 특정 부위에서의 활동과 관련시킴으로써 그렇게 된다. 둘째는 휴식

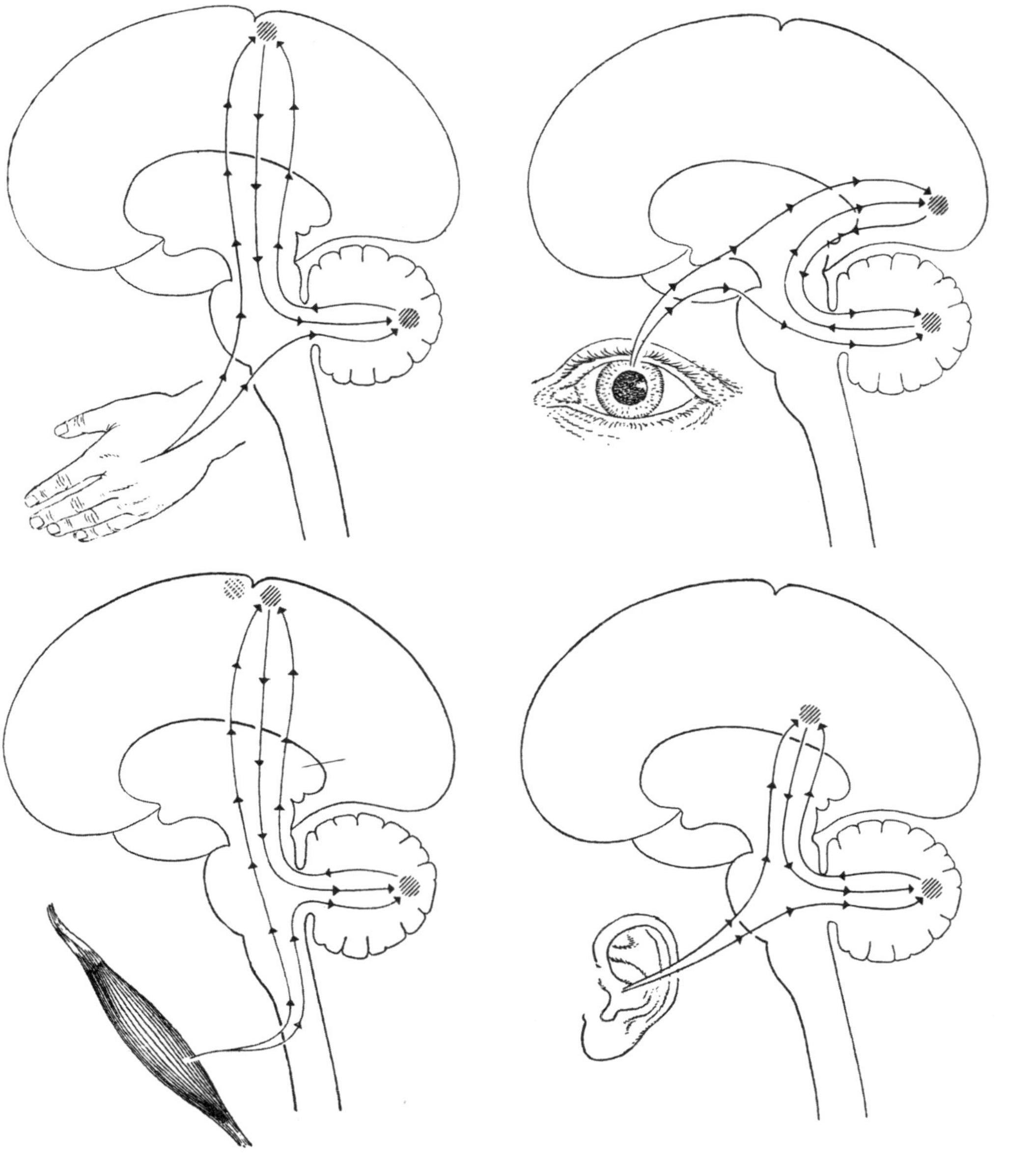

그림 7-33 모든 감각근원은 대뇌와 소뇌의 중추로 신호를 보낸다. 대뇌와 소뇌는 이 신호들을 서로서로 주고 받으며, 둘 사이의 반사성 피드백고리를 만든다. 이러한 피드백고리는 지속적인 운동명령 - 소뇌에게도 역시 보내지는 - 을 계속 변경하고, 현재의 감각성 정보에 비추어서 그것들을 꾸준히 재정비한다고 생각된다. 바디워크에 의해 유발된 감각들이 실제로 운동 행위의 패턴에 대해 자신이 가지고 있는 가장 강력한 효과를 발휘하는 곳이 바로 여기이다.

시나 어떤 움직임을 취하던지 신체의 일반적인 평형을 유지한다; 신체 전체로부터 나오는 감각상의 단서를 전정기관의 균형에서 나오는 신호의 흐름과 비교함으로써 그렇게 된다.

이러한 모든 신체적 감각에 더하여, 소뇌는 특별히 두 가지 다른 특수 감각과 관련이 있는데, 이는 시각과 청각이다. 우리의 눈과 귀는 공간에 대한 우리의 방향감과 주변물체와 우리와의 관계에 대한 정보를 담당하며, 소뇌는 이러한 감각으로부터 오는 정보에 대한 우리의 근육반응을 상당 정도 재정비한다.

소뇌가 파괴된 동물이 보고 듣는 기구에 본질적으로 장애가 생기지 않았음에도 불구하고, 이 대상들은 소리의 근원을 정확하게 집어내거나, 물체와의 거리를 정확하게 측정하는 데서 서투른 능력을 보인다. 그들은 접근하는 거리나 속도를 판단할 수 없기 때문에, 심지어는 머리를 부서뜨릴 정도로 벽을 향해 돌진한다고 알려져 있다.

피드백 조절 상자

일반적으로 말해서, 소뇌는 신체의 모든 부분에서 만들어지는 감각상의 정보에 기초하여 운동의 변경을 하는 부가적인 조절 체계이다.

> 공학 용어로, 이것은 신경계 피드백회로의 조절상자이다. 그러한 조절상자가 체계를 향해 명령을 투입하지는 않지만, 예를 들어 다이얼을 맞추는 것 같은 명령 중추에 의해서 통보를 받는다.

그것은 모든 들어오는 감각정보와 나가는 운동 명령에 있어 최고 단계의 통합이다. 그리고 그것은 알파계와 감마계 사이에 필요한 눈깜짝할 사이에 벌어지는 협응을 담당한다. 그것의 기능에도 불구하고, 특수감각, 고유수용기, 반사, 수의적인 명령들로부터 오는 넓고 다양한 정보의 흐름은 함께 부드럽게 뒤섞여 충분한 움직임이 된다.

그것은 오케스트라의 지휘자처럼 조용하게 있지만, 거대한 악기들의 조합을 통해 조화로운 음악을 만들기 위해서 절대적으로 필요하다. 개재성 척수회로의 자극은 모든 가능한 독립적인 움직임을 유도해낼 수 있다. 뇌간과 기저핵은 이러한 독립된 단위를 기본적인 패턴으로 체계화할 수 있다. 시상과 시상하부는 이러한 기본적인 패턴을 다양하고 유용한 순서로 배열한다. 의식을 담당하는 피질은 이러한 요소들로 이루어진 어떠한 조합도 마음대로 이용할 수 있는 명령을 선택할 수 있다. 그러나 소뇌의 중개 없이는 어떠한 결과적인 행동도 신뢰할만한 정확성, 미세한 조절, 부드러운 변화를 나타낼 수 없다.

우리의 광대하고 복잡한 감각운동상의 협응 - 동일한 근육계가 다소 단단한 틀의 장력을 유지하는 반면 그와 동시에 그 골격에 거의 모든 정도의 움직임을 덧붙이는데 필요한 협응 - 이 행해지는 곳은 바로 이 신경기관, 즉 "고유수용계의 머리 신경절" 여기이다. 그리고 다시 한번, 우리는 신체적 감각 - 바디워크에 의해 체계적으로 자극 받는 것과 동일한 감각 - 이 이러한 협응에 결정적이라는 것을 발견하게 된다.

CHAPTER

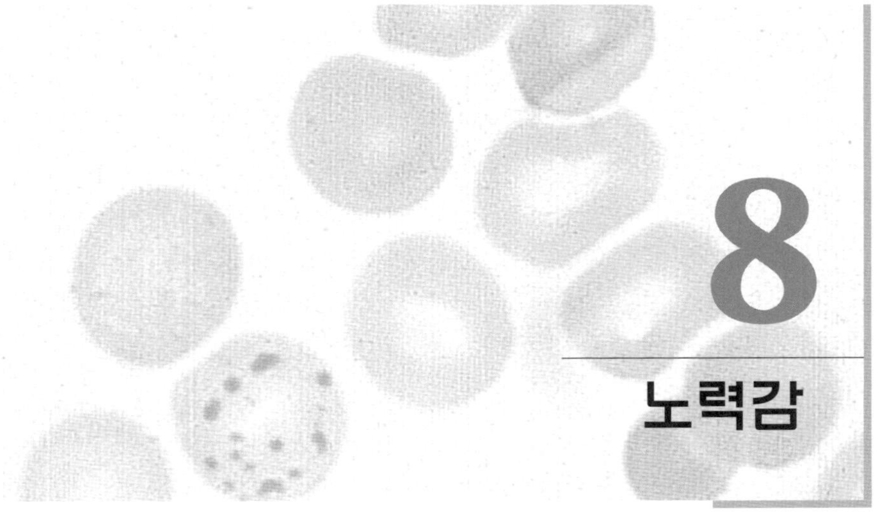

8 노력감

우리의 가장 신성한 신념이자 숭고한 가치를 지니고 있는 불변의 요소는 근육이 가지고 있는 판단력이다.

- 니체, *권력에의 의지*

운동 명령에 대한 신체의 부드럽고 정확한 반응은 감각 피드백이 이끄는 것에 크게 의존한다는 것은 확실하다. 이렇게 이끄는 것은 어느 단일한 신경 말단이나 감각 기관에서 유래하는 것이 아니라 오히려 신체 전체에 걸쳐 분포하는 촉감 기구(tactile sensory device) 전체에서 유래한다. 격렬한 운동을 하는 도중에 몸 전체에서 나타나는 움직임뿐만 아니라, 손가락으로 연필을 가리키는 간단한 동작을 보고하고 조정하는 것은 종합적이고, 계속적인 작업이다. 이러한 감각의 안내 작용과 운동 활동을 세밀하게 조정(refinement)하는 작용이 없다면 우리는 아마 프랑켄슈타인 박사가 만든 애처로운 괴물과 진배없을 것이다. 걷는데 비틀비틀거리면서 갑자기 홱 움직이거나, 어색하고 부정확하게 손을 내밀거나, 경련성 반사 등이 나타날 것이다. 그렇게 되면 아마도 우리의 환경이나 모든 동작이 우리 자신이나 주위의 사람들에게 위험할 수도 있을 것이다.

감각과 운동 기능의 이러한 상호 의존은 거의 모든 단계의 신경계 구조에서 나타난다. 근방추 구조에서는 너무나 완벽하게 혼합되어 있기 때문에 우리는 이 근방추를 수축하거나 신장하는 감각 말단으로 생각할 수도 있고, 느낄 수 있는 근육 세포로 생각할 수도 있다. 골지 건기관에서는 이러한 두 가지 기능이 약간 더 분리되어 있을 뿐이다. 척수신경간은 감각, 운동 뉴런을 모두 가지고 있고, 근육계 구석구석에서 서로 섞인 채로 감각 종말과 운동 종판에서 끝나게 된다.

척수 전체에 걸쳐서 이러한 모든 감각 신경은 신경세포가 개재하는 회로와 관련 운동 신경에 충분히 연접하게 되며, 모든 분절 단계에서 행위에 관여하는 두 쪽 모두를 반사궁과 밀접하게 연결시킨다. 소뇌가 발휘하는 최종적인 통합 기능은 단지 감각과 운동 요소를 최고 수준으로 섞은 것에 지나지 않으며, 말초에서 뇌로 가거나 또는 다시 반대방향으로 가는 경로 상의 수많은 연결들에서 이러한 요소들은 실제로 서로 섞여 있다.

사실 우리가 감각 자극과 운동 자극을 확실하게 구별할 수 있는 경우는 시체를 해부하고 있을 때나 아니면 전기 모델에 근거해서 신경계의 이론적인 회로도를 그리고 있을 때에 불과하다. 살아있는 생물체의 행동에서는 이러한 두 가지 요소가 모든 레벨에서 서로 뒤얽혀 있어서 부드럽게 조절되는 움직임이나 다양한 정도의 장애로서 나타나는 것이다.

무딘 엄지손가락

예를 들어 한 피험자의 피부와 관절에 있는 감각 수용체를 마취시키고 눈을 가렸다고 하자. 그는 우리가 언제 그의 엄지손가락을 앞뒤로 움직이는지 알지 못할 것이고, 그 엄지손가락을 어디에 놓는지조차 느끼지 못할 것이다. 그 다음, 우리가 그에게 엄지손가락을 앞뒤로 1인치 움직이라고 하는 경우에 그가 그 거리를 정확하게 측정하는 것은 불가능할 것이며, 뿐만 아니라 매번 같은 정도로 엄지손가락을 움직이는 것조차도 불가능할 것이다. 더군다나 그는 이 동작을 하고 있는 동안에 자신이 엄지손가락을 자유롭게 움직이고 있는지, 아니면 우리가 이따금씩 그러한 동작을 방해하는지도 구분하지 못한다. 필요한 감각이 동반되지 않는다면 엄지손가락을 움직이려는 노력은 관찰자에게는 조잡하고 미숙하게 보일 것이고 피험자에게는 혼란스러울 것이다.

이제는 피험자를 조작하는 것을 멈추고 그의 눈에 씌워져 있는 안대를 풀고 조금은 무딘 손을 정상적으로 움직여보게 하자. 그러면 우리는 그가 감각상의 피드백 없이 계속적으로 근육이 제대로 움직이지 못하는 것을 관찰하게 된다. 너무 약하게 쥐면 물건을 떨어뜨리고, 너무 세게 쥐면 깨지기 쉬운 물건은 깨뜨리게 된다. 테이블 위에 작은 물건을 정확하게 올려놓을 수도 없다. 손으로 글을 써도 괴발개발 쓰게 된다. 그는 자신의 손을 신뢰할 수 없기 때문에 정서적으로 어려움을 느끼기 시작한다.

> 그러므로 인간에 있어 손재주가 있다는 것은 자유롭게 움직이는 손이 만들어내는 결과가 아니라 그것 또한 주요한 감각 기관이라는 사실에 근거한다. 이러한 감각을 상실하게 되면 세밀한 움직임을 만들어 내는데 필수적인 근육이나 건, 관절의 장애가 없더라도, 손을 적절하게 움직이는 능력을 상실하게 된다.

강한 근육만으로는 충분하지 않다. 움직임의 모든 단계에서 모든 변수들에 관하여 감각상의 진척상황에 대한 지속적인 보고가 없다면 우리의 의식과 알파 운동 신경계(alpha motor system)는 얼마나 많은 운동 단위를 사용할 것인지에 대해 추측할 수밖에 없을 것이고, 정확한 실행을 위해 요구되는 활동전위를 대략적으로 짐작만 할 수 있을 것이다. 움직임이 효율적이기 위해서 우리는 자신이 어떻게 움직이고 있는가를 계속 느껴야 한다.

노력을 측정하기

피부와 관절의 촉감은 손이나 신체의 다른 부위를 사용하는데 있어 핵심적인 역할을 한다. 손가락이나 팔다리를 얼마나 멀리 움직였는지, 물체의 넓이가 얼마인지, 지금 쥐고 있는 물체를 쥐기 위해 얼마만한 힘을 줬는지, 또 그 물체가 부드러운지, 단단한지를 판단하기 위해 이러한 감각은 필요하다.

이런 경우에 근방추와 건 기관은 어떠한 종류의 감각에 관여하는가? 부드럽고 정확한 움직임을 조화롭게 만들어내는데 있어 이러한 감각상의 정보는 어떻게 운동 명령과 반사 반응을 돕는가? 이들은 미묘한 구조, 빠른 반응, 많은 수에도 불구하고 일상적인 감각 인식 상태에서 소뇌가 그런 것처럼 조용히 작동한다. 이런 모든 활동은 대부분이 척수의 반사궁이나 뇌의 무의식 중추에 의해 처리된다. 이들은 항상 "마취" 된 것처럼 보이는데 다른 감각원인 색깔, 질감, 냄새, 맛, 음조, 부피, 평형, 사지의 위치, 압력 등에서 얻는 것과 같은 특성을 전달하지는 못한다. 우리의 근육은 의식적인 감각을 만들어내지 못하는 감각 기관으로 채워져 있으며 근육이 가지고 있는 모호한 활동성이 도대체 어떤 종류의 "감각" 을 우리 자신과 우리 주위 환경에 더하는지에 대해서는 아직 확실하지 않다.

눈의 노력

눈의 운동은 이러한 근육 조직의 "감각 기능 없는 감수성(sensationless sensitivity)" 을 분리해낼(isolate) 수 있는 특수한 사례이다. 눈 근육에는 방추와 건 기관이 신체의 다른 부분보다 더 치밀하게 분포되어 있다. 그러나 엄지 손가락과는 다르게 안구나 안와에는 눈이 얼마나 움직였는지 또는 눈이 어느 방향을 가리키는지를 알려주는, 어떠한 종류의 촉각이나 압력 수용체가 없다.

그러나 우리는 이러한 움직임의 정도나 방향에 관해서 확실히 안다. 우리가 응시하는 각도의 기준점을 제공하는 것이 바로 내 시야 안에 있는 대상물이 가지고 있는 안정성 때문이라고 생각하는 것은 논리적인 것처럼 여겨진다. 하지만 이것이 사실이 아니라는 것을 증명하기는 쉽다. 눈을 뜨고 있으면서 빠르게 눈의 한 쪽 구석을 손가락 끝으로 눌렀다가 떼어내어 눈이 안와 내에서 앞뒤로 움직이게 하면, 앞뒤로 흔들리는 것은 내 안구가 아니라 바로 내 앞의 "안정된" 장면일 것이다. 손가락으로 눈을 움직이는 것을 멈추고, 눈 근육으로 눈을 앞뒤로 움직이게 되면 이런 착시 현상은 바로 사라진다.

즉, 눈이 눈 근육에 의해 자유롭게 움직이면, 내 앞에 있는 장면은 고정된 상태로 유지될 것이고 내 시선은 그 장면 전체를 앞뒤로 지나게 될 것이다. 그러나 만약 눈이 손가락에 의해 수동적으로 움직인다면, 장면은 이리저리 움직이기 시작하고 우리는 마치 눈이 정지해 있는 것처럼 자신이 보는 것들을 이해하게 될 것이다.

오래 전인 1867년 헬름홀츠(Helmholz)는 그의 저서 '생리학적 광학 입문(Handbook of Physiological Optics)' 에 이와 같이 쉽게 확인되는 실험 결과를 기록하였다. 그러나 20세기 중반, 근 방추, 감마 운동 신경원, 소뇌의 기능에 대한 발견 이후에야 근육이 가지고 있는 감각상의 특성에 관하여 이러한 눈의 모호성이 밝혀낸 것을 강조하게 되면서 그 결과들이 다시 언급되었다.

더 최신의 연구에서는 눈 테두리의 피부를 국소 마취하여 눈의 위치나 운동을 알 수 있는 촉각의 가능성까지 배제하면 시야의 대상물은 분명치 않는 표면 위의 단일한 광점으로 축소되었다. 안구를 수동적으로 움직이는 것은 움직이는 대상물의 시각적인 느낌을 만들어내며, 반면에 눈 근육을 통상적으로 사용하는 것은 실험하는 주체로 하여금 벽 위에 고정된 점을 느끼게 하고 이와 관련된 눈의 움직임을 정확히 측정하게 한다는 사실이 이 결과에 의하여 다시 한 번 확인되었다. 최근의 연구자들은 다음과 같이 말하고 있다.

> 그러므로 우리는 눈을 자유롭게 움직일 때에만 눈이 어느 방향을 가리키고 있는지를 안다. 그리고 이것은 우리가 무의식적으로 눈을 움직이려고 할 때 드는 노력을 측정하려고 하기 때문이다. 같은 구역의 다른 감각 기관은 눈이 어디를 가리키고 있는지를 알려주지 못한다. 왜냐하면 눈이 수동적으로 움직인다면 우리는 눈이 움직였다는 것을 모르기 때문이다.

새삼스럽게 다시 말하자면 안와 주위에 국소마취를 행하고, 각막 위에 검은 안대를 씌워 촉각과 시각을 제거하면 대상자는 우리가 지시하는 어느 방향으로나 눈을 향할 수 있겠지만 어떻게든 아무리 눈을 수동적으로 움직이더라도 눈이 움직이는 것을 경험할 수 없을 것이다.

> 이 모든 실험의 명쾌한 결론은 우리는 눈 근육이나 그 주위로 눈이 어느 방향을 가리키고 있는지를 보고할 감각 기관을 가지고 있지 않다는 것이다. 우리는 통상적으로 우리가 어느 방향을 보고 있는지를 알지만 이는 단지 내부적인 "노력감"에 의해 얼마나 자신의 눈 근육에 힘을 주고 있는지를 알기 때문이다. 만약 수의적인 운동이 인위적으로 제한된다면 우리는 절대 무슨 일이 일어나는지 알지 못할 것이다. 만약 우리가 받는 시각상의 인상에 근거하여 보고 생각하지 못한다면 말이다.

근 방추와 건 기관으로부터 제공되는 "감각"이 바로 *노력감(sense of effort)*이다. 모든 수축으로부터 생기는 긴장을 기록하는 것은 바로 건 기관이며, 얼마나 멀리, 얼마나 빨리 수축이 생기는지 기록하는 것은 바로 근 방추이다. 그리고 눈을 특정 속도로 특정 거리를 움직이기 위해 얼마나 많은 운동 단위와 어느 정도의 수축이 필요한지를 결정하는 것은 바로 이들이 결합된 피드백을 통해서이다. 이러한 감각은 통상적으로 감각 기능이 배제되었으며(sensationless), 뇌간과 소뇌에 의해 완벽하게 통제되기 때문에 수동적으로 눈을 움직이는 경우와 같이 이것이 없어져서 감각이 혼란되기 전까지는 이것이 작동하는지 조차 모른다.

물리적인 노력

이러한 "노력감"은 부가적인 특수 감각 중 하나로 후각, 미각, 시각, 청각, 촉각이 그런 것처럼 복잡한 기구를 가지고 풍부하면서 지속적인 입력 신호를 가지고 있다. 이는 다른 감각원에서 유래하는 감각과 마찬가지로 우리의 신체를 운영하고 외부의 대상물을 조작하는 데 있어 없어서는 안 되는 역할을 한다. 이 여분의 감각을 담당하고 있는 "기관"은 바로 몸 전체의 근육으로 이는 우리 몸에서 가장 풍부한 조직이며 체중의 70~85%를 차지한다. 우리는 항상 근육이 작용하는 효과만 보아왔기 때문에 꾸준히 일하는 일꾼으로만 알고, 근육이 감각 기관인 것은 놀랍게도 모르고 있다. 이는 근육이 제공하는 자료가 통상적으로 무의식에 있는 뇌 중추에 의해 거의 독점적으로 처리되기 때문이다.

노력과 공간

그러나 물체의 실재(material reality)에 대한 개념을 형성하는데 있어 어떠한 감각도 그 이상의 역할을 하지는 못한다. 저자의 생각으로는 어떤 대상물의 넓이는 그 대상물의 경계를 손가락으로, 팔로, 걸음으로 또는 한눈에 닿기 위해서 필요한 노력이 정확히 얼마인지에 근거한다. 마찬가지로 대상물 사이의 거리는 그 사이를 가로지르기 위해 필요한 노력을 어림하는 과정이 없으면 구체적인 의미를 갖지 못한다.

> 우리가 탁자가 4피트(약 120cm), 피아노가 1피트(약 30cm) 떨어져 있다고 말하는 것은 사람들이 흔히 생각하듯이 어떤 특별한 시력이나 빛에 대한 특별한 반응에 의한 것이 아니라 주로 근육상의 감각에 의한 것이다. 거리를 구분하는 능력은 시각적인 이미지를 망막에 집중시키는데 사용되는 눈 근육에서 전송되는 수많은 인상에 의해 만들어진다. 필요한 근육 조정의 정도는 거리와 대상물의 크기와 모양에 따라 다르다. 눈 근육을 움직이면서 작업한 인상은 뇌로 보고되고 이것은 공간에서 어느 특정한 거리를 나타내는 것으로 해석된다......이것은 이전 경험 - 눈의 움직임, 대상물로 진행하여 손을 뻗는 신체의 움직임, 대상물을 만지게 되면서 얻는 대상물의 모양, 범위, 질감에 대한 촉감 - 의 기억에 기인한다. 신체 근육의 과거 경험에서 만들어진 공간적인 인식은 눈 근육을 조정함으로써 얻은 인상들과 결합되어 기억된다.

다시 말하면 우리의 가지고 있는 공간에 대한 개념은 일차적으로 근육성이다. 결국 공간이라는 것은 대상물들이 차지하고 있는 부피와 그 대상물들 사이의 거리에 지나지 않으며 여러 종류의 "거리(this far)" - 근육의 노력이 증가하는 것으로 의식 속에 저장되는 측정량 - 에 의해서만 구체적인 중요성을 가지는 수치에 불과하다. "확장"이라는 것도 우리가 확장하지 않으면 의미가 없는 것이다. 무한이라는 것도, 우리에게는 그 거리를 가로지르기 위해 필요한 노력을 상상하는 것이 우리의 능력을 넘어설 때, 바로 거기서 시작되는 것이다.

노력과 시간

통상적인 시간의 경과에 관해 우리가 가지고 있는 관념도 아마 동일한 근육상의 자료에 의해서 만들어질 것이다. 확실히 낮과 밤, 계절의 순환 주기를 항상 관찰할 수는 있었지만 이러한 주기는 너무나 길고 너무나 많은 변수를 포함하고 있어서 오직 이에 근거해서 우리가 추론한 시간의 구조라는 것은 매우 모호하다. 시와 분과 초를 정확히 계산하는 것은 심장의 계속적인 박동, 근 긴장(tonus)의 기초가 되는 지속적인 진동, 우리가 보행할 때 계속적으로 팔과 다리를 흔드는 것(우연히도 이것은 시계의 진자와 유사하다)과 매우 밀접하게 연관되어 있는 것으로 보인다. 태양계가 불규칙하다고 느낄 정도로 우리의 감각을 정교하게 만드는 것은 다름 아닌 이러한 짧은 생리학적 진동이다.

환각에 의해 공간과 시간에 대한 일상적인 감각이 교란되는 순간이 명상이나, 동작이 없으면서 생각에 잠겨 있는 동안, 잠잘 때, 약물에 취해 있을 경우, 감각 격리 탱크(sensory isolation tank)안에 잠겨 있을 때처럼 우리가 근육적인 감각에서 분리되어 있을 때라는 사실은 너무나도 흥미롭다.

노력과 중력

중력은 보거나, 냄새 맡거나, 만질 수 없지만 우리에게 있어 이처럼 계속해서 존재하는 것은 없다. 모든 물체는 질량을 가지고 있다. 우리가 아는 어떠한 신체나 물체의 일부분도 이렇게 지면으로 잡아당겨지지 않는 것은 없다. 우리의 존재나 활동에 이 이상으로 결정적인 물리력은 없다. 모든 운동은 이러한 아래 방향으로의 당김에 대한 순응과 저항 사이의 균형에 관한 문제이며, 내 몸을 움직이는데 있어 의식으로 하여금 이러한 균형을 느끼고 조절하도록 하는 기전을 제공하는 것은 바로 내가 가지고 있는 근육상의 감각이다.

질량과 무게에 대한 전체적인 관념은 중력에 대항하기 위해 필요한 노력을 측정하는 것에 지나지 않는다. 모든 물체가 가지고 있는 질량, 관성, 가속, 운동량과 같은 기본적인 물리량은 그러한 속성을 가지고 있는 물체를 움직이거나 움직이고 있는 것을 멈추게 하기 위해 필요한 노력의 총량을 떠나서는 어떠한 의미도 가지지 못한다. 우리 몸의 근방추와 건 기관은 우리가 이러한 눈에 보이지 않는 힘을 평가하는 저울에 해당한다.

다른 감각 기관은 물체의 다른 속성 즉 질감, 온도, 색깔, 냄새, 맛 등에 대한 정보를 제공한다. 철학적으로 이런 것은 "이차적인", "표면적인", "비본질적인" 속성이라고 불린다. 우리의 근육은 물체의 가장 일차적인 속성, 질량에 대한 느낌을 전해주는데 이는 대상물이 가지고 있는 다른 모든 속성의 기본이 되는 것이다. 이는 이 물건이냐, 저 물건이냐를 인식하는 문제가 아니다. 이것은 물질의 속성(materialness) 자체를 인식하는 것이며 우리가 물리적인 실재를 처리하는데 있어서의 다른 모든 판단도 이것에 근거한다. 우리의 근육은 우리 자신과 대상에 있어서 관계의 본질을 측정한다.

"본질", "일차적인 속성"에 관계된 질문이 수세기 동안 수많은 사람들을 속타게 했다는 것은 그리 놀라운 사실이 아니다. 우리가 조용히 앉아서 그 문제를 생각할 때 우리를 깨우치는 감각상의 정보는 대개 소리가 들리지 않는다. 그리고 우리가 활동을 할 때 감각상의 정보는 대개 우리의 무의식에 의해 처리된다. 아마도 이러한 이유 때문에 이러한 유형의 질문에 대하여 철학에서 불명료함이 그토록 많은 것이고, 더할 나위 없이 건전한 정신을 가진 사람이 물리적인 세계의 "실재"에 대하여 복잡한 의심을 가지게 되는 것이고, 그러한 생각이 노동자들에게는 그토록 어리석어 보이는 것이다.

심리학적인 노력

나는 신체를 지지하거나 움직일 때 마치 질량을 가지고 있는 다른 물체를 인식하는 것처럼 신체를 인식한다. 나는 책이나 돌을 드는데 사용되는 노력을 재는 동일한 방법으로 내 팔을 들고 움직이는데 요구되는 노력을 측정한다. 이러한 관점에서 내 신체는 단지 내가 가장 자주 상호작용을 하게 되는 질량(또는 질량의 묶음)이다.

그 다음에는 이 물체와 반복적으로 익숙하게 됨으로써 결과적으로는 운동과 자세에 있어 완벽하게 노력의 경제성을 확립하게 된다. 머리, 사지, 체간의 질량은 너무나 잘 알려진 수치이기 때문에 내가 그것으로 어떤 동작을 할 경우에 필요한 정도 이상이나 이하의 노력을 들이는 경우는 없다.

긴장도와 무게

그러나 우리 신체의 물리적인 실제 질량은 우리가 여기서 다루는 유일한 수치가 아니다. 저항과 무게를 측정하는 것은 근육과 건에 가해지는 긴장의 총량 그리고 이에 동반되는 압력감에 의한다는 것을 알아야 한다. 우리는 이미 근육의 "정상적인 휴식시 긴장도"가 여러 가지로 바뀔 수 있으며, 여러 가지 국소적인 손상 또는 불편감, 일반적인 태도, 우울, 의기양양함, 불안, 권태, 흥미, 지루함 등에 의해 영향받는다는 것을 살펴보았다.

단기간의 감정적인 반응이나 장기간의 습관, 경향성, 태도 등 어떤 것에 의해서든지 이러한 정상적인 휴식시 긴장도의 수치가 높아지면 긴장도의 정도는 기초 신장 반사가 증가함에 따라 강화된다. 역으로 정상적인 휴식시 긴장도의 저하는 반사로 유지되는 긴장도의 감소를 야기한다.

> 그러므로 모든 긴장성 당김은 근육 장력에 더해지거나 덜해질 것이고, 사지와 그 사지에 가해진 무게에서 인지되는 중력에 영향을 미칠 것이다. 위로 올라가는 모든 사지는 더 가벼워질 것이고, 아래로 내려가는 모든 사지는 더 무거워질 것이다. 모든 가벼운 사지는 무게를 가볍게 느낄 것이고, 모든 무거운 사지는 무게를 무겁게 느낄 것이다.

내가 지고 있는 무게에 실제적으로 최소한도의 "일"도 가하지 않은 상태로, 단지 휴식 시 긴장도를 증가시킴으로써 내가 인지하고 있는 질량, 무게, 노력이 변화될 수 있다.

> 우리가 외부에 있는 무거운 질량을 움직일 때, 근육에 힘을 주어야 한다. 더 많은 힘을 써야 함에 따라 질량은 더 무겁게 느껴진다. 우리가 근육상의 노력에 의해 신체의 일부를 제자리에 유지하는 경우 이 부분은 곧 무겁게 느껴진다.

그리고 우리 몸의 일부를 제자리에 유지하는 동안 근육에 의해 유지되는 긴장도가 높을수록 근육은 더 무겁게 느낄 것이다. 한 쪽 팔의 모든 근육에 힘을 줌으로써 이러한 현상을 쉽게 경험할 수 있다. 곧 이 팔은 이완된 쪽의 팔보다 더 무겁고 더 실재적인 것으로 느껴지고 내가 이러한 긴장을 더 오래 유지할수록 내가 느끼는 추가된 무게의 느낌 또한 더욱 현저해질 것이다. "그러므로 우리 신체에서 무겁다는 느낌은 우리가 그곳에 가하는 근력에 따라 다르다."

세상의 무게

이러한 긴장도의 변화는 앉고, 서고, 잔디를 깎고, 직장에 가고, 사랑을 나누는 일 등에 드는 노력의 총량에 대한 관념에 매우 중요한 의미를 가진다. 다른 외부 물체에 의해서가 아니라 단순히 등과 어깨의 근육이 점점 당겨짐에 따라 "세상의 무게"는 말 그대로 누군가의 어깨 위에 지워지게 된다. 긴장과 압력을 느끼는 것은 무게를 증량함에 따라 느끼는 것과 매우 유사하며 "부담(burden)"을 "견디기 위해" 우리가 들이는 노력감을 정말로 늘어나게 한다.

> 사람이 깊게 숨을 쉬고 최대 호기의 위치로 흉곽을 유지하고 있으면 곧 그 사람은 자신의 가슴을 무거운 덩어리처럼 느끼게 된다. 물론 흉곽의 무게는 깊이 숨을 들이 쉴 경우에 감소하기 때문에 이는 역설적으로 보인다. 여기서 우리는 하나의 통찰을 하게 된다. 흉곽은 더 무겁고 또한 단단하고 무거운 물체처럼 느껴지는데 이는 *근육상의 노력이 일어났기 때문이다.*

물론 이러한 증가된 긴장을 유지하는 근육들은 말 그대로 더욱 노력하고 있는 것이다. 어떠한 움직임이나 작업도 일어나지 않지만 근육들은 더 힘차게 잡아당기고 있으며, 대사를 항진시키고 있으며, 더 많은 에너지를 소비하고 있으며, 더 많은 노폐물을 만들어내고, 더 많은 피로감을 일으키고 있는 것이다.

중력은 우리의 근육 세포를 한쪽에서 잡아당기고 있고, 다른 쪽에서는 내부의 심적 상태가 잡아당기고 있는 것처럼 보인다. 근육에 가해지는 압력 부하를 결정짓는 것은 단순히 물체가 가지고 있는 물리적인 실제 질량이 아니라 이 두 가지 힘의 최종 효과이다. 그리고 어느 쪽이든 잡아당기는 힘이 증가하면 우리가 경험하게 되는 노력도 증가한다.

어떠한 이유에서든지 이와 같은 내부의 노력 증가를 습관적으로 참게 되면 결국 신장 반사에 의해 유지되는 정상 휴식시 긴장도가 높아지게 되고, 이는 다시 자세와 운동의 왜곡을 일으키게 된다. 일단 새로운 기준이 정해지면 "정상"이라는 것이 "최적"에서 얼마나 떨어져 있는지를 알려주기 위해 불편한 증후들이 생겨난다는 사실에도 불구하고 모든 신체 반사는 이 기준을 지키기 위해 노력한다.

> 이러한 모든 긴장은 사람들에게 알려지지 않은(즉, 의식하지 못하는) 위치로 사지를 당긴다. 그렇게 되면 정상적인 자세는 긴장으로 인해 사지가 당겨지는 자세가 된다. 이러한 자세에서 다른 모든 자세가 판별된다.

이러한 *긴장의 지속(persistence of tone)*은

> 신체의 모든 근육에 존재한다. 그리고 또한 신체의 모든 자세에 존재한다. 그러므로 우리는 일반적이면서 중요한 현상을 다루고 있는 것이다.

따라서 노력은 내가 행하고 있는 어떤 것이 아니라 내가 느끼고 있는 어떤 것일 것이다. 그러나 그 근원이 어떠한 것이든 부담(burden)의 생리학적인 결과는 동일하다. 근육은 증가된 "무게"를 지지하기 위해 긴장을 증가시킨다. 증가된 긴장은 결합조직에 가해지고 관절에는 더 많은 압박이 가해진다. 더 많은 연료가 연소되어 신체의 에너지 공급을 고갈시키고, 더 많은 노폐물들이 산출된다. 동시에 수축된 구역으로의 순환은 감소되며, 불편감, 그리고 궁극적으로 기능이상이 나타나게 된다. 사실 여기서 회복되기 위해서는 훨씬 더 많은 노력이 필요하다.

이러한 악순환의 주관적인 경험과 이의 외적 발현은 선천적인 위약, 만성 질환 또는 자연스런 노화처럼 느껴지고 보일 수 있으므로 우리는 종종 곤란이 닥쳤을 때 대담하게 수용하는 태도를 보이면서 애쓰게 되는데 이러한 태도는 인생이 우리에게 요구하는 노력감을 더욱 증가시키는데 기여할 뿐이다. 생각뿐만 아

니라 근육에서도 우리는 "정상" 이라고 여겨지는 것의 압제에 눌려있는 것이다.

노력의 미학

근육에 가해지는 여러 가지 당김 그리고 이로 인해 생기는 노력감은 우리가 다른 감각 신호에 의해 행하는 모든 판단의 기초가 된다. 모든 활동은 그 자체에 내재되어 있다고 여겨지는 노력에 의해서 어렵거나 쉬울 수도 있고, 가능하거나 불가능할 수도 있고, 매력적이거나 매력이 없을 수도 있다.

우리들 중 일부는 도전을 즐기지만 다른 사람들은 저항의 기미가 보이자마자 무너진다. 이 두 가지 반응의 차이점은 그 과업이 가지고 있는 객관적인 어려움과는 거의 관계가 없으며 우리가 그 과업에 대처하기 위해 가지게 되는 실제적인 힘과는 더더욱 관계가 없다. 핵심은 우리가 그 일을 하는데 드는 노력감(sense of effort)으로 이 느낌은 그 배후에 물리학적인 측면과 함께 심리학적인 측면이 있다. 그러나 노력을 측정하는데 있어 무의식적인 습관화의 경우가 많기 때문에 우리는 이러한 노력감이 물리적인 활동에 있어서 뿐만 아니라 모든 종류의 정서적인 기호, 지적인 즐거움 및 반감, 사색, 판단에 있어서 결정적인 역할을 하고 있다는 사실을 거의 모르고 있다. 이러한 주관적인 노력의 측정은 고도로 개별화되어 있으며 이는 폭넓고 놀라운 방법으로 우리 주위의 세계에 대한 개인적인 반응을 형성한다.

스포츠에서의 노력

역도나 축구처럼 경쟁이 있는 몇몇 스포츠는 체력을 요구한다. 트랙 경기나 수영같은 다른 스포츠는 속도와 지구력을 요구한다. 골프나 당구같은 다른 스포츠는 체력, 속도, 지구력보다 섬세한 조절능력을 강조한다. 그러나 이러한 모든 스포츠에서의 성공을 위해서는 오로지 근육의 수행에 초점을 맞추고 운동 반사에서 고도의 발달을 성취해내는 능력을 요구한다.

개개의 직업적인 운동선수를 제외하면 승리나 패배에 의해 어떤 물질적인 대가가 결정되지는 않는다. 결국 경기는 게임일 뿐이다. 그러나 게임 도중 어느 경우에도 게임의 결과가 구경꾼에게는 운명을 가를 정도로 중요하지는 않지만 팬들의 흥분은 히스테리에까지 이를 수 있고, 최종 점수는 수시간 동안, 하물며 수일이나 수주 동안까지도 도취감이나 우울증을 일으킬 수도 있다.

그런 팬들의 실제 인생에 있어 너무나 사소한 영향을 미치는 사건에 대해 무엇이 그처럼 커다란 감정적인 혼란을 일으키는 것일까?

그 대답은 스포츠는 강건함(muscularity) 자체를 찬양하는 것이며 팬들이 스포츠에서 흥분하는 것은 보기 드문 묘기를 보고 자연히 감탄하게 되는 것에서 유래한다는 것이다. "우리 팀이 이겼다!" 고 환성을 올리며 좋아하는 것의 본질은 "우리 편 선수들이 너희 편 선수들보다 더 좋은 기술로 근육을 사용하여 더 좋은 결과를 얻을 수 있다." 는 것이다. 이의 일부는 훌륭한 체력과 섬세함이라는 생존 가치를 의심할 여지 없이 무의식적으로 인식하고 있는 것이다. 전투는 그 원형이 되는데 여기서는 육체적 발달의 우월성이라는 결과가 매우 중시된다. 그러나 흥분과 감탄의 대부분은 강건함 그 자체에서 기쁨을 느끼는 것이다. 혼자서 산을 오르는 사람이나 낚시를 하는 사람들은 운동장에서의 팀 선수들과 마찬가지로 자신들의 기술이 발휘되었을 때 감탄을 터뜨린다.

스포츠 팬의 이러한 현상은 노력감이라는 측면에서 매우 흥미롭다. 베이브 루스(Babe Ruth)는 탁월한 힘과 정확성을 가지고 배트로 빠른 공을 때리는 능력에서 분명히 많은 즐거움을 만들어냈다. 그러나 그의 전설적인 기술만큼이나 똑같이 중요한 것은 수만의 야구 팬들은 단지 그가 그렇게 하는 것을 보는 것만으로도 많은 즐거움을 느꼈다는 것이다.

베이브 루스는 자신의 기술로 운동하는 것이 즐거웠겠지만 팬은 다른 사람의 기술에서 보여지는 힘과 세밀함을 감상하는 것이 즐거웠던 것이다. 양자 모두에게서 즐거움은 미세하게 구별되는 노력감에서 기인한다.

고도로 훈련된 운동선수를 봄으로써 우리는 대리(vicarious) 노력감을 가지게 되고, 그렇지 않았다면 무시했을 어떤 근육적인 묘기를 경험할 기회를 가지게 된다. 경기에 열중하고 있는 팬들은 대개 운동선수들이 움직이는 것에 따라 눈에 보일 정도로 움찔거린다. 근전도(정확한 근육 활동을 측정하고 기록하기 위해 전극을 이용하는 것) 연구에서는 종종 이러한 움찔거림이 억눌린 형태로 운동선수들의 운동 - 권투 선수가 날리는 주먹이 위아래로 재빨리 움직이는 것, 출발점에서 돌진해 나오는 것, 태클이 들어올 때의 뒷걸음질 같은 것들 - 을 모방하는 것이라고 한다. 팬들은 눈은 물론이고 *자신들의 신체를 가지고 구경하고 있다. 그들은* 단지 *구경만 하고 있는 것이 아니라 경기에 참가하고 있는 것이다.*

이러한 종류의 대리 근육 경험은 우리에게 우리가 가지고 있는 것 이상의 체력과 기술의 구체적인 예를 제시해 주며, 인간의 능력에 대한 관념을 크게 넓혀 우리가 속해 있는 종에 대한 이해를 높인다. 이러한 이유에서 운동 경기는 전혀 사소한 것이 아니다. 허들 선수가 큰 걸음으로 돌진하고 있는 것, 다이빙 선수가 보여주는 섬세하게 조절된 비틀기, 완벽한 퍼팅, 모터사이클 선수가 빠르게 코너를 돌면서 아찔할 정도로 기대는 것을 보면서 우리를 숨막히게 하는 것은 그러한 행위에 필요한 세밀한 근육 조절 능력에 대한 우리의 통찰력, 그리고 그것을 발달시키기 위해 필요한 훈련에서의 노력이다. 그리고 승리나 완벽을 보았을 때 환호하지 않을 수 없을 정도로 우리가 즐거워하면서 놀라는 것은 바로 내포된 기술 - 비록 우리가 따라하지는 못하더라도 - 을 이해하는 능력 때문이다.

무용에서의 노력

예술 감상에 있어서 근육성의 기술을 보고 난 후 고도의 섬세함을 느낄 수 있으며, 대부분의 경우에 있어 미적 감각은 노력감과 분리될 수 없다. 이것은 특히 공연예술에 있어서 분명하다. 무용가에 대한 갈채는 그나 그녀가 가지고 있는 체력, 유연성, 정확도에 대한 경의에 불과하다. 더군다나 무용가가 자신의 예술을 표현하는 매개체 및 창조되는 실제적 인공물, 그리고 자신의 근육계는 모두 하나이다. 그리고 만약 그들이 근육상의 노력으로 더 없는 난이도와 섬세함을 보여줘서 우리를 흥분케 하게 하는 것 이외에도 동일한 방법으로 서사, 특정한 감정, 투쟁, 결심, 통찰을 일깨우기 위해 이러한 노력을 솜씨 좋게 처리한다면 그들이 보여주는 기술에 대한 우리의 감탄은 아마 한이 없을 것이다 - 근육의 운동이 최고의 전달물이 되는 것이다.

무용은 근육에 의해 만들어지는 노력의 협응을 최고도로 끌어올리고, 우리는 이를 열정적으로 감상하게 된다. 더구나 이렇게 여러 가지로 가능한 협응과 표현의 특성으로 인하여 우리는 일반적인 무용뿐만 아니라 여러 종류의 무용을 감상할 수 있다. 우리는 고전 발레의 필수 레퍼토리인 걸음, 회전, 도약, 몸짓에서 보이는 극단의 난이도와 엄격한 노력을 이해하기 때문에 중요한 한 가지의 전체적인 감상이 가능하다 - 표준화되고 순수한 형태를 재연하기 위하여 노력하여 자신의 개인적인 특성을 극복해내는 무용가의 능력을 숭배하는 것이다.

여러 종류의 즉흥 무용에 의해 전혀 다른 종류의 감상이 생길 수도 있다. 여기서 노력은 정형화된 순수를 재창조하는 것이 아니라 그 반대의 것이다 - 특정 공연자, 일시적인 기분, 찰나에 따른 유일무이한 내적 상태를 표현하는 매 순간마다의 명확하고 간결한 움직임과 몸짓의 발견과 실행이다. 이런 경우 우리가 감탄하는 것은 무용가의 창의성과 자연스러움으로, 이것은 열정적으로 개인적인 시각을 구체화하는 능력이다. 반면에 발레에서 우리가 고결하고 뛰어나다고 생각하는 것은 위안이 될 정도로 당당하고 변치 않는 형태를 실행함으로써 단지 개인적이었던 것들을 승화시키는 정반대의 능력이다.

발레에 대하여 우리가 가지고 있는 미적 감각의 기저에는 이러한 고된 기준을 재연할 수 있는 근육계에 대한 생각이 존재하고 있다. 반면에 즉흥 무용의 미는 동일한 기본 근육계가 더 절박하고 더 다변하는 감정을 표현하는데 있어 과거의 형태를 열심히 벗어나려고 하는 것에서 기원한다.

노력의 스타일

노력의 정도(degree)뿐만 아니라 전체적인 노력의 *방식(manner)*도 우리에게 특정수준의 반응을 유발시킨다. 노력감은 또한 *스타일(style)* 감각을 동반한다. 우리에게 생소한 세상의 일부에서 무용가들의 공연에 종종 가장 많이 관여되는 것은 얼마나 정형화된 형태를 잘 재연하느냐가 아니고(왜냐하면 우리는 이에 대해 평가할 수 있는 예술 형태에 대한 과거사적인 지식을 가지고 있지 못하므로), 그들이 어떠한 개인적인 충동을 독특하고 자연스럽게 표현하였는가도 아니고(왜냐하면 어떤 확실함을 가지고 "자연스러움"을 판단할 정도로 그들의 문화적인 표준에 대하여 충분히 알고 있지 못하므로), 그 동안 우리가 보는데 익숙해져 있는 것과 아주 다른, 우리에게 생소하면서 신비로운 생각, 느낌, 연상들로 가득 찬, 우리를 상대로 완전히 새로운 미적 감각을 펼치는 색다른 스타일 감각이며, 신체의 운동과 인간의 경험을 감상하는 신선한 관점이다.

"전통적인", "자연스러운", "색다른"이라는 단어들만이 무용에서 "스타일"을 특징짓는 유일한 종류의 범주는 아니다. 모든 형식에 있어서 특정한 유형의 노력뿐만이 아니라 노력의 *경제성(economy)*, 즉 현재 행해지고 있는 작업의 난이도를 숨길 수 있을 정도로 숙련된 우아함과 쉽게 실행할 수 있음까지도 설명할 수 있는 작업 방식이 존재한다. 르네상스 시기에는 이러한 우아함과 노력의 경제성이 활발히 장려되었으며 모든 종류의 행위에서 매우 공공연한 동경의 대상이 되었다. 또한 이는 신사다운 또는 숙녀다운 행위의 본질로까지 여겨지기도 했다. 그 시기에는 이에 대한 특별한 단어인 *스프레차투라(sprezzatura)*라는 것이 있었는데 이는 어려운 일을 아주 쉽게 하는 것을 말한다.

여러 가지 성취를 자랑할 수 있다는 것만으로는 충분치 않다. 모든 성취 가운데에서 가장 이상적인 것은 무리되지 않게 쉽게 하는 것이다. 르네상스 시대의 남자는 여러 뛰어난 기술과 학문을 가지고 단지 만물박사가 아니라 읽고, 공공 회의에서 연설을 하고, 세심하면서 열정적인 시를 단숨에 써 내고, 리라를 연주하고, 사랑을 하고, 승마를 하고, 칼과 창을 휘두르고, 농노를 다스리며, 외국과의 외교까지 모두 태연자약하게 해낼 수 있는 남자였다.

많은 일을 아무 것도 아닌 양 해내는 사람들에게는 신적인 뭔가가 있다. 왜냐하면 매우 어려운 일들을 할 때 최소한의 노력도 들지 않는 것 같기 때문이다. 그들은 손을 흔듦으로써 구름을 가르는 것 같이, 근육이나 물체의 빽빽한 움직임의 느낌과는 거리가 먼, 노력을 자유자재로 조절하는 듯한 착각을 안겨준다.

이것은 우리가 어떤 사람이 "스타일이 있다"라거나 그는 "스타일 있게" 일을 한다라고 말할 때 의미하는 그러한 유형의 것인 경우가 많다. 대량의 결과를 산출해내는 최소량의 노력을 감상하는 것은 즐거운 일이다.

우리가 실제적으로 어려운 일들을 많이 알면 알수록 우리는 외형적으로 쉽게 보이는 것에 대해 더 많이 감탄한다. 이는 착각의 문제가 아니다. 오히려 스프레차투라는 기술뿐만이 아니라 그러한 기술에 오래 동안 익숙해져 있는지를 나타내는 것이고, 단순한 능력뿐만이 아니라 그러한 능력 속에서의 편안함을 나타내는 것이고, 단순한 체력뿐만이 아니라 그러한 체력의 세련됨까지 나타내는 것이다.

음악에서의 노력

무용에서 미학적인 대상은 전체 근육 그 자체의 모양과 운동이다. 음악은 전혀 다른 미학적 영역으로, 여기서는 보거나 만질 수 없는 공기의 파동인 음정, 음조, 화성, 불협화음의 특성에 의해 감상이 일어난다.

흔히 음악은 가장 미묘하고 가장 실체가 없는 예술로 묘사된다. 그러나 음악의 미가 존재하는 곳은 단순히 음조, 음성, 화성뿐만이 아니다. 음악은 이러한 요소들의 *조작*(manipulation)인 것이다. 선율이나 화음은 의미있는 문맥을 전해주는 주위의 다른 요소가 없다면 그 매력을 급격하게 잃게 된다. 음조에 구두점을 찍어 여러 가지 박자로 나누는 것은 중요하다. 음조를 올리고 낮춤으로써 선율을 만들어내는 것, 화성적인 변화를 주기 위해 다른 음조와 결합하는 것, 변주, 트릴(顫音), 피아니시모(最弱音), 강조법을 더하는 것이 없다면 음조를 만든다고 해서 이것은 음악이라고 불릴 수 없으며, 이러한 음악의 실제적인 문제들이 모두 다 극도로 섬세한 *근육상의(muscular)* 조절의 산물이다.

이러한 점은 자신의 발성가관이 악기가 되는 가수에게서 가장 그러하다. 그러나 바이올리니스트, 피아니스트나 트럼펫 연주자에 있어서도 마찬가지다. 우리는 무용가의 경우처럼 몸 전체의 활동을 동경하는 것이 아니라 손가락, 팔, 횡격막, 후두, 악기 주둥이의 작고 미묘한 운동을 동경하는 것이다. 사람에 의해 만들어지는 *인공물(artifact)*의 성질은 변한다. 그러나 이것을 만들어내는데 요구되는 근육상의 요구의 난이도는 조금도 감소하지 않는다. 근육의 수와 이들이 만들어 내는 운동의 범위가 감소하면 배치, 압력, 타이밍에서 요구하는 정확도는 이에 준해서 증가한다. 어떠한 음악이든, 특히 우리가 직접 악기를 연주한다면, 그 연주에 대한 이해를 깊게 하는 것은 바로 이러한 세밀함을 이해하는 것일 것이다. 음악은 무용과 마찬가지로 실제적인 공연이 없다면 무용지물에 불과하며, 공연은 근육이 없다면 무용지물에 불과하다. 근육은 뮤즈(그리스 신화에서 학예, 시가, 음악, 무용을 관장하는 아홉 여신의 하나, 역자 주)이다.

음악에서 우리가 근육적인 구성요소를 느끼는 것은 귀에서 발생되는 순수한 감각상의 특성들만큼이나 우리가 내보이는 미학적인 반응들과 밀접한 관계가 있다는 것은 명확하다. 예를 들자면 오르간 연주자들은 기타 연주자들에 비해 더 큰 음량, 더 많은 선율, 다양한 음조를 만들어낼 수 있는데도 불구하고 그들이 더 우월한 영역의 음악가라고 여겨지지 않는 이유는 도대체 무엇 때문일까?

왜냐하면 오르간 연주자들이 수많은 건반, 페달, 멈춤장치로 숙달된 것을 보여주는 것과 마찬가지로 기타 연주자들은 여섯 개의 현으로 정통함(mastery)을 보여줄 수 있기 때문이다. 우리를 감동시키는 것은 바로 그 정통함이다. 그 정통함 안에 어떠한 정형적인 또는 기계적인 면이 내포되어 있다고 하더라도 말이다. 이러한 정통함은 악기와 근육간의 관계에 관한 문제이다. 결국 오케스트라가 연주하는 어색하고 듣기 거슬리는 복잡한 협주곡을 듣는 것보다는 솔로 플루트로 섬세하게 연주한 단순한 아리아를 듣는 것이 더 즐거운 일이다.

또, 왜 동일한 연주자의 녹음보다는 실제 공연이 항상 더 우리의 마음을 끌까? 그것은 눈에 보이게 음향을 만들어내는 물리적인 사실 때문이며, 귀 하나 가지고는 단지 상상할 수밖에 없는 노력과 섬세한 차이를 직접 눈으로 확인할 수 있기 때문이다. 한 단계 더 나아가 녹음이 가지고 있는 추상성을 제외하더라도 왜 컴퓨터로 연주한 바하의 푸가는 살아있는 연주자가 연주한 녹음보다 훨씬 더 열등한 것이 되는가? 음조의 미세한 변동, 알아차리기 힘든 박자의 자유로움, 악구로 나누는데 있어서의 미묘한 변화를 컴퓨터는 담아낼 수 없다. 이러한 모든 것은 음원에서의 근육 활동의 생생함을 우리의 귀에 전해준다.

컴퓨터로 연주한 음악이 너무나도 결점이 없다는 것(flawless), 다시 말하면 듣는 사람의 즐거움을 손상시키기에는 너무나 작은 긴장이나 오류의 흔적조차 없다는 것은 컴퓨터의 단점이다. 오히려 이러한 긴장이나 오류를 통해 우리는 작품의 난이도를 알게 되고, 어려운 부분을 숙련된 노력으로 해결하는 것에서 흥취를 느끼게 되기 때문이다.

어떤 음악가들은 대개 비슷한 이유로 전자 악기에 대한 불만을 표출하곤 한다. 조지 쉬어링(George Shearing, 영국 출생 미국의 재즈피아니스트 겸 작곡가, 태어날 때부터 앞을 볼 수 없었음에도 세련된 연주와 독특한 연주 스타일로 인기를 얻으며 꾸준히 활동했다, 역자 주)은 말하기를

> 내가 여러 곳에서 연주해 보았지만 전자 키보드가 가지고 있는 문제점은 피아노 연주에 녹아있는 부드러운 사랑과 배려, 음이 가지고 있는 음울함을 부드럽게 감싸서 당신으로 하여금 소리치기보다는 노래하게 하는 그러한 감정이 들어갈 만한 공간이 별로 없는 것 같다는 것이다. 대개 컴퓨터 악기에서 한 피아노 연주자를 다른 연주자와 구별 짓는 연주의 개성은 거의 없는 것과 다름없다. 그것은 "자, 가(A)음을 칠까?" (건반을 두드린다) "가(A), 나(B)음을 칠까?" (건반을 두드린다) 이렇게 하는 것과 같다. 전자 악기에서 표현할 수 있는 놀라운 정도로 여러 가지의 음색을 물론 무시할 수는 없다. 그러나 이러한 음색과 피아노처럼 섬세하게 심금을 울리는 음향과 연주, 온갖 불일치와 이에 따른 즉흥성은 전혀 별개의 문제이다.

실제로 특정한 멜로디, 화음, 리듬에 의해 우리가 즐거워하는 것과 마찬가지로 음악의 많은 악절과 몇몇 장르에서는 연주 시 드러나는 어려움을 통해 즐거움을 느끼게 된다. 에튀드는 바로 이런 점을 보여주는 사례이다.

> 그것은 하나의 기술적인 문제에서 음악적인 재미가 거의 전부 나타나는 소품이다. 기술적인 어려움은 직접적으로 음악과 그 음악이 가지고 있는 매력 및 파토스(애절감)를 만들어낸다. 미와 기술은 결합되지

만 창조 자극은 특유의 모양을 가지고 있으면서 근육과 건을 조정하는, 연주자의 손에 달려 있는 것이다. 쇼팽의 에튀드에서 가장 큰 정서적인 긴장을 느끼는 순간은 일반적으로 가장 고통스럽게 피아니스트의 손이 펼쳐질 때이다. 그러므로 근육적인 감각은 소리가 없다 하더라도 열정의 모방(mimesis)이 된다.

악기의 한계와 음악의 어려움에 대해서 알고 음악가들이 이러한 조건에 얼마나 훌륭하게 성공적으로 대응하는지를 인식하는 것은 특정 멜로디와 화음에 내재된 온갖 평가나 연상과 마찬가지로 대개 우리에게 미학적인 즐거움을 제공한다. 결국 여러 가지 음악에 대한 대중적인 반응은 시대에 따라 달라지기 나름이다. 그러나 음악가의 근육적인 숙련도는 언젠가는 빛을 발할 중요한 매개체로서의 가치가 지속된다. 아무리 음악이 미묘하고, 실체가 없다 할지라도 음악의 기초는 너무나도 물리적이다. 리듬, 구절, 음정, 음조는 모두 직접적인 근육 조정의 발현이며 이에 대한 우리의 미학적인 반응은 우리가 이러한 노력의 정교함을 인식하는 것과 견고하게 연결되어 있다.

조형 예술

그림, 조각, 건축의 매력이 아무리 정형적이고 시각적이라도 이에 대해 우리가 미적으로 반응하는 것은 대부분 능동적인 노력감에 기초한다. 시스틴 성당에 들어가 천장의 그림을 본 방문자가 보이는 가장 흔한 반응은 "믿을 수 없을 정도로 놀랍다! 눈에 물감이 떨어지는 채로 2년 동안이나 저기서 누워서 일하다니!" 미켈란젤로의 상상력, 대담한 색채, 인물들에게서 보이는 마치 다가오는 듯한 자세나 놀라운 형상들 - 그리고 이것들을 저 위에 고정시키기 위해 필요했던 처절한 노력 - 은 모두 구경하는 사람들에게 똑같이 감동을 준다.

녹음된 음악과 마찬가지로 그림의 인쇄판이나 조각 사진은 그 영향력이 감소되는데 이는 대개 그런 것들이 원작품을 만드는 과정에서 포함된 활동성을 나타내는 흔적들을 지우기 때문이다. 청동 조각상의 표면에 나타나 있는 로댕의 엄지손가락 자국을 보면서 우리는 찰흙이 아직 축축해서 변형될 수 있고 조각가의 손이 움직이는 것에 따라 반응하는 바로 그 순간의 동시성과 흥분을 간직하게 된다. 프란츠 할(Frans Hals(1581~1666) 독일의 화가. 네덜란드에서는 렘브란트에 버금가는 정도의 초상화가로 인정받고 있다, 역자 주)의 열정적인 붓놀림은 실제 모델에서는 전혀 보이지 않는 생동감과 긴장을 그의 초상화에 불어넣었다. 사실 그의 붓놀림이나 렘브란트의 작품에서의 세세한 농담이나 광택을 유심히 보면 이것이 두 사람의 주제, 구성, 색채 선택이기도 하지만 각각의 의식 상태와 소통 의지를 나타낸다는 것을 알게 된다. 그림 속의 붓질에 의해 발현된 작품의 성격에 의해 우리는 개개의 붓질에서 보이는 정확한 근육적인 특성을 마음속에 간직하게 되지만, 그 자체로서도 다비드 상의 얼음 같은 고전주의, 앙그르의 부드러움, 반 고흐의 거칠음, 모네의 모호성과 밀접한 관련이 있다. 예술 애호가에게는 이러한 창조 활동의 유물은 다른 사항들과 마찬가지로 예술가의 독창성과 천재성의 명확한 근거가 된다.

많은 예술가들은 이러한 거장의 색채와 형태를 훌륭하게 모방할 수 있다. 그러나 그들의 붓놀림을 세심하게 관찰하면 그들의 모방품들이 "거짓"이라는 것은 금방 드러나게 된다.

건축 구조물 역시 설계자의 상상력과 함께 건축자의 노동으로 가득 채워져 있다. 존 러스킨(John Ruskin(1819~1900), 영국의 비평가, 사회사상가, 예술미의 순수감상을 주장하고 "예술의 기초는 민족 및 개인의 성실성과 도의에 있다"고 하는 자신의 미술원리를 구축해 나갔다, 역자 주)은 그의 수필 "베니스의 돌"에서 유럽의 고딕 대성당이 보이는 시각적 장려함을 묘사하면서 수많은 무명의 석공들의 노력을 찬탄하고, 우리 모두가 지속적인 노력을 해서 전체 과업을 완수하는 사회적, 정신적인 조직이 보이는 거대한 노력을 탐구하는 사례로 들었다.

같은 맥락에서 금문교를 찬양한 책에서는 다리를 완성하는 가운데 여러 단계에서의 건설 노동자들의 노력을 완성된 인공물보다 더 많이 언급하였다. 우리가 이러한 피땀어린 노력과 그 기술적인 어려움을 더 많이 알게 될 수록 그 다리는 더 훌륭하게 보이는 것이다.

노력의 정확성

노력감이 실제 경험이나 예술에 대한 반응에 어떠한 기여를 하는지에 대하여 이해하는데 있어 더 많은 노력이 필연적으로 더욱 생생하고 더욱 긍정적인 결과를 의미한다는 사실을 생각할 때 결정적인 것은 단순한 노력의 총량이 아니라는 것을 아는 것은 매우 중요하다. 대상물의 질량을 측정하든지, 미학적인 성취도를 감상하든지 간에 핵심 요소는 *더 많은* 노력을 발생시키는 능력이 아니라 *정확한 양*(correct amount)의 노력을 정확하게 발생시키는 능력이다.

어떤 물건이 얼마나 무거운지 정확하게 아는 것은 종종 우리가 그것을 들 수 있을 정도로 힘이 있는지를 단순하게 아는 것보다 훨씬 더 유용한 경우가 많다. 지나치게 많은 노력은 지나치게 적은 노력만큼이나 무용에서 한 발끝으로 도는 동작(pirouette)이나 한 소절 또는 붓질 하나를 왜곡하게 된다. 즉 스포츠와 예술에서 중요하고 우리의 일상생활에서 필수불가결한 것은 기대되는 효과를 내기 위한 노력의 *적절함*에 대한 감각이다. 그것은 "딱 그만큼"이 "충분한 것 이상"보다 더 많은 가치를 가치고 있다는 것의 하나의 예가 된다.

우리가 얼마나 열심히 일하고 있는가라는 것은 노력감에서 나오는 가장 조잡한 유형의 측정 방법인데, 특정 운동을 수행하기 위해 요구되는 정확한 노력을 아는 것과 절대로 혼동되면 안 된다. 전자는 가공되지 않은 힘과 노력의 문제이지만 후자는 세밀함과 조정 능력을 요구하며 이것이 없을 경우에는 어떠한 가공되지 않은 힘도 꼴사납고 효과가 없게 된다.

노력감의 이러한 정확성은 단지 예술에 대한 느낌만 풍부하게 만드는 것이 아니라 우리가 실제 세계에 대하여 가지는 개념에 살을 붙인다. 이러한 이유로 이것은 너무나도 실용적인 - 생존 - 가치를 가진다. 동양의 무도에 빠져 있는 사람들이 달성하게 되는 정통함은 수많은 근육상의 노력으로 가지게 되는 세밀한 통찰력과 기억력이 실제적으로 유용하다는 사례가 된다.

저자는 일찍이 한 일본의 무사가 다음과 같은 방법으로 이러한 유형의 근육적인 섬세함을 시연하는 것을 목격한 적이 있다. 그의 조수는 땅에 등을 대고 눕는데 배 위에 종이를 올려놓고 그 종이 위에는 수박을 올려놓았다. 무사는 눈을 가린 채로 10에서 15야드 떨어진 곳으로 이끌려져 가면서 계속 뒤를 돌아보았다. 조용히 집중의 시간을 가진 후 무사는 앞으로 약진하면서 조수가 있는 방향으로 네 다섯 발자국 정도 도약을 하여 강하게 수박을 향하여 아래로 그의 날카로운 칼을 휘둘렀다. 수박은 깨끗하게 반으로 갈라졌으며 종이에는 칼이 멈추면서 만들어진 희미한 금이 남아있었다.

이런 행동에 어떻게 "트릭"이 있을 수 있겠는가? 무사가 조금씩 노력을 늘이는 것에 익숙해져 사지의 운동으로 눈처럼 정확하게 거리와 방향을 잴 정도가 될 때까지 극도로 예민하게 근육과 의식을 훈련하지 않고서 어떻게 이러한 일을 해낼 수 있겠는가?

일단 그가 눈으로 자신의 주위를 둘러보기만 하면, 그는 자신의 노력과 움직임을 자신이 기억하는 주위의 대상물들의 위치와 맞출 수가 있기 때문에 눈을 가린 채로 행동할 수 있는 것이다. 우리가 이렇게 정교한 노력감을 상상하는 것 자체가 어려운 일일 수도 있다. 그렇지만 이것이 맹인이 그의 주위를 지나다니는 방법이며 바로 이런 방법으로 우리도 역시 어두운 밤에 침실 저 쪽에 있는 화장실 손잡이를 찾아낼 수 있는 것이다.

노력과 가치

노력의 미학이라는 이 주제에서 우리가 수제(hand-made)라고 부르는 물체에 대해 이야기한다면 그 물체에 부여된 특질에 대해 언급하지 않고 넘어갈 수는 없을 것이다. 자동화된 공정이 점점 발달될수록 이 용어는 점점 더 차별성을 가진 용어가 되었다. 만약 두 개의 기능적인 혹은 장식적인 물품이 똑같이 보이면서 똑같은 기능을 한다면 틀이나 도장, 전산화된 선반에 의해 생산된 것보다는 장인의 손을 거쳐 생산된 것이 더 가치가 있는 것이 될 것이다.

고대의 손 도구와 생산물에 대한 고고학적인 연구로 우리 선조들의 관심, 기술 그리고 성격까지도 알 수 있는 것처럼 동시대의 장인의 손에서 나온 인장은 그의 작품에 기계적으로 생산된 물건에서는 발견할 수 없는 요소를 부여한다. 이것은 인간적인 요소로서, 물건의 기능성이나 아름다움을 창조하는 것은 바로 개인적인 기술과 인내라는 것을 아는 것이며, 수많은 작고, 세심한 노력들로 가득 찬 많은 시간들이 거기에 포함되어 있다는 느낌이다.

다시 한 번 말하면 이 같은 가치를 부여하는 것은 흠결 없음이 아니고 과업의 어려움과 장인이 들인 실제적인 노력을 증명하는, 많은 작은 불완전함이다. 실제로 이렇게 설득력 있는 불완전함을 대부분의 우리 일상생활에서 감상할 기회를 잃게 된 것은 기계화된 대량 생산의 가장 큰 해악 중 하나였다; 외양에 개성을 부여하고 근육상의 친밀감과 이용 시의 편리성에 대하여 감탄을 더하게 하는 인간성의 표시가 결여된 우리의 주택, 우리의 의복, 우리의 음식, 우리의 가구, 우리의 가정용품들은 그 흠결 없음과 획일성으로 우리를 할 말 없게 만든다.

높은 가격에도 불구하고 번창하는 "수제" 물품 시장은 단순한 향수나 과시성의 유행이 아니다. 그것은 대개 우리의 집, 우리의 도구, 우리의 장식, 우리의 골동품을 향한 사랑스러운 인간성의 표시에 대한 진실한 탐구이다.

CHAPTER

9 감각의 엔그램

우리의 얼굴의 특징은 습관의 힘에 의해 계속되는 몸짓을 넘어서지 않는다. 자연은 폼페이의 멸망처럼, 님프가 나무로 변하는 것처럼 익숙한 움직임으로 우리에게 다가온다.

- 마르셀 프루스트, *잃어버린 시간을 찾아서*

서명

모든 유명한 화가들이 캔버스에 그림을 그릴 경우 나타나는 독특한 패턴의 붓질에 대하여 이미 언급한 바가 있다. 모양과 색상과는 달리 독특한 패턴의 붓질, 그리고 이것이 내포하는 작업 방식은 다른 사람이 복제하는 것이 거의 불가능하며, 이러한 내용들은 숙련자에게 그림의 제작자가 누구인지 궁금할 때 이를 확인하거나 부인하기 위한 믿을만한 증거를 제시한다.

우리들 모두가 개성있는 예술적인 스타일을 가지고 있지는 않지만, 펜을 들어 이름을 서명할 때마다 우리는 똑같은 현상을 경험하게 된다. 모든 사람의 서명이 가지고 있는 개성은 근육을 사용하는 방법을 학습할 때 우리의 운동 행동 패턴이 개개인의 독특한 경험과 반응 - 개인적인 스타일 - 을 지니게 된다는 것을 보여주는 단순하면서도 일반적인 사례이다.

서명은 지문과 달리 어쩔 수 없이 유전적인 요소들을 내비치는 것은 아니지만 지문과 거의 동일한 법적인 효력을 가진다. 서명이 가지고 있는 개성은 그 사람이 자신의 근육을 알게 되고 명령하는 방법을 배우게 되는 과정에서 화석처럼 남게 되는 유물같은 것이다. 이러한 과정은 너무나 복잡하고 오랜 시간에 걸친 것이기 때문에 비록 펜, 종이, 알파벳은 우리 모두에게 공통적인 것이지만 우리가 그것들을 사용하여 문자와 단어들을 잘 흉내내더라도 개체가 가지고 있는 독특한 차이점들이 나타나게 된다.

저명한 분석가들은 필적에서 어떠한 성격상의 경향성에 대해 짐작을 할 수 있을지도 모른다. 우리가 어떤 사람과 악수를 하거나 그 사람이 걷거나 춤을 출 때 그 사람으로부터 받는 인상과 비교하면 실제로 필적을 분석하는 일은 그다지 신비스러울 것이 없는 행위이다. 이러한 행위들은 특정한 신경근육적 패턴을 만들어내는 마음의 상태를 충실하게 드러내는 것일 수 있다.

그러므로 우리는 모든 몸짓에 "서명"을 하게 되고, 일반적으로 그 외의 다른 방법으로는 움직일 수가 없다. 이러한 운동 패턴을 가장 자의식이 강하고, 하찮으면서, 일시적인 방법으로 변화시키기 위해서는 우리의 마음과 몸 전체의 관계에서 커다란 변화가 있어야 하는데 이 관계의 뒤에는 우리의 모든 훈련과 경험이 존재한다. 홍길동 씨가 종이 위에 그의 이름을 서명할 때 우리는 그의 개인사의 산물을 보게 되는 것이다.

서명이 가지고 있는 이러한 독특한 개성은 중요한 신경근육적인 사실이다. 그것은 기초적인 운동 패턴에서 가능한 거의 무한한 범위의 다양성을 우리에게 제시할 뿐만 아니라 내재하는 운동계의 전체 조직에 관하여 가치있는 단서를 제공해 주기도 한다. 서명에 관해서 색다른 사실을 생각해보기로 하자. 만약 우리가 홍길동 씨에게 종이나 펜을 건네주지 않고 분필과 커다란 칠판을 주었다고 하더라도 그는 똑같이 개성이 나타나는 독특한 서명을 다시 했을 것이다. 칠판 위에서 서명을 하는데 사용되는 근육은 전혀 다른 근육이지만 필적에서 개성은 그대로 남아 있게 된다.

두 개의 서명을 같이 놓고 보더라도 우리는 홍길동 씨의 개인사에 대해 더 이상 알지 못 할 수도 있다. 그렇지만 이로 인해 우리는 홍길동 씨가 처음에 그의 근육을 조절하는 것을 어떻게 배웠는지에 관한 이해가 더욱 깊어지게 된다. 종이 위에 펜을 쓰는 손가락에서 칠판 위에 분필을 쓰는 전체 팔과 다리, 체간으로 어떠한 기전을 통해 서명에 관여하는 운동 패턴이 전해지게 되었을까?

운동 수행을 조직화하기

홍길동 씨가 이렇게 두 개의 서명을 하는 것을 관찰함으로써 즉시 분명해지는 것은 그러한 기술을 가능하게 하는 학습이 어디에서 일어나든 그것은 근육 자체에서 벌어지는 일이 아니라는 것이다. 홍길동씨는 손가락으로 이런 기술을 가지게 되기 위해 수년간의 세월을 들였으며 수많은 반복을 통해서 인식가능한 패턴을 정확히 재생할 수 있게 된 것이다. 그러나 분필과 칠판을 가지고 팔과, 다리, 체간의 큰 근육들이 같은 특징을 가진 모양을 몇 배 더 크게 재생하기 위해서는 연습은 그다지 많이 필요 없으며 심지어는 어떤 특별한 노력을 집중시킬 필요도 없다.

이러한 패턴을 발달시키기 위해 오랜 시간이 들었기 때문에 손가락이 "바보같다"고 말하거나, 빠르게 그러한 능력을 습득하였기 때문에 팔, 다리, 체간이 "똑똑하다"고 말할 수는 없다. 홍길동 씨의 어떠한 근육도 "똑똑하거나", "바보같지" 않다. 모든 운동단위는 주어지는 자극 패턴에 대해 단지 반응할 수 있을 뿐이며 이러한 자극의 조직화는 분명히 어디서든 일어날 수 있다. 단일한 근육 세포는 더 두텁거나 더 얇을 수도 있으며, 더 강인하거나 더 약할 수도 있지만 다른 근육 세포에 비해 더 똑똑하거나 덜 똑똑하지는 않다.

패턴화의 위치

결국 어떠한 기술이던 이를 실제로 수행하는 근육이나 사지는 그 기술을 학습하는 곳은 아니다. 우리는 척수와 하부 뇌가 반사 반응과 상동성의 운동 차단을 만들어내는 개재 회로로 대부분 이루어져 있다는 사실을 알고 있으므로, 획득된 기술을 담당하는 전체 조직을 알기 위해서는 뇌에서 의식에 더 많이 관계하는 피질 구역을 연구하는 것이 더욱 논리적일 것이다. 피질 전체를 통틀어 알파 운동 뉴런의 세포체 종말이 밀집하여 전신의 운동단위로 축삭과 종판을 뻗게 되는 운동 피질보다 더 논리적으로 합당할 것으로 생각되는 곳은 없을 것 같다.

그러나 실험실에서 원숭이의 운동 피질을 가지고 행한 실험에서는 좀 더 놀라운 결과가 나왔다.

> 숙련된 활동을 하기 위해 일반적으로 사용되는 근육을 조정하는 운동 피질의 작은 부위를 제거하였을 경우 이것이 원숭이가 활동을 수행하는 것을 방해하지 않는다. 대신 원숭이는 동일한 숙련된 활동을 수행하기 위해서 마비된 근육의 위치에 있는 다른 근육을 무의식적으로 사용한다.

다시 말해서, 기술의 조직화와 기억은 논리적으로 생각할 때 운동계를 가장 직접적으로 명령할 것 같은 피질 부위에서 일어나는 것이 아니다. 운동 피질의 지도 위에서 숙련된 활동을 수행하는데 관계된 특정 운동 단위를 일반적으로 활성화하는 알파 세포체를 파괴하면 이러한 운동 단위를 쓸모 없는 것으로 만들 수 있다. 그러나 수행 패턴은 손상되지 않은 채로 남아 있으며 운동 피질 표면에서 새로운 운동 단위와 이에 해당하는 새로운 세포체의 군집으로 손쉽게 전달 가능하다.

이처럼 새롭게 확립된 피질 영역이 이후에 다시 파괴될 수도 있지만 대체 가능한 모든 운동 세포체가 사망하고 이에 상응하는 모든 운동 단위가 마비되어 기술을 수행하는 능력이 제거되기 전까지는 동일한 전달이 계속하여 반복된다. 그 때조차 우리는 그 기술을 완전히 제거했다고 말할 수는 없으며, 단지 그 기술을 수행하는 방법만을 없앴다고 말할 수 있을 뿐이다.

반대로 만약 우리가 운동 피질은 가만히 놔두고 대신 원래의 기술을 수행하는데 관계된 근육, 피부, 관절 영역에 해당하는 *감각(sensory)* 피질 영역의 세포체를 파괴하였다고 한다면 더욱 재미있는 것을 발견할 수 있다. 원숭이는 그 기술을 반복할 수 있는 능력을 상실한다. 더군다나 재습득하는 데 걸리는 시간은 원래 배우는데 걸렸던 시간만큼 오래 소요된다.

이러한 실험에서 도출된 결론은 놀라우면서도 도저히 외면할 수 없는 것이다. 우리 신경계의 전체 운동적인 측면은 후천적인 운동 행위의 *조직화(organization)*와 습득된 기술을 보존하는 것과 관계가 전혀 없다. 알파와 감마뉴런은 모두 뇌에서 근육까지 복잡한 선상의 전달 경로를 형성하지만 전화선이 그것이 전달하는 목소리의 근원은 아니듯이 의식상의 결정과 이로 인한 일련의 결과들의 원인은 아니다.

> 활동 패턴이 수행되는 것을 조절하는 것은 운동 피질 자체가 아니다. 대신 그 패턴은 뇌의 감각 부위에 위치하며 운동계는 단지 그 패턴을 "따를" 뿐이다.

그러나 아마도 운동 조절에 있어서 감각 피질이 수행하는 이러한 결정적인 역할이 처음처럼 놀랍지는 않을 것이다. 알파 근육 자체는 자체의 활동과 관련된 피드백성 감각을 만들어내지 못한다. 결국 우리의 근육이 어떤 상태인지 대한 "느낌"을 제공하는 것은 단지 우리의 고유감각성 기관들 - 주로 근 방추, 건 기관, 관절과 피부에 존재하는 수용기의 고리나선신경요소 - 뿐이다. 그러므로 우리가 의식적으로 자신의 운동계가 운동하는 것을 경험하는 것은 주로 감각 피질에서 일어나게 된다. 자신의 운동계가 운동하는 것에 대한 특정 노력을 뚜렷이 구별하게 하는 자료, 반복 과정을 개량하는 자료들은 바로 감각 자극들이다. 그리고 이미 확립된 기술을 보존하게 하는 기억들도 바로 감각상의 기억들인 것이다.

엔그램

어떤 특정한 몸짓이나 일련의 몸짓들에 대한 모든 개별화된 감각 기록들을 *감각 엔그램(sensory engram)*이라 부른다. 일단 그 느낌이 명확하고 회상 가능한 기억으로 확고하게 자리잡게 되면, 이 "엔그램"은 재봉틀에서 다양한 바느질 패턴을 양산하는 템플릿처럼 작동하게 된다. 어떤 사람이 어떤 행동을 하고 싶어할 때 그는 우선 과거에 그 행동을 반복했던 것에 관계된 감각 엔그램을 회상한다. 즉, 그는 그것을 하는 것이 어떠한 느낌이었는지를 기억함으로써 시작하게 된다. 그 다음 운동계가 작동하여 엔그램에 *기억되어 있는 감각의 연속들을 재생함*으로써 움직임이 시작되게 되는 것이다.

하나의 엔그램이 움직임으로 전이되는 것은 지금까지 우리가 검토했던 감각과 운동 기구 전체 - 피부와 관절의 수용기, 심부 조직의 압력 수용기, 골지 건기관, 근방추의 신장 수용기, 척수의 반사 개재 회로, 뇌간에서 조직화되는 반사 반응의 상동성 연쇄들, 감마 운동계, 알파 운동계, 소뇌, 여기에 이어져서 선택과 자의적이며 연쇄적인 통합을 담당하는 더욱 의식화된 중추인 시상과 시상하부, 피질 부위 - 를 포함한다. 감각 피질은 단일한 혹은 일련의 몸짓들의 느낌을 기억하고, 그 느낌이 매번 그 행위를 반복하기 위해서 다시 상기될 때마다 의도적인 반복이 이루어지는 각각의 단계에서, 모든 신체 부위의 고유감각적 되먹임은 그 기억과 서로 비교된다. 그리하여 소뇌의 교정이 자동적이면서도 무의식적으로 이루어지게 되는 것이다.

물론 이렇게 욕망을 운동으로 전이하는 것은 모두 전체적인 긴장도의 수준, 특징적인 자세, 만성적인 제한, 행동자의 일반적인 마음 상태라는 문맥 내에서 일어나야 한다. 어떤 템플릿도 현재의 재봉틀이 가지고 있는 가능성의 범위 내에서만 기능한다.

감각 기억

우리는 엔그램이 생리학적으로 어떤 것인지 모르며, 그것이 해부학적으로 어디에 위치하는지도 모른다. 엔그램의 구성에 있어 감각 피질이 결정적인 것으로 보이지만 전적으로 그렇지만은 않다. 몇몇 이론가들은 모든 기억 "조각"들이 단일한 세포나 세포의 반사회로에 특이성을 가지고 있다라고 주장한다. 다른 이들은 기억은 홀로그래피적인 방법으로 저장되기 때문에 감각계의 모든 세포들은 모든 감각 기억에 어느 정도 관여하고 있다고 주장한다.

실제로 저장되고 있는 형태가 어떠하든지, 기억의 존재와 기억이 운동 행위를 조절하는 것은 의심할 바가 없다. 새로운 운동 기술을 "습득"하는 것은 새로운 일련의 감각 엔그램을 확립하는 과정이며, 그러한 기술을 반복하여 수행하는 것은 전적으로 온전한 감각 엔그램을 보존하는가에 달려 있다. 운동 요소들은 단지 움직임을 충족할 뿐이다; 그 움직임의 조절을 확립하는 것은 바로 신경계의 감각적인 측면이다.

감각 엔그램에 포함된 정보를 전달하는 자극은 척수 내의 *전피질척수로(direct corticospinal path)*와 *다신경로(multineuronal path)*에 포함된 여러 경로를 통하여 근육으로 전달된다. 이러한 경로들은 바로 신경계의 구조적인 특성으로 특정한 방법에 의해 감각 기억을 근육 활동으로 전이하는 것을 특징짓는다.

이들 중 몇몇은 피질에서 골격근의 운동 단위로 직접적이고 끊어지지 않는 연결을 한다(전피질척수로). 이들은 피질 활동으로부터 근육세포에 거의 동시에 영향을 끼치는 이점이 있다. 몇몇은 척수를 따라 내려가는 경로 중에서 개재 반사 회로와 시냅스하는데(다신경로), 이들은 더욱 복잡한 결과를 만들어내기 위해 고정되고, 내재된 반사 운동을 이용하는 이점이 있다. 또 다른 것들은 뇌간과 전체 기저핵을 통과하여 더욱 복잡한 명령을 수행하기 위하여 파충류의 뇌가 가지고 있는 상동성의 몸짓과 고정을 모두 이용할 수 있다.

현재의 감각

그러나 엔그램에 의해 발생되는 자극, 감각의 기억이 운동을 성공적으로 지시하는데 있어 필요한 모든 정보는 아니다. 내 몸의 지남력과 주의 환경에 대한 *현재의(current)* 감각에도 계속적으로 주의를 기울여야 한다. 나는 펜을 들어 내 이름을 쓸 수 있다. 좋다. 그러나 나는 두꺼운 연필을 쓰고 있는가, 아니면 가늘고 섬세한 깃펜을 쓰고 있는가? 종이는 부드러운가 아니면 거칠거칠한가, 질긴가 아니면 잘 찢겨질 것 같은가? 이러한 가변성의 상황 하에서는 결과물(artifact)이 똑같이 보이기도 하지만, 이러한 모든 요소들은 내가 계속해서 서명하는데 있어 특정 *근육군(muscularity)*에서 큰 차이를 만든다.

이런 이유로 엔그램의 자극을 전달하는 나의 여러 *하행성 운동(descending motor)* 경로는 *상행성 감각(ascending sensory)* 경로와 충분히 시냅스하여 국소적 감각을 일으키는 사건들에 대하여 나의 노력을 계속적으로 수정한다.

엔그램과 획득반사

감각 엔그램은 기능적이나 해부학적인 관점에서 척수와 뇌간에 의해 야기되는 원시반사와 상동반응과는 신경학적 및 행동상의 스펙트럼에서 반대에 위치한다. 이러한 오래된 패턴들은 종이 발달하는 수백만 년에 걸쳐 확립되었으며 모든 정상 태아가 유전자를 표현하는 동안 해부학적인 구조로 그대로 물려받는다.

반면에 엔그램은 모든 개체의 생명 활동 경험에서 주로 만들어지며 개체마다 여러 가지로 독특하다. 그것은 고정된 연결을 가지는 어떠한 해부학적인 단위 내로 국소화될 수 없지만 원시반사는 척수 내의 개재성 그룹과 연관되어 있다. 엔그램은 이러한 원시 반사 단위의 작동을 의미있는 결과로 정렬하는 방법이다. 이는 실질적으로 정확하게 나타낼 수 없는 *구성요소(organizing factor)*이다. 이는 기계 속의 영혼들처럼 우리는 이것을 여지껏 직접 관찰할 수 없었지만 그 실제적인 효과는 어디에서나 분명하다.

그러나 엔그램과 반사의 기능적이고 해부학적인 상대성은 개체가 발달하는 과정에서 오랫동안 명확하게 지속되지 않는다. 특정 감각 기억을 만드는 몸짓이 계속적으로 반복됨에 따라 노력을 통해 습득된 기술들 중 대다수가 원시 반사처럼 거의 자동적이 될 때까지 엔그램(어디서 형성되었든지 간에)은 더욱 더 안정적인 성격을 띠며, 예측가능한 신경 경로를 따르며, 집중하는 것이 점점 덜 필요하게 된다.

우리 모두는 걷거나 자전거를 타는 것을 배우게 되면서 엔그램이 점차적으로 성숙해지는 것을 경험하였다. 동일한 방법으로 음악가나 검술사, 타이피스트나 조립 라인에서 일하는 노동자는 수많은 반복을 거쳐 궁극적으로는 의식적인 지시가 거의 필요하지 않을 정도가 된다. 결국 감각 기억은 자신을 운동으로 전이시키기 위해서 일련의 운동 반사를 사용해야 하며, 특정한 운동 반사는 그 자체로 "거대반사(megareflex)"가 되는데, 이는 출생 후의 영아에서 나타나는 복잡한 연하 반사가 약 20개의 근육과 일단 시작되면 항상 4~5초간 동안 명확히 구분되어 나타나는 일련의 완전한 수축을 이용하여 이루어지는 것과 같이 일단 시작하게 되면 완전할 때까지 이루어지는 강한 경향성의, 총체적인 "실무율"을 따르는 반응이다.

이런 식으로 많은 엔그램들은 그 기능에 있어 자유 의지와 계속적인 감각 피드백이 최소한의 역할만을 수행하는 단계까지 발전하게 된다.

이는 충분히 자주, 그리고 충분히 오랫동안 반복되는 기술이나 자세에서 실제로 일어나는 일이며 목수, 예술가, 경주용 자동차의 운전자, 또는 재봉사가 더 고차원적인 문제와 결정에 집중하거나 또는 몽상에 잠겨 있으면서도 작업 중에 반복 운동적인 측면을 무의식적으로 여러번 수행할 수 있는 이유가 된다.

슬라이딩 스케일

그러므로 이러한 엔그램은 우리가 근육 활동을 조절하는데 있어서 실제로 고정된 요소가 아니다. 엔그램은 우리의 노력을 관리하기 위해 의식적으로 지시된 근육 수축과 의식적으로 평가된 현재의 감각 피드백에 크게 의존하는 기술 초기의 노력에서부터, 의식이 완전하지 않은 상태에서 작동하는 습관적인 반복까지, 의식적으로 조절되는 반응이 "무릎 반사" 처럼 보이는 고도의 특수 감각에 의하여 생겨난 철저하게 훈련된 반응까지로 이루어진 슬라이딩 스케일 상에 존재한다.

행동 패턴을 확립하는데 있어서 나타나는 이러한 안정적인 슬라이딩 스케일은 대뇌화와 뇌피질의 확장 과정에서 나타나게 되는 장점 중 하나이다. 하부 뇌 중추에 부호화된 척수 반사와 종의 특이 행동 패턴이 생겨나기 위해서 수백만 년에 걸친 시행착오와 일상적인 사용이 소요되었다. 이러한 패턴의 성립은 해부학적이기 때문에 매우 신뢰할 만하고 상대적으로 비가소성(implastic)이다. 감각 엔그램의 슬라이딩 스케일은 이러한 더 낡고, 더 보수적이고 훨씬 더 느린 행동 양식의 확립 방법에 비하여 놀라운 진보를 의미한다. 운동을 조직화하고 실행하기 위해 더 고도의, 더 새로우며, 훨씬 유연한 뇌 중추에 의존함으로써 대뇌화는 진화론적인 발달과 운동 행동의 변화를 촉진하였다. 한 개체가 새롭고 안정적인 패턴을 확립하는데 있어 시행착오에 소요되는 시간이 예전에는 여러 세대가 걸렸지만 지금은 몇년, 몇 시간이 심지어는 몇 분이 걸릴지도 모른다.

더욱이 이러한 새로운 구성 원칙은 해부학적이지도 않고 비가소성이지도 않다. 그것은 일생을 통하여 끝없이 세련되게 변하고, 수정된다. 새로운 환경에 적응하기 위하여, 새로운 욕망을 수용하기 위하여 새로운 일련의 반사가 성립될 수도 있다. 낡은 반사들은 더 이상 어울리지 않게 되면 쇠퇴할 수도 있으며 적당한 순간에 나오기 위해 수년 동안 보존될 수도 있다. 무엇보다도 피질과 엔그램에 의해 단순히 종 특이적이지만은 않은 행동 패턴이 드러나는 것도 가능하지만 이는 각 개체마다 매우 독특하다. 마음은 영겁의 시간에 걸친 진화론적인 분화를 단일한 세포 안에 압축하는 법을 개발하였다. 이것이 바로 인간이 매우 다양한 행동 방식을 가지게 되고, 무한한 적응 능력을 가지게 되며, 자신의 향후 발달을 의식적으로 지향할 수 있는 능력을 갖게 되는 근거이다. 우리의 운동 행동에 관해서 대뇌 피질과 감각 엔그램은 개체의 감각 및 인지 과정 내에 종의 진화, 유전 과정에서 존재하는 동일한 종류의 잠재력(단지 크게 촉진되었을 뿐인)을 배치하였다.

비생산적인 엔그램

그렇게 맹렬한 힘과 자유에는 반드시 그에 수반되는 위험이 있다. 낡은 신경계가 가지고 있는 보수성은 이러한 새로운 가능성을 제시하지는 못하지만 종에 있어서 증명가능한 생존 가치를 가지지 못하는 어떤 패턴도 유전적으로 확립되지 못한다는 사실을 확인시킨다. 인간에 있어서는 대뇌화가 어느 정도 진행되어 이러한 많은 유효성이 증명된 반응들을 무시하고 넘어갈 수 있다. 인간은 그러한 반응들의 한계를 마음대로 회피하지만 동시에 그 자신이나 심지어는 종과 환경에 명백히 파괴적인 행동 양식을 거리낌 없이 발달시킨다.

이러한 새롭고, 더 의식적으로 발달된 패턴(이는 우리가 독특한 경험에 적응하기를 선호하는 것을 나타낸다)은 낡고, 덜 의식적인 패턴(이는 우리 선조의 축적된 지혜와 관습을 나타낸다)과 모순되기 때문에 우리의 마음과 육체적인 반응은 서로에게 매우 적대적인 것으로 보일 수도 있다. 이러한 대립에 의해 특징적으로 악순환과 퇴행성 조건이 시작되고 유지된다. 피질은 우리 몸의 생리적인 과정에서 무의식적이지만 바뀔 수 없는 요구들을 무시하고 그 결과로 신체는 무책임한 피질을 구속하려고 하면서 계속적으로 증상을 만들어낸다.

편집의 위험들

피질이 갑작스럽게 발달하게 되면서 우리 종은 완전히 새로운 방식으로 감각 정보를 해석하고 사용하는 그리고 새로운 유형의 행동을 창조하는 방법론을 가지게 되었다. 그러나 이런 새로운 창조적인 힘에 못지않게 새로운 방법으로 감각 정보를 *편집하는(edit)* 인간의 정신 능력도 놀라운 것이다.

우리는 어떠한 특정 감각의 단편이 강조될 수도 있고 억제될 수도 있으며 이는 다소간 우리의 현재의 활동이나 흥미와 관계가 있다는 점을 주목하였다. 이렇게 편집할 수 있는 능력이 필요하다는 것은 명백하며, 그것 없이 우리가 어떤 특정한 일에 주의를 집중할 방법은 없다. 그러나 바로 이러한 편집자의 힘으로 인해 중요한 문제가 생길 수가 있다. 이것은 지적인 결정 하에서 작동하는 것과 동일한 힘으로 신경성의 강박 하에서 작동한다.

예를 들어, 주의를 흩뜨리는 소음이 내가 타이핑을 하거나 피아노를 치는 것을 방해하는 것처럼 내 현재 활동과 무관한 감각 정보가 지금 내가 하고 있는 것에 집중하는 능력을 완벽하게 교란시킬 정도로 확대될 수 있다. 극히 미세하게 산만한 일이 나의 정상적인 능력을 철저히 손상시킬 때까지 이러한 방해성 요소는 신경쇠약에 걸릴 정도까지 괴롭힐 수 있다.

반면에, 감각 엔그램과 이의 운동 반응은 매우 강박적으로 작용하기 때문에 어떠한 양의 현재성 감각 입력에도 거의 모든 경우 우선한다. 이것은 우리가 응급이나 손상 상태에 있을 때 통증, 공포, 쇼크 등에 굴복당하기보다는 중요한 방어적 행위에 집중할 수 있도록 함으로써 생명을 구하게 되기도 한다. 그러나 이는 똑같이 낡은 방법으로 노력을 지속하면서 중요한 통증성 증상을 억지로 무시하게 하는 파괴적인 방편이 되기도 하는데 그 결과 우리 자신에게 더욱 실제적인 위험을 만들어낼 수도 있다.

즉, 대뇌화와 엔그램은 독특하고 각각 다른 기술을 가능케 할 뿐만 아니라 기능 불량(malfunctions)과 신경증(neuroses)의 숙주가 될 수도 있다. 새로운 체계는 낡으면서 이전에 자동적으로 작동된 체계에 대하여 지배력을 행사하고 있으며 심각한 충돌 없이 이의 역전은 이루어지지 않는다. 실제로 이러한 충돌은 선택의 가짓수가 너무나 많은 경우에 *내재하며(inherent)* 그 충돌이 벌어지는 유기체의 이득으로 항상 끝나지는 않는다. 우리가 가지고 있는 것은 계속적으로 새로운 선택을 하는 것이며, 우리가 가지지 못한 것은 우리가 최선의 선택을 할 것이라는 것을 보장할 수 없다는 것이다.

외상성 엔그램

대뇌화 과정에서 일어나는 이러한 충돌에 크게 기여하는 요소들 중 하나는 긴 개인의 발달과정에서 다수의 육체적이고 감정적인 외상성 사건들을 어쩔 수 없이 포함하게 된다는 것이다. 하위 뇌 중추의 유전적인 프로그래밍에 점점 덜 의존하게 되고, 생애 동안의 경험과 훈련에 의한 피질에서 일어나는 연합(association)의 발달에 점점 더 의존하게 되면서 이에 따라 우리의 경험이 가지는 부정적인 측면이 점점 더 중요한 역할을 하게 되고 심지어는 우리가 보이는 반응에 있어서 우선적으로 나타나기도 한다.

이렇게 영향력 있는 외상들 중 몇몇은 육체적일 수도 있다. 예를 들어, 한 소년이 학대하는 부모나 형제 또는 선생님에게 노출되어 있는데 그들은 소년이 성가시게 굴면 그의 뒤통수를 때리는 것이 버릇이라고 하자. 맞을 것 같을 때 반복적으로 물러나는 것이 결국에는 만성적으로 머리를 숙이거나 어깨를 구부정하게 만들고 나중에는 이러한 것이 그 아이의 자세 구조, 외형, 일반적인 반응에 있어서의 특징이 될 수도 있다.

역으로 외상이 더욱 감정적인 특징을 가질 수도 있다. 젊은 처녀가 동년배들보다 큰 가슴을 가졌다고 하자. 주위 사람들이 관심을 가지게 되면서 그녀는 당황하고 어찌할 바를 모르게 된다. 그리하여 그녀는 머리를 낮추고, 어깨를 구부정하게 하고, 흉곽을 당김으로써 최대한 이를 숨기려 한다. 결과적으로 그녀는 앞서의 육체적으로 학대 받는 소년과 매우 유사한 자세를 가지게 되고 종국에는 동일한 유형의 자세로 인한 불편함과 제한을 경험하게 된다.

"느낌"의 모호성

이러한 두 가지 서로 다른 외상에서 기원한 자세성 결과는 감각 자극을 반영하는 "느낌"과 정신 상태를 반영하는 "느낌" 사이에 존재하는 커다란 모호성을 의미한다. 근육계를 통하여 생각의 표현을 발달시키고 지시하는 것은 바로 *느껴지는(felt)* 물체들의 기억과 연상이며 이러한 몸짓과 이에 따른 느낌 사이의 계속적인 피드백에서 촉감이나 감정적인 감각 중 어느 것도 다른 것을 지배하지는 못한다고 할 수 있다.

결국 육체적으로 찰싹 때리는 것과 감정적으로 당황하는 것은 동일한 유형의 구부정한 자세를 만들어낼 수 있다. 그리고 내 자세와 내 행동이 노련하거나 어색하게 보일 수도 있고, 유익하거나 쓸데 없는 것처럼 보일 수도 있는 것과 마찬가지로 행복하거나 낙담한 것처럼 보일 수도 있고, 공격적이거나 공포에 가득한 것처럼 보일 수도 있다.

심지어는 내 모든 감정의 근원은 여러 종류의 육체적인 감각에 있다는 이론도 있다. 그러나 우리의 감정적인 생명 활동이 대상물을 느끼거나 운동 중에 있는 자기 자신을 느낄 수 있는 능력처럼 육체적인 상태와 행동 능력에 실제적이면서 관찰 가능한 영향을 미친다는 것을 이해하기 위해 이를 단순하게 기계적이거나 화학적인 법칙으로 변화시키는 것이 꼭 필요하지는 않다. 특정 활동 또는 일반적인 활동에 관계된 내 감정은 *감각 엔그램과 아주 유사하게 작동하여* 얼마나 반복했는지와 마찬가지로 숙련도에 영향을 미치고 스타일을 특징짓는다.

심지어 우리는 사실상 나의 내적 감정 상태가 모든 감정의 유입과 운동 충동의 유출을 확대하거나 억제할 수도 있으며 결국 피질을 향해 또는 피질로부터 이후 어떠한 엔그램을 발달시킬 정보와 반응 조각들을 전달하는데 있어서 주된 역할을 한다는 것을 발견하였다. 더구나 공포나 의기양양함과 같은 뚜렷한 감정은 원래의 학습 과정 중에 그러한 감정이 있었는지의 여부와 관계 없이 모든 운동 행동을 특징짓는 능력이 있다.

이러한 방법으로 과거에 학습된 모든 감각운동적 기술뿐만 아니라 현재의 모든 마음 상태가 똑같이 근육의 활동에 반영된다. 우리는 감정적이고 감각적인 온갖 종류의 엔그램의 템플릿이 인간 행동의 정상적인 흐름 속에서 흩어졌다 합쳐졌다 하는 것을 관찰하게 된다.

일반화된 엔그램

엔그램들이 흩어졌다 합쳐지는 이러한 과정은 자발적인 행동으로 이루어진 벽돌을 쌓는 데에서 대단히 흥미로운 이중성을 나타낸다. 한쪽 측면에서 보면 견고하게 확립된 엔그램은 모두 특정 운동과 연관된 특정 감각에 관한 기억의 기록이다. 이는 특정 운동의 반복 중 시행착오에 의해 관심을 끌게 되는데 주로 그 특정 운동을 미래에 반복할 경우 착오가 제거되어 신뢰할 수 있는 지속적인 감각의 청사진을 제공하는데 기여한다.

다른 측면에서 보면, 어떠한 고도로 발달된 엔그램 내에는 최초에 이와 관련된 특정한 국소적인 근육 활동에 국한되지 않는 요소가 분명히 존재한다. 강한 엔그램은 일련의 근육들에서 다른 일련의 근육들로 기술을 아주 쉽게 전달할 수 있으며 전체 근육계 모두에 퍼질 수도 있다. 홍길동 씨의 두 개의 서명 예에서 이것은 매우 분명하다. 손가락으로 연필을 사용하면서 연마된 기술은 그의 팔, 다리, 체간에 있는 훨씬 더 큰 여러 근육들에 의해 분필 사용이 가능하도록 신속하게 전달된다.

여기서 몇몇의 더 일반화된 연상 법칙이 작용되는데 만약 내가 처음에 걷는 법을 쉽게 배웠다면 롤러스케이팅을 배우는 것은 더 쉬울 것이다. 그리고 만약 내가 눈에서 스키타는 법을 배웠다면 서핑을 배우는 것이 더 쉽게 느껴질 것이다. 또는 만약 내가 처음에 힘, 우아함, 리듬, 균형을 포함한 몇 가지 다른 기술들을 배웠다면 나는 춤추는 것을 훨씬 빨리 배울 것이다. 그리고 나의 느낌 상태가 가진 감정적인 요소들은 서로를 강화시키는 경향이 있어서 이미 내 레퍼토리의 하나가 되어버린 업무를 수행하는 방법뿐만 아니라 새로운 기술을 습득하는 능력에도 깊은 영향을 미친다.

그러므로 어떠한 운동의 감각적이거나 감정적인 내용 모두는 원래 연상된 특정한 활동 이상으로 투사될 수 있다. 따라서 어느 엔그램도 단지 특정한 운동을 부호화하기만 하는 것이 아니라 모든 운동에 스며들 수 있는 "스타일" 감각을 부호화하는 것이다. 발달 과정의 후기에 이르면, 우리가 하는 거의 모든 일들의 스타일을 이렇게 혹은 저렇게 바꿀 수 있는 어떤 기술에 통달하는 것이 가능하며 - 그것은 오히려 아주 일반적인 일이 될 것이다. 그것은 이전의 어떤 경험을 삭제했기 때문에 아니라 작고 새로운 행동이 낡은 관계와 연상을 철저하게 재정의하기 때문이다. 이는 마치 새로운 패러다임이 기존의 확립된 사실을 새로운 방식으로 바라보게 함으로써 과학의 경로를 바꾼 것과 같다.

엔그램의 이러한 측면으로 인해 엔그램은 부정적이고 파괴적이면서도, 긍정적이고 건설적인 잠재력을 크게 가지게 되었다. 엔그램은 단지 반복되는 조직화된 행위의 일부뿐만이 아니라 우리 자신에 있어서 전체적인 스타일 감각의 근원이다. 강하게 발달된 엔그램은 그 자체로 보편적인 조직화(organizing) 요소이며, 그 힘은 여러 단계에서 행사될 수 있다.

출생 엔그램

출생과 신생아기에 연관된 경험들은 엔그램 부호화가 보이는 이러한 넓게 퍼지는 특성을 보여주는 아주 놀라운 예가 된다. 태어나는 행위는 대부분 우리가 경험하는 가장 격렬하게 육체적이며 감정적인 자극이며 이는 "출생 엔그램"이라고 부를 수 있는 강력한 감각과 느낌의 군집(cluster)을 동반한다. 어떤 심리학자들은 이러한 출생 엔그램이 우리 일생 동안 우리의 인성을 구성하는 주요 원리의 하나로서 작동하며 이는 다른 모든 엔그램이 만들어지는 전체적인 환경이 된다고 주장한다.

출생의 단계 - 자궁에서 방해받지 않고 즐겁게 매달리는 것, 도피가 불가능한 자궁 수축, 비좁은 산도 내의 압력 그리고 마지막에 세상으로 나오는 것 - 에서 우리의 고유감각계와 의식은 처음으로 크게 일깨워지게 된다. 이렇게 단계가 진행되면서 가지게 되는 감각과 연관된 감정은 개체 내에서 감각, 피질, 운동 요소 간의 밀접한 관계를 만들고, 미래의 모든 감각 정보가 처리되고 미래의 모든 운동 반응이 유도되는 방식 대부분을 수립하게 된다.

출생에서의 외상의 충격은 특히 인간에게 있어서 격렬한데 이는 인간이 세상에 나올 때 비교적 미발달된 상태이기 때문이며, 또 망아지 같은 다른 동물들의 경우에는 태어날 때 가지고 나오는, 발달된 행동 표준을 확립하기 위해서 감각 경험과 기억에 의존하기 때문이다. 분만 중에서의 연속적인 감각에 의해 인간에게서 일깨워지는 것은 여러 행동 패턴을 위한 완전한 유전적인 프로그램이 아니라 *이러한 것들을 배우는 장치*인 것이다. 이는 출생과 바로 이후의 신생아기에 관한 각 개체의 독특한 경험이 매우 특별하면서도 폭넓은 방법으로 이후의 다른 모든 것들을 좌우하는 이유이다.

감각적인 느낌, 정서적인 느낌, 근육 반응은 출생 시에 가장 단단하게 융합되며 이러한 융합의 강도에서 우리가 계속해서 발달시킬, 가장 오래 작동하며 일반적인 영향을 미치는 몇 가지의 행동 패턴이 나온다.

원형 엔그램

강력한 엔그램의 이러한 일반화에 관하여 우리의 행동과 심리학적인 원형을 지시하는 다른 유형의 느낌과 감각의 군집을 생각해보는 것은 흥미로운 일이다. 원형에 의한 사고와 행동의 지배는, 만개하여 고도로 복잡한 성격을 가진 "자연발생적 엔그램(spontaneous engram)"의 갑작스러운 등장과도 같이 생각될 수 있다. 이는 마치 *다른 것에 대한 경험*이 우리의 신경구역 내에 들어와 우리의 인지와 반응의 특색을 크게 변화시키고 우리가 통상적인 상태에서 너무나 익숙하지 않은 힘, 민첩함 또는 민감함이라는 재주를 가지도록 강요하는 것처럼 보인다. 다시 한번 우리는 이렇게 강력한 유형의 "엔그램"이 신경계 안에 고정된 해부학적인 실체가 아니라는 것을 알 수 있다. 그것은 대개 자체의 해부학적인 면을 가진 채 나타났다가 사라지며 통상적인 의미에서의 "학습"과는 거의 관계가 없는 것처럼 보인다.

이러한 강력함을 가진 감각적이고 정서적인 군집은 그 효용성이나 중요성에 있어서 결코 특이한 것이 아니다. 그것은 우리의 행동이라는 어휘 속에서 단어 같은 것이고, 단어처럼 어떠한 순서로 배열하거나, 어떤 음성으로 발음하거나, 글씨로 쓸 수 있으며 또는 그 각각의 정의를 넘어선 표현이 가능한 은유나 상징이나 스타일적인 요소 같은 것이거나, 그 의미와 적용이 사용되는 전체 문맥과 방법에 따라 크게 다를 수 있는 선과 색의 일부분 같은 것이다.

엔그램으로서의 바디워크

엔그램은 대뇌 피질이 새로운 기술과 행동패턴을 습득하고 이를 원시적인 단계의 운동 조직에 부여하는 방법이다. 엔그램이 만들어지는 방식과 엔그램이 우리의 행동을 지배하는 방법에서 가장 의미있는 것은 신경근육 구조로의 감각 정보가 너무나도 중요하다는 사실이다. 우리는 인생 내내 문자 그대로 항상 "더듬어 나아가면서(feeling our way)" 살아간다.

그러므로 우리가 외수용성 혹은 고유수용성 촉감을 예민하게 인지하고 느끼지 못하면 우리는 주위를 둘러싼 세상에서 격리되는 것뿐만 아니라 우리라는 유기체를 구성하는 주요 원리에서도 격리되는 셈이다. 특정한 말초 감각 입력이 없거나 억제되면 대량의 특정한 정신적이고 생리적인 기능이 소실된다. 우리의 의식과 사상이 우리의 두개골뿐만 아니라 우리의 피부, 우리의 관절, 우리의 근육 안에 존재한다는 것은 너무나 당연한 사실이다. 이러한 의미에서 블레이크(Blake)는 인간의 정신적이며 영적인 성장의 열쇠로 "감각적인 쾌락의 증진"[1]을 말한 것이고 예이츠(Yeats)는 "골수에 사무치도록 노래 부르는 것"[2]을 말한 것이다.

바디워크가 가장 극적이고 유용한 효과를 발휘할 수 있는 것은, 바로 이 행동과 태도를 감각적으로 프로

1) 블레이크의 "천국과 지옥의 결혼(The marriage of heaven and hell)" 에서 인용.

2) 예이츠의 시, "노경(老境)을 위한 기도(A Prayer for old age)" 의 처음에 나오는 "하느님 저를 지켜주시어 머리로만 생각을 짜내지 못하게 하옵소서. 오래 남을 노래를 부르는 이는 골수에 사무치도록 생각합니다(God guard me from those thoughts men think in the mind alone; He that sings a lasting song thinks in a marrow-bone)." 에서 인용.

그래밍하는 과정에서이다. 바디워크 치료는 본질적으로 주의 깊게 관리되는 촉각 환경 - 고도로 발달되고 일반화된 엔그램 - 으로 환자는 현재 자신의 습관과 손상을 가지고서는 혼자서 이러한 환경을 만들 수 없으며, 따라서 그는 이러한 환경을 자신의 감정 상태, 행동과 통합시킬 수도 없다.

우리는 몇몇 감각성 연상이 어떻게 강력하고 폭넓은 효과를 나타내면서 한 인간의 현재의 패턴 대부분을 일정 정도 이상 변화시키는지에 대해 일찍이 언급하였다. 바디워크는 이러한 유형의 감각적인 영향 - 일종의 역 외상(reverse trauma) - 을 줄 수 있다. 수기요법의 기교를 통해 즐거움, 부드러움, 길이, 이완 등을 연상시키는 일관된 일련의 감각적 인상을 창조함으로써 *통상적으로 이런 느낌들과 연관된* 근육 긴장도의 감소를 유발할 수 있다. 실제적으로 계속해서 이어지는 감각적 효과는 국소적이거나 전신적인 근육 긴장도의 감소를 동반한다. 신체 조직 전체의 고유감각 수용체에 대한 압력이 감소한다. 이전의 수축되고 비가동성인 영역의 순환과 신진대사 활성이 가속화되고 그 결과로 즐겁고 고무적인 감각이 이 영역 내로 스며들어 통증과 저린감을 대신한다. 이전에 불쾌감을 야기하던 신체 위치를 이제는 쉽게 취할 수 있다 등등. 이 모든 것은 우리의 신체와 정신을 구성하는 완전하고 일관된 감각 정보의 흐름을 만들어낸다.

바디워크가 가지고 있는 이러한 "엔그램적인" 속성은 작업의 방식이 궁극적으로 특정 시술이나 기법보다 훨씬 중요하며, 조직과 구조물을 단순히 원래의 "올바른" 위치로 미는 것보다 더 중요한 이유이다. 구조적인 변화가 기대됨에도 불구하고 치료법의 핵심은 육체적인 것이 아니며 *느낌의 상태(feeling state)*를 감각으로 불러내는 것이다. 엄격한 의미에서 이것은 과학이 아니라 예술이며 단순한 물리적인 교정이 아니라 정신적인 반응의 변화를 목표로 한다. 이것이 바로 바디워크가 정보에 밝으면서 항상 주관적이고 직관적이어야 하는 이유이다.

이러한 변화는 환자로 하여금 감각적, 정서적으로 *안락하게(feel good)* 만들어주며, 이는 아주 깊고 폭넓은 방법으로 이루어진다. 긴장이 감소되고 운동 범위가 증가된 특정 영역이 있을 수 있으며 물론 이는 향후 운동에 특정한 영향을 미친다. 그러나 이완된 근육이 가지는 국소적인 영향보다 훨씬 중요한 것은 다수의 작은 이완이 축적됨을 동반하는 일반적인 느낌이다. 환자에게 있어 이 느낌은 자신의 편안함과 능력이 무분별한 신경근육적 반사에 좌우되지 않는다는 것이고 반대로 반사가 그의 정신적인 상태의 지배를 받는다는 것이며 무엇보다도 그의 정신적인 상태도 또한 즐거운 감각에 강력하게 반응한다는 것이다.

이러한 경험은 불쾌감, 회피 그리고 이에 수반되어 수년 동안 지속될지도 모르는 장애의 악순환을 중단시킬 수 있다. 즐거운 말초성 감각이 내부의 느낌을 변화시키고, 내부의 느낌이 습관적인 태도를 변화시키고, 변화된 태도가 근육의 내부 긴장도와 기능성을 변화시키고 이것이 또한 더 즐거운 감각을 야기하는 것을 경험하는 것. 이것이 악순환의 반전이며 *새롭게 구성하는 엔그램(new organizing engram)*이 작동하는 것이다. 그리고 이러한 새로운 엔그램은 단지 환자의 현재의 레퍼토리에 새로운 활동성을 더해줄 뿐만이 아니라 모든 활동에 새로운 차원을 그리고 향후 활동의 발달에 영향을 미칠 수 있는 새로운 통찰을 더해준다.

효과적인 바디워크 시술에서 궁극적으로 얻을 수 있는 것은 단순히 "이완된 근육"이 아니다. 만약 이것이 유일한 목표라면, 일시적이기는 하지만 이 목표를 훌륭하게 성취할 수 있는 유용한 약물이 존재할 것이다. 바디워크가 만들어내고자 하는 것은 그것들 자체로 효과적인 이완의 기전이 되는 그러한 사고의 형태와 느낌의 상태에 대하여 의식적으로 재확인하고, 환자에게 정보, 신체 이미지, 자기 통제의 촉각성 근원에 대하여 의식적으로 자각하도록 다시 한 번 다짐시키는 것이다. 물리적인 신체와 정신의 활동성은 촉지라는 접점을 통해 서로서로 회복되고, 각각은 상대방에게서 만약 없을 경우에 자기 자신이 고립되어 쇠약해지고 곤란을 겪을 바로 그 요소를 찾아낸다.

CHAPTER

10 질병을 향한 움직임과 건강을 향한 움직임

우리의 몸이 정원이라면 우리의 의지는 정원사이지. 쐐기풀을 심거나 상추를 심든, 우슬초를 심고 백리향을 뽑아내든, 한 가지 약초만 기르거나 별의별 풀을 섞어서 다 심든, 내버려 둬서 불모지를 만들거나 부지런히 거름을 주든, 글쎄, 잘되든 못되든 다 우리의 의지대로 된단 말씀이야.

- 세익스피어, *오델로*

노력하기

사람의 중추신경계 기능을 특징 지워 주는 중요한 실질적인 특징들 중 하나는 극도로 광범위한 - 실제로 표면상으로는 무한대로 보이는 - 수의적인 운동 범위와 행동의 패턴들을 만들어낼 수 있는 능력이다. 우리에게 이토록 광대한 수의적 운동의 레퍼토리를 제공해 주고, 오래된 척수와 하위의 뇌 중추들에 의해 제공되는 비교적 제한된 종류의 행위에서 벗어날 수 있도록 우리를 끌어올려주며, 종에 있어서 새로우면서도 개개인에게서 독특한 모든 종류의 활동들을 상상하고 수행할 수 있는 방법을 제공해 주는 것은 바로 버섯처럼 펼쳐진 대뇌 피질과 그 치밀한 상호결합들이다. 다른 어떤 피조물들 이상으로 인간은 선택의 여지가 많다. 사실, 우리는 종종 일상적인 일과들과 반응들에 관하여 허용되기 원하는 것보다 더 많은 선택의 여지들을 가지고 있다. 우리는 상당한 정도의 허용범위 안에서 우리가 어떤 종류의 개개인이 될 것인지 결정할 수 있다.

게다가, 수의적인 행동들은 우리의 결정에 따라 이것을 하거나 저것을 할 수 있는 단순한 능력 이상의 것을 우리에게 제공해 준다. 나의 의식적인 근육 활동의 수의적인 특성에 의해 움직임에 대한 감각이 구성된다. 오직 내가 어떤 물건을 움직이고자 결정하였을 때, 물건의 무게와 내가 가진 힘과 그에 관계된 협응력에 대한 명확한 감각적인 평가 모두를 얻게 된다. 내 행동의 수의성은 나의 고유한 무게와 움직임, 그리고 물건의 무게와 움직임 사이의 정확한 연관성을 뚜렷하게 인지할 수 있는 나의 능력에 절대적으로 중요하다.

> 이론적인 관점에서 볼 때 신체의 움직임, 특히 스스로 수행하는 움직임의 중요성은, 오직 그 고유의 근육으로 출력되는 신호들에 주의를 기울일 수 있는 유기체가, 움직이는 물체들과 외부적으로 표현되는 신체의 움직임 사이의 관계없는 영향들을 인지하고 제외할 수 있다는 사실에서부터 비롯된다.

다른 말로 하자면 내 자신과 물체들에 대한 구체적인 지각에 기초하는 내 "노력감"은 내가 의식적인 노력을 하지 않으면 나에게 아무것도 말해주지 않는다.

이러한 상황은 나의 다른 종류의 특수 감각들과는 현저하게 대조적이다. 빛은 내 눈으로 "들어오고", 소리는 내 귓속으로 "떨어지며", 내가 움직이거나 움직이지 않거나 나는 어떤 물건이 내 피부위로 떨어지는 것을 느낄 수 있다. 이러한 경우 나는 훨씬 더 수동적이다. - 나는 그러한 감각들을 수용한다. 사실, 나는 더 많이 혹은 더 적게 보거나 듣거나 촉감을 느끼는 것을 선택할 수 있다. 나는 이러한 감각들을 촉진하거나 억누를 수 있다. 하지만, 만약 밝은 빛이나 커다란 경적이 내 바로 앞에서 켜진다면 그렇게 결정하지 않고도 그것들을 인지할 수 있다.

그것은 전적으로 나의 "노력감"과는 다르다. 노력은 나에게 저절로 일어나는 어떤 것이 아니다. 그것은 내가 반드시 해야만 하는 어떤 것이고, 의식적인 행위의 요소가 없으면 그것을 측정할 수 있는 도구가 없을 뿐만 아니라 측정할 것도 없다. "하지만 우리는 눈을 수의적으로 움직일 때 자신의 눈이 어느 방향을 가리키는지 알 수 있고, 이것은 우리가 눈을 움직이기 위한 노력을 무의식적으로 평가하기 때문일 것이다." 비록 이러한 평가들이 무의식적이라고 할지라도, 그것은 전적으로 수의적인 활동을 요구한다. 나의 노력감은 내가 움직이려는 물건이 내 자신이거나 다른 어떤 것이든, 어떤 물건을 움직이려는 내 의지의 노력과 별도로 작동하지는 않는다.

수의적인 행위

이제, 우리의 노력감에 대한 수의적 활동의 중요성은 우리에게 근육들의 활동에 관련된 흥미로운 문제를 던져준다. 내가 실제적으로 얼마 만큼 근육들의 작용에 대한 완전한 의식적인 조절능력을 가지고 있는지 조금도 명확하지 않다. 좀 더 명확한 사실은 내가 의식적으로 지시하는 것보다, 또는 의식적으로 인지하는 것 보다 항상 더 많이 움직이고 있다는 것이다. 나는 내부적으로나 외부적으로 나에게 일어나는 모든 것들에 대하여 나의 근육계를 가지고 지속적으로 반응하고 있다.

> 마음에서 생겨나는 거의 모든 감각과 추상적인 경험들조차 종국적으로는 통제된 성질의 실제적인 근육 움직임, 근육들의 긴장, 근육들의 완전한 이완, 어떤 자세의 도달, 손가락의 두들김, 얼굴의 찌푸림, 또는 연설과 같은 어떤 종류의 운동 활성을 나타낸다.

말할 필요도 없이, 수 많은 이러한 지속적인 근육의 반응들은 내가 의식적으로 그들에게 명령을 내리지 않아도 발생하며, 종종 나는 그것들을 전혀 알아채지도 못한다. 지속적인 근육의 반응들은 나의 장기들의 평활근으로 확장되기까지 한다 - 동맥의 확장과 수축, 괄약근의 조임과 풀림, 위의 격렬한 움직임, 장의 연동적인 수축들, 땀샘의 활동들, 닭살이 돋고 사라지는 것 등등 - 이러한 반응들은 전통적으로는 나의 수의적인 조절 능력 너머에 존재하는 것으로 간주되어 온 자율신경계에 의해 중재되는 반응들이다.

꽃을 꺾기

예를 들어 꽃을 꺾기 위해 상체를 구부리는 것과 같이 내가 확실히 수의적으로 행하고 있다고 생각하는 어떤 동작을 분석할 때, 그것을 면밀히 조사하면 할수록 그 동작을 내가 의식적으로 통제하고 있다는 사실이 점점 더 모호해진다. 결국에는, 몸통과 사지를 필요한 만큼 움직이게 하기 위해 조화롭게 움직이는 수백만개나 되는 개개의 근육 세포들의 수축에 대해서 아마도 인식하지 못할 것이 확실하다. 나는 내가 그 꽃을 원한다는 것을 알고, 몸을 구부릴 줄 알고, 내 손을 뻗어 적절한 위치에서 멈추고는 꽃을 움켜쥐고 잡아 뜯고 나서 코로 들어올릴 줄 안다. 하지만, 그렇다고 내가 척수 안에 있는 무수한 신경세포가 게재하는 회로들, 소뇌에 의한 나의 움직임들의 지속적인 조정, 감마 운동 신경계의 복합적인 관여 등 이 단순한 수의적 동작을 가능하게 하는데 필요한 모든 것들을 "의식적으로 통제하였다"고 말할 수 있겠는가?

분명히, 내가 수의적으로 꽃을 꺾는 행동에 관여된 신경 - 근육학적인 사건들의 상당부분이 나의 의식적인 의지에 의해 통제되지 않는다. 어떤 동작이, 내가 그것을 하기로 선택하고 다르게 할 수도 있었다는 측면에서 얼마나 "수의적"이건 간에, 그 실제적인 실행은 의식적인 자각 수준 아래로 대부분 감추어져 있는 길다란 일련의 세포 사이 사건들에 달려있다. 만약 내가 그것들을 하나씩 통제하려고 시도한다면, 이러한 일련의 사건들은 그 속도, 수, 복잡성에서 간단하게 나를 압도할 것이다. "모든 수의적인 움직임들의 대부분이 불수의적이고 의식의 밖에 놓여있다."

내가 선택한 몇 개의 일들을 하거나 하지 않을 수 있는 것은 내가 가진 가장 명확한 능력이다. 사실, 우리가 알고 있는 것처럼, 나의 가장 정교한 감각 정보 중 일부는 이러한 의지의 작용이 없으면 발생하지 않는다. 하지만 이것을 하거나 저것을 하기 위한 나의 의지의 근원을 정확하게 지적해주는 것이라고 우리에게 알려진 해부학적 구조나 신경학적 기전은 존재하지 않는다. 게다가, 그러한 의지의 실행은 셀 수 없이 많은 수축과 이완들을 조절하여 부드럽고 정확한 동작들을 만드는 수백만개의 척수 회로들과 반사궁들의 무의식적인 조작에 달려있다. 내가 하고 싶은 어떤 일들을 할 때 나는 그것을 확실하게 안다. 하지만 내가 어떻게 그것을 하고 싶게 되었는지, 또 내가 어떻게 그 일을 하고 있는지에 대하여는 정확히 알지 못한다.

운동을 일으키는 신경신호가 나의 근육들에 도달할 수 있는 유일한 통로는 나의 척수신경회로이고, 척수의 신경회로에 대해 우리가 알고 있는 모든 것들은 이들이 신경계의 가장 고정된 형태 중 하나라는 점을 제시해준다. 척수회로 안에 있는 특정한 신경세포가 특정 자극을 받아들이면, 그 신호는 하나 또는 그 이상의 특정 운동 뉴런들로 향하는 특별한 경로를 따라가고 그 운동 단위의 근육 세포들에 정보를 전달하며 이어서 근세포들이 특정 방법으로 수축하게 한다.

그리고, 우리가 알고 있는 한, 논쟁의 주제가 되는 움직임이 고무망치로 두드리는 것에 대한 반응으로 일어나는 슬개건 반사이건 내부적인 명령에 대한 반응으로 나타나는 수의적인 동작이건 간에, 이것은 항상 진실이다.

> 반응의 척수 패턴들은, 이 조절이 뇌의 피질에서 시작되어질 때 조차도, 근육의 활동에 대한 전반적인 조절로 통합된다.... 위로부터의 신호는 일반적으로 개별 근육의 수축보다는 이러한 수축 패턴의 순서를 조절할 뿐이다.

"수의성"은 "반사"의 반대 의미를 나타내는 것은 절대로 아니며, 오히려 척수의 회로들에서 이용가능한 고정된 패턴들을 골라내고 순서를 매기는데 있어 매우 다양한 선택을 포함하는, 반사를 사용하는 특별한 경우라고 할 수 있다.

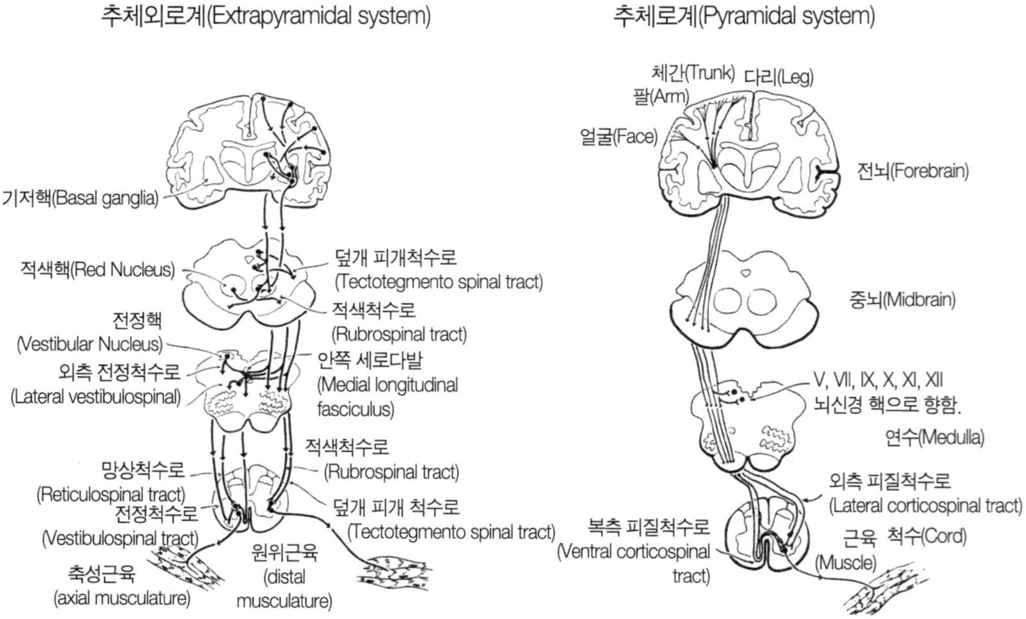

그림 10-1 운동 신경들의 추체계는 운동피질에서부터 알파 근육 세포들을 자극하는 척수의 운동신경으로 곧바로 달려가는 경로들로 구성되어 있다. 이러한 경로들은 적절한 근육들에 도달하는 수의적인 명령 신호들을 위해 사용할 수 있는 가장 직접적인 경로들이다. 우리는 익숙하지 않은 움직임들을 수행하기 위해, 그리고 어떤 기술을 배우는 초기 단계에서 우리를 지도하기 위해서 이러한 경로들에 매우 의존한다. 이들은 또한 당면한 환경들에 적응하기 위하여 익숙한 움직임들을 세밀하게 조절하기 위해서도 필수적이다.
추체외로계는 결코 그렇게 직접적이지 않다. 그것은 원하는 운동들을 뇌간과 척수에 보존되어 있는 일련의 정형화된 반응들로 구성하는 많은 게재 회로들을 통해서 수의적인 명령들을 전달한다. 우리가 어떤 동작이나 기술에 더욱 익숙해질수록 우리는 우리의 "수의적인" 노력들을 이끌기 위한 이러한 무의식적인 과정들에 점점 더 의존하게 된다.

연속체

그런데, 움직임이라는 언어에서, 척수의 뉴런들과 그들의 특정한 상호 연결들은 단어와 문법 구조가 된다. 만약 내가 일관된 문장을 말하고자 할 때 내가 말하는 언어의 관례를 자유롭게 바꿀 수 없는 것처럼, 나의 척수회로의 패턴을 자유롭게 바꾸지 못한다. 원문을 말하는 것과 같이, 수의적인 동작을 수행하는 것은 단지 기본적으로 변경할 수 없는 부차적 단위들(sub-units)의 적절한 배열에 의해서 수행될 수밖에 없다. 단어들의 정의들이나 문법의 법칙들과 같이 이 회로들과 반사궁들은 통상적으로 바뀔 수 없으며, 그것들로 만들어질 수 있는 독특하면서 의미있는 문장의 수에는 제한이 없다. 피질은 그 해부학적인 한계와 일치하기만 한다면 명확히 상상할 수 있는 과정을 문자 그대로 어느 것이든 시작할 수가 있다.

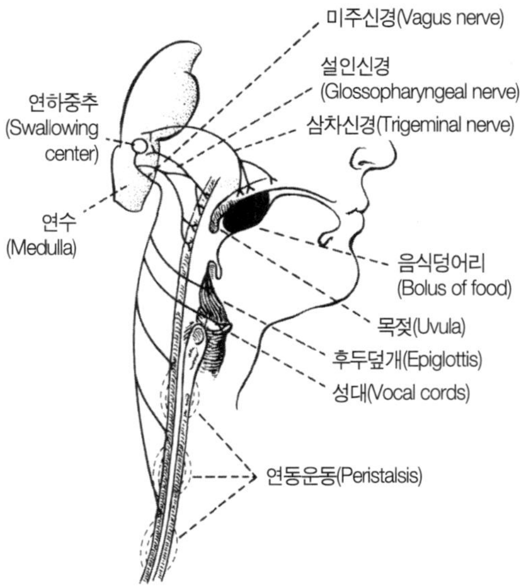

그림 10-2 연하 기전은 일단 뇌의 피질에서 시작된 어떤 움직임을 완성하기 위해서 상호 연결된 회로들의 고정된 연속 과정을 이용하는 "전부 또는 전무" 과정의 한 가지 예이다. 연하에서 유일한 수의적인 부분은 혀를 사용하여 한 덩어리의 음식물을 뒤로 밀어넣는 것이다. 이 시점에서부터, 반사 회로들은 음식물을 위로 내려 보내기 위해서 턱의 기저부, 목, 후두개, 후두, 식도의 근육들을 조절한다.

나의 수의적인 활동들에는 모호한 빛 속에서 드러나는 또 다른 의미가 있다. 나는 5초 정도 지속되는 20여 종류의 근육들의 다소 복잡한 공동 작용인 삼키는 능력을 가지고 태어났다. 이것은 내 턱과 혀의 수축으로 시작되고, 물결치듯 내 목구멍 아래로 내려가 내 식도의 전 길이를 통과해 내려간다. 일반적으로 내가 삼키던지 삼키지 않던지 내 자유이지만, 일단 내가 삼키기 시작하면 삼키는 과정 자체가 완료되기 전까지 그 과정을 자유롭게 방해할 수 없다; 일단 시작되면 그것은 끝까지 진행될 것이다.

이제 나의 많은 훈련된 기술들과 깊이 배어든 습관들은 어느 정도씩 이러한 전부 또는 전무의 자동성을 달성한다. 만약 적절한 계기가 나에게 주어지면, 나는 곰곰이 생각하거나 의식적으로 그것을 명령하기 위해 멈추지 않고도 나의 전형적인 반응을 만들어낼 것이다.

> 대부분의 근육 활동은 순수하게 수의적이지도, 순수하게 불수의적이지도 않으며, 다만 이 두 극단 사이의 스펙트럼 위에 있는 어떤 지점에 놓이게 된다. 하지만 이러한 언급조차도 패턴화된 근육의 움직임들이 그들이 수행되는 빈도에 따라서 이 스펙트럼을 따라 이동하기 때문에 도움이 되지 않는다.

모든 학습된 움직임들은 애초부터 수의적이고 조잡하다. 이러한 움직임들은 더 많은 시간 훈련될수록, 점점 더 세련되어지고 자동성을 갖는다. 움직임을 부호화하는 감각의 엔그램(심상, 기억흔적)은 점점 더 정밀하게 되고, 이 엔그램에 대한 운동 반응도 더 빨라지고 더 단일한 형태로 되어, 거의 모든 학습된 움직임은 반사와 아주 유사하게 기능하도록 훈련될 수 있다.

물론, 이것이 바로 수년간 지속해온 습관들을 떨쳐 내기 어려운 이유이다. 내가 내 이름을 서명하는 방식이나 내가 앉고 일어서고 걷는 방식처럼 자주 반복해온 일들을 수행하는 방식들을 근본적으로 변화시키기란 매우 어렵다. 또한 이 효과는 분리된 동작들이나 기술들에만 국한되는 것이 아니다. 엔그램들은 내가 반복적으로 행하는 일들 뿐만 아니라 또한 내가 그것들을 수행하는 방법들인 나의 작업 스타일도 부호화한다. 게다가, 내가 가장 자주 수행하는 일들과 그것들을 수행하는 방법은 내가 그 외의 다른 모든 것을 수행하는 스타일에 영향을 미치기 시작한다.

그러므로 나의 가장 고도로 발달된 독특한 버릇(매너리즘)들은 나의 모든 움직임들과 모든 새로운 기술들의 전제조건에 영향을 미치게 된다. 따라서 오래된 습관을 깨뜨리는 것이 힘들 수 있을 뿐만 아니라, 이러한 독특한 버릇들(매너리즘)이 내가 모든 것을 수행하는 일반적인 스타일에 영향을 미치는 것을 변화시키는 것도 어려울 수 있다. 나의 스타일 자체가 습관이 된다. 정상적으로는 내가 "항상 해오던" 방식으로 어떤 일을 수행하는 것을 그만두기로 결정하기조차 불가능하다. 그리고 이러한 스타일의 습관은 내가 가장 자주, 그리고 가장 자동적으로 수행하는 바로 그 일들에 의해서 지속적으로 강화된다.

의지의 수수께끼

그러면, "수의적인 행동" 에 대한 나의 개념은 어찌 되는가? 나의 신경계에서 객관적으로 인지할 수 있는 사건들을 더 자세히 조사할수록 내 근육들의 궁극적인 움직임들은 점점 덜 "수의적" 인 것처럼 보이고, 내 행동의 패턴에 깔려있는 인과의 사슬들은 더욱 더 기계적으로 결정되는 것처럼 보인다. 내가 어떤 일들을 하거나 하지 않기로 선택할 수 있다고, 또는 내가 항상 그러한 일들을 행하는 방식도 어떠한 의미있는 방식으로 내가 바꿀 수 있다고 생각하는 것은 단지 자기기만일 뿐일까? 만약 우리가 육체적인 조사범위를 하위뇌와 척수로 제한시킨다면, 우리의 논리는 확실히 이러한 방향으로 전개될 것이다. 그리고 만약 이러한 조사를 피질로 향하게 한다면, 우리는 다른 종류의 막다른 길과 마주치게 될 것이다: 포함된 세포체들의 수는 매우 많고 그들의 상호연결도 매우 많아서, 세포체들의 미로 안에서 우리 행동의 정확한 기원들에 대하여 우리가 객관적으로 검증하여 말할 수 있는 의견들의 수는 거의 제로에 가깝게 수렴한다.

비록 우리가 어느 방향으로 살펴보더라도, "의지" 가 어디에 위치해 있을 지, 또는 "이것을 선택" 하거나, "저것을 선택" 하는 과정에서 선택의 축으로서의 역할을 하는 식별가능한 일련의 특정 신호들에 관한 구체적인 단서를 단 하나도 발견할 수 없다.

> 뇌의 어떤 부위인지는 밝혀져 있지 않지만, 즉각적인 구심성 정보는 반드시 과거의 경험들에서 얻어진 자료들, 그리고 현재의 느낌들(나는 원한다, 나는 하고싶다 등)의 신경적인 활동과 연계되어 있어야 한다. 궁극적으로 운동피질에 명령을 내리는 것은 바로 이러한 통합에서 나온 산물이다.

사실, 이런 종류의 연상과 통합이 구체적으로 발현되는 것을 발견하는 일과 연관된 경험적인 문제들로 인하여 많은 신경학 또는 정신과학 이론가들은 우리가 사실은 흥미롭고도 당황스럽게 하는 일종의 로봇들이라는 결론을 내렸으며, 총체적인 인간의 "행동" 에서부터 논리적으로 깔끔한 "-주의(-ism)" 라고 하는 용어들을 만들어냈다.

하지만, 아마도 우리가 의지의 문제를 다룰 때, 그 고유한 특성으로 인해 뇌의 특별한 부위에 위치할 수 없거나 또는 특별한 신호를 방사하는 것을 식별할 수 없는 어떤 현상과 관련이 있게 된다. 아마도 선택의 기전들은 그보다 훨씬 더 다양할 것이며, 아마도 그것들은 절대로 "기계론적" 이지는 않을 것이다.

어떤 경우든, 우리가 매일매일의 행위 속에서 행사하는 의지의 종류에 대하여 우리가 알고 있는 사실들은, 움직임을 만들어내는데 필수적인 모든 운동 단위들과 그들 사이의 복잡한 협동작용을 내가 의식적으로 조절한다는 관점에서 의지를 생각하는 것은 의미가 없다는 점을 시사한다. 하지만 그것은 작동을 하며, 신경계는 이러한 방법으로 작동하는 것처럼 보이지는 않는다. 나는 일반적으로 개개의 운동단위들의 측면에서 보다는 운동단위들과 근육들의 전체 그룹이라는 측면에서 나의 활동들을 조직화한다; 나는 특정한 회로들에 있는 특정한 신호들이라는 관점에서가 아니라 일반적인 모양과 방향과 느낌들이라는 관점에서 나의 움직임들을 의식적으로 구성한다.

우리가 의지를 정하도록 허용되는지의 여부와는 관계없이, 그것은 우리 마음의 어딘가에, 어떠한 방법으로 감각 기억들의 목록에서 유래하는 적절한 단편들로 구성될 수 있는 운동의 아이디어, 심상, 느낌들이 형성된다고 하는 관찰내용과 부합한다.

이러한 아이디어, 심상, 또는 감각 기억들은 감각 엔그램처럼 작동하여 하위 뇌와 척수 안에 있는 회로들을 적절하게 배열하여 근육구조가 전체로서 작용하도록 안내한다. 처음 사용할 때 이러한 "상상의 엔그램" 은 불완전하고 어색한 행동을 만들어낼 수 있지만, 활동이 반복되면서 현재의 감각 되먹임은 원하는 움직임의 섬세한 세부 항목들을 더욱 분명하게 만들어, 결과적으로 원래의 의도에 더욱 충실하면서 더욱 부드럽게 움직이게 된다.

감각의 기억들이 원하는 움직임과 더욱 더 유사하고 실체적일 수록, 그리고 그러한 움직임에 의해서 형성되는 이미지가 명백하고 정확할수록 더 빨리 숙달할 수 있다. 운동 훈련의 접근법인 이 "시각화" 는 광범위한 응용 범위들에서 매우 성공적으로 사용되어져 왔다. 그것이 사용되어 온 몇몇 방법들을 살펴보면 우리 의지의 본성을 이해하는 것에 조금 더 다가가는데 도움이 될 것이다.

목표의 시각화

만약 사격선수가 목표를 겨냥하는 것을 세밀히 관찰해보면, 그의 몸의 많은 부분이 무기력하게 멈출 수 없는 형태로 진동하면서 앞뒤로 움직이지만 총은 매우 고정된 상태로 유지되는 것을 볼 수 있다. 사실 이러한 진동의 심한 정도는 연습을 통해서 좋아질 수 있지만, 이러한 것에는 한계가 있다. 근육 구조를 정지된 상태로 고정하는 것은 불가능하다. 많은 사격선수들은 실제로 개개의 근육들과 그것들의 진동에 대하여 생각하는 것(상황을 악화시킬 뿐만이 아니라 더 자주 발생하는)보다는 총을 움직이지 않을 것과 표적과의 안정된 관계를 그들 마음속에 확고히 고정시키는 능력을 배양하여, 그들의 불필요한 동작들이 이러한 방식으로 조절되어 스스로 제거되고 원하는 효과를 만들도록 한다고 보고하였다.

> 사격선수는 오직 목표에 대한 정확한 자세를 생각하는 것이 전부이고, 가수는 오직 완벽한 음성에 대해 생각하는 것이 전부이며, 곡예사는 오직 그가 반응해야만 하는 장대의 진동에 대해 생각을 하는 것이 전부이다.

이러한 개념은 많은 무용 지도자들을 위한 교육 기법의 중요한 초석이 되어왔다. 마사 마이어스(Martha Meyers)는 어려운 것으로 잘 알려졌으며 무릎에 위험할 수 있는 움직임인 플라이(ply)를 적절하게 실행하는 문제에 대하여 논의하던 중 다음과 같은 관찰 기록을 남겼다.

> 수 년간의 훈련 후에 학생들은 충격에 휩싸여 대답하였다. '저것들이 내가 사용했었어야 했을 근육이라는 말입니까? 나는 그것을 느낄 수조차 없어요!' 나는 이러한 좌절감을 완화시키는 열쇠들 중 하나는 바르니티에프의 원리(Bartinieff Fundamentals)에서 기원하는 개념인 그들의 움직임의 '시작(initiation)' 과 '공간적인 계획(spatial intent)' 을 바꿀 수 있도록 학생들을 도와주는 것이라는 것을 발견하였다. 이들 개념들에 대한 나의 해석은 *공간적인 계획은 움직임을 안내하는 이미지 같이 마음에서 시작된다*는 것이다. 시작과 움직임이 지향하는 공간의 한 지점은 뼈의 배열을 변화시킨다. 만약 뼈들이 좋은 배열을 하고 있지 않다면, 그 동작을 수행하는데 필요한 근육 군들은 역학적인 불이익에 처하게 된다. 계획의 정밀함은 결정적이며, 일단 움직임이 시작되면 그것을 교정하려는 어떠한 노력도 계획된 패턴의 정렬이 뒤틀려지는 상태를 야기하게 된다.

무용 학생들의 움직임을 더욱 효율적으로 지시하기 위하여 이러한 방법을 사용하는 것은 결코 메이어스(Mayers)나 바르티니에프(Bartenieff)의 경우에만 국한되지 않는다.

스윙(Swinging)과 수영하기(Swimming)

무용의 경우에 있어서, 근육 하나씩을 의식적으로 조절할 수 있다는 가능성을 인정하기에는 움직임들이 확실히 너무나 복잡하고 빠르게 이어진다. 과업의 복잡성은 그러한 방법들의 극단적으로 단순화하는 미숙함 훨씬 너머에 있기 때문에, 이러한 접근방법에 집착하는 학생들은 가장 어리숙함을 드러낸다.

음악에도 동일한 내용이 적용된다. 섹스폰 연주자 밥 윌버(Bob Wilbur)는 재즈의 즉흥연주 동안 자신의 연주 방식을 생각하려는 시도에 대하여 이렇게 말한다.

> 만약 음악가가 오랫동안 즉흥연주에 대해서 생각한다면, 그는 성공하지 못할 것이다. 그가 덜 생각 할수록, 그는 더욱 성공적일 것이다. 그것은 수영과도 같은데, 이는 근육과 타이밍의 놀라운 결합이다. 만약 당신이 각각의 호흡, 각각의 손놀림에 대해서 생각한다면, 당신의 손과 다리에서는 협조가 사라질 것이고, 호흡은 주춤거리게 될 것이고, 당신은 가라앉게 될 것이다. 스윙(Swinging)은 수영을 잘 하는 것과 같고, 특유의 리듬감각을 가지고 있다. 그것은 지속적인 진동과 그에 대한 당김음 사이의 대조이다. 그것은 박자를 맞추는 것과 맞추지 않는 것을 동시에 하면서 느끼게 되는 흥분이다. 리듬적인 요소는 위대한 연주자들 사이에서 직관력을 방출하는 것이다. 강렬한 스윙(swing)은 그들의 반사적인 면들을 예리하게 하고 그들의 넋이 나가게 한다. 그들이 선율들과 코드들을 생각할 수도 있겠지만, 곧 직관력이 발휘되고 자동조종장치와 같이 작동한다. 음악은 너무나 훌륭해지고, 그들은 완전히 자유로워진다.

색스 박사(Dr. Sacks)의 경험

올리버 색스 박사(Dr. Oliver Sacks)는 알버트 아인슈타인 의과대학의 신경학 교수이다. 취미 생활에서 그는 매우 훌륭한 스포츠맨이고, 전문가로서 그는 그의 양친의 발자취를 따라서 자신의 전 인생 여정동안 신경계를 연구하였다. 그는 이미 오랜 세월 동안 운동조절에 심각한 문제가 있는 환자들을 연구하였지만, 우리가 의식적으로 우리의 근육구조를 조절하는 것을 추구할 때에 나타나는, 한편으로는 생각하고 다른 편으로 "스윙(swinging)" 하거나 "수영(swimming)" 하는 것 사이의 차이들을 그에게 가장 명백하게 설명한 것은 그에게 일어난 우연한 사고였다.

어느 날 오후 노르웨이에서 하이킹하던 중에 그는 심하게 추락하여 다리 한쪽의 대퇴사두근이 찢어졌다. 그의 대퇴부에 힘이 들어가게 하는 신경이 절단되었으며, 손상된 건들을 따라서 수술적인 방법으로 재결합시켜야 했다. 그가 치유되고 그의 다리를 다시 사용하는 방법을 배우는 기간 동안, 그의 배경지식과 예민함 덕택에 그는 몇가지 놀라운 관찰을 할 수 있었다. 내가 어느 정도 그의 상황들을 기술하고 그의 반응들을 인용할 것이라는 점에서, 그가 보고한 경험들은 매우 직접적으로 나의 토의들과 관련성이 있다.

의지의 발견

색스 박사가 그의 다리 수술에서부터 충분히 회복되자마자, 그를 담당한 외과의사와 물리치료사들은 회복된 근육을 굽히고 그것의 사용을 회복시키기 위하여 반복적인 시도를 하였다. 반복적인 시도들은 단지 반복적인 실패를 낳았으며 관련된 모든 사람들은 깜짝 놀랐다. 외과의사는 건이 다시 재건되어서 "아무것도 걱정할 것이 없다" 고 색스 박사를 안심시켰다. 이러한 안심이나 감언이설들, 명령들은 어떤 긍정적인 작용도 하지 못했고 결국에는 물리치료사들의 힐책들도 마찬가지였다. 다리의 주인은 움직이고자 하는 강렬한 열망이 있었지만 다리는 움직여지지 않았다.

그리고 나서 어느 이른 아침, 색스 박사가 그의 방에 혼자 있을 때, 그 상황을 바꾸기 시작한 어떤 일이 일어났다.

> 내가 깨어났을 때 나는 왼쪽 다리를 구부리고 싶은 기묘한 충동을 느꼈고, 동일한 순간에 즉시 그렇게 하였다! 이전에는 불가능하던 움직임이 있었고, 이는 대퇴사두근 전체의 능동적인 수축을 포함하고 있었다-지금까지는 불가능하고 생각할 수 없었던 움직임이었다. 순식간에, 나는 그것을 생각했고 그것을 하였다. 생각할 것도 없었고, 준비할 것도 없었고, 숙고할 것도 없었고, "시도" 조차도 없었다. 나는 섬광과 같은 충동을 느꼈으며, 섬광과 같이 움직였다. 아이디어와 충동과 동작이 모두 하나였다 - 나는 어떤 것이 최초로 왔는지 말할 수 없다. 그것들은 모두 함께 왔다. 나는 갑자기 어떻게 다리를 사용할 수 있었는지 회상했으며, 회상과 동시에 나는 실제로 그렇게 하였다. 무엇을 할 것인지 아는 것은 이론적인 특성이 전혀 없다. - 그것은 전적으로 실제적이고 즉각적이며 강제적이다. 그것은 불시에 갑작스럽우면서도 자연스럽게 나에게 찾아왔다.

그날 내내 색스 박사는 이 자발적인 의지와 다리의 굴곡을 반복해서 시도해 보았는데 어느 때는 성공하였고 어느 때는 실패하였다. 남은 기간 동안에 그는 왜 자신의 대퇴사두근이 자신의 바램에 대해 변덕스럽게 반응하는지를 알아내기 위한 단서를 찾기 위해 자신의 마음을 철저히 검토하였다.

> 내가 특별히 생각했던 것은 루리아(A.R. Luria)[3]의 「조각난 기억력을 지닌 사나이(The man with a shattered world)」 속에 나오는 유명한 장으로 - "전환점(Turning Point)" 이라는 이름이 붙어있는 장이었다. 이는 본질적으로 환자에 대한 '음악' 의 회복이다. [A.R. Luria는 걸출한 20세기 러시아의 신경학자이다. 언급된 환자는 일종의 실어증으로 고통 받고 있었다 - 이 경우에는 단어들을 읽고 쓰는 능력이 소실되었다. 처음에는 쓰는 것이 읽는 것만큼이나 어려웠고, 아마도 더욱 어려웠을 것이다. 이 환자는 펜을 쥐는 방법이나 글자를 쓰는 방법을 잊었다. 그는 철저하게 도울 수 없는 상태였다... 하지만 어느 날 그가 발견한 것이 전환점이 되었다. 쓰는 것은 매우 단순한 일일 수 있었다. 처음에 그는 단지 어린 아이들이 처음 쓰기를 배울 때 처럼 시작하였다 - 그는 글자 모양을 만들기 위해 각각의 글자들을 시각화하려고 시도하였다. 하지만, 그는 거의 20년 가까이 쓰기를 해 왔고, 어린아이가 배우는 방법과 같이 각각의 글자들에 대해 생각하고 어떤 손놀림을 사용할 지 숙고할 필요는 없었다. 어른들에게는 글쓰기는 자동적인 기술이며, 내가 '동적인 멜로디(kinetic melodies)' 라고 부르는 일련의 내재된 움직임들이다. 그렇다면, 그는 왜 그가 여전히 지니고 있는 기술들을 사용하려고 시도하지 않았을까?....이러한 방법으로 그는 쓰기 시작하였다. 그는 더 이상 그것이 어떻게 형성되는지 기억해내기 위해 노력하면서 각각의 글자들을 고뇌할 필요가 없었다. 그는 생각하지 않고 자발적으로 쓸 수 있었다.

아마도, 전체적인(altogether) 생각이 없었던 것이 아니라 확실히 "정상적인(normal)" 방식의 생각이 없었던 것이다. 루리아의 환자가 발견한 것은 윌리암 제임스(William James)의 사수, 마사 메이어스(Martha Meyers)의 무용 학생들, 그리고 밥 윌버(Bob Wilbur)가 배운 것과 동일한 것이었다. - 근육의 동작을 위해서 얼마나 정확하게 어떤 일이 수행되어야 하는가에 대해 생각하는 것은 무엇이 수행되어야 하는가에 대해 명확히 생각하는 것만큼 효과적이지 못하다. 부언하자면, "어떤 손놀림을 사용할 것인가 고려하는 것" 은 매우 제한적인 도움이 될 뿐이다. 훨씬 더 나은 접근은 그가 말하고자 하는 것을 명확히 상상하고 나서, 글쓰기(writing)의 감각적인 기억, "동적인 멜로디", "느낌" 에 자기 자신을 내맡기는 것이다.

---

3) 알렉산드르 로마노비치 루리아(Alexander Romanovich Luria, 1902~1977) 러시아 출신의 세계적인 신경심리학자. 그는 인간의 사고 과정을 분석하는 방법을 기술한 이른바 "연관 신경방법(combined motor method)" 을 고안했는데, 이는 최초의 거짓말 탐지장치의 원리가 되었다. 제2차 세계대전 중에 루리아는 육군병원의 연구팀에 가담하여 전투로 이한 부상으로 생겨난 정신장애의 치료법을 연구했다. 이때의 연구를 바탕으로 그는 훗날 '신경심리학(Neuropsychilogy)" 이라는 새로운 심리학 분야를 창안하게 된다. 루리아의 대표적인 임상 사례 연구로는 무척이나 특이한 기억력을 지닌 사람-실제 주인공은 러시아의 언론인인 셰르셰브스키(S.V. Shereshevski)였다-에 관한 내용을 다룬 [모든 것을 기억하는 남자(The mind of a mnemonist)](1968)와 전투에서 머리를 다친 이후에 부분 기억상실 상태가 된 사람에 관한 내용을 다룬 [조각난 기억력을 지닌 사나이(The man with a shattered world)](1972)가 있다. 루리아는 훗날 모스크바 주립대학에 심리학과를 창설하고 그 교수진 가운데 한 사람으로 활동하기도 하였는데 특히 미국에서 루리아의 업적이 더 널리 알려지게 된 데에는 신경학적 장애 사례에 관한 대중적 저서로 유명한 올리버 색스가 자신의 저술에서 종종 루리아의 이름과 업적을 언급했기 때문이기도 하다.

의지를 갖기

루리아로부터 얻은 이 단서의 강력함은 바로 그 다음날 색스 박사의 새로운 굴곡 능력에 의해 고무된 물리치료사가 그의 다리 손상 이후 최초의 걸음을 내딛을 수 있도록 그를 돕기로 결정하였을 때 극적으로 나타났다. 그들은 그를 일으켜 세우고, 그를 지지하고, 그를 잘 달랬지만 색스 박사는 다시 한 번 의식적인 명령으로 자신의 대퇴사두근을 움찔거리지 조차 못한다는 사실을 발견하였다.

> 그녀(물리치료사)는 나를 한참 살펴보고 나서, 말이 소용없다는 것을 깨닫고는, 말없이 나의 왼쪽 다리를 그녀의 다리로 새로운 위치로 밀면서 움직여 일종의 걸음걸이가 되도록, 또는 걸음이 되어지도록 하였다. 일단 이렇게 하니 나는 어떻게 걸을 것인지를 깨닫게 되었다. 나는 시킨대로 할 수는 없었지만, 보여주는 것을 즉각적으로 볼 수는 있었다. 그리고 그녀는 나에게 그러한 움직임이 어떠한 것인지 보여주었으며, 이것을 보면서 나는 의지를 가질 수 있었고 내 스스로 그것을 능동적으로 수행할 수 있었다. 일단 처음 한걸음이 걸어지자, 비록 그것이 인위적이고 자발적인 "걸음" 이 아니었다고 하더라도, 나는 그것을 어떻게 할 것인지를 깨달았다 - 어떻게 고관절을 구부려 적당한 거리만큼 다리가 앞쪽으로 움직이게 할 것인지를 말이다.

걷기 위한 그 이후의 시도 동안 색스 박사는 단순히 잃어버린 "동적 멜로디" 를 상기해 내는 것과 반대가 되는 개념인 다리 각각의 움직임에 대해서 분석적으로 생각하려는 것에 내재된 엄청난 어려움들을 재빨리 발견하게 되었다.

> 적당한 방향의 "적당한 거리" 가 어떤 것인지 판단하기 위해서 나는 내 자신이 전적으로 외부의 또는 시각적인 경계물(landmarks) - 바닥 위의 표시, 가구와 벽에 삼각형으로 이루어진 표시들 - 에 의존하고 있는 것을 발견하였다. 나는 각각의 발걸음을 사전에 완전히 완성해야 했고, 그리고 나서 내가 안전하다고 계산하고 지적한 지점에 도달할 때까지 그 다리를 조심스럽게, 경험적으로 내딛어야 했다.
> 왜 내가 이러한 우스꽝스러운 방식으로 "걸었을까"? 내가 발견하기로는 나에게 선택의 여지가 없었기 때문이다. 만약 내가 아래를 보지 않고, 내 다리로 하여금 "스스로 움직이도록" 하였다면, 자칫 4 인치 또는 4 피트 정도 움직였을 것이고, 또한 잘못된 방향으로- 예를 들어 옆으로 빠지거나, 가장 일반적으로는 임의적인 비스듬한 각도로 - 움직였을 수도 있을 것이다. 사실 몇몇 경우에서, 내가 그 움직임들을 미리 "프로그램화" 하고 지속적으로 그것들을 감시해야 한다고 하는 것을 느끼기 전에, 다리는 "어찌할 바를 모르게 되고", 나의 정상적인 오른쪽 다리의 뒤쪽으로 쏠리게 되거나 오른쪽 다리와 뒤엉키게 되어 거의 모든 경우 넘어지게 될 것이다.

동적 멜로디를 기억하기

이러한 방법으로 일련의 불완전하고 지친 걸음들을 걸은 이후에 색스 박사는 멈추고 쉬면서 생각하였다.

"이것이 걷는 것인가?" 나는 자문하였다. 그리고 나서 두려움을 느끼면서 "내 남은 여생 동안 이것을 참고 살아가야만 하는가? 자연스럽고, 자발적이며, 자유롭게 걷는 방법을 다시는 알 수는 없는가? 지금부터 억지로 각각의 움직임을 생각해 내야 하는가? 모든 것들이 매우 복잡한 것이 분명한데 - 단순해 질 수는 없는가?" 라고 질문하였다.

그리고 갑자기 - 동작 없이 고정된 심상들의 조용한 떨림인 침묵 속으로 - 장대한 음악인 멘델스존의 *포르티시모(fortissimo)*가 찾아 들었다. 기쁨과, 인생과, 도취되는 움직임!!. 그리고, 갑자기 아무 생각도 없이 아무 의도도 없이 나는 내 자신이 음악에 맞추어 쉽고 흥겹게 걷고 있다는 것을 발견했다. 그리고, 갑자기 이 내부의 음악이 시작된 순간에 나의 영혼에 멘델스존의 음악이 울려퍼졌으며 환각 상태에 빠지게 되었다. 바로 그 순간, 나의 '운동' 음악, 나의 동적인 멜로디, 나의 보행이 회복되었다 - 동시에 "다리도 회복되었다". 갑자기, 아무 경고도 없이, 어떠한 변화도 없이, 다리가 살아있다는 것과 실재한다는 것, 그리고 내 것이라는 것을 느꼈고, 그 실현의 순간에 자발적인 활발한 보행과 음악이 정확하게 공명하였다. 나는 물리치료사들에게 "어떤 특별한 일이 방금 일어났어요. 나는 이제 걸을 수 있어요. 내가 가게 해줘요 - 하지만 당신네들은 대기하시는 것이 좋겠어요!" 라고 말했다.

그리고 나는 - 연약함과 보조기와 목발과 다른 모든 것들에도 불구하고 - 다소간은 멘델스존의 멜로디에서 유도되고 동조된 내 자신의 멜로디의 회복과 함께 쉽고, 자동적으로, 자발적으로, 율동적으로 걸었다.

나는 내 자신만의 독특한 스타일로 걸었다. 이것을 본 사람들은 내 느낌들에 공감하였다. 그들은 "이전에 당신은 로보트처럼 기계적으로 걸었어요 - 이제 당신은 사람처럼 걷는군요 - 실제로 당신 자신처럼이요." 라고 말하였다.

마치 내가 갑자기 걷는 방법을 기억해냈던 것 같다 - 실제로는 "했던 것 같은 것" 이 아니다. *나는 걷는 방법을 기억해냈다.* 갑자기 나는 걷기의 자연스러우면서 무의식적인 리듬과 멜로디를 기억해냈다. 그것은 예전에 친근했지만 오랫동안 잊고 있었던 곡조를 기억해 내는 것과 같이 갑작스럽게 나에게 다가왔으며, 멘델스존의 리듬과 곡조와 함께 다가왔다. 이 순간에 갑작스럽고 완전한 도약이 있었다 - 과정이나 변화가 아니라 - 모든 발걸음이 의식적으로 계산되고 계획되며 수행되어야만 하는 서투르고 인위적이며 기계적인 보행으로부터 - 무의식적이고, 본질적으로 우아하며, 율동적인 움직임으로의 급격한 변화(transilence) 였다.

수십 년간의 신경학적 연구들과 임상 연구 후, 개인적인 위기의 정점에서 온 이 순간은 색스 박사가 그의 운동조절능력을 이해하는데 있어서 반사 반응과 수의적인 노력의 특이한 혼합 - 역설적이기까지 한-을 이해하는데 결정적인 역할을 하였다.

나는 즉시 루리아에 의해 언급된 조각난 기억력을 지닌 사나이(The man with a shattered world)에 나오는 자제스키(Zazetsky)[환자]와 그가 어느 날 갑자기 발견한 "전환점" 에 대해 생각했다. 만약 그가 자기 자신을 나아가게 한다면, 만약 무의식적으로 거리낌없이 자신에게 그 자연적인 흐름, 멜로디, 자발성을 부여하기만 한다면, 이전에는 그가 각각의 글자들과 손놀림에 대해 몹시 괴로워 했던 너무나 어려웠던 쓰기가 완벽하게 단순해질 수 있었을 것이다. 그리고 나서 나는, 비록 덜 극적이기는 하지만, 내 자신의 셀 수 없는 경험들에 대해 생각해 보았다 - 내가 달리거나 수영하기 위해 출발할 때 가장 먼저 의식적으로 각각의 발걸음이나 손의 스트로크의 수를 세고 계산하였다. 그리고 나서, 매우 갑자기, 내가 "달리고 있다" 는 것을, 신기하게도 조금도 노력하지 않고서도 알게 된 후, 그 동작의 "요령을 터득하고", "리듬을 타고", "느끼게" 되었다. 그리고 이제 나는 어떠한 의식적인 셈이나 계산이 아니라 단순하게 내 자신을 그 활동의 고유한 박자와 파동(pulsion), 리듬에 맡겨버림으로써 완벽하면서도 쉽게 수행할 수 있게 된 것을 알게 되었다. 이 경험은 매우 평범하여 나는 좀처럼 그것을 생각조차 하지 못하였지만, 이제는 그 경험이 근본적이라는 사실을 갑자기 이해하게 되었다.

근본적인 경험

우리는 여러 번 색스 박사의 평범하면서도 근본적인 경험을 공유하였다 - 사실 너무나 빈번하여서 우리는 그것을 가장 잘 특징지워 줄 수 있는 자발적인 용이함에 대하여 좀처럼 의식적으로 주목하지 못하였다. 우리는 어떤 일을 매끄럽고 성공적으로 수행할 때 명확하게 이 자발적인 용이함의 존재를 깨닫게 되기보다는, 어설프게 자의식을 가지고 있을 때 이러한 자발적인 용이함의 부재를 훨씬 더 잘 알아차리는 경향이 있다.

이 용이함의 경험은 우리가 어떤 일에 매우 몰두하여 무엇을 하고 있는지를 되돌아 볼 시간이 없을 때, 우리의 전체 신경근시스템이 너무나 완전하게 움직여서 그 움직임의 분리된 동작들에 대하여 선형적이고 분석적으로 생각할 여유가 없을 때 바로 우리에게 발생한다. 되돌아 보아도 우리가 일을 어떻게 수행하였는지를 엄밀하게 분석하기란 쉽지 않다. 그리고 우리는 그것을 기술하기 위하여 직유와 은유에 의존하기가 가장 쉽다; 이것은 "스윙이 수영을 잘 하는 것과 같을 때", 수영을 잘하는 것은 "자연스러운 박자와 리듬으로 나아가는 것일 때", 높은 음을 치는 것이 훌륭한 사격술과 같을 때, 걷는 것이 그만의 "동적인 멜로디"를 가지고 있을 때와 같은 경험이라고 할 수 있다.

이러한 평범한 종류의 경험에 의해서 드러나는 근본적인 것은, 근육의 정상적이고 수의적인 사용은 능동적으로 의도되어 연속적으로 수행되는 동작의 각 부분들과 함께 단계별로 분석적인 방법으로 진행되는 의식에 의해서 지시받는 것이 아니라는 점이다. 사실 이러한 단편적인 접근은 전형적인 심각한 병리상태나 - 색스 박사가 어려웠던 첫 시도에서 새롭게 회복된 다리를 이끌어 첫 걸음을 내딛는 것과 같은 - 또는 운동 학습의 초기 단계 - 어린 아이가 연필로 알파벳의 형태를 다시 만들려고 힘들게 시도할 때와 같은 -일 때 전형적인 것이다. 사물에 대한 이 연속적인 분석 방법은 어떠한 복잡성을 가진, 정상적으로 부드럽고 손상되지 않은 몸짓을 만들어낼 수 없다. 이는 단지 그것들에는 너무나 많은 요소들이 매우 빠르게 관련되고, 모든 것이 매우 빠르게 진행되어 그들 각각을 감시하고 명령을 내릴 수 없기 때문이다.

게다가 학습된 몸짓들 - 그리고 학습된 몸짓들을 선택하고 재배열함으로 구성되는 새로운 움직임들 - 은 특정 근육의 활동이 어떻게 느껴졌는가에 대한 기억들인 엔그램에 의해 시작되고 조절된다. 이러한 감각 기억들은 선형적인 명령들의 연속들처럼 작용하기 보다는 청사진이나 주형들처럼 작용한다. 그것은 (엔그램 기억들의 각각의 양자(quantum)들은 특별한 움직임의 전체를 담고 있다) - 짧고 단순하거나 또는 길고 복합적이건 간에- 특정 운동 뉴런들과 근세포들에 지시된 고정되고 정확한 명령의 연속들 대신에 심상 또는 윤곽과 같은 형태로 저장되기 때문이다.

내가 수의적인 움직임을 시작하기 위해서 엔그램을 불러내었을 때 내가 깨달은 것은 나에게 어떻게 해야 할지 말해주는 단계적인 명령들이 아니라, 과거에 그것을 행함에 있어 어떻게 느꼈는가 하는 전체적이면서 완전한 감각이다. 그것은 특정한 실행(accomplishment)의 기억이지, 정확히 어떻게 그 일이 수행되었는가에 관한 기억은 아니다. 이것이 사실이 아니라면, 실제로 전체적인 맥락에서의 미미한 차이들이 어떤 어마어마한 문제들을 만들어낼지 생각해 보라. 피아노 의자를 위 또는 아래로 수 인치만큼 조절하면 내가 한 가지 특별한 자세에서 익혀온 멜로디를 연주할 수 없게 된다. 내가 다른 종류의 차에 탈 때마다 처음부터 다시 운전을 배워야 할 것이다. 내가 연필로 종이 위에 내 이름을 쓰는 것과 마찬가지로 칠판에 분필로 내 이름을 쓰는 것을 배우는데 동일한 정도의 시간이 필요할 것이다. 물론, 그 대신에 *전체로서* 명확히 수행된 기억은, 건반, 자동차 핸들과 페달들, 글씨를 쓰는 표면과 나의 실제적인 육체적 연관성에 관하여 무의식적으로 모든 종류의 변이를 고려하고 보상하면서, 성공적인 수행 감각을 재생하기 위해서 얼마든지 실제적인 반사 회로들과 운동 단위들을 선택할 수 있다.

적절한 생각의 형태

그러므로 성공적으로 수의적 행동을 지시하는데 있어서의 내 생각의 적절한 과정은 의식적으로 근육 수축의 순서를 명령하는 것이 아니라, 특정한 일을 수행하는 것과 관련된 느낌들을 상상하는 것을 명확히 결정하고 나서 그 느낌에 내 근육의 활동들을 맡기는 일이다. 이것은 내가 어떤 일에 익숙해지고, 그것을 느끼고, 리듬에 익숙해지고, 휘두름에 익숙해지고, 수영하는데 익숙해지는 방식이다.

그것은 확실히 이성적인 생각 과정이지만, 그것의 성공을 위해서는 우리가 보통 "계획하거나", "어떤 일을 곰곰이 생각하는 것" 과 관련 지어 생각하는 분석적인 생각방식에 비해 매우 어려운 생각의 방법을 요구한다. "만약 음악가가 즉흥연주에 대해 오랫동안 생각한다면, 그는 성공할 수 없을 것이다" - 그리고 거의 모든 우리의 행동들은 즉흥연주이다. 즉, 학습된 기술들을 지속적으로 변화하는 상황에 적용하는 것이다. 우리의 움직임들을 우아하고 적절하게 수행하기 위해서 우리는 반드시 감각 기억을 일깨워야 하고 분석적으로 상황을 공략해서는 안되며, 흐름에 몸을 내맡겨야 하고 흐름의 모든 부분을 조절하려고 시도해서는 안되며, 목표에 우리의 상상들을 명확하게 고정시켜야 하고 우리를 목표로 이끌어줄 모든 점진적인 과정들을 정렬하려고 시도해서는 안 된다. 수행의 명확한 감각 기억들인 느끼는 상태들은 정확하게 우리의 근육 활동들을 안내하는 것들이지, 분석과 의식적인 과정의 연속이 아니다.

목적과 근육의 상상

> 내가 아는 수의적인 행동에 대한 가장 간결한 언급은 스웨덴의 신경생리학자인 라그너 그래닛(Ragnar Granit)에 의해, 그의 최근 출판된 책인 "목적있는 뇌(The Purposive Brain)" 에서 제안된 것이다. "수의적인 움직임에서 의지의 작용이라는 것은 수의적 움직임의 목적이다." 이러한 관점에서 운동 활동의 자유의지적인 특징들은 행동의 목적이라는 견지에서 고려되어야만 한다. 반면, 목적의 수행 이면에 잠재해

있는 실제의 사건들은 반사 반응들의 다양성에서부터 확립된다.

이 개념의 중요성을 과대평가하기는 불가능한 것처럼 보인다. 하나의 행동이나 전반적인 행위의 스타일은 감각 기억의 형태로 저장된다. 그리고 그 특정한 느낌을 상기하는 능력이 없으면 우리는 그 특정한 스타일의 특정한 행동을 다시 만들어내지 못할 것이다. 대뇌 피질의 진화가 일어나기 전에는 불가능한 방식으로, 사람은 그가 할 수 있다고 생각하는 것에 의해 자유롭게도 되고, 제한되기도 한다. 그는 수백만 년 동안 발달해온 척수와 뇌간에 의해 확립된 무수히 많은 가능한 움직임의 패턴들을 임의대로 사용할 수 있다. 게다가 그는 이러한 반사들을 그가 원하는 만큼 많은 새로운 연속물로 배열할 수 있는 능력을 가지고 있다. 하지만 그는 그 과정에 대한 명확한 최초의 상상이 없이는 이러한 동작들의 조각을 어떤 목적 있는 과정으로 조합하는데 무능하다. 개개인의 상대적인 의지의 강함과 협응 감각은 사실 그가 수행하고자 희망하는 이러한 행동들을 명확히, 그리고 세밀하게 상상할 수 있는 그의 상대적인 능력이나 다름없다.

오래된 행동 중추들에 대뇌 피질이 더해진 체계에서 이것은 고유한 제한 없는 가능성들과 중대한 위험들 모두에 있어서 중요한 문제이다. 모든 반사반응들은 이 피질의 생각 형태들의 조절 하에서 수행되며, 명확하게 상상될 수 있는 어떠한 새로운 과정도 학습될 수 있다. 하지만 반면에 이러한 대뇌화 과정의 발달은 비가역적이며, 따라서 우리에게 있어서 가장 원시적인 질서와 목적이 있는 과정들만은 그것들을 최초로 명확히 상상하지 않아도 수행이 가능하다. 그리고 우리의 습관적인 움직임들과 스타일들에 있어서 더욱 결정적인 것조차도 이러한 원리들의 결과이다 - 우리의 상상들과 우리의 감각상태(feeling state)를 움직이는 어떠한 요소들이건 간에, 특별한 행동들이나 이러한 행동들에서 벗어난 것 또는 일반적인 행동들에 내재된 스타일로서의 우리의 운동 행위에 그것들 스스로가 어쩔수 없이 표현되는 것을 발견할 것이다.

우리는, 그리고 우리의 모든 세포는 우리의 마음에 의해서 통제되며, 물질적으로 우리의 생각들에 의해서 더 좋게 또는 더 나쁘게 길들여진다. 그리고 하나의 문화로써 우리가 가장 쉽게 정신적인 활동과 연관시켜 생각하는 그런 종류의 생각- 분석적인 생각, 과정들의 의식적인 배열-은 그 단독으로 우리의 물질적인 상태들과 그들이 상기한 행위를 의미 있게 바꾸기에는 매우 불충분하다. 우리가 우리의 운동 행위와 관련된 그러한 문제들을 제기할 때, 다른 종류의 생각 형태들 - 감각상태들, 감각 기억들, 역학적 멜로디들, 초점 맞추어진 상상들 - 은 문제의 요점으로 향하는 많은 구체적인 방법들 안에 놓여있다.

감각 정보의 흐름을 상기하고 그것에 몸을 넘겨주는 법을 배우는 것은, 결국 특정한 근육의 활동(수축)을 분석하고 명령을 내리는 것에 비해서 행위의 패턴들을 배우거나 바꾸는데 훨씬 더 효과적인 방법들이다. 우리의 자세, 움직임들, 우리의 스타일을 조절하는 것에 관해서는, 우리의 운동 행위와 관련된 경험적인 요소들을 더 정확히 이해하기 위해 우리 생각들을 밀어 넣는 질문이라기보다는, 우리가 그들을 완전히 이해하건 전혀 이해하지 못하건 간에, 이러한 경험적인 요소들을 손쉽게 조작하여 성공적인 협응과 조절이 되게 하는 본질적인 생각의 형태들을 개발하는 질문이다.

"수의적"과 "자율적"

수의성과 불수의성, 의식적인 조절과 무의식적인 조절 사이의 이러한 모호성은 골격근과 내장근의 근육 활동들의 전 범위에 걸쳐 진행되어, 우리가 일반적으로 "분명한" 수의성으로 간주하는 기능들 - 정확한 양의 설탕을 그 사람의 시리얼 속에 스푼으로 떠 넣는 것과 같은 - 과 전통적으로 완전히 불수의적인 것으로 여겨져 왔던 기능들 - 그 시리얼의 인체 내부에서의 분포 및 소화와 같은-에 역설적인 상황을 만들어낸다.

이들 소화와 분포에 관한 후자의 예시들은 목구멍에서부터 위를 지나 장을 지나 대장에 이르기까지의 내장 근육들과, 심장에서 모세혈관을 지나 정맥까지 연결되는 순환계의 활동에 의해 수행된다. 횡문이 있는 골격근들과 명확히 구분이 되는 이들 "평활근"과 "심근"은 그 이름 자체가 한때 그것이 가지고 있었을 것이라고 생각되었던 수의적인 간섭에서부터 독립되어 있음을 나타내주는 자율신경계와 직접 연결이 된다. 우리가 보통은 이러한 내장 근육들의 수축과 확장을 의식적으로 명령하지 않기 때문에, 이들의 건강한 활동들과 병리들은 우리의 의식적인 조절의 영역을 넘어서 있다고 여겨졌었다.

자율신경계

모든 자율신경 세포의 세포체와 절(ganglia)은 체강 내, 척수의 바깥쪽, 그리고 중추신경계의 해부학적인 경계에 위치하며, 그들의 상호접속은 척수 신경 줄기들(Trunk)과 척수신경의 매우 특별한 분절적인 배열과는 대조적으로 성기고 구불구불한 그물과 같이 보인다. 자율신경계의 이러한 구조적인 형태들은 뚜렷하게 구별되고 독립적으로 작동하는 방법에 대한 아이디어를 강력하게 증강시킨다. 그것의 해부학적인 회로는 물리적으로(또는 생리학적으로) 중추신경계로부터 분리되어 있다. 그리고 이것은 척수와 그 신경 줄기들을 특징짓는 고도로 특화된 경로들, 표적들, 그리고 반응들과는 매우 다른 일반적인 반응을 생산하면서, 그물망과 같은 네트워크 전체를 통하여 모든 자극을 광범위하게 분산시키도록 디자인된 것처럼 보인다.

이러한 구조적인 특징들과 기능적인 이론들과 직접적으로 관련 있는 것은 자율신경계가 그 척수에서의 대응부위에 비해서 기본적으로 덜 복잡하고, 더 확산되어있으며, 덜 정밀하고 덜 강력하게 조절된다는 것이다. 내장들은 골격근에서 기능한 대다수 종류의 수의적인 훈련과 적응에 비해서 전적으로 조정하기 힘들다고 믿어진다. 어떤 기관들과 분비선들은 이전에 음식물과 연관되어왔던 종을 울림에 의해서 침샘을 자극하는 것과 같은 파블로프의 조절 등의 고전적인 단순한 기법들에 의해 영향 받을 수 있다. 하지만, 그것들은 훈련된 동물에 의해 수행되는 의식적인 선택들과, 시행착오, 그리고 수의적인 협응 행동들을 포함하는 더 복잡한 도구적 조건부여(포상 등의 강화로 옳은 반응을 학습시킴 - instrumental conditioning) 학습 과정들을 수용하지는 못한다.

자율적인 기능들을 학습하기

광범위하게 다양한 내장의 기능부전으로 고통 받고 있는 많은 사람들에게 다행히도, 고대의 명상적인 원리들과 보다 최근의 과학적인 관찰들은 결론적으로 자율신경계가 어떤 의미에서건 그다지 자율적이지 않다는 것을 증명하였다.

우리는 우리가 조작하거나 수정할 수 없는 어떤 내부의 유전적으로 프로그램된(또는 잘못 프로그램된) 엔진에 의해 전적으로 좌우되는 것이 아니다.

> 자율신경계는 전혀 자율적이지 않다. 그 기능들은 자극과 영향들과 마찬가지로 수의적인 움직임들과 통합된다. 요컨대 그 뿌리들은 뇌에 있다. 한 사람의 경험들은 빈번하게 그 사람의 골격근을 수축시킬 뿐만이 아니라 신체의 내부 장기들의 기능적인 변화들을 일으킨다. 결국, 자극과 영향을 주면 내장과 내분비 기능의 변화들의 관찰할 수 있는 표현을 발견할 수 있다.

이러한 전반적인 자율 기능들에 대한 수의적인 조절 노력은 놀라운 정도의 특수성을 향하여 성공적으로 추진되어 왔다.

> 근의 실험들은 내장과 분비샘들의 반응들이 학습될 수 있다는 것을 나타내었다. 예를 들어, 전기적인 충격을 피하기 위해서 쥐는 선택적으로 그 심박수를 증가시키거나 감소시키는 방법을 배울 수 있었고, 토끼는 한쪽 귀의 혈관들을 확장시키면서 다른 쪽 귀의 혈관들을 수축시키는 것을 배울 수 있다.

다양한 동물들이 그들의 심박동수를 늘리거나 줄이도록, 또는 그들의 혈압을 늘리거나 줄이도록, 그들 내장의 연동적인 수축을 늘리거나 감소시키도록 훈련되어 왔다. 훈련된 동물은 소변 형성 비율을 바꾸거나 혈관들의 직경을 조절할 수 있다. 토끼들은 다른 쪽 귀의 혈관들을 수축시킴과 동시에 한 쪽 귀의 혈관들을 이완시키도록 교육되기까지 하였다. 뇌파의 전압은 수의적으로 영향 받을 수 있으며, 더 나아가서 동물들은 하나의 뇌파형태-예를 들어 alpha 또는 theta 파형-를 격리하여 증폭시키도록 학습해왔다. 그리고 이러한 모든 자율적인 반응들의 실험실적인 훈련은 고전적인 조건부여가 아니라 시행착오적 학습과정으로 수행되었다. 내장은 골격근들에서와 같이 정확하게 동일한 훈련 기법들과 수의적인 조절에 민감하게 반응하였다. 이전의 인용문들의 저자들이 결론 내린 것과 같이, "사람에 대한 의학에서 이러한 자율 기능들의 수의적인 조절에 함축된 의미는 어마어마하다."

명상과 자율 반응

사실, 사람의 자율신경계가 우리의 의식적인 조절 하에 있는 광범위하고 다양한 요소들에 의해 영향 받을 수 있다는 사실은 드러날 수 있다. 명상과 요가와 같은 고대 기술들의 주요 목적들 중 하나는 마음과 자세들의 어떤 상태들을 배양하는 방법으로 내장 기관들과 분비선들의 건강한 기능의 조절을 수행하는 것이었다. 다시, 이러한 원리들은 특정한 시냅스 연결들의 분석이나 특별한 근육 세포들에 대한 의식적인 특별한 명령들과는 상관이 없으며, 내장 근육들과 혈액의 생화학적 성상에 입증할 수 있는 영향을 생산할 수 있는 특정한 감각 상태를 차례차례 일깨우는 것과 관련이 있다.

만약 깊은 명상에 들어간 사람의 생리학적인 과정들이 주의 깊게 관찰된다면, 우리는 많은 내장 활동들의 명확하고 일관된 변화를 관찰할 수 있을 것이다. 호흡수와 마찬가지로 심박수가 느려지고 이 직접적인 결과로 신체의 산소 소비와 이산화탄소의 생산이 저하되는데, 이는 대사율의 전반적인 감소를 의미한다. 그리고 이러한 변화들은 정상적인 휴식이나 수면보다는 명상 도중에 현저하게 더 큰 정도로 발생한다.

동시에, 근육으로의 혈류량의 증가가 관찰될 수 있는데, 이는 심박수와 호흡수가 느려짐에도 불구하고 근육들의 산소화를 증가시킨다. 이것은 근육 조직 내에서 발생하는 독성 노폐물인 젖산을 생산하는 화학적인 과정인 혐기성 해당과정의 정도를 낮추기 때문에 혈중의 젖산(lactate) 농도를 감소시키는 효과가 있다. 정상적인 개체에 젖산을 주사하면 전형적으로 국소적인 통증과 급성적인 정신적 분노를 유발한다. 또한 측정 가능한 피부 전기 저항의 증가가 나타나는데, 이는 낮은 흥분상태를 나타내어 거짓말 탐지기에 사용되는 지표이다. 동맥혈의 산성도 증가가 나타난다. 그리고 대상자의 뇌파검사상 뇌의 알파-파(alpha-waves) 생산 증가가 나타났는데, 이는 수면 경계상태의 깊은 이완을 의미한다.

명상 중인 대상자들에게서 관찰되어온 이러한 생리학적인 변화들은 성취하기 어렵지 않다. 그것은 그 안에 내포된 기전에 대한 철저한 지식이 필요하지 않다. 이것들은 거의 모든 자발적인 대상자들에게 손쉽게 교육될 수 있는 정신적인 태도, 감각 상태의 채택만을 요구한다.

> 쉽게 익힐 수 있는 초월적인 명상의 기법들을 연습하고 있는 사람들에게서 나타나는 이러한 생리적인 변화들은 15년에서 20년 정도 명상을 경험해온 고도로 훈련된 요가 전문가와 선을 수련하는 스님들에게서 관찰되어온 것과 유사하다.

이러한 깊은 명상 중의 물리적인, 그리고 연관된 화학적인 몸의 변화들은 우리의 정신적 육체적 건강에 다소 뚜렷한 함축적인 의미들을 갖는다. "깨어있는, 저대사상태(hypometabolic state)" 라고 언급된 것처럼, 연구자들은 명상이 통증이나 스트레스에 대한 몸의 반응과 정 반대의 반응들을 보완하는 일정한 범위의 증상들을 만들어내는 것과, 사고과정은 의식적이고 명료한 수준으로 남아있는 반면에 대사활동과 근육 긴장도를 감소시키는 것(따라서 그 에너지 소모 정도도 감소시킴)을 관찰해왔다. 이것들은 확실히 생기 넘치고 이완된 건강에 필수적인 조건들에 속한다.

바디워크와 자율반응

이제 명상에서 관찰할 수 있는 이러한 변화들은 효과적인 바디워크에 의해서 유도될 수 있는 변화들과 매우 유사하다 - 더 느리고 더 깊은 호흡 리듬, 더 느린 심박수, 장시간에 걸쳐 수축하는 부위와 전반적인 근육의 장력의 점진적인 감소, 골격근과 내장근의 혈류량 증가, 그리고 사용 가능한 에너지의 더욱 효율적인 사용. "깨어있는, 저대사상태(hypometabolic state)" 와 관련된 뇌의 알파 활동의 강화와 유익한 화학적인 변화들 또한 바디워크에 의해 유도되는 유사한 신체적인 증후들과 동반된다는 것에 의심할 여지가 없어 보인다.

우리 내부의 되먹임/반응 시스템의 순환성은 우리가 내부의 정신적인 평온함을 배양하는 것으로 시작하여 그 영향을 근육들로 투영하도록 하거나, 이와 반대로 우리가 감각-운동 반사들을 그들의 정상적인 장력을 감소시키는 방법으로 조작하여 더 평온한 내부 상태를 유도하든지 간에 문제가 되지 않는 그러한 것이다. 미니애폴리스(Minneapolis)로부터 세인트 폴(St. Paul)로 뻗어있는 다리나 세인트 폴(St. Paul)로부터 미니애폴리스(Minneapolis)로 뻗어있는 다리가 같은 것처럼, 순환적인 감각-운동 고리의 어느 곳에서 이들 변화들이 분명하게 시작되든 상관없이, 뇌의 전기적인 활동과 혈액의 화학적인 조성의 유익한 변화들은 동일한 생리적인 변화들과 동반할 것이라고 기대될 수 있다.

명상과 마찬가지로 바디워크에 대해서 기대되는 최종 결과는 통제되는 이완과, 깨어있는 상태에 있는 개인이다. 이 두 가지 원칙들 각각은 그들의 목적을 수행하기 위해서 연속체의 반대쪽 극단에서 시작하지만, 신경계의 통합의 완성이라는 것 때문에 그들의 순수한 결과들은 매우 유사하다. 그리고 두 가지 모두 오랜 기간 동안 우리의 통제를 벗어나 있는 것으로 간주되었던 "자율"이라고 하는 내부의 기능들에 긍정적인 영향을 미칠 수 있다.

> 따라서 우리는 "자율적"이라는 용어가 "수의적"이라고 하는 용어에 비해 더 이상 완전히 분리된 형태의 신경근 행위를 설명하지 않는다는 것을 이해할 수 있다. 자율신경계는 결코 기능적으로 중추신경계에서부터 분리되지 않으며, 중추신경계에 있는 신경세포로부터 축삭들을 받아서 중추신경계가 신체의 조직들을 통제하는 경로들 중 하나를 형성한다. 이러한 경로(내장 원심성)와 체벽의 근육들과 사지에 공급되는 경로(체성 원심성)사이의 중요한 차이점은, 실질적으로 조직들에 분포되는 내장 원심성 경로의 세포들은 중추신경계 바깥에 위치해 있는 반면, 체성 원심성 경로의 세포들은 중추신경계 내부에 위치해 있다는 것이다.[23)]

바꾸어 말하면, 우리는 우리의 말과 모델들로 설명하려고 노력하는 실제적인 기능들에 우리의 초점을 확고하게 고정시키기 보다는, 우리의 추상적인 시각적, 언어적 모델들의 특질들로 하여금 본질적인 과정들에 대한 우리의 추론을 조절하도록 허용하는 위험에 다시 한번 직면하게 된다. 우리의 분석과 관찰의 방법들, 그리고 뒤이은 "자율" 또는 "수의"라고 하는 라벨들은 이들 신경줄기(trunk)와 절(ganglion)들의 두 체계(system)의 완전히 대등한 활동들에 반영되지만 실제로는 우리가 발견하지 못하는 기능적인 형태들의 분리와 차이를 제시한다. 마침내 우리는 이러한 당연한 것으로 여겨지는 구별들을 보존하기 위해서 우리의 용어들과 기술들이 거의 동일한 용어로 줄어드는 것을 발견하게 된다. 결국 "자율"은 단순히 "자치"를 의미한다. 가장 근접한 질문은 어떤 자기자신을 의미하는가 하는 것이다.

아프게 되기를 배우기

명상 학생들에게 교육되는 것과 같이, 개인이 고요하고도 깨어있는 마음의 상태를 최초로 받아들이고 유지하게 되면서 사용하는 법을 배울 수 있는 내부 상황들의 조절 정도는 사실 주목할 만하다. 훨씬 더 주목할 만한 것은 심리학적인, 그리고 의학적인 연구가 무시해 왔고, 적극적으로 거부하기까지 해왔던 이러한 종류의 훈련의 신경학적인 의미와 치료적인 가능성들의 정도이다. 결국 마음의 부정적인 상태(negative states)는 특정 장기에 특정한 방법으로 불리한 영향을 미칠 수 있다고 오랫동안 알려져 왔다. 이러한 관점에서, 연장된 기간 동안 높은 수준의 불안의 지속은 위궤양을 일으키기 쉽다는 것에 대해 아무도 의심할 수 없었다. 연구자들은 단순하게 불안을 자극하는 약재의 강도와 노출되는 기간을 조절함으로써 효과적으로 실험동물들의 위의 병소의 수와 크기를 조절할 수 있었다. 다른 연구들은 다양한 기관의 손상과 지속된 상태의 분노, 슬픔, 증오, 무관심과의 유사한 직접적인 연관성에 대해 보고하였다. 그렇다면, 궁금해 할 수밖에 없는 것이, 특별한 마음의 긍정적인 상태(positive states)가 실제로 특정한 기관들을 회복시키는 작용을 동일하게 가질 수 있다는 힌트들을 점검해 내는 데에 총괄적인 의학 연구들이 예리하지 못했느냐는 점이다.

많은 연구자들이 사람들과 실험동물들에게 그들의 많은 자율 과정들을 수의적으로 조절하는 연습을 하도록 훈련시키는 것에 반복적으로 성공함에 따라서, 우리의 기관들이나 혈관들의 활동을 우리의 의식적인 결정들로부터 분리된 것으로, 또는 접근하기 어려운 것으로 간주하는 어떠한 정당성도 없는 것처럼 보인다. 훈련 받은 동물들이 그들의 동맥들을 수축시키거나 이완시키는 능력에 대해 언급하면서, 이 분야의 두드러진 연구자인 레오 디카라(Leo DiCara)는 아래와 같이 결론을 내렸다.

> 이들 현저한 결과들은 자율신경계의 교감신경 분획에 의해 중재되는 혈관운동 반응들이 가능하다고 알려진 것 보다 훨씬 더 큰 특이성을 가지고 있을 수 있다는 사실을 시사한다. 이 특이성은 다양한 내장 반응들이 대뇌 피질에서 특정한 표현을 갖는다는, 즉 그들이 더 고위의 뇌 중추들과 일종의 신경 연결들을 갖는다고 하는 증가하는 신체의 증거들과 모순되지 않는다.

다른 말로 하자면, 말 그대로 감각, 감각 상태, 의견에 대한 태도, 상상, 그리고 의식적인 마음의 수의적인 선택에 의해 영향 받지 않는다고 하는 의미에서의 "자율"적인 기관은-아마도 신체의 세포 하나 조차도-아마 없을 것이다. 그리고 근육, 분비선, 화학적인 반응에서의 구체적인 표현을 찾아내지 못한 대뇌 피질과의 제휴는 없다.

이제 만약 실험동물이나 사람이 선택적으로 동맥들을 이완시키거나 소변 생산율을 변화시키거나 한 가지 형태의 뇌파들을 분리해서 증폭시키는 방법을 배울 수 있다면, 과연 신체의 안녕과 고통에 대해서 의식적인 마음이 하지 않는 것은 무엇이란 말인가? 사실, 이러한 종류의 증거는 아마도 건강하건 병리적이건 간에, 우리의 모든 내부 상태들이, 적어도 우리의 습관적인 식생활들, 우리의 직업들, 우리의 바이러스 또는 박테리아에 대한 노출, 우리의 유전적인 경향들에 의해 영향 받는 만큼, 우리의 습관적인 마음의 상태들에 의해 직접적으로 영향을 받는다고 제시하지 않는가? 우리는 우리가 우리의 골격근에게 어떻게 일어서고 걷고 동작을 취할 지를 가르치듯이 우리 기관들의 기능 패턴들을 교육시키면서 성장하지 않는가? 그리고 장기 기능은, 근육의 협응이 그러한 것만큼이나, 아무렇게나 하는 훈련으로 인해 고통 받지 않는가? 사실 우리가 그것을 알아차리건 못하건 간에, 우리는 우리가 언어를 말하는 방법을 배우거나 차를 운전하는 방법을 배워왔던 것과 정확히 같은 수많은 방법으로 아프게 되거나 건강하게 되기, 우울증에 빠지거나 원기 왕성하게 되기를 배워왔다.

> 내장 반응들의 도구적 학습(instrumental learning)의 증거는 정신신체(psychosomatic) 증후들이 학습

> 된다는 것을 제시한다. 펠스 연구소(Fels Research Institute)의 존 I. 레이시(John I. Lacy)는 각각의 개인들은 스트레스에 대해서 두통, 오심, 심계, 또는 실신과 같은 그만의 고유하고 일관된 내장반응들의 순서를 가지고 반응하는 경향성이 있다는 것을 보여주었다. 도구적 학습(instrumental learning)은 이러한 분류체계를 만들어낼 것이다. 이론적으로 그러한 학습은 실제상의 정신신체 증후를 만들어낼 만큼 아주 충분히 수행될 수 있었을 것이다.

그리고 "학습된" 증후들의 목록이 포함되었다! 두통 외에도(미국에서 가장 빈도높은 의학적인 증상호소인) 오심, 실신, 심계, 그리고 고혈압, 궤양과 기타 소화기, 순환기, 그리고 대사성 질환들, 외상에 대한 이차적인 반응들, 많은 피부 상태들과 알러지들, 다양한 종류의 신경병증, 신체의 가장 강력한 호르몬들을 포함하는 내분비선들의 많은 분비 불균형들, 신체의 면역계의 착오조차 매우 잘 생길 수 있으며, 따라서 외부 병원체의 침입 병소가 우리를 점령할 수 있을 것이다. 몇몇 종류의 암 조차도 분노, 미움 또는 절망과 같은 강력하고, 만성적이며 부정적인 감정들에 성공적으로 대처하지 못한 실패와 모호하게 연관되어져 왔다.

이러한 종류의 학습 과정에서 효과적인 바디워크의 중요성은 어마어마할 수 있다. 만약 우리가 내장에 대해 반응하는 한가지 방법을 배운다면, 우리는 다른 방법으로 반응할 수 있는 방법도 배울 수 있을 것이다. 매우 단순하게도 감각들은 마음이 운동 패턴을 수립하기 위해 사용하는 정보의 일차적인 원천들 중 하나이기 때문에, 감각 입력을 조절하는 것은 새로운 반응들을 일깨울 수 있는 잠재적으로 매우 강력한 방법들이 될 수 있다.

유쾌하고 고요한 신체의 감각들은 마음의 평온한 상태들을 배양하는 것을 학습하는데 도움이 될 수 있다. 우리는 흥분된 동물을 쓰다듬을 때나, 겁에 질린 아이를 달랠 때마다 본능적으로 이러한 원리들을 사용할 수 있다. 감각 자극은 또한 뇌가 이성적인 결정들과 조정들을 하는데 필요한 데이터를 뇌에 공급하는 물밀듯 밀려오는 정보를 만들어낼 수 있다. 그것들과 관련된 유쾌한 감각들과 긍정적인 느낌들은 그것들 자체로 통증이나 불안이 악순환을 촉발시키는 것과 똑같은 방법으로 생산적인 순환고리를 촉발시키는 "정신신체 증후"가 될 수 있다.

> 만약 내장 반응들이 도구적 학습에 의해서 조절될 수 있다면, 어떤 장애들을 가진 사람들을 '훈련' 시켜 효과적으로 좋아지게 할 수 있을 것이다. 이러한 치료적인 학습은 신경 지배하에 있는 어떠한 증후에라도 시도해 볼 가치가 있을 것이다.

정신과 몸

물론 만약에 우리가 모든 질병들을 유전적인 결함들, 물리적인 사고들, 화학적인 독소들, 또는 미생물들의 침범들의 결과라고 간주한다면, 아프게 되거나 건강해지는 "학습"은 더 이상 어떤 의미도 없을 것이다. "정신신체(phychosomatic)"라고 하는 단어 그 자체는 일반적으로 결국 "실제의" 질병이 아닌 장애를 의미한다. 정신신체 장애들은 "머릿속에 있는 것"이고, 우리의 신경들과 기관들의 실제의 기능이나 기능장애와는 관련이 없다.

그리고 반복적으로, 많은 다른 상황들 속에서, 우리는 이러한 "머릿속에 있는 것"을 "조직들 속에 있는 것" 에서 엄격하게 분리하는 것이 사실의 정확한 설명은 아니라는 논증을 발견하였다. 뇌에서 무슨 일이 벌어지든 간에 필연적으로 조직들 안으로 도달할 것이고, 이들을 통해서 우울, 근심, 분노, 그리고 기타 감정들이 사고, 디프테리아, 경화 등이 하는 것처럼 유기체를 손상시킬 수 있을 것이다.

우리의 경험, 느낌, 신체의 화학적인 변화 사이의 관계들은 의심할 여지없이 우리가 곧바로 상상할 수 있는 것보다 훨씬 더 복잡하게 얽혀있다. 우리는 특정한 정신적인 상태들이 어떻게 특정한 선의 분비들, 순환 패턴, 기관 기능들에 영향을 주는지 보아왔다. 만약 이제 그 화학적인 분비가 세포에서 세포로 활동전위들을 운반하기 위한 기전들인 모든 신경 세포가 그 자체로 일종의 분비선이라는 사실을 우리 자신에게 상기시킬 수 있다면, 우리는 아마도 느낌들과 태도들이 기능과 행위에 미치는 영향에 한계가 없다는 사실을 인정할 수 있을 것이다.

유전에 의해 우리에게 부여된 것은 이러한 신경적인 분비샘들의 체계에 대한, 개개인마다 놀랍도록 상세한 자기복제에 관한 도식적인 설계이다. 하지만 이러한 유전학적으로 표준화된 설계에 의한 이러한 전기적인 충격의 수와, 패턴과, 물질적인 효과들은 개개인마다 매우 광범위하게 변동할 수 있으며, 동일한 개체에서조차 시간에 따라서 변동될 수 있어서, 우리의 기능과 행동의 차이들이 우리의 불변하는 유전적 특성만큼이나 동일하게 두드러진다.

신경학적인 연구에서 점점 더 명확해지는 사건들 중 한 가지는 신경 회로들의 구조에서 온전한 해부학적인 특성들이 그들 회로들 내의 실제적인 활동의 기능적인 특성들을 반드시 포함하고 있는 것은 아니라는 점이다. 인체 내에서 우리가 발견한 어느 부위도 경험, 태도, 화학적인 측면이 신경 세포 그 자체의 행위보다 더 유기적으로 짜여진 곳은 없다. 습관화(habituation)와 감작(sensitization) - 감각 정보를 처리하여 선택적인 인지, 기억, 습관, 연상하는 등등을 수립하는 가장 일반적인 방법들 - 은 시냅스 전 세포막의 화학적인 분비의 변동들에 의해 작동되는 것처럼 보이며, 이러한 분비들의 변동 안에는 우리의 생각들, 우리의 활동들, 우리의 자세들, 우리의 정신적인 견지(outlook)를 구성하는 본질적인 기전들 중 하나가 놓여있다.

습관화

습관화는 처음의 새로운 자극이 계속 반복될 때 발생하는 신경 세포의 점진적인 쇠퇴이다.

내가 골똘하게 책을 읽는 동안 주변의 대화들을 듣지 못할 때 또는 심지어 셔츠가 지속적으로 내 피부를 문지름에도 불구하고 내가 입은 셔츠를 의식적으로 느끼지 못할 때 나는 감각을 습관화 한다. 비록 그 기전이 매우 단순하지만, 습관화는 아마도 모든 학습의 형태 중에서도 가장 일반적으로 행해지는 것이다. 이러한 선별 장치가 없다면 우리는 자극들의 전후관계를 우리의 의식 안에 순차적으로 정리할 수 없으며, 모든 감각 정보들은 단지 다른 모든 정보들만큼만 강력하게 그 스스로를 등록할 것이며, 동일한 반응을 요구할 것이다 - 감각과 움찔거리는 경련의 절망적인 불협화음

각각의 신경세포의 시냅스 전 세포막은 이러한 반복된 자극들이 잠식하는 장소이다. 동일한 방법으로 반복해서 자극을 받을 때 전달물질들 - 아세틸콜린이나 다른 신경전달물질들 중 하나 - 이 신경세포의 시냅스 전 세포막에서 점점 덜 분비되는 경향이 있다. 만약 그것이 비교적 짧은 기간 동안의 반복에 의해 수립된다면, 이러한 화학적인 분비의 감소는 단기기억을 일으킨다 - 반복이 중지된 후 조차도 그 세포는 짧은 기간 동안 작용하는 동일한 자극의 새로운 발생에 대해서 무관심한 상태로 남아있다. 그리고 만약 그러한

반복들이 충분히 오래 지속된다면, 분비되는 신경전달물질의 양은 오랜 기간 동안, 심지어 몇몇 경우들에서는 영구적으로 감소된 상태로 남아있게 된다. 이러한 일이 발생하면, 장기기억의 정보들, 영구적인 신경학적 변화, 우리 경험 일부가 화학적으로 저장된다.

이제 개개의 세포들 수준에까지 신경계의 두드러진 성형성에 대해 주목하라. 비록 물리적인 회로는 바뀌지 않은 채로 남아있지만, 모든 시냅스 전달의 실제상의 본질은 이러한 기억들의 일부가 오고 가면서 또는 축적되고 서로서로 강화시키면서 빠르게 변화하거나 다소 영구적으로 고정된다. 그리고 비록 외부 세계가 바뀌지 않았다고 해도 이러한 것들에 대한 나의 인지 또는 반응은 감소되어 왔다. 나의 주의를 집중하기 위해 왜 이러한 잠식효과(dampening effect)가 절대적으로 필요한지 이해하기는 쉽다. 하지만 그것이 어떻게 같은 정도로 위험해질 수 있는지를 이해하기도 또한 쉽다. 나의 주의는 어떤 자극들로부터 옮겨지지만, 어떤 경우들에서 이들 자극들 - 멍하게 되풀이 되거나 아니거나 - 은 사실 오랜 기간 동안 이 기능이나 저 기능에 매우 중요할 수 있다.

감작

감작은 그 작용에서 반대가 되며, 학습의 형태로는 조금 더 복잡하다. 그것은 이차적인 조절 자극의 연합의 결과로써의 특정한 자극에 대한 개인의 반응을 오랫동안 지속적으로 증폭하는 것이다. 만약 두 번째 조절 자극이 고통스러운 것이라면, 실험실에서 감작은 가장 빨리 일어나는 것처럼 보인다. 예를 들어, 만약 작은 붉은 불빛을 쥐의 우리에 깜박거리도록 비추면 쥐는 곧 그것에 익숙해져서 불빛이 그곳에 없는 것처럼 원래의 행동으로 돌아간다. 하지만 만약 불빛이 켜진 후에 곧바로 전기적인 자극이 가해지고, 이러한 과정이 수차례 반복되면 쥐는 실제로 깜박거리는 불빛을 매우 잘 인지하기 시작할 것이다. 비록 불빛은 전기적 자극과 같지 않지만, 그것은 실제로 전기적 자극 그 자체와 똑같이 불안과 회피 행동을 촉발할 것이다.

감작은 습관화와는 완전히 다른 기능이지만, 그 작동 부위는 또한 시냅스 전 세포막이다. 감작의 경우 이 세포막에서부터 더 많은 전달물질이 분비되는데, 이는 이차적인 조절 자극으로부터의 감각이 세포의 반응이 민감해지도록 촉진하기 때문이다. 일반적으로 그것이 즉각적인 주의를 필요로 하는 어떤 종류의 위협과 관련이 있기 때문에, 이러한 방법으로 단일한 감각 입력은 급격하게 초점 맞추어지고, 전면으로 두드러지게 된다.

다시 한 번, 이러한 기전의 생존가치는 명확하지만, 생존가치와 마찬가지로 그것이 위험성들도 가지고 있다고 하는 점도 동일하게 명확하다. 습관화는 우리로 하여금 장기적으로 중요할 수 있는 지속적인 메시지들을 무시하도록 할 수 있다. 감작은 우리가 우리의 행동 대부분을 항상 적절하거나 적절하지 않을 수 있는 회피반응과 가까와지도록 조직화하기 시작하는 비교적 중립적인 자극들에 대한 반응을 증가시킨다. 그리고 말할 필요도 없이, 의식적인 인지 밖에 놓이는 습관화되는 것들과, 불가피하게 우리의 의식적인 인지 전경에 나오도록 강제되는 감작되는 것들은 사람마다 광범위하게 다양하다. 그리고 그들의 적합성의 정도 - 따라서 그들의 생존 가치 - 는 상황마다 광범위하게 다양하다.

바디워크와 시냅스의 수행

우리는 이제 두 가지 신경계가 감각 입력을 정리하고 그들에 대한 반응을 구성하는 가장 일반적인 방법들에 대해 생각해 볼 것이다. 그리고 그 영향에 있어서는 상반되는 두 가지 체계 모두 감각 입력들 그 자체의 특징들과의 연합에 의해 시작된다. 이 두 체계가 없다면 우리는 아마 길을 잃을 것이고, 각각은 유기체에 단연코 위험한 극한상황으로 밀려날 수 있을 것이다. 일단 우리에게 전적으로 습관화된 징후가 있다면 그것은 우리의 인지 너머에 존재하며, 따라서 그것은 우리의 수의적인 조절 능력 너머에 있게 된다. 일단 우리에게 빈틈없이 감작된 징후가 있으면, 그것은 그 밖의 여러 가지 우리 경험의 대부분이 반드시 정리되어야 할 우리의 인지 주위로 고정된 지점이 된다.

바디워크는 그 자체로 이전에 확립된 시냅스의 경향성들과 상태를 더 새롭고 더욱 적절한 것으로 바꿀 수 있는 감각 입력의 특별한 형태이기 때문에, 이러한 극단적인 상황들을 완화하는데 매우 유용할 수 있다. 우리의 의식에서 죽어있던 신체의 부위들은 새로운 감각 인생을 부여 받을 수 있으며, 다시 한 번 조직의 정상적이고 건강한 기능에 필수적인 정보를 뇌에 먹이기 시작할 수 있다. “기능적으로 비활성화된 시냅스들(그리고 수주간 그런 상태로 남아있는)이 감작 자극에 의해 한 시간 내에 회복되었다.”

마찬가지로, 급성 감작들은 기대되는 통증에 대한 감작의 공포가 완화될 때까지 영향 받은 부위에 기분 좋은 감각들을 넘쳐나게 하거나, 더 크고 해결하기 어려운 것들이 억제하는 조합들로부터 풀려날 때까지 작고 통증 없는 움직임들을 수행함으로 인해서 안정될 수 있다. 이러한 종류의 과정은 마음을 산란하게 하는 약간의 스킨십처럼 단순히 아픈 곳을 문지르는 것이 아니다. 또한 그 효과적인 면에서 단순하게 일시적일 것을 요구하지도 않는다. 결국, 그것은 신경계가 모든 경험을 구조화하는 것과 정확히 같은 원리들을 사용하는 일종의 감각 교육이다. 콜럼비아 의과대학의 신경생물학과 행동과학 센터(Center for Neurobiology and Behavior at the College of Physicians and Surgeons)의 과장인 캔달(E.R. Kandel)은 다음과 같이 말하였다.

> 따라서, 발달과정들에 의해서 결정되는 시냅스 경로들이 뇌에 있어서 학습을 할 수 있도록 되어 있지만, 그것은 경험에 의해서 기능적으로 불활성화 될 수도, 재활성화 될 수도 있다. 사실, 이들 변경 가능한 시냅스들에서는 심오한 변화들을 만들어내기 위해서 다소 적당한 양의 훈련이 필요하다.

이러한 감각 경험의 결과로서의 시냅스 분비들의 변화는 캔달(Kandel)의 결론들을 암시하는 것처럼 보인다.

> 두 사람이 서로 대화를 할 때처럼 단순한 사회적인 경험들을 하는 동안에도, 어떤 사람의 뇌 안에 있는 신경 장치의 활동은 다른 사람의 뇌 안에 있는 변경 가능한 시냅스 연결들에 대하여 직접적이고 아마도 오랫동안 지속될 수 있는 효과를 가질 수 있다.

그리고 만약 사회적인 대화의 경우에 이것이 사실이라면, 훨씬 더 감각적으로 직접적인 방법인 물리적인 접촉으로 무슨 일이 벌어지겠는가? 고통스러운 자극은 어떤 의미에서건 유용한 감작을 달성하는 유일한 방법은 아니다. 감각적으로 더없이 훌륭하거나 감정적으로 감동되거나, 실제로 실용적인 가치가 있기 때문에, 한 조각의 정보도 또한 전경으로 밀려나올 수 있다. 또한 우리는 우리가 그것들보다 더 커지거나 또는 교묘한 말로 우리 자신을 그것들 속에서 성공적으로 건져낼 때까지 고통스럽고 짜증나는 방법들에 열중하지 않는다. 훨씬 더 직접적인 경로를 사용할 수 있다-이름하여, 기대하지 않은 결과를 초래하는 연합들이 첫 번째로 확립되는 것과 동일한 감각적/화학적 과정들의 물리적인 처치이다.

스트레스

아프게 되기를 배우는 것은 내가 좋아하지 않는 어떤 자극에 대한 나만의 고유한 생리학적인, 그리고 정서적인 반응들을 포함하며, 이러한 반응들은 유해한 경험들의 강력한 부정적인 결과들에 대한 그 반응들의 고유한 특징을 강화시키거나 부가한다. 이러한 강화들은 두통의 발생에 의해 악화되는 나쁜 상황을 만드는 것처럼 비교적 부드럽고 일시적일 수 있거나, 또는 지속적이고 완화되지 않는 스트레스에 의해서 장기간 위축되어온 정신적, 육체적인 건강과 같이 만성적이고 치명적일 수 있다.

사실, 모든 서술적인 묘사에 등장하는 우리들 개개인이 스트레스를 다루는 고도로 개별화된 방법은 우리가 잠재적인 문제들에 반응하도록 배워온 바로 그 방법들을 반영한다. 내가 나의 손실을 최소화하고, 효율적으로 회복하고, 넘어가는 것을 배워왔는가? 나는 손상이 매우 광범위하여 내가 강제로 굴복될 때까지 불쾌한 증후들을 무시하도록 배워왔는가? 또는 나는 근본적인 문제를 효과적으로 가릴 수 있지만 그 결과들을 훨씬 더 심각하게 만들 수 있는 악순환에 참가하게 할 수 있는 부가적인 즐거운 증후들을 가진 증후들, 내 자신이 만든 불편함들에 대하여 반응하는 것을 배워왔는가?

우리 자신이 조절한 반응들에 의해서 이러한 악순환의 고리들이 어떻게 만들어질 수 있는지에 대한 예로, 응급상황에서 우리를 준비시키도록 고안된 "도주 또는 투쟁" 반응들이라고 불리는 심한 스트레스나, 신체적인 위험요소의 위협에 대한 우리 시스템의 반응들을 살펴보자. 이러한 틀에 박힌 일련의 내부적인 반응들은, 특정한 느낌의 상태(방어적인)를 일깨우는 특별한 감각들의 가장 잘 문서화된 예들 중 하나이다. 그리고 이러한 것들은 신경학적인 반사들과 화학적인 변화들을 촉진하며, 차례로 조직들과 행동에서의 관찰 가능한 변화들을 촉발한다. 이러한 사건들에 대하여 우리가 아는 것은, 어떻게 하여서 감각들에 기초한 우리의 지각들이 심오하게 우리의 실제적인 물질적 상태들에 영향을 줄 수 있는지 이해하기 시작할 수 있도록 우리를 도와준다.

스트레스와 생산적인 인생

우리의 정신과 육체적인 건강에 대한 스트레스의 영향들은 오늘날 많은 관심을 받고 있다. 우리에게는 스트레스 증후군, 스트레스 받기 쉬운 성격들, 스트레스 주는 환경들에 대한 책과 논문들을 쓰는 스트레스 전문가들도 있다. 스트레스 세미나들, 스트레스 클리닉들, 스트레스 연구소들이 있으며, 모든 것은 어떻게 스트레스의 증상을 알 수 있는지, 어떻게 그것을 피할 수 있는지, 또는 적어도 그것을 경감할 수 있는지, 어떻게 그것으로부터 회복될 수 있는지, 그것을 잘 처리할지, 그것과 같이 살아갈지에 대해서 우리에게 가르치기 위해 열심이다.

그들이 그들 자신과 관여시키는 이러한 스트레스에 관한 모든 연구들과 병리현상들과의 순수한 결합이 일관되게 부각되고 있다. 만약 우리가 어떤 수준의 스트레스에 대해 꺼려하거나 견뎌낼 수 없다면-때때로 높은 수준들 까지도-우리는 아마도 우리 인생에서 더욱 더 나은 성취를 이루어 내지는 못할 것이다. 인생과 직업은 종종 본질적으로 스트레스 가득한 것이다. 하지만, 만약 점점 더 나은 성취들을 향한 무자비한 노력 안에서 우리 자신에게 스트레스의 과부하를 부여하면 우리는 말 그대로 끝장을 보고 죽을 수 있으며, 그것도 아주 조기에 그렇게 될 수 있다.

그렇다면 스트레스를 완전히 회피하는 극단적인 것이나 스트레스를 완전히 무시하는 극단적인 예 모두 실제로 오래 살면서 생산적인 인생을 누리기 원하는 사람들에게 매우 유익하지 않을 것임이 분명하다. 실질적인 요점은 어떻게 스트레스를 다룰 것인지, 어떻게 탈진하지 않고서 우리의 노력들을 유지할 것인지, 어떻게 완전히 탈진하지 않고 코가 빠지도록 일할 수 있는지 배우는 것이다.

예를 들어 전문직의 무용수는 그녀의 전성기 동안 최고의 상태에 도달하고 유지하기 위해서 반드시 지속적으로 그녀의 몸을 그 능력의 한계에까지 밀어 넣고 참아내야 한다. 이러한 요구들에 대한 압력은 종종 그녀의 몸에 고통스러운 증후들과 근육과 건의 약화, 또는 존재하는 물질들로부터 최고의 가능성 있는 무용수를 만들어내기 위한 노력들에 의해 반복적으로 드러나는 기교를 만들어낸다. 만약 그녀가 습관적으로 이러한 증후들을 무시한다면, 그것들은 더 나빠질 모든 기회들을 갖게 되고, 그녀의 기술은 고통 받게 될 것이다. 하지만 만약 그녀가 문제들을 야기하는 움직임들을 회피한다면, 그녀의 기술은 분명히 동일하게 고통 받게 될 것이다.

만약 그녀가 성공적인 전문가가 되고자 한다면, 무용수는 각각의 증후들에 직면하여 그것들을 통해 일하는 방법을 발견해낼 수밖에 없으며, 이는 그 원인들을 무시하거나 회피하는 것에 의해서가 아니라 차라리 그녀의 활동의 스트레스들과의 협력관계를 형성하는 법을 배움으로써 이루어진다. 그녀는 그녀 자신을 훈련시켜서 약함이 발생하는 모든 부분에서 강함을 생산할 수 있도록 해야 한다.

스트레스의 잠재력

어떤 이중의 잠재적인 스트레스가 여기에 있는지 주목하라. 한편으로는, 그것은 경력(career, 직업)을 끝낼 수 있는 한계들을 유발하는 고통스러운 증후들을 생산하는 요인이다. 다른 한편으로는, 만약에 그것이 올바르게 관리된다면 무용수로 하여금 훨씬 더 강하게, 더 참을성 있게, 한계들은 적게, 기술은 더 훌륭하게 인도해 줄 수 있는 약점에 대한 신호이다. 명백하게도 스트레스는 본래 선이나 악이 아니라, 그것을 가지고 우리가 해야 할 것을 배우는 것이다.

아래의 경험적인 형식은 다양한 종류의 어린 동물들과, 성숙한 동물들, 사람들에게서 함께 반복적으로 재생산되어왔으며, 항상 동일한 결과를 가져왔다. 개개의 집단은 유전적인 형질들과 생물학적인 건강의 징후를 되도록이면 균등하게 유지하도록 선택된다. 이 집단은 세 개의 통제된 군들로 주의 깊게 분리될 수 있다-하나는 그 환경이 가능한 중립적으로 유지되는 군이고, 하나는 그 환경에 중대한 스트레스들이 주어지지만 이러한 스트레스들에서 탈출하거나 이것들을 조절할 수 있는 어떤 방법들이 제공되는 군이고, 또 하나는 그 환경에 동일한 스트레스들이 존재하지만 그것들을 피하거나 조절할 수 있는 방법이 없는 군이다.

변함없이, 지속적으로 가장 건전한 신체적인 건강과, 심리적인 검사에 대한 가장 민첩하고 잘 조절된 반응들을 보이는 것은 스트레스와 어떤 대처 방안이 주어진 군이다. 사실 만약 모든 집단이 매우 젊은 동물들이라면, 다른 군들에서는 그들의 성장 패턴에서 "모성박탈 왜소증"의 징조들이 나타날 것이다! 엄격하게 중립적인 환경과 탈출구 없는 환경은 둘 다 다양한 발달지연을 생산해 내는 반면에, 스트레스/적응의 환경은 더 단단한 뼈들, 더 많은 근육 조직, 더 큰 두뇌들, 조기 성 성숙, 더 공격적인 행동, 그리고 새로운 환경이 주어졌을 때 나타나는 더 외향적인 조심성 등으로 특징 지워지는 성장 패턴들을 생산해낸다.

> 어린 동물들로 시행한 연구들에서 나타난 것과 같이, 기대한 것과는 상반되게도, 유아시기의 어느 정도의 스트레스는 정상적인 발달과 적응 행동을 위해 필수적인 것이다. 따라서 이제 우리가 뇌하수체-부신 체계를 다룰 때 얻게 되는 정보는 성인 시기에 많은 상황들 속에서의 효과적인 행위는 어떠한 적절한 수준의 스트레스에 노출되었는지에 달려있다고 지적한다.

이것은 이해하기 어려운 것이 아니다. 결국, 모든 정원사들은 온실이 가장 내성있는 품종들을 만들어 내지 않는다는 것을 알고 있고, 모든 선수들은 그 자신으로 하여금 육체적인 편안함의 한계를 넘게 하지 않으면 강함이나 인내의 새로운 극한에는 도달할 수 없다는 것을 알고 있다. 우리 몸의 신경들과 근육들과 분비선들은 유전적으로 주어진 것이다. 적절한 강도와 그들 동작들의 효율성들은 그렇지 않다. 손의 강한 힘과 섬세함을 발달시키기 위해서 지속적인 감각 되먹임이 필요한 것처럼, 우리의 내장 기관들과 분비선들도 그들의 기능들을 발달시키고 유지하기 위해서 알맞은 수준의 자극 - 이것은 종종 높은 수준의 스트레스를 포함하기도 한다 - 을 필요로 한다.

뇌하수체 - 부신 축

우리는 모두 신장의 맨 위에 위치하고 있는 부신에서 분비되는 기본적인 화학물질인 아드레날린의 명백한 효과에 익숙하다. 그것은 우리가 높은 수준들의 스트레스나 갑작스런 위험상황의 위협에 맞닥쳤을 때마다 우리의 혈류 속으로 분비되어, 우리에게 어려운 상황을 대처할 수 있는 특별한 후원(extra boost)을 제공하는 육체적인 그리고 정신적인 에너지의 쇄도(rush)를 만들어낸다. 그것은 일반적으로 우리의 기분을 북돋우며, 때때로는 도취감(euphoric)조차 느끼게 하며, 우리 감각들은 더욱 예민해지고 반사들은 더 빨라지며, 근육들은

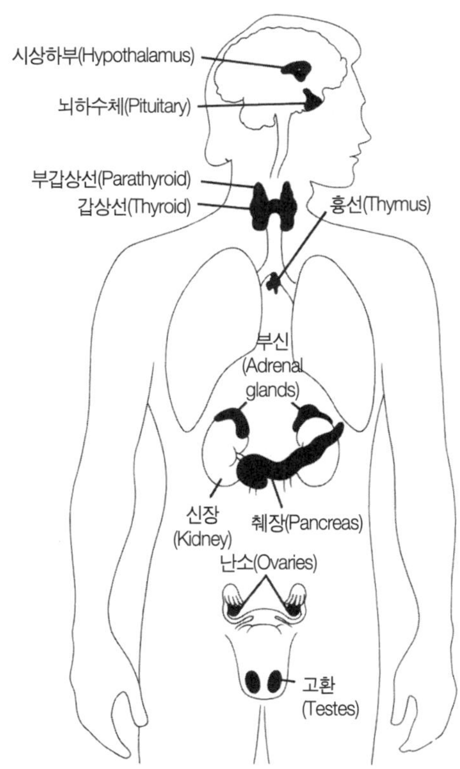

그림 10-3 뇌하수체와 부신은 신체의 대부분의 다른 내분비선들을 조율하는 팀으로서 함께 작용한다.

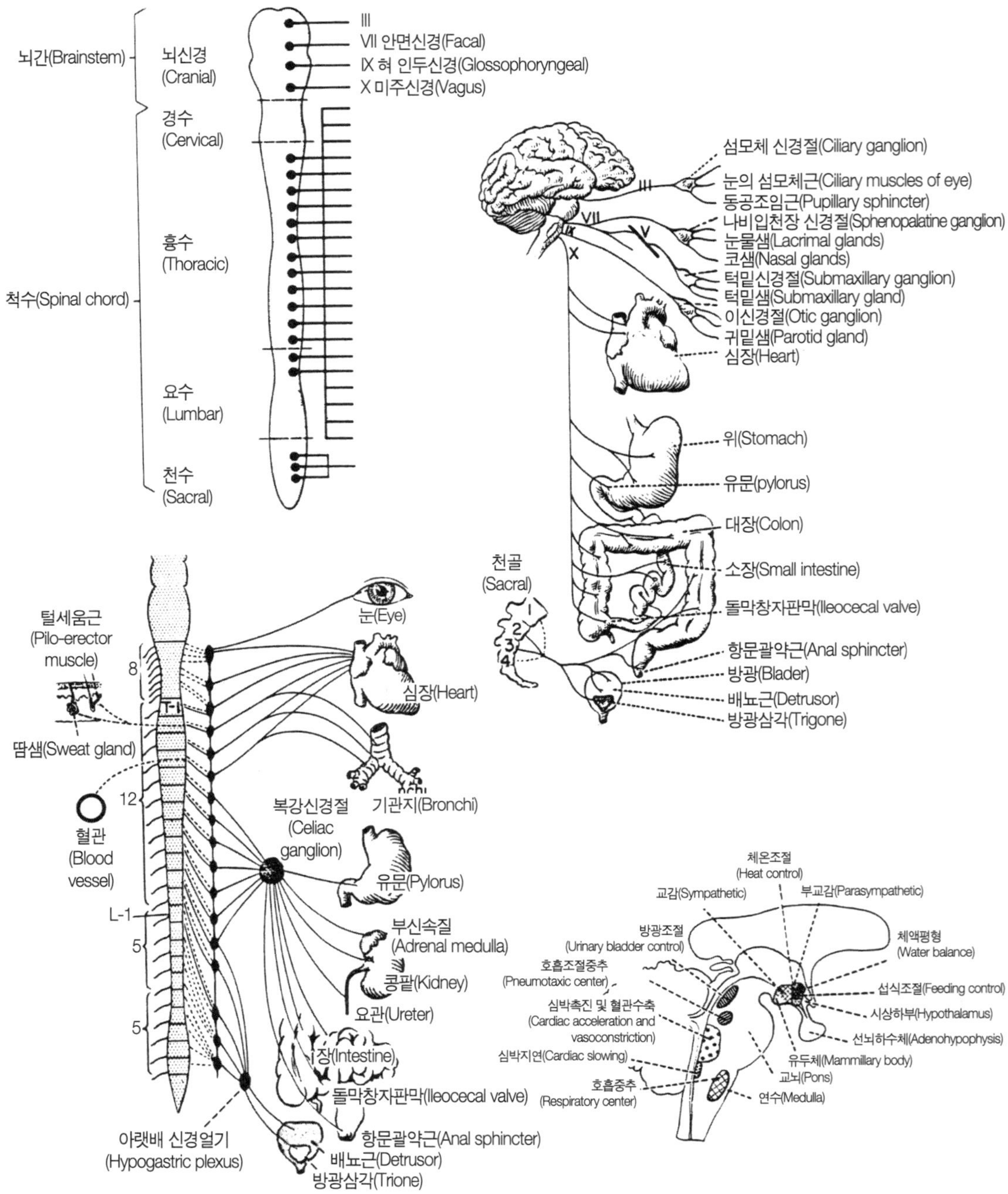

그림 10-4 자율신경계의 교감신경과 부교감신경 가지들. 부교감신경 가지는 뇌신경과 천추신경들에서 기원하고, 교감신경 가지는 경추, 흉추, 요추 신경에서 기원한다.

이들이 모두 수많은 기관들과 접촉하는 것을 주목하라. 이곳에서 그들은 서로 정 반대의 작용을 한다. 교감신경 가지는 장기들을 자극하여 더 높은 활동수준으로 끌어올리고, 반면에 부교감신경 가지는 안정과 회복의 기간 동안 이들 활동 수준을 낮춰준다. 교감신경 가지는 "도주 또는 투쟁" 반응 동안 매우 활성화되며, 반면 부교감신경의 활동은 명상하는 동안 더욱 두드러진다.

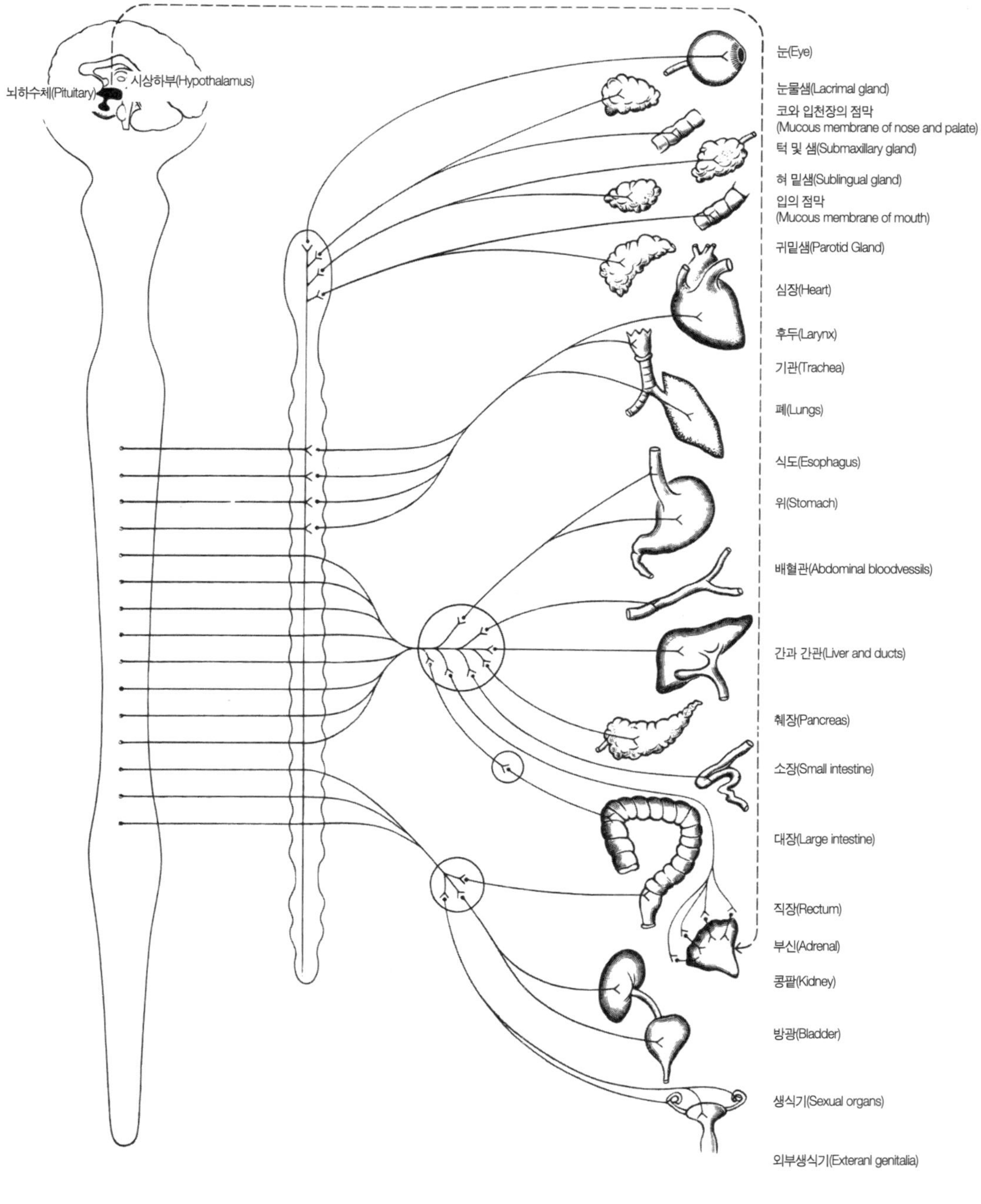

그림 10-5 뇌하수체/부신 축(점선)은 직접적으로 자율신경계를 활성화한다. 스트레스에 대한 반응과 "도주 또는 투쟁" 반응은 도시된 경로들에 의해 부분적으로 조절된다.
좌측의 기둥은 척수이다. 가운데의 기둥은 척추 바깥쪽에 위치한 자율신경절의 사슬이다. 원들은 자율신경총인데, 가장 큰 것은 복강총이다(celiac plexus).

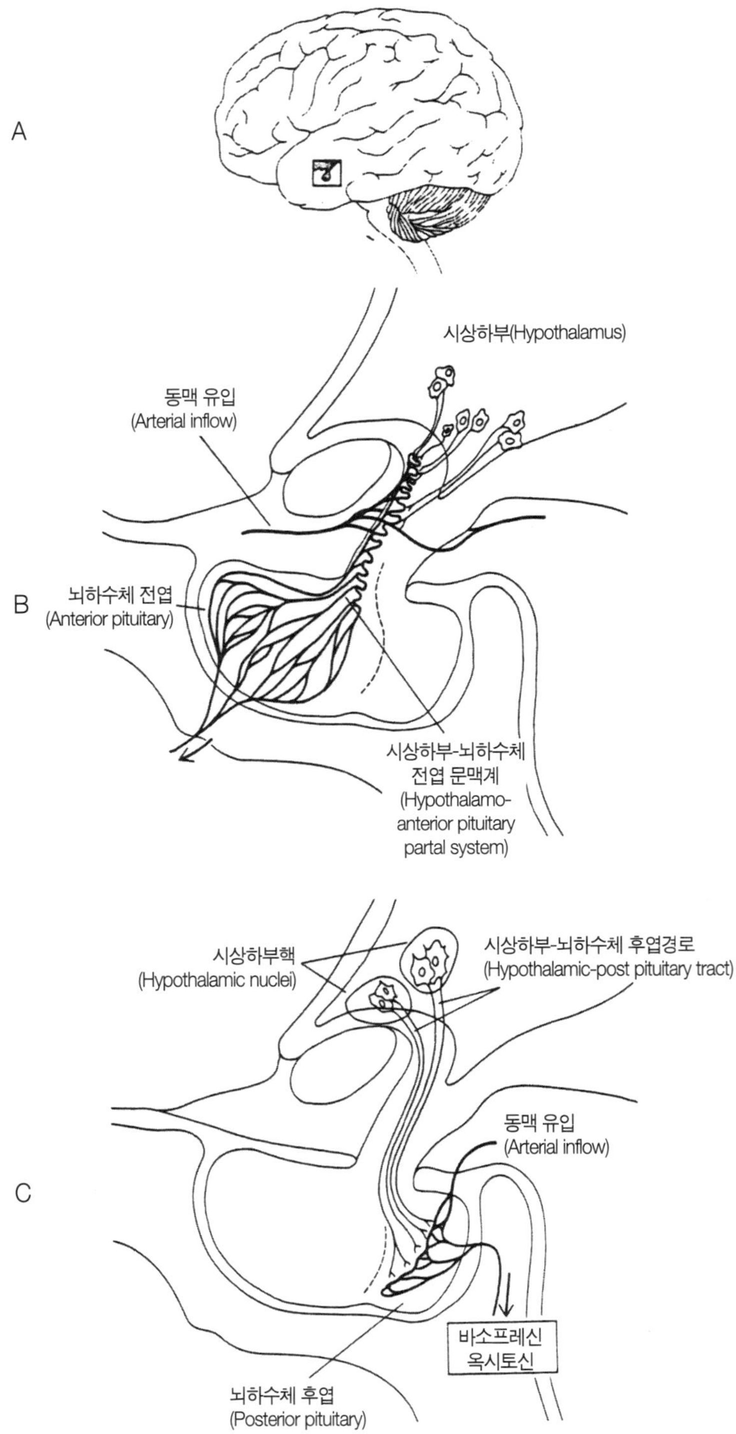

그림 10-6 뇌하수체는 근본적으로 시상하부와 더 고위의 뇌와 연관되어 있다. 시상하부로 부터의 모세혈관들은 뇌하수체의 전엽으로 가지를 뻗고 있고, 뇌하수체로부터의 신경 축삭은 후엽으로 가지를 뻗고 있다. 그러므로 혈류로부터의 화학적인 메시지와, 뇌간과 대뇌 피질로부터의 신경 신호들은 이 지배적인 분비선(master gland)에 집중된다.

더 강해지게 만든다. 종종 위기상황이 지나간 후에도 그것은 우리의 혈액 속에 분비된 모든 아드레날린이 다시 재 흡수될 때까지 우리를 메스껍게 하거나, 몸살나게 만들거나(기분 나쁘게 만들거나), 잠시 동안 비정상적으로 흥분하게 만드는 화학적인 잔류물을 남긴다.

우리는 이러한 주관적인 느낌과 아드레날린을 일차적으로 연관 지으며, 또한 일차적으로 그것을 분비하는 부신선들과 동일한 것으로 간주한다. 하지만, 부신선들은 어떤 의미에서건 독립적으로 기능하지 않는다. 그것들은 몸과 마음이 위험에 대하여 동원되게 하도록 고안된 원소들의 거대한 복합체의 한 구성원이며, 그것들이 켜지고 꺼지는 것은 몸의 지배적인 분비선인 뇌하수체로부터 오는 신경적, 화학적인 신호에 직접적으로 의존한다. 뇌하수체와 부신선의 상호적인 분비들은 수 많은 우리 내부 체계의 기능들을 자유롭게 순환시키고 변화시킨다.

이러한 변화들의 많은 경우는 명상의 고요한 상태에 의해 시작되는, 정 반대의 변화들을 보완하는 것처럼 보여질 수 있다. 특히나 자율신경계의 부교감신경 가지의 활동들(휴식이나 회복하는 기간 동안 가장 뚜렷하게 나타나는)은 부신선들의 분비에 의해 현저하게 기가 꺾이며, 반면에 교감신경 가지의 활동들(주로 자극성 활동을 수행하며, 휴식과 회복 상태를 방해하는)은 현저하게 높아진다. 자율신경계에서, 이러한 상태들은 "주의하라, 저대사(hypometabolic)상태이다." 라고 하는 상황의 역전이다. 이러한 정 반대의 방법으로 부교감신경/교감신경 활동의 균형을 기울어지게 하는 것에 의해서 뇌하수체와 부신은 순환, 호흡, 소화, 근육의 장력, 그리고 다양한 다른 내분비선들의 분비들과 같은 전체적인 내부 과정들의 정렬에 영향을 미치며, 이것들은 스트레스나 또는 위험에 대한 신체의 전반적인 반응의 일부가 된다.

이제 "스트레스"와 "위험"은 본질적으로 많은 구성요소들을 포함하는 일반적인 상태(general conditions)에 대한 매우 모호한 용어이다. 그것들은 순수하게 육체적이기도, 또는 순수하게 정신적이기도, 또는 가장 흔한 경우로 두 가지의 어떤 조합이다. 한 개인에게 극도의 강요를 요구하는 것이 다른 사람에게는 어떠한 특별한 반응을 전혀 이끌어 내지 못할 것이다. 수많은 요인들 - 전반적인 신체, 기억들, 연합, 기대, 감정, 지적인 분석들로부터의 감각 - 은 스트레스나 위험의 평가 안에 포함된다.

이러한 모든 요인들이 모이고 그 긴박성에 대해 평가되며, 응급한 상태에 대한 준비가 시작되는 부위는 뇌의 시상하부이다. 다른 것들 중에서 시상하부는 뇌의 다른 주요 부위들 사이 결합들의 치밀한 교차로이다. 그것은 말하자면 척수와 기저핵의 지붕이며, 대뇌 피질의 바닥이고, 중추신경계의 오래된 부분과 새로운 부분 사이의 신경학적인 교량으로서의 역할을 한다. 이것은 또한 소뇌와 풍부한 양방향 연결을 가지고 있으며, 교감신경과 부교감신경 양쪽의 자율신경계의 다양한 분절들에 많은 연결을 가지고 있다.

이러한 신경적인 상호 연결에 부가적으로, 시상하부는 또한 대동맥을 떠난 가장 신선하게 산소화되고 가장 격렬하게 뿜어 올려지는 동맥혈을 받는 상황에 놓인다. 따라서 그것은 우리의 신경 활동과 마찬가지로 우리 내부의 화학적인 변화에 대한 민감한 분석자 중의 하나이다. 그리고 신경세포들과 모세혈관들에 의해 시상하부와 연결되는 그것의 주요한 부속물 중의 하나가 뇌하수체이다.

이 시상하부/뇌하수체의 동역관계는 이들 다양한 화학적, 신경적 입력들에 대한 반응으로서 차례대로 신체에서 가장 강력한 호르몬을 분비하거나 자극하고, 전체적인 자율신경계의 반응들을 조절하기 때문에, 우리 몸의 전 유기체에 대한 가장 강력한 영향력 중의 하나이다.

그리고 스트레스와 관련된 모든 문제들에서 그것들은 수직 축의 다른 말단에서 세 번째 동역자 - 작지만

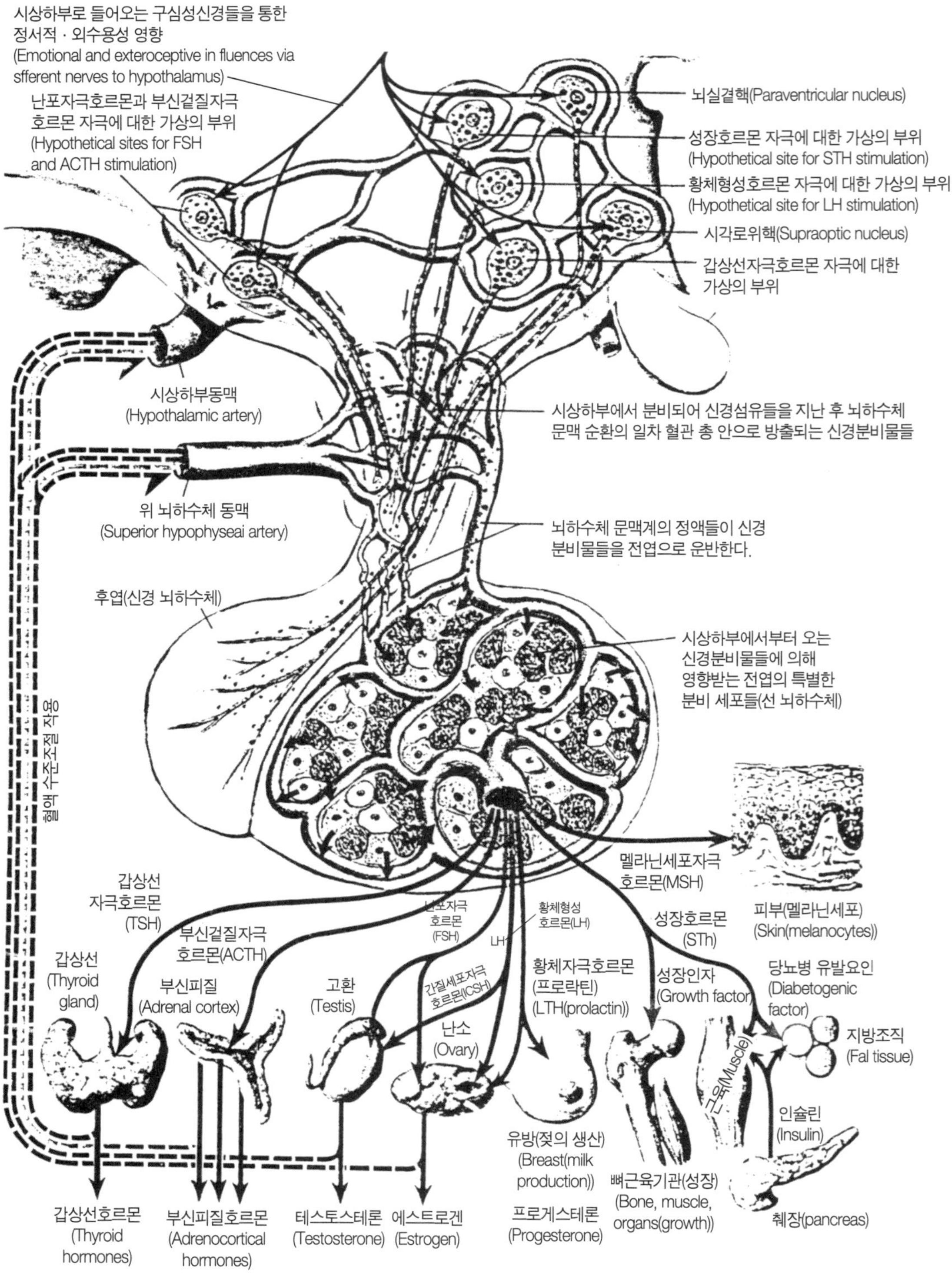

그림 10-7 뇌하수체의 상세도 - 입력들과 표적들

신경계와 내분비계 모두에 특별히 중요한 부속기인 부신선-와 합류된다.

> 평균적인 성인의 두 개 부신의 무게는 합쳐서 10g을 넘지 않는다 - 대략 체중의 1/7000정도 될 것이다. 하지만 이들은 매우 중요한 기관들이다. 만약 에디슨 병에서와 같이 그것들이 파괴되면 죽음을 면하기 어렵다. 혈관의 장력과 호흡을 조절하는 뇌 중추들을 제외하고는, 인체 내에서 그 부분이 파괴되거나 제거되면 매우 빠르게 죽게 되는 결과를 나타내는 이토록 작은 부위는 없다. 당신은 양 다리나 간의 2/3, 또는 신장 전부를 제거할 수 있으며, 이 경우 생명은 위험에 처하지 않을 것이다. 하지만 만약 당신이 동물의 부신들을 제거한다면, 그것은 경미한 손상에 대한 저항성을 잃게 될 것이고 며칠 사이에 죽을 것이다. 따라서 명백하게도, 부신들은 생명 기능들을 조절하는 중요한 위치를 고수하고 있다.

스트레스의 화학

일단 스트레스나 위험이 시상하부를 덮고 있는 메시지들의 덩어리에서 긍정적으로 확인되면(그리고 우리는 전반적인 경계 반응에서 최초로 정보를 해석하는 상태에서 "스트레스들"과 "위험들" 사이에 극도로 광범위한 연관성이 존재한다는 사실을 반드시 기억해야 한다), 뇌하수체는 부신피질자극호르몬 방출인자(corticotropin-releasing factor, CRF)라고 알려져 있는 화학물질을 혈류 속으로 분비한다. 그러면 CRF는 뇌하수체 안으로 빠르게 순환해서 들어가고, 그곳에서 만들어져 저장되는 부신피질자극호르몬(adrenocorticotropichormone, ACTH)이라는 이차적인 화학물질의 분비를 촉발한다.

혈액이 이 ACTH를 운송하여 부신선들에 도달하게 되면, 부신선들은 차례로 그것들의 화학물질들을 혈류 속으로 분비하도록 자극받는다. 적어도 20가지의 알려진 부신 호르몬들이 있는데, 이중 가장 주요하고 잘 알려져 있는 것은 아드레날린과 코르티솔이다. 이들 자유롭게 순환하는 물질들인 아드레날린과 코르티솔은 전신의 많은 표적 조직들과 반응하여 응급상황에서 예상되는 전 범위의 신체적인 반응들을 촉발시킨다. 정상적으로는, 이 반응들이 시작되자마자 시상하부에서 과도한 수준의 아드레날린과 코르티솔 농도를 알아차리게 되고, 원래의 CRF 촉매들이 꺼지게 되어 효과적으로 여분의 뇌하수체 및 부신선의 분비를 새로운 경고음이 들릴 때까지 중단시킨다.

코르티솔은 신체의 조직에 대해서 세 가지의 일반적인 효과를 갖는다. 1) 신체의 단백질 분해를 촉진하여 근육들에 의해서 태워지는 연료인 포도당을 형성한다. 2) 일차적으로 손상부위의 백혈구들과 섬유모세포의 축적을 감소시킴으로써 항 염증성 물질로 작용한다. 3) 강력한 항 알러지 작용을 행사한다. 뒤의 두 효과들에 의해 한때 합성 코르티솔인 코티손이 "경이로운 약"으로 보이기도 하였다. 그것은 기적적으로 염증을 줄이고 알러지 증상들을 제거하였다 - 하지만 불행히도, 실제적인 원인에 대한 하등의 작용도 갖지 못하였다. 이 순수하게 증상적인 작용은 지속적인 코티손 복용에 의하여 발생하는 지속된 단백질 분해의 극심한 결과와 함께 매우 위험한 부작용들이 있는 것으로 밝혀져 왔고, 이 약에 대한 맹신을 상당히 냉각시켰다.

아드레날린은 교감신경 섬유들의 말단에서 분비되는 신경전달물질인 에피네프린과 동일한 화학적인 화합물이다. 그러므로 그것은 자율신경계의 교감신경 가지 전체를 자극하는 일반적인 효과가 있으며, 부교감신경 가지의 휴식과 회복 활동들을 단계적으로 제거하는 효과를 갖는다.

동시에, CRF, ACTH, 아드레날린, 코르티솔은 신경 활동들과 신경조직의 수많은 특별한 변화들과, 물리적인 투쟁이나 빠른 탈출을 위해서 신체를 빠르게 준비시켜주는, 소위 "투쟁 도주" 반응이라고 불리는 전적으로 응급상황에서 유기체를 도와주도록 고안된 행위를 촉진한다. 무엇보다도, 중추신경계에 증가된 변화 상태로 자극하는 즉각적인 흥분이 발생한다. 이러한 과 흥분은 다른 반응들을 위한 만반의 태세를 갖춘다. 그것의 즉각적인 결과들 중 하나는 근육 장력의 증가, 감각 반사들과 근수축의 촉진, 전체 근육구조를 반응할 수 있는 극도로 준비된 상태로 유지하는 것이다.

신경계와 근육 조직들의 이러한 흥분의 필연적인 결과로 호흡이 깊어지고 빨라지며, 심박수는 증가하고, 혈압은 올라간다. 부가적으로, 순환계의 소동맥들은 그 상대적인 직경들을 조절하여 이러한 혈류의 증가가 위와 장에서 멀어져 골격근과 신경계를 향하도록 한다. 그리고 비장은 증가된 산소량을 흥분된 근육들에 공급하고 증가된 이산화탄소량을 흥분된 근육들에서 운송하여 제거하기 위해 여분의 적혈구들을 혈류 속으로 쏟아 부어 공급한다.

소화는 멈춘다. 더욱 정확히는, 우리는 우리의 위와 장에서 음식물을 소화하는 것을 멈추고 우리 자신을 소화시키기 시작한다. 간의 세포들과 다른 단백질이 풍부한 조직들이 분해되어 근육의 즉각적인 연료인 포도당을 만들어낸다. 지방조직들 역시 마찬가지로 분해되어 빠른 포도당 생산을 위한 더 많은 물질들을 공급하고, 산화과정에 필요한 지방산들 공급을 증가시킨다. 글루카곤과 성장호르몬은 내부적으로 사용 가능한 영양소들을 더 유통시킨다.

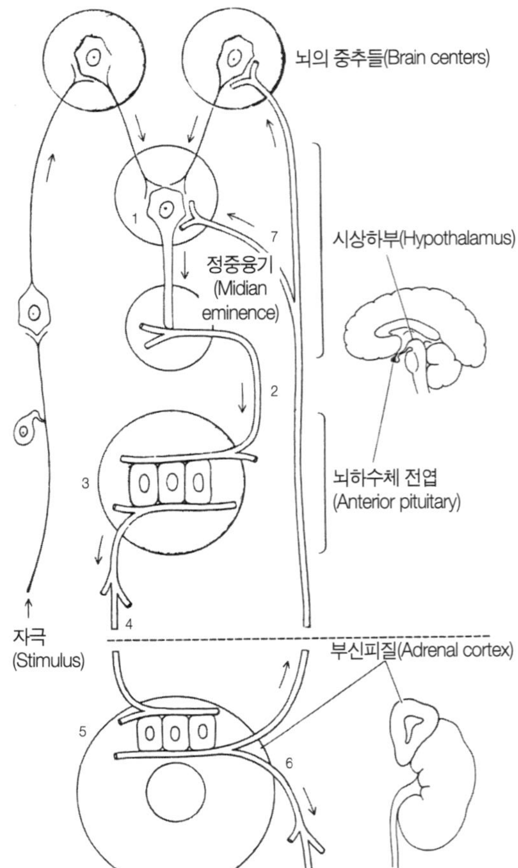

그림 10-8 뇌하수체/부신 축은 되먹임 고리에 신경 세포들과 호르몬들을 포함한다. 스트레스 자극이 뇌의 기저에 있는 시상하부의 신경내분비 세포들에 도달하고(1) CRF를 분비하도록 자극하며, 이것들은 짧은 혈관들을 통해 움직여서(2) 뇌하수체의 전엽으로 이동한다(3). 거기서 뇌하수체 세포들은 ACTH를 순환 혈류 속으로 분비한다(4). ACTH는 부신피질의 세포들을 자극하여(5) glucocorticoid 호르몬(사람에서는 주로 hydrocortisone) 들을 순환 혈류 속으로 분비하도록 한다(6). glucocorticoids가 신경내분비 세포들이나 다른 뇌 세포들(어느 것인지는 명확하지 않다)에 도달하면, 그것들은 CRF의 생산을 조절한다.

신경의 흥분과 근육의 과흥분 외에도, 잠재적인 신체 손상 또한 "투쟁 도주" 반응들에서 예상된다. 출혈의 경우 혈액응고력을 높여주는 화학물질들이 혈액 내로 분비된다. 알도스테론과 항이뇨호르몬들이 분비되어 신장들에 의한 수분의 정류를 유발한다-이들은 과도한 발한이나 과도한 혈액 손실의 상황에서 중요한 요소이다.

이러한 모든 신체적인 변화들의 촉발에 더하여, 또한 CRF, ACTH, 그리고 아드레날린의 뇌에 대한 일반적인 흥분 범위를 넘어서는 특별한 효과들이 있으며, 이는 학습능력, 감각 선택 과정들, 저속도 촬영과 같은 감각(sense of time-lapse), 그리고 위험을 처리하는데 유용할 다른 행위들을 증진하는데 중요한 역할을 할 것이다. 이러한 변화의 리스트들은 결코 종료되지 않는다. 모든 호르몬의 활성과 인체의 모든 표적 조직은 "투쟁 도피" 반응들의 화학물질들에 의해 어떻게 해서든 대개는 영향을 받는다.

아드레날린/코티솔 중독

우리가 지금까지 검토해온 반응들의 항목 많은 리스트들은 시상하부, 뇌하수체, 부신선 내분비의 생화학적 효과들이었다. 이 효과들의 각각은 신경계, 근육들, 기관들이 손상, 위협, 응급상황을 적절히 처리할 수 있는 준비를 시키는 역할을 다한다. 모두 함께, 그것들은 신체와 정신을 과흥분시켜서 우리가 정력적으로 투쟁 도피반응을 일으키거나, 우리의 생존에 필수적인 것은 무엇이든지간에 다른 행보를 취하게 한다.

하지만 만약 이런 호르몬들 용량 수준이 인위적인 주사나 스트레스 상황의 반복으로 인해서 혈류 속에서 장기간 동안 유지되면, 신경계와 다른 표적 조직들에서 매우 다른 변화들이 생겨나기 시작한다. 이러한 변화들은 이 호르몬들의 약리학적인 효과들이라고 언급된다.

애초에 가장 명백한 약리학적인 효과들은 손상부위나 감염부위 주위의 염증반응의 억제였다. 사실 이것은 많은 양의 코르티솔 또는 그 합성품인 코르티손이 위험한 급성 감염 케이스, 알러지, 관절염, 그리고 유사한 염증 상태에 적용된 이유였다.

하지만 염증반응은 손상에 대한 자연스러운 반응으로, 훨씬 자주 큰 가치 없는 것 이상의 것이다. 그것은 손상 부위에 산소, 영양소, 침입한 미생물들과 싸우기 위한 항체들, 상처 치유 과정을 수행하기 위한 섬유모세포들과 기타 등등을 풍부하게 공급하기 위한 신체의 방법이다. 따라서 우리를 위협으로부터 보호하기 위한 것 이상으로 혈류 안에 코르티솔 농도가 유지되는 것이 실제적으로는 자연적인 치유 과정을 방해하고 지속적으로 신체의 감염과 부종과 모든 종류의 암에 대한 저항력을 감소시킬 수 있다는 것을 이해하는 것은 어렵지 않다.

아드레날린도 또한 그것의 일차적인 생화학적인 효과와는 반대되는 중요한 약리학적 효과들을 가지고 있다. 아드레날린이 자율신경계의 교감신경 가지의 신경말단에서 분비되는 것과 동일한 화합물이라는 사실을 기억하라. 이 화합물은 그 표적 기관을 자극하여 그것이 그 기관들과 접촉하는 한 휴식과 회복의 상태 안으로 빠져드는 것을 방지한다. 점진적으로 이것은 소모와 기능장애와 같은, 개인에게 만성적인 불면이 갖는 효과와 동일한 효과들을 표적장기들에 대해 갖게 될 것이다.

건강한 염증의 억제와 자율신경계의 과 자극에 더해서, 지속된 아드레날린과 코르티솔의 농도 수준은 다른 방해가 되는 효과를 가지고 있다. 이것들에는 고혈압, 위궤양, 동맥경화, 면역계의 억제(질병과 모든 종류의 감염에 대한 저항력을 감소시키는), 불임, 그리고 중대한 인격의 변화가 포함된다.

> 산업화된 나라들의 주요 사망 원인들과 이들 리스트와의 일치는 이러한 모든 질병에서 코르티솔과 아드레날린을 증가시키는 방법으로 작용하는 정신적인 스트레스의 가능한 역할에 대하여 생각하도록 만든다.

그리고 물론, 우리는 이러한 "투쟁 도피" 호르몬들이 우리의 혈류 속에 분비되면 우리가 심각한 질병이 있거나 심한 손상을 입거나 수술을 하였을 때 우리가 단식하였을 경우와 마찬가지로 지속적으로 우리 몸의 단백질들을 소화시킨다는 사실을 잊어서는 안된다. 이것이 바로 스트레스 과잉 아동들이 신체 성장과 정신 발달이 지연되는 기전이며, 스트레스 과잉 성인들이 일찍 시들어 죽는 기전이다.

이는 다소 역설적인 상황인 것처럼 보인다. 응급 상황에서 신체 자체를 보호하기 위해서 몸에서 분비되는 바로 그 화학물질이 그 장기간의 효과가 명백하게도 파괴적이며, 치명적이기 조차한 것과 동일한 것이라니. 심각한 염증을 감소시켜 치유를 촉진하기 위해 사용될 수 있는 약인 코르티솔은 염증 반응을 완전히 억제하여 전체 시스템을 약하게 할 수 있다. 아드레날린(에피네프린)은 부교감 신경 말단에서는 정상적이고 건강한 것이지만, 혈류 속에 있으면 극단적으로 신체를 소모시킬 수 있다.

하지만 이것은 실제로는 그렇게 역설적이지 않다. 우리는 많은 약물들이 "부작용"을 가지고 있는 것을 알고 있으며, 종종 그들이 투여하여 얻기를 기대하는 효과들만큼 강력하다. 이들 약물들의 경우와 마찬가지로 과도한 또는 지속되는 혈중의 스트레스 호르몬의 농도는 현저한 부작용들을 증가시키기 시작하며, 이들 부작용들은 점진적으로 그들의 정상적인 건강 기능들을 가리게 된다. 순수한 모순이라기보다는, 오히려 우리가 여기에서 소유한 것이 아무리 좋은 것이라도 지나치면 싫증이 날 수 있다. 만성적인 스트레스는 반복적인 코카인이나 헤로인 투여가 신체적, 정신적인 두려움들과 함께 점진적으로 그들이 원래 가지고 있던 유익한 진통효과를 소실시키는 것과 유사한 방법으로, 일종의 아드레날린/코르티솔 중독을 만들어낸다.

이러한 스트레스의 화학, 생리학은 우리가 어떻게 아픈 것을 학습할 수 있는지, 우리가 어떻게 체계적으로 우리를 파멸시키는 악순환의 고리 속으로 들어가는 바로 그 반응들을 - 때때로 굶주리기조차 한 - 배양할 수 있는지에 대한 가장 잘 알려져 있는 예들 중 하나이다. 경고를 만들어내기 위해 시상하부에 집중된 요인들은 매우 복합적이며, "위협적" 이라고 간주되는 것들은 사람마다 매우 광범위하게 다양하기 때문에, 실제 위험의 거의 대부분의 명확한 경우들에서, 우리는 실제로 우리 자신이 아드레날린과 코르티솔을 과잉 분비하는 것을 배웠으며, 이 과잉 분비된 농도를 유지함으로써 우리는 우리 자신에게 신체를 만성적인 스트레스가 부여된 상황에 적응하는 것을 배우도록 강요한다고 말해야 한다. 그리고 이러한 학습이 발생함에 따라서, 심오한 변화들이 뇌하수체/부신 축의 발달에서 일어나며, 이러한 변화들은 더 악화된 상황들을 제공하며 우리의 적응력을 제한한다.

뇌하수체/부신 축의 발달

우리는 스트레스 자극이 완전히 없는 것은 우리의 건강 발달과 적응 행동에 실제로 도움이 되지 않기 때문에 "많은 상황에서 성인 시기의 효과적인 행위는 적절한 수준의 스트레스에 노출되는 것에 달려있다"는 것을 관찰해왔다. 어떤 "적정수준"의 부신선의 분비는 신체적 정신적 능력들이 완전히 발달되고 스스로 드러나도록 하기 위해서 분명히 발생해야 한다. 시상하부/뇌하수체/부신 체계의 적절한 기능화 - 때때로 전면적인 경보의 실연(연습)을 포함하는-는 수많은 신체 조직들의 건강한 성장을 위해서 절대적으로 필요한 요소이다. 그리고 충분한 접촉성 자극이 이들 귀중한 신경들과 내분비선들의 정상적인 기능과 성장에 절대적으로 중요하다는 사실이 밝혀졌다.

이전의 "피부" 장에서 논의되었던 실험에 대해서 다시 한번 고려해 보자. 그 실험에서 어린 실험동물들은 세 군으로 나누어졌다. 한 군은 유아기와 발달단계 동안 규칙적으로 쓰다듬어졌다. 한 군은 고통스러운 전기적인 충격으로 규칙적으로 자극 받았다. 나머지 한 군은 임상적으로 가능한 최소한의 자극을 받았다. 기억하겠지만, 마지막의 자극 받지 않은 군은 쓰다듬어지거나 충격을 받은 군과 전 범위의 신체적, 정신적 발달 상태를 비교해 볼 때 많이 떨어진 상태였다.

만약 우리가 이들 세 군의 실험동물이 성장하는 동안의 내부적인 과정을 더 세밀하게 살펴보았다면, 자극 받지 않은 동물들이 특별히 원기 왕성한 "투쟁 도피" 반응을 발달시키지 않았다는 것과, 특히 뇌하수체/부신 축의 이러한 활발하지 못한 활동들은 성장하는 동물의 많은 다른 조직들과 반응들에게 불리한 상황을 강요하기 시작했다는 사실이 명백해졌을 것이다.

세 군간의 뇌하수체/부신 반응들의 차이점들은 아래와 같이 평가될 수 있을 것이다. 중립상태에서 그들이 시험 받을 때, 세 군의 모든 개체들은 다소 동일하고 정상적인 스트레스 호르몬들의 혈중 수준을 가지고 있는 것이 발견 된다. 만약 이때 고통스러운 위협이 세 군 모두에게 제시된다면 구별되는 내부의 차이들이 발생한다.

유아 시기와 성장기 동안에 규칙적으로 자극 받았던 두 군 에서는- 자극 자체가 부드러웠는지 충격적이었는지는 상관없이 - 건강한 뇌하수체/부신 반응을 이끌어 낸다. 이는 그들이 매우 빠르게 높은 혈중 스트레스 호르몬 농도에 도달할 수 있다는 의미이며, 위협이 사라지면 이 혈중농도는 다시 빠르게 떨어진다. 반면에 자극 받지 않은 동물들은 이러한 동일한 혈중 스트레스 호르몬 농도에 훨씬 천천히 도달하며, 이러한 높은 농도는 위협이 사라진 이후 훨씬 더 긴 기간 동안 유지된다.

> 스트레스 반응의 생물학적 기능의 견지에서 고려될 때, 이러한 관찰은 완전한 중요성을 획득한다. 자극 받은 동물에서 나타나는 빠르고 짧은 반응의 지속은 분명히 그 개체가 스트레스 하에 놓여진 바로 그 순간에 유기체의 자원들을 동원하기 위한 유용한 목적으로 작용한다. 따라서 자극 받지 않은 동물들의 지연된 반응들은 대조적으로 적응하지 못한 것이다. 게다가, 이들 동물들에서 관찰된 것과 같은 스트레스 반응의 지속은 심각하게 손상을 입히는 결과를 나타낼 수 있다. 위궤양, 감염의 감수성 증대, 부신의 소모에 의한 점진적인 사망.

자극 받은 동물들과 자극 받지 않은 동물들 사이에는 또한 그들의 뇌하수체/부신 반응들에 관하여 또 다른 극도로 중요한 차이점들이 존재한다. 자극 받지 않은 개체들에서는 더욱 둔하게 시작되고 더욱 오래 지속되는 분비의 증거들이 나타나며, 이는 자극 받는 동물들에 비해서 더 오랜 기간 동안 더 높은 혈중 아드레날린 농도를 갖게 만들 뿐만 아니라, 자극 받지 않은 동물들에서는 자극 받은 동물들에서 보다 훨씬 더 많은 종류의 상황들에 대하여 부신 반응이 나타날 것이다.

> 시스템(system)의 활동이 질병이나 화상, 골절, 극한의 온도변화, 수술과 약물복용 등뿐 만이 아니라 공포, 염려, 불안, 큰 소음, 군집, 새로운 환경에 대한 단순한 노출 조차의 광범위한 정신적인 상태 등 모든 종류의 스트레스들에 의해서 일깨워 질 수 있다는 것은 중요한 사실이다.

자극 받지 않은 동물들은 실제적인 위험에 대처하기에는 부적당한 방법으로 반응하는 것을 배울 뿐만 아니라, 또한 더 작은 육체적인 위협들과 더 해가 없는 정신적인 스트레스들에 훨씬 더 손쉽게 반응하는 것을 배울 것이다.

> 자극 받지 않는 동물에서 스트레스 반응에 순응성이 없는 특성은 열린 장 실험(open field test)에서와 같은 중립적인 상황에서도 스트레스 반응이 이끌어내 진다고 하는 사실에서 훨씬 더 분명하게 나타난다. 유아기에 자극 받은 동물들은 비록 전기 자극의 통증과 위협에 의해서 자극될 때 원기왕성하고 즉각적인 내분비적인 반응을 나타내기는 하지만, 이러한 중립적인 상황에서 생리적인 스트레스 반응을 나타내지 않는다.

현대인의 정신적으로 복잡한 생활 속에서, 이렇게 조절된 뇌하수체/부신 반응의 역치 이동은 상당히 중요하다. 게다가 실제적인 신체적 손상의 위협을 주는 상황들에서 사람들은 매우 광범위하고 다양한 이유들에 대한 부신의 반응을 나타낸다. 비행기를 타고 비행하기, 수술을 대기하기, 기말 고사를 걱정하기, 경쟁적인 운동(직접 하거나 관람하거나), 이혼, 사랑하는 사람의 죽음, 퇴근 시간 교통정체 속에서 운전하기, 많은 직업 경험, 많은 동작 사진들, 어떤 것이 일어날지 우리가 예상할 수 없는 매우 새로운 환경, 모든 종류의 불안-이러한 모든 것들은 사람에게서 부신 반응을 야기하는 것으로 임상적으로 증명되어 왔으며[39], 이들은 자극받지 않은 실험동물들에서와 같이 뇌하수체/부신 체계가 동일하게 완만한 종류의 행동을 보이는 사람들에게서 훨씬 더 지속되는 반응을 불러일으키는 경향이 있다. 따라서 뇌하수체/부신 축은 동시에 더욱 민감해지고 더욱 쉽게 촉발되며 또한 그 분비가 더욱 둔해지고 더욱 지속되는 경향이 있다. 이러한 경향성은 공격적, 야심적, 시간에 쫓기는, 근심하는, 편집증 등등의 전반적인 개성의 프로파일(profile)로 형성될 수도 있다.

이제 이러한 정신적인 민감도들은 본래 부적절한 시기에 촉발된 본질적으로 적절한 반응들의 경우이다. 따라서 움직이게 된 호르몬 장치는 성공적으로 외부의 도전을 만나게 하기 보다는, 신체로 하여금 그 스스로를 소모하고 약하게 하는 처지에 놓이게 한다.

인간의 초기 역사 동안 방어 - 경계 반응은 높은 생존율을 갖게 했을 것이고, 따라서 그 유전적인 구성안에 강력하게 확립되었을 것이다. 개인이 위협을 느낄 때 마다 그것은 그 모든 내장의 국면에서 지속적으로 자극된다. 하지만 우리 시대의 환경에서, 그 반응은 종종 시대에 뒤떨어진다. 변화하는 환경이 교감신경계를 지속적으로 자극하는 것이 고혈압이나 우리 사회에서 유행하는 비슷하게 심각한 질병들의 큰 발생에 매우 책임이 있다는 것을 믿을 만한 훌륭한 이유가 있다.

그리고 바디워크에 관해서, 이러한 배경에서 기억해야 할 중요한 것은 스트레스 호르몬들의 적절한 분비와 적절한 제거의 기초가 되는 건강한 내분비선의 반응들을 확립하고 유지할 때의 충분한 접촉성 자극의 중대한 역할이다.

악순환 깨기

미국에서만 매년 1만명이 궤양으로 사망하며, 궤양은 우리 인구 집단 내에서 20명 중 1명이 평생 동안 한 번은 겪게 된다. 경험적으로 볼 때, 신체적 스트레스나 긴장과 관련된 것으로 가장 잘 알려진 궤양은 위궤양이다. 또 많은 경우에서는 신체적인 스트레스 요인이 아닌, *심리적인 요인*이 이런 질환을 초래한다는 것이 분명하게 드러나 있다.

이런 질환을 초래하는 핵심적인 인자들은 어찌 보면 의외인 인자들이다. 실험실에서 스트레스를 주었을 때 통증 자극과 동시에 무력감이나 혼란을 겪은 동물들에서 가장 많은 궤양이 발생했다. 하지만 통증 자극 외의 실험적 요인을 조절해서 무력감과 혼란을 덜 겪게 하였을 때에는, 동일한 신체적 자극을 받았더라도 궤양을 훨씬 덜 일으키는 것으로 나타났다.

따라서 궤양 발생이나 신체적 스트레스의 다른 증상을 막기 위해서 꼭 통증 자극을 막아야 하는 것은 아니다. 보호적인 측면에서 더욱 중요한 인자들이 있는 것이다. 즉, 동물들에게 통증 자극 전에 체계적 경고를 주었거나, 통증 자극을 피하거나 조절할 방법을 주었을 때, 혹은 - 가장 중요하게는 - 통증 회피에 성공하였다는 것을 알려줄 피드백 장치를 제공하였을 때 이 동물들은 같은 자극과 동시에 무력감과 혼란을 느꼈을 동물들에 비해 외부 자극에 훨씬 큰 저항을 보였다.

궤양 유발

실험실 동물을 세 군으로 나누어 보자. 한 군에게는 주기적으로 불쾌한 전기 자극을 주며, 이 자극을 주기 전에 경고성 전자음을 들려준다. 두 번째 군은 같은 주기에 동일한 자극을 주며 경고음은 들려주지 않는다. 세 번째 군은 충격과 경고음 둘 다 주지 않는다. 당연히, 자극을 받지 않은 군에 가장 적은 궤양이 생길 것이다. 하지만 놀랍게도 경고음을 들려준 군은 대조군에 비해 궤양이 조금밖에 더 많이 생기지 않았고, 경고음을 듣지 못한 군에서는 훨씬 더 많고 큰 궤양들이 나타났다.

달리 말하면, 불안감의 가장 심각한 증상들을 유발한 것은 충격 자체가 아니라 예측성의 결여이다. 동물들이 정확히 예측할 수 있는 통증은 실제로는 그렇게 큰 악영향을 미치지는 않은 것이다.

> 간단히 말하면, 이 결과는 궤양의 정도를 결정하는 데에는 통증 자체보다, 심리적 예측성이 주요 결정 인자로 작용한다는 것을 보여주었다.

또한 스트레스 상황에 놓인 동물들에게 통증 자극을 조절할 수 있는 방법을 제공하는 것도 도움이 되었다. 비록 경고음을 주지는 않았지만, 전기 자극을 피할 수 있는 발판을 제공한 경우의 실험 동물들은 조절 방법이 없던 무력한 동물들에 비해 훨씬 덜한 궤양을 나타냈다.

하지만 가장 효과가 컸던 것은 성공적으로 통증을 회피할 수 있게 해주는 일종의 긍정적 피드백 강화법이었다. 통증을 회피하게 해주는 성공적인 동작을 수행했을 때 신호음을 들려주었을 경우, 이 신호음은 부정적 스트레스 인자가 아니라 성공적 회피와 관련된 긍정적 동작과 연관이 되었다. 이 긍정적 피드백의 존재 자체만으로도 통증을 받지 않은 군에서의 궤양 발생 수준으로 궤양 발생을 억제할 수 있었다.

> 궤양 억제에 있어서 대처법의 효율성은 그 대처법이 일으키는 관련된 피드백과 연관된다. 단순히 스트레스 요인을 조절할 수 있는 능력 자체만으로는 그만큼 효과를 볼 수 없다.

이 긍정적 피드백 기전이 확립된 후에, 그 과정에 변화를 일으켜서 혼란을 초래하게 된다면 문제는 전보다 더욱 심각하게 나타난다. 회피 동작을 익힌 동물들에게 기존의 회피 동작을 취했을 때 전기 자극을 가했을 때(마치 실험실 내에서 성경의 욥의 고통스럽고 끔찍하게도 무작위적인 고난을 다시 연출하듯이), 경고나 회피 방법이 없는 무기력한 동물들에서보다도 심한 최악의 궤양 발생률을 보였다.

> 따라서, 반응의 피드백 기전을 조절해서 쥐들에게 비교적 궤양을 형성하지 않을 환경에서도 심한 궤양을 형성시킬 수 있었고, 또한 일반적으로 궤양을 유발할 상황에서도 거의 완전하게 궤양 발생을 예방할 수도 있었다.

적절한 피드백

정확한 예측과 효과적인 조절, 그리고 긍정적 피드백이 가지는 좋은 효과들에 대한 이런 단서들은 효과적인 바디워크를 통해 개인에게 스트레스와 불편함을 대처할 수 있게 해주는 데에 있어서 많은 점을 시사한다. 스트레스 상황에서 무기력함이나 혼란, 혹은 다른 비생산적인 반응을 보이는 것이 우리의 질병에 대한 일반적 반응이라면, 앞선 경고와 자기조절, 그리고 회복을 위한 노력에 대한 긍정적 피드백은 우리가 건강을 찾는 데에 많은 도움을 줄 수 있다.

촉각적 자극은 초기 발달 과정에 신체적 자극의 부족으로 인해 부신과 뇌하수체의 반응 능력이 저하될 수 있다는 점을 미루어 볼 때 균형이 깨져 느려진 부신/뇌하수체 축을 자극하는 유용한 도구가 될 수 있다. 이런 맥락에서 파악해보면 모든 종류의 촉각적 자극은 일반적 효용성을 가지며, 특히 숙달된 바디워크를 통해서는 신체 전반 혹은 질환 부위에 대한 감각적 지각 상태를 개선할 수도 있다. 이런 감각적 지각 상태의 개선은 경고를 받지 못한 쥐들과 달리 경고를 받았던 쥐들이 궤양을 피할 수 있었던 것과 같은 증상 초기의 조기 경보 체계처럼 작동할 수도 있다.

게다가, 국소적 긴장과 그와 관련된 불편함의 해소를 통해 마음을 좀 더 안정시킬 수 있고, 혹은 편안한 감각적 자극을 통해 마음을 안정시키고 국소적 긴장을 풀어줄 수 있다면, 이를 이용해 중요한 조절의 기전을 확보할 수도 있다. 한 개인이 긴장이나 통증을 악화시키는 요인을 반대로 역전시킬 수 있다면, 그는 그런 불편함 앞에 더 이상 무력하지 않을 것이다. 그는 미리 경고를 받을 뿐만 아니라, 그런 요인들에 대해 대처할 수도 있다. 즉, 그는 악화 요인들을 성공적으로 회피할 수 있는 방법들을 몇 개 알고 있을 뿐만 아니라, 긍정적 피드백 신호를 식별함으로써 그런 기술의 효용성을 증가시킬 수도 있는 것이다. 일단 이런 긍정적 피드백이 시작되고 이를 인지하게 되면, 개인은 이를 통해 자율신경계에 연관된 장기의 증상 등을 포함해 내부의 증상을 점점 더 잘 조절할 수 있게 된다.

요약하자면, 이 개인은 스스로를 스트레스가 아니라, 자신이 스트레스에 대해 보이는 비효율적이고 비생산적인 반응으로부터 보호할 수 있게 되는 것이다. 그는 올바른 습관이나 마음상태를 갖춤으로써 특정 스트레스들을 회피하거나 약화시킬 수 있게 된다. 개인이 나아지는 것을 배우기 위해서는, 비효율적인 반응들 사이에서 헤매면서 지속적으로 긴장과 불안을 고조시키고 신체적으로나 정신적으로 부정적인 공포, 혼란, 그리고 좌절감을 느끼는 것은 반드시 피해야 한다. 만일 그가 분명한 감각적 피드백 체계를 통해 의식적으로 이를 조절할 수 있게 되면, 잠시의 편안함은 단지 일시적인 것이나 증상 완화에서 끝나지 않고, 긍정적인 교육의 일부로 변하게 될 것이다. 그렇게 되면 이를 바탕으로 자기 인지(self-awareness), 자기 조절 능력(self control), 그리고 스트레스에 대한 긍정적 대처법을 조금 더 높은 단계로 끌어올릴 수 있을 것이다.

스트레스 중독

스트레스에 제대로 대처하지 못한 결과물은 위궤양이나 동맥경화 등의 특정 조직 변성 외에도 다양하다. 사람의 심리 전반이 영향을 받을 수도 있는데, 이를 보면 신체 반응을 정확히 인지하고 조절하는 것이 신체뿐만 아니라 정신적인 건강에도 영향을 미침을 알 수 있다.

스트레스 호르몬이 혈액 안으로 분비되면 심리적 증상 외의 증상들도 나타난다. 긴장 상태에서 혈액에 유입되는 화학 성분 중 일부는 신경계에 직접 작용을 하고, 이로 인해 학습, 감정, 인지에 직접적 여파가 미치게 된다. 앞서 말했듯이, 시상하부의 신경 활동 증가와 다양한 화학 물질로 인해 뇌 내의 학습 과정은 일시적으로 항진되기도 한다.

응급 상황 등에서 도움이 되는 이 항진 상태는 기분 좋은 흥분으로 느껴질 수 있고, 많은 사람들이 위험한 운동, 거친 개인 생활, 혹은 바쁜 직장 스케줄을 즐기게 되는 원인일 가능성이 높다. 이런 면에서, 아드레날린은 기타 신경계 약물과 유사하며, 고조된 흥분 상태에 대한 의존을 - 암페타민이나 코카인만큼이나 효과적으로 - 유발하여 그 상태의 반복을 위주로 하는 삶의 방식을 유도할 수 있다.

스트레스와 감각 지각

감각적 지각의 질은 혈액 내의 스트레스 호르몬의 비율 일부에 큰 영향을 받는 것 같다. 이런 호르몬의 비율이 매우 낮아지면 감각 자극이 과도한 민감성을 보인다는 것이 밝혀진 바 있다. 자극에 민감해지면 어떤 면으로는 도움이 될 수도 있지만, 자극을 선택하거나 억제할 방법이 없다면 이는 무거운 짐이며, 혼란스럽고, 화나는 일일 것이다. 조절할 수 없는 민감성은 많은 괴로운 신경 질환의 원인이다. 이를 볼 때 외부의 스트레스를 피하고자 하는 사람들은 좀 더 피하기 어려운 내부적 문제들을 키우고 있을 가능성이 있다. 스트레스 호르몬이 때때로 혈액에 유입되지 않으면 다양한 감각 신호들 중 중요한 정보가 제대로 유입되지 못할 것이다. 상처로 인한 통증 때문에 상처를 입게 된 상황을 벗어나지 못해서는 안 된다. 하지만 만성적 감각 둔화는 현대인의 일상 생활의 관찰과 반응 과정에는 별 도움이 되지 못한다. 반대로 사회적으로 매력적이지 않은 "마초" 성향은 사실은 공격적인 생활 습관과 관련된 신체적 화학 반응과 관련된 것일 수 있다. 또한 이에 관여하는 호르몬 수치들은 부신/뇌하수체의 작용에 영향을 받으며, 부신/뇌하수체의 작용은 적절한 감각적 자극에 영향을 받을 수 있다. 바디워크는 올바른 심리 상태를 가지게 도와줌으로써 양쪽 심리 성향의 극단에 있는 모두에게 있어서 불편함과 제한점을 해소해주는데 중요한 역할을 할 수 있는 잠재력이 있다.

노르에피네프린과 무기력감

긴장 반응이나, 위험에 대해 성공하거나 혹은 실패한 대응은 모두 신경계 전반에 다양한 영향을 미치는 수많은 신경 화학적인 활동을 일으킨다.

*카테콜라민(catecholamines)*은 중추신경계에서 생산되는 한 군의 화학 물질로 정신 활동에 큰 영향을 미치는 것으로 알려지면서 많은 신경계 연구의 대상이 되고 있다. *노르에피네프린(norepinephrone)*은 이 군에 속하며, 위험 상황을 성공적으로 회피하는 것과 연관되어 활성화되는 것으로 보인다. 이는 부신에서 분비되는 성분 중 하나인 노르아드레날린과 매우 유사하다. 노르에피네프린은 활동적이고 확신에 찬 반응들을 유발하는 것으로 알려지고 있으며 뇌에서 결핍이 발생할 경우 인간에서 우울증을 유발한다고 알려져 있다. 제이 M. 웨이스(Jay M. Weiss)는 그의 연구에서 다음과 같이 결론지었다.

> 충격을 피할 수 있던 동물들의 뇌에서 노르에피네프린이 증가되었고, 동일한 충격을 받았으나 피할 길이 없던 무력한 동물들의 뇌에서는 노르에피네프린이 감소하였다... "무기력감" 에서 우울증성 행동간의 연관관계가 뇌 내의 노르에피네프린과 관련된 것일 수도 있다. 이는 우울증성 행동이 때로는 악순환(vicious circle)을 유발할 수도 있음을 말한다. 문제에 대처하지 못한다는 무력감은 신경계의 화학 조성을 변화시키고, 이를 통해 우울증이 심화되며 따라서 문제에 더더욱 대처하지 못하게 되고 이로 인해 추가로 신경계의 화학 조성이 바뀌게 되는 등의 과정을 거친다.

바로 이런 "무력감" 으로 인해 우리는 유전으로 모든 것이 결정되어 있다고 믿게 되고, 수술과 약물 위주의 위기 대처 의학에 의존하며, "전문가" 들에 의존하고, 나쁜 영향의 확산 앞에 무력해진다. 이것이 바로 말이 씨가 되는 파멸에 대한 예언의 화학적 실체이다. 효과적인 바디워크는 이런 무기력한 심리 상태를 기분 좋은 피드백을 이용해 대체할 수 있기에, 이런 피드백은 개인의 대처 능력과 자존감을 다시 확립하는데 더 없는 도움이 될 수 있다.

젖산과 불안감

우리 인체의 신경화학 물질 중에는 악순환을 일으키는 이런 불균형을 유발할 수 있는 것들이 매우 많다. 감정이나 태도가 신경 혹은 대사상의 변화를 유발하고, 이 변화는 그런 태도를 신화시키거나 복합화 시키며, 이로 인해 추가로 화학적 변화가 일어나고, 또 다시 태도를 강화시켜서 결국 중요한 심리적 혹은 신체적 증상을 유발한다. 이의 또 다른 예로는 긴장 시 혈액 내의 젖산의 양의 증가이다. "긴장성 신경증 환자들은 스트레스 상황에서 혈액 내 젖산이 크게 증가한다."

젖산은 근육 내에서 산소 없이 ATP를 생산하는 과정인 *혐기성당분해*의 주부산물이다. 긴장 상황에서의 젖산의 증가는 다음과 같이 이루어진다. 긴장의 일반적 효과 중 하나는 근육 긴장도의 증가이다. 이는 "공격 혹은 회피(fight or flight)" 반응 시의 전반적 근육 긴장 증가나, 혹은 만성적 걱정과 불안 상태에 동반되는 자세로 인한 국소적 근육 긴장 증가로 인해 발생된다.

근육 긴장이 증가할수록, 긴장을 유지하기 위해 국소 대사 또한 증가 한다. 그러나 근육 긴장으로 인해 주변 혈관에 압력이 가해지기 때문에 국소 혈류는 *감소된다.* 근육이 배당된 산소를 가지고 생산할 수 있는

ATP 보다 많은 ATP를 생산하게 될 경우 혐기성 당분해가 시작되어서 젖산이라는 부산물을 생산한다. 따라서 긴장은 근육 긴장도 증가를 통해 젖산을 생성시킨다.

그러나 안정된 사람의 혈액에 젖산을 주입하면 특이한 현상이 일어난다. 신경증 환자에서는 젖산이 긴장 상태를 유발할 뿐만 아니라, 건강한 대상자에서도 긴장과 또 그 관련된 모든 증상들을 일으키는 것을 볼 수 있었다. 따라서 이 경우에도 심리와 화학 반응이 상호 강화 반응을 일으켰다고 할 수 있다. 이는 점점 강화되어서 결국 심각한 국소 혹은 전신적 균형 파괴를 유발한다.

뇌에서의 노르에피네프린과 혈액에서의 스트레스 호르몬의 경우처럼, 근육에서의 젖산 형성은 부신/뇌하수체 반응이 느린 사람에 있어서 더욱 큰 영향을 미친다. 불안과 우울, 그리고 이들이 동반하는 증상들은 훨씬 더 긴 시간에 걸쳐서 유지되고 악화될 수 있으며, 점점 더 많은 상황들에 의해 유발될 수 있다.

원의 양쪽 끝

이런 악순환이 화학적 변화뿐만 아니라 *감정*이나 *태도*의 변화가 있어서 발현될 수 있다는 사실은 매우 중요하다. 이런 악감정이 없다면 지속되지 못하는 파괴적 과정들이 많다. 우울하지 않으면, 뇌의 노르에피네프린이 떨어지지 않을 것이다. 불안이 없다면, 혈액 내 젖산이 증가하지 않을 것이다. 무기력하지 않다면, 위궤양도 없을 것이다. 그리고 반대로, 연구 상황에서 쥐나 원숭이나 사람에게 특정 부정적 감정을 유발하면 그 생물은 특정한 화학적 물질과 특정한 신체적 증상을 나타냈다.

특정 감정과 특정 신체 기능간의 튼튼한 연관 관계는 수수께끼나 거짓말처럼 들릴 수 있지만, 우리는 걷거나 읽는 것을 배운 것처럼 많은 부분에 있어서 건강과 질병에 대해 배우고있다. 바디워크의 효용성은 긍정적 피드백을 통해 자기 인지와 조절에 대한 배움을 촉진하는 과정이라는 점에서 찾을 수 있을 것이다.

촉각, 스트레스와 현대인

다양한 수준의 자극, 결핍과 스트레스를 준 다양한 군의 실험 동물에 대한 연구는 우리 신체적, 감정적 특정 부분은 발달 과정에서 촉각적 자극에 의해 촉발되며, 따라서 이는 유전적으로 결정되어 있는 것이 아니라는 점을 강하게 시사한다. 촉각적 자극의 박탈이나 스트레스로 인한 과부하는 우리 몸의 보호 작용을 자극해 도리어 우리 몸을 해하게 된다. P.C.콘스탄티니데스(P.C. Constantinides)와 니알 캐리(Niall Carey)는 스트레스 증후군 연구의 선두주자 중 하나였던 한스 셀리(Hans Selye) 박사의 연구진에서 일하고 있던 1949년 당시에 이런 상황에 대해 정리한 바가 있다.

> 우리는 거의 모든 종류의 스트레스로 인해 유발될 수 있고 종종 생명체의 자살로 이어지는 위대한 생물학적 연쇄 반응의 윤곽만을 비로소 파악한 듯하다. 이 연쇄반응의 몇몇 고리는 아직 밝혀지지 않았지만, 그 핵심적 구조는 충분히 확증되었다.

실험에 의한 결과에서 본 것처럼, 충분한 촉각적 자극과 적절한 감각적 피드백은 앞에 말한 자기 파괴를 피하기 위해 필수적이며, 따라서 주기적으로 발생하는 성공적인 스트레스 해소라고 표현할 수 있다. 게다가 모든 성공적 긴장 해소의 신경학적인 기반과 교육은 앞에 말한 두 가지(적합한 자극과 적절한 피드백)를 통해 이루어진다. 불행히도 - 그리고 몇몇 사람들에게는 매우 안 된 일로 - 우리 문화 내에서는 이런 적합한 자극과 적절한 피드백은 접하기 어려울 수 있다. 우리 두 연구자들이 또 언급하기를.

> 오늘날의 가장 빈번하고 치명적인 질환들은 현대 생활의 "마모 손상(wear and tear)"으로 인한 것으로 보인다. 현대 사회는 많은 보호수단과 편리함을 제공함에도 불구하고 어째서 스트레스를 특징적으로 구성원들에게 가하는 지에 대한 의문이 있을 수 있다. 그러나 이런 보호수단 - 노동력을 절약해주는 도구들이나 의류, 난방 - 덕에 우리는 매우 적은 스트레스에도 무력해져 있다. 우리 선조들에게는 매우 적은 자극이었던 것들이 현재는 종종 위험 상황을 유발한다. 게다가, 현대 사회의 감정적 분쟁을 통해 발생되는 좌절감과 억압, 정치 · 경제적 불안감, 현대의 많은 직업에 따르는 피로감 - 이는 모두 가장 강도 높은 신체 손상과 버금가는 수준의 스트레스를 유발한다. 우리는 지속적 부담을 안고 살아간다. 우리는 긴장을 풀고 살 능력을 잃어가고 있다. 따라서 우리는 항상 새로운 신체적, 정신적 자극을 찾게 된다.

모성박탈 왜소증, 궤양, 억제된 면역 반응, 고혈압, 그리고 내분비 이상으로 인한 자살은 기본적으로는 건강한 유전적 물질들의 가장 극심한 변형 형태들일 뿐이다.

모든 박탈과 해소되지 않은 스트레스는 상응하는 정도의 탈선과 적응 부전을 유발한다. 그리고 그런 탈선은 종종 식별할 만한 원인이 보이지 않기 때문에 - 단지 최적의 건강 상태를 유지하기 위한 결정적이나 눈에 잘 띄지 않는 요소가 결핍되어있는 것이니까 - 그 자체가 유전적 결함으로 보인다. 이런 질환 중 많은 경우는 원인이 되는 결핍으로 인해 일어나는 증상들이 서서히 진행되며 또한 우리가 알지도 못하는 결핍 상태가 없었을 경우와 비교를 하는 것 자체가 불가능하기 때문에 이는 유전적 질환인 듯 보이는 경우가 많다.

우리의 신체 발달과 학습의 과정에 대한 지식이 부족하기 때문에 이런 문제들과 증상들에 대해 매우 애매한 지식밖에 가지고 있지 못하다. 우리의 행동은 단순한 반사 반응의 집합이 아니고, 우리의 자발성이 대뇌피질이 제공하는 다양한 선택들을 가능하게 했기 때문에, 인간들에게 있어서 최우선적인 발달 문제는 분명 심리적인 것이다. 우리는 불명확한 원인들을 상상해내고 명확한 원인들을 폐기하는데 있어서 놀라운 능력을 지니고 있다.

다음 연구는 여러 번 반복되었고, 그 결과는 높은 신뢰도를 보인 바 있다. 성인 두군을 대상으로 동일한 전기적 자극을 가했다. 한 군에게는 버튼을 누르면 통증을 경감시킬 수 있다는 거짓 정보를 주었고, 또 다른 군에게는 그런 회피 도구 자체를 주지 않았다. 비록 첫째 군이 가진 도구가 충격의 기간이나 정도를 줄여주지는 못하지만, 이런 도구 자체를 제공받지 못한 군에서는 신체적인 스트레스 증상이 더 많이 나타난다. 이는 교육과 태도, 그리고 유의성 있는 피드백에 대한 개인의 해석이 가지는 중요성을 다시 보여준다.

> 충격을 조절할 수 있다고 생각했던 사람들은 그들의 반응이 유의성 있는 피드백을 생성한다고 여겼다. 반대로, 어떤 대처 수단도 없던 사람들은 그들의 반응을 통해 유의성 있는 피드백을 생성한다는 느낌을 받지 못했다. 따라서 인간의 경우에도 스트레스 상황에서의 행동이 가지는 효과를 설명하는 데 있어서

> 쥐의 경우와 동일한 인자들을 사용할 수 있는 것이다. 반면에, 이 인간 실험은 구두로 된 지시와 자기 분석이 행동을 바탕으로 피드백이 유발하고, 신체의 스트레스 반응에 영향을 미친 점을 보아 인간에게 고차원적 인지 과정이 가지는 중요성도 보여준다.

이런 애매한 부분들은 우리가 살아가며 스트레스를 해소하고자 하는 과정에서 큰 장애물이 된다. 대뇌피질은 최종적으로 모든 조직과 행동에 영향을 미치는 어마어마한 연관성을 지니고 있기 때문에, 우리는 작은 스트레스를 거대한 위험 수준으로 키울 수도 있고, 또한 현재 상황에서의 유효성과 무관하게 전에 학습한 대처 반응에 매달릴 가능성이 높다.

Selye 박사의 연구진에 있던 두 젊은 연구자들은 다음과 같이 결론짓는다.

> 따라서 우리의 내과적 질환 중 다수는 신체적 충격으로부터 비롯되며, 전반적 적응 증후군(general adaptation syndrome)이 신체적 충격과 내과적 질환 사이를 연결하는 것일 수 있다. 만일 이것이 사실이라면, 의학은 종국에는 스트레스에 대한 대처법을 찾아낼 수 있을 것이다.

콘스탄티니데스(Constantinides)와 캐리(Carey)는 다음 내용을 명확히 했다

> 호르몬 생성 과도로 인해 발생된 질환에 대한 대처법을 찾는 데 있어서 가장 명확한 연구 대상 중 하나는 호르몬 생성 과도를 중화시키는 것, 즉 화학적 해독제를 찾는 것이다.

하지만 그들은 결론짓기를 "그러나 그 원인의 예방은 영원히 (의학의) 손을 벗어나 있는 부분이다"라고 하였다.

그러나 이런 결론들이 정말 사실일까? 우리는 정말 우리 몸에서 벌어지는 자연스런 내분비와 신경학적 과정을 해결해 줄 "화학적 해독약"을 기다려야 하는 것일까? 바디워크 - 또는 좀 더 정확히 말하자면, 바디워크가 키워줄 수 있는 자기 인지와 유의성 있는 감각적 피드백, 그리고 자기 조절 능력 - 를 통해 현대 연구와 의료 체계 내에서도 이런 균형 부전에 효과적으로 대처할 수 있지 않을까? 촉각적 자극 전반과 유의성 있는 감각적 피드백이 우리가 스트레스를 심리적으로 인지하는 면과, 신체적 반응, 그리고 효과적 대처 방안에 큰 역할을 한다는 점을 감안할 때 지능적이고 효과적으로 제공한 감각적 자극도 도움이 되지 않을까? 당장 긍정적 감각 자극이 왜 도움이 되는지는 밝혀지지 않을 수 있지만, 현재 우리가 이런 자극의 작용기전을 전부 이해하지 못하더라도 사실상 많은 사람들에게 도움을 줄 수 있다. 그리고 이는 현재 고통 받고 있는 사람들에게는 매우 큰 도움이 된다.

이런 많은 질문의 핵심이 되는 문제는 매우 실용적인 문제이다. 감정 변화와 습관, 그리고 이와 관련된 조직 변화가 유발되는 사람들의 마음속에서 문제가 되는 것은 "호르몬 불균형"이 아니며 그들이 원하는 것은 "화학적 해독제"가 아니다. 그들은 불편감과 통증으로 고통받고 있고 이에서 벗어나고 싶어 한다. 연구를 통해 그들이 겪는 고통의 모든 면을 밝혀낼 후 "언젠가" 개발될 "화학적 해독제"가 그들에게 얼마나 도

움이 될 것인가? 스스로의 몸에 대한 일정한 조절 방법을 얻고 그들이 갇혀있는 악순환의 고리를 느슨하게 해 주어서 불편감과 신체적 제약을 완화시켜서 생산적인 활동을 할 수 있게 해주는 현재 시행 가능한 방법이 훨씬 도움이 되지 않을까?

나는 심각한 질환이나 외상의 후유증이 그저 몇 번 문지른다고 없어진다는 말을 하고자 하는 것은 아니다. 우리의 몸은 단순히 문지른다고 소원을 들어주는 요술 램프가 아니다.

하지만 분명한 것은, 현대 사회에서 가장 광범위하게 퍼져있거나 치명적인 질환들 중 다수를 포함한 많은 불편하고 고통스런 질환들이 우리 신체 내의 신경계와 내분비계와 연관되어 발생하거나 악화된다는 사실이다. 그리고 이런 질환들이 우리의 심리나 체내 화학적 작용에 의해 발생될 수 있다면, 같은 체내의 체계가 증상 완화와 조직 재생을 부를 가능성도 너무 큰 비약은 아닐 것이다. 또한 감각적 자극의 양과 양상이 수많은 신경 내분비조직의 건강한 발달과 최적의 작용에 많은 영향을 미치는데, 감각적 자극을 잘 이용하면 다양한 병리적 상태와 연관된 발달부전과 작용 이상을 고칠 수도 있지 않겠는가?

감정 상태, 태도, 행동과 신체적 습관이 악순환으로 이어지는 거대한 연결고리를 유발할 수 있다면, 다른 감정 상태, 태도나 습관이 건전한 순환을 유발할 수 있지 않을까? 그리고 우리를 아프게 하는 습관과 태도도 외부에서 습득된 것이 아닌가? 그렇다면 새로운 태도를 배울 수 없을까? 유의성 있는 감각적 피드백을 통한 자발적 시도가 모든 학습의 기초가 아닌가?

우리는 긴장을 풀 능력을 잃어가고 있고 이는 우리를 해치고 있다. 그렇다면 비록 그 기전을 전부 이해하지는 못하더라도 이 중요한 능력을 다시 배울 수 있는 방도를 찾아서 사용해야 하지 않을까? 악순환에 들어선 개인에게 이완과 자기 조절 능력을 다시 찾아줄 수 있는 방법보다 이론적 근거가 줄 수 있는 것이 더 많을까? 놀란 아이를 달래거나 흥분한 동물을 달랠 때 우리의 본능이 어떤 단계를 밟는가?

불편함과 활동 제약 자체가 분명한 문제였다면, 이런 문제들 중 일부는 오래 전에 더 명확해졌을 것이다. 하지만 많은 사람들에게 있어서 곤란한 점은 그들에게 해를 끼치는 태도나 습관이 사실상 그들이 가장 소중히 하거나 깊이 새겨진 것들이라는 점이다. 적절한 변화는 현재 상태를 견디는 것보다 더 어렵게 여겨질 수 있다. 닳아 빠진 일상이나, 심지어는 세계관마저도 이런 변화과 연관되어있을 수 있다. 통증을 포기하는 것 자체가 너무 고통스러워 보일 수 있다는 것이다.

많은 사람들은 익숙한 통증을 가지고 사는 것이 우리가 익숙하지 않는 통증을 받는 것보다 대체적으로 낫다고 말한다. 혹은, 다른 격언을 빌자면, “고통 없이는 얻는 것도 없다” 라는 말은 운동 선수들의 신조이기도 하지만 때로는 자살로 이어지는 피학적 생활 습관의 이론적 바탕이 될 수도 있다.

우리가 겪는 불편함이 생활 습관을 바꾸기 위한 불편함보다 커졌을 때는 신체적 손상이 이미 벌어진 후이다. 불안감과 통증을 둘러싼 이런 극심한 심리적 모호성이 우리를 제약하는 진짜 원인들을 보지 못하게 하고, 이를 바꾸기 위한 실용적인 방법을 취하지 못하는 원인이다.

통증

"통각은 인간 감각 중 가장 자세히 알려지지 않은 것이다." 통증의 주 목적은 신체 조직의 손상이나 파괴에 대해 중추신경계에 알리는 것이다. 통증은 거의 언제나 신체적 그리고 심리적인 위협 상황에 동반되며, 그렇기에 전반적으로 "공격 혹은 회피(fight or flight)" 반응 시 보이는 전신적인 반응을 동반한다. 심리적 민감 상태, 심박수 증가, 혈압 상승, 혈당 증가, 혈액 응고 촉진, 내장 혈류의 근육으로의 전환, 동공 산대, 발한 등이 여기에 속한다. 달리 말하면, 통증은 흔히 부신/뇌하수체 축과 그 신경학적, 내분비적인 반응을 촉발한다.

앞에서 위기에 처한 생물에게 이런 반응이 가지는 가치에 대해 논한 바 있다. 또한 "공격 혹은 회피" 반응이 너무 쉽게, 길게, 혹은 너무 오래 유지될 경우 그 자체로 개체에게 악영향을 미칠 수 있다는 것도 논하였다. 사람을 느리게 하고 제한시키는 상태와 연관된 만성적 불안과 긴장은 주로 통증 상황을 예상하는 것에서 기인한다.

우리가 통증을 바라보는 시각은 부신/뇌하수체 경계 체계의 기능과 밀접하게 관련되어 있고, 사실상 몸에서 스트레스 호르몬 분비를 조절하는데 가장 중요한 인자는 통증을 대하는 우리들의 태도일 수 있다. 많은 부족의 의식에서 요구되는 금욕적인 인내에서부터 신경증 환자의 손거스러미(hang-nail)로 인한 신음까지의 넓은 반응 범주에서 볼 수 있듯이, 통증만큼 다양한 종류와 정도, 그리고 반응을 유발하는 단일 감각은 없다. 우리의 조직으로써의 건강과 저항력에 있어서 통증과의 관계는 중요한 위치를 차지한다.

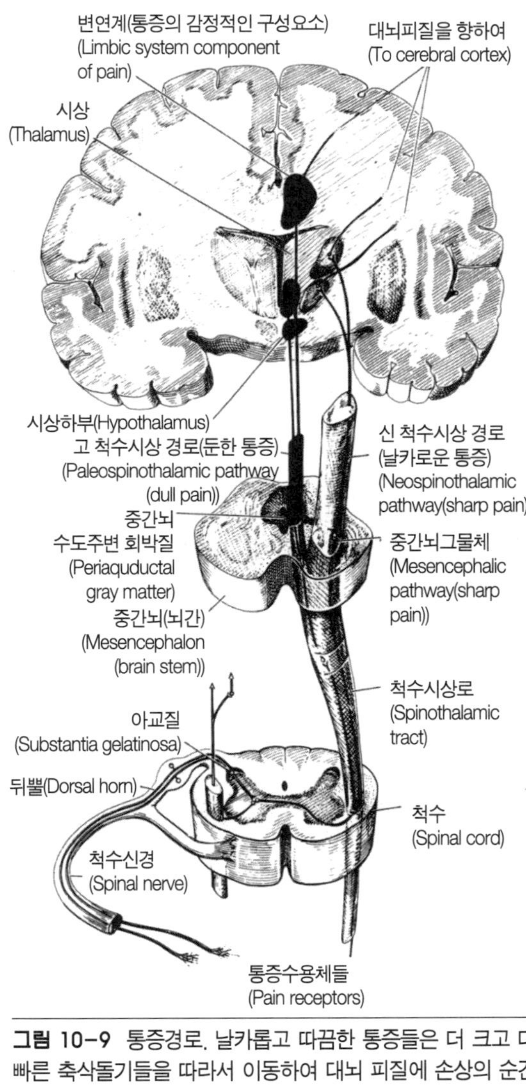

그림 10-9 통증경로. 날카롭고 따끔한 통증들은 더 크고 더 빠른 축삭돌기들을 따라서 이동하여 대뇌 피질에 손상의 순간을 알려준다. 더 둔한 통증 자극의 가중은 더 느린 축삭돌기들을 따라서 이동하여, 손상의 전체 범위에 다소 늦게나마 뇌에 알려준다. 이들 후자의 경로들은 대뇌 피질로 가는 도중에 뇌의 정서 중추들과 접촉하여 통증에 그 "고통스러운" 특질을 부여한다; 이런 구성요소는 지나치게 과장될 수 있어서 가장 경미한 통증이라도 완전한 놀람상태 또는 확장된 쇠약상태로 만든다.

통증의 모호성

통증은 촉각, 압박감, 열감, 냉감 등과 함께 우리 인체의 1차적 감각 중 하나로 여겨지고, 다른 감각들과 마찬가지로 통증만을 위한 세포체, 축색 돌기, 그리고 신경 종말들을 갖추고 있다. 하지만 일단 통증의 이런 세포적 근원에서부터 모호성이 있다. 즉, 종종 다른 감각이라도 "너무 많은" 자극이 가해질 경우 통증으로 인식되는 경우가 있기 때문이다. 그리고 "너무 많은" 자극은 "조직 손상을 유발할 정도"의 자극을 의미하지 않는다. 다만 "우리가 익숙한 정도보다 많은" 자극을 의미할 뿐이다. 따라서 통증은 그 시작에서부터 명확한 근원에서 발생된 명확한 감각이 아니다. 과연 통증은 통증 수용체 신경 종말('해하다'를 뜻하는 라틴어 nocere에서 파생된 통각수용체nociceptor)에서 온 것인가, 아니면 두뇌가 다른 감각의 과부하를 인식하는 방법인가?

모든 통증 수용 경로는 조직 세포로 뻗어지는 자유 신경 종말에서 끝난다. 이 신경 종말들은 피부, 골막, 혈관벽, 관절막, 그리고 뇌강 내의 연결 조직막 등에 조밀하게 밀집되어 있다.

이런 밀집 지역에서는, 비교적 작은 손상도 큰 통각을 부를 수 있다. 통증 신경 종말은 장기나 기타 심부 조직에는 비교적 적은데, 따라서 신경 자극을 통해 욱신거림이나 작열감이 발생되려면 비교적 넓은 범위에 자극이 가해져야 한다.

정확히 어떤 자극이 신경 종말에서 통증 신호를 유발하는 지는 알려져 있지 않다. 손상 받은 세포에서는 브라디키닌(bradykinin)과 히스타민(histamine) 두 가지 성분을(다른 성분들과 함께) 방출한다. 이 화학 물질들을 피하에 주사하면, 심한 통증이 발생한다. 이 물질들이 신경 종말을 덮어서 통각 수용체가 자극되는 것일 수도 있다.

일단 자극이 시작되면, 통각은 척수와 뇌까지 단일 경로를 따라 이동하지는 않는다. 통각은 두 경로를 통해 전달되는데 하나는 굵고 전달이 빠르며 또 하나는 가늘고 전달이 느리다. 빠른 경로는 뇌에 먼저 전해지는 "따끔한" 통증을 전달해서 손상 사실을 알린다. 이 1차적인 통증 전달은 손상 종료 후에는 느껴지지 않고, 손상 진행 중에만 느껴진다. 그 후 느린 경로를 통해서 더욱 오래 지속되는 작열감이나 욱신거림이 전달되고, 이를 통해 뇌가 손상의 정도를 파악할 수 있게 된다.

이 두 가지 방식의 통증은 손가락 사이에 있는 살점을 꼬집어서 확인할 수 있다. 처음 느껴지는 뾰족한 감각은 빠른 경로를 통해 전해지는 따끔한 통증이고, 그 후 이어지는 욱신거림은 느린 경로를 통해 전달되는 두 번째 통증이다. 시간이 가며 손상 영역의 신경 신호가 전부 모이고, 중추신경계에서 이 전체의 합의 결과를 증폭 혹은 감소시켜 수용하기 때문에 이 2차적 반응은 시간이 가면서 점점 심해지는 경향을 보인다.

우리가 심각한 통증과 연관 짓는 지속적이고 좀 더 견디기 힘든 느낌은 바로 이 감각이다.

놀랍게도, 조직 손상으로 인한 통증 발현은 거의 모든 인간에서 동일하게 나타난다.

> 어떤 사람이 통증에 유달리 민감하거나 둔감한 경우는 거의 없다. 에스키모와 인디언, 백인들처럼 서로 다른 인종 간에도 통증 역치에는 유의한 차이가 없었다.

이는 1차적인 "따끔한" 통증이 모든 사람에게서 동일하게 나타남을 뜻한다. 예를 들어서 온도를 조금씩 높이면, 거의 모든 사람들은 섭씨 45도에서 통증을 느낀다. 이 온도는 실제로 세포 손상을 일으키는 최저 온도이다.

하지만 이 1차적 신호는 짧고, 어찌 보면 통증 반응 상 가장 중요성이 적은 부분을 차지한다.

> 사람들간의 통증 인지 역치는 거의 동일하지만, 사람들의 통증에 대한 반응의 정도는 매우 큰 차이를 보인다. 중추와 말초 신경계의 다양한 영역에서 전해지는 신경 신호의 조절은 현재 들어오는 감각 자극이 뇌의 다른 부분으로 넓게, 혹은 좁게 전해질 지를 결정한다. 아마도 이러한 기전이 사람의 통증에 대한 반응을 결정지을 것이다.

이런 증폭 혹은 감소 효과의 영향 범위는 놀라울 만큼 넓다. 이런 차이 때문에 우리는 종종 주변 사람들과 놀랄 만큼 다른 수준의 불편감을 느끼곤 한다. "덥지 않아?" "아프지 않니?" "안 피곤해?"

그 자체로만 놓고 보았을 때 통증의 이 넓은 영역의 범주는 특별한 것이 아니다. 억제와 촉진의 순환은 항상 우리 신경계에 있는 모든 세포에서 일어나고 있고, 이는 우리에게 단일 감각이나 단일 운동을 식별하고 수행할 수 있는 선택 기전을 제공하고 있다. 이러한 선택이, 그리고 이러한 선택만이 현실과 행위에 대한 우리의 인식이 안정될 수 있는 표면과 배경의 근본적인 관계들을 만들어낸다.

하지만 통증과 연관된 위협과, 우리 인체가 위협에 대한 과도한 집착으로 인한 손상 받을 수 있기 때문에, 이 일반적 선택 과정의 특정한 부분들은 통증과 관련된 경우 이를 무시하고 휴식 상태를 취하게 된다.

> 구심성 뉴런이나 척추 경로, 혹은 뇌에서 정보의 전달을 조절할 수 있는 하행 경로는 대부분의 감각계에 존재하지만, 통증과 관련해서는 특히 중요한 위치를 차지한다. 이들은 감각, 과거의 경험, 집중도 등이 통증에 대한 민감성을 조절할 수 있는 기전으로 여겨진다. 하행 경로에서 통증 경로의 활성도를 줄이면, 특정한 통증에 대한 인식도 뿐만 아니라 불쾌한 감정과 반응 행동도 감소되게 된다.

감각적 경험에 더해진 심리적 반응

이런 하행 경로는 통증을 줄이는 것뿐만 아니라 증폭시킬 수도 있는데, 이를 통해서 특정한 통증이 올 것이라는 예상만 으로도 통증 수용체에서의 자극이 직접 발생시킬 수 있을 정도의 공포, 아드레날린과 코티솔 분비, 발한과 경련, 그리고 감정적 고통이 모두 유발되기도 한다. 이런 불안과 예상이 통증 경험과 밀접하게 연관되게 되면 환자는 공포와 조직 손상, 내분비계 반응, 그리고 행동 반응 간의 차이를 인지하지 못하게 될 수 있다.

> 통증 경험은 통증의 위치, 강도, 그리고 지속 기간에 대한 정보뿐만 아니라 공포, 불안, 그리고 불쾌감을 포함한다. 또한 다른 어떤 감각보다도, 통증 경험은 과거의 경험이나 암시, 감정(특히 불안), 그리고 다른 감각의 동시적 자극에 크게 영향 받는다. 통증의 이런 복잡한 특성은 통증을 일으키는 자극이 감각적 경험과 반응을 동시에 유발하고, 이 반응은 감정적 반응(불안, 공포)과 행동적 반응(회피나 기타 방어 행동)을 동반하기 때문으로 해석할 수 있다. 조직 손상 자극이 고통을 일으키려면 감각뿐만 아니라 감각에 대한 반응도 나타나야 한다.

통증에 대한 반응은 매우 큰 위력을 가지며 통증상황에 대한 경험에 큰 영향을 미친다. 이는 가장 효과적 진통제들 중 몇몇 - 예를 들어 모르핀 - 은 조직 손상 자체가 아니라, 반응과 감정을 담당하는 뇌에서만 작용한다는 점을 통해 알 수 있다.

> 통각은 모르핀 등의 약을 이용해서 심리적, 행동적인 부분과 분리시킬 수 있다. 반응 인자를 제반 상황에서 분리시키면 통증을 느끼기는 하지만 전처럼 불쾌하지는 않다. 환자가 그만큼 불쾌해하지 않는다. 따라서 통증 자극의 인지도를 줄이지 않고서도 성공적 진통을 유발할 수 있다.

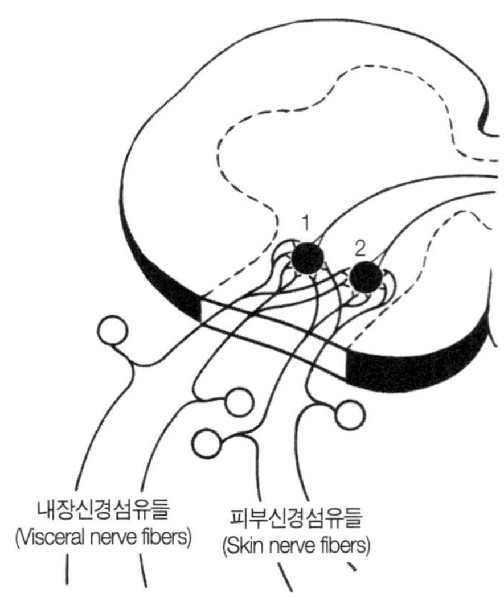

그림 10-10 "연관통"의 기전. 신호들이 척수의 개재 회로들로 전달될 수 있기 때문에, 내부 장기들에서 기인한 통증은 피부나 근육들에서 기인한 것처럼 보일 수 있다. 이러한 연관 기전은 때때로 통증의 실질적인 근원을 매우 모호하게 만들 수 있다. 사실, 연관현상들은 원래의 내장 기원성 통증에 더하여 근경련을 유발시켜 근육들 스스로 통증들을 만들기 시작하게 할 수 있다. 이것은 매우 심한 악순환이 될 수 있다.

통증/경련 순환 체계

통증의 이런 증가를 유발하는 기전들에 대한 이해를 돕기 위해 근육 경련성 통증의 발생과 몇몇 결과물을 살펴보겠다.

이런 통증의 일차적 원인은 타박상이나 가볍게 삐는 것으로 유발되기도 한다. 이런 일차적 원인은 체계 전체로 볼 때는 별 문제가 되지 않을 만큼 작고 말초적이지만, 극심한 통증과 활동 제한을 가져올 잠재성을 가지고 있다.

작은 손상에 대해서도 발생하는 반사 중 하나는 통각 신호를 해당 부위의 근육 세포를 주관하는 운동 뉴런으로 직접 전달하는 반사이다. 이런 척수 반사는 손상 조직 주변 근육을 자극해 수축시켜서 손상된 조직을 지지하고 보호한다. 이는 이 반사의 목적으로 좋은 반사이다. 하지만, "공격 혹은 회피" 반응에서 보았듯이, 이런 수축의 정도가 너무 심하거나 너무 오래 지속된다면, 보호 기전의 일부가 아닌 반응을 유발해서 종국에는 애초의 손상보다 훨씬 많은 악영향을 전신에 미치는 일이 발생할 수도 있다.

애초에 국소 손상에 대한 반응이 극심했다면, 주변 근육 수축이 너무 강해서 손상 부위를 압박해 더 심한 통증을 유발할 수도 있다. 혹은 수축이 너무 광범위하게 일어나서 손상 부위 지지에 필요한 것보다 훨씬 넓은 근육 수축이 일어나면 움직임의 제한이 심해지고 대사 에너지 낭비도 그만큼 심하게 된다.

혹은 더 복잡한 상황에서는 원래 상처의 통증이 증가할 뿐만 아니라, 새로운 통증의 원인들이 발생하기도 한다. 근육 수축이 지속되면 수축 지역의 혈행이 감소된다. 이런 혈행 감소와 이에 따른 조직의 산소 결핍은 *허혈*이라고 불리고, 이는 잠시만 지속되어도 그 부위의 세포들에는 심한 통증이 발생하는데 이는 애초 손상 받은 부위가 아니라도 마찬가지이다.

국소 대사 속도가 높을수록 - 즉, 구축이 강하고 넓을수록 - 산소는 더욱 빨리 소모되고, 이 통증이 더 빠르고 심하게 발생한다. 허혈성 통증의 정확한 원인은 아직 분명하지 않다. 구축된 조직 내의 젖산 축적(산소 부족으로 인해 혐기성 당분해를 통해 근조직에서 생성)에서 발생될 수도 있고, 혹은 주위 근육 세포에서의 히스타민이나 브라디키닌 분비를 통해 발생할 수도 있다. 어쨌거나 해당 부위의 세포에 산소를 공급해

주면 즉시 해소됨을 볼 때 이는 국소 부위의 산소 부족과 명확히 관련되어 있다.

따라서 이렇게 되면 해당 부위의 *두 가지* 통증과 대처해야 한다 - 근육 구축을 유발한 원래 있던 손상과, 구축의 증가와 유지로 인해 발생한 허혈 상황이 그것들이다. 이런 두 요소들이 악순환을 어떻게 이루는지는 쉽게 알 수 있다.

> 어떠한 국소 자극 인자나 근육의 대사 이상은 근육에서 척수로 이어지는 통증이나 기타 감각 자극을 일으켜 근육 수축을 유발할 수 있다. 이런 수축은 동일한 감각 수용체를 더욱 자극해서, 척수에서 수축의 정도를 더욱 증가시키도록 한다. 따라서 작은 자극이 점점 더 많은 수축을 일으켜서 결국 근육에 쥐가 나게 된다.

뇌의 하행 경로가 척수의 신경 - 운동 반사를 억제하거나 활성화시키므로 뇌는 이 악순환을 효과적으로 억제하거나 강하게 증폭시킬 수 있다. 근원이 된 통증이 중요한 부위에 위치하고 있다면 - 예를 들어서 거의 모든 동작으로 인해 자극 받는 위치인 척추 근처의 등 쪽에 있거나, 혹은 호흡할 때마다 통증이 유발되는 갈비나 횡격막 등의 위치 - 통증 대처 반사와 감정적 불안이 너무 심해져서 모든 움직임이 경직되거나 호흡이 힘들고 고통스러워질 수 있다. 혹은 그 개인의 통증 수용 능력이 낮고 과장된 반응을 보인다면, 원래 손상의 위치나 정도가 아무리 무시할 만하더라도 쥐가 나거나, 통증이나, 움직임 제한 등의 증상이 발생할 수 있다.

크고 작은 각종 손상에서, 이런 이차적인 반사와 대사 반응은 종종 통증 증상과 회복 과정을 복잡하게 만든다. 이런 반응들로 인해서 원래의 손상보다 더 심하고 오래 가는 불편함이 발생하는 경우도 흔하다.

또한 이 악순환에서는 2차적 통증이 실제 손상과 연관되지 않은 형태로 나타날 수 있다는 것도 알아둘 만한 부분이다. 국소적 허혈로 인한 불편함 자체만으로도 다른 자극 없이 악순환을 유발하는 수축 반응을 부를 수 있다. 이 경우에도 마찬가지로 산소 고갈, 대사 문제, 통증 증가, 수축 범위 확산, 그리고 불안감 고조 등이 모두 나타난다. 또한 허혈은 신체의 특정 부분에 지속되는 수축을 유발할 수 있는 거의 모든 내부적 문제로 인해서도 나타날 수 있다 - 습관적으로 취하는 자세나 행동, 장시간 앉아있기, 종종 자극되어서 반복되는 체계화된 반사, 혹은 만성적 수축을 유발하는 습관적 심리 상태 등이 모두 이에 해당된다. 이 모든 것들은 통증/강직 순환 체계에 있어서 손상과 동일한 반응을 일으킬 수 있다.

또한 이 순환이 오래 지속될 경우, 상황은 더욱 심각해질 수 있다. 국소 부위에 장기간 동안 적절한 산소 공급이 이루어지지 않는다면, 대사 장애로 인한 노폐물이 축적되어 유해한 화학 물질이 발생되고, 이로 인해 근처의 모든 세포들이 약해질 수 있다. 이런 경우, 이 세포들은 각종 병리적 과정에 대한 저항력이 떨어지게 되며 다양한 질환이나 분해 과정에 노출되게 된다. 바이러스가 자리잡거나, 심각한 감염이 발생하는 등을 통해 체계 전체의 약화를 초래할 수 있는 발판이 되기도 한다.

나중에는 유해성 노폐물들이 세포들을 직접 파괴해버리기도 하는데, 이렇게 되면 이 빈 공간에는 흉터 조직이 생기고 이것이 커지면 섬유화가 발생하는데, 이는 해당 국소 지역의 신전과 운동을 영구적으로 제한시키게 된다. 이 독소들이 더 쌓이게 되면 주기적으로 혈류에까지 독소가 유입된다. 근육 수축의 주요 노폐물 중 하나인 젖산을 건강한 사람에게 주사하였을 때 통증뿐만 아니라 불안감도 유발하였음을 기억할 필요가 있다. 이 모든 증상들은 우스울 만큼 작은 증상으로부터 비롯되었을 수 있다 - 하지만 악순환이 시작되어 통제를 벗어난다면 이는 더 이상 우스운 일로 끝나지 않는다.

악순환을 깨기

서구 문화권에 속한 대다수 사람들은 이 통증/수축 순환체계를 깨기 위해 주로 약에 의존한다 - 예로 진통제, 마취제, 근이완제 등이 있다. 이 중 몇몇은 향정신성이며 중독성이 있고, 다른 많은 약들에는 심각한 부작용이 있는데 이 중 일부는 기전조차 명확하지 않다. 하지만 이 약물들은 한 가지 중요한 역할을 한다. 이것들은 신체적 통증 인자나 심리적 고통 인자를 제거해서 악순환을 끊어줌과 동시에, 경련을 유지하는 요인들을 줄여서 진통시켜 준다. 비록 약물로 인해 유발된 것이지만, 이 진통은 일시적인 것만은 아닐 수 있다. 만일 약이 성공적으로 경련을 끊었다면, 그 결과로 순환이 개선되고 대사 장애가 줄며, 회복이 빨라질 수 있다. 이 때 주의해야 할 유일한 점은 치료로 인한 부작용이 모여서 또 다른 악순환을 이루지 않게 하는 것이다.

물론 약물 다량 투여만이 악순환을 끊어 통증을 줄여줄 수 있는 방법은 아니다. 바디워크는 신체와 정신적 고통의 악순환에 효과적으로 개입할 수 있다. 아이가 다쳤을 때 부드럽게 쓰다듬어주기만 해도 아이는 그 기쁨으로 인해 충격과 공포를 곧 잊게 되고, 까진 무릎에서 계속 피가 나지만 더 이상 울지 않고 용감하게 웃는 것을 본 기억이 있을 것이다. 감각적인 즐거움은 불안과 통증을 감소시키는 데 매우 큰 힘을 발휘하고, 우리는 본능적으로 우는 아이들이나 짖는 강아지, 안정을 못 찾는 말이나 놀란 새들에게 이를 이용한다.

이런 현상은 일부는 신체적인 이유가 있다. 촉각은 통증보다 굵고, 빠르며, 더 많은 경로를 통해 전해진다. 따라서, 손상 부위 주변(혹은 아예 다른 부위나, 몸 전체)을 기분 좋게 문지르면, 뇌에는 기분 좋은 촉각적 자극 신호가 잔뜩 가해져서 급성 통증 신호가 이에 묻히게 된다.

최근의 연구에서는 전기적 생체피드백 장비를 이용해 뇌파 중 깊은 전신적 이완을 뜻하는 알파파(alpha)를 증가시킨 바 있다. 그 결과는 약물 없이도 통증과, 통증을 악화시키는 감정이나 2차적 반응을 분리시킬 수 있을 가능성을 보여주었다. 실험실 토끼에게 혈관을 이완하고 수축시키는 방법을 가르칠 수 있듯이, 인간에게도 불안 반응과 관련된 신체적, 심리적 인자들을 의식적으로 제거하도록 가르칠 수 있다.

> 몇몇 종류의 만성적 통증을 조절하기 위해 알파파 발생 횟수를 증가시키는 방법이 사용된 바 있다. 이것이 효과를 가지는 이유는 1) 알파파 교육 과정 중 환자가 통증이 아니라 피드백 신호와 내부 감정에 집중하게 되기 때문이고 2) 환자는 이 과정이 효과가 있음을 믿고 있으며 3) 알파파 발생과 연관되는 이완이 환자의 불안감을 줄여주고 4) 통증을 조절할 수 있다는 것을 알고 있는 것만으로도 통증의 의미가 바뀌고 따라서 그에 대한 반응도 바뀌기 때문이다.

환자가 몸을 통증이 아니라 기쁨과 편안함의 근원으로 여기게 하는 것, 심리적 불안감을 줄이는 신체적 이완, 그리고 통증 상황에 대한 *조절의 가능성 회복* - 이는 모두 바디워크가 목표로 하는 점들이다. 특히 매우 작은 정도라도, 마지막 인자의 유무가 가지는 중요성은 이루 말할 수 없다. 앞의 실험에서 통증을 조절할 수 있다는 느낌을 받은 쥐들은 궤양과 사망을 피할 수 있었고, 같은 통증을 받은 쥐들은 - 통증의 원인에 대해 효과적인 영향을 미치지 못한다는 사실 때문에 - 죽었다는 점을 기억해보라.

따라서 스스로가 만들어낸 악순환을 조절하는데 있어서 바디워크는 큰 역할을 할 수 있고, 이는 위험한 약물학적인 부작용을 동반하지 않는다. 만일 악순환이 손상 부위에서 시작된 것이라면, 부드럽고 기분 좋은 촉각적 자극은 연장된 허혈성 통증 반사에서 해당 부위를 단절시켜줄 수 있고, 따라서 환자에게 조직 손상의 감각만을 느끼게 해주며, 지속적 반사작용과 불안감 증대로 인해 발생되는 종종 원래 손상보다 더 심한 불편함을 해소시켜줄 수 있다. 또한 만성적 수축으로 인해 유발된 허혈 자체가 통증의 근원이라면 주변 조직의 긴장을 이완시키고, 해당 영역으로의 혈액과 산소 공급을 증가시키며, 젖산과 기타 화학적 자극원의 배출을 촉진하고, 통증의 근원 자체를 없애는 것도 가능할 것이다.

부신/뇌하수체 축의 반응 전반과 관련된 나쁜 효과들을 유발하는 이런 매우 흔한 통증의 악순환과 관련해서 생각하면 바디워크 같은 단순하고 효과적인 치료법의 잠재적 중요성은 엄청나다. 이런 악순환이 시작되면, 환자에게 그런 증상을 유발하는 내장성 원인이 없고 "심리적인" 문제이며 통증과 운동 제한의 증가는 고위 뇌신경계의 반응으로 인한 것이라고 말해줘도 소용이 없다. 그에게 있어서는 실제로 통증이 존재하며 점점 증가되고 있고, 그것이 유발하는 반응 또한 이미 실재한다. 이때 필요한 것은 가능한 한 압도적인 양의 편안한 감각 자극을 통해 고위 뇌신경계의 관심을 불안감을 유발하는 불편감으로부터 다른 곳으로 돌리는 것이다. 불안이 감소되면, 악순환이 느려지고 수축이 더 이상 형성되지 않으며 이완이 시작될 수 있고, 산소가 안정과 운동성의 회복에서 제 역할을 할 수 있게 된다.

이 과정에서, 바디워크는 증상의 일시적인 치료라기보다는 교육 과정의 역할을 하게 된다. 인체 내의 반응의 섬세한 균형은 깨지기 쉽고, 그랬을 때 우리 스스로를 해치게 되는데, 때로는 우리가 가장 버리고 싶지 않아하는 습관들이 우리 몸의 균형에 가장 해가 되는 악영향을 미치기도 한다. 바디워크는 불편함을 잠시 잊게 해주는 방법이기도 하지만 그 불편감의 원인에 대해 새로운 각도에서 생각할 수 있게 해주기도 한다.

"본능"을 통해서 통증을 피할 수는 없다. 뜨거운 난로에 닿은 손을 잽싸게 빼게 해주는 우리의 보호 반사 반응은 심리적 인자들과, 스스로에게 입히고 있는 손상에 대해서는 그렇게 도움이 되지 못한다. 사람들이 통증 상황에 대해 알고 있고 그걸 피할 수 있는 방법이 있는 상황에서도 너무 많은 경우에서 너무 많은 손상이 반복되기 때문에 사람들이 통증을 피하고자 하는 본능이 있다는 것을 완전히 믿기는 어렵다. 게다가, 누군가에게 기쁨을 *받아들이는* 것을 가르치는 것은 통증을 *피하게* 하는 것보다 더 어려운 일일수 있다.

사람들마다 달리 가지고 있는 "통증"과 "기쁨"의 정의와 이 두 가지에 대한 수용이나 회피는, 우리 발달 과정에서 겪는 많은 영향들에서부터 발생된 결과이다. 기쁨과 통증을 대하는 우리의 태도에서 나타날 수 있는 혼란을 헤쳐 나가려면 상당한 노력이 필요할 것이다 - "건강한" 사람이 "자연히" 통증을 피하려고 하거나 우리 몸 속에서 발생하는 악순환을 끊기 위해서는 "화학적 해독제"만 있으면 된다는 생각은 이런 노력을 더욱 어렵게 한다.

촉각, 기분 좋은 감각, 그리고 긍정적 감각 피드백은 인체를 기쁨의 근원으로 받아들이고 우리에게서 통증을 일으키고 키우는 내부적 상황을 피하는 것을 가르치는데 핵심적인 요소들로 작용할 수 있다.

CHAPTER

11 세기의 전환에 있어 보다 나은 관점

새로운 생리학

바디워크가 이 세상에 등장한지 10년이 조금 지났고, 그 반응에 나는 매우 큰 기쁨을 얻어왔다. 또한 개인적인 대화와, 그룹간의 세미나 횟수에 큰 전율을 느껴왔을 만큼 이 책은 나를 고무시켜왔다.

이 책이 내게 미친 영향에 대한 열린 토론, 서신, 강의 그리고 워크숍들에서 나타난 반응은 매우 즐겁고도 놀라운 것이었다. 내가 이야기 하는 것들이 실용적인 생리학적 지식이 바디워크로 다양한 방법으로 접근하는 것에 대하여 알려 줄 수 있고 그들의 효율성의 수준들을 높여줄 수 있는 방법이 될 것이라고 생각해왔다. 그러나 내가 발견한 것은 훨씬 더 포괄적인 것이었으며, 모든 종류의 대체의학에서 제안된 사람의 건강과 발달의 모든 형태에 대한 제한 없는 탐구였다.

나는 내가 바디워크에서 표현하려고 노력해 온 많은 테마들의 총괄적인 인식과, 매우 새로운 종류의 생리학에 대한 강한 흥미들과 마주쳐왔다. 이러한 "새로운 생리학"의 개념의 근저에는 종종 임상연구들로 구체화된 이론들로부터 종종 체계적으로 배제되어 온 수많은 시도들을 포함한다. 1) 정신은 분명히 존재하며, 어느 곳에서 그것이 명확히 나타나든지 그것은 주기율표의 원소들처럼 이 세계에서 사물과 사건들을 다루는 역할을 함 2) 날카로운 지성은 모든 형태의 삶에 존재함 3) 대부분의 사고와 느낌의 형태는 직접적이고 극적으로 생리학적 발전과 내 몸의 기능을 기술함 4) 생리학적 기능에서의 나의 변화가 직접적이고 극적으로 나의 생각과 감정의 기질에 충격을 준다는 점 5) 정신적인 측면에서나 육체적인 측면에서 심신의 회복과 상호작용기능을 매우 놀랄만하게 증진시킬 수 있는 특별한 일들이 있다는 점 6) 이러한 상호작용에 있어서의 개선이 우리의 개인적인 건강과 발달의 증진뿐만 아니라 우리가 지각할 수 있는 세상의 구조에 대한 인식을 매우 깊게 하고 시야를 넓혀 준다는 점.

바디워크와 과학

그래서 내가 바디워크를 통해 시작한 독창적인 가설은 현존하는 임상 연구가 왜 바디워크(bodywork)가 많은 상황에 있어서 매우 효과적인가에 대한 구체적인 이유들을 반드시 밝혀줄 것이라는 점이다. 최근에 나는 이러한 가설에 있어서 큰 변화를 경험하였다. 나는 이제 경험있고 뛰어난 바디워커(bodyworker)가 생물학, 생리학, 심리학, 사회학 그리고 의학에서의 최근의 발전에 제공할 매우 흥미로운 어떤 것을 가지고 있다고 믿는다.

내가 이 새로운 책을 쓴 이유는 이로서 내가 어떤 추가적인 관찰을 알릴 기회가 되었고 이것이 인체의 발달을 이해하는 새로운 방법에서 나의 신념을 확고히 하기 때문이다. 나에게 있어 더욱 확실해지는 치료법에 관한 새로운 주요 이슈 중의 하나는 대중적인 관념이 항상 최근의 발견과 식견 - 빈번히 이전에 사실로 받아들여지던 개념을 뒤흔드는 식견 - 보다 늦는다는 점이다. 우리의 신념과 활동의 근거를 계속해서 유행에 뒤떨어진 모델들에 둠으로써, 우리는 종종 우리자신이 우리의 삶을 개선시켜 줄 대안을 추구하지 못하도록 한다. 사람은 불가능 하다고 여기는 것에 대해 노력하려는 경향이 없는데, 이전 세대의 생물학자들은 가능한 분야에서 분명히 신체에 대한 정신의 영향을 중요시해왔다.

이러한 뒤쳐진 대중적인 개념은 내가 심신의 이중구속이라고 말하는 것을 형성한다.

우리의 현재 믿음들이 우리로 하여금 엉뚱한 아이디어들과 노력들을 추구하도록 강요하지만, 이는 우리 유기체들의 실질적인 수요와 과정들에 부합하지 않기 때문에 우리 상황을 개선시킬 수 없는 것들이다. 이러한 우리의 정확한 자가 평가 및 성공적인 자가 조절을 뒤엎는 이러한 이중구속들 중 하나는 과학의 본질 및 인간의 본질에 관하여 가장 널리 인정되는 생각들이다.

이 새로운 판본을 출판하게 된 두 번째 이유는, 나에게는 새로운 두 생물학자로부터 나온 몇몇 흥미로운 새로운 연구들과 견해들을 포함하기 위해서이며, 이들의 아이디어들과 연구결과들이 생리학의 새로운 이해에 대한 우리의 통례와 바디워크의 가능한 시야를 매우 유의하게 확장시키기 때문이다. 이들은 단순히 기존의 믿음에 도전한 과학자가 아니다. 그들은 이미 그것들을 뒤로하고 능동적으로 완전히 새로운 개념들 안에서 생각하고 있다. 그들의 업적은 단지 마음과 몸의 연결의 단적인 증거로서 받아들여질 약간의 데이터만을 제시하고 있는 것이 아니다. 그들은 진심으로 그리고 성공적으로 마음과 몸의 연결의 세세한 점들을 추구해왔다. 그들은 용케도 직관을 갖춘 정확한 연구를 수행하였고, 그들만의 주관적인 경험들의 즉각적인 인식을 따라서 명확한 사고를 유지하였다. 그리고 그들은 이미 엉뚱하다고 판단되고, 너무 동떨어졌다고 무시당했던 것들에 대한 질문을 해왔다.

제임스 오쉬만(James Oschman)은 메사추세츠(Massachusetts)에 있는 우즈 홀(Woods Hole)의 해양 생물학(Marine Biological) 실험실과 연결되어 있는 세포 생물학자이다. 그는 롤핑이론의 심오한 이론이 무엇인지를 경험한 후에 그의 연구의 촛점을 결합조직과 그것의 인체 내에서의 다차원적 역할로 바꾸었다. 그의 생물학적인 배경지식과 직접적인 바디워크 경험은 결합조직이 어디까지 이르는 가에 관한 매우 새로운 생각들로 그를 이끌었다. 그리고 근막의 복잡한 성질과 근막이 우리의 건강과 치유에 기여하는 것에 대한 우리의 이해에 그가 덧붙인 것은 첫 번째 판에서 인용한 아이다 롤프(Ida Rolf)와 다른 사람들에 의해 기술된 생화학적, 구조적 특질들을 훨씬 넘어선다.

캔디스 퍼트(Candace Pert)는 신경펩티드를 처음으로 발견하였는데, 나는 그 발견이 심신의 개념에 있어서 매우 중요한 과학적인 발전이라고 생각한다. 이러한 정보전달 입자는 인체를 자유롭게 순행하며, 수용체에서 다양한 기관과 생물학적 과정에서 뿐만 아니라 정신과 신체적인 차원에서 근본적 연결을 이룬다. 신경펩티드에 대한 이해는 우리의 정서적인 생활의 생화학적, 생리학적인 배경으로 우리를 이끌 뿐만 아니라, 우리의 감정 상태들이 지속적으로 우리의 생리에 영향을 미치는 특별한 경로들과 기전들을 드러내준다. 퍼트(Pert)는 감정이 신체에 영향을 준다는 일반적인 관념보다 훨씬 더, 우리의 감정, 분비선의 분비, 면역반응 그리고 행동패턴 등 모든 것의 모든 단계에 있어서 신경팹티드는 그들간의 상호작용을 조절하는데 이용된다는 점을 다양한 실례를 들어 설명했다. 이러한 입자들에 대한 우리의 이해는 수 많은 치료적인 의미들을 내포하고 있다. 그리고 오쉬만(Oschman)처럼, 퍼트(Pert)는 바디워크와 다른 대체적인 접근법들이 우리의 신체적, 정신적인 생활을 더욱 호전될 수 있도록 하기 위해 이들의 상호작용들을 효과적으로 사용할 수 있게 해주는 방법들을 개인적으로 체험하였다.

종합해보면, 이러한 두 과학자의 새로운 균형잡힌 시각과 발견은 나에게 새로운 생리학적 인식, 즉 마음의 힘이 간, 인슐린 또는 유전자 등에 대해 현시적이고 확고히 설명할 수 있는 인식으로 향하는 방향을 제시해주는 것 같았다. 그리고 그보다도, 나는 그들이 옛 패러다임으로부터의 탈피한 것이 우리가 인간의 속박과 자유라고 부르는 귀중한 해석의 여지를 모두 계획하는 방법에 있어서 멋진 전망을 제공해 줄 것이라고 믿는다.

달콤한 과학

"숫자, 무게 그리고 측량에서 일년 간의 차이를 밝히는 것"은 엄격한 유물론적 환원주의의 편협한 제약에 대항하여 윌리엄 블레이크(William Blake)에 의해 주창되었다. 그는 그가 "달콤한 과학(Sweet science)"이라고 말하는 것에 대해서 이야기 하였는데 - 이는 조사하는 마음의 본성을 탐구하는 것을 포함하는 본성의 탐구이며, 우리의 삶에 대한 다양한 인식이 들어있는 귀중한 태페스트리(직물공예)의 중요성을 없애지 않는 현실성의 표현이고, 우리가 인지하는 모든 것들의 관계를 전개시키는 것이다.

이러한 포괄적 개념, 즉 엄격한 방법과 결합된 이러한 신비롭고 동정적인 생각들이 우리가 과학에 대하여 느끼는 기초적인 원칙들에 추가될 때 아마도 그 날이 실제로 다가올 것이다. 유명한 저널에서 "마음"과 "잠재의식"에 관하여 말하는 것이 곧 가능하게 될 것이다. 올리버 색스(Oliver Sacks)는 "영혼의 신경학"에 대하여 설명하였다. 심리학자이자 철학자인(이 조합을 주목하라!) 제임스 힐먼(James Hillman)은 "혼을 담은" 우리의 체계에 대해 기술하였다. 신경학자인 아노니오 다마지오(Antonio Damasio)는 "감정 I.Q."에 대해 이론화하였다.

이들은 오쉬만(Oschman), 퍼트(Pert) 그리고 많은 다른 사람들과 더불어 새로운 이론들을 제창하였고, 동시에 생물학이 너무나 오랜 동안 기존 생리학에서 변형된 환원주의자들의 방법론에 배타적이었다는 점이 드러나기 시작했다. 그러한 방법의 주요한 윤곽은 다음과 같다. 이론과 조사는 정량되고 측정할 수 있는 것에 의해 제한된다. 실험의 설계는 그것만의 특별한 특성을 발견해야하는 단일변수로부터 독립화되어 조작된다; 수행 체계는 그 후에 변수들의 특성의 집합으로서 추론된다. 결국 우리는 모든 변수를 독립화하고 설명할 수 있고 그리고 나서 우리는 모든 체계를 잘 이해할 수 있다.

이러한 접근법은 우리가 몇몇 주요한 변수들 중에서 확실히 제한되고 비교적 단순한 체계를 다룰 때 효과적이며, 실험조작의 효과가 독립화되고 관찰하는 것보다 쉬울 때 효과적이다. 그러나 살아있는 개체는 우리가 아는 한 우주에서 가장 복잡한 체계를 이루고 있으며 수많은 변수들의 다양성으로 가득 차 있다. 어떤 한 조작의 효과는 전체로서의 시스템 내의 변화하는 환경에 모호하게 의존된다. 많은 특성들이 그러한 체계로부터 발견되며 이는 어느 한 구성요소의 특성들로부터 추론해낼 수는 없다. 그리고 엄격하게 변수를 분리하고 모호함을 해결하려는 시도는, 생명체의 기능적 부분단위를 검사하기 위해 그 생명체의 작동을 멈춰야만 한다. 이것은 바로 윌리엄 워즈워드(William Wordsworth)가 "우리는 분석하기 위해 죽인다."고 말한 것과 같다.

대조적으로 효과적인 바디워커의 관찰과 감각은 이처럼 복잡하고, 진화하고, 자가-조절하는 카오스인 생명체 안으로 직접 파고들어 양자를 연구하는 물리학자가 아닌 전체 일기를 연구하는 기상학자와 같이 인체를 조작하고 파악해야 한다. 일기 체계는 사실 양자적인 수준의 집합으로 이루어진다. 그러나 철저하게 양자적인 이해를 통해 전체 일기상태의 활동을 추론하거나 그 변화를 예측하는 것은 절대 아니다.

이러한 관찰은 결코 기존 생리학의 방법론을 폄하하거나 이미 축적된 자연의 법칙에 의문을 제시하기 위한 것은 아니다. 또한 이는 생물학자들로부터 거부된 관점도 아니다. 에른스트 마이어(Ernst Mayer)와 그레고리 베이트슨(Gregory Bateson)은 모두 지난 몇 십년간의 생물학 연구에서 이론적이고 방법론적인 변화의 필요성을 주장했다. 이러한 관점은 바로 어떤 종류의 이론적인 질문과 조사방법이 가장 잘 다룰 수 있는 지와 어떤 종류의 연구와 어떠한 아이디어가 진정으로 우리가 우리 스스로에 대해 발견해 내는 것에 더욱 힘을 실어줄 수 있는지에 대한 인식인 것이다.

이러한 점에서 우리는 어떠한 방법도 무지, 편차 그리고 오류로부터 자유로움을 보장할 수 없다는 것을 확실히 할 필요가 있다. 존경 받는 과학자들 사이에 의견을 달리하고, 열띤 논쟁만이 있는 것은 아니다. 또한 현대 과학내에서 각각 그들의 목표와 방법을 가지고 다른 노력을 기울이고 있는 것이다. 그리고 각각의 과학자들은 일반적으로 알려진 개념과 믿음에 매우 다양한 영향을 미치게 된다.

우선, "발견 과학"이 있다. - 이는 폭발적인 생각과 실험들로서 새롭고 혁신적인 정보와 시각을 이끌어 낸다. 이러한 방법의 연구에 몰두하는 과학자들은 전형적으로 틀에 박힌 사고에 도전하려는 열정을 갖고 있으며 새로운 접근법을 계속해서 시도하여 새로운 종류의 사실과 새로운 관점을 찾아내려 한다. 인습 타파와 논쟁은 그들을 학문의 첨단으로 이끌고, 이미 인정받은 이론과 새로운 질문과 해답 사이의 끊임없는 마찰이 있게 되는 것이다.

두 번째로, "논증 과학"이라고 하는, 관련되어 있으나 제한된 의학의 장이 있다. 새로운 발견으로 이끌어내는 새로운 이론이 발견되었을 때에는 항상 그 학설의 특징을 확인하기 위한 그리고 모든 세부사항과 가능한 연관관계들을 구체화하기 위한 수많은 추후 조사가 이루어지게 된다. 이것은 수많은 과학적인 업적이며, 조심스러운 검증작업이며, 확증이며 그리고 새로운 정보의 제련과정인 것이다. 그것은 모두 중요한 용광로이며 이러한 용광로를 통해 잘못된 개념들에서 영원한 진리가 탄생하는 것이고 그것은 매우 높은 수준의 노력과 완전성을 필요로 한다.

이러한 두 번째 종류의 과학은 독창적인 발견을 이루는 개척정신, 인습타파와는 다른 고착된 사고를 강화하고 그것에 이끌리게 만드는 경향이 있다. 논증과학의 기본적인 과업은 새로운 발견을 더욱 발전시키고 명료하게 조직화하는 것이지 이미 확립된 이론을 파괴하는 것이 아니다. 이러한 노력에 필요한 완전성의 큰 부분은 새로운 이론을 향한 지속적인 지적 성실성이다. 그 최종 증명은 많은 세부 사항들이 뒤따르고 많은 미결사항들이 결론지어짐으로써 밝혀지게 될 것이다.

최초의 발견과 논증은 모두 그 결과를 얻기 위해서는 완고한 끈기라는 덕목이 필요하다. 그러나 누군가에게는 경계가 흐릿하겠지만 누군가에게는 위험이 매우 명확한 한계에 다다르게 된다. 만약 이러한 지적인 충성과 끈기가 너무 극단적으로 필요하게 된다면, 그것들이 무지막지함, 개인적인 야망, 탐욕, 공포, 편견, 의식적인 관념, 무의식적인 믿음들과 합쳐지게 된다면, 진실이라는 이름에서 그것들의 도움은 매우 심각하게 실패할 것이다. 그렇게 된다면 그 "이해 당사자들"은 그들의 유용성을 훼손시키는 제안들과 관련된 그리고 오인되었던 관점을 유지하게 한 그들의 자산의 모든 무게를 벗어 던질 것이다. 필수적인 노력으로 시작된 것이 논쟁의 기간을 조절하기 위해서 과장된 수요와 결합된 공식적인 합리주의로 변하게 한다.

이러한 사건의 변화와 고정된 진실의 구조, 반쪽 짜리 진리, 그리고 널리 알려진 오류, 내가 과학만능주의라고 부르는 이러한 세 번째 종류의 과학은 앞서 설명한 두 과학과는 다른 종류이다. 과학은 열린 사고의 탐구와 열린 비평의 결과물이다. 과학만능주의는 비록 엄격한 방법의 형식을 따르는 듯하지만, 실제로는 훨씬 더 자기만의 도그마에 빠진 사상이다.

과학과 과학만능주의 사이의 차이점을 살펴보자면, 그레고리 베이트슨(Gregory Bateson)이 말하곤 했던 바를 기억하는 것이 좋을 것이다. 과학은 어떤 것도 제공하지 않는다. 그것은 어떤 의문에 질문을 던지고, 해답을 찾고, 이용 가능한 기술이나 현재 쓸 수 있는 정보들에 바탕을 둔 이성적인 여론으로 나아가는 과정일 뿐이다. 어떤 보증도 없고, 다음의 발견이 기존의 이론을 부수지 않을 것이라고, 우리의 관점을 바꾸지 않을 것이라고 할 수는 없다. 사실, 이것은 규칙적으로 일어난다.

그러므로 우리가 인간 개체와 같이 복잡한 것과 인간의 의식과 같이 애매한 것을 다뤄야 할 때 우리가 어떠한 이론은 절대적으로 이론의 여지가 없고 어떤 종류의 생각은 절대로 받아들여질 수 없다고 단호하게 말한다면, 우리는 우리가 과학만능주의에 빠졌다고 확신할 수 있다. 틀림없는 증거는 무심코 "예외성" - 도그마에 고착되지 않는 관점 - 을 생각하지 않는 태도이다. 예외성의 무시는 매우 비과학적이다. 과학적 도약은 알지 못하는 예외를 설명하고 현재의 이론에 의문을 가짐으로써 시작된다.

또한 네 번째 종류의 과학 및 과학적 사고가 있는데, 진실, 반쪽짜리 진실, 잘못된 이해들은 논쟁이나 도그마 - 일반적으로 진실로 받아들여지는 도그마 - 보다 훨씬 더 애매모호할 수 있다. 오랜 기간의 논증을 통해 일반적인 이론으로 밝혀지지 않았기 때문에, 첨단의 발견은 이러한 범주에 속한 적이 거의 없다. 그리고 일반적으로 대중들은 주도적인 정보를 바탕으로 판단하는 경향이 있고 현재의 권위에 쉽게 좌우되어, 시대에 뒤떨어지는 인식과 함께 여론은 도그마와 과학만능주의에 크게 영향 받게 된다.

그러므로 과학의 문제에 있어 여론은 여러 사상들, 옳은 것들, 뒤떨어진 것들 그리고 잘못된 것으로 막 판명된 것들의 뒤범벅이다. 그리고 대부분의 사람들은 어떤 종류의 과학이라도 무지 보다는 그것이 더 옳은 것이라고 배워왔고 그들은 이러한 인식으로 그들 앞에 직면한 문제를 바라보려고 할 것이다. 그러나 혼란으로부터 깨우치게 되면 많은 사람들은 그것을 버리고 어떤 또 다른 "마법과 같은" 새로운 사상을 좇으며 자연의 법칙을 건너뜀으로써 그러한 혼란을 뛰어넘기를 기대한다.

나는 이러한 호시탐탐 늘어나는 대중적인 혼란과 과학만능주의의 도그마와 진정한 싸움을 하고 있다. 결국 이러한 이중구속은 기존의 인식 및 오해가 우리들에게 변함없는 진리로서 확고하게 자리잡게 했으며, 심지어 지금 바로 대체적인 방법이 필요하다 하더라도 좀 더 뛰어난 해결방법을 찾지 못하게 만들었다. 이러한 혼란은 주지되도록 강요할 정도로 뛰어난 생각들과 존경 받도록 강요할 정도의 훌륭한 권위자들과 대중적인 기대를 강요 받을 정도의 성공 그리고 실패를 뒤덮을 정도의 부인들의 당황스런 결합이다. 그것은 전적으로 옳은 과학과는 다르며, 결국 그것들은 교묘히 약속은 하지만 어떤 보답도 없는 것으로 어떤 면에서는 과학이 없는 것보다도 못한 것이다.

그러나 동시에 나는 과학적인 최선으로 존재적 한계에 대해 분명히 하고 싶다. 진실된 원칙과 법칙을 알기 위해서는 우리가 보낸 것보다 더 오랜 시간이 걸린다. 우리가 끊임없이 진실을 찾기 위해 발견과 논증을 계속하는 동안 우리의 삶은 급격히 변화하고 악화되기 때문에 이처럼 오랜 시간이 걸리는 것은 어쩔 수 없는 것이다. 여기에서의 위험성은 우리가 우리의 과학적 지식을 완성할 때까지 우리를 위한 지연되는 활동으로 빠질 수 있다는 것인데 종종 시간은 우리가 그것을 효과적으로 이용하기에는 너무 느리기 때문이다. 엄격한 과학적 방법과 끈기 이외에도 우리가 그것이 어떻게 작동하는지 알던지 모르던지간에, 너무 늦기 전에 우리에게 도움을 줄 실용적인 방법을 발견하기 위한 몇몇 한시적인 방법들이 필요하다. 그리고 우리는 정직하고, 맨발의 치료사나 부인들의 이야기에서 그것을 구분해 낼 수 있고, 신비주의로 퇴화되지 않도록 이것을 수행할 수 있는 방법이 있다는 것을 알 필요가 있다.

예를 들어, 많은 생물학자들은 우리의 유전자 코드 - 인간 게놈의 전체 윤곽 - 의 최후의 분석이 각각의 개인이 어떻게 발달해왔는지를 완벽히 이해하도록 해줄 것이며 이를 통해서 어떤 발달의 문제를 고치기 위해 어떻게 유전자를 조작해야 하는지에 대한 지식을 이해할 수 있을 것이라고 확신하고 있다. 이 프로젝트가 우리의 지식을 발전시키고 많은 유용한 치료방법을 이끌어낼 것이라는 점은 의심할 여지가 없다. 그러나 이것은 매우 긴 시간이 걸릴 것이다. 여기에서의 문제점은 바로 내가 유전자 기술이 밝혀질 때까지 기다린다면 나의 질병을 당장 고쳐줄 수 있는 현실적인 방법은 찾기 어려울 것이라는 점이다. 그리고 내가 나라는 개인을 이루고 있는 유전자 보다 다른 방법을 찾으려 하지 않고 가만히 기다리는 동안 결국에는 훨씬 더 치명적인 결과를 얻게 될 것이라는 점이다.

나는 나의 미래가 전적으로 유전자에 달려있다고 믿음으로서 위험에 처하게 되고, 그리고 나서 나는 나의 몸과 삶을 창조하는 유전자가 만들어내는 많은 요소들, 사실 DNA 코드 보다 훨씬 더 쉽게 접근할 수 있는 많은 요소들을 발견할 기회를 놓치고 말 것이다. 그리고 - 여기에 요점이 있는데 - 나는 내 실제적인 하루의 삶에서 가장 나를 짓눌렀던 많은 의문점들조차 심각하게 수용하지 못할 것이다.

신체 청사진(Body' s Blueprint)은 무엇이고 어디에 있는가?

예를 들어 내가 가장 흥미롭게 - 그리고 인상적으로 - 생각하는 인간 발생에 대한 퍼즐은 계속되는 변화 속에서 인체가 성공적으로 재배열되고 새로운 세포와 분자를 배치하며 동시에 하나의 완전체로서 유지되는 과정에 대한 것이다. 얼마 전까지도 생리학자들은 성인의 신체는 구조적으로 잠재적으로 매우 안정되어 있고 거의 같은 세포와 분자로 유지되면서 음식을 통해 대사 에너지를 전달한다고 생각했다. 그러나 지금 우리는 이것이 진실로부터 얼마나 멀리 떨어진 사실인지 알고 있다. 우리의 영양분 속의 입자체들은 우리의 체내 조직에 의해 빠르게 흡수되고, 그러한 조직들은 영양분을 이용하여 지속적으로 그들 스스로를 대체하고 있다. 여러 조직들이 그들의 부분조직을 다른 속도로 - 장관벽의 경우 며칠마다 교체되며, 피부세포의 경우 28일 마다 교체되는 등 - 대체하고 있다. 그리고 심지어 신경이나 근육과 같이 새로운 세포를 만들지 않는 안정적인 조직의 경우에도 다양한 속도로 지속적으로 세포들 사이에서 오래된 입자들을 교체한다. 이러한 물질의 전환으로서 결과적으로 우리는 약 7년 후에는 모든 조직의 입자들 전체가 완전히 새로운 것으로 바뀌게 된다.

자, 여기에 질문이 있다. 인체가 소멸되고 대체되는 지속적인 과정들 속에서 수많은 세부사항을 정해주는 전반적인 패턴이 어디에, 그리고 어떤 형태로 저장되는 것일까? 그리고 어떻게 그러한 패턴의 변화는 그 무수한 수행과정 속에서 전반적으로 지속적으로 유지되는 동시에 점차 시간이 지나면서 그리고 경험을 쌓아가면서 변하는 것일까?

분명히 그 패턴은 내가 유전자적인 근거 - 나를 칠 년 후에도 딘(Deane)으로 알아볼 수 있을 것이라는 점 - 를 통해 추론해 볼 수 있는 어떤 종류의 불변성을 갖고 있다. 그러나 매 과정마다 많은 변화 역시 존재한다. 내가 자라는 것과 같은 크기와 모양의 변화, 그리고 지방, 근육, 결합조직의 일반적 분포 및 국소적인 특성의 변화 - 어떤 것은 빠르게 어떤 것은 느리게 - 식사와 운동에 따른 변화, 부상과 질병의 발생과 나의 본래 패턴의 재정렬, 주요 감정, 빈번한 반복동작, 집중적인 동작 혹은 한 동작의 부족, 무엇이 가능하고 가능하지 않은지에 대한 믿음 - 이러한 모든 요인들은 또한 물질적으로 나의 파괴와 재배치의 패턴을 변화시킨다.

그렇다면 어떤 (DNA의)주형이, 혹은 어떤 주형의 복합이 놀랍게도 이처럼 세세히 그리고 지속적으로 "나" 라는 존재를 유지하며 각각의 주기 동안 "내" 가 겪은 모든 발달의 변화를 반영하는 입자들의 집단을 이루도록 만드는 것인가? 그리고 사람들의 건강에 관련된 더 핵심적인 의문은 바로 왜 그리고 어떻게 각각의 주기 동안 어떤 사람들은 점점 더 나빠지는 동안 어떤 사람은 더 좋아질 수 있는가 - 더 강해지고, 더 튼튼해지고, 더 정신이 맑아지고, 더 숙련되어지고, 감정적으로 더 성숙하고, 더 건강한 조직을 갖게 되는 등등 - 이다. 무엇이 일어나고, 또 어디에 그들의 신체의 기억을 축적하는 창고가 있어서 10장에서 다루었던 "아픔을 배우는 것" 과 "건강함을 배우는 것" 의 과정을 통해 명백한 개인적 성향을 갖는 개인으로 변화시켜 주는 것일까?

그리고 만약 바디워크의 전체적 과정에 있어 가장 중요한 물음이 있다면 다음과 같을 것이다. 내가 나의 패턴, 즉 유전자 주형의 발전경향을 인식하고 각각의 성장, 대체 주기를 이끄는 과정에서 나의 믿음과 행동을 물질적 퇴보가 아닌 증진을 위하여 의식적으로 변경할 수 있다면, 내가 이끄는 방향이 아닌 다른 방향으로 더욱 벗어나지 않을까 하는 것이다.

이러한 의문에 곰곰이 생각해 보는 것은 한 개체로서 그리고 한 개인으로서의 발달의 이해에 대한 기초가 될 것이라고 생각한다. 나는 효과적인 바디워크의 핵심이 될 답을 생각해 본다. 그리고 나는 건강증진의 어떤 이론이나 실제적인 도움이 되는 점을 배제하고서는 그것들을 상상할 수가 없다. 이러한 의문점에 대한 사색과 답은 바디워크의 주요 테마가 될 것이다.

유물과 장애

바디워크의 모든 분야는 근육감각을 있는 그대로 만드는 것과, 이미 정해진 것처럼 여겨지는 바디워크의 효과에 대한 흥미를 높여 좀 더 널리 받아들여지고, 더 많은 사람들이 이용하고 더욱 새로운 연구가 지속되게 하는 것에 있다. 현재 "대체요법"이라는 용어로부터 "보완요법"이라는 용어로 변화하는 그 자체의 이유는 낙관적이다. 더욱 많은 사람들이 이러한 대체법을 찾아낼 것이고, 그런 요법들에 그들의 호주머니를 열 것이다 - 이것이 바로 명확한 효과가 있다는 확고한 증거가 된다. 그것이 적절할 때 주치의(health provider)들이 바디워커들에게 환자를 더 많이 의뢰하면 할수록, 더 많은 보험회사들이 기꺼이 그에 대한 지불을 할 것이다.

그러나 몸과 마음에 대한 일반적인 태도, 믿음 그리고 혼란, 그리고 이러한 두 부분을 생물학적인 분야와 치료 분야의 두 가지 분리된 시각으로 바라보는 관점이 여전히 이어지고 있다. 이것들은 발전에 큰 위해가 된다. 사실 바디워크가 드러나는 시장의 움직임이 더 많을수록, 이러한 사고의 습관과 이러한 혼란들의 저항력은 더욱 커지게 될 것이다. - 역할의 변화에 대한 저항, 오래된 생각을 뒤엎는 새로운 생각에 대한 저항, 명예와 경제적 이익을 나누는데 있어서의 저항들이 있다.

이러한 혼란과 그것들의 결과에 대한 다음의 검토는 결코 완벽하지 않다. 모든 사람들은 확장과 저항에서 그들만의 원하는 욕구를 가지고 있다. 이때 이들은 나에게 있어서는 만약 그들이 어떤 새로운 개념과 새로운 관습을 받아들일 수 있다면 일들을 더 좋게 개선시킬 수 있을 어떤 방법들을 보고 받아들일 수 있는 것에서부터 많은 사람들을 과학 안에서나 사회 안에서 대량으로 방해하는 단순한 주요한 의견, 믿음, 경향성들로 보일 뿐이다. 윌 로저스(Will Rogers)가 말한 것처럼 "당신이 갖게 될 것은 당신이 모르는 것이 아니다 - 그것은 당신이 알지만 바로 그렇게 하지 않는 것이다."

신체의식(Bodymind)에서의 이중구속

그레고리 베이트슨(Gregory Bateson)는 정신분열증의 원인을 재고하는데 있어 "이중구속(double bind)"의 개념을 주요 요소 중의 하나로 가정하였다. 그의 이중구속에 대한 전형적인 예는 학대 받는 아이들이다. 그 아이들은 많은 면에서 보호받지 못하고 생존을 보장하는 거의 모든 것에 대해서는 보호자에게 철저하게 의지한다. 또한 아이들은 이러한 타협 불가능한 의존을 할 뿐만 아니라 보호자의 사랑에 대한 본능적이고 강하며 억제하기 어려운 욕망을 가졌는데, 육체적인 욕구뿐만 아니라 정신적인 욕구로서 광범위한 면에서의 사랑을 기대한다. 그러나 아이들은 보호자로부터 반복적으로 학대나 무시를 경험한다. - 학대와 무시는 아이들의 육체적 욕구와 보호자에 대한 사랑의 욕망을 결코 줄일 수 없다.

이러한 상황은 학대 받은 아이들에게 일찌감치 해결할 수 없는 모순과 감정적 결핍을 갖게 한다. 그 아이들은 올바른 음주습관을 가질 수 없게 되고 항상 더욱 술에 중독되는 음주를 하게 된다.

인체 발달에 대한 정보와, 우리가 가진 전문가의 의견에 대한 무조건적인 수용적 태도에 관련해 처하게 된 난점은 이 문제와 유사하다고 할 수 있다. 우리의 몸, 그리고 몸과 마음의 관계에 관한 전통적인 믿음들은 유기체의 실제적인 기능적인 필요성과 거의 관련이 없었다. 더 좋은 정보가 없다면 우리는 계속해서 우리의 몸의 필요에 맞추기 위해서 그것이 최선이라 생각하며 잘못된 생각에 의지해야 한다. 그리고 항상 잘못된 도구와 잘못된 기구를 가지고 문제를 해결하려 할 것이며 문제들은 더욱 나빠질 것이다. 결국 정신분열증의 한 정의는 다른 결과들에 대한 희망찬 기대를 가지고 같은 행동을 반복하는 것이라 할 수 있다.

요즘 우리는 아이를 기르는 부모로서 어느 모로 보나 어느 정도 건강한 몸과 정신에 대한 경험적인 필요성을 갖고 있다. 이러한 경우에 우리가 마지못해 사랑하는 것은 바로 우리 자신이고 이처럼 잘못 배우고 잘못 인도받은 자아는 계속해서 우리를 배반할 것이다. 더욱이 우리는 그들의 이론이 우리의 직접적인 필요와 동떨어져 있더라도, 선도하는 권위자라면 쉽게 따르는 경향이 있다. 그러므로 욥 의 몰락과 딜레마에 대한 생각은 다음과 같다. 우리가 규칙들을 용인하듯이 단순히 그 규칙을 따르는 것은 제한된 시간 동안에만 작용하게 될 것이다. 왜냐하면 용인된 규칙에 의해 해결되지 않거나 심지어는 욥 의 "번뇌케하는 안위자들(miserable comforters)"과 같은 당대의 권위자들에 의해 단호하게 부정될 것이라는 것을 우리가 알기에는 어렵기 때문이다. 그의 딜레마에서 빠져 나오기 위해서, 욥 은 판에 박힌 지식을 버리고 내부를 살폈다; 그는 몸에 관한 그 자신의 책을 읽어야만 했고, 그것은 그의 진정한 필요를 진정으로 받아들여진 유일한 글이었고 그의 방식과 방법의 궁극의 바탕이 되었다. 단지 이러한 방식으로 그는 "그가 알고는 있으나 그렇게 하지는 않았던" 모든 것들을 이러한 목적과 방법을 정리하였다.

가상현실에서 가상으로 살아가기

마르셀 프로스트(Marcel Proust)는 "육체를 갖는 것은 정신을 위협하는 근본적 문제를 일으킨다."고 하였다. 그리고 물론 이러한 경고 문구는 자연히 정신을 갖는 것은 육체를 위협하는 근본적 문제를 일으킨다는 필연적 결과를 갖는다. 이러한 정신과 육체라는 두 범주의 주의와 행동이 다른 사람의 요구와 일치되지 않는다면, 이중구속이 생겨나며 엄청난 대혼란이 뒤따를 것이 자명하다.

우리의 끊임없는 창조적인 상상은 인간이라는 존재의 축복이다. 그 무엇보다도 우리에게 있어서 우리를 다른 종과 구분해주는 것은 대뇌 전두엽 피질이 폭발적으로 급증하면서 그 결과로 모든 정신적인 능력이 확장되고 정교하게 된다는 것이다.

우리에게 열려있는 이러한 상상력은 현명한 실험을 해왔는지를 결국 증명할 수도 있고 못할 수도 있다. 그러나 이제 우리는 그것들의 한복판에 있고 그것들을 우리에게 도움이 되도록 잘 이용해야만 한다. 그것들은 다름아닌 예술, 과학, 사회, 법률 그리고 모든 인간 문명의 위대한 다른 부분들을 창조해 온 바로 그 능력인 것이다.

그러나 또한 이러한 모든 상상과 창조의 이면에는 인간 특유의 어떤 실제적 위험이 있기도 하다. 우리의 상상은 매우 생동적이고, 그것의 조작하고 조합하며 창조하는 힘은 매우 강력해서 전 세계의 사건들과 우리가 그것을 상상하기 전에 존재한 적 없는 의미들을 이루고 그것에 답할 수 있다. 이것이 그것들이 유용하고, 황홀하고, 매력적인 진짜 이유이다. 그리고 또한 그것이 우리에게 문제가 될 수 있는 이유이기도 하다.

다시 말하면, 나는 이 힘을 여러 방법으로 사용할 수 있다. - 많은 다른 상황들 속에서 나의 요구를 충분히 지지할 수 있도록 나의 내부와 외부 환경을 이해하고 다루게 하거나, 또는 나의 정신 안에서 그것을 생산하고 즐기는 개체의 진정한 요구와는 상관이 없는 더욱 더 완벽한 *가상현실*을 세울 수도 있다.

이렇게 우리의 실체에서 멀어지게 하고 우리의 기구(balloon)를 넘쳐나는 상상력과 현실에서 일탈된 분위기 속으로 몰아넣는 것이 다양한 크기와 수준에서 일어나게 된다.

아마 가장 단순한 것 중의 하나는 사회적 관습이다. - "공손하지 않은" 것으로 간주되는 행동을 피하는 것과 "일반적인 예의" 라고 여겨지는 관습을 고수하는 것이다. 예를 들어 인체가 사용하는 거의 모든 반응들이 무례하고, 당황하게 하고, 철저하게 불쾌감을 일으킬 수 있는 것을 제거하기 위해 이루어지는 것을 알고 있는가?

하품, 재채기, 트림, 방귀 그리고 땀 흘리는 것은 모두 인체가 독성, 축적된 에너지 그리고 긴장을 풀기 위한 단순한 기전이다. 그런데도 불구하고 "예의 바른 사회" 에서는 망나니가 아니라면 그런 것에 대해 죄책감으로 매우 정교하게 결벽적인 면을 발달시켜 왔다. 배뇨와 배변은 매우 자연스러운 일인데 누가 그것이 "죽어도 하기 싫어" 질 수 있겠는가? 진실은 바로 그것이 일반적으로 건강한 반응이며 우리가 충분하게 방해 받지 않는 방식으로 그것들을 하지 않는다면 확실히 빨리 죽게 되는 좋은 기회를 갖게될 것이다.

그리고 "당연하게", 우리 사회에서는 가장 의미 있게 속박에서 해방하는 것 중의 하나인 최고조의 성적 흥분에 이르는 것은 거의 절망적으로 구애와 회피, 용인과 부정, 포기와 표현의 이중구속에 빠져버렸다. 그리고 이런 모든 해방되는 것을 억압하는 것의 부정적인 영향에 관해서는 니트로글리세린이 포장된 병 안에 들어있을 때까지는 특별히 위험하지 않은 것을 기억하면 좋다.

이러한 사회적 규율의 분변학적인(scatological) 종류는 단지 정상적 기능의 관습적인 억압의 시작이며 질병이 우리의 유기체를 다루는 행동의 표준을 채택하는 것이다. 우리의 학교 교육 체계가 몸이 필요로 하는 것에 대항하고, 우리의 마음이 배우기 위해 만든 방법들을 좌절시키기 위해 더욱 더 효율적으로 디자인된 것은 아니다. 표준화와 제약을 위하여 우리는 아이들에게 배움의 과정에서 그들의 가장 중요한 욕구를 훼손시키는 상태를 강요한다.

아이들은 그들의 어린 몸에서 만들어내는 많은 양의 신체적인 에너지를 발산할 필요가 있다. 그래서 그들을 줄 맞춘 책상에 몰아넣고 얌전히 있도록 요구하는 것이다(우리는 다음 사실을 상기할 필요가 있다. 서양 문명의 가장 중요한 질문은 그리스의 대학에서 있었던 질문과 논쟁으로 거슬러 올라가며, 거기에서는 학문을 활동적이고 공동체적인 신체 발달로부터 분리해서 이해하지 않았다). 조합, 분류 그리고 모방은 그들의 두뇌가 실행하는 것을 위해 가장 잘 갖추어져 있다는 것을 배우기 위한 적극적인 방법이다. 그래서 우리는 기계적인 기억을 두뇌가 이용할 수 있는 일차적인 방법으로 삼는다. 퍼즐은 뛰어난 정신으로부터 뛰어난 생각이 나타나게 하는 방법 중의 하나이기 때문에 우리는 혼란함에 대한 벌칙과 이미 적절하다고 결정한 사실을 가장 짧고 간단하게 되새기는 것에 대한 보상을 고안했다. 그리고 좋은 생물학적 지표로서 물의 적절한 섭취와 배설은 신체와 정신에 있어 건강한 기능의 기본요소이며, 우리는 그러한 목적으로 공간을 남겨놓은 것을 제한함으로써 잠재적으로 파괴적 행동을 제한한다.

언어 연구에 따르면, 거의 우리가 말로 하는 대화 중 20%는 사전적인 말의 의미와 문장의 문법에 바탕을 두고 있다고 한다. 말로 하는 대화에 있어 나머지 80%의 정보는 말의 높이, 말투의 속도와 리듬, 바디 랭귀지, 말에 비해 중의적인 요소인 동작, 그리고 기타 등등에서 얻게 된다. 그래서 우리는 언어를 마치 가장 첫 페이지에 있는 것처럼 가르치게 하고 그리고 그것은 항상 정확히 말한 그대로를 의미하게 된다.

그리고 우선, 배변훈련, 트림, 땀 흘림 그리고 그 이외의 것들에 있어 우리는 바람직하지 않은 반응과 행동을 가능한 신속하게 멈추는 수치심을 바탕으로 하는 보상체계와 우리의 아이들을 그런 짓을 했을 때 다른 어른들로부터 문제로 지적당하게 될 그러한 생각과 행동들을 고칠 수 있게 해주는 것을 도울 과정을 훈련하도록 강요하는 방법을 이용한다. 이러한 방법으로 우리는 진정으로 사회에서의 생존에 필요한 것을 준비하며 이러한 과정은 더 혹은 덜 같은 과정으로 지속되어 고안되어 왔다.

이 모든 것은 바로 어떻게 지식이 추상화되고 배움이 어떻게 현실에서 유리되며 그들이 묘사하는 세계가 실제적이고 유기적인 것이 아니라 가상적이고 가공의 것이 되었는가이다. 그리고 이러한 추상적인 가상현실의 세계를 밀폐되고 난공불락의 곳으로 만들기 위해서 여기에 추가할 것은 오직 개인이 다른 사람과 접촉할 기회가 최소화되어 지속된 상태를 확보하는데 있다. 결국, 실제적인 접촉은 항상 어지러운 생물학적 원칙에 입각하여 엄격히 사회화된 체제를 붕괴시킬 위협이 되며, 그들이 잃어버리고 있었을 개인의 무엇인가를 상기시킬 것이다. 만약 교육학적이거나 신학적이거나 윤리적이거나 과학적이거나 또는 정치적인 이유로 당신의 아이가 누군가에 의해 재앙에 빠지게 되는 것을 막기 원한다면, 접촉하는 것은 확실하게 현명하고 희소하며, 오직 윤리적으로 명기된 동기를 위한 것이다. 다시 한번 말하지만 이점에서 수치심은 매우 유용하다.

물론, 그러나 접촉의 박탈은 결국 우리가 인간을 만날 수 있는데 있어 생리학적으로나 심리학적으로 가장 많은 해를 입힌 것들 중의 하나이다. 접촉은 이미 현실에서 일탈된 금기일 뿐이다.

우리의 아이들을 가르치고 우리의 사회가 발전하는 방법에 있어서 이러한 비현실적이고 추상적인 가상현실은 점점 더 일반화되고 스스로를 강요하는 표준이 될 것이다. 우리는 땅을 발로 밟기 전에 "온라인"으로 학교에 가게 될 것이다. 디지털 네트워크는 모든 종류의 문서와 대면 수업을 대체할 것이다. 계산기에 의존하는 것은 우리의 지성에 있는 수학적 근육을 퇴화시킨다. 맞춤법-문법을 체크하는 기능은 우리의 언어 근육을 퇴화시킬 것이다. 선거운동광고가 2/3정도에 있어 정치적인 토론을 대신할 것이다.

다시 말해 기술적인 혁명은 사람들간의 만남을 유비쿼터스 시스템으로 대체하고, 가상현실에서 더욱 편안하고 완벽함을 느끼도록 배워 온 세대에 의해서 무분별한 다운로드만 있게 되는데 그곳에서는 현실이 이미지와 음성 단위로 변형되고 우리는 단지 타자치는 소리만 머리 속에 그려볼 수 있다. 그리고 정신세계는 매우 멀리 떨어지고 관계없는 몸으로부터 최소한의 마음의 혼란만으로도 일생 동안 그들의 상상을 쉽게 지배할 수 있을 정도로 그 세계 안에서 충분히 크고 복잡하게 된다.

이러한 가상현실의 전체 추세는 사실 재미있고 유익하지만, 앞으로 그것이 실제로 몸이 만나서 실제 만남을 통해 얻게 된 우리의 확고한 지식을 대체하게 되고, 우리에게 있어 어떤 지식이 유용하고 가능한지에 대한 믿음에 있어 비현실화 기조가 자리를 잡게 되면 매우 위험하게 될 것이다. 예를 들어서 우리는 운동치료사들에게 다음과 같은 이야기를 들었다. 두개골 봉합과 천장관절은 "비가동성 관절"이며(만약 그것이 있었다면 해부학적 모순이다), 그 까닭은 우리 문화에서 이는 대부분의 대상을 진찰한 경우에 있어 어떤 움직임도 감지할 수 없었기 때문이다. 또는 자율신경계의 활동과 그것이 관장하는 기관은 우리의 의식적인 조절을 벗어나 있다고 하였으며, 이는 기존의 대가들이 - 묵상가들과는 다르게 - 우리가 그것을 조절하는 방법을 단지 연구하지 않았기 때문이다. 감정은 물질적인 것이 아니며 생리학적으로 어떠한 물질적인 영향도 미칠 수 없다. 머리는 디지털화된 코드와 수학적인 논리에 의해서 작동되는 컴퓨터일 뿐이다. 신체는 두뇌의 명령에 따라 로봇과 같이 행동한다. 그리고 조금이라도 존재한다고 의미 있게 말할 수 있는 사고의 과정은 독립적으로 두뇌에서 일어난다.

이런 명제들의 "현실성"과 그것들에서 유래되는 다른 많은 것들은 단지 과학 논문 조직에서나 거기에 속한 저자들 사이에 공유되는 믿음으로만 존재한다. 기하학적인 점, 곧은 선 그리고 완벽한 원과 같이 이러한 인식은 실제 자연에서는 어디에서도 존재하지 않는다. 만약 우리가 그러한 믿음을 받아들일만한 상황이 아니었고, 우리 스스로 그것에 따라 행동하거나 가상적인 원칙에 따라 다루어지는 것을 묵종했다면 그것들은 지구가 편평하다고 믿는 것처럼 단순한 호기심에 불과했을 것이다.

따라서 이러한 이중구속이 쇠퇴하는 특성은 다음과 같다. 내 몸이 사고를 겪거나 어려움을 이겨낸 경우, 전문가로서 내 믿음은 종종 상황을 악화시키는 행동을 하도록 나를 이끈다. 그리고 욥이 "자신의 손으로 자신을 살찌워라(take our flesh in our own hands)"고 한 것처럼 이러한 믿음은 우리가 항상 도움을 찾도록 강요 받는 곳에 있고, 항상 그것들은 우리를 더욱 더 단지 쇠약하게 만들 것이다.

본성 대 교육

추상적인 종류의 세계관에서 유래되어온 발달상의 이론들 사이에서 가장 영속적인 논쟁 중의 하나는 "본성 대 교육(Nature versus Nurture)"에 대한 물음이다. 엄밀히 "대(對)"라는 것은 매우 어리석은 방법 중의 하나이다.

자연주의자들은 인간이란 자신의 유전적인 소인에 의해 진화적으로 이미 결정된 상태라고 생각한다. 내 스스로의 모든 면은, 신체적인 특성 뿐만 아니라 개성 그리고 행동 경향 역시 나의 DNA 기록의 세부항목에 포함되어 있다. "나"는 단지 생물학적이고 구조적인 당위적인 표현일 뿐이다. 결코 특별하진 않지만, 이러한 관점을 극도로 축소시켜보면, 인체는 결국 "이기적 유전자(selfish genes)" 들이 그들 스스로를 복제하기 위하여 진화시켜온 매개체이다. 유전자는 종과 개인의 발달을 지배하는 가장 압도적인 일을 한다. 그 말은 나의 몸을 이루고 매 7년간의 주기를 통해 몸을 새롭게 만드는 형태의 패턴은 더 이상 축소할 수 없는 입자로서, 인체의 세포핵 안에 꼬여있고 그 과정에 있어 변하지 않으며 유전의 과정 외에는 화학적인 특성에서는 이러한 과정에서 아무것도 필요하지 않은 입자이다.

반면에 교육학자들은 인간은 근본적으로 태어나면서 백지상태이며, 자신에게 영향을 주는 특별한 사건들을 통해 백지에 글을 쓰는 것과 같다고 본다. 자신의 의식의 내용은 자신이 경험한 것들의 총합 그 이상도 이하도 아니다. 사고와 느낌은 특히 이러한 경험의 기록이 모이고 종합된 것이다. 모든 진실은 교육받아야 하며 모든 올바른 기술과 행동은 실제로 훈련 받아야 하고 잘못된 습관은 적극적으로 없애야 한다. 자신의 밖으로 가장 잘 드러나는 패턴과 실체는 도공이 찰흙을 빚듯이 자신의 유전자의 잠재성으로 이루어진다.

이러한 본성과 교육의 정반대되는 형태에는 이러한 논의의 용어에 대한 특별한 것이 있다. 두 가지 모두 그들의 시각을 뒷받침해주는 많은 유전적, 생리적, 심리학적인 증거를 갖고 있다는 것이다. 그리고 각각은 서로의 주요 논점을 반박할 수 있는 논점과 경험적인 사실을 정리했다. 두 측면 모두 다소 옳은 부분이 있으며 둘 다 서로에 대해 놓치고 있는 부분이 있다. 그리고 이러한 이유로 둘 사이의 논쟁이 계속되고 있는 것이다. 그것을 지속적으로 - 그리고 불합리하게 - 하는 것은 "양자택일"로 짜 맞추려는 서로 다른 경향 때문인 것이다. 누군가는 반드시 옳고, 누군가는 반드시 그르다. 그러므로 증거와 반증은 또 다른 논쟁의 순환을 낳는다.

"양자택일"의 막다른 골목에서 분명한 대안은 "둘을 겸비"하는 차원으로 논점을 옮기는 것이다. 만약 두 측면이 모두 각각의 좋은 증거를 갖고 있다면 다음과 같이 훌륭한 질문을 할 수 있을 것이다. "어떻게 이러한 두 상반된 개념이 서로 영향을 미칠 수 있는가?", "어떤 것이 유전과 경험이라는 두 상반된 개념의 상호발전적 관계를 이룰 수 있을 것인가?" 사실, 이러한 두 관점을 합하고 두 가지 사실의 실제 영향과 제약을 정리하려는 시도는 훨씬 더 이성적인 토론을 이끌 것이고 이미 결정되어있는 유전자와 예측할 수 없는 인생이라는 두 가지 역학적인 영역으로의 더욱 깊은 통찰로 이끌 것이다. "어떤 것이 그럼 정확하게 그것인가?" 라는 질문은 "어떤 것이 더 올바른가?" 라는 질문보다 더욱 생산적인 접근일 것이다.

그러나 내 생각에는 심지어는 "둘을 겸비"하더라도 결코 만족스러운 해결책이 아니다. 본성을 교육하는 모든 것이 나의 발전 과정에서 연구되고 정의된 이후에라도 여전히 많은 부분이 나 스스로를 설명할 수 없다고 보여진다. 유전적인 잠재성은 결코 발전하지 않는 것일까? 내가 성공적으로 극복한 고통스러웠던 경험은 결국 나에게 도움이 되지 않는 것일까? 내게 있어서 완전히 유전도 아니고 외부 세계로부터 영향 받지도 않은 부분이 있는 것은 어떻게 봐야 할까? 내가 전에 겪어 본적이 없는 문제를 우연히 훌륭하게 해결한 것은 어떻게 생각해야 할까? 창조나 무의식 등은 무엇일까?

본성과 교육에 관한 논쟁의 진정한 문제점은 두 이론 모두 오래도록 이치에 맞을 수 없다는 점을 제외하고도 두 가지 측면 모두 매우 핵심적인 점을 놓쳤다는데 있다. 두 가지 측면의 관점에 있어서 삶에 대한 의문점은 그 발전에 있어서의 과정이 수동적이라는데 있다. 나는 이미 결정된 유전자의 결과물이기도 하고 동등하게 결정된 경험이나 반응의 결과물이기도 하며 그 밖에도 이러한 결과들의 조합이기도 하다. 어디에도 나를 이루는 요소들에 하나의 요인으로 포함되는 나 스스로의 적극적인 참여는 없다.

사실은 내가 받은 자극의 질과 양 뿐만 아니라 내가 개인적으로 시작한 활동들 역시 인체와 신경계통의 구조와 기능을 개발하는데 큰 역할을 하며, 내가 세상에 참여하는 것은 나의 신체적인 특성의 많은 부분을 결정한다.

예를 들어 나는 내가 실제로 필요한 것보다 훨씬 더 많은 뉴런을 갖고 태어난다. 나는 수많은 연결고리와 상호연결을 가지고 있다. 내가 발달하는 초기에 이러한 매우 많은 필요 없는 뉴런들은 사라지게 된다. 이처럼 뉴런을 사멸시키는 패턴은 유전자 코드에 의해 이루어지는 것이 아니라 나의 경험과 활동에 의한다. 더욱이 가장 빈번하게 사용되는 소통로는 남아있는 순환로를 통한 정보와 활동의 흐름을 위해 수상돌기와 시냅스 연결을 증가시키고, 신경전달물질의 양을 늘리며 "가장 적은 저항의 연결선"을 만들어 낸다.

이러한 과정에서 자연주의자들이 주장하는 부정할 수 없는 점이 있다. 우리의 유전자 코드는 태아 단계에서 우리의 두뇌가 그런 형상을 이루는데 큰 역할을 한다는 사실이다. 교육주의자들은 매년 수많은 양과 정도의 자극이 유전자적으로 정해진 것 보다 사람의 개인 특성에 큰 영향을 미친다는 점을 지적한다. 그러나 두 관점 모두 놓치고 있는 것은 우리의 개인 활동 중 특히 내가 자발적으로 하는 것은 - 나의 의지, 곧 환경속에서의 의식적 능동적 활동 - 어떤 길이 신체적으로나 기능적으로 힘을 북돋을 수 있을 지와 그 당시에 필요하지 않아서 영원히 떨어져 나갈 것을 결정하는데 절대적으로 중요하다. 게다가 이러한 선택과정 - 나의 배움의 초기 시절 동안 가장 활동적이 되고 - 은 일생 동안 지속되며, 가장 빈번하게 일어나는 것들을 점점 더 효율적으로 할 수 있는 시스템을 지속적으로 연마하는 것이다.

물론 이러한 구조적이고 기능적인 효율성은 또한 지금껏 추구하지 않았던 활동들은 점점 더 배우기 어려워진다는 것을 뜻한다. 왜냐하면 전체적인 체계는 이전에 있었던 좋아하는 반응을 이제까지 좋아했던, 그리고 그로 인해 점차 강화된 반응에 점차 더 큰 경향으로 발달하기 때문이다. 이것이 늙은 개에게 새로운 기술을 가르치는 것이 어려우며 특히 만약 그 개가 최근에 아무것도 배우지 않았다면 더욱 그렇게 하는 주된 이유이다.

여기서의 진짜 논점은 나는 계속해서 나 스스로를 완성하고 있는 것이고 나는 항상 미완성이라는 점이다. 내가 행동하는 것(혹은 하지 않는 것)은 각각의 단계마다 결국 내가 할 수 있는 것(혹은 할 수 없는 것)을 결정짓게 되는 것이다. 나에게 가장 깊이 배인 습관은 나 자신의 실제적인 신체 부산물이 되고 더 이상 단순한 의식적인 기호가 아니다.

이렇게 의식의 관계를 놓치면서, 활동적인 연계성은 치료적인 방법으로서 전략적으로 사용하게 될 때 매우 중요하게 된다. 내가 무의식적으로 하고 있던 습관은 지금의 문제들을 강화한다. - 때로는 새롭게 만들어 낸다. 나는 이러한 습관을 없앨 수 없는데, 그것들은 나의 신체의 한 부분이 되어있기 때문이다(그리고 내가 수술적으로나 약물적으로 처리할 수 있는 부분이 아니다). 종종 필요한 것은 다른 반응을 강화하는 새로운 습관을 기르는 것과 가장 적은 저항이 있는 새로운 경로를 만들어내며 오래 동안 있었던 부정적인 효과를 없앨 수 있도록 의식적으로 조절하는 새로운 행동을 도출해 내는 것을 배우는 것이다.

매우 많은 프로그램이 이미 어릴 적 처음 몇 해 동안에 만들어져야 하고, 나의 "마무리" 과정이 잘 진행 중인 후에, 그리고 많은 경향성들이 동작에 세팅된 후에 이러한 능력이 발휘된다는 것을 알게 되고 나서야 자기 파괴적 습관을 인식하고 새로운 것을 신중하게 그려서 함양해 나가는 이러한 능력들이 훨씬 더 중요한 것이 된다. 이렇게 어릴 적 경험과 행동들중에서 배우지 않고 스스로 터득한 것은 하나도 없다. 중요한 것은 새로운 패턴을 배우는 방법을 발전시키고 나서 오래된 나쁜 경향성과 강압성을 고치는 것이다.

성공적인 삶이란 다음의 것들을 지속적으로 다듬어 나가는 과정이다. 1) 타고난 습관, 유전적 특성, 2) 내가 경험한(특히 인생 초기에 발생한 가장 중요한 문제들) 사건과 상황들 3) 나의 타고난 능력과 나의 경험 사이에서 생긴 개인적 믿음과 행동들, 그리고 4) 미래의 청사진, 습관, 믿음, 태도에 대한 긍정적인 변화를 만들어 낼 수 있게 하는 행동들과 직접적으로 연관된 내 의지의 노력. 진정으로 "나"는 내부의 증거이고, 내부의 위원회 의장이며, 내인식의 선구자적 관점이면서, 지속적으로 내 삶의 방식과 나의 실체가 되는 발전과 반응의 패턴을 만들어내는 모든 요소들을 관찰하고 중재하는 존재이다.

이러한 증거의 존재를 강화시키고 행동을 결정짓는데 필요한 통찰력은 결코 수동적이지 않다. 우리는 그것들은 찾아야하며 이러한 행동은 항상 능동적인 관심과 일을 필요로 한다. 꿈과 현실 사이에서 세상은 항상 기다리고 있으며, 세상의 비밀 그리고 우리의 꿈을 만족시키는데 효과적인 길은 우리가 움직이기 전까지 나타나지 않는다.

그리고 이러한 행동과 협상 중에, 우리가 생각하는 가장 효과적인 이론은 항상 일시적이어서 마음속 깊이 변화를 항상 준비해야 하고 우리의 행동은 항상 적응과 보완을 할 준비가 되어 있어야 함을 또한 명심해야 한다. 세상의 의미는 반드시 지속적으로 우리들 하나하나로 이루어지고 이것은 한 사람 한 사람의 능동적이고 자발적인 발전의 수단을 절대적으로 필요로 한다. 1) 정확한 자기 평가와 2) 성공적인 자기조절이 그것이다.

내가 이해하는 바에 따르면, 치료를 하는 일은 이러한 증거를 깨우치고 이러한 능동적인 관찰과 행동과 적응의 과정을 위한 몇 가지 방법을 배우는 것이다. 그리고 단지 치료 그 자체에 있어서 치료자들뿐만 아니라 이것들이 바로 치유한다.

결국 "본성과 교육" 이라는 틀의 이중구속을 약화시키는 것은 나의 앞으로의 인생에서 단지 수동적인 역할만을 제공하고 내가 개인적으로 나를 위해 더 나은 행동을 하는데 아무런 도움이 되지 못한다. 기껏해야, "교육" 에 대한 고려는 더 인간다운 사회적인 장치의 필요성에 대한 논쟁과 교육환경의 개선만을 낳을 것이다. 그 자체는 좋은 것이지만 그것은 단지 자신의 상태에 대한 어떤 개인적 책임의 인식과 의지에 따른 능동적인 행동 그리고 우리에게 영향을 주는 사건들 간에서 효과적으로 대처하는 방법에 대한 지식을 대신해 줄 수 없다. 사회적인 환경을 개선하는 것은 어느 환경에서도 대처할 수 있는 개인적 역량을 증가시켜주는 것은 아니다.

성공적인 유전학적인 조작과 좀 더 유토피아적인 사회의 조성에는 모두 많은 시간이 걸린다. 그리고 그 사이에 만약 우리가 오직 스스로의 무기력함과 수동성을 의미하는 모델에만 주의를 기울여야 한다면, 어떤 DNA나 우리에게 영향을 주는 외부 세상으로부터 계속 강요당할 것이다. 그리고 더욱이 유전학적 완전성과 유토피아의 이점은 퇴락하게 될 것이며 만약 이러한 개인의 핵심적인 요소와 자신과 주위 환경에 대한 능동적인 대처가 없는 상태라면 결국 인간에게 도움이 되지 않을 것이다. 항상 똑같이 존재하는 것은 없으며, 완전한 상태도 없고 심지어 적당한 대안도 영원한 것은 없다. 우리는 깨어있는 증인의 필요성을 넘어설 수 없으며, 그 존재는 우리 내부와 우리를 둘러싼 세계의 변화를 감지하고 지속적으로 우리에게 가장 이득이 될만한 진정한 균형을 찾아 줄 것이다.

객관성 대 주관성

이러한 개인적이고 내부적인 증인의 가장 중요한 두 가지 기능은 자가평가와 자가조절이다. 이러한 기능에 의한 우리 의식의 양성은 앞선 두 가지 이중구속의 기저에 있으며 그것들을 만들어내고 강화하는, 세 번째 이중구속에 빠지게 한다. 그러므로 그것은 자신을 명백히 느끼고 스스로에 대해 확실히 생각하는 능력에 더욱 큰 충격을 준다. 직접적이고 진실하게 우리 현실의 초상 속의 인간을 제거하는 것을 위협하는 구속이다.

"객관성" 은 과학적인 방법에 있어 핵심적 강령이다. 그리고 그것은 "편견" 에 반대되는 가치로써 치우칠 수 있는 의견을 가능한 바르게 인식할 수 있는 정의가 되고, 거짓의 반대인 진실로써 평가된다. 그 방법은 정확하게 관찰, 기록, 측정, 검증, 입증된 사실과 어느 곳이던지 항상 같은 실험환경과 방법을 통해서 재현 가능한 사실에 입각하고 있다. 이러한 작업은 진실로부터 환상을 구분하고, 논증으로부터 직감을 구분하고, 실제 결과로부터 잘못된 믿음을 구분해 준다.

이처럼 과학적인 사실과 해석을 다루는 세심한 신조는 이러한 방법이 자연 현상의 영속적 법칙으로서 참된 지식을 이루는 것과 그것들을 우리의 목적에 연결하는데 뛰어나기 때문이다. 그것은 복잡한 지식들로부터 생산적인 이론을 도출해내고, 우연한 결과로부터 확실한 사실을 도출해내고, 그럴듯한 사실과 편견으로부터 이성적 해설을 도출하는 방법으로서 발전되어 왔다. 그리고 많은 방법으로 인류에게 도움이 되었다. 많은 무지와 고통은 이러한 방법을 통해 성공적으로 제거되었다.

그러나 본성과 교육의 경우에서처럼, 이러한 요소들 속에는 또 다른 개념적인 위험성이 도사리고 있고,

과학에서 과학만능주의나 혼란으로 바뀔 가능성이 있다. 세심하고 반복적인 비교 검토와 독립적인 결과의 재생산 그리고 인간의 착오와 편견을 배제하기 위한 철저한 토론을 보장하는 것이 연구 시스템의 고안을 하기 위해서 꼭 이루어 져야 하는 것이다. 그것은 또한 이성적이고 매우 정확히 객관적이며 모든 인간의 편견을 배제한 관점이라고 주장할 수 것으로써, 실체에 대한 모든 의미가 담긴 주장들의 유일한 근거이자 유효성이 될 수 있고, 되어야만 한다.

전자의 객관성은 잘못된 믿음, 오해, 투사, 개인적인 이득 등으로부터 정확성을 제공해 주는 의미를 가진다. 반면에, 후자의 경우는 그 연구의 방법과 연구를 사용하는 사람에 있어서 사람에 따른 차이와 비현실성이라는 부분을 실제로 없애는 것을 의미한다. 가장 잘 할 수 있는 첫 번째 시도는 사려 깊게 잘못된 판단이나 선입견을 배제하는 것이다. 두 번째는 존재하지 않는 오류의 가능성에 대한 지극히 현실적인 관점이다. 첫 번째 객관성은 현재 사용되는 과학이고 두 번째는 본질적으로 과학만능주의이다.

우리는 현대 과학의 시대에서 성장하며, 일반적으로 "객관성" 은 "주관성" 의 반대되는 의미를 가진 것으로 배워왔다. 객관성은 이미 알려진 물리학과 화학적 법칙을 통해 계속해서 확실하고 실제적이며 측정가능하고, 또 측량가능하며 증명 가능한 것을 의미한다. 반면에, 주관적이라는 것은 비현실적이고 비실제적이며 측정하는 것이 불가능하고, 환영과 같아서 인간의 상상을 통해서만 의미 있는 것이다. 객관성은 물질에 관한 진정한 법칙을 다룬다. 객관성은 마음을 통해 창조된 감정과 인상을 다룬다.

그러나 여기에 우리가 매우 주의해야 할 요점이 있다. 인간의 개인적인 경험, 믿음 그리고 주관을 완전히 배제한 관점은 존재하지 않는다는 것이다. 어떤 중요한 질문에 대한 대답에서 아무런 이해관계가 없는 경우는 없다. 이론과, 실험적 구도, 관찰 및 해석을 구성하는데 있어 모든 부분에서 고유한 개인적인 믿음과 의견의 틀이 개입되게 된다. 더욱이, 감정과 선입견이 없는 인간은 날씨가 없는 하루와 같을 것이다. 그런 일은 있을 수 없다.

다시, "대(對)" 의 논쟁은 우리를 희생시키며, 같은 방법으로 우리로 하여금 본성과 교육의 둘 중에 하나를 선택하도록 한다. 진실은 주관성과 객관성은 우리 인식의 두 가지 차원이며 둘 다 주위 환경을 이해하고 환경적 요구에 대응하는데 있어 결정적 역할을 한다는 것이다.

객관성은 객관적인 외부세계를 향한 우리의 관심을 나타내는 것인 반면에 주관성은 우리의 내부적 과정과 반응을 향한 우리의 관심을 나타낸다. 분명 두 가지 관점 모두 우리 주변 세계를 정의하고 순항하는데 필요한 것이다. 객관이란 개인의 의견을 배제한 분명하고 자동적인 실체를 갖는 것이다. 그러나 동시에 외부를 관찰하는 것이 인간인 한, 그리고 인식을 통해서만 우리가 외부를 관찰 할 수 있는 한, 인식에 있어 주관적인 요소는 매우 중요할 것이다.

이러한 두 가지 인식은 우리의 마음을 통해 몸을 바라볼 때 매우 중요하다. 이런 경우에 있어 관찰에서의 객관성은 나의 한 부분이 되며, 그러한 관찰 중 어떠한 관점도 주관적인 감각을 벗어날 수 없다. 사실 자기 관찰의 이러한 종류는 이상하다기 보다는 객관성으로부터 주관성을 분리하는 모든 인식을 형성한다. 내 몸의 부분들은 분명 "나" 이지만, 다른 관점에서는 나의 몸의 "밖" 에 있는 것들이다. 즉, 그것은 주관적으로나 객관적으로 더 이상 구분할 수 없는 것이다. 나는 그것을 가지고 있지 않으며, 나는 바로 그것이다. 그것은 관찰되는 물체이자 관찰하고 있는 한 능동적 개체이기도 하다. 그리고 이러한 내부/외부적인 이중성은 뇌라고 하는 몸의 한 부분 - 우리가 생각하는 것을 생각하는 - 을 생각해볼 때, 만약 내 자신에 관한 인상이 나의 물질적인 작동과 관련이 없음을 밝히려 했다면 그것들은 애매하게 맞게 될 것이다.

그러나 이러한 완고한 모호성은 철저한 객관성을 실제적으로 제한하지 않는다. 우리의 실제 유기적인 사고 체계로부터의 출발은 단지 모호성 이상으로 근본적이다. 그것이 우리가 스스로로부터 동떨어지고 가상 현실에 가까워지는 핵심이며, 가상 현실은 논리적인 역할로서의 살아있는 생명체인 스스로를 낭비하는 곳이며 추상적으로는 개인성을 낭비하는 곳이고 우리의 본성을 이루는 힘으로부터 우리의 인간적 감각을 없애는 곳이다.

여기에 진정한 문제의 핵심이 있다. 기본적으로 주관성이 없다면 어떠한 지각도 없다. 내가 세상에 대해 어떤 직접적인 방법을 통해서든 얻을 수 있는 유일한 것은 나의 몸이 그것에 대해 반응하는 방식을 통한다. 모든 다른 것들은 결과적인 것이고, 기억을 종합하며 그것들에 바탕을 둔 사고과정을 통한다. 나는 그 어느 때에도 어느 외부세계와도 직접적인 관계를 맺지 않는다. "나"는 단지 특정 물질에 특정 반응을 나타내는 신경말단을 통해서만 직접적으로 연결되어 있을 뿐이다. 그리고 신경은 그 물체를 느끼는 것이 아니며 오히려 물체의 효과를 느끼는 것은 그러한 신경말단 주위에 있는 조직들을 통해서 전달된 느낌인 것이다. - 압력으로 조직을 누르고, 진동으로 조직을 흔들고 조직의 온도가 오르거나 내려가는 것 등등이 그렇다.

다시 말해서, 나는 그 어느 것도 아닌 나 스스로를 느낀다. 그것은 이 세상에 대한 나의 판단을 기초로 한 내 조직의 반응이다. 나의 신체적인 존재는 나의 안테나가 되고 내가 세계에 반응하는 대로 그 세계를 듣는다. 그러므로 주관적인 감정상태는 더 객관적인 판단의 해석과 단순히 동떨어져 있지 않다. 내부의 신체적인 정신적인 반응과 진심으로 만나는 것은 절대적으로 어떤 종류의 정확한 지각에서도 분리될 수 없다.

신체적 반응의 자기중심적인 세계에 고립된 존재로부터 자신을 구하는 것과 그들이 만들어내는 개인적인 이미지나 의미가 무엇이던지, 사실은 1) 우리는 같은 세계에 대한 다른 이들의 반응을 살필 수 있으며, 2) 우리가 나타낸 반응에 대해서 다른 이들과 의사소통 할 수 있고 3) 이러한 반응은 우리 모두 비슷한 과정을 통해 일어난다는 점이다. 어떤 특별한 환경이나 사건에 대한 반응은 사람마다 매우 다를 것이다. 그러나 우리는 서로 비슷한 개체로서 반응하기 때문에 다른 이에 의해 평가된 사건이나 그러한 의미를 준 다른 이의 반응에 동조하고 다른 일에 동조할 수 있을 때까지 그러한 반응에 관해 의사소통 하려 할 수 있다.

다시 말해서, 주관적인 상태에 대하여 객관적이 되는 것이 가능하다는 것이다. 사실 어떠한 경우에도 진정한 동의는 존재할 수 없으며, 이는 모든 세계에 대한 지식은 인체의 상태와 감정 상태의 어떤 변화에 따른 주관적인 해석을 통해 세상에 대한 지식이 되기 때문이다. 의사소통을 확실한 몸 상태와 그에 따른 감정 상태와의 상호간 객관화는 모든 확실한 검증과 평가의 방법을 통해 매우 쉽게 될 것이다. 이것은 객관성의 모든 원칙은 적절히 그 과정으로 들어간다는 점에서 중요하고, 그곳에서 우리가 동의할 수 있는 영속적인 원칙으로부터 개인적인 느낌을 구분해서 이해할 수 있는 매우 강력한 도구가 될 것이다.

이러한 관점에서 모든 관찰은 자기관찰인 것이고 모든 의학적 조사도구는 단순히 우리의 인지 능력을 억지로 확장한 것일 뿐이다. 이러한 도구는 우리의 지각을 엄청나게 확장시켜주고 정화할 수는 있겠지만 그것들은 항상 지각을 갖고 있고, 지각을 이루고, 지각을 해석하는 인간이라는 존재의 기초적인 사실을 바꿔놓을 수는 없는 것이다. 그리고 어느 인간도 그 자신의 감정과, 느낌 그리고 믿음으로부터 떨어질 수는 없다.

객관성은 인간의 감정의 결여가 아닌 오히려 매우 의식적으로 유용한 감정이다. 그것은 매우 특별한 감정상태로서 방어적인 것보다 훨씬 더 흥미로운 상태이며, 조용한 관찰, 이성적 분석, 판단의 유보, 큰 인내력, 반복되는 신체활동의 편안함과 자세히 설명하는 또렷함을 키우는 것이다. 그것은 중요한 사고의 종류로서 매우 뛰어난 감정상태이며, 과학과는 다른 일반적 지식보다도 더 일반적인 적용원칙이다. 반면에 그것은 또한 중요한 다른 종류의 사고에 있어서는 매우 유용하지는 않다.

냉철한 탐구는 행복해지는 최고의 방법인 사랑에 빠지게 만드는 상대를 찾는데 도움을 준다. 그러나 그 자체로는 사랑에 빠지는데 도움이 되지 않는다. 이것에 대한 매우 정확한 물리학적 법칙이 있는데, 내가 페달을 밟아 자전거를 돌리는 것은 힘의 작용을 수학적으로 표현하는 물리학적 규칙이 있지만, 내가 자전거를 타는 것은 단지 느낌에 의해서지 수학적 지식을 배워서 타는 것은 아닌 것과 같다. 생물학적인 사실들은 위궤양으로 인한 만성 스트레스를 막아 줄만큼 충분하지 않다. 그리고 어떠한 미스테리를 해결해 줄 수 있는 사실의 축적들도 그 미스테리를 해결해 줄 수는 없는 것이다.

인간 감정의 잠재적인 예측 불가능한 면과 지각과 믿음에 의한 영향을 중재하는 방법은 모두 옳다. 그러나 필수적인 객관성이 감정이 완벽하게 배제된 상태로 이루어진다면 정말 이상한 일들이 생길 것이다. 우리는 아마도 우리가 즉시 알 수 있고 확신할 수 있는, 아마 지금 바로 느끼는 것은 현실성의 세계에선 증명될 수 없다는 결론에 이른다. 객관적인 느낌과, 감정을 배제한 객관적인 관점의 주장 사이의 차이는 절대적으로 중추적이며, 비감정적이고 선입견이 배제된 관찰이 가능하다고 하는 지적인 허위는 우리가 우리의 몸과 마음에 대해 이해하는 것과 우리가 우리에게 도움이 될 지식을 이용할 수 있는 방법 사이의 괴리를 만들 것이다. 사실 이러한 감정의 거부와 우리에게 주어진 세상을 이해하는 매우 중요한 개인적 의미는 가상인 현실을 만든다 - 매끈하고, 화려하며 재미있는, 그러나 인간의 삶에서 영원한 감정이라는 참된 내용과 의미가 없는 것이다.

결과적으로 "객관성"은 "진실성" 이상의 의미를 갖는 것이 아니다. 내가 할 수 있는 한 가장 명확하고 열린 생각을 하려는 시도이자 기꺼이 자신의 방법과 결론을 시험하려는 의지 그 이상도 그 이하도 아닌 것이다. 나는 이러한 진실성이 중력이나 아원자 입자들과 같은 보이지 않는 것에 적용할 경우는 좋으나, 역시 보이지 않는 감정상태 같은 것들에 적용할 경우는 절대적으로 불가능한 이유를 간단히 밝힐 수는 없다. 결국 만약 당신이 그 적당한 이유를 발견한다면 나의 몸과 나의 행동을 통한 감정의 흔적은 안개 상자 속의 전자로서 뱀이 지나간 흔적과 같이 눈에 보이게 될 것이다. 그리고 만약 내가 진실한 마음을 그곳에 둔다면 나는 내가 전자의 특성에 관해 아는 것처럼 감정의 특성에 관해 이해하게 될 것이다.

과학적 조사의 적절한 관점으로 인한 반응과 감정이라는 보이지 않는 세계의 지적 소멸은 공교롭게도 유례없는 결과를 낳았다. 그것은 우리가 지속적으로 진화하는 몸과 마음 사이의 관계와 그 관계가 우리의 몸과 마음에 미치는 결과를 의미하는 우리 주위에서 가장 복잡하고 중요한 퍼즐(몸과 마음의 관계 그리고 육체와 정신 건강에서의 관계를 지속적으로 발전 시키는)을 해결하는 강력한 도구인 객관적인 조사를 적용하는 방법을 배우지 못하게 하였다. 객관적으로 측정할 수 없고 프로크루테스의 신화에서처럼 재단할 수 없는 모든 것을 없앰으로서 우리는 우리가 논증할 수 있다고 믿는 것들로부터 우리의 실제 삶에서 느껴지는 잠재성을 제거해 버렸다.

우리의 지성을 정제하는 과정에서 우리는 그것을 만드는 피조물의 깊은 내적 현실로부터 멀어지게 될 것이고, 잘못 알던 환상적인 상태에 대한 그러한 주관적인 현실적 경험은 격하될 것이다. 논리의 추상적 언어에 대한 배타적인 태도에 의해서 우리는 우리 내부에서 지속적으로 발생하는 생리적인 정보의 거품을 듣는 방법을 잊게 되었다. 그리고 마음은 인체의 물질적인 과정에서 어떠한 영향도 미치지 못할 것이라는 믿음에 의해서 - 마음은 비물질적이며 장치 내부에 들어있는 증명할 수 없는 영혼과 같다는 믿음 - 우리는 마음이 의식적으로 그것을 선택하던지 아니던지 간에 엄청난 영향을 주고 있다는 인식을 하지 못하게 만들었다.

분명 이것은 인간의 마음에 의해서 나뉜 가장 퇴보한 이중구속일 것이다. 우리가 우리의 주관적인 측면의 경험을 평가절하 하는 것을 배우게 되면서 우리는 그것들을 주의 깊게 생각하지 않게 되었다. 우리가 그것들을 주의 깊게 생각하지 않게 되었기 때문에, 그것들이 만들어내는 정보는 우리에게 대략적이고 가치없는 것들이 되었다. 그리고 나서 우리가 그 대략적이고 비가치있는 내부적인 정보를 가지고 우리의 복잡한 삶을 조정하려고 하기 때문에 그 과정은 항상 우리 내부에서 뒤틀리게 된다. 그리고 우리의 그러한 과정을 어떻게든 통제할 수 있는 최고의 수단은 내부적으로 그것들에 귀기울이고 그것들의 전달사항에 반응하는 것이기 때문에, 우리는 밝게 비춰줄 어떤 불빛도 없이 인체 내부라는 어두운 동굴을 살펴야 하는 것이다.

그리고 결국 우리의 내부적인 인식이 명료하지 못하기 때문에, 우리에게 가장 중요한 문제를 정확히 측정하고 조절해주는 주요한 수단을 흐리게 만드는 것인 자연을 엄청나게 조절할 수 있게 해주는 현실성의 정의를 결코 밝힐 수 없는 것이다. 한번 완벽하게, 우리 내부에서 비뚤어진 원을 그리고 진정한 객관성의 자기충만의 예언이 일어날 것이다. 나의 마음은 내부적인 인체의 과정에서 능동적으로 중재하는 어떤 수단이나 방법도 없이 남겨 진다. 그리고 이 모든 것에 있어서 스스로의 참여 지식으로부터 스스로를 보호하기 위해 우리는 다른 중요한 자연의 법칙인 것처럼 이러한 유도된 불행함을 책임감 있게 맞을 것이다.

주관적 경험의 평가절하가 현대사회에서 주요한 재앙이며, 우리가 빠르게 발전하는 과학과 기술의 시대에 지불해야 하는 비극적인 대가라는 것이 나의 확고한 생각이다. 이러한 비인간적인 가상현실을 벗어나고 우리 주위에서 고통받고 남용되는 것들을 벗어나야 한다. 그것들은 우리 스스로를 바라보는 것과 스스로를 도울 수 있는 것을 찾지 못하게 한다. 우리가 자연의 힘에 대항하는 것 같은 잘못된 힘에 대한 사고를 제공하고 동시에 우리가 우리의 삶에 직면하였을 때 잘못된 인내에 대한 사고를 제공한다.

결국 주관적이며 인간 내부에 있는 이런 모든 내부적인 소리를 잊게 됨으로써, 우리는 우리의 가장 깊은 필요와 감각이 이질적이고 관계없는 세상 한 가운데에 놓이게 된다. 그리고 이러한 단절은 우리를 스스로로부터 멀어지게 하며, 개인적이고 집단적인 자기 파괴의 여러 형태를 만든다. 그것이 우리가 가능한 빠르게 어떠한 혁신을 이룰 수 있게 자극하는 것이며, 우리는 그것을 우리가 해야 하는 것 인지 아닌지는 물어볼 수 없다. 그것은 우리가 발전을 추구해오면서 자연을 망친 대파괴를 무시할 수 있게 한다. 그것은 삶의 질 자체보다 물질적인 가치를 더 중요시 하도록 우리를 부추기는 것이며, 우리가 저지르는 파괴가 어쩔 수 없는 부수적인 피해와 신이 주신 권리의 조합으로 바라보도록 만든 것이다.

서양 종교와 서양 과학적 관점의 세계는 많은 문제들이 대립하고 있으나 그것들은 공통적으로 핵심적인 가정을 갖고 있다. 우리의 인체와 순간적인 경험은 퇴색되고 의심받아야 한다는 것이다. 우리 자신의 밖에 있는 더 높은 권위자는 우리의 현실과 그 관계의 최후 중재자이다. 자연의 법칙을 발견한다고 하는 과학과 더 높은 윤리적 목적을 추구한다고 하는 종교는 대부분의 인간과 개인의 자신에 관한 많은 부분을 압도하고 평가절하한다. 그리고 둘 모두 하루하루 스스로 인체의 타고난 요구와 안위를 위하는 것을 북돋아 주지 않고 이상에 대한 추구를 요구한다. 종교에 있어, 전통적으로 인체는 단지 "찌꺼기" 였고, 과학에 있어 우리의 경험은 단지 "주관적" 인 것이었다. 둘에게 있어 인체에 너무나 근접한 관심은 제거되었다.

이러한 모든 억압은 자연히 신체의 발전과 지속적으로 일어나는 성장과 재생의 순환을 주의를 기울인 주형을 발전시키는 결과를 낳았다. 정원은 아무도 돌보지 않으면 전혀 아름답지 않게 자라게 된다. 그것들이 증식의 순환과 재생의 순환을 계속하는 동안 개체는 고통을 겪고 기능적 정렬은 어그러질 것이다. 잡초가 뿌리를 내리고, 이상한 생명체가 그 장소를 차지하고 양분을 고갈시킬 것이다. 편안한 오솔길은 사라질 것이고 덤불은 지나갈 수 없게 만들 것이다. 정원사에게 심미적 원천과 양분을 주는 것은 점점 더 어렵고 혼란스러워 질 것이다. 그리고 결국 정원을 불도저로 밀어야 할 것이다.

이제 나는 열렬히 자연의 법칙을 발견하고 더 높은 윤리적 목적을 추구하는 것을 모두 좋아한다. 그러나 이러한 두 사업 모두 내인적이고 감정적이며 주관적인 것들을 제외한다면 황폐화된 결과를 초래할 것으로 생각된다. 좀더 정확히 말해보면 황폐화된 결과를 만들어낸 그것은 결국 우리들에 의한 것이다. 우리는 즉각적인 경험 못지 않게 광범위한 것도 필요로 한다.

우리 내부의 목소리가 믿을 수 없고, 신기루와 같으며, 가상현실의 추상적 꿈으로부터 깨어 있음을 확인시켜주는 이러한 확신은 최선이 되기 어렵고 많은 면에서 불가능하다. 이러한 이중 구속은 윌리엄 블레이크(William Blake)가 "마음을 잊은 속박" 이라고 표현한 것이 완벽한 예이다. - 우리가 스스로와 상호간의 최선을 막도록 한다는 믿음이다.

이러한 개념상의 속박으로부터 벗어나는 것은 인체의 순간적 경험과 그 필요와 능력에 따른 직접적인 행동에 의해서이다. 우리가 스스로를 위해 마음의 존재와 주의에 대한 인체의 책과 글 그리고 문구들을 다시 볼 때까지, 많은 답과 해결책들이 드러나지 않은 채로 있을 것이다.

결합조직 : 세포 생물학자의 식견

모든 구석구석

3장에서 우리는 결합조직이 우리의 모든 조직을 관통하고 싸는 구조를 이루는 것에 대하여 살펴보았다. 인체의 피하의 막을 각각의 세포로 근접하여 현미경으로 살펴보면 콜라겐과 그 간질이 우리의 장기와 과정들의 즉각적인 환경의 한 부분을 이루고 있다. 이러한 거칠지만 유연한 네트워크는 우리 몸의 일차적인 구조, 명령, 조직 요소의 하나이다.

분명히 이러한 스폰지 같은 망은 약 7년의 주기로 우리 몸을 완전히 새로운 세포와 분자로 바꿔주는 우리 몸 주형의 유지와 점진적인 발달변화에 직접적으로 관계할 것이다. 우선 우리는 골격 형성의 관계에서처럼, 조직의 성장과 정렬의 형태를 이루는데 관여하는 결합조직의 형태를 포함한다. 다음으로 결합조직이 어떻게 그 망을 이루어 사용되는지의 패턴을 살펴보았고, 일반적으로 스트레스에 처해있는 경우 더 두껍고 거칠어지며, 그렇지 않은 경우 더 얇고 평평해 진다는 것을 알게 되었다. 그리고 세 번째로, 결합조직은 우리의 주요한 손상회복 기전의 하나로서, 예를 들어 손상 시 섬유아세포가 모여들어 흉터를 이루는 것 같은 경우이다.

그러나 어떻게 살아있지 않은 물질이 적절한 피난처나 틈을 찾아내고 그 긴 입자의 배열이 정렬을 이루고 있으며, 성장이나 스트레스 그리고 치유를 위해 적절한 모양을 이루어 부착되는 것일까? 섬유아세포의 핵에 있는 DNA 염기서열은 콜라겐 단백질의 산물을 제시해준다. 그러나 그러한 단백질을 이용하여 그토록 세부적으로 인간 몸의 형태를 이루어 재창조하도록 하는 정보는 어디로부터 얻는 것일까?

나는 조지 E. 스나이더(George E. Snyder)가 말한 "결합조직은 우리의 몸의 여러 부분에 단지 결합되어 있는 것이 아니며, 좀더 넓게 본다면, 수많은 장치들의 분지에 연결되어있다."를 인용했다. 좀더 최근의 연구와 의견을 통해 이와 같은 말을 어떻게 미리 언급할 수 있었는지를 확인할 수 있을 것이며 그러한 여러 수준의 결합조직의 연결이 어떻게 일어나고 있는지를 제시해 줄 것으로 생각된다.

압전기효과

결합조직의 특성들 중 하나는 바로 액체 크리스탈처럼 작용하며 온도가 낮아지면 점점 더 젤이나 고체와 같이 되고, 온도가 높아지면 점차 교질이나 액체화 된다는 점이다. - 이를 요변성 효과라 한다. 따뜻해지면 부드러워지는 이러한 잠재성은 수기요법 치료효과의 주요 원리중의 하나이며 결합조직의 재구조화와 재조직화를 가능하게 한다.

또한 최근에는 좀더 흥미로운 결합조직의 특성이 발견되었는데, 결합조직 구조의 더 다양한 에너지의 작용 - 단지 구조적인 면에서 반대되게 - 에 의해서 이러한 요변성이 증강된다는 것이다. 콜라겐은 압전체라고 하는 입자들의 결체조직의 한 종류이다. "Piezo-"란 그리스어에서 누르고 압력을 가한다는 의미이고 압전체(Piezoelectric) 결체조직은 압력을 받게 되면 잠재적으로 전류를 형성하는 것이다. 전체 결합조직의 간질은 어디서든지 압력이 발생하면 전기장을 형성할 수 있는 발전기이고 이러한 에너지의 생산은 온도를 높이고 근막의 요변성 반응과 큰 관계가 있다.

그리고 심지어 콜라겐 구조는 그것들이 만들어낸 전류에 대해 일종의 반도체와 같은 작동을 하여 인체로 전기에너지를 전달한다(그리고 그러한 전자의 흐름을 통해서 암호화된 특정 정보 역시 전달한다). 또한 콜라겐이 반도체이며 완전히 도체는 아니라는 점이 중요하다. 반도체는 우리가 전자를 어떤 다른 종류의 에너지나 정보로 변환하는데 사용하는 다양한 전기 매체이다. 열 코일은 전자를 열로 변환하고 전구의 필라멘트는 빛으로 변환하며 축음기의 바늘(또 다른 압전체이다)은 그것을 파동으로 변경하여 소리로서 증폭하여 들리게 하는 이 작용들이 반도체에 의한 것이다.

컴퓨터의 칩은 근본적으로 복잡한 네트워크 속에서 미로 같은 구조를 통해 엄청난 양의 정보를 생산, 암호화, 결합하여 지나가는 반도체 장치인 것이다. 그런데 결합조직 구조는 단지 전기에너지를 생산하는 것은 아니다. 그것은 에너지를 다양한 형태, 즉 또 다른 정보로 변환한다. 제임스 오쉬만(James Oschman)은 이에 대해서 "다시 말해서, 결합조직 체계와 같은 고분자의 정렬은 매우 정교하게 조정되고, 매우 민감한 전자기적 신호의 탐측자이자 증폭기이자 프로세서이다."라고 말했다.

그는 또한 "압전현상에 있어 가능성이 있는 생물학적 중요성의 다양한 이점이 있다."라고 하며, 다음과 같이 기술하였다.

몇 년간의 연구는 인체의 모든 움직임은 뼈와, 인대, 근육 등의 압박과 스트레칭에 의해서 전기장을 형성하게 된다는 것을 밝혀냈다. 더욱이, 전기장은 신경전달과 근수축 활동의 결과로 발생한다. 다양한 분비선의 분비 또한 전기장의 형성을 수반한다. 이제는 이러한 전기장이 조직들 사이에 퍼져 있어서 인체의 어디에서든지 일어나는 세포의 움직임, 운반 등과 같은 활동을 통제하는 신호를 제공한다는 생각이 널리 퍼져있다. 다음으로 세포는 조직 주위에서 유지와 영양 등의 활동에 있어 이러한 정보를 이용하는 것으로 생각된다. 예를 들어, 이러한 기전은 긴 시간 동안 침상안정을 하거나 우주의 무중력 상태에 있어 골질에 감소가 나타나는 경우와 같이, 움직임과 운동이 골격을 유지시켜주는 사실을 설명해 줄 것이다.

더욱이 많은 종류의 체내의 단백질의 병렬정렬은 - 근육과 같은 수축성 단백질 - 또한 반도체 매체이고 그들의 전류를 결합조직 내에서 전후로 전이, 전환할 수 있다. 어떤 체내의 조직도 전기 또는 자기적으로 절연된 곳은 없다. 따라서 이러한 전류와 신호들은 이러한 조직들간의 틈으로 흘러 들어간다. 모든 인체의 세포는 이러한 압전효과에 "귀를 기울이고" 있고, 모든 동작과 모든 압박은 그것을 증가시킨다.

보행은 뼈와 연골에 리듬감 있는 압박력을 만들어내고, 인대에는 긴장의 순환을 만들어 낸다. 이러한 과정은 인체로 퍼져 나가는 진동장을 이끌어낸다. 발이 땅에 닿을 때마다 인체의 구조를 따라 발생하는 힘의 벡터를 대변하는 전기장의 실제적 조화를 만들어낸다. 잔디 위를 보행하는 것은 포장도로 위를 보행하는 것과는 전체적으로 다른 멜로디를 이루게 되는 것이다.

그리고 많은 체내 단백질이 이러한 전류와 신호를 받기 시작하면서 다양한 정보가 네트워크를 통해 널리 흘러나가게 된다. 이러한 네트워크를 조절하는 것이 경혈침술과 경혈압박의 치료효과를 매우 잘 설명할 수 있다. 경락은 특별한 장기의 신호에 최소한의 저항을 나타내는 통로인 것이다. 그리고 혈자리는 그 흐름을 조정하고 정제할 수 있는 반도체점일 것이며, 교차점은 한 경락에서 다른 경락으로 에너지를 이동시키는 기전을 갖고 있는 스위치와 같을 것이다.

세포안에 있는 결합조직

세포의 구성요소는 예전에는 "원형질"이라고 하는, 점성이 더하거나 덜한 세포기관을 갖고 있는 끈적한 액체라고 생각되었으나, 현미경과 영상기술의 발달로 그렇지 않다는 것이 밝혀졌다. 예전의 개념은 다음과 같다.

섬유소들의 배열이 어떻게 세포골격이라 불리우는 정교하고 유연하게 움직이는 네트워크를 구성하고 재형성하는지를 좀 더 다이나믹한 그림으로 볼 수 있는 길이 열렸다. 최근에 가장 놀라운 발전 중의 하나는 근육과 같은 수축성 단백질이 모든 세포에 존재하며, 식물에서도 그러하다는 것이다.
우리는 이제 "구조가 없는" 세포질의 기저 물질들이 사실 다양한 필라멘트 단백과 튜불린, 엑틴, 미오신, 중간 필라멘트 그리고 미소관등을 포함하고 있다는 것을 알고 있다. 이런 것들은 중합체, 중합체의 분해, 교차결합, 엉킴, 고정, 결합, 연장 그리고 수축 등을 이룰 수 있다. 이것은 세포의 움직임, 형태의 변화, 세

> 포질의 흐름, 색소의 이동, 포식작용, 세포기관의 이동, 탐식작용, 분비, 세포분열 그리고 생명과 관계된 무수한 활동들이 일어나도록 한다.

즉, 인체 전체에서 근막의 연결망처럼 각각의 세포에서 세포골격은 단지 구조적인 물질 이상의 것이다. 엑틴과 미오신 끈들이 겹쳐짐으로서 움직임을 만들고 다른 끈들은 세포 안의 특정 장소에서 특정 분자를 이동시키는 컨베이어 벨트와 같은 작용을 하며, 동시에 다른 종류의 끈들은 에너지/정보의 통합망으로 각각의 세포기관들을 연결한다.

결합물의 연결

진행된 연구는 세포골격 간질에 대해서 좀 더 흥미로운 것들을 밝혔다. 연결 단백질의 종류를 통해서, 주위 기저물질들에서 비슷한 분자들로 세포의 밖을 이루며 콜라겐 지지구조와 직접 연결되어 있다는 것이 알려졌다. 그리고 세포핵 내에서 세포골격의 구조로서 세포의 내부를 이루고 있다. 그리고 이러한 단백질 끈의 연결은 반도체 경로, 운반사슬 그리고 정보 연결이 된다.

> 다른 연구에서는 당단백이라는 특별한 단백질에 대해 밝혔는데, 이것들은 세포의 표면을 통해서 세포의 내부와 외부에 이르고 있다. 이러한 단백질은 세포 내에서 필라멘트 네트워크로 연결되어있다는 것이 밝혀졌다. 그것들은 세포 밖에서 분지를 형성하며 이러한 구조는 그 분지의 끝에서 대전된 집단(시알산이라고 하는) 구조로 되어있다. 이것들은 칼슘이온을 통해 입자 끝에서 음전하를 띄게 되고 세포외부의 기저물질이나 겔 등을 이루게 하는 수단으로써 결합되어있다. 섬유결합소라고 알려진 부가적인 단백질군은 세포외부의 콜라겐 섬유와 세포의 표면에서 결합되어있다. 후자는 결합조직의 겔을 따라서 인대, 근육 그리고 뼈를 포함하는 근막 체계의 더 큰 섬유정렬과 상호 연계가 된다.

그리고, 우리는 이제 세포의 표면의 아래에 있고 세포막을 가로질러 통해 있으며 안으로는 세포질로 연결되어 다양한 세포기관과 접촉하고 세포핵의 유전적 기관, 골격, 인대 그리고 근육에서 현미경적인 방법을 통해 관찰되는 상호연계의 망상 조직에 관해서 상세히 알게 되었다. 결합조직에 대한 고전적 개념은 망상조직에 의해 반드시 각각의 세포 안에 포함되어 있다는 것이었다.

결합조직과 재생 형판

앞서 언급한 것처럼 성인의 신체 구조는 상대적으로 고정되어 있고 영속적이라고 알려졌었다. 음식으로 섭취한 것의 단지 작은 부분만이 닳고 낡은 구조를 고치고 대체하는데 사용된다고 생각되었다. 그러나 방사선 표지 음식을 이용한 연구를 통해 실제로 매우 큰 부분이 모든 조직으로 빠르게 이루어진다는 것을 알게 되었다.

> 체내에서 지방이나 단백질 같은 큰 분자는 지속적으로 모이고 흩어진다. 그것들을 한데 모으는 다양한 접합과 결합은 지속적으로 열려있고 그들의 형성 단위(대표적으로 지방산과 아미노산)는 다양하게 될

수 있다. 그리고 그 조각들은 대사 "장" 이라고 불리는 곳에 들어가며, 그것은 소화계통으로부터 흡수된 같은 물질을 공급받는다. 이러한 장은 결합조직과 세포질 기저물질 망상체의 스폰지 같은 틈 안에 존재한다. 이 장에 있는 몇 물질들은 다른 것이 큰 분자 안으로 다시 모여들며, 줄어들고 분비된다.
자연은 매우 경제적으로 물질과 에너지를 이용한다. 그렇다면 왜 이러한 잉여활동은 기능적으로 잘 유지되는 것으로 보이는 많은 입자와 구조들을 파괴하고 재형성하는 것일까? 교체율은 단지 고칠 필요성 이상인 것으로 보인다. - 어떤 입자는 반감기가 19분에 불과하다. 이러한 놀라운 현상에 대한 연구는 거의 진행되지 않았다. "그러나" 오쉬만(Oschman)은 "우리의 인지를 통한 분명한 조사가 있다. 자연은 환경과 개체의 상호작용이라는 방법을 통해 변화에 반응하고 그 개체의 구조의 변화를 주어 빠르게 환경변화에 적응하도록 한다." 고 말했다.

대표적인 예가 보디빌더인데, 그들은 지속적인 육체 자극을 통해서 인체의 구조에 큰 변화를 가져오는 사람들이다. 근육의 크기와 강도의 증가뿐만이 아니라 근막체계 - 뼈, 인대, 건, 혈관 - 의 요소들 역시 증가한다. 이와 비슷하게 어떤 사람이 특정 활동의 반복을 멈추게 되면 인체는 점차 이전의 구조로 돌아가려 한다.

여기 우리는 "전형적인 의문" 의 한가운데에 놓여 있다. 어떻게 세밀하게 안정적인 동일성을 유지하며 동시에 어떻게 오래도록, 그리고 변화에 대한 반응이 조절되는 것인가? 특정한 임상적인 세부사항은 아직 부족하지만, 전자기적이며 생화학적인 작용을 하는 연결망 - 근막에서 세포핵까지 - 은 분명한 역할을 하는 것으로 여겨진다. 사실 요즘 몇몇 생물학자들에 의해 이러한 다양한 조직과 세포들 사이의 정보전달은 적어도 부분적으로는 이 네트워크를 따른 압전효과에 의해서 만들어진 전기장에 의해 형성되고 조절되는 것으로 생각되고 있다.

이 모든 부분에 있어 앞으로 밝혀져야 할 알려지지 않은 의문점들이 많이 있다. 오쉬만(Oschman)은 "개체의 형태를 이루는 힘의 속성은 아마도 생물학에 있어서 풀리지 않은 주요한 문제이다." 라고 하였다. 그러나 그것은 이미 확실하며, 그는 다음과 같이 말했다.

우리는 실과 섬유 등으로 된 기계적인 부분들의 집합체 그 이상이다. 생명에 개성을 부여하고, 생명체가 아닌 것들과 구분시켜 주는 급격하면서도 미묘한 흐름과 힘 그리고 움직임은 우리를 이루고 있는 입자와 입자 골격에 의해서 유래한다. 이러한 수준에서 물질과 에너지의 구분은 마치 중력, 탄성력, 열, 운동, 전기력, 자기력 그리고 화학적 결합 등과 같은 다양한 힘을 구분하는 것처럼 모호해진다. 그 강도나 유연성과 같은 입자의 기계적인 특성은 전기적이며 아분자적인 특성과 구분할 수 없게 된다. 생명에 대한 과학인 생물학이 물질과 운동의 과학인 물리학과 함께 되는 이유가 여기에 있다.

세포내의 구조 입자 성분에는 또 다른 기능이 있을 것으로 보인다. 2장에서 우리는 세포막에는 인지질의 이중막 안에 거대 단백들이 자리잡고 있는 것을 보았다. 그리고 이러한 거대 입자들은 나선형의 구멍을 확장하여 영양분을 받아들이고, 구멍을 수축하여 독소를 배출하도록 하는 "관문" 단백질로서 생체과정을 세포내부로 귀속시키고 외부의 독소가 들어오지 못하도록 막는다. 물론 이는 mem"brain"(생각하는 막)의 주요한 특징적인 기능이다.

세포 내부의 필라멘트 구조가 이러한 관문 단백질을 막으로 인도하고 그 위치에 고정시킨다는 것이 지금은 사실인 것으로 여겨진다. 영양분이나 노폐물에 대한 나선형 개폐작용에 있어서는, 모든 세포의 막에 다양한 종류의 반응 단백질이 있어 수많은 세포 기능, 기관의 반응 그리고 전체적 협응 등을 자극한다. 이러한 "수용체" 입자는 세포 사이액을 순환하는 수많은 단백질과 결합해 있으며 이것들은 최근까지만 해도 상상도 할 수 없었던 과정들을 유발한다.

이러한 수용체는 세포골격의 필라멘트에 의해 일정 장소로 움직이고 고정되며 이러한 역할을 함으로서 필라멘트는 세포의 바깥 환경에만 아니라 당대의 생물학자인 캔디스 퍼트(Candace Pert)가 말한 세포 내부의 기초구조(ground-breaking work)에도 연결되는 것이다.

느낌과 치유 : 신경펩티드계

수용체와 수용

캔디스 퍼트(Candace Pert)[4]의 연구는 세포벽에 자리를 잡은 다양한 종류의 입자들을 지속적으로 발견하게 되는 효시가 되었으며, 이러한 입자들은 양분과 노폐물, 섭취와 배설의 관문이라는 매우 다양한 기능들을 갖고 있다. 이처럼 수용체라고 불리는 입자들은 물질을 들이고 내보내는 것이 아니다. 어떠한 물질도 그것들을 통해서 세포로 들어오거나 나가지 않는다. 오히려 그것들은 정보를 섭취하며, 이러한 정보는 세포의 내부적인 활동을 크게 바꾸고 다른 신체 부분과의 기능적 관계를 변화시킨다.

퍼트(Pert)는 이러한 수용체를 "작은 눈, 귀, 미뢰" 라고 불렀다. 그것들의 작용을 이해하게 되면서 우리는 세포의 인지능력을 더 깊이 이해하게 되었으며, 신경과 다른 세포가 그들의 상호작용을 조화시키는 정보를 받고 보내고 처리하는 방법에 대한 생각들이 크게 바뀌었다. 예전에는 두 가지 주요한 신경활성 물질이 있다고 믿었다. 노르에피네프린은 흥분성이고, 아세틸콜린은 억제성으로서 어떤 세포가 다소간 활동전위와 전기적 신경 신호를 발생하여 그런 전기적 신호가 축삭을 따라 전도되어 경로상의 다음 신경원에서 전위를 발생하게 한다. 이러한 화학물질은 오직 시냅스에서만 작동하는 것으로 이해되었다. 이러한 원칙은 "켬/끔(on/off)"의 이분법적 언어로 설명되고, 복잡한 컴퓨터와 마찬가지로 크고 복잡한 배선망으로 이루어진 연결을 통하여 작동된다. 결과적으로 이것은 인지 과정을 이해하는 컴퓨터적 모델을 제시하였는

4) 미국의 신경과학자로서 엔도르핀이 뇌에서 결합하는 아편계 수용체를 발견하였다. 유명한저서로서 [감정의 분자들(molecules of emotion)]이 있다.

스트레스 개념과 이론의 창시자인 헝가리 출신의 캐나다 내분비학자

데, 이로 인해 우리의 지능과 맞먹는 - 사실은 훨씬 뛰어날지도 모르는 - "인공지능"을 갖고 있는 컴퓨터 프로그램의 가능성이 제시되었다. 이것은 논리의 극단에 있는 가상현실로서, 얼마간이라도 삶의 가장 복합한 면을 모방해내는 컴퓨터의 논리 형식인 이분법적 언어 이외의 다른 요소는 결여된 것이다.

신경펩티드의 역할을 이해하는 것은 상대적으로 단순한 컴퓨터 모델의 인지와 행동을 넘어서는 일이다. 우선, 단지 하나는 분비, 하나는 억제를 담당하는 두 가지 신경활동 물질만 있는 것이 아니다. 거의 90가지가 보고되었으며, 퍼트(Pert) 박사는 결국에는 거의 300여 가지를 발견할 것이라고 보고 있다. 그리고 개개 물질의 세포에 관한 반응이나 전체 활동에 대한 반응은 다양하다. 게다가 이러한 물질은 시냅스에서만 활성을 가지는 것이 아니다. 그것들의 결합 수용체는 신경막의 어느 곳에나 있으며 단일 신경은 어느 때라도 수백만 개의 수용체를 가질 수 있다. 그것들은 시냅스 간극을 건너 이동되지 않으며 혈류와 다른 체액을 따라 자유롭게 이동한다. 그리고 아마도 가장 놀라운 것은, 신경펩티드는 단지 신경원에 의해서만 생산되고 수용되는 것이 아니며 소화관이나 근육, 분비선, 폐 그리고 다양한 면역체계의 세포들 같은 신체의 여러 조직에 의해서도 생산되고 수용된다는 사실이다. 그리고 신경펩티드는 활동전위 이상으로 많은 반응을 자극한다. 퍼트(Pert)는 다음과 같이 말한다.

> 정보를 전달 받은 수용체는 세포 표면으로부터 세포의 내부 깊숙이 그 정보를 전송하는데, 그곳에서 정보는 세포의 상태를 극적으로 변화시킬 수 있다. 생화학적인 연쇄반응은 작은 장치가 작동하면서 시작되고 [펩티드]의 정보 전달에 의해 조절되고, 새로운 단백질을 가공하고, 세포의 분화를 결정하고, 이온통로를 열고 닫으며, 인산과 같은 에너지 화학물질을 더하거나 빼는 수많은 활동을 개시하지만 이는 일부분일 뿐이다. 다시 말해서, 어느 순간에서든지 어느 상황에 있던지 세포의 생명은 어떤 수용체가 표면에 있고 그러한 수용체가 [펩티드]에 의해 점유되었는지 아닌지에 따라 결정되는 것이다. 좀 더 거시적인 관점에서 세포 수준의 이러한 미묘한 생리학적 현상은 행동과 신체적 활동, 심지어 기분의 큰 변화를 가져온다.

스트레스와 이완의 생화학

이러한 분자 전달자가 우리의 기분, 행동 그리고 발달에 다양한 영향을 준다는 것을 우리가 이해할 수 있도록 해주는 몇 가지 예들이 있다. 호르몬과 그것들이 만들어내는 복합체는 오랫동안 연구되어 왔으며, 이러한 분자가 혈류에 분비되어 나타나는 다양한 수준의 영향은 여러 측면에서 보고되어 있다.

신체의 위험한 상황에 대한 반응, "공격 혹은 회피" 반응은 10장에서 간략하게 논한 바 있다. 위협을 받게 되면 어떤 호르몬이 뇌의 시상하부의 한 영역에서 분비된다. 그것은 뇌하수체에서 두 번째 분비를 유발한다; 이 두 번째 호르몬은 부신으로 전달되며, 그리고 나서 부신은 많은 표적기관과 조직의 활동을 응급상황으로 바꾸게 하는 다양한 화학물질을 분비한다.

- 전체적인 중추신경계는 "빠르게" 활성화 된다.
- 교감신경계는 강하게 흥분되며, 동시에 부교감신경 - 개체의 휴식과 저장에 관여 - 은 저하된다.

- 전체적 근긴장도는 증가한다.
- 반사는 즉각적 예민상태로 - "촉진" - 된다.
- 호흡은 깊고 빨라진다.
- 혈중 젖산 농도가 증가한다.
- 혈액의 응집기전이 증가한다.
- 심박수가 빨라지며 혈압이 상승한다.
- 혈액은 내부 장기에서 골격근으로 흘러든다.
- 비장은 혈류로 잉여 혈액 세포를 내보낸다.
- 소화기능이 정지한다. 더 정확히 말한다면, 위장관의 음식물의 소화가 멈추고, 우리는 스스로를 소화하기 시작한다. - 응급 활동에 즉시 사용할 수 있는 연료가 되도록 체내에 저장된 단백질을 당으로 빠르게 변환한다.
- 신장은 발한이나 혈액의 손실에 대비하여 물을 배출하지 않고 유지한다.
- 감각이 민감해지며 주의력이 증가한다.

실제 위협에 대해 조직화된 반응일 경우 이러한 복합적인 상호작용은 투쟁이나 도주를 함으로써 그리고 어떠한 부상에 대해서도 효율적으로 대처함으로써 상황에 빠르고 효과적으로 대처할 수 있기 위해 유기체가 충분한 에너지와 자원을 폭발시킬 수 있도록 준비하게 한다. 위협 상황이 지나가게 되면, 신체의 호르몬적 화학 기전은 빠르게 정상 활동을 위한 정상 수준으로 돌아간다.

그러나 한스 셀리에(Hans Selye)[5] 박사의 만성적 스트레스가 가지는 생리적인 영향에 대한 연구에 따르면 이러한 응급반응이 너무도 빈번히 반복되거나 긴 시간 동안 지속된다면, 그것들은 재앙에 가까운 결과를 낳게 된다. 높아진 자극은 결국 전신 피로를 야기하며 내부 장기로부터의 혈류 전환이 이러한 소모에 가중된다. 지속적인 고혈압은 수많은 해로운 영향을 미친다. 스스로의 저장 단백을 소화시키면 처음에는 저장된 것을 소모하지만 나중에는 자신의 살을 소비하기 시작한다. 오랜 시간 동안 각성도가 높으면 급박감을 야기하는 공격적이고, 불안하며, 방어적인 행동이 나타나게 되어 생리적인 장치들은 최고조에 달하게 된다. 셀리(Selye)는 급성적인 감성적 스트레스와 위장관 병변, 종양의 성장, 소모, 다양한의 장기의 기능부전 그리고 이러한 요소들로 유발 가능한 다양한 원인에 의한 죽음 등에 관해 보고하였다.

그리고 만약 위험 상황의 호르몬성 화학 기전이 일시적으로는 유용하지만 만성적으로 진행될 경우 장기적으로 이러한 파괴적인 결과를 낳는다면 "스트레스가 없는" 상태의 화학적 기전은 어떠할까? 이러한 쇠약화와 죽음에 대항할 방법은 있는 것인가? 허버트 벤슨(Herbert Benson) 박사는 그가 명명한, 스트레스에 반대되는 "이완 반응"에 대한 연구로 셀리에의 연구를 지지했다. 특이하게도 벤슨은 이완의 생리적인 개요를 설명하기 위해 확실한 안정와 초월적 명상(Transcendental Meditation, TM) - 널리 알려져 있으며 쉽게 배울 수 있는 방법 - 을 이용할 것을 채택하였다.

---

5) 미국의 심리학자, 철학자. 주요 저서로서 [심리학의 원리], [프래그머티즘]가 있다.

벤슨(Benson)은 2주간 TM을 시행한 대상자들의 경우에서 일시적인 스트레스에 대한 모든 화학적, 신체적인 반응이 극적으로 복구되고, 만성적인 스트레스에 의하여 발생한 병리적 현상들이 감소하는 것을 발견하였다. 특히 TM을 시행한 대상자들은 다음의 대칭적인 변화를 관찰할 수 있었다.

- 다양한 특성을 가진 중추신경계의 각성이 발생하며, 급격한 각성보다는 전반적으로 초점화된 민첩성이 특징이다. 특히 뇌는 알파파 상태로 들어간다.
- 교감신경계 활동은 줄어들고, 부교감신경의 저장성 활동이 증가한다.
- 전체 근 긴장도가 감소한다.
- 반사는 정상이며, 촉진되어 예민해진 상태가 아니다.
- 호흡이 느려진다.
- 심박수가 감소하며, 혈압 역시 낮아진다.
- 혈액 응집 기전이 정상으로 돌아온다.
- 혈중 젖산 농도가 감소한다.
- 혈류는 골격근에서 내부 장기로 향하게 된다.
- 정상 소화기능이 돌아와 체내의 단백질의 감소를 대신하게 된다.
- 신장은 소변의 배출을 증가시킨다.
- 감각 신경이 정상화되고 주의력은 각성 상태에서 이완된다.

여기서 알아야 할 가장 중요한 것은 이러한 안정상태를 개발하면 유기체는 다음 번 위협에 대항하는 방어기전을 더 잘 회복할 수 있게 된다는 것이다. 만성적인 스트레스에 지친 동물은 빠르고 효과적으로 다음의 응급사태와 다음 번의 아드레날린 분비에 빠르고 효율적으로 조직화된 방식으로 대응하는 생리적인 능력을 잃게 된다. 그들은 스스로 피폐해 지고, 적정량을 벗어나게 된다. 반면에 감정적으로, 신체적으로 안정적인 동물은 "공격과 회피"에 대한 화학 기전의 폭발에 강하게 반응하여서, 현재의 위험에 높은 수준의 대처가 가능하고 위기가 해결되면 가능한 빠르게 휴식상태로 돌아가게 된다. 그리고 나면 그들은 다음 번의 그리고 그 다음 번의 응급상황에 빠르고 효과적으로 대응할 수 있게 된다.

이러한 호르몬 작용의 예는 특정 부위에서 분비되어 체액을 순환하고 멀리 떨어진 조직의 세포막의 수용체에 결합하여 그에 대한 반응으로 기관의 작동 변화를 야기하는 이전의 분자 모델을 상기시켜 준다. 호르몬처럼 신경펩티드는 "정보 분자"로서, 시냅스 순환계와는 독립적으로 작동하는 작은 양의 데이타이며, 여러 유형의 세포들 사이에서 서로 "말하고", "듣는" 언어의 기본 단위이며, 생체 내에서의 서로의 역할과 유기체의 생명력을 상호 조절하는 역할을 한다.

감정의 분자

신경펩티드에 관한 가장 매혹적인 - 또 가장 중요한 - 사항은 특정 세포와 조직에서의 국소적인 반응 이상으로 더 일상적인 의미에서 감정 특이적(*mood specific*)이라는 것이다. 특정 세포에 특정 펩티드의 결합은 특정 감정상태가 일어나게 한다. 그리고 특정 감정을 경험하는 것은 특정 세포의 수용체에 특정 신경펩티드가 분비되어 결합되도록 한다. 만약 실험실의 동물을 격렬한 상태나 감정이 일어나도록 - 말하자면 분노하도록 - 하고, 뇌의 감정 중추에 있는 신경원에 결합한 신경펩티드를 추출해서 다른 동물에게 주입한다면 주입받은 두번째 동물은 즉각적으로 분노를 표현할 것이다. 그리고 다른 감정상태도 그러한데, 슬픔, 혐오, 화, 기대, 즐거움, 용인, 두려움, 놀람 등은 모두 각각의 펩티드를 가진 것으로 보이며, 이들 모두는 다양한 수준의 반응을 나타난다.

이러한 감정 상태의 변화는 동시에 생리적인 프로파일에 있어서의 변화를 동반한다. 퍼트(Pert)가 제시한 예는 펩티드인 안지오텐신의 경우이다. 일단 혈류로 분비된 후에 안지오텐신은 다양한 여러 표적 장기로 흘러 들어가 결합된다. 각각의 표적 장기는 안지오텐신의 수용체가 세포막에 분포되어 있어 정보를 전달받게 된다. 뇌에 있는 어떤 신경원에 결합하여 펩티드는 갈증이라는 의식적인 느낌의 경험을 만든다. 폐의 혈관계에 있는 세포에 결합하여 펩티드는 날숨에서 수분 함유량을 낮추도록 하여 갈증이 있는 동안 물을 보존하도록 한다. 그리고 신장의 세포에 결합하여서는, 펩티드는 소변의 생산율을 낮추어 물을 보존한다.

그래서 한 가지의 분자 형태 - 한 가지의 정보 - 는 여러 조직의 부위에서 생리적인 요구를 감정 상태와 연결하고 그러한 감정 상태를 적절한 생리적인 변화와 연결하여 궁극적으로는 동물이 물을 찾아서 마시게 하는 등 행동에서의 전반적인 변화를 위해 작용한다.

또 매혹적인 것은 안지오텐신 및 다른 펩티드들의 효과가 사람에게서만 일어나지 않는다는 점이다. 모든 포유류들은, 사실 현재까지 연구된 종들에 있어서, 정확히 같은 펩티드 분자와 결합 분자를 가지고 있다. 그것들은 신경계통을 갖고 있지 않은 생물에서도 존재하며 사실 단세포 집단들도 각 세포들 사이에서의 정보교환과 군집의 총제적인 작용을 조직화하기 위해 이러한 전달자를 사용하고 있다. 아마도 이러한 이유로 그렇게 많은 사람들이 애완동물과의 정서적 교감에 그렇게 깊이 빠지는 것이고, 동물들이 "공포를 느낄" 것이며 어떤 사람들이 특별한 모든 종류의 생명체에 즉시 친밀감을 느낄 것이다.

진화는 이러한 정보소통의 기본 시스템을 종의 발달속에서 신중히 유지해 왔던 것이고, 더욱 복잡한 생명체로 갈수록 더욱 많은 가능성이 생기면서 이러한 물질과 효과들의 레퍼토리를 추가해 나갔을 것이다. 이것은 그것들의 활성이 생존에 필수적이라는 것을 명확히 의미하며 그렇기 때문에 그것들은 항상 복잡한 발달과 삶의 조화에 있어 중요한 요소가 되어왔던 것이며 지금도 여전히 그렇다. 그것들은 우리의 감정과 내부적인 반응 그리고 외적으로 나타나는 행동 사이에서 가교가 되며, 자신의 한 부분과 다른 부분을 연결해주고 우리의 삶을 성공적으로 조절하기 위하여 그것들 사이의 상호작용을 이용하는, 정보를 제공하는 요소가 된다.

그러면 도대체 어떻게 유기체 작동 방법의 분석에 감정적 반응을 포함하는 것을 생각해 낼 수 있었으며 다윈은 감정적 반응이 적자 생존에 있어서 가장 중요하다고까지 했을까?

다시 한번 나는 주관적인 감정상태는 소위 "객관성" 에 의해 부정되어서는 안되며 우리가 그것들에 대해 좀더 객관적으로 생각할 수 있는 방법을 찾아야만 한다고 믿는다. 퍼트(Pert)는 다음과 같이 말한다,

> 내가 감정이라는 용어를 사용할 때, 나는 인간에게 친밀한 기쁨, 만족, 용기는 물론 화, 공포, 슬픔뿐만 아니라 실험심리학자에 의해서 연구된 "욕구 상태" 인 배고픔, 갈증은 물론 일반적인 감각인 압각, 통각까지 포함하여 광범위한 용어로 말하는 것이다. 측정가능하고 관찰가능한 감정과 상태는 물론이고, 또한

영감, 경외, 행복 그리고 우리가 경험하지만 생리적으로는 이제까지 설명할 수 없었던 상태처럼 아마도 인간에게만 독특한 만질 수 없고 주관적인 경험의 분류에 대하여 언급한다.

뇌 또는 신체

오랜 시간 이어져온 또 다른 양자택일의 논쟁은 우리가 경험하는 감정, 욕구 그리고 심리상태라는 것이 뇌로부터 온 것인가 아니면 신체의 다른 여러 조직이나 계통으로부터 온 것인가에 관한 의문이다.

윌리엄 제임스(William James)는 감정은 전적으로 내장기관의 문제로 신체로부터 파생되는 것이며 인지하는 것이 아니라고 결론지었다. 우리는 사건을 지각하고 신체의 느낌을 받는다. 지각과 감각의 사실 이후에 우리는 기억과 상상에서 이 두 가지를 연관시키고 그 감각을 어떤 감정이나 다른 감정으로 분류한다. 아마도 그는 뇌에 감정의 표현을 담당하는 영역이나 기능은 없을 것이라고 - 심지어는 사실 감정 같은 개별적인 실체는 없으며 단지 인지와 신체의 반응만 있을 것이라고 생각했다. 마구 뛰는 심장, 땀에 젖은 손, 갑갑한 위장, 긴장된 근육이 바로 감정인 것이다.

이어진 실험은 이러한 이론이 진실이 아닌 것을 보여줬다. 직접 뇌의 한 부분에 전기 자극을 하면 느낄 수 있는 신체의 변화가 시작되지만, 이러한 효과는 너무 느려서 자극에 대한 반응으로 감정의 변화가 있는 것을 설명할 수 없다. 또한 공포에 동반하여 나타나는 강력한 위장관 수축처럼 특정 감정에 전형적으로 나타나는 내장의 변화를 위해 인공적인 자극을 가할 때 특별한 감정에 있어 전형적인 변화를 나타냈고, 감정적인 느낌이나 다른 신체적인 공포의 표현이 나타나지 않았다.

기대했던 것처럼, 그 퍼즐에 대한 해답은 부위가 정확한지를 결정하는 문제가 아니라 뇌와 인체의 영역이 상호작용하여 내장의 상태와 감정적 경험을 모두 만들어내는 방법을 이해했는지의 문제이다. 이러한 상호작용은 항상 양 방향으로 일어나는데 그와 함께 동시적이고 축적된 반응이 양 방향으로 발달하게 된다. 퍼트(Pert)는 메이요 클리닉의 내과의인 엘머 그린(Elmer Green)의 말을 인용한다.

> 생리적인 상태의 모든 변화는 의식적이거나 비의식적인 정신적인 상태에서의 적절한 변화를 동반하며 반대로 의식적이거나 비의식적인 정신적인 상태에서의 변화는 생리적인 면에 있어서의 적절한 변화를 동반한다.

우리는 뇌에는 어떤 감정적 경험이나 반응에 대해서 특별히 관여하는 것처럼 보이는 구조가 있다는 것을 알고 있다. 대뇌 변연계는 뇌의 깊은 중심부에 위치하며 뇌간의 바로 위에 있다. 대뇌 변연계는 시상, 시상하부, 뇌하수체, 기저핵의 일부분을 포함한다. 관련 구조와 기능의 수는 우리가 입력과 작용에 대한 이해가 커지는 것만큼 증가하고 있다. 여기서 분명한 것은 이러한 구조가 신경계에 있어 많은 정보와 반응의 교차로에 위치하고 있다는 점이다. 그것은 모든 감각정보가 척수로부터 올라와서 뇌로 들어가면서 거치는 영역이며, 운동 명령이 아래로 전달되는 영역이다. 그것은 또한 두개골의 모든 특수감각 기관으로부터의 정보가 거쳐서 뇌로 들어오는 영역이다. 그리고 그것은 치밀한 신경망과 풍부한 모세혈관과 함께 뇌하수체에 직접 연결되어 있고 그것을 통해 자율 내장 계에 연결되어 있다.

그것이 밝혀짐에 따라, 이 변연계 안에 위치하고 있는 신경원군은 뇌에 있어 가장 치밀한 펩티드 결합의 집단임을 알게 되었다. 각각의 뉴런들은 이제는 밝혀진 모든 신경펩티드들을 생산하고, 보내고, 받는다. 각각의 뉴런은 그 막에 있는 수백만의 펩티드 수용체를 언제라도 나타낼 수 있으며, 이전의 자극과 현재의 작용 요구에 대해서 반응하는 특정 유형의 수용체들을 변화시킬 수 있다. 펩티드 수용체는 특히 모든 감각기관으로부터 뇌로 감각정보가 들어오는 영역에 집중되어 있으며, 운동 연결이 수의근과 불수의근으로 나누어지는 영역에 집중되어 있다.

이러한 수용체의 전략적 집중은 우리의 지각의 경험과 반응에 있어 무한한 중요성을 더하여 준다. 이것은 세계에 대한 그리고 우리 스스로에 대한 인상이 우리가 그것들에 대해 느끼는 것으로 물들게 되는 것이고, 특정 상황이 개인에게 중요한 의미를 갖게 되는 곳이자, 미 가공된 정보가 의미를 갖고 세상이 한 개인으로 되는 곳이다.

우리에게 어떤일이 일어난다. 우리는 반응한다. 우리는 결과를 살핀다. 우리는 어떤 것들에 대해서 그것들에 대한 경험에 의해 좋고 나쁨을 결론내린다. 계속되는 경험을 통해 확인되면 이러한 결론은 그러한 것들의 특성에 관한 그리고 우리에게 개인적인 중요성에 관한 믿음이 된다. 그러면 이러한 믿음은 이후의 모든 경험에 대한 가설과, 외관상으로 유사한 모든 경험이 묶인 범주와, 미래에 다시 발생할 수 있다는 기대를 만들게 된다.

사실은 이미 일어난 일이다. 법칙은 만약 이대로 진행된다면 일들이 반드시 그렇게 일어나게 될 것이라고 생각되는 방식들을 말한다. 진실은 이러한 사물과 생각들을 통해 만들어낸 것이고, 우리가 사물과 생각들에 대해 느끼는 방법이며, 사물과 생각들과 가지는 우리의 관계에 대해 믿는 것이고 사물과 생각들에 대해서 우리가 특정 반응을 나타내게 만드는 것이다. 우리의 경험과 행동을 무의식적으로 구성하는 깊은 확신은 이러한 변연 기능의 산물이며, 확실히 감정으로 가득 차 있다.

이러한 뇌의 중추 변연계로 들어가는 또 다른 주요한 정보 경로가 있다. 혈류이다. 뇌에서 멀리 떨어져 있는 표적기관으로 분비되는 펩티드를 운반하는 것은 바로 혈관계이며 다른 조직에서 표적 기관으로 그리고 다시 뇌로 분비되는 펩티드를 이동시키는 것은 바로 혈액이다. 그러므로 변연계는 혈액 속의 화학 정보와 신경원에서 분비된 화학 정보가 활동전위와 화학물질이 만나 뇌에서 각종 발화 방식으로 혼합되는 장이다. 그리고 이러한 만남에서 정신과 물질 사이의 기묘하면서도 뛰어난 효과가 생겨난다.

인체의 세포와 기관은 그것과 다른 체계를 조화시켜 주는 몇몇 종류의 반응을 필요로 하는 기능적인 상태에 있다. 그것은 적절한 전달 펩티드를 합성, 분비하며, 이러한 펩티드는 순환을 통해 전달되어 뇌로 향하는 변연계의 입구로 간다. 이러한 펩티드는 그리고 특정 신경원의 수용체에 결합하는데, 이곳에서 그들은 1) 뉴런의 내부적인 화학적 활성과 펩티드 분비를 변화시키고 2) 뇌의 전반적인 상태에서 신경원의 활동패턴을 변화시킨다. 그리고 나서 혈액을 통해 뇌로부터 전달된 화학물질과 신경계통을 통해 직접적으로 전달된 신경전도는 원래의 세포와 기관에 모두 "응답"한다. 다음으로 두 반응 모두 세포와 기관에 의해서 다음 반응을 조절하도록 통합된다.

이러한 화학물질과 활동전위의 부호(coding)를 혼합하는 것은 그들의 경계를 가로질러 놀라운 변환을 야기한다. 화학적 전달물질(물질)은 뇌에서 변화(정신)되고 뇌의 상태는 화학적 전달물질로 변화된다. 그리고 이러한 변화로 인해 유기체에서 이후 한 종류의 정보가 다른 종류로 변환되는 끝없는 일련의 작용이 일어나게 된다. 우리가 여기서 볼 수 있는 것은 정신과 물체에 대한 문제가 아니며 신체적인 일들이 감정적인 상태로 변화하고, 감정적인 상태가 신체적인 모든 반응으로 변화하는, 의식적이고 비의식적으로 하나가 다른 하나로 지속적으로 변화하는 과정이다. 퍼트(Pert)는 다음과 같이 말한다.

> 우리는 더 이상 감정을 신체, 물질적인 요소에 비해 확실하지 않은 것으로 생각해서는 안 된다. 대신에 우리는 그것들을 정보를 물리적인 실체로 변화하는, 말 그대로 정신에서 물체로의 변화 과정에 포함되는 세포의 신호로 봐야 한다. 감정은 물질과 정신사이의 연계이며 둘 사이를 가로지르며 서로에게 영향을 줄 수 있다.

감정과 근육

감정의 변화와 그것들이 기저에 있는 펩티드 화학 반응의 주요한 영향 중의 하나는 우리의 근육 활동에 미치게 된다. 감정의 상태는 신체적인 활동뿐만 아니라 힘, 민첩성, 기술과 깊은 관계가 있다. 우리 모두 살면서 어떠한 형태로든지 경험했던 다음의 정신적인 실험을 생각해 보자.

당신은 오래 전부터 피아노를 쳐왔으며 지금은 매우 능숙하게 친다. 당신은 쇼팽의 야상곡을 가장 좋아하는데, 그것은 수없이 당신이 밤이 새도록 혼자 방안에서 연습하고 즐긴 곡이다. 박자, 크기, 음색의 모든 미묘한 것들을 당신은 완벽히 익히고 있으며 당신의 의지에 따라서 곡을 자연스럽게 변화시킬 수도 있다. 모든 음에 친숙하고 모든 악구에 완벽한 상태이다.

그런데 한 휴일에 당신의 어머니는 당신을 아래층의 피아노로 데리고 가서 많은 사람들 앞에서 그 야상곡을 치라고 말했고, 대략 그들 중 1/3은 당신이 그다지 잘 모르는 사람들이고 다른 1/3은 특히 좋아하지도 않는다. 첫 악구를 시작하는 것을 주저하게 된다. 잘못된 음이 끼어들어 가고 박자는 엉망이다. 정교한 효과는 흔들리고 전체적인 느낌은 무너져서 당신의 심장박동이 최고로 치달을 때가 되면 당신의 머리 속은 멍해지고, 당신의 손가락은 다음 음정을 치는 것을 거부한다. 피아노의 덮개를 쾅 닫고 당신은 모욕을 느끼며 들어갈 것이다.

당신이 열심히 연마한 기술에 무슨 일이 일어난 것일까? 당신이 준비했던 높은 수준의 "야상곡의 엔그램" 은 어디로 사라진 것일까? 해답은 그 기술에는 아무것도 일어나지 않았으며 그것을 연주하는 패턴은 어디로도 사라지지 않았다는 것이다. 매우 다른 정서상태에서는 같은 방식으로 연주할 수 없었을 뿐이다. 당신의 주위 환경을 보고 나서, 당신의 마음의 반응으로 인해서 엄청난 근심과 분노의 펩티드가 당신의 변연계로 흘러 들어가게 된다. 거기서 리듬과 당신의 모든 인지와 반응의 느낌이 극적으로 변하게 된다. 손가락을 움직이도록 하는 모든 명령과 건반에서 느껴지는 모든 감각들은 이러한 정서적 혼란에서 나아갈 길을 찾아야만 했으며, 대부분의 경우는 그 당황하여 길을 잃을 것이다.

여기 이것은 매우 특별하고 다소 과장된 예이다. 그러나 더 큰 진실은 대부분 우리가 근육을 가지고 일상적으로 하는 거의 모든 것은 반복에 의해 매끄럽게 작동하는 양식화된 습관에 의존한다는 것이다. 그리고 근육들이 일상적으로 하는 것들의 종류는 실제로는 매우 많다.

- 그것들은 관절을 제 위치에 고정시키고 모든 인체의 구조물들을 지탱해준다 - 안정성.
- 그것들은 공간에서 전반적인 구조적 정렬을 양식화한다. - 자세.

- 그것들은 관절 주위의 움직임을 만든다 - 동작
- 그것들은 이러한 몸짓을 조절하여 우리가 이동하도록 한다 - 이동력
- 그것들은 우리의 폐를 채우고 비운다 - 일차 호흡
- 그것들은 모든 체액의 순환기전을 제공한다 - 이차호흡, 세포내 순환, 림프 침윤
- 그것들은 영양분을 찾고, 그것을 집어 내고, 물고, 씹고, 삼키고, 소화관으로 음식물을 이동시키고, 노폐물을 모으고, 배뇨작용을 하고, 배변작용을 하며, 그 후에는 정화한다.
- 그것들은 모든 생존과 문명의 기술이 실현되는 방법이다.
- 그것들은 교미하고, 잉태 기간 동안 유지하게 하며, 아이를 분만하도록 한다.
- 그것들은 모든 분비선의 분비를 시작하고 멈추게 한다.
- 그것들은 우리의 특수 감각(시각, 청각, 미각, 후각, 평형감각)을 돕고 집중하게 한다.
- 그것들은 촉각을 움직이게 하고 형성한다.
- 그것들은 감각 기관으로서 우리의 신체 이미지와 질량, 신장에 대한 감각에 기여한다 - 실체.

감정의 변화는 변연계에서의 신경 흥분과 펩티드 반응에 의하며, 그것은 피아노를 잘 치거나 잘못 치는 것처럼 다양한 운동 활동의 변화를 일으킨다. 우리의 감정은 우리의 근육 활성에 지속적으로 영향을 미치며 모든 단계에서 활동을 강화시킬 수도 약화시킬 수도 있다.

감정과 기억

쇼팽의 예에서 볼 수 있듯이, 정서적인 불안의 정도는 운동 능력의 문제뿐만 아니라 올바르게 정리된 기억에도 발생해서 궁지에 몰린 상태로 기억할 수 없게 한다. 학자들은 경험하고 동시에 학습하는 감정상태는 실행과 정보를 따라서 저장되며 나중의 기억과 밀접한 관계가 있다고 인식하고 있다. 그들은 이러한 원칙을 상태에 연계된 학습(state-bound learning)이라고 언급하는데, 그것은 여러 면에서 우리의 근육과 지적인 능력과 관련된다.

예를 들어 실험 대상자들에게 보드카 몇 잔을 마시도록 한다. 20분에서 30분이 지난 후, 그들에게 무작위 숫자 목록을 준 후 외우도록 한다. 그들이 그 숫자목록에 익숙해 진 후에 그들을 술에서 깨도록 한다. 그 목록에 대해서 물어 보면, 그들의 기억은 가물가물하고 숙지했던 것들이 뒤죽박죽이 되어 있을 것이다. 다시 보드카 몇 잔을 마시도록 한 후 물어보면, 그들은 그 숫자 목록을 잘 기억해 낼 수 있고 좀 더 숙련될 것이다 - 실제로 그 사이에 그들에게 숫자 목록을 다시 외우도록 하지는 않았다.

이러한 일반적인 원칙은 모든 종류의 학습에 관여하며, 많은 면에서 학습과 기억에 영향을 미친다. 우리가 즐기는 노래는 외우기 더 쉽고 그 기억은 더 오래간다. 고양된 정서상태 속에서 겪은 경험 - 기쁨 혹은 슬픔 - 은 우리의 정신에 더욱 짙게 남겨지고 세상에 대한 우리의 믿음으로 뿌리내리게 된다.

이것은 혼란스러울 수 있는 인간의 행동을 설명해 줄 수 있는데, 특히 자기 파괴적인 행동에 있어서 그렇다. 예를 들어 우리의 가장 중요한 기술, 지식, 믿음은 반년에서 삼 년 정도의 시간을 통해서 개발된다 - 기본적인 운동조절, 운동(locomotion), 언어, 최초의 인간관계 등등. 우리 가족의 정서적인 색조와 우리 자신의 정서적인 반응은 이러한 조기의 교육들과 밀접하게 연관되고, 그들의 기억력은 정서적인 상태가 기억

되고 일깨워 지는 정도에 의해 정해진다.

만약 나의 어린 시절의 정서적인 삶이 행복하지 않았다면, 이러한 상태와 연계된 학습의 효과는 심각한 딜레마에 이르게 할 수 있다. 만약 내가 학습과 관련된 정서를 다시 불러일으키지 못한다면, 나는 효과적으로 중요한 정보와 많은 중요한 기술들을 기억해 낼 수가 없다. 그래서 나는 어느 정도 기억할 수 있는 부분도 희생시켜야만 하거나 내가 기억 했을 때의 정서 상태를 지속할 수 있는 방법을 이뤄야만 한다. 그래서 나는 무의식적으로 그러한 감정을 일깨우고 지금까지 지속시킬 수 있는 관계와 상황들을 계속 유지하려고 할 것이다. 나는 어린 시절의 정서적 고통을 재현할 수 있는 성인이 되어서의 방법을 무의식적으로 이용하는 방법을 배우게 되고 그래서 나는 학습했던 중요한 사항들을 더 쉽게 기억하게 될 것이다.

그리고 더 깊은 정서적인 충격에 대해서 이러한 효과는 억압되어 있던 기억들로 인해 혼란스러워 질 수도 있다. 만약 어떤 사건과 관계된 감정이, 현재의 약해져 있는 상태에서(혹은 그 충격으로 약해져 있는 상태) 그것을 견뎌낼 수 없을 정도로 고통스러운 것이라면, 그러한 기억이 나에게 있어 엄청난 혼란과 갈등을 해결해 줄 수 있다고 하더라도 나는 그 일들을 더 잘 기억해 낼 수 없을 것이다.

안토니오 다마지오(Antonio Damasio)는 이러한 변연계의 효과에 대해 집중적으로 연구하는 동시대의 신경학자로서, 그의 책인 데카르트의 실수(Descarte' s Error)에서 그는 그가 "정서 I.Q." 라고 말한 것 - 정서를 즐겁게 하고 처리하는 능력의 관계 그리고 기억하는 능력 -을 설명하고 있다. 퍼트(Pert)와 마찬가지로, 그는 정서의 삶과 그 펩티드화합물이 감정뿐만 아니라 지적인 면에 있어서도 핵심적 요소라고 보고 있다.

정서와 면역계(Emotions snd the Immune System)

정서적 상태와 질병에 대한 감수성 사이의 일화적이고 일반적인 감각의 관계는 오래 전부터 있었다. 셀리(Selye)과 벤슨(Benson)의 연구 결과 중의 하나는 특별한 감정 상태는 면역 체계의 강함과 약함에 중요한 영향을 준다는 것이다.

1920년대에서 1930년대의 이른 시기에 러시아의 과학자들은 면역 반응이 파블로프의 조건반사에 의해서 억제되거나 증강되는 것을 실험했다. 실험 동물들은 두 가지 자극을 받았는데 - 큰 트럼펫 소리와 함께 그들의 면역 체계를 자극하는 박테리아를 주사하는 것이었다. 이러한 조건 실험을 수차례 수행한 후 동물들은 트럼펫 소리에 대한 반응만으로, 박테리아의 주사 없이도 면역 체계의 활동성을 증가시키도록 교육되었다. 미국에서는 1970년대 미국에서의 실험은 이와 반대되는 경우에 대해 확인했는데, 이 연구에서 동물들에게 사카린으로 달콤하게 만든 면역 억제제를 투여하는 조건을 준 후, 사카린만을 투여하는 것만으로도 면역 체계는 억제되었다.

퍼트(Pert)의 발견은 고전적인 면역의 조건반사 모델을 크게 확장시켰다. 신경세포처럼, 면역 체계에서의 백혈구는 모든 범위의 신경펩티드를 생산, 분비, 수용한다. 그리고 신경세포와 마찬가지로, 백혈구들의 막은 항상 수많은 수용체들을 가지고 있으며, 백혈구들은 과거의 자극이나 현재의 사건들에 따라서 그 개체 수를 바꿀 수 있다. 백혈구들은 체내에서 이동할 수 있는 모든 곳에서 뇌와 전천후로 연락될 수 있도록 완전히 준비되어 있다.

이것은 우리가 백혈구를 완전히 새로운 시각으로 바라볼 수 있는 기회를 제공하는 것으로 신경계통과의 매우 밀접한 정보 연계성을 이루도록 한다. 백혈구들은 어떤 면에서는 떠도는 뉴론으로서, 모든 인체의 구석구석의 틈새를 자유롭게 떠다니는 정보 생산체이자 수용체이다. 이것은 신경계통의 감수성을 엄청나게 확장시켜주어서, 인체에서 신경말단에서는 발견하기에 너무나 미세한 현미경적인 입자들에 반응할 수 있게 해준다. 면역계통의 가장 중요한 역할 중의 하나는 조직 내에서 "나"와 "내가 아닌 것"을 구분하는 것이라고 예전부터 인식해왔다. 이러한 백혈구의 감수성은 길 잃은 입자들 수준까지 구분할 수 있게 해준다.

게다가 이러한 면역세포들은 그들의 펩티드와 수용체 형태를 다른 펩티드-활성 세포나 조직과의 정보 교환에도 역시 이용할 수 있다. 이러한 방법으로 그것들은 - 라디오와 방송국 - 으로서 이동성을 가진 현미경적 영역에서 국소적인 뇌와 조직 사이의 능동적인 정보의 연결고리가 된다. 다른 중요한 기능 중에서, 이 화학적인 연계는 면역세포의 주화성을 매우 빠르고 정확하게 해주는 것 같다. 주화성은 백혈구가 그것을 필요로 하는 특정 장소의 화학적인 경로의 "흔적"을 따라가는 방법이다. 국소 조직이 어떤 종류의 침입이나 손상을 받게 되면 펩티드의 "고통" 신호를 분비하며, 이것은 외부로 퍼져나가고 국소 조직의 영역에는 가장 높은 밀도로 존재하게 된다. 백혈구는 그러면 이러한 신호를 받고 그 신호의 밀도가 높은 방향을 따라 빠르게 길을 찾아나간다. 이러한 방법으로 그것들은 매우 효과적으로 문제가 발생한 부분을 찾게 된다.

이러한 밀접한 정보 연계를 바탕으로 많은 효과들이 뇌, 조직, 백혈구 그리고 외래의 침입원 간에 발생하는 것을 생각해 볼 수 있다. 이것은 결국에 정서와 질병 사이의 연계에 대한 명확한 임상적 근거가 된다. 만약 어떤 느낌이나 믿음이 만성적으로 지속된다면, 면역 결핍을 일으키기 쉽게 만들게 된다. 다른 것들은 저항력을 강하게 만든다. 정서는 직접적으로 면역체계에 영향을 준다.

이러한 생각은 사실 세포 생물학의 완전히 새로운 분야를 일어나게 했고, 이 분야는 퍼트(Pert)와 그녀의 파트너에 의해서 정신신경면역학이라는 이름이 붙여졌다 - 뇌에서 발생하는 작용들(정신)이 어떻게 한 개인의 뉴론의 펩티드의 생산(신경)에 영향을 주는지를 연구하는 학문으로서, 이러한 작용은 면역 체계의 활동을 조정하게 된다. "화나 다른 '부정적인' 정서가 암을 유발 할 수 있을까?"에 대해 퍼트(Pert)에게 질문했다.

> 분노나 슬픔과 같은 감정을 표현할 수 있다는 것은 암환자들의 생존율을 증가시킬 수 있다고 확신 있게 보여준 스탠포드의 데이비드 스피겔(David Speigel)과 같은 다양한 연구자들의 최근 연구결과들에 더하여, 우리는 이것이 가능한 이유를 설명할 수 있는 이론적인 모델을 세우고 있다. 정서적인 표현은 항상 체내의 펩티드의 특정한 흐름과 연결되어 있기 때문에, 만성적인 정서적인 억압은 심신의 연결체계에 대한 큰 저해를 불러온다. 많은 심리학자들은 우울을 억압된 화로 해석하였다. 프로이트는 우울은 명확하게 스스로에 대해 방향이 바뀐 화라고 설명하였다. 우리는 이제 이것이 세포 수준에서는 어떻게 나타나는지에 관하여 알고 있다.

"그것이 가능한가" 그녀가 계속하여 말했다.

> 우리는 NK 세포가 그것들의 작용을 지속하는 것을 의식적으로 방해하는 법을 배울 수 있는가? 우리의 정서에 관심을 갖는 것이 언제라도 NK 세포에 명령하는 펩티드의 흐름을 원활하게 해줄 것인가. 정서적 건강이 신체적인 건강에 중요한 의미일까? 그리고 만약 그렇다면, 정서적인 건강은 무엇일까? 이것들은

> 우리가 만약 몸과 마음의 관계를 심각하게 고민해 본다면 시작될 의문들이다.
> 정서는 마음과 몸을 통합하는 것이기 때문에 나는 모든 정서는 건강하다고 믿는다고 대답할 것이다. 화, 두려움 그리고 슬픔 등 소위 우리가 부정적인 정서라고 하는 것들은 평화, 용기 그리고 즐거움과 마찬가지로 건강한 것이다. 이러한 정서를 억누르고 자유롭도록 하지 않는 것이 체계의 불완전성을 이루게 하는 것이며 통합된 전체 보다는 반대 - 작용을 야기할 것이다. 이것을 일으키는 스트레스는 세포 수준에서 정상적 기능을 유지하도록 하는 펩티드의 흐름에 대한 일종의 방해 내지는 부족이라고 할 수 있고, 그것은 질병을 일으키는 취약한 상태를 만드는 것이다. 모든 정직한 정서는 긍정적인 정서이다.
> "행복한 생각"을 떠올리는 것만이 건강에 중요한 것은 아니다. 때로는 병을 낫게 하는 가장 큰 힘은 오랫동안 억압되었던 분노가 분출되며 면역체계를 도약시키는 것으로도 발생할 수 있다……. 요점은 감정을 표현하고 자연스럽게 흘러가도록 두어서 감정이 쌓이거나 곪아 터지거나 점차 증가되어 우리 조절능력을 벗어나지 않도록 하는 것이다.

정서의 입자는 개체의 세포와 체계를 통합하고 조정하는 정보의 "연결 조직"이며, "그것들을 엮어서 복합체가 내부와 외부적인 환경에 모두 반응하는 망을 만들고 그 반응을 세밀히 조정하는 것이다."

스프와 회로

이러한 체액 - 유발 신경펩티드에 의해 조절되는 활동의 놀라운 범위는 우리가 연결 모식도 모델과 뇌기능의 컴퓨터 모델에 대하여 완전히 재고하도록 한다. 의식은 "하드웨어"나 "소프트웨어"의 문제가 아니다. 오히려, 우리가 "웨트웨어(wetware : 소프트웨어를 생각해 내는 인간의 두뇌)"라고 부르는 것이 더욱 중요하다. 퍼트(Pert)는 신경 자체의 정보 경로 및 처리의 대부분은 시냅스의 전달에 의한 것이 아니라 펩티드와 수용체의 작용에 의해서 조직화되고 조절되는 것이며, 이것은 이러한 전달 패턴이 정서의 입자에 의해서 조정되는 편차를 가지고 있는 체계에서 스스로를 조정하도록 하기 때문이다. 그리고 펩티드에 의해서 인체의 다른 부분과 충분하게 연결된 의식의 차원에 있어서 과거의 컴퓨터 모델은 단서를 제공하지 못한다.

그것은 "컴퓨터"를 매우 다양한 종류의 개개의 칩의 활동 양식을 바꿀 수 있는 화학물질로 가득한 욕조에 담그는 것에 비유할 수 있고, 모든 칩이 독립적으로 다른 칩으로 배출해 내는 화학물질을 결정할 수 있고, 그것을 언제라도 스스로 받아들일 수 있는 것에 비유할 수 있다. 어떤 컴퓨터 프로그래머도 이러한 종류의 변수는 처리할 수 없을 것이다. 이것은 정신상태를 이진법적인 코드로 보는 것이 아니라 세밀하고, 복잡하며 미묘한 맛의 스프로 바라보도록 해주며, 이 스프는 조리법이 (그것이 계속해서) 심지어 나의 스프였을 동안에도 지속적으로 변하고 그 맛은 나의 경험과 믿음이 종합되어 이루어진다.

또한 분명한 것은 "마음"이 "두뇌"가 하는 것보다 더 큰 작용을 한다는 것이다. 비록 그것이 다양한 수준의 정보 체계와 행동 조직을 연결해 주는 매우 강력한 작용을 하지만, 두뇌는 단지 한 분절일 뿐이다. 제임스 오쉬만(James Oschman)은 연구를 통해 액체 결정 단백질의 다양한 종류의 형태는 에너지와 정보를 저장하며, 결합조직의 연결망은 이것의 주요한 예라고 설명했다. 세포막은 세포와 유기체의 생존에 직접적으로 영향을 주는 수많은 종류의 구분을 하는 연습을 한다. 면역 세포들은 다양한 방법으로 신경계의 확장으로써의 기능을 한다. 그리고 신경펩티드로 우리는 분자적인 형태들 조차도 인체의 모든 조직들에 정보를 알리고 물질적으로 그들의 협조 기능을 변화시킬 수 있는 한 조각의 정보들이라는 사실을 알 수 있다.

"그래서 우리가 줄곧 이야기 하고 있는 것은 정보이다." 라고 퍼트(Pert)가 말했다.

> 나는 마음이라는 것은 세포들, 기관들, 그리고 인체의 계통들 사이를 돌아다니는 정보의 흐름이라고 이야기 하고 싶다. 그리고 정보 흐름의 특성 중의 하나는 그것이 무의식적, 즉 인지 수준의 아래에서 발생하고 있기 때문에, 우리는 그것이 생리학적으로 자동적 또는 수동적인 수준에서 작동된다고 이해할 수 있다. 우리가 그것을 경험하는 것처럼 마음은 비물질적이지만, 그것은 실체를 가지고 있으며, 그것은 몸과 두뇌이다. 또한 비-물질적이며 비실제적으로 정보의 흐름과 관련되어 있는 것이라고 말하곤 한다. 그리고, 마음은 그 정보망을 함께 이루는 것으로서, 의식의 저편에서 활동하며 인체의 주요 체계와 기관 그리고 세포를 지능적으로 연계하고 조절하여 삶의 조화를 이루는 작용을 한다. 그러므로 우리는 전체 체계를 심신의 정보망이자, 정신의 연계라고 말하며, 그것은 마음과 정서, 그리고 영혼처럼 표면적으로는 비 물질적인 것부터 물질적인 분자, 세포 기관 등의 신체를 모두 포함하는 것이다. 처리과정에서 추가되는 정보와 함께 우리는 지적인 활동이 지속되는 것을 본다. 행동을 창조하기 위하여 물질에 작용하는 에너지가 중요한 것이 아니라 모든 체계들을 가동시키고 행위를 창조하는 정보 형태의 지혜가 중요하다.

이제 이 모든 것은 "인체의 지혜" 라는 임상적인 표현 그 이상도 이하도 아니다. 우리의 이러한 지혜에 대한 의식적인 경험은 우리 스스로가 증인이 된다. 그리고 이러한 증인과 작동의 관계, 그리고 마음과 몸의 발전과의 관계는 근거 없는 "객관성" 에 의한 믿음과 행동에 의해서 불분명해지는 것이다.

바디워크의 함축

"이 모델을 특별하게 해주는 것은 우리의 의식적인 마음이 그 정보망으로 들어가서 깊은 부분을 조정하는 것을 가능하게 해주는 방법을 설명하는 데에 있다" 라고 퍼트(Pert)가 말했다. 또한 이 모델을 특별하게 해주는 것은 매우 다양한 효과적인 심신 요법이 개체에서 작용하는 방식을 설명해 줄 수 있기 때문이다.

1970년대에 신경펩티드의 발견 이래로 캔디스 퍼트(Candace Pert)는 치료 요법이 실험실에서의 펩티드의 합성과 약물의 적용을 포함할 것이라고 생각했다. 최근에 그녀의 많은 치료 경험을 토대로 해서 그녀가 더욱 이해하게 된 것은 신경펩티드 체계가 실제로 치료적으로 포함하는 것이 이미 우리 자신의 이동 조제실에 구비되어 있다는 것이다. 필요한 모든 것은 우리가 펩티드의 세포라는 약병을 열고 닫는 방법을 배우는 것일 뿐이다. 그리고 그런 작용의 가장 직접적인 방법은 느낌 - 펩티드의 변화에 의해 야기되는 느낌, 펩티드의 변화에 의해 발생하는 느낌 그리고 그것에 뒤따르는 생리적인 효과에 대한 느낌의 차원을 탐구함으로써 밝혀지게 될 것이다.

의식적으로 조직을 촉진하고 치료의 느낌을 찾는 것은 효과적인 바디워크에 관한 것이다. 오쉬만(Oschman)의 결합조직 망에서의 에너지/정보 모델과 퍼트(Pert)의 신경펩티드 체계의 에너지/정보 모델은 모두 이러한 신체적이고 정서적인 방법이 치료효과를 갖는 방법과 그것들을 좀더 발전시키기 위한 기틀을 좀더 확실히 할 수 있는 기회를 주는 것이라고 생각했다. 이러한 모델들은 이전부터 치료법으로는 알려져 있던 우리의 질병과 건강에 관한 진실을 더 넓히고 일치시켜주는 큰 발전이다.

다른 생각들 중에서, 신경 펩티드 이론은 어떤 종류의 주형이 우리가 인체의 실체를 변화시키는데 작동하는 것인지를 이해하는데 매우 유용한 방법이 될 것이며, 조직과 기능을 변화시켜 지속적으로 적용하고 스스로를 유지시키며 살아가는데 도움이 될 것이다.

그러한 주요 주형 중의 하나는 분명히 우리의 정서적인 삶의 분자적인 조절이며 - 펩티드의 항상성을 압도하는 것 - 그것의 조직 반응, 믿음 그리고 행동에 대한 영향인 것이다. 그 체계는 매우 다양하고 적응성이 높도록 설계되어 있는데, 모든 종류의 자기 인식과 자기 조절의 기회를 만들어 내기 위해서 감정이라는 만화경적인 언어를 사용한다.

반면에 우리는 그러한 느낌의 많은 부분을 억제하며, 그것은 인지와 조절을 심각하게 붕괴시킨다. 또한 우리는 우리의 주요 감정상태를 지지하는 행동 패턴을 고착할 수 있고, 그것은 우리의 가능한 반응과 적응 전략을 심각하게 제한한다.

나는 내 자신의 트래거 요법(Trager practice)를 시행하는 치료실에서 이 체계를 목격해 왔다고 믿는다. 트래거(Trager) 접근법의 기본은 개인에서 다른 사람의 깊은 심리상태로 투사하고 전이하는 것이며 트래거(Trager) 박사는 이를 "접속"이라고 표현했다. 그는 오랫동안 직관의학을 시행하였고, 그가 테이블에 있고 다른 사람과 관계를 맺으며 접속하고 있다는 사실을 제외하고 감정은 그로부터 구분될 수 없다고 말했다. - 그 자신의 의식뿐만 아니라 어느 때라도 다른 사람과의 접속이다. 그리고 그는 전문가들 스스로가 이러한 상태를 함양하지 않는다면 다른 누구도 그것을 깨닫지 못할 것이라고 주장했다 - "당신은 그냥 솔직하게 가지고 있는 것을 내보이기만 하면 된다."

나는 내보이는 행동이 이렇게 생긴다고 생각한다. 전문가들은 스스로 접속(Hook up)이 된 것 같은 느낌을 얻는다. 한번 이루어지면(신경펩티드 혼합체로서) 이러한 느낌은 마치 무용가의 감정 상태를 그의 무용동작을 통해서 알 수 있듯이, 모든 동작, 모든 접촉을 통해 전달될 것이다. 이러한 감정의 특성은 그의 조직에 의해서 접촉을 통해서 경험된다. 느낌의 특성은 우선 감각으로서 그의 체계에 들어간다. 감각은 느낌에 대해서 아날로그적으로 작용한다. - 부조화된 접촉, 위협하는 접촉, 진정시키는 접촉, 접속하는 접촉 등이다. 감각적인 특성으로부터 정서적인 느낌의 특성으로의 변화는 신경펩티드가 분비와 분포하도록 하는 신경 전도의 경로를 따라 전도된다. 그 과정이 지속됨에 따라, 임상의로부터 전달된 접촉은 접촉의 질에 의해서 반영되는 정서적인 특질에 대응하여 더 많은 펩티드의 분비를 자극한다. 결국 환자는 치료사의 상태와 같은 감정 상태 - 신경 펩티드로 충만한 상태 - 가 된다. 그리고 기억 할 것은 감정의 상태는 벤슨(Benson)의 이완 반응과 밀접한 관계를 갖고 있다는 점이다. 그것은 개체가 좀 더 쉽게 자기인식과 자기조절 그리고 모든 종류의 치유에 이를 수 있는 방법이다.

이것은 촉진을 이용하여 정서 입자의 오래된 언어로 이야기하는 것이다. 그것은 비언어적인 의사소통 - 그 이상 - 이며, 삶의 모든 역사에 있어 개체가 스스로 이루어 왔고, 성공적으로 그들의 환경에 적응하기 위해 사용한 전-언어적인 의사소통이다. 그것은 우리 내부에서 항상 목소리를 내고 있다. 필요한 것은 바로 여유를 갖고 경청하고 스스로 그 조용한 외침을 환기시키는 것이다.

이러한 정보의 흐름을 증진시키고 그것을 모두 듣고 있는 개인적인 증인과 다시 연결하도록 하는 것이 바로 진정한 치료이다. 치료사가 할 수 있는 것이란 결국 이러한 것들을 환자의 의식으로 재-도입시키는 것이다. 우리 자신의 주형이 발달하는 것은 우리 각자의 내부이며, 어떤 사람이든 축적된 혼란스러운 반응들이 뒤죽박죽으로 섞인 것과, 퇴화가 아닌 다시 새롭게 만드는 주기(cycle)로 이끌어주는 패턴들로의 진실로 적응성이 있는 이동들의 의식적인 연속들 사이의 차이점들을 가려낼 수 있도록 해 주는 것도 오직 우리 자신의 내부이다.

실제적인 현실의 탈출

인체의 필요에서 동떨어진 현실의 삶, 본성과 교육의 잘못된 문제, 주관성과 객관성의 무의미한 구분 - 이것들은 우리가 우리를 냉혹하게 압도하는 퇴화의 순환을 목격하는 동안 우리를 속박하는 상황과 생각들이다. 그것들은 모두 우리 삶의 한가운데서 수동적인 중요한 믿음을 수반하며, 유전자와 환경에 의해서 농락당하고 우리는 형식적인 논리의 역할에서 인간의 삶의 복잡성을 줄여주는 것을 찾는 전문가들에 의해서 스트레스를 받을 수 있다.

이러한 운명론적인 우주에서 행복에 대한 믿음이 우리를 쇠퇴하도록 만드는 것이다. 인간 의식의 복잡성이 선택의 폭을 넓혀 주어서 우리에게 긍정적인 영향을 미친다는 것이 사실이다. 우리 안에 있는 어떤 것은 우리가 즐길 수 있는 더 많은 선택을 줄수록 우리가 일을 망칠 수 있는 길이 더 많아 지게 되고 이것은 우리의 의지가 변화하는 것에 대한 극도의 강압으로 이끌어진다. 이러한 어려움은 함께 강력해서 우리는 선택의 책임이라는 짐에 대면하는 것 보다는 무기력이라는 믿음에 적응하려고 하게 된다.

그리고 누적된 신체적인 패턴의 순간은 무릎반사와 마음의 습관들처럼, 너무나 강력해서 쉽게 이러한 믿음을 강화할 수 있는 자동적인 반복행동을 하게 하는 경향이 있다. 아마도 우리가 선택한 마음 속 어딘가에 순간순간 인지하지만, 우리가 일상적으로 마주하는 것은 우리의 습관이나 기호와 같은 본성의 억압인 것이다. - 특정 자세, 제한적인 동작의 반복, 스트레스가 있는 신경펩티드의 혼합체, 태도, 믿음에 대한 기호이다.

습관은 극복하기 어려워서, 심지어 습관을 지속하는 것이 분명히 해로운 것이어도 그렇다. 새로운 행동이 시간이 지나고 익히는데 많은 시간을 들고, 처음에는 좀처럼 편하고 자연스럽지 않다. 당신은 실제로 당신이 인지하기 전에 행동해야만 한다. 개인적인 변화, 패턴의 변화, 주형의 변화에 있어 행동하는 것, 자발적으로 의지를 갖고 자기 관찰과 자기 조절의 과정을 시행하는 것이 필요하고, 그것을 긴 시간을 통해 지속해야 한다. - 큰 군함이 방향을 틀기 위해서는 수 마일을 지나야만 하는 것이다. 그리고 우리의 상황에 도움이 되지 않을 믿음은 당신에게 긍정적인 변화를 이끌어줄 새로운 습관을 익히는데 있어 중대한 실패요인이 된다.

나는 우리에게 도움이 되지 않는 정보가 효과적인 바디워크에서 다루는 일차적인 요소라고 본다. 우리는 우리가 행동하는 바의 실현이며, 우리가 행동하는 바를 우리가 할 수 있다고 알고 있는 것으로 변화 시킬 수 있으며 우리는 시작할 수 있는 기초적인 내부적 도구를 갖고 있다. 이를 입증할 자료를 인식하고 강화하는 것은 매우 강력한 치료제다. 그러나 그것은 그 이상이다. 그것은 우리 스스로 우리의 운명을 받아내는 것이다. 새로운 방향으로 나아가도록 하는 인간 의지의 능력은 작은 자유의 레버이며, 그 레버는 능동적으로 의지를 확장시키고 더불어 새로운 신체적인 가능성을 열어준다.

퍼트(Pert)가 말했다. "정보 이론은 우리를 실증주의의 교리, 결정론, 객관주의, 환원주의의 덫에서 자유롭게 해준다." 효과적인 치료적 안내와 더불어 그것은 훨씬 그 이상의 것을 할 수 있다. 교화되는 길은 그것이 고안된 그 방식대로 방해 받지 않은 정보들과 함께 흘러가는 유기체들 안에 있으며, 우리에게 있어서 자연의 가장 심오한 가능성은 그 흐름을 강화시킬 수 있도록 행동할 수 있는 능력이다. 그리고 그녀는 그 과정을 위한 교훈적인 자료들을 제시하였다. - 그것들에 진정으로 귀 기울일 수 있는 우리의 신체, 우리의 느낌, 그리고 마음. 만약 우리가 이러한 경청하는 법을 배운다면 우리는 자유로워질 수 있을 것이다.

현재 증명된 것은 예전에는 상상만 했던 것이다.

- 윌리엄 블레이크

CHAPTER

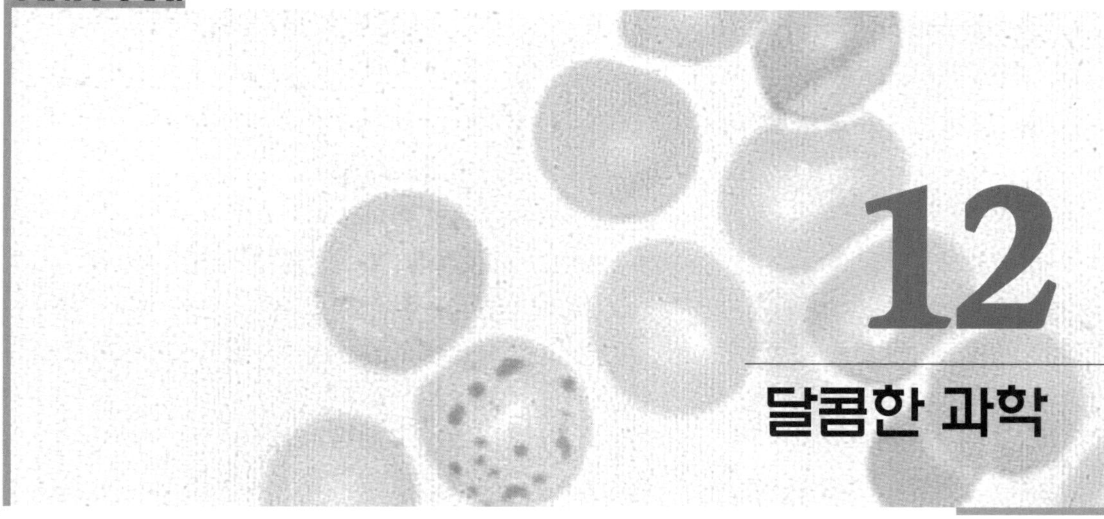

12 달콤한 과학

제이슨 W. 브라운의 미시발생(microgenesis) : 뇌, 마음 그리고 의식

약 십 년 전에 절반은 우연히, 절반은 우연을 발견하는 본능에 의하여 나는 서점의 선반에서 제이슨 W. 브라운(Jason W. Brown)의 책을 집어 들었고, 나는 그 책을 읽고 또 읽으며, 밑줄을 치고, 주석을 달면서 너무나도 큰 흥분을 느꼈다. 여기에는 내가 바디워커, 명상가, 마음에 대한 탐구자로서 경험해온 모든 것들에 대해 설명할 수 있는 뇌, 마음 그리고 의식에 관한 이론과 나의 모든 학생들, 동료들과 토론하고 탐구하고자 열망했던 이론이 있었다.

나는 요즘 논쟁 중인 의식에 대한 이론 중에서 내가 에살렌 연구소와 치료실에서 30년 가까이 통상적으로 관찰해왔던 몸과 마음의 지속적이고 강력한 상호작용을 이해하는 것을 도와줄 수 있는 어떤 구체적인 방법은 거의 없다는 것을 알게 되었다. 보완적 치료로 접근하는 것의 효율성이 제기되거나 심지어는 알려진 것도 없으며 내 자신에서 실제로 목격하게 되는 의식의 신비로움이나 사물과 자아, 영혼, 정신의 결합관계에 대해 언급하는 것도 거의 없었다. 결국 여기가 바로 잃어버린 고리로서 정밀한 과학적 방법이나 주관적인 내부 세계가 가진 직접성과 타당함을 버리지 않으면서 마음과 몸에 대한 접근을 하는 곳이며 동일하게 일관된 관점에서 마음과 질료가 가진 모든 매력적인 모호함을 주시할 수 있는 곳이다. 판본이 거의 남아있지 않은 「*자아와 과정 : 뇌의 상태와 현재의 의식(Self and Process : Brain States and the Conscious Present*(1991))」을 발견하는 것은 너무 힘들었는데, 이 책이 너무 빨리 절판되었기 때문이다. (이것은 의학계에서 급진적인 새로운 연구들이 너무나 빈번하게 처하게 되는 운명인데 이 경우는 칼 프리브람(Karl Pribram)과 같은 분야의 명사들에게 칭송받으면서도 사회적으로도 과소평가되고 있다).

나는 나의 출판업자에게 이야기를 꺼냈고, 그는 브라운의 연구가 가진 중요성, 사상의 명쾌함, 결론의 강력한 진보성을 즉시 이해하였다. 출판업자이면서 시인인 조지 콰샤(George Quasha)는 제이슨 브라운의 마음에 대한 참신한 시각을 구현한 저작이 보기 드문, 놀라운 독창성을 가진다는 것을 절감했다. 그 책은 이제 「*스스로 구현하는 마음 : 과정, 두뇌 역학, 그리고 의식의 존재(The Self-Embodying Mind : Process, Brain Dynamics, and the Conscious Present*(Barrytown/Station Hill Press: Barrytown, New York, 2002))」라는 제목의 확장판으로 구할 수 있다.

의식 - 우리가 어떤 것을 알거나, 우리가 그것을 안다는 것을 알게 되는 과정은 오래 전부터 철학이나 과학에서 모두 가장 혼란스러운 단일 주제였다. 그것을 파악하고자 하는 많은 이론상의 시도 중에서도 여전히 그것은 생물학 분야의 가장 엄청난 수수께끼로 남아있다. 우리가 사고하는 도구에 대해 생각하는 것은 알 수 없는 것으로 이루어진 가장 애매한 영역 중 하나이며, 종종 환상보다도 더 많이 혼란스럽고 모순되는 근원이라는 것이 계속적으로 증명되고 있다.

우리의 인식 기관은 우리 자신이 그 안에서 성공적으로 기능하고 적응할 수 있을 정도로 정교한 세상에 대한 인상을 도대체 어떻게 만들어 내는 것일까? 그레고리 베이트슨(Gregory Bateson)이 마음과 본성 사이의 "필수적인 결합"이라고 불렀고, "연결 방식"이라고 불렀던 원리와 실제적인 작용은 어떻게 이루어지는가? 우리가 외부의 세상과 동일한 물질로 만들어졌다는 물질적인 사실을 넘어서, 마음 속의 세상을 반영하게 하는 잠재된 신경계 활동은 무엇인가? 그리고 우리는 "거울" 이나 "세상" 또는 "마음" 으로 정확하게 무엇을 의미하고자 하는가?

제이슨 브라운은 그의 연구의 핵심에서 있는 현상을 *미시발생(microgenesis)*, 즉 *현재의 모든 새로운 순간을 경험할 때 한 개인의 전체적인 과거가 빠르게 명멸하면서 반복되는 것*이라고 불렀다. 그의 이론은 몇몇 티베트 불교의 기본적인 교의와 양립가능하였다. 미시발생의 이러한 모든 순간들 - 말 그대로, "작은 탄생" 이나 "현재의 구현" - 은 온전한 자신이나 세상이 인식 상에서 발생하는 것이고, 자신이나 세상이 자기 앞에 있던 존재를 즉시 대체하고 곧 소멸되어 다음을 위하여 자리를 만들면서 계속 부활한다는 것이다. 이 지속적인 자기-발생 속에서 개인의 과거 전체는 계속해서 아직 존재하지 않는 미래의 언저리와 가상의 현재에 축적되게 된다. 이 각각의 순간들은 이전에는 결코 경험하지 못했던 바로 지금 현재의 순간에 새로운 싹을 가진다. 그리고 불교도처럼 브라운은 이 의식적 순간의 연속체가 우리가 알 수 있는 모든 것이라고 주장한다. 세상은 우리 주변에 존재하고 그것은 그것인 채로 있다. 그러나 우리가 직접적으로 접촉하는 단 한 가지는 우리의 마음 속에서 움직이는 내용이다. 이러한 의미에서 모든 지각과 지식은 철저하게 주관적이고, 반면 우리가 "객관적인 현실" 이라고 부르도록 배운 것은 우리가 상호간에 동의한 마음 속의 유사한 사건들에 대한, 깨지기 쉬운 합의에 불과하다.

브라운은 불교에 관심을 가졌던 것 외에도, 알프레드 노스 화이트헤드(Alfred North Whitehead), 헨리 버그슨(Henri Bergson), 윌리엄 제임스(William James) 등의 서구 철학자들의 영향을 받았다. 또한 그의 사상과 저작에는 모리스 메를로 폰티(Maurice Merleau-Ponty), 특히 메를로-폰티의 걸작인 「*지각의 현상학(The Phenomenology of Perception)*」에 대한 깊은 애호가 드러나고 있다. 메를로-폰티의 사상은 브라운처럼 오직 우리가 직접적으로 경험할 수 있는 현상만이 우리 자신의 지각의 과정에 의해 드러나는 것이라는 가정에서 시작한다. 메를로-폰티의 관심은 우리 자신이 현실에 대해 경험한 것을 검토하거나 다른 사람과 그 경험에 대해 교감을 나누는데 있어서, 이러한 철저한 주관론을 포착하여 표현할 수 있도록 언어의 사용을 정교하게 하는 것에 있었다. 그리고 의식적인 의도이던지 단순히 동일한 가정 및 관심을 즐겼기 때문인지 간에, 브라운의 저작에서도 똑같이 처음에는 당황스럽지만 현상에 대해 진실하려고 노력하여서, 문화에 의해 변용된 관념과 단어의 사용으로 전달되는 언어와는 너무나 다른 언어를 세심하게 선택하고자 하였다.

확실히, 실제 세상은 브라운에 의해 존재하는 것으로 가정되었으며 이는 일관된 표현과 지속적인 원칙을 가지고 있다. 물질적으로 세부적인 사항들에 대하여 임상에서 신중한 주의를 기울인 것은 그가 마음에 대한 이론을 만들도록 이끈 또 다른 강력한 관점이 되었다. 그의 임상 연구는 신경계의 특수 해부학과 생리학적인 기능에 견고하게 근거한다. 많은 독자들은 아마 요즘의 의식에 대하여 논쟁이 분분한 이론들이 신경해부학과 그것의 기능에 대한 임상적인 상세한 이해에 있어서 견고한 기초가 거의 없다는 것을 알게 되면 꽤 놀랄 것이다. 최초로 심리학과 행동에 대해 어떤 유용한 관찰을 하기 위해서는 신경해부학이 필수적으로 기반해야 한다고 주장했던 프로이드 그 자신조차도 본능, 자아, 초자아, 오이디푸스와 엘렉트라 콤플렉스 등의 순수한 개념적인 존재에 대한 기초를 형성하는 것을 단념하였었다.

브라운의 이론은 수 년 동안의 임상 연구 - 주로 지각, 언어, 기억에 대한 신경 병리의 영향을 관찰한 - 에서 시작하였다. 그의 전제(올리버 색스(Oliver Sacks)의 저서에서 종종 언급되는 러시아의 신경학자의 시초인 루리아(A.R Luria)의 전제와 같다)는 특별한 병리 상태에 의해 유발되는 지각의 왜곡은 정상적이고 건강한 정신의 과정에 대한 통찰력을 준다는 것이다. 특수하게 국소 해부학적이고 기능적인 장애에 의해 지각의 특성에 변화가 일어나는 것을 끈질기게 관찰하고 난 후, 그는 전반적인 의식 내에서 신경 처리 과정 중 여러 가지 층들이 어떤 역할을 수행하는지를 추론할 수 있었고, 또한 그에 의하여 우리 두뇌가 어떻게 정상적으로 자아와 세상의 반영을 조합하는지에 대한 명확한 모델을 이끌어낼 수 있었다. 그 결과 - 미시발생 - 는 전래되는 연구에 대해서 선입견이나 모델을 강요하는 것이 아니라 과다할 정도로 많은 임상적인 관찰을 통하여 장기간 선별한 것으로부터 생겨난 이론이다.

아마도 브라운의 연구와 이론을 가장 잘 정의하는 것은 신경계의 특정 해부학적 구조뿐만 아니라 덧없이 그리고 지속적으로 변화하면서, 뉴런이 가지고 있는 물리학적 구조를 끊임없이 가로지르면서 작용하는, 발화 양식(firing pattern)의 조합에 더 많은 초점을 맞춘다는 것일 것이다.

브라운의 관점은 이런 발화 양식은 국소적이며, 다양한 "처리 장소"에 연결된 회로 사이에서 위 아래, 앞 뒤로 정보를 신속하게 이동하는 것이라기보다는 모든 뉴런과 모든 자극이 두뇌의 전 영역과 순간적인 지각으로 이루어진 전체 구조 내에서 자신의 역할을 하는 형태로서 모든 구성원들이 전체 뇌에 속하는 포괄적인 양식이다. 이런 식의 관점은, 발화 양식이 복잡한 회로 주변의 이쪽 저쪽으로 지나가는 부호화된 정보의 일부라기보다는 예술가의 캔버스처럼 그 각각의 부분이 전체의 상세한 사항과 전체 문맥의 둘 다를 동시에 구성하는 것에 가깝다.

게다가, 이러한 포괄적인 발화 방식은 그것을 뒷받침하는 해부학적인 방식과 근본적인 측면에서 다르다. 그것들을 형성하는 뉴런이 물질이라고 할 때, 그것들은 물질이 아니다. 그것들과 물리적인 신경계와의 관계는 음악과 이를 연주하는 피아노와의 관계와 같다. 건반에서 각각의 손가락이 움직이게 되면서, 기계적인 요소들은 실질적으로 그대로 남지만, 전체로서의 피아노는 그것의 구성과 의미를 변화시킨다. 모든 현의 울림은 전체적인 문맥에 의거하여 이후에 마음 속에 떠오르게 되면서 무한한 잠재력을 가진 소리나 중요성과 함께 전달된다. 이 이론의 기반이 되는 모델은 발달 상에서 계량적이거나 선형적인 경로라기보다는 점차 전개되는 과정 중의 하나이다.

이러한 발화 방식은 신속하고 순식간에 이루어지며, 각각은 일 초의 몇 분의 1동안 지속되며, 계속적인 이동과 인식 과정이 일어나는 동안 뇌의 상태를 구성한다. 그것은 반복되고 익숙해질 수 있어서 우리는 같은 감정 상태, 연속적인 생각이나 행동을 할 수 있거나 할 수 밖에 없게 된다. 그러나 그것은 엄청나게 복잡하기 때문에 결코 정확하게 복제되지는 않고 각각의 식별할 수 있는 반복들은 자신만의 새로운 요소를 가지고 있다. 거기에는 연속성이 있지만 우주처럼 내 마음의 작용은 계속해서 움직이고, 옮겨지고, 변화한다. 그리고 그런 계속적인 변화로 인해 마음은 진화하는 삶을 이루게 된다.

이것은 우리가 일반적으로 생각하는 것과는 매우 다른 종류의 구조이다. 브라운의 말에 의하면, 벌집의 구조에 대한 우리의 관념은 그 안에서 모든 벌들이 상호 관계를 맺는 활동들을 포함할 수 있을 만큼 커야만 한다. "켜짐" 상태의 전구는 "꺼짐" 상태의 전구와 다른 구조를 가진다. 브라운의 요점 중 하나는 우리가 *물체*와 *과정* 사이에 대한 일반적인 구분을 임의적으로 함에 따라 물질과 에너지의 모든 상태에서 공유되는 통합적인 원칙과 작용을 망각한다는 것이다. 명백한 고체와 영구적인 물체에는 에너지 방식이 분자적 수준에서 변동되는 것이 많다. 그가 이르길, "물체는 서서히 변화되는 과정이며 과정은 물체를 급속하게 변화시킨다." 고 하였다. 그리고 이렇게 우리가 물체라고 생각하는 것과 우리가 과정이라고 생각하는 것이 서로 관통하는 곳이 바로 마음과 본성의 조화가 시작되는 곳이다. 그는 "성장은 몸의 기억이다. 기억은 마음의 성장이다. 그리고 마음은 기억의 성장에 의한 결정론적인 반복으로부터 해방되는 것이다." 라고 설명하였다.

그 이론은 지각 상의 현재를 설명하는 개별적인 뇌 상태의 미시발생에서 여러 가지의 일반 원칙을 가정한다.

- 각 미시발생적인 순간의 전체적인 발화 방식은 한번에 많은 방향으로 메시지를 전달하며 십자로 교차하는 선들로 빼곡히 가득찬 프로세싱 모듈(module)이 나타나는 복잡한 회선 도표와는 비슷하지 않다. 오히려, *전체적인 발화 방식의 발달은 분지형성(arborization)에 더욱 가깝다.* 그것은 나무의 중심에서 큰 가지로 작은 가지로 잎으로 연쇄적인 단계로 발달해가는 나무처럼 가지를 뻗어간다.
  개별적인 뇌 상태에서 *전체적으로 전개되는 신경의 연쇄과정은 인간의 뇌가 발달하는 진화적인 연쇄과정을 반복한다.* 인식의 과정은 진화의 과정을 매우 짧은 순간으로 집약하는데 이것은 본성에서 마음의 발달을 "연결하는 방식"의 또 다른 근원이 된다. 현재 순간의 인식은 진화적인 압력이 뇌 그 자체를 발달시키는 동일한 연쇄과정에서 발달한다.
- 이렇게 전개되는 연쇄과정은 뇌간의 깊은 곳에서 신피질(neocortex)의 표면까지 *단일 방향*으로 있고 각각은 같은 순서로 대뇌 구조의 연쇄적인 모든 층을 통해 가로질러 간다.
- *각각의 순간적인 대뇌의 상태는 깊은 곳에서 표면으로 관통하는 전체적인 연쇄과정*의 완성을 나타낸다.
- 그 이론은 뇌간 깊이 있는 "*박동조율기(pacemaker)*" 뉴런의 소그룹이 *지속적으로 박동*하여 각각의 새로운 연쇄작용을 시작하게 한다는 가정을 하고 있다.

- 각각의 심층으로부터 천층으로 관통하는 것은 1초의 몇 분의 몇에 해당하는 매우 작은 시간 내에 발생하는데, 아마 1초당 10회 정도일 것이다.
- 각각의 1/10초의 전개는 흥분 및 억제에서 전체적인 뇌를 한 방향 또는 다른 방향으로 작동하게 하여 현재의 모든 신경 활동을 포함한 순간적인 형태를 형성하도록 한다.
- *각각의 전체적인 전개 방식*은 의식 상의 지각이 더 이상 작아질 수 없는 것으로 이는 오직 실제적인 것만 있는 절대적인 "현재"이거나 또는 제임스가 언급한 그럴듯한 시간이다.
- *각각의 연쇄 과정은 전체적으로 개인적인 성장과 개개인의 학습의 역사를 반복한다.* 그 사람의 과거는 현재의 감각상의 경험과 운동 반응의 결과인 순간의 변화와 함께 전체를 가로지르며 현재의 모든 순간에 축적된다. *각 연쇄 과정의 대부분은 반복적이다.* 왜냐하면 각각의 새로운 구체화는 바로 이전의 상태에 의해 이끌어지는데, 그것은 새로운 뇌의 상태가 연속성을 유지하고 이전의 상태로부터 최소한의 발전이 있도록 하기 때문이다. 반면, 각 전개는 또한 변화되는 상태에 의하여 *발아되는 새로운 면*을 포함하고 있다.
- 개인사의 대부분은 *의식하 상태*에 있는 각각의 미시발생을 가로지른다. 대부분의 제한하고 조절하는 정보는 의식상의 인식의 아래에 가라앉아있다.
- *의식상의 인식*의 모든 순간은 그것을 유발하는 자극 및 신경 처리 과정보다 다소 뒤떨어진다.

각 개인의 두뇌 상태가 연속적인 단계에 걸쳐 전개되는 것은 다음과 같은 순서를 따른다.

1. 순수한 각성

이것은 초점이나 목적이 없는 각성, 이미지나 대상이 없는 인식의 상태이다. 그것은 많은 창조 신화에서 자주 나타나는 주제를 상기시킨다. 순수한 잠재력, 무(無)의 공간, 고요한 점(still-point) 등 형태 없는 기질이나 모든 형태가 발생하는 물질이 충만한 공간이다. 이러한 인식의 최초 단계는 뇌간에서 만들어지고, 대상 이전 인식의 암시가 처음으로 등장하는 것이며 이는 "어떤 것"이 "되고" 있다는 느낌이다. 처음 단계의 대상 형성이 일어나는 공간은 몸 자체의 경계까지 한정된다. 개별적인 세상의 공간은 아직 분화되지 않았다.

2. 꿈의 의식

순수한 각성의 처음 단계에서는, 인식의 내용이 흐릿하게 나타나는 것의 사전 암시가 뇌간에서 일어난다. 그 다음으로 대상 이전의 인식 징후는 대뇌의 변연계 구조로 전달된다. 이 변연계 단계는 감각상으로 한정짓는 것을 완화하는 것으로 특징지워지며, "대상을 형성하는데 있어 일련의 개인적인 기억과 꿈의 정신 작용을 통하여 선택하는 것을 허용한다. 이런 방식으로 대상은 인생사를 통해 나타나게 된다."

이 단계에서는 발달되는 지각 대상에 관한 현재의 감각상의 역할을 강요하고 한정시키는 것이 심각하게 중단되기 때문에 이미지를 떠올리는 것은 마치 꿈 같고, 환각처럼 보인다. 처음에는 자신의 진화와 객관적인 세상의 진화 사이의 분리가 이루어지지만, 한 쪽에서의 변화가 다른 쪽에서의 변화에 의해 일어나게 되며 결국 분리가 완벽하게 이루어지지 않는 것처럼 보인다. 꿈의 대상은 자기 자신과 관련된 감정으로 꽉 차 있고, 그것은 또한 매우 열정적인 방법으로 자신에게 영향을 준다. 자기 자신과 앞으로 형성될 세상은 단일한 이미지의 일부분이고, 마음의 내면적인 삶과 지각의 외부적인 세상을 형성하는 명확한 대상과 감정으로 아직 나누어지지 않았다.

공간 지각은 이제 몸 자체를 둘러싼 신체적인 영역을 넘어서 확대된다. 그러나 그것은 이미지를 선택하는 과정에서 일어나는 특별한 감정과 연상에 기초한 왜곡에 따라 불안정하고, 부자연스럽고 주관적이다. 공간과 형태는 나타나지만 꿈의 이미지는 그것의 특정 형태보다는 최근에 생겨난 대상의 의미에 기초하는 경향이 있다. 우리가 사물에 대해 어떻게 느끼는가는 그것이 무엇인지 정확하게 알기 전에 발생하는 지각의 한 차원이고, 그러한 의미는 자신에 대한 신체적이고 감성적인 감각, 그리고 생존에 매우 중요한 것으로 증명된 문제들, 우리의 모든 지난 경험들과 매우 밀접하게 연결되어 있다.

또한, 수많은 창조 신화에서, 이런 단계는 어둠으로부터 빛이, 무(無)에서 최초의 형태가, 내부에서 외부가, 잠재력으로부터 나타나는 것 등으로 나타난다.

3. 대상 인식

변연계에서 만들어진 꿈의 단계 동안 발달한 이미지/대상은 의미를 갖게 되는데 이 의미는 과거의 경험이라는 전체적인 맥락에 자리잡게 되면서부터 생겨난다. 이러한 이미지/대상 발달의 이후 단계는 측두부와 전두부의 피질에서 중재된다. 이 부위는 영장류에서 인간으로 진화될 때 크기가 극적으로 증가되는 뇌의 영역이고, 기억이나 대상과 사건 범주의 연상을 위한 저장 용량에서 매우 큰 부분을 차지한다.

여기서 발달되는 지각은 이전에 경험한 물체와 사건의 범주를 비교함으로써 다듬어지게 된다 - 인식 내로 들어오게 되는 이러한 것들은 이전의 이런저런 예들과 같은 것으로 보인다. 이 단계에서, 현재의 감각 유입은 변연계에서 꿈이 처리되는 단계에서 잠시 정지된 후에 다시 개입된다. 발달되는 대상과 접촉하여 생겨나는 감각은 발달하는 외형을 억제하는 방식으로 작용하고, 심지어는 그것의 정서적 의미를 특정한 모양, 크기, 질감 등으로 바꾸려고 한다. 대상이 드러나는 것이 감각 정보를 조합하는 것으로 이루어지는 것이 아니라 감각 정보는 특정한 지각 형성 시에 작용하는 요소 중의 하나라는 것을 유념해야 한다. 전체적인 문맥, 상황에 대한 느낌, 범주별 연상은 결국 현재의 자신, 대상 인식, 자신을 둘러싼 세상으로 나타나는 것이 무엇인가를 정하는데 있어 결정적인 역할을 한다. 브라운은 "지각은 대부분 내부에서 발생한 것이고 이차적으로는 감각에 의해 이루어진다."고 말하였다.

이것은 지각이 나타나는 데 있어 투사가 강력한 역할을 하는 단계이다. 어떤 유형의 대상이 선택되는 경우에 근거하게 되는 범주와 비교는 과거의 경험에 기초하고, 이는 세상에 대한 우리의 기대와 믿음을 구성한다. 이것이 너무나도 자주 발생해서 완전히 새로운 일이라는 것은 볼 수 없고 단지 부지불식간에 지나쳤던 과거사에 불과하며 이것이 과거의 경험에 맞도록 다시 재구성되거나 또는 부정되는 이유이다. 그리고 우리가 항상 새로운 현실에서 확실한 지각을 시작할 수 있게 되기 전에 그 현실에서 행동해야만 하는 이유가 바로 이 때문이다. 친숙한 경험에 의해 형성된 우리의 믿음과 기대는 현재 경험과 연결된 특정한 감각 유입으로 채워지고, 우리는 그것들 사이에서 세상의 외면(外面)을 형성한다. 만약 현재의 감각 정보가 강력한 역할을 한다면, 각각의 새로운 대상과 사건은 그 자체로 독특한 것으로 지각하게 된다. 만약 과거에 경험한 것의 범주가 얼마간 더 지배적이라면, 이런 참신한 것도 우리의 기대에 상응하는 사물들이 동일하게 반복되는 것으로 얼버무려지게 될 것이다. 만약 범주와 믿음이 강력하게 지배적이라면, 모든 새로운 경험들은 우리가 가능하고, 허용할 수 있다고 생각하게 되는 것에 맞게 체계적으로 다듬어질 것이다.

이러한 발달이 정교하게 이루어지는 공간은 우리가 도달할 수 있고, 나의 개인적인 행동들이 직접적으로 세상과 만나고 영향을 줄 수 있는 곳이다. 이미지/대상의 발달은 여전히 상당한 부분이 내 안에 내재하고, 그것에 대한 나의 반응에 의해 변경될 수 있다. 그것은 점차적으로 "나" 로부터 분화되지만 여전히 주변 세계에서 독립적인 실체로 존재하지는 않는다.

4. 분석적 지각과 자아와 세계의 분리

이미지/대상은 뇌정엽 피질에서 범주화하고 감각을 만들어가는 과정 중에서 완성되어 가면서 신피질로 전달되는데 이곳에서 이미지/대상은, 외면화되고 스스로의 독립적인 수명을 부여받아 더 이상 마음의 작용에 의해 영향 받지 않는 특별한 성질을 가진 공적인 대상으로 채워진 공간으로 나아가게 된다. 즉시적인 두뇌 활동과 유입되는 감각 억제 사이의 상호 작용과 함께 우리를 둘러싸고 전개되는 무수한 대상과 사건을 조사하는 분석적인 능력에 해당하는, 통상적으로 우리가 "사물에 대해 생각함" 이 일어나는 것이 바로 이 단계이다.

*자아로부터 대상의 분리*는 나의 지각에서 *분리된 세상*의 해방이 이루어지는데 결정적이고, 외부적으로 분석적인 개개의 지각은 대상 세계에 대한 그러한 자아 중 일부분의 손실을 의미한다. 감정적 의미와 자아-동일시가 세상과 그 대상들을 지속적으로 고취시키는 만큼, 그 세상은 나의 인간성과 연결된 개인적이고 감정적인 연관성과 생기를 가진다. 이러한 정서가 완전히 분석적인 관계에 빠지게 되면 그만큼 그 세상에는 점차적으로 감정적인 의미나 우리들과의 상호 연결이 결여되게 된다.

지각이 발생하는 순간, 여러 단계들에서 각각의 미시발생적인 이동이 거의 1/10초의 속도로 매우 신속하게 일어나고, 이렇게 진행되는 과정의 순서는 고정되어 있으며, 위에 언급한 작용들 대부분은 의식하는 수준에서 일어나지 않는다는 것을 기억해야 한다. 각각의 미시발생의 파동은 수십 분의 1초의 속도로 내 의식적인 자각의 표면 위에 축적되고, 또한 "마법의 노트" 의 효과처럼 즉시 사라져서 곧 뒤에 떠오를 지각의 순간을 위해 자리를 비워준다.

그 이론에 따르면, 각각의 연속적인 파동이 쇠퇴하는 과정은 의식을 향해 이동하는 것의 반대 순서로 진행되고, 각각의 쇠퇴는 그 다음의 대체가 시작되는 것보다 약간 더 천천히 일어난다. 이것은 짤막하게 중첩되는 것을 만들어내고, 우리는 이 중복되는 것으로부터 연속적인 순간들을 거치는 연속성에 대한 우리의 느낌과 시간 및 기간에 대한 느낌을 유도해 낸다.

미시발생의 방향은 항상 깊은 곳에서 표면으로, 잠재적인 것으로부터 실제적인 것으로, 단일한 것으로부터 다양한 것으로, 일반적인 것에서 특수한 것으로 향한다. 이러한 처리 과정의 여러 단계에서 외부를 향해 뻗어나가는 흐름은 "의식의 분수령" 에 관한 은유를 강하게 연상시키는데, 우리 존재의 중심으로부터 각각의 의식적인 순간의 표면으로 우리의 전체 과거사를 현재 시점으로 전달하는 반복적인 순간들이 영원히 오르내리는 것이다.

우리의 유기적인 근육 반응과 운동 또한 유사한 미시발생적인 순서로 나타내는데 깊은 곳으로부터 표면으로, 몸의 중심으로부터 주변의 공간으로, 잠재적인 것으로부터 특정한 것의 방향으로 전개된다. 그것의 의도와 신체적인 표현은 우리가 지각하는 대상 세계의 발달 단계와 연계되어 발달한다. 그리고 의식적인 지각의 매 순간과 같이 운동 반응의 매 순간의 발달 과정은 대부분 우리가 인식할 수 있는 의식의 수준보다 아래에서 일어난다.

뇌간 내의 깊은 곳에서 대상이 발달하는 초기의 "순순한 각성" 단계에 해당하는 운동 반응의 초기 단계는 일차적으로 척추 주변의 깊은 곳에서 둘러싸고 있는 축성 근육의 코어 그룹들에 영향을 미친다. 이것은 앞으로 있을 활동을 지지하기에 충분한 방식으로 내 코어 구조 주위의 근육 긴장도를 미리 단단하게 만드는 것이다. 근육 긴장도 수준에서의 전반적인 변화와 특수한 예비적인 조정은 나타나는 상황과 반응의 성격에 관한 우리의 전의식적인 예감에 기초한다. "이제(Ready)."

다음 단계 동안, 근육 활성의 순서는 코어에서 사지로 방사된다. 지각의 "꿈의 의식"의 단계와 비슷하게 이런 발달은 코어와 말단, 자기와 주변 사이에서 구분이 불명확한, 내면화된 공간에서 일어난다. 그리고 최초의 "각성" 단계처럼, 이 단계는 또한 의식적이고 관찰할 수 있는 움직임에 우선하고, 다음에 이루어질 반응의 완전한 연속을 얻기 위해 필요한 준비를 더욱 면밀하게 하는 것이다. "준비하시고(Set)."

세 번째 단계 동안 이러한 처음의 준비들은 움직임으로 바뀌고, 뒤따라 일어나는 운동은 우리와 인접한 공간 환경 근처에서 구성되는데, 그 공간은 우리가 닿는 정도에 따라 경계를 짓게 된다. 우리의 운동 반응을 위한 의식적이고 관찰가능한 노력은 이제 우리 주위의 팔이 닿는 범위 내에서 비춰지는 세상과 물리적으로 상호작용하게 된다. 지각의 미시발생이 있는 "대상 인식" 단계에서처럼 자아와 세상은 명백하게 분리되어 있으나 둘 다 여전히 어느 정도 내면화되어 있다. "출발(Go)."

결국, 우리가 공간 지각의 전 범위를 최대한 차지하는 완벽하게 정교한 세상을 전개하고 그것에 대해 분석적인 관계를 확립한 것처럼 우리는 세상에 대한 우리의 의도와 활동을 최대한 확장한다. 우리는 스스로를 그러한 세상과의 관계에 있어 그것을 탐험하고, 측량하고, 상호작용하는 활동적인 요소로 인식한다.

의식적인 지각의 발달과 운동 반응을 구성하는 이러한 단계들에 대한 분석에서, 브라운은 바디워커와 치료사로서의 나의 기본적인 관심사 중의 하나에 대해 직접적으로 언급하였다. 그것은 바로 신체의 전체적인 문제 그리고 모든 나의 신체 장기, 조직, 나의 의식과 행동의 발달 과정이 가지고 있는 물리적이고 생리학적인 조건이 하는 역할이다.

자아와 세상에 형태와 구조를 나타내고 부여하는 우리의 모든 감각적 양식은 체성 조직에 저장되어 있다. 우리가 직접적으로 접촉하는 유일한 것은 세상이 신체와 다양한 방법으로 충돌하면서 생겨나는 신체의 다양한 반응이다. 모든 나머지 것은 연역적이거나 축적된 경험이다. 이런 의미에서, 모든 지각은 고유수용감각이고, 우리의 모든 신체와 세상에 대한 인상은 철저히 주관적이다.

이것은 모든 유입되는 감각 정보에 대한 상세한 사항들과 궁극적인 영향 및 해석이 말초의 신경말단으로부터 척수를 따라 뇌간까지 가게 되면서 신체 조직의 여러 층에서 여과되며 그곳에서 각 미시발생적인 분지들이 뻗어나가기 시작된다는 것을 의미한다. 그리고 그것은 또한 개별적인 운동 반응과 전체적인 행동 방식이 단지 조직의 특정 조건 하에서만 활성화될 수 있으며 반드시 강하게 습관화되어 있는 어떤 자세 방식과 현재 우세한 획득 반사를 수용해야 한다는 것을 의미한다.

다른 말로 하면 신체는 지각의 초기 형성 단계가 일어나는 인접 구역이어서 신체에 대한 우리의 현재 경험은 결국 나중에 의식적인 인식에 축적되게 되는 세상의 다양한 특성에 결정적인 방식으로 영향을 미친다. 이것은 내가 수년간 개인적으로 연습하고, 다른 사람들을 가르치면서 반복적으로 목격했던 것을 증명한다. 바디워크의 궁극적인 잠재성은 통증을 치료하거나 예방하는 것과는 관련이 없다. 그것은 우리가 소유할 수 있는 자아과 인식할 수 있는 세상을 넓고 깊게 만들고 그것에 대한 직접적인 연관성을 느끼는 것과 관계가 있다.

비슷하게, 결국 우리가 유용한 기술과 성공적인 적응 행동을 개발하는 능력은 새로운 반응을 채택하고, 새롭고 더욱 생산적인 습관을 발달시킬 수 있는 상태에 있는 신체 조직의 물리적인 조건과 유연성에 의존한다. 우리 몸의 이미지를 감각적으로 인식하는 데 있어서 장애가 되는 것은 우리가 세상에 대하여 구축하는 이미지를 심각하게 왜곡시킬 수 있다. 우리가 할 수 있거나 할 수 없고, 해야만 하거나 해서는 안 되는 것에 관한 우리의 신념이 왜곡되면 실제로 우리가 할 수 있는 것에 대한 결정적인 변수를 설정하게 된다.

그리고 우리가 느끼고, 생각하고, 행동하는 것을 형성하는 역할을 하는 모든 것은 지각과 반응이 둘 다 발달하게 되는 초기, 전의식 단계에서 가장 강력하게 발휘된다. 이것은 내가 책을 읽으면서 점점 더 자주 맞닥뜨리게 되고, 내 자신의 확신이 점점 성장함에 따라 그에 상응하게 되는 생각이 분명하게 나타난다. 몸은 대부분 무의식적 내용으로 가득차 있으며, 사물로 이루어진 외부 세계와 감정과 연관된 우리의 내부적인 세계 모두에 대한 신체의 반응 중 특정 항목들은 기질을 구성하며 여기에서 인식과 행동이 드러난다. 이러한 관찰 내용과 미시발생에 대한 이론은 인간 유기체에 대한 임상적인 이해와 다양한 종류의 신체적이고 정신적인 치료 모두에서의 실제적인 진보에 있어서 큰 의의를 가지는 것으로 보인다.

너무나 참신하게도, 제이슨 브라운의 생각은 미시발생적인 과정에 대한 임상적인 정보와 이론적인 설명을 뛰어넘어서 확장된 것이다. 내 생각에는 「*스스로 구현하는 마음*」의 가장 흥미로운 측면 중의 하나는 넓은 시각의 실체론적 논쟁과 함께, 지각에 대한 관점이 자연스럽게 확장되면서 그가 탐구하고자 하는 철학적인 질문들이다. 바로 이러한 도발적인 생각에서 화이트헤드(Whitehead), 버그슨(Bergson), 제임스(James)로부터의 유산들이 임상적인 연구에서 어려운 정보들과 충돌하게 되고, 매우 주관적인 사색의 내용들이 과학적인 방법, 분석과 가장 감동적으로 결합하게 된다.

대부분에서, 의식에 대한 이론을 발전시키는 신경학자들은 마음을 진화적 유산의 중요한 부분으로 여기는 것에 대한 즉각적이고, 실제적인 매일의 결과를 공식적으로 말하는 것을 원치 않는다. 주관적인 관점과 개인적인 신념들은 늘 사변적인 논의로 이끌어지고, 이런 것들은 과학적 방법을 사용하는 다수의 임상가들에 의해 부적절하거나 혼란스러운 것으로 치부된다. 그러므로 우리는 마음을 부수적인 현상으로 보거나 정교한 화학이나 물리학의 우연한 결과로 생각하거나 의미 없는 환상이나 또는 어떤 존재하지 않는 상상으로 꾸며낸 허구로 여기는 이론을 채택하게 된다. 즉 마음은 어떤 방법으로든 가까이에 있는 신경학적인 정보에 의해 설명되기보다는 오히려 멀리 있는 엄격한 객관적인 분석의 한계에 의해 설명되게 된다.

그러나 우리 대부분으로 하여금 그것을 이해하도록 하는 것은 바로 어떤 마음을 가짐으로써 계속해서 뒤따르게 되는 주관적인 결론이다. 그것은 우리가 살아남고, 번영할 수 있도록 어떻게 가장 잘 도와줄 수 있을까? 그것들은 왜 고의적인 오류와 병리의 미로를 견디면서 방황하는 것일까? 그것들은 왜 우리를 괴롭히고, 우리는 어떻게 하면 그 고문을 피할 수 있는가? 만약 우리가 진정으로 다른 사람을 바라보고 협력하여 행동하려면 조정되고 반박되어야만 할 상호간의 오해와 잘못된 생각은 무엇인가? 어떻게 인생의 도전에 성공적으로 적응할 수 있는 권능을 부여하는 신념으로부터 우리를 손상시키고 고의로 파괴시키는 믿음을 솎아낼 수 있는가? 우리는 어떻게 하면 우리 스스로와 우리의 아이들을 가장 잘 교육할 수 있는가? 그리고 상호간의 존경과 차이에 대한 관용을 길러 우리로 하여금 대접받고 싶은 대로 행동하도록 하는 인생의 구성 요소는 무엇인가?

브라운의 연구와 생각은 매우 엄격하다. 그러나 그의 이론은 개방적이고, 유연하며 우리의 일상적이고 의식적이며 실제적인 삶의 평범한 요소들에 대한 사변적인 접촉에 의해 고통받지 않는다. 진실로, 나에게 있어 그것이 가지고 있는 과학적인 중요성의 대부분은 정확하게 우리의 마음이 끊임 없이 마주치게 되며, 그리는 중에 마음이 진화되는, 실제적이며 실존적인 논점과 사건의 방향으로 서술했다는 사실에 기인한다.

브라운은 미시발생에 대한 그의 서술을 지지하는 자료에 근거하면서도, 인간의 경험의 역사에서 정의하기는 어렵지만 계속해서 중요한 개념이었던 것을 회피하지 않았다. 여기에는 우리가 자아, 영혼, 정신을 이야기하고, 신을 경험하는 것에 대해서, 공간의 확장이나 시간의 길이에 대해서, 우리가 영성이라고 부르는 개인적인 시각의 유형에 대해서, 우리가 종교라고 부르는 집단적인 경험에 대해서 이야기할 때 의미하는 것에 대한 생각의 여지가 있다. 또한 본래부터 모든 인간의 상호작용에 작용해 왔으며 다른 어떤 분야만큼이나 과학적인 노력의 전방위에 걸쳐 적용하는, 도덕적이고 윤리적인 관심에 대한 여지가 있다.

우리의 통상적인 의식의 흐름을 특징짓는 모든 암시, 정의하기 어려움, 모호함, 직관, 분열, 변화무쌍한 정서와 설명할 수 없는 지저분함으로 인해 대부분의 이론가들을 너무나도 성가시게 하는 다른 모든 것들에 대한 여지도 있다. 그리고 나에게 모든 것 중 가장 중요한 것은, 거기에는 극도로 알기 어렵고 지속적으로 문제가 되는 개념인 *인간의 자유*에 대한 여지가 있다는 것이다.

우리 시대에서 유물론적인 환원주의의 그릇된 방법론적 강제에 의하여 마음을 배제한 것은 개인적이거나 공적인 삶 모두에서 비극이나 다름 없었으며, 브라운이 자유를 되찾기 위해 과학 자체를 이용하는 방식은 그의 저작에서 가장 훌륭한 특징이다. 자유는 질서정연한 법의 세상에서 존재할 수 없다는 주장에 외면적인 정당성을 부여할 수밖에 없을 만큼 자유의 결정적인 순간들은 너무나도 깨지기 쉬우며 덧없지만, 브라운은 지속적으로 과거를 재생하는 가운데 신기한 일이 계속해서 깜빡거리고, 변화가 시작될 수 있는 기회가 존재한다는 사실과, 그 시작은 비록 미약하지만 그것이 한편으로는 항상 초당 10회 정도의 속도로 도달하고, 그 각각은 다른 세상을 전부 가동시킬 수 있는 잠재력을 가지고 있다는 것을 우리가 깨닫도록 도와주었다. 윌리엄 블레이크(William Blake)는 "모든 시간은 두 번의 심장박동 사이에 있고, 모든 공간은 한 방울의 피 안에 포함되어 있다." 라고 말하였다. 제이슨 브라운의 이론은 사물에 대한 이러한 관점을 가진 신경학이고, 이 이론을 접함으로써 나는 내 자신을 타인의 말을 통해 지각하는 소중한 경험을 하게 되었다. 그의 미시발생은 - 다음에서 언급될 호매완(Mae-Wan Ho)의 양자 일관성(Quantum Coherence) 생물학처럼 - 블레이크가 "달콤한 과학(sweet science)" 이라고 불렀던 것의 하나의 예가 된다.

액정과 양자의 일관성 : 호매완의 선구적인 생물학

생물학자인 호매완(Mae-Wan Ho)의 임상적이고 학문적인 작업은 신체의 결합 조직이 가지고 있는 난해하고 역동적인 구조와 기능에 대하여 우리가 올바른 인식을 가지는데 무한한 도움을 주었다. 우리의 거대한 *콜라겐 기질*이 가지고 있는 *액정 특성*이 동물의 생활에서 모든 다세포적인 형태를 유지할 수 있도록 하는 필수적이며 근본적인, 역동적이고 소통이 잘되는 조건을 확립하는데 있어 핵심 요소가 된다고 하는 것이 바로 그녀의 명제이다.

그녀의 작업은 이 책의 3장과 11장에 기술된 콜라겐 구조의 특질에 대한 통찰 모두에서 드러난다. 그러나 그녀의 추가적인 연구 - 특히 *결합조직의 액정성, 모든 세포의 세포골격, 그리고 모든 것을 함께 묶는 단백질의 격자로 된 그물모양의 네트워크*에 대한 - 는 우리 유기체가 나타내는 이러한 요소의 상호작용에 대한 이해를 전적으로 다른 차원으로 끌어올린다. 이미 알고 있었던 것 - 결합조직의 구조적이고, 생화학적이고, 전기적인 기능 - 에다가 호매완은 복잡한 생명체에서 나타나는 모든 생체 과정의 가장 중요한 지점에서 일어나는 *역동적인 일관성*과 *전체적인 소통활성*이라는 차원을 추가하였다.

그녀가 관찰한 것은 우리에게 직접적으로 생물학에 대한 핵심적이고 끊임없는 질문을 던진다. 생명이란 무엇인가? 콜라겐의 역설은 세포막, 세포 소기관, 핵 등으로 이루어진 세포의 관점에서 보면 그것이 살아있는 조직이 아니라는 것이다. 그것은 단백질 복제이며 섬유모세포(fibroblast)에 의해 밀려나고, 나일론 그물 같은 탄성망 내에 모이게 된다. 그러면서도 호매완은 콜라겐이 다세포의 생명과 관련된 과정에서의 모든 발달에 있어 배아의 성장에서부터 모든 생명의 작용과 적응, 의식적인 경험의 일관성, 진화의 흐름에서의 우리 개체의 위치에 이르기까지 가장 우선하면서도 일차적이라고 주장한다.

사실, 우리/조직의 나머지를 구성하는 어떠한 단백질도 "살아있지" *않다*. 그것은 단순히 그것들이 모여서 어떤 작용을 하는지의 문제이고, 그런 작용을 하는 것으로부터 나타나서 우리가 생명이라고 부르는, 연약하지만 역동적이고 변화무쌍한 진화의 과정을 창조하는 방식의 문제이다. 그녀의 관점에서, *모든 이러한 생명 과정을 하나로 통합하는 가장 주요한 힘을 구성하는 것은 바로 콜라겐 기질의 역동성과 소통성*이다. 그녀는 액정의 특성을 묘사하며 기질을 물질의 기초가 되는 양자 물리학의 원리 그리고 정신의 기초가 되는 의식에 관한 개인적인 경험의 기초 모두와 결합시킨다.

그녀가 제공하는 통찰은 모든 종류의 바디워크와 치료법의 이론과 실제에 있어 큰 중요성을 가진다. 특히, 우리가 알게 되겠지만, 기질의 작용은 단순하면서도 미묘한 자극과 정보의 유입이 반향하여 극적인 변화가 국소적인 조건에서와 전체적인 안녕 모두에서 나타나게 되는 명확한 모델과 방법론을 제공한다.

이 계열의 연구에 제공되는 시설이나 기금의 수는 휴먼 게놈 프로젝트(Human Genome Project)이 아낌없이 지원받으며 과대선전되는 것과 비교할 때 하찮아 보일 수 있다. 그러나 이 작은 집단의 노력의 결실은 현재 우리가 DNA에 대해 알고 있는 어떤 정보보다 더 많은 - 더 직접적인 - 정보를 제공할 수 있을 것이다. 또한 이런 정보를 실제로 적용할 수 있는 기술들은 요가, 바디워크, 명상, 기공/태극권 그리고 움직임 재교육, 감각 인식 훈련, 무용과 운동 치료, 신체 기반으로 한 심리학 등과 같은 여러 곳에서 이미 활발하게 활용되고 있다. 호매완의 연구는 전적으로 새로운 단계에서 이러한 임상적 방법들이 정말로 강력하고 다방면에 걸쳐서 적용될 수 있고 치유 효과를 가졌다는 것과 의심할 여지 없이 미래의 의학에 있어 큰 부분을 차지할 것이라는 것을 증명하고 있다.

양자 일관성

호매완은 "[액정으로 되어있는 콜라겐 기질의] 양자 일관성은 살아있는 생물체의 기반이고, 또한 그것으로 의식적인 경험의 중요한 양상들 - '지향성의 통합' , 남다른 나에 대한 우리 내부의 정체성, 지각 동작에서 동시적으로 결합하고 분리되는 특징들, 고루 분포되어 있으면서 홀로그램적인 기억의 본질, 각각의 경험된 사건들의 특질 - 을 설명할 수 있다고 생각한다" 라고 주장하였다. 그녀의 연구가 추구하는 것은 물리학, 생물학, 의식의 기초적인 작용을 통합시키는 물질의 기초적인 특성과 잠재성이다. 그녀가 세운 개념적이고 구체적인 이론은 「마음의 생태학을 향한 진보(1972)」와 그 이후 더욱 발전적으로 저술된 책인 「마음과 자연, 필수적인 화합(1979)」으로 유명한 그레고리 베이트슨(Gregory Bateson)이 말한 것과 거의 동일하다. 베이트슨의 저작에 나오는 대표적인 트레이드마크인 "연결 방식" 이라는 문구는 동일하게 호매완의 핵심 내용으로 우리를 안내한다.

그녀는 이러한 확산성의 결합 원칙에 대한 근거를 찾는 것을 논리적 근원인 양자 물리학에서 시작한다. 만약 우리가 어떤 물질로 구성된다면, 우리가 할 수 있거나 알 수 있는 모든 것들의 기저에 우리가 물질의 기초적인 행동양식에 대해 아는 것이 어떤 직접적인 방법으로 놓여있어야 한다.

그녀가 액정과 그것이 복잡한 창조물에 대한 중요한 지지 역할을 하는 것에 관하여 가진 생각에서 핵심적인 것은 *양자 일관성(quantum coherence)*의 개념이다. 일관성을 가진 에너지는 특수한 작업에 집중되어 주위로 아무렇게나 방산되지 않도록 정렬되고 동시성을 가지는 에너지이다. 예를 들어, 정지해 있는 물의 분자들은 브라운 운동(Brownian movement)의 무작위적인 방식으로 서로 밀치는 움직임을 하고 있다. 그러나 물이 수로를 따라 아래로 이동하게 되자마자, 물의 모든 분자는 즉시 함께 일치되는 흐름으로 참여하게 된다. 그리고 그 흐름의 집합적인 물리적 힘은 정지해있는 물에서 서로를 밀치는 분자들의 힘의 몇 배이다. *집단적인 움직임은 일관성이 시작되게 할 수 있다.*

또 다른 예는 아래에서부터 일정하게 가열되는 물에서 관찰되는 버나드 대류 세포(Bernard convection cell)이다.

> 위와 아래 사이의 결정적인 온도차이에서 상의 변이(phase transition)가 일어난다. 가벼워지고 따뜻한 물은 아래에서부터 올라가고 밀도가 높고 차가운 물은 가라앉으면서 대순환이 시작된다. 결국 전체적인 구조는 이동하는 세포가 규칙적인 벌집 무늬로 정렬되면서 안정된다. 이런 상의 변이가 일어나기 전에, 모든 분자는 서로 무작위적으로 움직인다. 그러나 에너지 공급의 임계(critical) 비율에서, 모든 천문학적인 숫자의 분자들은 마치 그렇게 하도록 안무가 짜여있는 것처럼 움직이면서 체계는 전체적으로 역동적인 질서에 따라 스스로 구조화된다.

*온도 역치(temperature threshold)*는 일관성이 시작되게 할 수 있다.

레이저는 또 다른 형태의 양자 일관성을 이용한다. 루비 크리스탈(ruby crystal, 체내의 액정 구조와 유사함)이 충분한 에너지를 공급받을 때, 그것을 통과하는 광파(光波)는 루비 크리스탈의 진동에 의해 정렬되고 혼합되어 그것의 정도가 광대하게 증폭된다. *진동 역치(vibration crystal)*는 일관성이 시작되게 할 수 있다.

또 다른 예는 재즈 밴드이다. 모든 구성원이 자신의 악기를 연주하나 상호 간에 경청하고 공명하는 것은 모든 개개인의 노력을 한결같고 강력한 전체로 바꾼다. *의식적인 의도와 협조*는 일관성을 시작되도록 할 수 있다.

이러한 예들은 살아있고, 작동하는 두뇌에서 온도 변화를 관찰하는 것과 유사하다 동시에 넓게 분리된 두뇌의 영역에서 일어나는, 정확히 상과 상호 관련된 활동이 존재하면서 전체 뇌에서 전체적인 방식이 변화하는 것은 동시에 일어날 수 있다.

호매완은 우리의 유기체에서 모든 형태의 에너지를 조직하기 위해서 우리의 하드웨어나 고체상태의 회로를 구성하는 것은 바로 결합조직 기질이 가진 고도로 규칙적인 액정성이라고 주장한다. 그 기질은 여러 가지 방법으로 에너지를 흡수하고, 생산하고, 저장하고, 재구성하며 특히 무엇보다 고도의 일관성을 가진 이러한 에너지 변환을 제공한다.

이제, *고도의 에너지 일관성*을 획득한 체계는 몇몇의 주목할 만한 특성을 나타내기 시작한다. 그것은 모든 부분들 사이에서 그리고 모든 부분과 전체 사이에서 직접적으로 받아들이기에는 너무 복잡한 질서를 가졌으나 고도의 민감도를 가진 *자기 조절성 혼돈 체계*가 된다.

이상적으로는, 유기체는 체계 전체에서 동시성의(국소적이지 않은) 잡음 없는 상호 간의 연락이 이루어지는 일관성을 가진 양자 중첩(quantum superposition)으로 생각할 수 있다. 경락 이론에서 기의 흐름은 일관성을 가진 에너지의 동원에 더 잘 부합된다. 일관성 에너지는 생명 유지에 필요한 에너지이고 그것은 유기체가 특히 그것을 일관된 형태로 포착하고 저장하고 동원하는 것에 능하기 때문에 발생한다.

이 에너지를 국소적으로 생성하고 저장하는 장소는 없다 그것은 체계 내의 어디에나 저장되고, 어느 곳에서나 확장되고 동원되며 어느 곳으로나 향할 수 있다.

결과적으로 이 체계 내의 어느 곳에서나 일어나는 모든 미세한 영향은 전체적 체계로 전파될 수 있고, 전반적인 효과로 확장될 수 있다. 다른 말로 하자면, 모든 곳에서 일관성 에너지가 가득한 덕분에 체계는 매우 미약한 신호에도 극도로 민감할 것이다. 이것은 모든 형태의 미세 에너지 의학의 기본일 것이다.

바꿔 말하자면, 일관성 에너지 체계는 고도로 촉진되어 있고, 미세한 효과로부터 나오는 극적인 반응을 위한 다양한 잠재력이 있다. 사실, 이 미세한 신호에 대한 극도의 민감함은 살아있는 구조를 구분 짓는 특징 중의 하나이고, 생존, 적응, 진화를 책임지고 있다.

또 다른 일관성 에너지 체계의 주목할 만한 특징은 *"국소(local)"와 "전체(global)" 사이의 어떤 명확한 구분도 완전히 없다*는 것이다. "어떤 형식의 에너지 유입은 즉시 모든 형식으로 바뀌어 옮겨질 수 있고, 반대로, 모든 형식의 에너지는 어떤 형식으로도 집중될 수 있다. 바꿔 말하면, 살아있는 체계에서 에너지 연결은 *대칭적*이고, 그것이 바로 우리가 에너지를 의지대로 언제든지 어디에서나 원해는 대로 가질 수 있는 이유이다."

이것의 의미는 우리 유기체에서의 모든 세포와 결합 조직 기질 전체가 기초적인 의미에서, 타고난 계층이나 중앙집권화된 지배가 없는 자유를 옹호하는 민주주의처럼 기능한다는 것이다. 그리고 모든 민주주의처럼, 이것은 번영하기 위하여 정확성과 때에 맞는 정보와 모든 구성원들의 적극적인 개별 참여를 요구한다. 모든 개인적인 요소는 민감도 및 반응성의 정도에 따라 관리되고 있다. 그리고 모든 개개인은 전체의 집합적인 활동에 의해 고무된다.

액정

물질의 중간상

액정은 순수한 액체에서 서로를 밀쳐내는 분자들처럼 무작위적으로 구성된 것도 아니고, 고체의 수정처럼 견고하게 구조화된 것도 아닌 물질의 *중간상(mesophases)*이다. 액체와 달리 그것은 일관성이 있는 지속 가능한 구조를 가지고 있으나 고체의 수정과 달리 유연하고, 융통성이 있으며, 극도의 적응력을 가져서 많은 다른 환경에 따라서 그들의 구조를 변화시킨다. 규칙적이고 반복적인 선형과 기하학적인 콜라겐 분자의 정렬은 액상의 기본 구조이며, 콜라겐 구조는 성긴 점도에서부터 매우 고도의 탄성과 전단력, 뼈의 견고함에 이르기까지 중간상의 모든 범위에서 우리 몸 안에 존재한다.

세포막의 지질, DNA, 세포골격 단백질, 근육 단백질 - 아마 모든 기관의 단백질과 같은 다른 여러 신체 조직은 이러한 액정화를 나타내면서, 유기체에 일반적으로 에너지 저장과 변형 그리고 진동률을 담당하는 층상구조를 더한다. 이런 모든 분자적 구조 - 그리고 그것이 중개하는 모든 방식과 과정들- 는 여러 형태의 물리적이고 활력 있는 유입에 민감해서 전기장과 자장, 온도의 변화, 수화작용의 정도, 압력과 전단력, pH, 염도와 세포 간 체액의 특수한 화학적 특성으로 나타난다. 이러한 모든 요인들은 자극 받았을 때 특정 조직과 체계의 기능이나 전체적인 유기체에서 극적인 변화를 야기할 수 있는 결정적인 역치를 가지고 있다.

따라서 모든 다세포 동물의 부피를 차지하는 콜라겐 기질은 모든 체세포를 서로 관통하고 둘러싸는 매우 민감한 전달 네트워크이며, 신체 내에서의 다른 모든 액정 구조와 협조적으로 참여한다.

> 세포 내와 세포 외의 기질은 함께 일관성을 가진 전체로서 작용할 수 있도록 전체 유기체에 번지듯 신속한 상호 간의 연락을 위하여 반응성의 *연속체*를 구성한다. 이러한 액정 연속체의 존재는 진화 중 신경계에 우선하는 "신체 의식"을 구성한다. 그리고 나는 그것이 신경계와 제휴하면서도 독자적으로 작용한다고 주장한다. 이러한 신체 의식은 *지각력*의 기초이고 전체 에너지 저장 영역의 상호연결이 포함되는 의식적인 경험의 필수 조건이다.

수화작용

수화작용의 정도는 콜라겐 액정이 매우 민감하게 반응하는 조건 중의 하나로 언급되어 왔다. 조직이 더욱 더 탈수될수록, 점점 더 작은 에너지가 매질을 통해서 흐른다. 그리고 게다가 조직에 의해 나타나는 흐르는 에너지가 점점 더 작아지게 될수록, 구조적 및 활력적 일관성도 점점 더 줄어든다. 섭취하는 물의 적절한 양은 망의 활력적인 기능에 중요하고, 따라서 그들이 수행하는 조절하고, 지각하고 적응하는 모든 역할에도 중요하다.

유기체에서의 모든 물이 사물을 "축축하게" 유지시켜 주지는 않기 때문에 "목마른" 것을 느끼는 것보다 더 많이, 더 심각하게 탈수로 인한 결과가 있게 된다. 기질과 세포 간 체액의 유동성은 콜라겐 구조가 서로 구부러지거나 미끄러질 때 윤활작용의 대부분을 차지하게 된다. 그러나 물의 또 다른 특성은 구조상 접착성 요소로 기능한다는 것인데 이는 수많은 분자적 구조를 강화하고 기능적인 장점을 추가적으로 부여하게 된다.

흥미로운 예로는 DNA분자가 있다. 사실상 이 주제에 대한 모든 교과서와 기사에서 DNA 나선구조의 묘사는 불완전하다. 그들은 DNA 고리의 구조에 밀착되어 있는 많은 물 분자들을 생략하여 "실제의" 분자 구조를 더욱 명확하게 식별할 수 있도록 하였다. (해부학 그림에서 으레 결합 조직을 제거하여서 결합 조직이 부분적으로 가리는 "더욱 중요한" 구조를 더욱 잘 볼 수 있도록 하는 것과 같은 방법이다.) 물 분자는 대단히 작아서 미세한 영역을 관통할 수 있다. 그리고 그것은 양극성이어서 한쪽 끝은 양극이고 다른 한쪽 끝은 음극이므로 분자가 형성되고 응집하는 밀고 당기는 힘을 가지고 격렬하게 상호작용을 한다.

DNA 단백질과 결합한 수백만의 물 분자는 나선형 안에서 고도로 규칙적인 기하학적인 방식으로 정렬된다. 만약 물이 제거된다면, 우리의 체내의 모든 단백질 중 가장 튼튼한 DNA는 매우 빠른 속도로 불안정해지고 즉시 흩어지게 된다. 즉, 무엇보다도 물은 DNA의 *결합조직*이다!

콜라겐 구조에는 물의 세 가지 집단이 있다. *간질성(interstitial)* 물 분자들은 콜라겐 분자들의 삼중 나선구조 안에 매우 단단하게 결합되어 있어 DNA에서 하는 것처럼 그들의 구조적인 통합성을 강화시킨다. *결합된* 물은 약 5개의 분자 깊이로 콜라겐 소섬유와 섬유의 표면을 둘러싸는 더욱 느슨한 구조의 얇은 층의 물이다. 그리고 *유리된* 물은 소섬유와 섬유 사이의 공간을 채운다.

이 모든 집단들은 콜라겐의 구조와 활기 넘치는 특성인 내부적인 일관성과 진동 속도의 특수성으로 기질 전체 및 모든 살아있는 세포의 중심 안에 이르기까지의 양극 직류 전하의 반도체성에 있어서 결정적인 역할을 한다. 또한 이는 우리의 모든 삶의 과정의 원칙을 조화롭게 하는 에너지와 정보의 흐름이다.

> 수소 결합으로 연결되어, 콜라겐의 단백질 소섬유로 된 기질 안에 흩어져 있는 물분자의 질서 정연한 망의 존재는 그것이 양자, 예를 들어 전자가 없는 수소 원자가 양전하를 띠는 것이 도약전도를 지지하는 것으로 생각되기 때문에 매우 중요하다. 도약 전도는 일종의 반도체이고 일반적인 전기 전도나 신경 섬유를 통한 전도보다 훨씬 빠르다. 그것은 실제로 전하를 띠는 입자 자체의 어떠한 순수한 움직임도 요구하지 않기 때문이다. 그것은 신속하게 상대적으로 안정적인, 수소 결합된 물 분자의 선을 따라 전달된다.

이 (이상적으로) 에너지와 정보의 방해 받지 않는 흐름은 호매완이 일찍이 언급했던 *신체 의식 내용*의 대부분이자 유기체의 주된 조절 능력의 하나이다. 따라서 물은 경우에 따라 기질에서의 윤활제나 복잡한 유기 단백질의 접착제, 그리고 전체 유기체를 단일하고 일관성 있는 영역으로 효과적으로 통합하는 반도체성을 가진 전자기 도체와 같이 작용한다.

새로운 생체론

호매완에 의해 표현된 상호 연결되고 상호 교류하는 여러 겹으로 층층이 쌓여진 형태는 유기체의 내부 구조와 기능으로만 한정되지 않는다. 서로 작용하는 접속 가능성은 유기체로부터 주변을 둘러싸는 환경으로 모든 방향에서, 그리고 반대 방향으로 확장하면서 양자는 무수한 방법으로 서로를 재구성하며 진화시킨다.

물리학에서 양자 혁명에 의해 인도된 깜짝 놀랄 발견 중의 하나는 자연적 현상을 관찰하는 바로 그 행동이 의미 심장하게도 그것의 과정, 결과, 주변 영역과의 의미 있는 관계를 변화시킨다는 사실이다. 관찰자의 가정과 의도가 그것이 발생해 내는 데이터의 성격과 밀접한 관계를 가진다. 예를 들어, 빛은 실험이 어떻게 구성되고 어떤 방향으로 진행되는지에 따라서 똑같이 확신할 수 있는 데이터로 입자나 파동으로 이루어진 것으로 논증될 수 있다.

바꿔 말하자면, 자연과 "분리된" "자기"라는 것은 사실 존재하지 않으며, 과학의 작용이나 어떤 다른 인간의 노력으로부터 인간의 감정과 신념을 - 또는 인간의 실수와 기만을 - 확실하게 제거할 수 있는 엄격한 객관주의가 존재할 수 있는 가능성도 전혀 없다.

인간의 감정과 개인적인 의미를 과학적인 연구로부터 배제하고자 애씀에 따라 조사가 필요한 많은 것들이 논외로 밀려났다. 호매완이 주장하기를, 과학이란 "우리가 경험한 모든 범위과 연관되어야 한다. 감정 및 인간적인 애착과 관련되는 것에 실패하였기 때문에 기계적인 물질주의는 단지 승화된 지적 활동의 형태일 뿐이다." 라고 하였다.

객관적인 자연 "법칙"의 영원한 진리에 반하여 주관적인 의식은 변하기 쉬워서 신뢰할 수 없다고 확신하게 되면서 마음과 물질 사이에 지적으로 치명적인 구분을 만들어내고, 어떤 연구를 처음 시작할 때 베이트슨의 "연결 방식"과 그의 마음과 자연의 "필수적인 화합"을 분리하게 된다. 호매완은 "제가 '법칙'에 인용부호를 했는데, 이는 이 '법칙'들이 영원 불변하는 것이 아니고, 또한 이를 통해 우리의 생각하거나 생각할 수 없는 것을 지시하지 않기 위해서였습니다. 그것은 우리가 생각할 수 있도록 도와주는 도구이고, 필요하다면 대부분 우리는 그것을 능가합니다." 라고 말하였다. 그녀는 다른 곳에서 다음과 같이 말했다.

> 과학은 자연을 알고 더불어 살아갈 수 있는 관념과 도구의 체계이다. 그렇게 해서 그것은 가장 원시적인 유사 이전의 문화에서부터 오늘날의 공업화된 국가에 이르기까지 모든 인간사회에 없어서는 안 되는 것이 되었다. 그러나 원시인이 자신의 개인적이거나 부족의 경험의 총합인 지식을 가지고 자연 *안에서* 살았던 것에 반하여 문명인은 자연 *밖에* 갇혀 살아서 진정한 실제의 지식을 가질 수 없다.

호매완은 이런 관찰을 통해, 그녀가 그리고자 노력했던 연결의 종류와 생리학적이고 심리학적인 삶의 중요성을 모호하게 만들어왔던 근대 과학사에서 깊은 곳의 보이지 않는 곳으로 우리의 주의를 돌려 놓았다. 우리 자신과, 자연과 우리의 관계, 사회 구조에서 성공적으로 적용되고 있는 규제들을 이해하는 데 도움이 되지 못한 것이 바로 이러한 주제였다. 주관적인 자애로움이 과학적인 이해심으로부터 분리될 때, 과학은 더 이상 실제 사람들의 실제 삶에 도움이 되지 못하고, 사회 정책과 개인적인 관계의 깨지기 쉬운 구조에 놀라운 영향을 미쳤던 보편적인 가치를 실제로 위협한다.

다윈이 드리운 암운

생물학적 종의 출현과 진화가 장대한 시간에 걸쳐 일어났다는 생각이 다윈(Darwin, 1809~1882)에게만 있었던 것은 아니었다. 증가하는 종의 발달과 분화의 개념은 지질학자들이 시간의 길이가 실제로 얼마나 긴가를 밝히자마자 자연스럽게 많은 생물학자의 마음으로 흘러 들어갔다. 다윈은 그 자신의 표본들을 수집했으나 다른 사람들은 특히 그의 전임자인 프랑스의 라마르크(Lamarck, 1744~1829)와 동시대인인 영국의 알프레드 러셀 월리스(Alfred Russel Wallace, 1823~1913)는 각각 자신의 진화 이론을 연구하여, 유전적인 변이를 만들어낼 수 있고 특별한 이득을 부여하는 선호되는 변이에 의해 오랜 시간을 거쳐 선택적으로 개체수를 제거하고, 자동적으로 이렇게 유리한 특징들을 후대로 전달하는 구체적인 기전을 찾기 위해 열중하였다.

다윈뿐만 아니라 다른 동시대의 과학자들도 신성한 의도의 자연적인 전개에 대해 논하는 월리스의 유심론자와는 아무런 관련이 없다. 라마르크는 그 당시에 유기체에 축적된 경험은 유전자 배열을 변화시키고 자동적으로 획득된 형질을 후손의 유전자에게 전달한다는 그의 생각을 대해 증명하거나 심지어는 실제적으로 조사하기 위한 기술적인 수단이 없었다. 그리고 다윈도 아직 특별한 기전이 포함된 그만의 통찰을 발견하지 못했다.

아마 근대 생물학의 역사에서 철학적으로 음울하고 우연한 일 중 하나는 다윈이 우연히 토마스 로버트 맬서스의 *인구론*(Thomas Robert Malthus' Essay on the Principles of Population, 1798)을 읽게 된 것이었다. "적자생존(red in tooth and claw)"과 같은 자연에 대한 무자비한 관점이 발생하게 된 것은 바로 맬서스의 우울하면서도 대부분은 잘못된 이론에 기인한 것이다.

> 맬서스는 인간은 모든 유기체와 마찬가지로 일반적으로 먹을 것의 공급이 증가할 수 있는 속도를 뛰어넘어서 기하급수적으로 증가하는 자연적인 성향을 가지고 있다고 하였다. 결국, 인구는 때때로 인명을 빼앗아가는 굶주림과 질병, 전쟁에 의해 계속 줄어들게 된다. 그러므로 맬서스의 이론에서 다윈은 적응을 어떻게 설명할 것인가에 대한 페일리(Paley)의 문제에 대한 완벽한 해결책을 발견하였다. 모든 유기체들은 기하급수적으로 증가하고, 환경의 능력을 초월하는 경향을 가지고 있다. 그러므로 존재하기 위하여 투쟁하는 특성을 가진 유기체들만이 오직 살아남아서 번식하게 된다. 유전은 이 유기체들의 후손들이 동일한 유리함, 또는 적응력이 있도록 보장해 준다. 이러한 방법으로 인구는 다음 세대에서 환경에 더욱 더 적응하게 될 것이다. 이것이 바로 자연 선택이 작용하는 방법이다.

다윈은 그의 이론을 과학계와 일반 대중에게 소개하면서 이러한 생각들을 강력하고 설득력있게 주장하였고, 그러한 생각들로 인해 서구 문명에서의 안전에 대한 느낌, 서로 간의 유대감, 모든 만물과의 유대감에 암운이 드리웠으며 아직까지도 우리의 일반적인 신념과 사회적인 정책, 인간 사이의 상호작용을 양산하는 장막을 쳐버리게 되었다. 이는 우리가 행동하는 가장 심층의 충동은 원초적인 자기 방어와 자기 극대화 경향에 의한다는 내용을 자명한 것으로 가정하는 음울한 이론이다.

> 따라서, 영국의 빅토리아 시대의 삶으로부터 빌려왔으며, 자유 시장의 해방된 경쟁으로부터 진보가 시작되다는 생각으로 가득 차있고, 제정주의자들의 정복과 확장를 내재한 은유는 우리가 어떻게 현실을 봐야 하는가를 묘사하고, 궁극적으로 그것의 명령에 따라 현실의 형상을 구체화하는 과학적 진실로 남게 되었다. 진화론자(Darwinian)들이 세상을 지배하게 될 것이다. 헉슬리(Huxley)는 원시 사회에 발상지를 만들었는데, 그곳은 "가장 약하고 어리석은 자들은 궁지에 빠지는 반면 자신에게 주어진 환경에는 가장 적절하게 대처하나 다른 방면에서는 최고는 아닌 가장 거칠고 약삭빠른 자가 살아남았다. 삶은 지속적이고 자유로운 투쟁이며 민족의 제한되고 일시적인 관계를 뛰어넘어, 홉스의 개인의 만인에 대한 투쟁이 존재의 일반적인 상태이다." 라고 서술하였다.

이 그림자는 곧 이전처럼 우리의 신념과 가치를 덮는 그 다음 그림자에 의해 가려지게 되었는데, 그것은 바로 아이가 한쪽 부모를 부추겨서 다른 부모를 살해하게 만들려는 "보편적인 충동"으로 시작되는 - 프로이드의 도덕적이고 문명화된 사회가 자유분방한 파괴 욕구를 억제하기 위해서 강화할 수 있는 모든 억제를 요구하는 우리 존재의 중심에 있는 야만적이고, 무질서하고 무의식적인 본능(Id)의 개념이었다.

> 프로이드는 공동체를 오직 자기 요구를 만족시키는 수단으로만 원하는 하나의 사회 단위가 개인이라고 생각하였다. 원초적 적대감이 너무 강하여 오직 사소한 필요성이나 어딘가 다른 곳으로 향하는 공통의 증오심만이 사람들을 사랑으로 묶을 수 있다고 생각하였다. 특정하게 생물학적으로 유전적인 체질, 해부학과 발달이 가진 진화의 불가피성은 엄격하게 인간의 가능성을 제한한다고 생각하였다 비록 부분적으로 초기의 개인적인 관계의 결과이지만, 인생의 후반에는 단지 외부의 실체와 간접적인 접촉만을 하다가 결국은 문명 속에서 상징적인 종말로 빛나가는 뒤틀린 성적 충동의 결과로써 내면의 개인적 존재를 생각하였다.

이것은 현대인이 고독하게 십자가에 매달린 데에다 마지막 못질을 하는 것이다. 다윈은 인간의 감정을 자연의 섭리로부터 분리하였다. 프로이드는 우리를 우리의 의식적인 자아로부터 분리하였고, 인간의 주관성은 신뢰할 수 없을 뿐만 아니라 혼란스럽고 위험한 것이라는 생각까지 하였다.

다시 보는 라마르크

이러한 믿음의 연속이 가진 모든 무심하고, 가치-중립적이며, 제로섬의, 근거 없는 특성은 궁극적으로 오직 변이된 유전자만이 진화성의 변화를 일으킬 수 있고, 그 유전자들은 스스로, 우연하게, 무작위적으로 변이될 수 있고, 유기체의 어떤 학습된 경험에 의해 대체될 수는 없다는 타협 불가능한 규칙에 의거한다.

이제 몸의 모든 단백질 중 왜 DNA만 드물고 우연한 변이가 아닌 어떠한 변화에 대해서도 완전한 저항성을 가지고 있는가는 흥미로운 질문이다. 유기체는 그것의 모든 분자들(시간이 지남에 따라 탄성이나 건강함을 잃는다)을 규칙적으로 교체시키며 매 7년마다 완전하게 재편성하도록 한다는 것이 알려져 있다. 개인의 전반적인 행동 방식은 분자 교체의 분포에 커다란 영향을 미친다. 왜 DNA를 구성하는 폴리펩티드 사슬은 이런 지속적인 교체과정과 유기체의 발달에 있어 적응 역할의 유일한 예외사항이 되는 것일까?

임상적인 관찰에서 성장하는 몸은 유전자들이 사실은 요즘의 믿음처럼 고정되어 있는 것이 아니며 라마르크가 만약 직관만 있었다면 옳은 방향을 향하고 있었을 것이라는 것을 암시한다. 그의 획득형질 유전론이 DNA의 우연적인 변이 기전을 대체할 수는 없을 것이다. 그러나 아마도 라마르크의 예감은 우리의 유전적인 코드가 바뀔 수 있는 또다른 방법으로 판명될 것이다.

> 생물학에서 현세기 동안 가장 고집스럽게 집착해온 도그마는 유기체의 유전자는 환경의 어떤 긴박한 사태에 의해서도 영향을 받지 않아서 실제로는 다음 세대에 변하지 않은 채로 전해진다는 것이다. 지난 20년 동안, 분자 유전학이라는 도구는 점점 더 정밀해졌고, 사람들은 유전자가 다른 많은 특성처럼 외부 환경에 접하여 변화될 수 있다는 것을 발견하기 시작하였다. 그러므로 분자 유전학자들은 유전자들을 나누고 변화시킬 수 있으며, 유전적 물질의 다른 부분들을 확장시키거나 축소시킬 수 있는 매우 다양한 과정을 묘사하기 위하여 "*유동성 게놈(the fluid genome)*" 이라는 말을 만들었다. 또한 최근 실험들은 적응성의 유전자 변이는 비적응성인 것보다 더 많이 일어나는 것으로 보아 무작위적이지 않다는 것을 나타내고 있다. 모든 증거는 유기체와 환경이 사회문화적인 영역에서부터 유전자에 이르기까지 밀접하게 연결되어 있다는 것을 나타낸다.

그리고 뒤에는 "... 어떤 유전적 변이는 환경과 연관성이 매우 높아서 '*유도된 변이*' 라고 불린다."

우리는 아마 우리가 생각했던 것보다 더욱 많이 유연할 수 있고, 발달과 진화의 과정을 더욱 잘 조정할 수 있을 것이다. 그러나 또한 우리에게 가능한 잠재적인 자유와 자발성은 원래 개인의 재능이 최대한 적극적이고 의식적으로 관여되는가에 따라 본질적으로 달라진다는 것이 명백하다. 호매완의 가장 가슴 아픈 제안 중의 몇몇은 만약 더 많은 개개인이 이렇게 협동적으로 참여하는 류의 자신의 길을 찾고, 역시 "연결 방식" 을 우리의 사회와 문화적 삶으로 확장하였다면 나타났을지도 모르는 그런 사회의 유형과 관계가 있다.

일관된 사회를 향하여

개인을 사회로 통합시키는 수준에서, 다윈과 프로이드의 추론이 가지고 있는 암울한 방침들은 우리들을 근대의 행동 과학의 중심적이면서도 계속적인 "문제들" 로 나아가게 한다. 우리는 명백하게 자기 보호와 자기 극대화라는 기본적인 원칙과 반대될 때 *이타주의*를 어떻게 설명할 수 있을까?

우리는 물어보아야만 한다. 정확히 어떤 의미에서, 이타주의가 "문제" 인가? 호매완이 표현했듯이, "왜 사회생물학자들은 매우 받아들이기 어려운 흔하고 평범한 인간의 특성을 찾아서 그것을 잘 설명해서 빠져나가려고 최선을 다하는가? 그 동안 그 이유의 일부분은 그들을 양육해온 뒤틀린 사회를 반영하는 그들 자신의 심리학에 기인한다고 주장되어 왔다."

많은 다른 종에 대해 연구해왔던 여러 세대의 인류학자들, 영장류 동물학자들, 행동주의자들은 복잡한 사회 구조가 종의 대다수에서 일반적이라는 것- 사실 거의 절대적이다 - 을 의미하는 많은 증거들을 축적해왔다. 이러한 관찰에 의하면, 동물에서 일관성이 있는 그룹 내에서와 그룹 사이에서는 자원에 대한 무자비한 경쟁보다는 더 많은 협조와 협상이 존재한다. 심지어는 공격적인 영토 분쟁과 국경 시설에서조차 일반적으로 실제적인 상해를 최소화하기 위하여 고도로 조화로운 체제를 가지고 있고(미국 인디언들에게는 전쟁 시에 "counting coup"[6]라는 관례가 있었던 것처럼), 먹는 것과 직접적으로 관련되지 않은 살인이 일어나는 일은 놀랍게도 거의 없다.

따라서, 일반적인 믿음과는 반대로 "사회"는 결코 인간에게만 유일한 것이 아니다. 많은 종류와 모델의 사회적 그룹들은 수백만년 동안 자신의 공동생활 형태를 강구해왔다. 그것들을 감각적인 가설로 여기고 무엇에 관한 것인지에 대해 감정이입하여 생각해보고, 보다 가깝게 관찰할 수 있다면 우리들은 소중한 것들을 배우게 되지 않을까? 협력과 학살로 이루어진 우리 종족의 우울한 역사를 더욱 개선시키는 것을 도울 단서를 찾지 않을까? "사회는 우리의 인간중심적 관점이 믿게 한 것처럼 '인간'에 의해 창조된 것이 아니라, 우리 자신의 사회보다 선행한다. 사회성 - *사회를 위해 사회를 사랑하는 것* - 은 동물의 삶의 가장 기초가 되는 것이다."

개인의 자유와 일관성 있는 사회

이 두 가지 요소는 사회적 상호작용이 일어나는 어디에서나, 한 가지 또는 다른 방법으로 공존해야만 한다. 그것들은 종종 서로 주도권을 잡기 위해서 경쟁하는 두 상대방 사이의 불가피한 충돌이라고 여겨진다. 그것들은 각각 서로가 없으면 완전히 힘을 잃게 되고, 다른 사람들과 다른 환경에서는 매우 다르게 결정되는 역동적인 극단으로 생각해도 좋다.

이상적인 균형(액정 네트워크의 이상적인 에너지 일관성이나 각각의 종과 그것의 환경 사이의 상호 의존성에 의해 제시되는)은 전체적인 사회적 장치가 서로 다른 내부와 외부의 상황이 부딪히게 되는 광범위한 가능성에 대해 유연해지게 되는 것이다. 이것은 위기의 순간에 사회적 가치를 상대주의적 혹은 소비적인 것으로 만들기보다는 오히려 사회 대중에 의해 보편적으로 유지되는 가치 중의 하나인 *창조적인 적응력*을 포괄하게 된다. 어떤 사회적 구조도 모든 도전을 성공적으로 해결할 수는 없고, 사회 내의 많은 소그룹은 전체 집단보다 많은 다른 목표와 요구를 가진다. 전체적인 작용은 전투부대(combat unit)의 반복적인 규칙으로부터 다르게 스스로 구성하는 방법을 찾고 나서 그 다음에는 입법부(legislative body)와 매우 다르게 작용해야만 한다.

균형을 찾고 유연성을 획득하는 것의 요점은 매우 단순한 원리를 깨닫는 데 있다. *자기보호*는 결코 *자기방어*나 *자기극대화*가 아니다. 이타적인 행동의 "문제"의 해답에 대한 실마리 중의 하나는 나중의 둘은 종

6) "북미의 인디언 사이에서 존경을 얻는 방법. 전사들은 적들의 면전에서 용감한 행동을 보임으로써 존경을 얻고 이러한 행동들은 여러 방법으로 기록되고 언급된다. 가장 용맹한 행동은 적들 중의 전사를 손이나 막대기를 친 후 다치지 않고 돌아오는 것이며 적에게서 물건 등을 훔쳐오는 것도 포함된다"

종 처음 것에 대해 역효과를 가져올 수 있다는 사실이다. 개인과 사회 둘 다를 "극대화"하기 위해서는 유연하면서 서로 반응하고 상호적인 관계는 반드시 진화해야 하고, 반드시 신뢰가 확립되어야 하며, 상호간의 혜택은 인정되어야 한다.

그리고 사회적인 그룹이 개인이 하는 것처럼 결정하는 능력이 있지는 않기 때문에 필요한 유연함과 일관성은 대부분 참여에 의한 자유로운 합의를 하고자 하는 개인적인 자치에 의하게 될 것이다. 사회적인 규칙에 의해 조절되는 이타주의는 결국 결코 이타주의가 아니다 그리고 자유롭거나 상호 합의에 의한 것이 아닌 상호 의존은 노예 제도의 한 가지 또는 다른 형태이다.

이 점에 있어서 자아와 사회는 일관된 액정 에너지 체계에서의 국소적이고 전체적인 것 간의 관계처럼 구별할 수 없게 뒤섞인다. 모든 개인적 자아는 사회를 둘러싸는 더 큰 자아와 동일한 이해관계를 가지며 유연한 균형이 확립될 때 혜택은 모든 방향으로 흘러가게 된다.

그리고 이런 상호간의 물질적 혜택이 조정되는 것을 넘어서 - 그것에 *우선하고*, 그것에 *필수적인* - 사회적인 상호작용으로부터 얻는 간단하고 더 이상 축소될 수 없는 *즐거움의 창조물*이 있는데, 그것은 바로 사회를 위한 사회에 대한 사랑이다. 핥고, 껴안고, 코를 비벼대고, 쓰다듬고, 돌보고, 그룹으로 보금자리를 만들고, 음식이나 섹스와 관련되지 않는 모든 종류를 모으면서, 서로 윤택함을 보이는 것은 이들 중 어느 것도 명확한 공리주의적인 동기를 가지지 않는다. 그러나 이러한 행동들이 일반적으로 이루어질 때, 그리고 사회적 결합이 형성될 때, 매우 많은 혜택들이 서로를 촉진하기 시작한다 임계점은 교차하게 되고, 새로운 종류의 상호 작용의 일관성이 나타나게 된다. 창조물들은 그룹 안에서 더 빨리 배운다. 그들은 더 효율적으로 사냥하고, 서로 서로 지키고, 더 효과적으로 이주하며, 더 성공적으로 양육하고, 경계를 더 쉽게 지킨다. 동물들이 너무 밀집하게 되는 것의 부정적인 효과는 종종 발견된다. 그나마 다행인 것은 *더 작은* 집단에서도 마찬가지로 해로운 것이 있다는 사실이다.

다시 말하자면, 이러한 결합은 상호적인 이익의 관계 때문에 일차적으로 발생하지는 않는다. 그것은 완전히 반대이다. 사회적인 접촉 그 자체에서 오는 즐거움은 그 집단의 모든 개체로 하여금 더 큰 영역의 자아와 공명하여 즐겁고 감정적으로 긍정적이고 상호적인 일관성을 만들어 *이후* 사회적으로 배우고 협력하게 하고 실제적인 이득으로 진화하게 하는 *경향이 있다.* 이것이 바로 일관성을 가진 사회가 간단히 발생하도록 강요할 수 없고, 조금의 정치적 조작이나 억압일지라도 진정한 상호 이익을 이끌어낼 수 있는 관계를 확립할 수 없는 이유이다. 조작이나 억압은 우선 이익에 집중하고, 그 뒤에 그 이익을 창출할 수 있는 수단을 만들고 그것을 영속시키기 위해 법제를 만드는 오류에서 발생한다. 이것은 자연스레 항상 사회 그룹의 모든 구성원들이 자유롭게 일관된 구조와 모든 실제적인 이익이 발생하도록 이끄는 자발적이고 탐색적인 종류의 행동을 자유롭게 시작하게 하는 즐거움과 믿음, 사랑을 고갈시킬 것이다. 설명을 필요로 하는 것은 이타주의가 아니다. 존재를 생물학적인 발달의 이론에 문제가 되는 것으로 추론하는 것이 가능한 것은 바로 고정된 사고방식이다.

다른 말로, 이타주의와 공감은 우리의 행동을 촉발시키는 어떤 다른 요인보다 더 이상 어리둥절하게 만드는 것이 아니라 당연한 것이다. 엄마와 최초로 긴밀한 유대를 형성하는 것(할로우(Harlow)의 원숭이 실험에서 "실제적인" 음식이 가진 영양보다는 즐거움과 안락함이 더 많은 의미가 있다는 것을 기억하라. 58~59쪽을 볼 것)으로부터 함께 노는 친구, 성인에서의 협동적인 활동으로 유대가 전이되는 과정은 우리의

(최적의 상태로 기능하는) 생물학적 체계가 발달상으로 일관되고 성공적으로 적응하는 것과 같은 일련의 변천사가 될 수 있다.

이것이 호매완의 "연결 방식"의 개념에서 가장 중요한 것이다. 완전한 자기 인식과 일관성에 대한 공동 원칙에 의하여 비슷한 개개인들과 상호 작용하는데 완전히 자유로운 자발적이고 진정한 개인적인 일관성과 생명력. 구성원들 각각의 잠재성이 자유롭게 표현될 수 없다면 어떤 사회도 우리의 결집된 인간적인 잠재성을 획득할 수 없다. 게다가, 사회적 표현의 자유는 개인 자신의 일관성의 발달에 달려있다.

> 유기체는 국소적인 자유와 전체적인 상호교류 둘 다를 극대화한다. 사람들은 일관된 유기체는 실제로 완벽하게 자유롭다는 것을 발견하고 깜짝 놀라게 된다. 아무것도 조정되고 있지 않지만, 그럼에도 불구하고 모든 것은 통제하에 있다. 그러므로 사람들로 하여금 어떤 부분이 통제하에 있는지, 또는 지시사항이나 자유가 존재할 것인지, 누가 분자의 춤을 안무하는지를 계속 묻게 하는 기계적인 틀을 초월하기란 어렵다. "의식"이 상황을 조정하는가? 아니면 *그 반대인가?* 이러한 질문들은 무엇이 일관성이 있고 유기적인 전체가 될 것인지를 이해하게 되는 순간 의미 없는 것이 된다. 유기적인 전체는 뒤얽힌 전체이고, 그 곳에는 부분과 전체, 국소적인 것과 전체적인 것이 완벽히 한데 어우러져서 구별할 수 없게 되고, 각각의 부분은 예민하고 민감할 정도로 조절된다. 안무가와 무용수는 동일한 것이다.

그리고 뒤에는

> 자유는 현재의 문맥에서 "자신"에게 충실한 것이며 다른 말로 하면 일관성을 의미한다. 자유로운 행동은 일관성이 있는 행동이다. 일관된 "자신"는 국소적인 것이 아니라 널리 분포되어 있고 자신의 공동체에서 다른 사람들과 연관되어 있다. 반면, 다른 사람들을 지지하는 것은 자신을 지지하고, 다른 사람들에게 충실한 것은 또한 자신에게 충실한 것이다. 자유가 타인에 대한 행동을 곡해한다는 것은 오직 기계적인 다원주의 신봉자들의 시각에서만 존재한다. 일관된 "자신"은 또한 일관되게 환경과 연결될 수 있어서 사람은 그가 민감한 만큼 환경의 통제하에 있게 된다. 유기체는 화이트헤드(Whitehead)가 상상했던 것처럼 그것에 의하여 우주에서 유기체의 전체 조합의 미래뿐만 아니라 자신의 가능한 미래를 창조하는데 참여한다.

바디워크, 일관성과 자유

호매완은 체내 액정 조직의 원기왕성하고, 교류가 잘 이루어지고, 민감하며, 적응력이 있고 재생가능한 특성이 유기체설의 새로운 사조의 핵심과 미래의 완전히 다른 종류의 의학의 중심에 위치하게 될 것이라고 강력하게 주장하였다. 그녀가 묘사한 관계와 과정이 정말 현재의 많은 바디워크의 중심에 위치한다는 것이 나의 주장이다.

우리는 이상적으로, 절묘하게 예민한 안테나로서 모든 종류의 원기왕성하고 육체적인 정보를 받아서 증폭하고 유기체 전체로 그 효과를 퍼트리는 콜라겐 기질을 생각할 수 있다.

이 안테나는 신경계에 우선하거나 병행하는 "신체 의식"의 근원이며, 두뇌에 전달되는 감각 작용을 조절하고, 근육 반응에 활동적인 구조를 제공하는 두 가지 작용을 한다. 전체적인 말초 신경계가 그러한 특성을 부여 받고, 그 다음에 모든 세포의 세포질로 부여한다.

이 기질의 국소적이고 전반적인 상태는 에너지의 능률적인 분배, 감각 신경에 의해 전달되는 정보의 특성, 능률적이고 효율적인 움직임을 만들어내는 근육의 능력과 같이 밀접한 관계가 있다. 단단히 죄어진 근육이 유착되고, 제한되고, 뭉친 것은 기질에서 기능을 수행하는 에너지와 정보에서 간극을 만들고 실제로 모든 동작에서 기계적인 장애를 형성한다. 온도, pH, 습도, 조작과 압력은 결합 조직의 작용의 효율에 영향을 미쳐 좋거나 나쁘게 만든다. 그리고 기질의 강건함은 우리가 인식할 수 있는 유형의 세상과 우리가 만들어 낼 수 있는 유형의 적응성 반응과 관련이 있다. 그것은 우리의 현재를 담고 있는 용기이며 미래로 향하는 이동수단이다.

기질의 민감하고 적응력 있는 특징의 대부분은 바디워크에 의해 직접적으로 자극된다. 근육이 이완되고 자세와 움직임이 개선되면서, 기질/안테나는 더욱 더 효율적으로 "조율된다." 그리고 에너지 흐름은 더욱 방해를 받지 않게 된다. 순환이 증가함에 따라 온도는 상승하고 습도는 증가한다. 압력, 스트레칭, 진동과 움직임은 결합조직의 압전기가 발생하도록 자극한다. 이러한 부가적인 에너지의 흐름은 액정 구조에 직접적으로 영향을 주고 그 뒤에 이것은 상호적으로 에너지의 흐름을 개선한다. 개선된 정맥의 순환은 조직으로부터 독성 화학물질을 제거하고 기질의 작용을 강화한다. 더 자유로운 림프 순환과 세포간 공간에 더 많은 체액이 공급되면서 면역계의 효율성과 섬유모세포의 치유와 적응 작용이 증폭된다.

이러한 모든 효과가 융합되면서, 웰빙의 확장된 개념이 나타나기 시작했다. "신체 의식" 망의 육체적인 조건에 더하여, 자기평가, 자기조절, 성공적인 적응의 정신적인 도구들이 각성되고 강화된다. 권능을 부여하는 새로운 개념이 탄생하고 우리 몸과 그들의 도전의 새로운 관계가 발전될 수 있고, 우리는 자유와 잠재된 미래의 어마어마함을 이해하기 시작하게 된다 - 만약 우리가 적극적으로 그 자유의 구현에 참여하는 것을 선택한다면 말이다. 모든 측면에서 바디워크는 일관성을 증가시키는 데 기여하는 수단이며 그조의 물리학에서 양자가 증가되면서 그 생물학적이고 심리학적인 과정은 더욱 더 강력해지게 된다.

결국, 효과적인 바디워크는 친밀함의 행동이며 감수성, 교류, 교감을 깊게 공유하는 것이며 궁극적으로 공동체의 새로운 감각에 대한 기반이다. 그것은 맬서스가 묘사한 엄격한 사회적 결합이나 다윈이 가정한 무자비한 경쟁, 프로이드의 자신의 이익만을 도모하는 본능(Id)이나 자아(Ego)와는 전적으로 다르다.

그것은 의무나 권력 투쟁에 의해 변질되지 않은 개인적인 교환이고, 우리 스스로와 다른 사람을 전적으로 새로운 방법으로 보고, 느끼고, 이해할 수 있는 기회이다. 그의 업적의 중요성에 대해 물었을 때, 밀턴 트라거(Milton trager)는 잠시 뜸을 들였다가 대답하였다. "세상의 평화, 하나의 몸은 동시에 이루어진다." 더 많은 개인들이 더욱 일관성을 즐기는 것을 배우게 될수록, 더 많이 우리의 사회적 상호 관계의 모든 영역으로 들어가게 되며, 더 많이 일관적이고 자유롭고 정신적으로 건강한 사회의 발달이 출현하게 될 가능성 - 우리가 임계 질량, 양자 역치, 건강의 진실된 면을 이해하는 사람들, 진정한 지식, 자아, 관계에 이르게 되면서 존재하게 되는 가능성 - 을 가지게 된다.

모든 통증이 있는 등, 말을 잘 듣지 않는 무릎, 불량한 습관, 외상, 재활의 아래에서, 이것은 진정한 작업이다. 우리 문화의 현재 상태는 이러한 임무에 엄청난 중요성을 부여한다. 그것을 이끌어내는 수단이 말 그대로 우리의 손끝에 달려 있다는 사실이 위로가 된다.

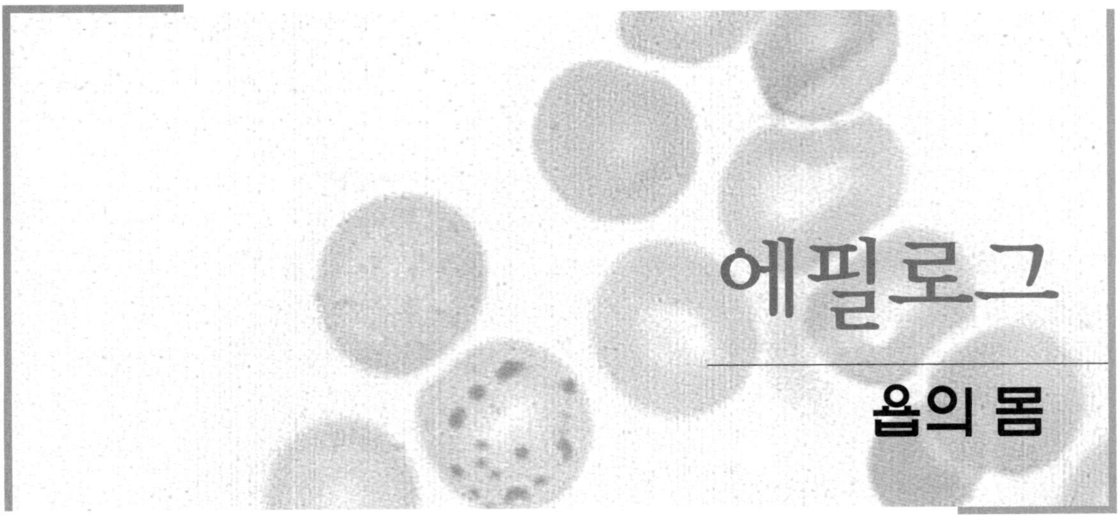

에필로그

욥의 몸

사실 나는, 내가 몸을 가졌다는, 다시 말해 내부와 외부 두 가지의 지속적인 위험요소 하에 존재한다는 사실로부터 이야기를 시작해야만 한다. 그러나 내가 이런 방식으로 말하는 건 오직 표현의 편의를 위해서다. 뇌출혈 같은 내부적인 위험도 외부에 나타나게 된다. 몸을 갖는 것은 마음을 위협하는 주요한 위험을 만들어낸다.

- 마르셀 프루스트, *잃어버린 시간을 찾아서*

현대의 욥

오늘날 예전에는 분명하게 알려지지 않았던 구체적이고 세세한 우리 몸의 엄청난 복잡성에 감사할 수 있다. 그 물리적이고 생물적인 과학은 우리가 살아있는 유기체를 함께 구성하기 위해 일어나는 요소들과의 상호작용을 발견해왔으며, 계속 발견하고 있다. 그리고 각각의 새로운 발견과 함께 자연의 지혜와 몸의 완벽함에 대한 경외감은 점차 깊어지고 있다. 현대 생리학은 우리에게 우리 인생의 초자연적 현상이 확장된 관점과 그 과정에서 분리된 많은 요소들이 더 명확하고 분명해지도록 보여준다.

그리고 우리는 이러한 기적인 몸이 "마음을 위협하는 가장 주요한 위험요소로" 우리의 가장 큰 적이 될 수 있다는 사실 또한 발견하고 있다. 그것은 종종 변덕스럽고, 무의식적이며, 잔인한 방법으로 반응한다. 그것을 다스리는 법칙과 요소들도 역시 아플 수 있으며 심지어는 어떠한 망설임도 없이 그것을 파괴하기도 한다. 우리를 지지하고 보호하도록 만들어진 바로 그 세포와 시스템들은 외관상으로는 그들 자신의 괴팍한 마음과 함께 우리에게 대항하여 악독하게 변할 수 있고, 우리 존재를 파멸시킬 수 있다. 우리의 정원에는 생각치도 않은 악마가 있는데, 이는 우리의 기적에 대한 어두운 측면이며, 바로 우리 자신 속에서 스스로를 괴롭히는 존재이다. 사실 어떤 것도 우리 자신을 우리의 조직만큼 격렬하고 불가피하게 괴롭힐 수는 없다.

우리가 종종 이러한 상황을 묘사하기 위해 사용하는 말은 우리들 대부분이 우리 몸에 대한 관심을 가지고 대하는 문제 상태를 나타내는 것이다. 의식적인 감각의 집합체인 "나"는 신체적 요소의 집합인 "몸"에 의해 위협을 받는다. 문제로부터 마음을 분리하는 이 데카르트적 정신분열병은 어디에서도 "나"와 "몸"의 관계보다 더 큰 비극적 혼란을 만들어내지 못한다. 기쁨, 통증, 건강이나 질병에 대한 우리의 경험은 전체적으로 주관적이고 내부적인 느낌이다. 그리고 이러한 느낌들을 실제의 방법으로 정의하거나 다룰 수 있도록 허락된 유일한 용어들은 객관적이고, 물질적으로 입증할 수 있는 것이다.

말하자면, 우리는 매우 주관적으로 살지만, 우리 자신에 대한 실용적이고 믿을 수 있는 지식을 단지 엄격하게 객관적인 것으로 증명될 수 있는 정도의 제안으로 받아들일 것이다. 이러한 논리의 기초적인 분리는 즉시 우리를 넘을 수 없는 딜레마에 빠지도록 한다. 이러한 관점에서 나의 몸은 그것을 방해하는 나의 정신적 감수성과는 분명하게 구별된다. 나의 몸은 나의 마음과는 이질적인 물체이다. 그리고 역설적으로 내가 나의 몸과 매우 가까움에도 불구하고, 나는 아직 그것을 관찰할 수 없고 다른 물체를 다루듯이 조절할 수가 없다. 나의 그것에 대한 인상은 거의 감각적이고 주관적이며, 그래서 우리가 말한 것처럼 대부분이 불확실하고 근거가 없다. 나를 가장 벗어날 수 없게 하는 그 물체에 관련된 나의 감수성에 의해 만들어진 어떠한 생각도, 내가 안전하게 그것에 작용할 수 있기 전에는 신뢰될 수 없고 전문가에 의해 객관적인 증명을 기다려야만 한다. "너 자신을 알라" 는 더 이상 의미 있는 철학적 명언이 아니다. 그것은 반대로 인식론적인 불가능성이다.

그리고 현대의 전문가를 통해 객관적으로 증명할 수 있는 것은 우리 세포의 핵 안에 감겨져 있는 화학적 결합의 암호화된 유전자가 우리의 모든 것에 대해 궁극적인 책임을 갖고 있다는 것이다. 우리의 구조, 유기적 기능의 성공과 실패 그리고 심지어 가장 중요한 우리의 학습된 행위까지도 말이다. 어떤 말 뿐인 호의(lip-service)는 "양육"과 "환경적 요소"를 강조하지만, 유전자의 역할은 그것의 독재적인 힘으로 모든 요소와 목적에 대해서 신과 같은 영향력이 있다. 삶의 모양과 질을 기본적으로 바꾸는 유일한 수단은 이러한 화학적 코드(상상할 수 없을 만큼 복잡하거나, 그것이 시작되면서부터 심각한 함정들로 가득 차있다고 알려진 계획)를 조절하거나, 그러한 코드에 의해 분명히 발달되는 기계적인 부분이나 화학적 밸런스를 직접적으로 바꾸는 과정을 디자인하는 것이다. 그리고 이것들은 보통의 개인은 성취할 수 없는 기술적으로 엄청난 과업이다.

그래서 우리가 몸에 나타나는 질병들에 직면할 때는 거의 도움 받을 수 없는 상황처럼 보일 것이다. 일반적으로 자연의 법칙은 그들 자신 그대로이며, 우리가 유전적으로 부여받은 것들이 그런 것처럼, 그것들은 우리와 다른 것이 될 수 없다. 우리는 물질적인 결정의 네트워크 안에 갇혀 있는데, 그것은 우리 자신의 주관적인 인상이 적절하게 인지할 수 없고, 우리의 노력으로는 교정이 안 되는 것이다.

욥과 같이, 우리는 신의 섭리에 의한 번영 속에서 살아가며 그것은 먼 옛날부터 건강하고 번성하는 유기체들에게 필요한 기구를 확립해 온 대가 없이 물려받은 발전이다. 그리고 욥처럼 우리는 항상 이와 같은 섭리에 의한 희생자가 될 가능성도 있다. 우리를 도와주는 그 시스템은 우리에게 피해를 주도록 바뀔 수 있으며, 간단한 원인과 결과들이 끔찍한 연결들로 변할 수도 있고, 우리가 순수하게 배워온 습관들이 우리를 파괴할 수도 있다. 우리 삶을 구성하는 모든 요소들의 너무 적거나 혹은 너무 많은 단편들과 그러한 삶들은 고통과 두려움으로 가득 차게 될 것이다. 그리고 욥처럼, 이러한 엄청난 파국이 우리에게 발생할 때, 우리가 가장 먼저 하고자 하는 일은 실제로는 볼품없는 위안자로 밝혀진 전문가에게 호소하는 것이다.

자아책임감

우리의 상황에 있어서 몇 가지 결정적인 요소는 '유전자의 궁극적인 힘' 이라는 관점과 신체를 객관화하고 거리를 두는 이러한 과정 중에서 쉽게 잊혀지거나 턱없이 부족하게 주목되고 있으며, 따라서 신체는 현대 과학의 법칙들에 의해서 검사되고 치료를 받게 된다. 놀라울 정도로 우리가 잊고 있었던 일 하나는 바로 우리 신체 조직 대부분에서 보이는 일생 동안 지속되는 가소성과, 우리 삶의 전체 양식이 이러한 가소성을 DNA의 암호화로는 예측할 수 없는 수많은 방법으로 변형시킨다는 것이다.

우리는 사람을 진찰 할 때마다 미리 결정된 유전적 청사진의 구체적인 발현과 함께 그러한 기본적인 청사진에 포개진 양육, 훈련, 식이, 습관과 태도의 총괄 결과 모두를 관찰하게 된다. 우리의 유전적 물질은 한 가지이다. 우리가 그것을 가지고 무엇을 하는가는 다른 문제이다. 그리고 우리가 그것을 가지고 무엇을 하고 있다고 아는 것은 또 다른 문제이다.

우리의 신체에서 가장 풍부한 조직인 근육조직의 양과 분포는 거의 대부분 개개인의 활동에 의해 정해지며, 어떤 고정된 유전적인 계획에 의해 정해지지 않는다. 우리의 모든 결합조직의 힘, 유연성, 기능 역시 많은 부분이 우리의 식이와 움직임이 가지는 특징적인 범위에 의해 결정된다. 일생 동안 뼈들은 성장하면서 뼈에 가해지는 특정 스트레스에 대한 반응으로 모양과 강도가 결정된다. 우리의 뇌하수체-부신 축 그리고 뇌하수체-부신 분비에 의해 작동되는 선과 기관의 기능들은 인생에서의 경험과 그러한 경험들이 만드는 태도에 의해 조정된다. 우리의 소화, 호흡, 순환은 모두 매 순간 우리가 하고 있는 것, 생각하거나 느끼고 있는 것에 의해 철저히 영향을 받는다. 신경 축삭의 발생과 그 시냅스에서 계속적으로 일어나는 습관화나 촉진은 우리 내부에서 지속되고 있는 경험과 반응의 특성에 상당히 의존하고 있는 것처럼 보인다.

그리고 물론 이러한 특수한 모든 조직 상태를 위로 덮여 있는 것은 그들의 모든 상호작용기능들의 다소간의 성공적인 결합이다. 이러한 기능들간의 성공적인 즉, 효율적인 발달을 위해 우리 주변의 물체 및 우리 내부의 사건들에 능동적으로 관여함에 거의 전적으로 의지하는 의식적, 무의식적 수준에서의 복잡한 협응이다. 예를 들어, 우리는 실험실에서 새로 태어난 동물이 적절한 촉각자극이 없이는 배변하거나 소변을 보는 것을 배우지 못하여 죽는 것을 관찰해 왔다. 실제로 우리의 유기적 기능의 많은 부분들이, 반응을 시작하고 조직화하기 위해 필요로 하는 충분한 감각자극 없이는 우리가 살아가는 동안 언제든지 심각할 정도로 뒤틀려질 수 있다. 신체에 대한 우리의 이미지조차도 관절 수용체, 피부, 근방추, 골지 건기관에 있는 정보 즉, 공간에서 우리의 부분과 조각을 가지고 통일성 있는 그림을 만들기 위해 마음이 사용하는 정보의 흐름을 일으키는 자발적인 움직임이 있어야 명확해진다. 반대로, 인식과 자발적인 움직임에 초점을 맞춘 이미지화와 자아조절의 정도는 놀라운 정도이다. 하나의 운동 단위의 연축, 특정한 혈관의 확장이나 폐쇄, 심지어는 소변 염분의 계획적인 조절까지 일으킨다.

일단 우리가 이러한 모든 조직과 협응 행동 양식 전체에서 발생하는 지속적이고 인생 전체에 걸친 변화들에 대한 시각을 잃어버리게 되면, 우리는 어쩔 수 없이 또 다른 가장 중요한 사실에 대한 시각도 잃게 된다. 우리는 개인적으로 우리의 삶 속에서 그러한 변화들의 경향성과 그러한 변화들이 우리 삶에서 만들어내는 결과에 대해 책임이 있다. 우리 모두는 항상 행동할지 말지를, 우리의 인식에 집중할지 말지를, 경향성을 지속할지 말지를 결정해야만 한다. 그리고 이 책임은 어떤 방법으로도 피하거나 연기할 수 있는 것이 아니다. 문제와 결과에 의식적으로 직면하는 걸 거부함으로써 우리는 가능한 선택의 범위를 좁힐 뿐이다. 취사선택을 무시함으로 인해 태만하게 선택을 하며 내가 실제 선택권이 없다라는 관념들을 수동적으로 인정함으로써, 아마도 가장 되돌릴 수 없는 결정을 한다.

문제의 진실은 정신 상태와 신체 상태 간의 관계에 있어서 객관성과 주관성 사이에 확고하고 빠른 길은 절대 없다는 것이다. 나의 몸은 어쩔 수 없이 나의 인식, 생각과 느낌을 조절하는 객체이다. 그리고 이러한 정신적인 사건들은 이어서 모든 세포와 모든 기관, 내 생리 상의 모든 기능을 그것이 좋아지던 나빠지던 간에 조절하게 된다. 객관적이고 주관적인 것은 내가 가진 현실을 보는 관점에서 서로 다른 것이 아니다. 그들은 함께 현실을 구성하는 연속된 피드백 고리의 양면이다. 내가 얼마나 완벽하게 내 몸을 감각하고, 그것에 대해 어떻게 느끼는지는 내 몸 안에서 일어나는 사건들의 특수한 경과와 일치한다. 태도, 자세, 행동 양식, 생리학적 기능은 뗄래야 뗄 수 없게 유기체 안에서 섞여 있으며, 내가 그것들의 상호관계에 대하여 가지게 되는 의식적인 인식이 나의 안녕을 조절하는 방법을 알려준다. 내가 이러한 인식과 그에 따르는 의식적인 결정을 잃어버리면, 나는 유기체적 과정의 조절과 관리를 포기할 수밖에 없다. 계속적인 자기성찰 없이는 내 행동은 점차 가장 뿌리 깊은 전통적 가치와 가장 고집 센 무의식적인 충동의 표현으로 나타날 것이다. 그리고 이 둘 모두는 우리를 위험 속에 몰아 넣을 수 있는 만큼 자기 파괴의 악순환의 위험속으로 우리 자신을 몰아 넣을 수도 있다.

그렇다면 만약에 우리가 우리의 기본적인 유전적 물질과, 양육된 전통적 가치와, 주된 충동에만 의한다면, 지속적인 힘과 건강을 가질 기회는 제한된다는 것이 분명하다. 이러한 종류의 수동성으로 인해 우리는 어둠 속에서 손을 더듬게 되고, 행운을 믿게 되며, 그렇기에 혼란에 처할 때 어떻게 혼란에 빠지고, 어떻게 거기서 나올 수 있는지 알지 못하게 된다. 그리고 그 과정 중에서 우리의 기본적인 유전 물질 자체가 거의 확실하게 침식될 것이다 - 사고나 질병에 의해서가 아니라, 역효과적인 태도, 자세, 조절된 반사, 습관, 악순환에 의해서 더욱 완벽하게 그렇게 된다. 이것들은 우리가 자신의 상태에 대한 책임감을 버릴 때 생기는 함정들이며, 보통 밤이 낮을 따라가듯 책임감을 버림에 따라 그러한 것들이 나타난다.

나는 이러한 나의 체질과 건강을 파괴하는 악순환을 깨기 위해서 두 가지가 필요하다. 자아 인식과 나의 발달에 능동적으로 참여할 의지이다. 나는 내가 서 있는 그대로의 상황 - 내 부분의 위치와 그것들의 기능의 특성 - 을 정확하게 측정할 수 있는 자아인식이 필요하며, 그 이상으로 나의 여러 계통이 가지고 있는 가소성과 그들이 나의 경험과 반응을 통해 변화하는 방법을 이해하기 위해 오랜 시간 동안 인내하는 것이 필요하다. 이러한 확장된 자아 인식과 함께, 나는 역시 의지 - 내가 종종 피하는 증상에 집중하고, 자아 파괴적인 개인적 습관과 경향성에 적극적으로 개입하려는 의지를 발휘하려는 노력이 필요하다.

인식과 의지 이 두 가지는 모두 개인적이고, 적극적인 원칙이다. 나는 자발적으로 내 몸이 나에게 보내는 신호에 내 자신을 열어야만 하며, 내 신체상을 규정하고 완성할 수 있는 정보를 의식적으로 찾아야 한다. 그리고 내가 나의 인식이 발현하는 내부 사건의 과정에 있어서 긍정적으로 작용할 수 있다는 희망이 있을 때, 정신적이나 육체적으로 내 자신을 던져야 한다. 적극적이고 개인적인 개입은 자아 회복과 자아 발전의 과정에 있어서 절대적으로 중요하다 나에게 있어 유일한 진짜 진실은 내가 나자신의 주의집중을 통해서 얻게 된 것이며, 실제 가치있는 유일한 지식은 나의 행동양식 속에서 내가 실제로 사용할 수 있는 지식이다. 이러한 노력에 대해 마음은 읽거나 말할 수 있는 몸에 대한 생각을 필요로 하는 것이 아니다. 그것은 신체 움직임과 구체적인 감각을 필요로 하는데 이는 직접적으로 정보를 전해주고, 반사를 활성화하고, 양식을 조직화하는 미가공 데이터에 해당한다.

바디워크의 역할

신체적 감각들 - 특히 매우 다양한 촉감들 - 은 자아인식의 기초들이다. 내가 물체에 접촉할 때마다 두 가지 흐름의 정보가 열린다. 하나는 나에게 물체에 대한 인상을 제공하며, 다른 하나는 물체와 접촉하고 있는 신체부위에 대한 인상과 그 부분이 나의 나머지 부분과 가지고 있는 관계에 대한 인상을 제공해 준다. 마찬가지로, 내가 움직일 때마다 나는 항상 두 가지 흐름의 감각적 인상을 시작한다. 하나는 전체적으로 움직임의 모양을 등록하는 것이고, 나머지 하나는 움직임의 과정에서 다른 것에 마찰되고, 눌리고, 비틀리는 모든 신체 부위의 크기와 모양, 특정한 성질을 등록하는 것이다. 그리고 만약 내가 외부의 물체를 만지거나 나의 내부의 부분을 서로에 대하여 움직이지 않는다면, 나는 내 마음을 즐겁게 하기 위해서 나 자신에 대한 어떠한 구체적인 감각적 인상도 만들지 못할 것이다.

데카르트의 기초적인 이론인 "나는 생각한다, 고로 나는 존재한다"는 이론은, 이러한 관점에서 우리의 생각에 기초하여 시작하는 거짓말이다. 실제로 나의 존재와 정체성의 감각을 형성하는 가장 주요한 의식의 근원으로의 접근에 실패했기 때문에 그것은 셀 수 없이 많은 질문들에 구걸한다. 우리의 실제적인 방식에서 훨씬 더 자아인식이라고 해도 좋을 만한 이론은 "나는 느낀다, 고로 나는 존재 한다"가 될 것이다. 이들 주요한 감각적인 실체들에 대해서 생각하는 것은 나중에 항상 수 많은 다양함과 복잡함을 창출한다.

그리고 바디워크의 관점에서 볼 때 이들 신체 감각들에 관하여 가장 중요한 것은 촉각 자극이 우리의 다양한 조직들의 존재를 알리고, 그 상태를 서술할 뿐만이 아니라, 또한 이들 조직들의 기능들을 성공적으로 조직화하는데 결정적으로 중요하다는 점이다. 적절한 양의 지속적인 감각 인상들이 없이는, 마음은 매우 빠르게 신체의 무수한 행위의 경로와, 그것들의 조절과 협응에 대한 통제를 상실한다. 이러한 감각 인상들을 조직화하는 것은 우리의 복잡한 유기체들을 관리하는데 있어서 매우 중요하기 때문에, 감각을 일관되게 격리시키려면 정신병과 죽음은 피할 수 없는 귀착점이 된다. 감각은, 그것 없이는 우리의 안녕에 지속적으로 영향을 주는 요인들의 장애들에 관하여 마음이 평이하게 정확하고 시기 적절한 판단들을 할 수 없게 만드는 정보이다. 적절한 신체 접촉과 움직임이 불가능하거나 문제가 되는 상황에서 숙련된 바디워크의 감각 유입은 마음에 있어서 필수적인 정보들의 근원으로서 매우 귀중한 것이 될 수 있다.

마음에 유용한 감각정보의 흐름은 효과적인 바디워크에서 유용한 원리이다. 자아인식은 분명하게 이러한 흐름에 의존한다. 그리고 우리 의지력의 건설적인 노력 역시 마찬가지로 그것에 완전히 의지한다. 사물들이 어떻게 놓여지는 지에 대한 얼마간의 구체적인 지식을 가질 때까지, 그리고 우리가 어떤 방법으로, 어느 정도로 그것들이 바뀔 수 있는지 알게 될 때까지, 우리는 일반적으로 그러한 변화들을 시작하기 위한 동기부여를 받지 않는다. 또한 비록 우리가 원할지라도 어떻게 의미 있고 유용한 변화를 만들어 낼 수 있을지 알지 못한다. 우리는 문자 그대로 우리 인생의 여정을 따라서, 우리의 여정과 더욱 완전하고 더욱 조화로운 어떤 것을 느끼게 될 때까지 어떻게 더욱 완전해지고 조화롭게 될 수 있는지를 알지 못한다.

우리가 한 신경학자의 기록에서 보았던 것처럼 "그 가장 단순한 형태에서, 신경계는 피부에 접촉하는 어떤 물체와 같은 어떤 말초 감각의 변화에 의해서 근육의 움직임이 시작되게 할 수 있는 단순한 기전일 뿐이다"라는 사실을 기억하는 것은 중요하다. 감각유입은 모든 행위의 단계에 있어 주요한 시발점이며 조절자이다.

바디워크는 필수적인 교육이다. 그리고 교육 대부분의 형태 안에서, 기쁠 수 있다는 것은 중요하다. 마음은 고통으로부터 뒷걸음질치고, 불행을 피하려고 하며, 이러한 이유로 우리는 보통 기쁨의 감정과 관련되어 우리에게 일어난 일은 더 잘 기억한다. 기쁨은 우리의 편안한 경청을 이끌어낸다. 게다가 기쁨의 근원으로서의 몸의 가능성은 우리가 아프거나 상처 입거나 심하게 혼란스러울 때는 분명하게도 우리가 잊고 있는 것이다. 이것은 신경말단을 간지럽히는 것이 바디워크의 관점이라거나, 그것의 기쁨들이 일시적인 쾌락주의적 가치부여 이상의 그 무엇도 아니라는 것이 아니다. 분명한 감각정보는 효과적인 바디워크의 요지이다. 기쁨은 인식과 반응을 체계화 하는데 있어 마음에 가장 유용할 정도까지, 그것들을 통합하기에 충분히 공공연하고 긴 이러한 내용물에 초점을 맞추도록 우리를 돕기에 가장 적합하고 단순한 매개체이다. 그리고 구식의 신체수기는 이러한 교육의 과정을 수행할 수는 없지만, 아무리 낡은 종류의 교육이라도 우리가 세익스피어나 수학의 기쁨을 발견하고 감사할 수 있도록 만들어 줄 것이다. 그러므로 효과적인 바디워크에 있어 가장 중요한 것은 감각의 질이며, 양이 아니다. 우리의 의식이 방해하는 신체 증상에 의해 어지럽혀지거나, 스스로 고통의 근원으로부터 분리되고자 할 때, 우리 몸의 대부분이 여전히 손상되지 않았고, 우리를 우리가 경험하는 불편감으로부터 구해줄 수 있는 기쁨과 시각의 원천으로서 계속될 수 있다는 사실을 기억해내는 것은 매우 중요하다.

우리의 몸이 한가지 쇠약이나 다른 것들로 당황할 때 우리가 가장 상기해야만 하는 것은, 몸은 우리의 가장 가까운 친구이며, 종종 우리의 회복에 있어 가장 유용한 정보의 근원이지, "마음을 위협하는 주요한 위험요소"가 아니라는 사실이다.

이것은 어떻게든지 기쁨의 특성이 효과적인 바디워크에 있어 유일한 특성이라는 것을 제안하는 것이 아니다. 접촉은 피상적일 수도, 깊을 수도 있으며, 일반적이거나 꽤 정확할 수도 있다. 그것은 특정한 감정을 일깨울 수도, 꽤 아무렇지 않을 수도 있다. 그것은 무저항적이고 고통 없는 움직임을 동반하는 높은 정도의 감각을 흉내 낼 수도, 혹은 단지 압력과 신장의 일관되지 않은 혼란이 될 수도 있다. 그것은 우리 모두에게 우리의 몸에 대한 새로운 관점을 불러 일으킬 수도 있고, 단지 익숙한 영역들을 뒤섞어 버릴 수도 있다. 무엇보다도, 어떠한 사람도 "바디워크"로 그것들의 접촉이 일어나도록 자극하지 않고는 우리에게 기쁜 인상을 줄 수 없다.

바디워커의 의도, 연습과 경험이 결정적이 되는 것은 이러한 차이이다. 불편함의 원인 없이 깊은 곳까지 닿는 방법, 특정한 장소에서 특정한 감각을 만들기 위해 압력에 집중하는 방법, 일반적이거나 제한된 움직임이 아닌 이상적인 움직임의 감각을 전달할 수 있게 사지를 수기하는 방법, 잊혀진 지 오래된 감각 전경으로 들어가는 방법, 처음의 손상을 악화시키지 않고 보상을 완화하는 방법들은 그 자체로 단순한 기쁨이 아닌, 인식을 증가시키고, 조화를 넓히며, 건강을 증진시키는데 기여할 수 있는 특정한 성질들이다.

연습된 접촉은 감각느낌의 조합을 전달할 뿐만 아니라, 우리의 움직임에 더 부드러운 방식, 더 다양한 내용, 더 큰 유연성과 더 좋은 적합성을 전달 할 수 있는 방식으로 느낌을 준다. 그것은 우리가-양육되지 않은 방식으로- 느끼고 행동하는 전체적인 새로운 방법을 배우도록 도울 수 있다. 그것은 우리가 더 정확하게 우리의 상태를 평가하고, 스트레스를 확인하고 해결하며, 악순환을 끊고, 허약함이 증가되는 방향보다는 건강한 방향으로 움직일 수 있게 우리를 도와줄 수 있다. 또한 새로움 감각 엔그램을 확립하고, 깊이 밴 방식과 충동을 성공적으로 깨기 위해 필요한 새로운 조절된 반응을 익힐 수 있도록 도와준다.

바디워크가 "만병통치약" 이라고 생각해서는 안 된다. 사실 유전적 결함, 많은 종류의 심각한 사고 외상, 우리를 침입하는 많은 외부 기전들로부터 발생하는 많은 신체적이고 정신적인 불행들이 있다. 이러한 이유들로 우리는 지속적으로 현대의학의 기구와 방법을 향상시켜야 한다.

그러나 우리의 몸과 의식의 관계가 향상되고, 우리가 무엇으로 만들어지고 내부의 변화를 어떻게 겪는지에 대해 더 정확하게 느끼는 것을 배우기 전까지는 또한 향상될 수 없는 거대한 정렬을 갖춘 질병들이 있다. 사실, 바디워크를 통해서도 우리가 교체할 수 없는 절단과, 우리가 고칠 수 없는 손상들과, 우리가 치료할 수 없는 질병들도 있다. 그러나 그럼에도 불구하고 우리가 그것들의 결과를 더 성공적으로 관리하고, 인생을 더 생산적이고 편안하게 만들 수 있는 방법들이 있다. 더 완전해 질 수 있는 회복들과, 더 느려질 수 있는 퇴화, 피할 수 있는 만성적인 질병으로의 함정들이 있다. 그리고 우리가 약속이나 심지어 마지막 치료로서의 희망을 줄 수 없을 때조차도 중요한 방법으로 완화될 수 있는 난치병들도 있다.

짧게 말해, 높아진 자아의식과 조절된 반응의 향상된 조절이 건설적으로 사용될 수 있다면, 어떤 상황에서도 바디워크가 유용할 것임을 기대할 수 있다.

이러한 종류의 상황은 정말로 다양한 종류의 인간의 병을 포함한다. 바디워크는 현대 내과의사의 능력을 대신할 수 없을 것이고, 또한 그렇게 하기를 추구하지도 않을 것이다. 그러나 이러한 능력의 일부가 될 수 없는데 대한 확실한 이유는 없다. 그것은 환자에게 어떤 강의도, 처방도 그리고 어떤 수술도 줄 수 없는, 그 자신과 그의 문제와 관련된 개인적인 시간의 깊이에 대한 정보의 종류를 제공해줄 수 있다.

인식은 유기체의 자연스런 기능을 방해하지 않고 그것의 치료를 이룰 수 있는 유일한 치료약이다. 욥이 고통에 직면하여 "나의 도움이 내 속에 없지 아니하냐" 며 울부짖었을 때, 답은 '그렇다' 이다. 그러나 그것에 도움을 구하고, 그것을 인식하고, 그것을 발전시키고 그것을 성공적으로 사용하는 것은 우리 개개인에게 달려있다.

우리는 우리가 아는 가장 복잡하고 놀라운 자연의 발현속에서 산다. 우리가 이러한 경이로움과 복잡성에 대해 우리 자신에게 알릴수록, 우리는 우리의 유산을 활용하는데 있어 더 많은 성공을 기대할 수 있다. 그리고 우리가 우리를 포함하는 유기적 친밀감과 거리를 두면 둘수록, 더 많은 문제들에 직면하게 될 것이다.

> 자연과 운명의 장벽 앞에서, 무의식은 변명이 될 수 없다. 반대로, 그것에 대한 심각한 형벌들이 기다리고 있다.

바디워크는 이러한 무의식에 가장 쉽고 효과적인 치료제이다.

부록

다발성 경화증의 관리

신경근 재교육 접근법

이 책의 전체적인 테마는 우리가 자라고 기술을 배우며 전 인생에 걸쳐 적응하고 병으로부터 회복하며 상처를 치료하는 동안 작용하는 접촉과 움직임의 극적이며 긍정적인 효과에 관한 것이다. 모두에게 동일하게 유익한 효과는 아직 치료법이 없는 상태로 고통 받는 많은 사람들에게 있어 느낌과 기능을 회복시키는 데에 유용하다.

다음에 기술한 트래거 접근법(The Trager Approach)은 한 가지 방법의 신경근 재교육이 어떻게 그리고 왜 다발성 경화증을 가진 개인들을 도울 수 있는지에 대한 자료이다. 트래거(Trager) 방법에 대한 어떤 배타적인 의견도 생기지 않았다. 몇몇 혁신적인 방식들은- 펠덴크라이스(The Feldenkrais), 두개천골요법(Craniosacral Theraphy), 애스톤 패터닝(Aston Patterning), 알렉산더 테크닉(Alexander Technique), 에밀리 콘라드의 연속체(Emily Conrad' s Continum)- 알려진 치료법이 없는 다양한 신경근 질병에 큰 성공을 거두고 있다. 나는 이것들을 트래거(Trager)의 관점에서 쓰고 있는데, 그것이 나의 주요한 기술이며 나에게 가장 익숙한 작업이기 때문이다.

밀튼 트래거 박사(Dr. Milton Trager)는 18세에 그 원칙과 효과를 우연히 발견한 이래로 60세 이상까지 움직임 재교육과 재활에 대한 접근을 개발하고 정의했다. 그렇게 하는 동안 그는 만성적인 불편감에서부터 생명을 위협하는 상처와 병까지 다양한 병리적 상태에서 수많은 성공을 이루었다. 그의 치료로부터 발생한 주요 특수 분야 중의 하나는 외상이나 중풍, 출생 시 산소결핍, 척수손상, 말초의 감각과 운동손상, 뇌성마비, 근위축증, 소아마비, 다발성 경화증 등의 병으로부터 발생한 다양한 신경학적 질병들의 치료였다. 최근에는 파킨슨병에서 이전엔 감히 상상도 할 수 없는 엄청난 성공을 이루었다.

이러한 환자들 대부분은 틀에 박힌 의학에 지쳐왔다. 많은 사람들이 그들의 신경과 근육의 손상이 회복될 수 없다는 의미에서 "불치" 상태였다. 이러한 환자들은 힘의 증가, 움직임, 활력과 만성통증으로부터의 자유, 삶의 질의 전체적인 향상, 상태의 경감과 완화된 재발, 심오하고 긍정적인 정신 상태와 길어진 활동적인 삶으로부터의 이익을 거의 얻을 수 없다. 그리고 종종 치료사와 환자들은 "불가능하다고" 생각했던 퇴행의 역전을 경험하였다.

대체적으로, 트래거 접근법은 바디워크의 한 종류인데, 치료사가 치료의 방향과 단서로 손을 이용해 환자를 만지고 그들의 움직임을 이끌기 때문이다. 그러나 트래거는 더욱 정확하게는 움직임 재교육의 혁신적인 접근으로 정의되며, 그것의 특징은 바디워크 방식 중에서도 독특하다. 오일이나 로션은 사용되지 않는다. 고객은 그들의 신체적이나 정신적인 편안함을 위해 필요하다면 옷을 다 입을 수도 있다. 트래거 접근법은 극심한 압력이나 빠른 자극(thrust)은 절대 쓰지 않으며, 그것의 효과에 대한 부가물로서의 통증이나 불편감은 절대 만들지 않는다. 시술자의 손은 부드럽고 즐거운 방법으로 압박, 신장, 가벼운 탄력과 움직임을 제한하는데, 테이블에 수동적으로 누워있는 사람은 실제로 몸의 부분이 그들 자신에 의해 각각 자유롭고, 능률적이며, 우아하게 움직일 수 있는 것을 경험하기 시작하게 된다. 이러한 종류의 수고롭지 않게 짜여진 움직임의 구체적인 경험은 바로 다발성 경화증으로 고통 받는 환자가 잃어버린 것으로, 그것은 "올바르게 작동하는" 느낌을 생생하게 상기시켜서 그들의 움직임 재교육 과정을 시각화 하고 지시하도록 도움을 주는 고무적인 목표로서, 그리고 기능적인 실마리로서 작동할 수 있다. 심지어 기본적인 건강한 신경계에서조차, 그것을 정의하고, 친숙함을 주고, 우리가 그것을 의지하며 재생하도록 이끄는 것은 움직임의 느낌이다.

그러나 다른 바디워크 이론들과 트래거 접근법이 가장 구별되는 점은 아마도 트래거 시술자의 수기들의 특정한 초점과 목적이다. 대부분의 다른 방법들은 신체 조직들 중 하나 혹은 다른 것들- 피부, 근막, 근육, 관절, 림프와 혈액 순환, 전체의 구조적인 관련성들 등등-에 직접적으로 집중한다. 그리고 이러한 조직들의 다양한 특성은 시술자에게 요구되는 접촉과 수기의 종류를 결정한다. 그러나 그가 작업할 때 그의 손은 반드시 당연하게 그것들과 접촉해야 함에도 불구하고, 트래거 시술자의 초점과 목적은 이 조직들의 국소적인 상태들에 특정하게 맞추어지지 않는다. 트래거 박사가 말한 것처럼,

> 나의 작업은 환자의 무의식적인 마음에 도달하도록 지시된다. 테이블에서 내가 하는 모든 움직임과 내가 가진 모든 생각들은 모든 것이 정상일 때 조직이 어떻게 느낄 것인지를 전달한다. 마음은 모든 것이며, 내가 관심을 가지고 있는 전부이다. 트래거 접근법은 마음 깊숙이 위치한 정신 - 생리학적인 패턴들에 영향을 주고, 신체의 조직들로 그것들이 투사되는 것을 차단하기 위해서 (손을 올려놓는 것이 아닌) 손을 사용하는 것들로 구성된다. 이러한 패턴들은 종종 사고, 수술, 질병, 나쁜 자세, 정서적인 외상, 일상의 스트레스나 나쁜 운동 습관들과 같은 불리한 환경들에 대한 반응으로 발달한다. 내 작업의 목적은 자유로운 움직임을 방해하고 통증을 유발하며 정상적인 기능을 붕괴시키는 이러한 감각적 정신적 패턴들을 깨뜨리는 것이다. 나의 접근법은 환자에게 기능적으로 통합된 몸 - 마음의 관점에서 올바로 느끼는 것이 어떠한 것인지를 전달하기 위한 것이다. 억제하는 패턴들은 근원이 되는 마음에 영향을 받기 때문에, 환자는 오래도록 지속되는 이익들을 경험할 수 있다. 그 결과는 일반적인 기능의 향상이다.

현대의 과학적인 분석은 세균, 바이러스, 독소 같은 것을 확인하는데 대단히 능숙하다. 이것이 바로 연구자들이 다발성 경화증의 연구에서 좌절스런 미스터리에 빠지는 이유이다. 어떠한 명확한 원인 물질도 발견되지 않았으며, 따라서 어떠한 특정한 약이나 처치도 효과적이지 않은 것처럼 보인다. 그러나 이러한 상태의 모든 혼란스런 측면들과 그 가능한 원인에 관련된 결정적이지 않은 모든 실마리들의 한가운데에, 정신 상태들과 생리적인 과정들 사이의 복잡한 상호관계에 의해서 촉발되거나, 최소한 촉진되는 병리과정들 중에서 밝혀질 수 있는 수많은 징조들이 놓여있다.

많은 연구자들은 탈수초화의 과정은 신경 축삭돌기들 주변을 감싸고 있는 수초들의 정상적인 형성에 관련된 단백질들과 효소들 사이의 복잡한 상호작용들의 교란의 결과라고 간주한다. 특정한 병인이 없는 상황에서, 이러한 교란들이 다양한 원인들 - 그들 중 일부는 외부의 이물질의 침입이나 유전적인 결함이라기보다는 전신적인 불균형이기 쉬운 - 의 결과가 될 수도 있다고 깊이 생각하는 것은 불합리한 일이 아니다. 이러한 잠재적으로 유해한 불균형들은 표면적인 항상성과 외관상 안정된 현상유지에 의해 가리워져 있을 수 있으며, 오직 환경의 변화가 그것들의 잠재적인 취약성을 노출시킬 때 갑작스럽게 등장한다. 이러한 상황들은 흔한 일이며, 많은 종류의 쇠약상태에서 광범위하게 인식된다.

사실은 많은 다발성 경화증 희생자들의 프로필에는 진단 받기 전과 그 질병의 과정 동안 어떠한 통계적으로 일반적인 요소들이 존재한다. 그들은 개인적으로든 직업적으로든 오랜 기간 동안 높은 정도의 스트레스를 받고 있었을 가능성이 높다. 해결되지 않은 강한 정신적인 갈등은 의식적이든 무의식적이든 그들의 삶에서 빈번하게 두드러진다. 높은 수준의 근심, 적의, 분노, 자아 거부감은 특히 더욱 악화되는 것처럼 보인다. 많은 환자들은 또한 그들의 다발성 경화증이 처음 발병할 때의 최초의 구체적인 증상들 속으로 거의 미세하게 섞여 들어가는 것처럼 보이는 오랜 기간 동안의 피로증상을 호소한다.

이러한 요소들 - 스트레스, 피로, 정신적 흥분 - 은 또한 다발성 경화증 환자들의 주기적인 재발에 선행하는 위험한 징조라고 반복적으로 주목되어왔다. 사실 재발방지를 위해서 일관되게 추천되는 유일한 예방적인 치료방법은 스트레스, 피로, 그리고 흥분을 주의 깊게 피하는 것이다.

반대로 다수의 긍정적인 심리학적 요소들은 증상의 관해 및 호전과 관련이 있다. 의지는 종종 결정적인 것으로 여겨지는데, 협조적이고 지지적인 가족이나, 희망적이고 격려하는 태도를 가지고, 기꺼이 호전으로 가는 길을 능동적으로 탐색하려 하고, 환자가 이러한 감정에 대처하는 것을 기꺼이 도우려고 하는 의사를 가진 환자들의 경우 그 상황을 대처하고, 악화 속도를 늦추는데 있어 훨씬 더 큰 효과를 거둘 수 있다. 흥미롭게도, 이와 동일한 요소들이 암환자의 생존율에 있어 긍정적인 영향을 주는 것이 반복적으로 관찰된다.

정상이건 병적 상태이건 신체적 발달과 정신적 기능에 대한 평소의 감정 상태에 대한 임상 자료들은 더 이상 당면한 문제가 아니다. 몬트리올의 맥길 대학의 한스 셀리에(Hans Selye) 박사는 "만성적인 스트레스 반응"의 영향에 대해 철저한 연구를 해왔고, 유기체에 대한 그것의 파괴적인 영향- 위장 병변, 종양, 면역반응의 저하, 심각한 행동이나 인격장애 - 들을 인상 깊게 증명하였다. 간단히 말해, 스트레스와 이에 대한 정서적인 반응의 영향을 받으면 유기체에서는 생화학적으로 광범위하면서도 급격한 부정적인 변화들이 나타난다. 반대로, 보스톤의 베스 이스라엘 병원의 고혈압 센터 디렉터인 허버트 벤슨(Herbert Benson) 박사는 깊고 평화로운 명상상태의 개체에서 일어나는 "휴식반응"에 대해 정의하고 연구하였다. 그의 연구에 의하면 그러한 상태는 스트레스 상태에서 전형적으로 나타나는 화학적, 생리학적 변화들을 되돌리고, 부교감신경계의 회복 활성을 자극한다.

게다가 국립정신건강연구소의 캔디스 퍼트(Candice Pert) 박사는 뉴로펩타이드라 불리는 특정 화학물질이 특정한 정신적 상태와 관련이 있으며, 우리의 면역체계를 포함한 인체의 다양한 종류의 세포에 자극과 방해의 역할을 한다는 것을 증명할 수 있었다. 이러한 결론은 특히 다발성 경화증을 치료하는데 가능한 전략과 관계가 있는 것으로 보이는데, 많은 임상의들이 다발성 경화증을 신체의 자가면역계가 그 숙주의 건강한 세포들 - 이 경우에는 수초에 해당한다 - 까지도 오인하여 공격하는 자가면역이상으로 여기기 때문이다.

이러한 정신과 생리학적인 반응 사이의 모든 증명 가능한 연결은 검시 소견에 비추어서 볼 때 다발성 경화증을 관리함에 있어 부수적인 중요성을 가지게 된다. 무척이나 자주 나타나는 일로서 사망 시 장애 등급을 받는 신경 장애의 숫자와 심각성은 놀라울 정도로 낮다. 어떤 사람은 전체적으로 더 많은 물리적인 손상을 발견할 수 있을 것이라고 생각한다. 이것은 환자가 보이는 상당한 정도의 해체가 직접적인 질병에 기인하는 것이 아니라, 그것에 대한 반응에 기인한다는 것을 암시한다. 심각한 충격, 죽음에 대한 공포, 화와 지속적으로 증가하는 만성적 불안은 확진에 대한 일상적인 정신 반응이다. 이러한 감정들은 질병이 가지는 주관적인 사악함을 구성할 뿐만 아니라, 개인의 힘, 생명력, 협응과 면역계의 저항성에 심각한 피해를 준다. 유기체의 대응 기전은 바로 그 자신의 왕성한 방어가 최고로 필요할 때 심각할 정도로 약화된다.

게다가, 아프고 기능부전에 빠진 신체 부분을 마음이 차단하는 것은 전형적인 일이다. 이는 아마도 유용한 단기 대응 기전으로 종종 작용하나, 오랜 기간에 걸쳐 심각히 축적되는 결과를 가지기도 한다. 사지와 움직임이 남은 능력을 사용하는 법을 재학습하기 위해서는 각별한 주의와 의식적인 평가를 가장 필요로 하는데도 불구하고 이들은 정신적으로 유기되어, 통상적으로 더 무의식적이며, 부조화적이고 조절되지 않는 상태에 빠진다.

마치 이러한 정서상의 부작용들이 그 자체로서 충분치 않은 것처럼, 대부분의 다발성 경화증 환자가 가지게 되는 잔인하면서 슬픈 예후는 거의 항상 그 부정적인 영향을 헤아릴 수 없을 정도로 심화시킨다. 알려진 원인, 알려진 치료도 없다. 자신을 돕기 위해 할 수 있는 것들이 아무 것도 없다. 당신의 운명에 굴복하고, 집에 가서 그 병을 가지고 당신이 할 수 있는 최선을 하며 살아라. 당신의 상황은 현재 희망이 없다.

어떠한 만성적인 질병들도 희망이 없는 것보다 치명적이지는 않다. 분명한 치료가 없는 것으로 인한 직업적인 절망은 환자를 상담할 때 희망을 버리게 하거나, 그들의 삶의 질을 향상시키고, 기능적 삶을 연장하거나, 아직 의학이 이해하지 못하는 이유임에도 불구하고 질환의 경과를 변화시키는 모든 방법을 적극적으로 탐색하는 노력을 버리게 하는 이유는 될 수 없다. 버나드 시걸(Bernard Siegal) 박사는 그의 저서 [사랑, 의학 그리고 기적(Love, Medicins, and Miracles)]에서 "의사들이 희망이 없다고 말할 때, 그들은 그 말로 환자를 죽이고 있는 것이다"고 밝혔다.

트래거 접근법은, 어느 정도의 희망과 능동적인 관여를 그리고 삶의 질과 기능적인 가능성에 있어 어떠한 향상을 다발성 경화증 환자에게 제공할 수 있을까? 트래거 치료를 경험한 모든 환자들과, 그들의 치료사들은 즉각적이고 지속적인 4가지 주요 이점에 동의한다. 영구적으로 무력하지 않은 사지와 특정 근육군에서의 더 큰 힘과 유연성, 물리적이거나 정신적인 긴장에 반응하고 남아있는 능력으로 능동적이고 대신할 수 있는 인생을 계발하기 위한 더 많은 에너지와 생명력, 서고 걸을 때의 더 좋아진 균형감과 현저한 향상,

긍정적인 시선을 유지하고 모든 유용한 가능성에 대해 열려있는 극대화된 의지.

처음에 모든 다발성 경화증 환자들은 건강한 근육군에서 수많은 이차적인 보상과 역효과를 내고 있는 긴장을 가지고 치료자에게 온다. 그들은 장애를 극복하기 위한 너무나 많은 시도와 노력을 하고 그 결과로 그들의 몸은 지치고 혼란한 상황이 된다. 트래거 접근법에서 너무나도 쉽게 다루게 되는, 건강한 조직에 대한 정상적인 긴장 및 반응성의 회복은 인생의 과업을 새롭고 더 능률적인 방법으로 다룰 수 있도록 건강한 근육을 재교육시키는 첫 걸음이 된다. 게다가 경련과 강직 패턴을 치료하는 수기법에는 더욱 일반화된 생리학적인 장점들이 있다. 트래거 접근법으로 유도된 유쾌한 움직임은 제한된 지역에서의 운동의 결핍을 신체가 보상할 수 있도록 도와준다. 그들은 혈액과 림프의 순환을 증가시키고, 조직의 영양과 대사를 높이고, 더욱 완벽하게 노폐물을 제거하게 하고, 향상된 감각을 제공하여, 그 결과로 뇌에 점점 더 정확한 신체상과 이의 국소적인 상태를 전송하여 더 많은 정보를 가지면서 더욱 통합된 운동 반응과 행동 패턴이 발달되도록 한다.

이차적으로, 트래거 접근법에 더 독특하게 연결된, 특정하고 높은 기능적 정신상태는 치료자로부터 환자에게 전해지는데, 트래거 박사가 말하는 "접속(Hookup)"으로, 평온한 감각, 몸, 감정과 연결, 그들을 지지하는 힘이다. 트래거 박사가 1958년에 마하리쉬 마헤쉬(Maharishi Mahesh) 요가에서 명상을 배운 이후로 개인적으로 그것을 사용해 왔다는 것은 재미있는 부분이다. 그는 그의 명상상태와 그가 치료사들에게 침대에서 행하라고 가르치는 "접속(Hookup)" 상태가 그가 활발하게 일하고 있고, 환자들에게 그가 느끼는 것을 활발하게 전해주는 것 말고는 크게 다르지 않다고 말한다. 트래거 접근법은 사실 허버트 벤슨(Herbert Benson) 박사가 증명한 것처럼, 이러한 심오하게 기쁘고 회복적이며 치료적인 상태를 경험할 수 있는 매우 빠르고 직접적인 방법이다. 벤슨 박사가 그의 책에 써놓은 것처럼, "접속"과 그 "휴식반응"의 생화학은 우리 몸의 모든 조직과 기능에 긍정적인 영향을 가지고 있다.

트래거 접근법이 미치는 영향의 적지 않은 부분이 신체적이며 정신적인 기쁨이다. 통증과 저림, 분노와 예상치 못한 기능장애로 고통 받는 개인에게, 그들의 몸이 여전히 기쁘고 환상적이며 유용한 정보의 근원에 자극되고 소통하는 적절한 반응이 될 수 있다는 명백한 경험은 계시의 짧은 부분일 뿐이다. "접속" 상태에서 경험하는 기쁨과 새로운 감각 정보를 주는 이러한 두 가지 상태에서의 분명한 관점은, 반복적으로 몸과, 몸의 병리와, 폐기상태에서 그것을 회복하기 위한 자원과의 전체적인 새로운 관계의 근원이 되어왔다. 그들은 모든 것이 나아질 수 있다는 믿음의 필수적인 기초이며, 이러한 믿음보다 더 효과적인 약은 없다. - 실제로 어떤 약도 낫는다는 믿음 없인 효과적이지 않다. 그것은 "플라시보" 효과의 기초이다. - 분명하게도 놀라운 치료들이 환자들이 그들이 나을 거라는 믿음으로 증명된다. 과학은 아직까지 그 과정이 어떻게 진행되는지 완전히 이해되지 않기 때문에, 그것의 놀랄만한 지속적인 효과를 무시하고, 플라시보를 "이례"라는 쓰레기통에 던져버린다. 트래거 접근법은 그것의 실제적인 기전이 이해되던 안되던, 연습적인 목적으로 그것의 치료적인 힘을 동력화하는 간단하고 효과적인 수단이 될 수 있다.

테이블에서의 수기와 더불어 트래거 환자는 트래거 박사가 멘타스틱스(Mentastics)라고 부르는, 테이블에서 치료사가 가르치는 부드러움 움직임을 따라하는 부드럽고 자가영속적이며 중력에 의한 지속적인 일련의 운동을 개인지도 받는다. 멘타스틱스(Mentastics)는 힘과 조화를 확대하고, 움직임의 범위, 적절한 반사반응과 노력이 필요 없는 무의식적인 기능적인 움직임 패턴의 조화를 탐험하는 방법이다. 그것들은 환자가 기쁨을 지속하고, 감각인식을 넓히고 재정의하며, "접속" 상태를 깊게 하는 방법이다.

다발성 경화증의 어떤 상태에서도 효과적이라고 밝혀진 치료가 없다는 비판에도 불구하고, 다발성 경화증환자가 우리가 생각하는 것만큼 암울하지만은 않다는 시각을 제시하는 일화들이 있다. 다양한 합병증은 더 능률적으로 관리될 수 있다. 나는 스스로 환자가 몇 번의 방문만으로 증상이 좋아지는 경우를 보았다. 그녀는 넘어져서 무릎이 부러져서 왔는데, 이 작고 일순간의 손상은 그녀에게 다리 전체에 불시에 오는 경련을 가져오고, 워커로 걷거나, 운전하고, 치료풀에 들어갔다 나오거나 스스로 옷을 입고 벗는 것도 불가능하게 만들어버렸다. 그녀의 신경과의사는 그녀를 진찰했지만, 그녀를 도울 수 있는 무엇도 찾을 수 없었다. 그는 그녀를 그 상태로 집에 보낼 수밖에 없었다. 두 번의 치료 후에, 아마도 그녀의 작은 손상에 대한 반응으로 척수의 반사반응 악화에 의해 야기된 경련은 잠잠해지고 사라졌다. 그녀는 워커를 사용할 수 있었고, 지금은 분명하게 더욱 좋아졌으며, 옷을 벗고 혼자서 쉽게 치료풀에 들어갔다 나왔다 하며 집에 차를 타고 돌아가게 해서 그녀의 치료사를 놀라게 했다. 경련은 다시 나타나지 않았다.

한 트래거 치료사는 수련을 시작하기 바로 전에 그녀 자신이 다발성 경화증으로 진단되었다. 애초에 그녀의 학생은 그녀의 발조차도 너무 민감하고 통증이 심해서 만질 수 없었다. 결과적으로 그녀는 치료를 받았고, 발에 있던 급격한 민감성은 사라지고, 다리를 괴롭히는 쑤심도 놀랄 정도로 소실됐으며, 그녀는 그녀의 약해졌던 왼쪽 허벅지에서 자발적인 움직임을 느끼기 시작 했다. 그녀의 전체적인 통증은 감소하게 됐고, 그녀는 예약했던 임상 테스트와 치료를 연기할 수 있었다. 그녀는 말한다.

> 트래거 수업 동안 내가 느낀 대부분은, 다발성 경화증이 아무런 관련도 없이 그들이 과거에 그랬던 것처럼 언제든 재발할 수 있다는 두려움이었다. 나는 그것들이 이전에 그런 것처럼 항상 반복되지 않는다는 사실에 대한 새로운 인식을 가지게 되었다. 그것은 나의 발가락과 발이 매우 고통스러웠던 이유가 과거의 매 순간 나의 발과 발가락이 내가 쥐가 나고 항상 고통을 느꼈던 그 자세로 있었기 때문이다. 나의 몸은 매 순간 내 발가락이 굳어있고, 쥐가 날것이라고 생각했다. 내 몸을 재교육함으로써, 이것이 항상 사실은 아니라는 것과 다른 것들이 내 머릿속을 자유롭게 하기 시작했다.

물론, 다발성 경화증 같은 상태에서 어떠한 접근도 확실함을 제공할 순 없고, 특정한 환자가 치료의 과정 동안에 빠르게 반응할 지, 전혀 아닐 수도 있을 지는 처음에는 절대로 분명하지 않다. 보통 치료 구간과 구간 사이의 결과 평가와 계속하려는 의지 이외에는 어떠한 약속도 필요하지 않다. 따라오는 위험이 없으며, 치료는 트래거 치료를 받음으로써 발생하는 부가적인 영향에 대한 두려움 없이 환자가 원하는 어느 시점에서도 끝날 수 있다.

반면에, 만약 예측할 수 없는 퇴행이 있을 때, 전통적인 지혜를 그대로 따르는 것은 냉혹한 일이다. 전문가가 제공할 것이 없을 때, 환자들은 그들의 독특하고 개인적인 상태에 있어 그들 자신이 최고의 권위자가 되며, 그들이 시도하도록 선택해야만 하는 치료적 접근의 효능을 스스로 판단하는 도전과 기회를 가진다. 치료가 될 때까지.

우리의 주요한 관점은 우리 자신이 스스로의 상태가 좋다고 느끼게 만드는 것이 되어야 한다. 지속적인

> 신체적 파괴의 측면에서 우리의 신체적 자아를 향한 자신감을 유지하도록 하는 것은 어렵지만, 다른 것과의 모든 상호작용이 일어나는 것은 우리의 신체적 자아이다. 나의 관점은 나 자신에 대한 이미지와, 그것으로부터 나오는 무엇을 만들며, 나의 몸을 작은 노력으로 움직이도록 만든다.

또한 레이첼 브레슬로우(Rachelle Breslow)가 다발성 경화증으로부터의 그녀의 자발적 회복을 언급한 영감으로 가득 찬 증언집 [누가 그렇게 말했는가]에서 다음과 같이 말하였다.

> 다발성 경화증이 불치의 병이라고 내가 믿었다면, 현재 내가 즐기고 있는, 좋고 건강하며 밝게 느끼게 돌아가도록 하는 방법을 발견하기 위해 노력하지 않았을 것이다.

Notes

Introduction

[1] Kamenetz, H. L., "History of Massage," In *Manipulation, Traction, and Massage,* 2nd ed., edited by Joseph B. Rogoff, Williams and Wilkins, Baltimore, 1980, pp. 37-8. I am indebted to Dr. Kamenetz for my brief history of massage, which he treats at much greater length in this chapter. Quoted here by permission.

[2] Rolf, Ida P., *Rolfing,* Dennis-Landman, Santa Monica, California, 1977, p. 180. Quoted here by permission.

[3] Ibid., p. 153.

[4] Quoted by Juhan, D. in "The Trager Approach: Psychophysical Integration and Mentastics," *The Bodywork Book,* edited by Neville Drury, Prism Alpha Press, Dorset, England, 1984, pp. 36-7.

[5] Schilder, P., *The Image and Appearance of the Human Body,* International Universities Press, Inc., New York, 1950, p. 70. Quoted here by permission.

[6] Ibid., p. 87.

[7] Quoted from an anonymous review of Anna Halprin's "Movement Ritual," *Somatics* magazine, 1980, p. 24. Quoted here by permission.

1. Job's Dilemma

[1] *Job,* Chapter 19, verses 26 and 27, *The Book of God and Man,* translated by Robert Gordis, University of Chicago Press, London and Chicago, 1965.

[2] Dali, S., *The Secret Life of Salvador Dali,* translated by Haakon M. Chevalier, Dial Press, New York, 1942, p. 3. Quoted here by permission.

[3] Ibid., p. 2.

[4] Todd, M. E., *The Thinking Body,* Dance Horizons Inc., Brooklyn, NY, 1979, p. 8. Quoted here by permission.

[5] Bohm, D., and Weber, R., "Nature as Creativity," in *ReVision* journal, vol. 5, no. 2, Fall 1982, pp. 36-7.

[6] Merleau-Ponty, M., *Phenomenologie de la perception,* 1945, p. 231, excerpt translated by Father Aelrid Squire in Chapter 5 of his *Asking the Fathers,* S.P.C.K., London, 1973.

[7] Sheldrake, R. and Weber, R. V., "Morphogenic Fields: Nature's Habits?," in *ReVision* journal, vol. 5, no. 2, Fall 1982, p. 30. Quoted here by permission.

[8] Todd, p. 24.

2. Skin

[1] Montagu, A., *Touching: The Human Significance of the Skin,* Harper and Row, New York, 1971, p. 4. Much of the thrust of my arguments in this chapter, and many of my references, are indebted to this marvelous book by Mr. Montagu. When utilizing ideas or articles to which Mr. Montagu refers, I will note the original source when possible; otherwise I will refer the reader to the appropriate pages in his book. Material used by permission of Mr. Montagu.

[2] *The Encyclopaedia Britannica,* 15th ed., Chicago, 1976, 16:842.

[3] Montagu, p. 4 *Britannica,* 16:840.

[4] ——, pp. 4-5, *Britannica*, 16:839.

[5] *Britannica*, 16:844.

[6] Ibid., 16:839.

[7] Ibid., 16:840-1.

[8] Ross, R., "Wound Healing," in *Scientific American*, June 1969.

[9] *Britannica*, 16:547.

[10] Montagu, p. 1.

[11] Russell, B., *The ABC of Relativity*, Harper Brothers, New York, 1925 (in Mongagu, p. 6).

[12] Montagu, p. 102.

[13] Ibid., p. 80.

[14] *Britannica*, 16:549.

[15] Guyton, A.C., *Textbook of Medical Physiology*, 6th ed., W.B. Saunders Co., Philadelphia, 1981. p. 597.

[16] Schilder, P., *The Image and Appearance of the Human Body*, International Universities Press, New York, 1950, p. 124.

[17] Montagu, p. 230.

[18] Guyton, p. 578.

[19] Sperry, R.W., "The Growth of Nerve Circuits," *Scientific American*, Nov. 1959. Quoted here by permission.

[20] Ibid.

[21] Gardner, L.I., "Deprivation Dwarfism," *Scientific American*, July 1972. Quoted here by permission.

[22] Ibid.

[23] Ibid.

[24] Ibid.

[25] Ibid.

[26] Rosenzweig, M.R., Bennett, and Diamond, E.L., and Diamond, M.C., "Brain Changes in Response to Experience," *Scientific American*, Feb. 1972. Quoted here by permission.

[27] Rosenblatt, J.S. and Lerhman, D.S., "Maternal Behavior in the Laboratory Rat," in H.L. Rheingold (ed.), *Maternal Behavior in Mammals*, Wiley, New York, 1963, p. 14 (in Montagu, pp. 18-9).

[28] Roth, L.L., "Effects of Young and Social Isolation on Maternal Behavior in the Virgin Rat," *American Zoologist*, vol. 7, 1967, p. 800 (in Montagu, p. 33).

[29] Montagu, p. 16.

[30] Ibid., p. 14.

[31] Levine, S., "Stimulation in Infancy," *Scientific American*, May 1960.

[32] Ibid.

[33] Ibid.

[34] Rosenzweig, Bennett, and Diamond.

[35] Montagu, pp. 187-8.

[36] Rosenzweig, Bennett, and Diamond.

[37] Montagu, pp. 236, 317-8.

[38] Harlow, H., "Love in Infant Monkeys," *Scientific American*, June 1959. Quoted here by permission.

[39] Ibid.

[40] Montagu, p. 30.

[41] Ibid., p. 170.

[42] Ibid., p. 206.

[43] Forer, B.R., "The Taboo Against Touching in Psychotherapy," *Psychotherapy: Theory, Research, and Practice*, Vol. 6, 1969, p. 230 (in Montagu, p. 223). Quoted here by permission.

[44] Prescott, J.H., "Body Pleasure and the Origins of Violence," *The Futurist*, April 1975, pp. 64-5; "Early Somatosensory Deprivation as an Ontogenetic Process in the Abnormal Development of the Brain and Behavior," in E.I. Goldsmith and J. Moor-Janowski (eds.), *Medical Primatology*, S. Karger, New York, 1971, pp. 1-20 (in Montagu, pp. 177-8). Quoted here by permission.

[45] Mead, M., "Sex and Temperament in Three Primitive Societies," William Morrow, New York, 1935, pp. 40-1 (in Montagu, pp. 256-7). Quoted here by permission.

[46] Montagu, p. 257.

[47] Ibid., p. 258.

[48] Ibid., p. 257.

[49] Ibid.

3. Connective Tissue

[1] Gross, J., "Collagen," *Scientific American*, May, 1961.

[2] Verzar, F., "The Aging of Collagen," *Scientific American*, April, 1963.

[3] Gross.

[4] Snyder, G.E., "Fascia—Applied Anatomy and Physiology," in *The Journal of the American Osteopathic Association*, 68:675-685, March 1969, p. 677.

[5] *Britannica*, Micropaedia 6:817.

[6] Snyder, p. 66.

[7] Gross.

[8] Snyder, p. 70.

[9] Ibid.

[10] Ibid., p. 67.

[11] Ross, R. "Wound Healing," *Scientific American*, June, 1967.

[12] Little, K.E., "Toward More Effective Manipulative Management of Chronic Myofascial Strain and Stress Syndromes," in *The Journal of the American Osteopathic Association*, 68:675-685, p. 679.

[13] Taylor, R.B., "Bioenergetics of Man," in *Academy of Applied Osteopathic Association*, 68:675-685, p. 679.

[14] Little, p. 679.

[15] Doty, P., "Proteins," *Scientific American*, Sept. 1957.

[16] Verzar.

[17] Erlingheuser, R.F., "The Circulation of Cerebrospinal Fluid Through the Connective Tissue System," in the *Academy of Appled Osteopathy Yearbook*, 1959.

[18] Robbie, D.L., "Tensional Forces in the Human Body," in the *Orthopaedic Review*, vol. 6, no. 11, Nov. 1977.

[19] Snyder, p. 71.

[20] Ibid.

[21] Gardner, L.

[22] Snyder, p. 72.

[23] Ibid.

4. Bone

[1] Romanes, G.J., ed., *Cunningham's Textbook of Anatomy*, Oxford University Press, London, 1972, p. 75.

[2] Ibid., p. 78.

[3] Lockhart, R.D., Hamilton, G.F., and Fyfe, F.W., *Anatomy of the Human Body*, J. B. Lippincott Co., Philadelphia, 1969, p. 12. Quoted here by permission.

[4] Cunningham, p. 75.

[5] Vander, A.J., Sherman, J.H., and Luciano, D.S., *Human Physiology—The Mechanisms of Body Function*, 2nd ed., McGraw-Hill Co., New York, 1970, p. 217.

[6] This brief description of the formation of bone is presented in more detail in Cunningham, pp. 79-82.

[7] Lockhart, Hamilton, and Fyfe, p. 15.

[8] Ibid., p. 11.

[9] Romanes, p. 83.

[10] Lockhart, Hamilton, and Fyfe, p. 18.

[11] Romanes, p. 84.

[12] Lockhart, Hamilton, and Fyfe, p. 18.

[13] Romanes, p. 84.

[14] Ibid., p. 85.

[15] Guyton, p. 980.

[16] Romanes, p. 83.

[17] Vander, Sherman, and Luciano, pp. 346-7.

5. Muscle

[1] Lockhart, Hamilton, and Fyfe, p. 21.

[2] The following example, and the reflections upon its significance, are from the observations of Dr. Milton Trager, made during his internship at St. Francis Hospital in Honolulu, Hawaii in 1955.

[3] It is the skeletal, or striated muscles upon which we are presently focusing our attention. These are distinct in some important ways from the smooth muscles of the glands and organs, and the cardiac muscle of the heart.

[4] Little, K., "Toward More Effective Manipulative Management of Chronic Myofascial Strain and Stress Syndromes," in *The Journal of the American Osteopathic Association*, 68:675-685, March 1969.

[5] Cloud, P., "The Biosphere," *Scientific American*, Sept, 1983.

[6] This explanation has been considerably truncated and simplified. For fuller discussions of these events, the reader is referred to Guyton, A.C., *Textbook of Medical Physiology*, W.B. Saunders Co., Philadelphia, 1981, pp. 124-7; Vander, A.J., Sherman, H.H., and Luciano, D.S. *Human Physiology: The Mechanisms of Body Function*, pp. 193-204; Murray, J.M. and Weber, A., "The Cooperative Action of Proteins," *Scientific American*, Feb. 1974.

[7] This description of the Krebs cycle has been extremely condensed. For a much fuller and more detailed analysis of the steps involved in the reconstituting of ATP, the reader is referred to Guyton, A.C., pp. 842-5.

[8] Guyton, A.C., *Basic Human Physiology: Normal Function and Mechanisms of Disease*, W.B. Saunders Co., Philadelphia. Quoted here by permission.

[9] Lockhart, Hamilton, and Fyfe, p. 152.

[10] Little, K., p. 676.

[11] Vander, Sherman, and Luciano, pp. 412-13.

6. Nerve.

[1] Lockhart, Hamilton, and Fyfe, p. 269.

[2] Ibid., p. 264.

[3] Ibid., p. 366.

[4] Guyton, A.C., *Textbook of Medical Physiology*, p. 66.

[5] Lockhart, Hamilton, and Fyfe, p. 364.

[6] Vander, Sherman, and Luciano, 1975, p. 558. Quoted here by permission.

[7] This brief recapitulation of neural development from hydras to earthworms is condensed from Romanes, G.J., *Cunningham's Textbook of Anatomy*, 11th ed., Oxford Universtiy Press, London, 1978, pp. 581-3. Quoted here by permission.

[8] Lockhart, Hamilton, and Fyfe, p. 263.

[9] Romanes, p. 583.

[10] Ibid., p. 600.

[11] Lockhart, Hamilton, and Fyfe, p. 367.

[12] Ibid., p. 269.

[13] Vander, Sherman, and Luciano, p. 536.

7. Muscle as Sense Organ

[1] Schilder, P., *The Image and Appearance of the Human Body*, International Universities Press, Inc., New York, 1950, p. 101. Quoted here by permission.

[2] Ibid., pp. 112-3 [italics mine—D.J.].

[3] Ibid., p. 87.

[4] Ibid.

[5] Rutherford, D., "Auditory-Motor Learning and the Acquisition of Speech," *American Journal of Physical Medicine*, vol. 46, no. 1, February, 1967, p. 246. Quoted here by permission.

[6] Ibid., p. 245.

[7] Rankin, J. and Dempsey, J., "Respiratory Muscles," *American Journal of Physical Medicine, vol. 46, no. 1, February, 1967, p. 231.*

[8] Merton, P.A., "How We Control the Contraction of Our Muscles," *Scientific American*, May, 1972. Quoted here by permission.

[9] Guyton, A.C., *Basic Human Physiology: Normal Function and the Mechanism of Disease*, p. 461. Quoted here by permission.

[10] Ibid., p. 427 [italics mine—D. J.].

[11] Lockhart, Hamilton, and Fyfe, p. 378.

[12] Snider, R.S., "The Cerebellum," *Scientific American*, August 1958.

[13] Ibid.

[14] Lockhart, Hamilton, and Fyfe, p. 377.

[15] Snider, R.S.

[16] Ibid.

[17] Ibid.

8. The Sense of Effort

[1] Romanes, p. 581. Quoted here by permission.

[2] Merton, P.A.

[3] Ibid.

[4] Todd, pp. 31-2.

[5] Schilder, P., *The Image and Appearance of the Human Body*, International Universities Press, Inc. New York, 1970, p. 93. Quoted here by permission.

[6] Ibid., p. 92.

[7] Ibid.

[8] Ibid. [Italics mine—D. J.].

[9] Ibid. p. 78.

[10] Ibid. p. 77.

[11] Fong-Torres, B., "Shearing's Joy: Sighted Folks at Ease," in the *San Francisco Chronicle*, Sunday Datebook, Nov. 11, 1984, p. 42. Quoted here by permission.

[12] Rosen, C., "The New Sound of Franz Liszt," in *The New York Review of Books*, vol. 31, no. 6, April 12, 1984, p. 18. Quoted here by permission.

9. Sensory Engrams

[1] Merton, P.A.

[2] Guyton, A.C., *Textbook of Medical Physiology, p. 668.*

[3] Ibid.

[4] For a fuller description of the birth engram in this light, see Grof, S., *Realms of the Human Unconscious, E.P. Dutton, New York, 1976.*

10. Movements Toward Disease and Movements Toward Health

[1] Held, R., "Plasticity in Sensory-Motor Systems," *Scientific American*, Nov. 1965. Quoted here by permission.

[2] Merton, P.A. [Italics mine—D. J.]

[3] Guyton, A.C., Basic Human Physiology: Normal Function and Mechanisms of Disease, p. 494.

[4] Evarts, E., "Brain Mechanisms of Movement," Scientific American, Sept. 1979.

[5] Guyton, p. 472.

[6] Vander, Sherman, and Luciano, p. 539.

[7] Ibid., p. 547.

[8] William James, quoted by Evarts.

[9] *Dancemagazine*, June 1982, p. 80. [Italics mine—D. J.]. Quoted here by permission.

[10] "Profile: "The Winchester Kids," *The New Yorker*, May 9, 1977.

[11] Sacks, O., *A Leg To Stand On*, Summit Books, New York, 1984, p. 129.

[12] Ibid., pp. 135-6.

[13] Ibid., p. 135.

[14] Ibid., p. 143.

[15] Ibid., p. 144-5

[16] Ibid., p. 145-6

[17] Evarts.

[18] Nauta, W.J.H., and Feirtag, M., "The Organization of the Brain," *Scientific American*, Sept. 1979.

[19] Vander, Sherman, and Luciano, p. 166.

[20] Ibid.

[21] Wallace, R.K. and Benson, H., "The Physiology of Meditation," *Scientific American*, Feb. 1972. Quoted here by permission.

[22] Ibid.

[23] Romanes, p. 775.

[24] DiCara, L.V., "Learning in the Autonomic Nervous System," *Scientific American*, Jan. 1970. Quoted here by permission.

[25] Ibid.

[26] Ibid. [Italics mine—D. J.].

[27] Kandel, E.R., "Small Systems of Neurons," *Scientific American*, Sept. 1979. Quoted here by permission.

[28] Ibid.

[29] Ibid.

[30] Levine, S., "Stress and Behavior," *Scientific American*, Jan. 1971. Quoted here by permission.

[31] Constantinades, P.C. and Carey, N., "The Alarm Reaction," *Scientific American*, March 1949. Quoted here by permission.

[32] Levine.

[33] Ibid.

[34] Vander, A. J., *Readings From Scientific American: Human Physiology and the Environment in*

Health and Disease, W.H. Freeman Co., San Francisco, 1976, p. 134. Quoted by permission.

[35] Levine.

[36] Levine, S., "Stimulation in Infancy," *Scientific American*, May 1960. Quoted here by permission.

[37] ———, "Stress and Behavior."

[38] Ibid.

[39] Vander, Sherman, and Luciano, p. 501.

[40] Wallace, R.K. and Benson, H.

[45] Levine, S., "Stress and Behavior."

[46] Ibid.

[47] Weiss.

[48] Wallace, R.K. and Benson, H.

[49] Constantinides, P.C. and Carey, N.

[50] Ibid.

[51] Weiss.

[52] Constantinides, P.C. and Carey, N.

[53] Ibid.

[54] Ibid.

[55] *Britannica*, 16:550.

[56] Vander, Sherman, and Luciano, p. 509.

[57] Guyton, p. 406.

[58] Ibid., p. 405.

[59] Ibid., p. 408

[60] Vander, Sherman, and Luciano, p. 511.

[61] Ibid., p. 510

[62] Ibid.

[63] Guyton, p. 465.

[64] Vander, Sherman, and Luciano, p. 555 [Italics mine—D.J.].

11. Further Views at the Turn of the Century

[1] Oschman, James L., *Readings on the Scientific Basis of Bodywork*, Nature's Own Research Association, Dover, NH, 1993. All of the quotes and new information in this second edition, as well as Oschman's references to cited research, are included in this collection of articles, which is available by contacting N.O.R.A., box 5101, Dover, NH 03820.

[2] Pert, Candace, *Molecules of Emotion*, Scribner, New York, 1997. All of the included quotes and the information specifically relating to neuropeptides are from this book, which summarizes much of Pert's research.

[3] See Darwin's *Expression of Emotions in Man and Animals*.

12. Sweet Science

[1] Dr. Mae-Wan Ho, head of the Bio-Electrodynamics laboratory at the Open University in Milton Keynes in the United Kingdom, is the author of *The Rainbow and the Worm: The Physics of Organisms* and *Genetic Engineering Dream or Nightmare?: Turning the Tide on the Brave New World of Bad Science and Big Business.* Editor of *Beyond Neo-Darwinism: An Introduction to the New Evolutionary Paradigm,* she co-authored the *Independent Report on Biosafety*, prepared by the Third World Network. In 1999, she co-founded and now directs the Institute of Science in Society (ISIS).

References to her articles and the page number cited in this chapter correspond to publication on the World Wide Web at http://www.ratical.org/co-globalize/MaeWanHo/. References to print sources are added where known.

[2] Liquid crystals appear in many forms, including the large variety of LED screens found on watches, clocks, electronic display panels, etc. Because their molecules resonate with a high degree of linear and geometric structural regularity--like solid crystals—they are exquisitely responsive to electrical energy and a range of other influences.

[3] Ho, Mae-Wan, "Quantum Coherence and Conscious Experience," p.2. Also: *Kybernetes:* 26:265-276.

[4] Ho, "The Biology of Free Will," p.5-6. Also: *Journal of Consciousness Studies*: 3:231-244.

[5] Ho, "Coherent Energy, Liquid Crystalinity and Acupuncture," p.3-4. Talk presented to the British Acupuncture Society, 2 October, 1999.

[6] Ibid., p.4.

[7] Ho, "Biology of Free Will," p.6. Also: *Journal of Consciousness Studies*: 3:231-244.

[8] Ho, "Quantum Coherence and the Conscious Experience," p.4. Also: *Kybernetes:* 26:265-276

[9] Oschman, James, "Structure and Properties of Ground Substance," *American Zoologist*, 24:199-215 (1984).

[10] Ho, "Quantum Energy, Liquid Crystalinity and Acupuncture," p.6.

[11] Ho, "Natural Being and a Coherent Society," p.11.

[12] Ho, "The Biology of Free Will," p.5.

[13] Ho, "Natural Being and a Coherent Society," p.2.

[14] Chevalier de Jean Baptiste Pierre Antoine de Monet. 1744-1829

[15] Ibid., p. 5.

[16] Ibid. Thomas Henry Huxley (1825-1895), supporter of Darwin's theories and author of *Zoological Evidences as to Man's Place in Nature* (1863) and *Science and Culture* (1881).

[17] Ibid., p.6. Ho tells us she is here quoting a summary by a supporter of Freud's theories!

[18] Ho, "Natural Being and a Coherent Society," p.12.

[19] Ho, "The Biology of Free Will," p.10.

[20] Ho, "Natural Being and a Coherent Society," p. 6.

[21] For a lively and informative account of this research—and the controversies it has created—see *The Ape and the Sushi Master: Cultural Reflections of a Primatologist*, Frans de Waal, Basic Books, 2001.

[22] Ho, ibid., italics added.

[23] Ho, "The Biology of Free Will," p. 13.

[24] Ibid. p. 14.

Epilogue: Job's Body

[1] Jung, C.G., "An Answer to Job," The Viking Portable Jung, ed. Joseph Campbell, Viking Press, New York, 1971, p.637. Quoted here by permission.

Sources of Illustrations

Illustrations are listed sequentially by chapter. The Publisher gratefully acknowledges the artists, authors, and publishers for permission to use these illustrations from the following sources:

2. Skin

2-1: *The Encyclopaedia Brittanica*, vol. 4, H. H. Benton, Chicago, p. 860.

2-2: Vander, A.J., Sherman, J.H., and Luciano, D.S., *Human Physiology: the Mechanisms of Body Function*, McGraw-Hill Co., New York, 1970, p. 56.

2-3: Brachet, J., "The Living Cell," *Scientific American*, Sept. 1961.

2-4: Bretscher, M.S., "The Molecules of the Cell Membrane," *Scientific American*, Oct. 1985.

2-5: Ibid.

2-6: Vander, Sherman, and Luciano, p. 49.

2-7: Bretscher.

2-8: Ibid.

2-9: Montagna, W., "The Skin," *Scientific American*, Feb. 1965.

2-10: *Brittanica*, vol. 16, p. 841.

2-11: (A) Guyton, A.C., *Textbook of Medical Physiology*, W.B. Saunders Co., Philadelphia, 1981, p. 589.
(B) Nilsson, L., *Behold Man*, Little, Brown and Co., Boston, 1973, p. 225.

2-12: (A) Romanes, G.J., *Cunningham's Textbook of Anatomy*, Oxford University Press, London, 1978, p. 796.
(B) Kandel, E.R. and Schwartz, J.H., *Principles of Neural Science*, Elsevier/North-Holland, New York, 1981, p. 166.
(C) Schlossberg, L., *The Johns Hopkins Atlas of Human Functional Anatomy*, The Johns Hopkins University Press, Baltimore, 1977, p. 97.
(D) Romanes, p. 798.

2-13: Eldred, E., "Peripheral Receptors: Their Excitation and Relation to Reflex Patterns," *American Journal of Physical Medicine*, vol. 46, no. 1, Feb. 1967, p. 71.

2-14: Romanes, p. 801.

2-15: Grey, G.W., "The Organizer," *Scientific American*, Nov. 1957.

2-16: Romanes, p. 41.

2-17: Ibid., p. 28.

2-18: Guyton, p. 603.

2-19: Ibid., p. 578.

2-20: (A) Kandel and Schwartz, p. 171.
(B) Ibid., p. 309.

2-21: Vannini, V. and Pogliani, G., eds., *The Color Atlas of Human Anatomy*, translated and revised by Dr. Richard T. Jelly, Harmony Books, New York, 1980, p. 51.

2-22: Kandel and Schwartz, p. 517.

2-23: Cowan, W.M., "The Development of the Brain," *Scientific American*, Sept. 1979.

2-24: Netter, F.H., *The Ciba Collection of Medical Illustrations*, vol. 1, *Nervous System*, CIBA, New Jersey, 1983, p. 197.

3. Connective Tissue

3-1: Guyton, p. 42.

3-2: Ibid., p. 4.

3-3: Vander, Sherman, and Luciano, p. 40.

3-4: Vesalius, A., *The Illustrations From the Works of Andreas Vesalius of Brussels,* with annotations and translations, by J.B. de C. M. Saunders and Charles D. O'Malley, Dover Publications, New York, 1973, p. 87, p. 89.

3-5: (A) Romanes, p. 315.
(B) Ibid., p. 268.

3-6: Singer, E., *Fasciae of the Human Body and Their Relationships to the Organs They Envelop,* Williams and Wilkins, Baltimore, 1935, p. 97.

3-7: Caplan, A.I., "Cartilage," *Scientific American,* Oct. 1984.

3-8: Gross, J., "Collagen," *Scientific American,* May, 1961.

3-9: Ross, R., "Wound Healing," *Scientific American,* June 1969.

3-10: Kessel, R.G. and Kardon, R.H., *Tissues and Organs: A Text-Atlas of Scanning Electron Microscopy,* W.H. Freeman and Co., San Francisco, 1979, p. 12.

3-11: Ibid., p. 11.

3-12: Ibid., p. 15.

3-13: Ibid.

3-14: Gross.

3-15: Ibid.

3-16: Ibid.

3-17: Ibid.

3-18: Ibid.

3-19: Doty, P., "Proteins," *Scientific American,* Sept. 1957.

3-20: Ibid.

3-21: Ibid.

3-22: Kessel and Kardon, p. 139.

3-23: Romanes, p. 210.

3-24: Ibid., p. 328.

3-25: Kessel and Kardon, p. 16.

3-26: Ibid., p. 41.

3-27: Romanes, p. 337.

3-28: Kessel and Kardon, p. 79.

3-29: Romanes, p. 885.

3-30: Ibid., p. 440.

3-31: Ibid., p. 916.

3-32: Juhan, D.

3-33: Robbie, D.L., "Tensional Forces in the Human Body," *Orthapaedic Review,* vol. 6, no. 11 Nov. 1977, p. 47.

3-34: Lockhart, R.D., Hamilton, G.F., and Fyfe, F.W., *Anatomy of the Human Body*, J.B. Lippincott Co., Philadelphia, 1972, p. 170.

3-35: Rolf, I., *Rolfing. The Integration of Human Structures*, Dennis-Landman, Santa Monica, 1977, p. 39.

4. Bone

4-1: Caplan.

4-2: Ibid.

4-3: Kessel and Kardon, p. 21.

4-4: Romanes, p. 79.

4-5: Kessel and Kardon, p. 29.

4-6: Ibid.

4-7: Ibid., p. 28.

4-8: Romanes, p. 80.

4-9: Kessel and Kardon, p. 24

4-10: Ibid., p. 25.

4-11: (A) Guyton, p. 979.
(B) *Brittanica*, vol. 3, p. 20.

4-12: Kessel and Kardon, p. 24.

4-13: (A) Romanes, p. 97.
(B) Ibid., p. 76.

4-14: *National Geographic*, May 1984, p. 604.

5. Muscle

5-1: Vesalius, p. 87, p. 89.

5-2: Romanes, p. 259.

5-3: Vander, Sherman, and Luciano, p. 195.

5-4: Kessel and Kardon, p. 139.

5-5: (A) Huxley, H.E., "The Mechanism of Muscular Contraction," *Scientific American*, Dec. 1965.
(B) ——, "The Contraction of Muscle," *Scientific American*, Nov. 1958.

5-6: Murray, J.M. and Weber, A., "The Cooperation of Muscle Proteins," *Scientific American*, Feb. 1974.

5-7: Huxley, H.E., "The Mechanism of Muscular Contraction."

5-8: Ibid.

5-9: Ibid.

5-10: Ibid.

5-11: (A) Guyton, p. 125.
(B) Ibid., p. 127.

5-12: Murray and Weber.

5-13: Kessel and Kardon, p. 143.

5-14: Murray and Weber.

5-15: Huxley, H.E., "The Contraction of Muscle."

5-16: Vander, Sherman, and Luciano, p. 194.

5-17: Ibid., p. 193.

5-18: Huxley, H.E., "The Mechanism of Muscular Contraction."

5-19: Kessel and Kardon, p. 141.

5-20: Porter, K. and Franzini-Armstrong, C., "The Sarcoplasmic Reticulum," *Scientific American*, March 1965.

5-21: Vander, Sherman, and Luciano, p. 201.

5-22: Ibid., p. 73.

5-23: Ibid., p. 75.

5-24: Ibid., p. 82.

5-25: Chapman, C.B. and Mitchell, J.H., "The Physiology of Exercise," *Scientific American*, May 1965.

5-26: Guyton, p. 655.

5-27: Basmajian, J.V., "Control of Individual Motor Units," *American Journal of Physical Medicine*, vol. 46, no. 1, 1967, p. 481.

5-28: Hubel, D.H., "The Brain," *Scientific American*, Sept. 1979.

5-29: (A) Lester, H.A., "The Response to Acetylcholine," *Scientific American*, Feb. 1977.
(B) Guyton, p. 138.
(C) Vander, Sherman, and Luciano, p. 203.

5-30: Juhan, D.

6. Nerve

6-1: Cowan, M.W.J., "The Development of the Brain," *Scientific American*, Sept. 1979.

6-2: (A)Kandel and Schwartz, p. 144.
(B)Katz, B., "How Cells Communicate," *Scientific American*, Sept. 1961.

6-3: Guyton, p. 561.

6-4: Stevens, C.F., "The Neuron," *Scientific American*, Sept. 1979.

6-5: Kessel and Kardon, p. 77.

6-6: Stevens.

6-7: Ibid.

6-8: Vander, Sherman, and Luciano, p. 136.

6-9: Kandel and Schwartz, p. 34.

6-10: Guyton, p. 394.

6-11: ——, *Basic Human Physiology: Normal Function and Mechanisms of Disease*, W.B. Saunders Co., Philadelphia, 1971, p. 49.

6-12: Ibid.

6-13: ——, *Textbook of Medical Physiology*, p. 112.

6-14: Stevens.

6-15: Katz.

6-16: Guyton, Ibid., p. 569.

6-17: Iverson, L.L., "The Chemistry of the Brain," *Scientific American*, Sept. 1979.

6-18: Vander, Sherman, and Luciano, p. 168.

6-19: Katz.

6-20: Guyton, Ibid., p. 658.

6-21: Romanes, p. 734.

6-22: Guyton, Ibid., p. 640.

6-23: Hubel.

6-24: (A) Vander, Sherman, and Luciano, p. 545.
(B) Ibid., p. 544.

7. Muscle as Sense Organ

7-1: Vander, Sherman, and Luciano, p. 254.

7-2: Smith, K.U. and Henry, J.P., "Cybernetic Foundations for Rehabilitation," *American Journal of Physical Medicine*, vol. 46, no. 1, Feb. 1967, p. 382.

7-3: Netter, p. 185.

7-4: Merton, P.A., "How We Control the Contraction of Our Muscles," *Scientific American*, May 1972.

7-5: Romanes, p. 802.

7-6: Vander, Sherman, and Luciano, p. 542.

7-7: Lippold, O., "Physiological Tremor," *Scientific American*, March 1971.

7-8: Vander, Sherman, and Luciano, p. 541.

7-9: Kandel and Schwartz, p. 19.

7-10: Ibid., p. 296.

7-11: Ibid., p. 299.

7-12: Merton.

7-13: Eldred, p. 83.

7-14: Kandel and Schwartz, p. 297.

7-15: Buchwald, J.S., "Exteroceptive Reflexes and Movement," *American Journal of Physical Medicine*, vol. 46, no. 1, Feb. 1967, p. 123.

7-16: Kandel and Schwartz, p. 302.

7-17: Guyton, Ibid., p. 562.

7-18: Eldred, E., "Functional Implications of Dynamic and Static Components of the Spindle Response to Stretch," *American Journal of Physical Medicine*, vol. 46, no. 1, Feb. 1967, p. 132.

7-19: Guyton, Ibid., p. 634.

7-20: Romanes, p. 708.

7-21: Netter, p. 186.

7-22: Vander, Sherman, and Luciano, p. 543.

7-23: Guyton, Ibid., p. 672.

7-24: Ibid., p. 648.

7-25: Eldred, Ibid., p. 130.

7-26: Ibid., p. 133.

7-27: Ibid., p. 134.

7-28: Snider, R.S., "The Cerebellum," *Scientific American,* Aug. 1958.

7-29: Netter, p. 189.

7-30: Snider.

7-31: Ibid.

7-32: Guyton, Ibid., p. 660.

7-33: Snider.

10. Movements Toward Disease and Movements Toward Health

10-1: Buchwald, J.S., "A Functional Concept of Motor Control," *American Journal of Physical Medicine,* vol 46, no. 1 Feb. 1967, p. 71.

10-2: Guyton, Ibid., p. 789.

10-3: Snyder, S.H., "The Molecular Basis of Communication Between Cells," *Scientific American,* Oct. 1985.

10-4: (A) Vander, Sherman, and Luciano, p. 164.
(B) Guyton, Ibid., p. 711.
(C) Ibid., p. 710.
(D) Ibid., p. 720.

10-5: Levine, S., "Stimulation in Infancy," *Scientific American,* May 1960.

10-6: (A) Vander, Sherman and Luciano, p. 180.
(B) Ibid., p. 182.
(C) Ibid., p. 185.

10-7: Netter, p. 210.

10-8: Levine, S., "Stress and Behavior," *Scientific American,* Jan. 1971.

10-9: Snyder, S.H., "Opiate Receptors and Internal Opiates," *Scientific American,* March 1977.

10-10: Guyton, Ibid., p. 617.

Works Cired

Basmajian, J.V., "Control of Individual Motor Units," *American Journal of Physical Medicine,* vol. 46, no. 1, 1967.

Bohm, D. and Weber, R., "Nature as Creativity," in *ReVision* journal, vol. 5, no. 2, Fall 1982.

Brachet, J., "The Living Cell," *Scientific American,* Sept. 1961.

Bretscher, M.S., "The Molecules of the Cell Membrane," *Scientific American,* Oct. 1985.

Buchwald, J.S., "A Functional Concept of Motor Control," *American Journal of Physical Medicine,* vol. 46, no. 1, Feb. 1967.

——, "Exteroceptive Reflexes and Movement," *American Journal of Physical Medicine,* vol. 46, no. 1, Feb. 1967.

Caplan, A.I., "Cartilage," *Scientific American,* Oct. 1984.

Chapman, C.B. and Mitchell, J.H., "The Physiology of Exercise," *Scientific American,* May 1965.

Cloud, P., "The Biosphere," *Scientific American,* Sept. 1983.

Constantinades, P.C. and Carey, N., "The Alarm Reaction," *Scientific American,* March 1949.

Cowan, W.M., "The Development of the Brain," *Scientific American,* Sept. 1979.

Dali, S., *The Secret Life of Salvador Dali,* translated by Haakon M. Chevalier, Dial Press, New York, 1942.

DiCara, L.V., "Learning in the Autonomic Nervous System," *Scientific American,* Jan. 1970.

Doty, P., "Proteins," *Scientific American,* Sept. 1957.

Eldred, E., "Functional Implications of Dynamic and Static Components of the Spindle Response to Stretch," *American Journal of Physical Medicine, vol. 46, no. 1, Feb. 1967.*

——, "Peripheral Receptors: Their Excitation and Relation to Reflex Patterns," *American Journal of Physical Therapy,* vol. 46, no. 1, Feb. 1967.

Erlingheuser, R.F., "The Circulation of Cerebrospinal Fluid Through the Connective Tissue System," in the *Academy of Applied Osteopathy Yearbook,* 1959.

Evarts, E., "Brain Mechanisms of Movement," *Scientific American,* Sept. 1979.

Fong-Torres, B., "Shearing's Joy: Sighted Folks at Ease," in *The San Francisco Chronicle,* "Sunday Datebook," Nov. 11, 1984.

Forer, B.R., "The Taboo Against Touching in Psychotherapy," *Psychotherapy, Theory, Research, and Practice,* vol. 6, 1969.

Gardner, L.I., "Deprivation Dwarfism," *Scientific American,* July 1972.

Grey, G.W., "The Organizer," *Scientific American,* Nov. 1957.

Grof, S., *Realms of Human Unconscious,* E.P. Dutton, New York, 1976.

Gross, J., "Collagen," *Scientific American,* May, 1961.

Guyton, A.C., *Basic Human Physiology: Normal Function and Mechanisms of Disease,* W.B. Saunders Co., Philadelphia, 1971.

——, *Textbook of Medical Physiology,* W.B. Saunders Co., Philadelphia, 1981.

Harlow, H., "Love in Infant Monkeys," *Scientific American,* June 1959.

Held, R., "Plasticity in Sensory-Motor Systems," *Scientific American,* Nov. 1965.

Hubel, D.H., "The Brain," *Scientific American,* Sept. 1979.

Huxley, H.E., "The Contraction of Muscle," *Scientific American,* Nov. 1958.

——, "The Mechanism of Muscular Contraction," *Scientific American,* Dec. 1965.

Iverson, L.L., "The Chemistry of the Brain," *Scientific American,* Sept. 1979.

Job, Chapter 19, verses 26 and 27, *The Book of God and Man,* translated by Robert Gordis, Chicago University Press, London and Chicago, 1965.

Juhan, D., "The Trager Approach: Psychophysical Integration and Mentastics," *The Bodywork Book,* edited by Neville Drury, Prism Alpha Press, Dorset, England, 1984.

Jung, C.G., "An Answer to Job," *The Viking Portable Jung,* edited by Joseph Campbell, Viking Press, New York, 1971.

Kamenetz, H.L., "History of Massage," in *Manipulation, Traction, and Massage,* 2nd ed., edited by Joseph B. Rogoff, Williams and Wilkins, Baltimore, 1980.

Kandel, E.R. and Schwartz, J.H., *Principles of Neural Science,* Elsevier/North-Holland, New York, 1981.

——, "Small Systems of Neurons," *Scientific American,* Sept. 1979.

Katz, B., "How Cells Communicate," *Scientific American,* Sept. 1961.

Kessel R.G. and Kardon, R.H., *Tissues and Organs: A Text-Atlas of Scanning Electron Microscopy,* W.H. Freeman and Co., San Francisco, 1979.

Lester, H.A., "The Response to Acetylcholine," *Scientific American,* Feb. 1977.

Levine, S., "Stimulation in Infancy," *Scientific American,* May 1960.

——, "Stress and Behavior," *Scientific American,* Jan. 1971.

Lippold, O., "Physiological Tremor," *Scientific American,* March 1971.

Little, K.E., "Toward More Effective Manipulative Management of Chronic Myofascial Strain and Stress Syndromes," *The Journal of the American Osteopathic Association,* 68:675-685, March 1969.

Lockhart, R.D., Hamilton, G.F. and Fyfe, F.W., *Anatomy of the Human Body,* J.B. Lippincott Co., Philadelphia, 1972.

Mead, M., *Sex and Temperament in Three Primitive Societies,* William Morrow, New York, 1935.

Merleau-Ponty, M., *Phenomenologie de la Perception,* excerpt translated by Father Aelrid Squire in Chapter 5 of his *Asking the Fathers,* S.P.C.K., London, 1973.

Merton, P.A., "How We Control the Contraction of Our Muscles," *Scientific American,* May 1972.

Montagna, W., "The Skin," *Scientific American,* Feb. 1965.

Montagu, A., *Touching: The Human Significance of the Skin,* Harper and Row, New York, 1971.

Murray, J.M. and Weber, A., "The Cooperation of Muscle Proteins," *Scientific American,* Feb. 1974.

Nauta, W.J.H. and Feirtag, M., "The Organization of the Brain," *Scientific American,* Sept. 1979.

Netter, F.H., *The Ciba Collection of Medical Illustrations,* vol. 1, The Nervous System, CIBA, New Jersey, 1983.

Nilsson, L., *Behold Man,* Little, Brown and Co., Boston, 1973.

Porter, K. and Franzini-Armstrong, C., "The Sarcoplasmic Reticulum," *Scientific American,* March 1965.

Prescott, J.H., "Body Pleasure and the Origins of Violence," *The Futurist,* April 1975.

——, "Early Somatosensory Deprivation as an Ontogenetic Process in the Abnormal Development of the Brain and Behavior," in E.I. Goldsmith and J. Moor-Janowski (eds.), *Medical Primatology,* S. Karger, New York, 1971.

"Profile: The Winchester Kids," *The New Yorker,* May 9, 1977.

Rankin, J. and Dempsey, J., "Respiratory Muscles," *American Journal of Physical Medicine,* vol. 46, no. 1, February 1967.

Robbie, D.L., "Tensional Forces in the Human Body," *Orthopaedic Review,* vol. 6, no. 11, Nov. 1977.

Rolf, I., *Rolfing: The Integration of Human Structures,* Dennis-Landman, Santa Monica, 1977.

Romanes, G.J., *Cunningham's Textbook of Anatomy,* Oxford University Press, London, 1978.

Rosen, C., "The New Sound of Franz Liszt," in *The New York Review of Books,* vol. 31, no. 6, April 12, 1984.

Rosenblatt, J.S. and Lerhman, D.S., "Maternal Behavior in the Laboratory Rat," in H.L. Rheingold (ed.), *Maternal Behavior in Mammals,* Wiley, New York, 1963.

Rosenzweig, M.R., Bennett, E.L. and Diamond, M.C., "Brain Changes in Response to Experience," *Scientific American,* Feb. 1972.

Ross, R., "Wound Healing," *Scientific American,* June, 1967.

Roth, L.L., "Effects of Young and Social Isolation on Maternal Behavior in the Virgin Rat," *American Zoologist,* vol. 7, 1967.

Russel, B., *The ABC of Relativity,* Harper Brothers, New York, 1925.

Rutherford, D., "Auditory-Motor Learning and the Acquisition of Speech," *American Journal of Physical Medicine,* vol. 46, no. 1, February, 1967.

Sacks, O., *A Leg To Stand On,* Summit Books, New York, 1984.

Schilder, P., *The Image and Appearance of the Human Body,* International Universities Press, Inc., New York, 1950.

Schlossberg, L., *The Johns Hopkins Atlas of Human Functional Anatomy,* The Johns Hopkins University Press, Baltimore, 1977.

Sheldrake, R. and Weber, R., "Morphogenic Fields: Nature's Habits?", in *ReVision,* vol. 5, no. 2, Fall 1982.

Singer, E., *Fasciae of the Human Body and Their Relationships to the Organs They Envelop,* Williams and Wilkins Co., Baltimore, 1935.

Smith, K.U. and Henry, J.P., "Cybernetic Foundations for Rehabilitation," *American Journal of Physical Medicine,* vol. 46, no. 1, Feb. 1967.

Snider, R.S., "The Cerebellum," *Scientific American,* Aug. 1958.

Snyder, G.E., "Fascia—Applied Anatomy and Physiology" *The Journal of the American Osteopathic Association,* 68:675-685, March 1969.

Snyder, S.H., "The Molecular Basis of Communication Between Cells," *Scientific American,* Oct. 1985.

——, "Opiate Receptors and Internal Opiates," *Scientific American*, March 1977.

Somatics (magazine), 1980, anonymous review of Anna Halprin's *Movement Ritual.*

Sperry, R.W., "The Growth of Nerve Circuits," *Scientific American*, Nov. 1959.

Stevens, C.F., "The Neuron," *Scientific American*, Sept. 1979.

Taylor, R.B., "Bioenergetics of Man," in *Academy of Applied Osteopathy Yearbook*, 1958.

Todd, M.E., *The Thinking Body*, Dance Horizons Inc., Brooklyn, NY, 1979.

Vander, A.J., *Readings From Scientific American: Human Physiology and the Environment in Health and Disease*, W.H. Freeman Co., San Francisco, 1976.

——, Sherman, J.H. and Luciano, D.S., *Human Physiology: The Mechanisms of Body Function*, McGraw-Hill Co., New York, 1970.

Verzar, F., "The Aging of Collagen," *Scientific American*, April, 1963.

Vesalius, Andreas, *The Illustrations from the Works of Andreas Vesalius of Brussels*, with annotations and translations by J.B. deC. M. Saunders and Charles D. O'Malley, Dover Publications, New York, 1973.

Wallace, R.K. and Benson, H., "The Physiology of Meditation," *Scientific American*, Feb. 1972.

Weiss, J.M., "Psychological Factors in Stress and Disease," *Scientific American*, June, 1972.

Additional Works Cited

Oschman, James L., *Readings on the Scientific Basis of Bodywork*, Nature's Own Research Association, Dover, NH, 1993.

Pert, Candace, *Molecules of Emotion*, Scribner, New York, 1997.

찾아보기

R

S

T